AF452918

ÉLÉMENTS

DE

TOXICOLOGIE

ET DE

MÉDECINE LÉGALE

APPLIQUÉE A L'EMPOISONNEMENT

PAR

A. RABUTEAU

DOCTEUR EN MÉDECINE
LICENCIÉ ÈS SCIENCES PHYSIQUES ET ÈS SCIENCES NATURELLES
LAURÉAT DE L'INSTITUT DE FRANCE (PRIX DE THÉRAPEUTIQUE)
MEMBRE DE LA SOCIÉTÉ DE BIOLOGIE

DEUXIÈME ÉDITION

PAR

EDME BOURGOIN

PROFESSEUR A L'ÉCOLE SUPÉRIEURE DE PHARMACIE
PROFESSEUR AGRÉGÉ A LA FACULTÉ DE MÉDECINE DE PARIS
MEMBRE DE L'ACADÉMIE DE MÉDECINE, ETC.

PARIS

G. STEINHEIL, ÉDITEUR

RUE CASIMIR-DELAVIGNE, 2

ÉLÉMENTS

DE

TOXICOLOGIE

ET DE

MÉDECINE LÉGALE

APPLIQUÉE A L'EMPOISONNEMENT

ÉLÉMENTS

DE

TOXICOLOGIE

ET DE

MÉDECINE LÉGALE

APPLIQUÉE A L'EMPOISONNEMENT

PAR

A. RABUTEAU

DOCTEUR EN MÉDECINE

LICENCIÉ ÈS SCIENCES PHYSIQUES ET ÈS SCIENCES NATURELLES

LAURÉAT DE L'INSTITUT DE FRANCE (PRIX DE THÉRAPEUTIQUE)

MEMBRE DE LA SOCIÉTÉ DE BIOLOGIE

DEUXIÈME ÉDITION

PAR

EDME BOURGOIN

PROFESSEUR A L'ÉCOLE SUPÉRIEURE DE PHARMACIE

PROFESSEUR AGRÉGÉ A LA FACULTÉ DE MÉDECINE DE PARIS

MEMBRE DE L'ACADÉMIE DE MÉDECINE, ETC.

PARIS

G. STEINHEIL, ÉDITEUR

RUE CASIMIR-DELAVIGNE, 2

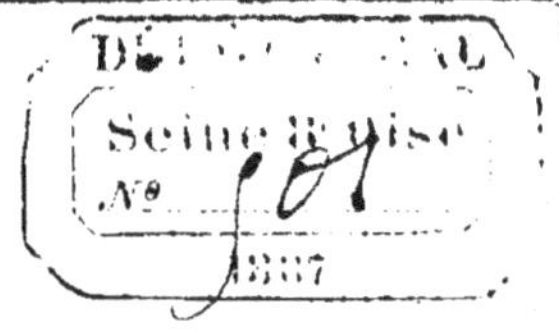

PRÉFACE

DE LA PREMIÈRE ÉDITION (1)

Ce Traité élémentaire est le résumé des cours publics de Toxicologie que j'ai professés, en 1871 et 1872, à l'École pratique de la Faculté de médecine.

Il forme le complément, je dirai presque nécessaire, de mes *Éléments de thérapeutique*. En effet, plusieurs substances médicamenteuses pouvant devenir, dans certaines circonstances, des poisons redoutables, il importe d'en connaître l'action toxique pour savoir les manier avec sûreté, et pouvoir combattre efficacement cette action lorsqu'elle s'est produite.

Chacun des poisons dont j'ai traité est étudié au triple point de vue : 1° de ses effets, c'est-à-dire des symptômes et des lésions qu'il peut déterminer; 2° du traitement; 3° de sa recherche dans les expertises.

(1) Cette première édition, mise en vente à la fin de 1873, avait été tirée par mon prédécesseur, M. Lauwereyns, à un nombre d'exemplaires beaucoup trop considérable pour un ouvrage qui a besoin d'être fréquemment mis au courant de la science. Aussi, après avoir eu un succès considérable au début, l'ouvrage s'était-il épuisé lentement pour les dernières centaines d'exemplaires.

Revue et mise au courant par M. Bourgoin, dont la compétence dans ces questions est universellement reconnue, je ne doute pas que la présente édition ne retrouve auprès du public médical l'accueil favorable qu'elle avait rencontré au début. (*Note de l'éditeur.*)

Je me suis efforcé d'exposer, d'une manière rigoureuse, l'état actuel de la science dont les progrès ont été considérables dans ces dernières années. Sous l'influence de ces progrès, auxquels il m'a été donné parfois de contribuer moi-même, j'ai été conduit à substituer aux divisions tout à fait vagues admises jadis parmi les poisons, d'autres divisions fondées sur les effets qu'ils exercent sur les éléments anatomiques et sur les humeurs. Ainsi l'analyse spectrale, appliquée à l'étude des modifications produites dans le sang par certaines substances toxiques, m'a fait établir une classe nouvelle de poisons dits *hématiques*. — La connaissance mieux approfondie des symptômes de l'empoisonnement en a rendu le traitement plus rationnel et, par conséquent, plus efficace. — Enfin, la recherche des poisons dans l'organisme qui en a subi les effets a été exposée avec un soin particulier.

A la suite de la Toxicologie proprement dite, j'ai ajouté un chapitre de *médecine légale* qui contient les indications nécessaires sur la marche à suivre dans les expertises et sur la rédaction des rapports. A l'aide de ces notions complémentaires, l'élève saura répondre, dans les examens, aux diverses questions qui peuvent lui être posées sur l'empoisonnement.

En offrant ces *Éléments de toxicologie* à mes confrères et aux élèves, qu'il me soit permis de les remercier de l'accueil bienveillant avec lequel ils ont reçu mes *Éléments de thérapeutique*. Cet accueil a été pour moi un grand motif d'encouragement et une raison nouvelle de persévérer dans mes recherches.

L'AUTEUR.

PRÉFACE

DE LA DEUXIÈME ÉDITION

A l'époque de sa publication, il y a une quinzaine d'années, le livre de Rabuteau était vraiment original. Rejetant les classifications artificielles de Plenck, de Mahon, de Foderé et d'Orfila, de Galtier et de Tardieu, Rabuteau entre résolument dans la voie tracée par Taylor, Magendie, Cl. Bernard et ses élèves. Il place au premier rang l'action que le poison exerce sur les éléments anatomiques; il considère comme poison toute substance capable d'altérer ces éléments, au point de compromettre leur vitalité ou de l'anéantir.

De fait, il n'existe le plus souvent entre le médicament et le poison qu'une différence de doses, parce que, dans les deux cas, la substance agit par impression, c'est-à-dire par l'ensemble de ses propriétés physiques et chimiques. Donnez la digitaline cristallisée à la dose d'un demi-milligramme à un milligramme, vous aurez un sédatif du cœur ; décuplez la dose, et vous foudroyez l'organisme.

Rabuteau est avant tout médecin et physiologiste. Il se garde bien, d'ailleurs, de laisser dans l'ombre les notions de premier ordre fournies à la toxicologie par les sciences physiques ; seulement, il les met au second plan. Loin d'exclure les autres traités de toxicologie, comme l'excellent manuel de Dragendorff, son livre vient au contraire combler les lacunes que le médecin trouve dans ces derniers.

Voilà pourquoi le jeune et actif éditeur de Rabuteau, M. Steinheil, a pensé, comme moi, qu'une édition nouvelle des *Éléments de toxicologie et de médecine légale appliquée à l'empoisonnement* serait bien accueillie du public médical, des praticiens comme des élèves. Je ne me suis pas contenté, du reste, de rectifier les erreurs qui s'étaient glissées dans la première édition : tout en respectant scrupuleusement l'ordre adopté par Rabuteau, mais en faisant des réserves sur certains points, j'ai essayé de mettre son livre au courant des récents progrès de la science, notamment en ce qui concerne la partie chimique.

Edme BOURGOIN.

Paris, août 1887.

Nota. — Les figures 4 et 5 ont été empruntées à la *Chimie légale* de M. Naquet ; les figures 14 et 15, aux *Leçons de chimie* de M. Wurtz ; la figure 14, au *Traité de chimie* de Pelouze et Fremy.

ÉLÉMENTS

DE TOXICOLOGIE

PRINCIPES GÉNÉRAUX ET CLASSIFICATIONS.

Définitions. — La *toxicologie* (de τοξικόν, poison, et λόγος, discours, traité) est la science qui traite des substances toxiques ou poisons.

Le *poison* est *tout agent chimique capable de produire la mort, ou de porter une atteinte grave à la santé en agissant sur les éléments anatomiques ou sur les humeurs.*

L'*empoisonnement* est l'ensemble des symptômes produits par les substances toxiques (1).

Le *médicament*, comme son nom l'indique, a pour objet la guérison des maladies, quelle que soit sa nature, qu'il soit d'origine organique ou inorganique.

Entre le poison et le médicament, il n'y a souvent qu'une différence de doses, et, par suite, une différence d'intensité dans les effets produits. Le premier pervertit les fonctions et les abolit, le second les ramène à l'état normal.

Distinction entre les poisons, les venins et les virus. — Les substances toxiques agissent proportionnellement à

---

(1) Le Code pénal, considérant l'empoisonnement comme un acte, le définit d'une autre manière :

« Est qualifié d'empoisonnement tout attentat à la vie d'une personne par l'effet de substances qui peuvent donner la mort plus ou moins promptement, de quelque manière que ces substances aient été employées ou administrées et quelles qu'en aient été les suites. » (*Art. 301 du Code pénal.*)

la dose. C'est ainsi que la strychnine, ingérée par l'homme à la dose de 10 centigrammes, constitue un poison redoutable, tandis que, prise aux doses de quelques milligrammes à 1 centigramme, elle ne détermine que des effets assez légers qu'on utilise en thérapeutique.

Les *venins* sont des substances qui agissent également proportionnellement à la dose, mais qui sont des produits de sécrétion.

Les *virus* n'agissent pas proportionnellement à la dose. Il suffit qu'une quantité minime d'un liquide virulent ait été mise en contact avec les humeurs de l'organisme. Le virus peut se multiplier dans l'économie, ce qui n'a lieu ni pour le poison ni pour le médicament. Que l'on injecte à un animal une gouttelette de liquide provenant de la culture d'un sang charbonneux, et l'empoisonnement aura lieu, parce que les bactéries qui rendent le liquide virulent se multiplieront à l'infini, au point d'infecter toute la masse du sang. C'est donc à tort, comme le fait remarquer Ch. Robin, que l'on confond parfois les virus avec les poisons.

En somme, ce qui caractérise le poison, c'est d'être une substance chimique, pondérable et éliminable, agissant suivant la dose. Certains auteurs, tels que Böcker, Christison, ne le veulent pas définir, parce que suivant eux il n'y aurait pas de substance qui fût réellement un poison, mais seulement des matières pouvant le devenir dans des circonstances spéciales. Tardieu va plus loin. Pour lui le poison n'existe pas, la toxicologie n'existe pas et n'a pas de raison d'être ; il n'y a que des empoisonnements et, par conséquent, des études médico-légales sur l'empoisonnement aussi bien que sur la submersion, la pendaison, etc. Telle peut être la manière de voir de ceux qui refusent d'approfondir les choses lorsqu'elles sont difficiles, mais la science ne l'accepte pas. Le poison a une existence matérielle aussi bien que le médicament ; supprimer l'un c'est supprimer l'autre. D'ailleurs la conception et la définition de la substance toxique sont loin d'être aussi difficiles qu'on se l'imagine. En effet, que l'on demande quelles dénominations il faut donner à la solution de 5 milligrammes d'acide arsénieux dans 50 grammes d'eau. et à une pincée de ce même acide ingéré en une fois, la réponse est facile. Dans le premier cas, on a un médicament; dans le second, un poison. Il en est de même de la limonade sulfurique et de l'acide sulfurique concentré. Nous pouvons, du reste, objecter à notre tour que s'il n'y a pas de poisons, il n'y a pas d'empoisonnements, car l'effet ne peut exister sans la cause. Nous irons plus loin; nous dirons que la toxicologie seule a une existence réelle, qu'elle est éternelle, qu'elle est par conséquent bien supérieure à toute étude médico-légale qui puisse nous être imposée, et qui cesserait d'ailleurs si les crimes venaient à disparaître. Enfin, la meilleure critique de l'opinion de ceux qui rejettent les poisons, c'est qu'ils en donnent des classifications légèrement déguisées si l'on veut, mais nettement formulées, comme nous le verrons bientôt.

ABSORPTION DES POISONS.

D'après la définition que nous en avons donnée, le poison ne peut agir que lorsqu'il se trouve en contact intime avec les éléments anatomiques ou qu'il peut se mélanger avec les humeurs, c'est-à-dire lorsqu'il se trouve à l'état soluble ou gazeux. Ainsi l'acide sulfurique concentré détruit les tissus qu'il touche; l'oxyde de carbone, l'acide cyanhydrique, facilement diffusibles, se portent rapidement sur les globules rouges, dont ils anéantissent les fonctions; le chlorhydrate de strychnine, dissous dans l'eau, peut être facilement absorbé après son ingestion, et produire rapidement ses effets. Dans tous ces cas, il se fait d'abord un contact intime entre l'organisme et la substance toxique.

Ce contact avec les éléments anatomiques profondément situés et les humeurs n'a lieu qu'à la condition que le poison soit absorbé. Or, l'absorption peut s'en effectuer de diverses manières. Je rappellerai seulement que les modes d'absorption peuvent être ramenés à six, savoir :

1° L'*injection dans le torrent circulatoire*, procédé le plus rapide de tous, puisque l'absorption se confond avec l'opération. Ce procédé est fréquemment employé par les physiologistes ;

2° La *pénétration par les voies respiratoires*. — Ce mode d'absorption s'effectue avec une rapidité prodigieuse, non seulement pour les gaz, mais pour les substances dissoutes dans des liquides dialysables qui, étant injectés dans la trachée, disparaissent en quelques secondes. En 1815, le chimiste Gehlen mourut pour avoir respiré quelques bulles d'hydrogène arsénié. Tachénius, au XVIIᵉ siècle, fut en danger de mort pour avoir respiré les vapeurs qui se dégageaient d'un appareil où il sublimait de l'arsenic. Ambroise Paré, et, après lui, Zacchias racontent que le pape Clément VII fut empoisonné par les vapeurs exhalées d'une mèche en combustion. Enfin nous savons avec quelle instantanéité la mort arrive chez les sujets qui respirent des vapeurs d'oxyde de carbone, d'acide cyanhydrique, de sulfhydrate d'ammoniaque, lors même que ces substances toxiques ont été absorbées en quantités moindres que celles qui aboliraient la vie si elles avaient été injectées dans le système veineux ;

3° L'*injection dans le tissu cellulaire sous-cutané*, procédé auquel se rapportent les blessures faites avec les flèches empoisonnées ;

4° La *méthode endermique*, qui est employée parfois par les physiologistes, et qui consiste à appliquer la substance toxique sur le derme préalablement dénudé par une substance vésicante ou par un moyen quelconque ;

5° L'*absorption gastro-intestinale*, qui est le mode le plus vulgaire ;

6° L'*absorption cutanée*. Je rappellerai à ce sujet la règle suivante : *L'absorption cutanée des substances gazeuses ou volatiles est notable ; celle des substances solides et fixes dis-*

soutes dans l'eau ou incorporées aux corps gras est nulle ou très lente. Cette règle résume tous les cas, même l'absorption du mercure, qui ne pénètre la peau qu'à l'état de vapeur. Elle nous rend compte également de l'absorption de la cantharidine, car cette substance est légèrement volatile; elle nous explique pourquoi on a pu séjourner dans des bains renfermant des kilogrammes de feuilles de digitale et de belladone. sans qu'on ait observé, si ce n'est après plusieurs bains, ni ralentissement du cœur ni dilatation de la pupille.

Tels sont les divers modes d'absorption des substances toxiques. Mais, ce dont il faut bien se pénétrer, c'est que l'action de ces substances dépend de leur quantité dans la profondeur de l'organisme à un moment donné, ce qui nous rend compte de la variabilité des effets d'un même poison suivant son mode d'absorption. Quelques exemples suffiront pour démontrer l'importance de la question.

L'acide sulfhydrique peut être absorbé sans danger par la voie gastro-intestinale, dans des proportions qui deviendraient toxiques si elles étaient absorbées par la voie pulmonaire. Le traitement de la phtisie par les injections rectales en est une preuve évidente. Ce résultat tient à ce que le gaz est porté. dans le premier cas. d'abord au cœur droit, puis aux poumons. où il s'élimine dans l'atmosphère avec l'acide carbonique contenu dans le sang, tandis que, dans le second cas, il pénètre dans le sang artériel et va agir sur les globules dont il entrave les fonctions. De même, une quantité donnée de chloroforme ingérée dans l'estomac ou dans le rectum ne produit pas les effets anesthésiques que cette même quantité aurait déterminés si elle avait été absorbée par les voies pulmonaires. Ainsi pouvons-nous comprendre le danger imminent que présente l'inspiration des gaz et des vapeurs toxiques.

L'état de l'estomac, sa vacuité, sa réplétion, influent puissamment sur la rapidité des effets d'un poison introduit dans cet organe. On peut dire, d'une manière générale, que l'action des substances toxiques introduites dans l'estomac est plus rapide, lorsque cet organe est vide, que lorsqu'il contient des aliments ou des liquides qui diluent la substance vénéneuse et en retardent l'absorption. Mais cette dilution n'est pas la seule cause qui retarde l'action des poisons introduits par la voie stomacale. Dans un mémoire récent (1), M. Roger a montré quelle part il fallait attribuer au foie dans la protection de l'organisme contre les intoxications, et il a fait voir que ce rôle protecteur diminuait beaucoup par l'inanition. Il peut cependant se présenter des exceptions remarquables. Ainsi le cyanure de potassium, ingéré dans l'estomac en pleine digestion, tue plus vite que lorsque cet organe est vide. Dans le premier cas, le contenu de l'estomac est très acide; le cyanure se décompose facilement au contact de l'acide du suc gastrique et donne naissance à de l'acide cyanhydrique, poison redoutable dont une quantité très minime peut amener une mort rapide. Dans le second cas, l'estomac est très peu acide et même neutre, les parois en sont recouvertes du mucus qui joue un rôle protecteur; aussi, le cyanure de potassium étant décomposé beaucoup moins rapidement, et seulement au fur et à mesure que le suc gastrique se trouve sécrété sous l'influence du corps étranger qui vient d'être ingéré, l'empoisonnement est beaucoup plus lent. Il peut même ne pas avoir lieu, les effets toxiques se trouvant remplacés par des effets antispasmodiques que produisent les médicaments cyaniques à faibles doses, tels que l'acide cyanhydrique médicinal et l'eau distillée de laurier-cerise, ingérés à dose médicamenteuse.

La nature des substances introduites dans l'estomac en même temps par la substance toxique joue également un rôle important. Tandis que les corps gras favorisent l'empoisonnement par le phosphore qu'ils dissolvent et dont ils facilitent l'absorption, ces mêmes corps gras retardent l'empoisonnement par l'acide arsénieux, par la strychnine et par d'autres substances.

(1) H. ROGER, *Action du foie sur les poisons.* G. Steinheil, éditeur.

ÉLIMINATION DES POISONS.

Cette question devant être traitée au sujet de chacune des substances toxiques, je me bornerai à l'énoncé des faits généraux, que l'on peut résumer ainsi : 1° les poisons s'éliminent en nature ; 2° ils se transforment dans l'organisme en d'autres principes ; 3° l'élimination se fait spécialement par les reins et par les glandes, par les voies respiratoires et par la peau ; 4° l'élimination dure un temps variable.

1° **Élimination en nature.** — Parmi les poisons que l'on retrouve en nature dans les divers produits de sécrétion et d'excrétion, nous citerons les alcaloïdes, tels que la strychnine, la brucine, la morphine, la thébaïne, la nicotine, la cicutine, la curarine, en général les bases organiques d'origine végétale. Cependant, on a dit que la quinine se transformait en quinidine. Parmi les agents qui ne paraissent pas subir de modifications se trouvent l'oxyde de carbone, l'acide cyanhydrique, le chloroforme, l'éther, etc.

2° **Métamorphoses.** — Certains principes se transforment dans l'organisme, de sorte qu'on ne peut plus en retrouver une trace en nature, soit dans les sécrétions, soit dans les excrétions, à moins qu'ils n'aient été introduits dans l'économie à haute dose. Dans ce cas, une partie du principe absorbé s'élimine telle qu'elle était.

Parmi les substances qui subissent des métamorphoses dans l'organisme, je citerai :

Les sulfures, qui se transforment en	sulfates. (Wöhler.)
Les hyposulfites....................	sulfates. (Kletzinzki, Rabuteau.)
Les sulfites........................	sulfates. (Polli, Rabuteau.)
Les cyanates de potasse et de soude	carbonates de potasse et de soude. (Rabuteau et Massul.)
Les acétates, tartrates, malates, citrates alcalins...................	carbonates alcalins. (Wöhler.)
Les formiates, valérianates, quinates, méconates, fumarates, aconitates alcalins....................	carbonates alcalins. (Rabuteau.)
Les acides succiniques, succinates	

alcalins......................	carbonates alcalins. (Buchheim, Rabuteau.)
Le ferricyanure de potassium......	ferrocyanure. (Wöhler.)
Le perchlorure de fer............	protochlorure. (Rabuteau.)
Les hypochlorites................	chlorures. (Kletzinski.)
Les iodates.....................	iodures. (Rabuteau, Melsens.)
Les bromates...................	bromures. (Rabuteau.)
Les séléniates..................	acide sélénhydrique. (Rabuteau.)
Les tellurites et tellurates..........	acide tellurhydrique et tellure. (Rabuteau.)
L'acide cinnamique..............	acide benzoïque. (Wöhler, Kerner, Andrew Ure.)
L'acide nitrobenzoïque	acide nitro-hippurique.
L'acide tannique.................	acide gallique. (Landerer.)
Les hypophosphites	phosphates. (Rabuteau.)
Les phosphites.	phosphates. (Rabuteau.)

On voit que les métamorphoses subies par diverses substances dans l'organisme reviennent tantôt à des oxydations, tantôt à des réductions. Il est remarquable, en effet, que les sels à acides organiques sont brûlés dans l'économie comme ils le sont dans nos foyers, de sorte que les urines deviennent alcalines par suite de la formation de carbonates alcalins qui s'y trouvent comme dans les cendres. On remarquera, en outre, les différences de métamorphoses entre des composés qui appartiennent cependant à une même famille naturelle au point de vue chimique, tels que les sulfites, les sélénites et les tellurites. Les sulfites s'oxydent dans l'organisme ; les séléniates et les tellurates s'y réduisent, de sorte qu'un animal qui a reçu dans l'estomac, ou mieux dans le sang, une certaine quantité de ces derniers sels, exhale bientôt, par les voies respiratoires, une odeur d'hydrogène sélénié et d'hydrogène telluré, laquelle est encore plus insupportable que celle de l'hydrogène sulfuré. Ces expériences, où l'on fait fabriquer à un animal de l'acide sélénhydrique et de l'acide tellurhydrique comme dans une cornue, comptent parmi les plus curieuses que l'on connaisse.

Mais tout ne se borne pas à des oxydations ou à des réductions. Il se produit souvent dans l'économie divers dédoublements des principes qu'on y a introduits. Ainsi, après l'ingestion de l'azotate d'argent, de l'extrait de Saturne (acétate basique de plomb), il se forme, dans l'estomac, des chlorures d'argent et de plomb, dont on peut facilement reconnaître la présence dans les vomissements et dans le tube digestif après la mort. Les cyanures se transforment dans l'estomac en acide cyanhydrique et en chlorure du métal que renferme le cyanure. Les iodures de mercure se transforment en un iodure alcalin (iodure de sodium?) qui apparaît rapidement dans les urines, tandis que le mercure s'élimine lentement, soit en nature, soit à l'état de combinaisons peu connues. Il en est de même de la plupart des sels métalliques, à l'exception des sels alcalins; ces composés changent de genre et d'espèce, et souvent le métal est réduit. Ainsi l'iodure d'argent, introduit dans l'estomac, donne un iodure (de sodium) qui s'élimine facilement par les reins, et l'argent passe en très petite quantité dans la profondeur de l'organisme. Il en est de même du chlorure d'argent administré à la longue; on retrouve bien dans les urines la présence d'une petite quantité d'argent, probablement à l'état de chlorure, mais une grande partie de celui qui a été absorbé dans le tube digestif, malgré sa très faible solubilité, se réduit, de sorte que la peau devient noire et que les méninges, les reins et divers organes ont été trouvés incrustés d'argent métallique.

3° **Voies d'élimination.** — Les voies d'élimination des substances toxiques sont les reins, les glandes, les poumons, les muqueuses et la peau. Les substances fixes s'éliminent spécialement par les reins; c'est à ces organes qu'est dévolu le principal rôle, car les produits éliminés par les glandes salivaires sont en général réabsorbés, de sorte qu'on les retrouve en définitive presque en totalité dans les urines. Les voies respiratoires éliminent les principes volatils, tels que l'oxyde de carbone, l'acide sulfhydrique, l'acide cyanhydrique, l'éther, le chloroforme, l'alcool, etc. Le rôle éliminateur des muqueuses est peu important. La peau peut éliminer facilement les substances volatiles et gazeuses, telles que les essences, l'hydrogène sulfuré, ce qui nous explique pourquoi les téguments des sujets qui ont ingéré du soufre exhalent une odeur d'hydrogène sulfuré. Les substances solides peuvent même s'éliminer par la surface cutanée, car la propriété éliminatrice de la peau est plus grande que sa propriété d'absorption. Ainsi, tandis qu'elle n'absorbe guère que les substances volatiles ou gazeuses, elle élimine divers principes qu'elle n'absorbe pas dans les bains ou qu'elle n'y absorbe qu'en faibles quantités.

4° **Durée de l'élimination.** — Cette question est, pour le toxicologiste, du plus grand intérêt. Supposons par exemple qu'il s'agisse d'un empoisonnement présumé par l'émétique. Si la victime avait pris quelque temps auparavant, comme substance médicamenteuse, une certaine quantité de tartre stibié, quantité qui peut être considérable lorsqu'il y a tolérance, comme dans la pneumonie, la présence de l'antimoine dans les organes ne constituerait pas une preuve certaine de l'empoisonnement. En effet, nous dirons plus tard, d'après les recherches de Millon, que l'antimoine séjourne longtemps dans l'organisme, notamment dans les organes parenchymateux, surtout dans le foie. La question relative à la durée de l'élimination des substances toxiques sera donc traitée dans l'étude de chacune de ces substances, ou du moins j'aurai soin de faire connaître ce que l'on sait déjà sur ce sujet.

MODE D'ACTION DES SUBSTANCES TOXIQUES.

Une fois que le poison a pénétré dans l'organisme, ou, d'une manière générale, toutes les fois qu'il se trouve en contact avec un liquide ou une partie élémentaire d'un être vivant, il produit des actions que la science actuelle a déjà dévoilées pour un certain nombre d'entre elles. Nous ne pouvons plus nous contenter d'une simple énumération de symptômes, mais nous voulons savoir par quel mécanisme ils ont lieu.

Ainsi l'oxyde de carbone et le sulfhydrate d'ammoniaque

tuent en agissant sur les globules rouges ; la strychnine, en agissant sur les éléments nerveux de la moelle épinière ; le nitre, le sulfate de potasse, ainsi que tous les autres sels de potassium et de la plupart des métaux introduits dans l'organisme à haute dose, produisent la mort en arrêtant le cœur par suite de leur action générale sur le système musculaire, dont ils abolissent la contractilité.

Loi atomique ou thermique. — Si l'on compare l'énergie physiologique, ou, si je puis m'exprimer ainsi, la *toxicité* des métaux dont le poids atomique est élevé, tels que le plomb, le mercure, avec celle des métaux dont le poids atomique est faible, tels que le sodium, le magnésium, on observe des différences considérables. Les sels des premiers métaux sont dangereux, même à de faibles doses, tandis que ceux des derniers peuvent être introduits impunément dans l'organisme à des doses considérables. Or, ces différences d'actions sont liées à une relation que j'ai découverte en 1867, entre l'activité des métaux et leur poids atomique, savoir, que *les métaux sont d'autant plus actifs que leur poids atomique est plus élevé.* Ainsi, des sels de sodium, métal dont le poids atomique est 23, sont beaucoup moins actifs que les sels de potassium, métal dont le poids atomique est de 39 ; c'est pourquoi on peut injecter impunément dans les veines d'un chien 15 à 20 grammes de sulfate de soude, sans produire d'autre effet qu'une constipation remarquable, tandis que l'injection de 1 gramme de sulfate de potasse foudroie cet animal. De même, les sels de calcium (poids atomique 40) sont infiniment moins toxiques que les sels de baryum (poids atomique 137).

La relation précédente peut s'exprimer d'une autre manière. Dulong et Petit, en 1819, après avoir déterminé la chaleur spécifique de treize corps simples, découvrirent qu'en multipliant le poids atomique de ces corps par leur chaleur spécifique, on obtenait un nombre constant ; et ils posèrent cette loi remarquable que l'expérience a vérifiée depuis : à savoir, que *les poids atomiques des corps simples sont en raison inverse de leurs chaleurs spécifiques.* Il en résulte que la loi que j'ai établie peut s'exprimer également, en disant que *les métaux sont d'autant plus actifs que leur chaleur spécifique est plus faible.* Cette relation est la première qui ait été reconnue entre l'activité physiologique des corps et une propriété purement physique, telle que la chaleur spécifique. Il sera sans doute possible d'aller plus loin encore, car la chaleur c'est le mouvement, et le mouvement c'est la vie. J'ai cru d'abord cette loi moins générale qu'elle ne l'est en réalité; ainsi, je pensais que le cuivre faisait exception, qu'il était plus toxique qu'il ne devrait être, mais nous verrons, d'après les expériences de Pécholier et Saint-Pierre, d'après celles du Dr Galippe, que ce métal n'est pas plus toxique que ne l'indique la règle, que la santé peut être conservée longtemps chez les animaux soumis à l'influence de préparations cuivreuses.

Cette loi s'applique à divers groupes de métalloïdes. Si, par exemple, on considère les métalloïdes biatomiques, savoir : l'oxygène, le soufre, le sélénium et le tellure, on voit que l'oxygène (p. at. 16) n'est toxique que lorsqu'il est comprimé, d'après les expériences de Paul Bert; que les composés du soufre (p. at. 32) sont en général peu actifs, tandis que ceux du sélénium (p. at. 79,5) et ceux du tellure (p. at. 128,28) sont éminemment dangereux. Nous étudierons plus loin les effets toxiques extrêmement curieux des sélénites et des tellurites, des séléniates et des tellurates, et nous verrons que ces composés sont des poisons redoutables, tandis que les sulfites et hyposulfites, les sulfates et hyposulfates sont pour ainsi dire inoffensifs, toutes les fois que le métal qui entre dans leur constitution est lui-même peu actif. De même, si l'on compare le carbone, le bore, le silicium, on remarque que les carbonates sont inoffensifs quand le métal qu'ils contiennent l'est également; que les borates sont peu actifs, tandis que les silicates sont dangereux à haute dose. Or, le poids atomique du silicium est plus élevé que celui du bore, et celui-ci plus élevé que celui du carbone, et les chaleurs spécifiques de ces corps simples suivent une gradation inverse.

Le tableau suivant contient les métaux les plus importants avec l'indication de leurs poids atomiques, de leurs chaleurs spécifiques et de leur activité relative :

Lithium	7	»	Peu actif.
Sodium	23	0,2934	—
Magnésium	24	»	—
Potassium	39	0,16956	Actif.
Calcium	40	»	—
Manganèse	55	0,14411	—
Fer	56	0,11379	—
Cobalt	59	0,10696	—
Cuivre	63	0,09555	Très actif.
Zinc	65,02	0,09515	—
Strontium	87,5	»	—
Argent	108	0,05701	Toxique.
Cadmium	112	0,05669	—
Étain	118	0,05623	—
Uranium	120	0,06190	—
Antimoine	122	0,05077	—
Baryum	137	»	Très toxique.
Or	196,5	0,03244	—
Platine	197	0,03243	—
Osmium	197	0,03063	—
Mercure	200	0,03332	—
Thallium	204	0,03375	—
Plomb	207	0,03140	—
Bismuth	210	0,03084	—

J'ai cité dans ce tableau quelques métaux peu répandus, mais dont l'étude présente un véritable intérêt et démontre l'exactitude de la relation indiquée. Ainsi le cobalt, métal dont le poids atomique et les fonctions chimiques se rapprochent de celles du fer et du manganèse, est peu actif. En effet, j'ai acquis directement la preuve, dans des expériences sur les chiens, que les sels de cobalt ne peuvent être considérés comme réellement toxiques, si ce n'est à haute dose comme ceux de manganèse et de fer.

Il en est tout autrement des sels d'uranium, qui ont produit le dépérissement et la mort chez un chien à qui j'avais fait prendre seulement 1^{gr}, 92 d'acétate de ce métal, confirmant ainsi, dans leurs points essentiels, les données déjà fournies par Leconte, qui avait expérimenté avec l'azotate d'uranium. Le calcium, le strontium et le baryum sont des métaux dont les propriétés sont si analogues que les chimistes eurent long-temps de la difficulté à les bien caractériser; or, l'expérimentation physiologique peut servir à distinguer les combinaisons de ces métaux de la manière la plus précise. En effet, les solutions de calcium sont peu actives, celles de baryum sont extrêmement toxiques, comme nous le verrons lorsque nous traiterons de l'empoisonnement qu'elles déterminent, celles du strontium sont intermédiaires.

Le thallium est un métal alcalin dont les propriétés sont tout à fait semblables à celles du potassium et du sodium; l'oxyde de ce métal est soluble et caustique comme la potasse et la soude, les sels de thallium correspondent tout à fait aux sels de ces deux métaux; mais le thallium est un métal aussi toxique que le plomb, même plus rapidement toxique, parce que les sels en sont solubles et, par conséquent, plus diffusibles que ceux de plomb. Enfin, le bismuth, que l'on considère comme inoffensif, se présentera à nous comme très dangereux. L'erreur générale provient de ce que l'on n'a administré qu'une combinaison insoluble de ce métal, le sous-nitrate de bismuth. Or nous apprendrons plus tard que l'émétique de bismuth est toxique.

Antagonisme et antidotisme. — On désigne, par l'expression d'*antagonisme*, l'opposition des effets produits par diverses substances toxiques ou médicamenteuses. Deux agents seraient véritablement antagonistes, s'ils produisaient sur les mêmes éléments anatomiques des effets contraires, dont la résultante fût nulle pour de certaines doses.

Le nombre des agents antagonistes connus aujourd'hui est très restreint. La strychnine produisant des convulsions, le curare abolissant les mouvements, on a cru d'abord que ces substances étaient antagonistes. Mais, si le curare empêche les convulsions produites par la strychnine, celle-ci ne ramène pas les mouvements abolis par le curare. En effet, la strychnine

agit sur le système nerveux central, excite la sensibilité réflexe ;
le curare agit sur la plaque terminale des nerfs moteurs et fait
disparaître la conductibilité nerveuse ; or, ces effets n'étant pas
directement opposés, la mort n'en succède pas moins à l'action
simultanée de ces agents. D'ailleurs, la question de l'antago·
nisme entre la strychnine et diverses substances sera traitée
avec détails dans l'étude de cet agent toxique, et l'on verra que
s'il existe un antagonisme *physiologique,* il n'y a pas en réalité
d'antago·isme *toxique.* Nous verrons même souvent la mort
arriver plus vite sous l'influence de deux poisons considérés
à tort comme antagonistes, que sous l'influence d'une seule de
ces substances toxiques, de sorte que l'on assiste alors à deux
empoisonnements au lieu d'un seul.

Quand deux poisons se neutralisent chimiquement, on dit
que l'un est l'*antidote* de l'autre. C'est ainsi que les acides sont
les antidotes des alcalis introduits dans l'estomac. De même le
sulfate de soude est l'antidote du chlorure de baryum, car il
se forme alors du sulfate de baryte qui est inerte, parce qu'il
est insoluble. L'antidotisme est également très restreint. Il ne
peut avoir lieu que lorsque les substances toxiques se trouvent
encore dans le tube digestif. On ne l'observe pas lorsqu'elles
ont pénétré dans le torrent circulatoire : ainsi, le chlorure de
baryum, une fois absorbé et mis en contact par l'intermédiaire
de la circulation avec les divers éléments anatomiques, ne
peut être neutralisé par le sulfate de soude pris à faible dose
de manière à être absorbé au lieu de produire des effets purgatifs.

Il n'y a qu'un seul cas où une sorte d'antidotisme puisse
parfois exister, c'est lorsqu'il s'agit de substances toxiques
gazeuses ou volatiles ; par exemple de l'acide sulfhydrique et
du sulfhydrate d'ammoniaque. L'oxygène respiré en grande
quantité paraît brûler ces principes délétères ; mais ce qu'il y a
de mieux établi, c'est qu'il les chasse des globules sanguins sur
lesquels ils s'étaient fixés, de la même manière qu'il peut
chasser, mais plus difficilement, l'oxyde de carbone de ces

mêmes globules et se substituer à ce poison. Mais on voit qu'il s'agit alors plutôt d'une substitution pure et simple que d'un antidotisme qui ne peut avoir lieu dans le cas de l'oxyde de carbone, car ce principe s'élimine en nature au lieu d'être brûlé, c'est-à-dire transformé, comme on l'a cru, en acide carbonique au sein même de l'organisme.

On ne confondra donc pas, comme on le fait parfois, l'antidotisme avec l'antagonisme. Un antidote est un neutralisant chimique pur et simple; une substance antagoniste d'un poison est celle qui produit sur l'organisme des effets directement opposés à ceux que détermine ce dernier.

RECHERCHE DES POISONS.

« *Unicum certum signum dati veneni est notitia botanica inventi veneni vegetabilis et analysis chemica inventi veneni mineralis.* » Cette sorte d'aphorisme de Plenck doit nous servir d'axiome. En effet, on ne peut conclure avec certitude qu'il y a eu empoisonnement, que lorsque la substance toxique a été retrouvée. Toutefois, nous ajouterons qu'on peut aujourd'hui reconnaître également par l'analyse chimique les poisons d'origine végétale.

Tardieu attribue une grande importance à l'expérimentation sur les animaux, lorsque le poison ne peut être isolé. Il est même une question que l'on fait souvent à ce sujet : quels sont les poisons qui ont des caractères chimiques mal définis ou incomplets, et dont la nature doit être confirmée par les expériences physiologiques? Nous en traiterons dans l'étude de la digitaline et nous aurons soin de l'apprécier à sa juste valeur. La seule chose sur laquelle j'insisterai en ce moment, c'est que l'expérimentation physiologique n'a de valeur réelle que lorsqu'elle est pratiquée avec une substance toxique déjà isolée et nettement caractérisée; les symptômes que cette substance détermine venant alors ajouter leur signification essentielle à ceux que révèlent les caractères chimiques du poison qui seuls peuvent le différencier d'une manière précise. D'ailleurs les caractères chimiques mal définis n'existent aujourd'hui que pour un très petit nombre de poisons.

L'expert recherchera donc la substance toxique dans les matières des vomissements, dans les déjections, dans le contenu de l'intestin, dans le sang et dans l'urine. Il analysera avec le plus grand soin divers organes tels que le foie, la rate, le cerveau. En effet, le foie est un parenchyme dans lequel divers poisons tels que l'arsenic, les métaux, se localisent pour ainsi dire; le cerveau contient beaucoup de chloroforme, d'éther, d'alcool, dans l'empoisonnement par ces substances.

Mais une question importante se présente ici, celle qui est relative à la prétendue existence normale de certains poisons dans l'organisme et à la formation spontanée de quelques-uns après la mort. Ainsi, on a avancé que l'arsenic, le cuivre, le plomb, se trouvaient normalement dans l'économie en petite quantité; que l'acide cyanhydrique pouvait être un produit de décomposition du cadavre. Cette question sera traitée avec soin quand il y aura lieu; je me bornerai à dire pour le moment qu'il n'y a dans le corps de l'homme ni arsenic, ni substances simples autres que les suivantes.

Corps simples existant normalement dans l'organisme. — Quinze à dix-sept corps simples constituent l'économie tout entière, savoir : dix à onze métalloïdes, et cinq à six métaux.

MÉTALLOÏDES.	MÉTAUX.
Carbone.	Calcium.
Oxygène.	Sodium.
Hydrogène.	Potassium.
Azote.	Magnésium.
Phosphore.	Fer.
Soufre.	Manganèse?
Chlore.	
Fluor.	
Silicium.	
Brome.	
Iode?	

Le carbone, l'oxygène et l'hydrogène forment divers composés ternaires, tels que les matières grasses, la glycose, le glycogène, la cholestérine, etc. Ces trois corps simples unis à l'azote constituent des composés quaternaires tels que l'urée, l'acide urique, la créatine; enfin, ces mêmes corps et l'azote unis au soufre et au phosphore entrent dans la composition des matières protéiques, telles que les substances albuminoïdes, la fibrine, etc.

Le phosphore existe en grande quantité dans les os à l'état de phosphate tricalcique, et partiellement à l'état de phosphate basique de magnésie; il se trouve dans le sang à l'état de phosphate neutre de soude. Le chlore se rencontre à l'état d'acide chlorhydrique dans le suc gastrique, de chlorure de sodium dans le sang (4 à 5 pour 1000) et surtout dans les larmes (13 pour 1000); à l'état de chlorure de potassium dans les globules rouges (1,353 pour 1000) qui paraissent au contraire ne pas renfermer de chlorure de sodium. Le fluor existe dans les os en état de fluorure de calcium (environ 1 pour 100), le silicium s'y trouve en petite quantité à l'état de silice, comme dans les prèles et dans le chaume des Graminées qui lui est redevable en partie de sa rigidité.

Le brome existe en quantités très appréciables dans l'organisme, car on peut le retrouver facilement dans l'urine normale en opérant sur le produit de l'évaporation de 300 grammes seulement de ce liquide préalablement additionné d'une petite quantité de potasse. L'iode s'y rencontre en quantité infinitésimale et même nulle pour ainsi dire, car il faut évaporer parfois les urines mélangées de trois ou quatre jours pour en trouver des traces appréciables.

Le fer se trouve combiné avec l'hémoglobine dans les globules rouges; le plasma ne renferme que des traces infinitésimales de ce métal, qui existe toutefois dans le liquide sanguin plus ou moins coloré des invertébrés. La présence du manganèse dans le sang, notamment dans les globules où il accompagnerait le fer, est problématique.

CLASSIFICATIONS DES AGENTS TOXIQUES.

L'une des premières classifications des substances vénéneuses est celle de Joseph Jacob Plenck (*Toxicolo*ʒ*a seu doctrina de venenis et antidotis.* Viennæ, 1785).

Plenck, après avoir donné sa définition du poison (1), définition qui a été reproduite presque intégralement par plusieurs de ses successeurs, et après avoir signalé le rapport qui existe entre les substances médicamenteuses et toxiques, répartit ces dernières en divers groupes que je représenterai sous forme de tableau.

CLASSIFICATIONS DE PLENCK.

Dividuntur venena, respectu regni e quo depromuntur, in :

ANIMALIA.
Dividi possunt venena animalia in :
Serpentes venenatos (crotali, colubri).
Insecta venenata (culex, vespa, scorpio, cantharis, etc.).
Vermes (gordius medinensis, hirudo, etc.).
Amphibia (rana bufo, salamandra).
Pisces (raja, torpedo, gymnotus electricus).
Animalia ex morbo venenata (ostræa venenata, miasma, lues; virus rabiosum, variolosum, morbillosum, scarlatinum, venereum, etc., virus morborum putridorum).

VEGETABILIA.
Respectu eorum indolis dividuntur in :
Narcotica (papaver somniferum, opium, datura, etc.).
Nartico-acria (strychnos, ignatia amara, nicotiana).
Acria (staphysagria, digitalis, helleborus, veratrum, etc.).
Glutinosa (gluten aucuparum, visci quercus).

MINERALIA.
Mechanica (vitrum, adamas, alumen).
Terrea (gypsum, etc.).
Acida (acidum vitrioli concentratum, salis concentratum, etc.).
Alcalina caustica (lapis causticus, calx viva, etc.).
Metallica (auri, argenti, bismuthi præparata, plumbum, mercurium, arsenicum, etc.).

---

(1) Ens quod perexigua dosi, corpori humano ingestum aut extus applicatum, vi quadam peculiari morbum gravem vel mortem causat, *venenum* seu *toxicum* auditur.

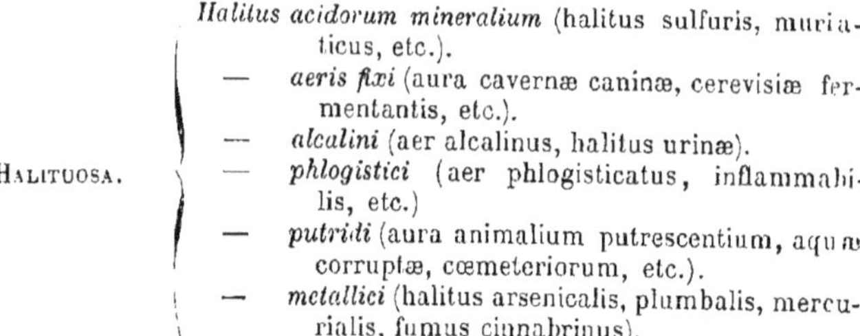

HALITUOSA.

Halitus acidorum mineralium (halitus sulfuris, muriaticus, etc.).
— *aeris fixi* (aura cavernæ caninæ, cerevisiæ fermentantis, etc.).
— *alcalini* (aer alcalinus, halitus urinæ).
— *phlogistici* (aer phlogisticatus, inflammabilis, etc.)
— *putridi* (aura animalium putrescentium, aquæ corruptæ, cœmeteriorum, etc.).
— *metallici* (halitus arsenicalis, plumbalis, mercurialis, fumus cinnabrinus).

Plenk admet également d'autres divisions parmi les poisons. Ainsi, relativement au temps pendant lequel ils agissent, ils peuvent être répartis en poisons *aigus* et *lents*. Relativement aux symptômes qu'ils provoquent, ils peuvent être considérés comme poisons *irritants*, ou *drastiques, convulsifs, paralysants, narcotiques, suffocants, desséchants, septiques*. Enfin, le même toxicologue distingue les poisons communs à tous les êtres de la série animale : *venena communia quæ omni homini et cuilibet animali noxam inferunt, ut arsenicum, mercurius sublimatus et corrosivus;* puis les poisons relatifs : *venena relativa quæ vel soli homini vel solis animalibus et sæpè uni solummodo animalium generi nocent.* Mais il commet à ce sujet plusieurs erreurs.

Après la classification de Plenk, parut celle de Paul-Augustin-Olivier Mahon, qui fut le premier professeur de médecine légale et de police médicale à l'école de Paris [*OEuvres posthumes*, Paris, an X (1801), t. II, page 320]. Je la rapporterai également à cause de l'intérêt historique qu'elle présente.

Mahon divise les poisons en trois classes : poisons *animaux, végétaux* et *minéraux*, et chacune de ces classes en deux ordres : poisons *volatils et gazeux* et poisons *fixes et solides*.

CLASSIFICATION DE MAHON

Ire classe. POISONS ANIMAUX.	1er ordre. *Volatils et gazeux.*	Gaz et vapeurs émanant des animaux en putréfaction, de la respiration, des cimetières, des hôpitaux, des ulcères sordides, des excréments dysentériques, du musc, etc.
	2e ordre.	Venins de la vipère, du scorpion, virus hydrophobique, cantharides, etc.
IIe classe. POISONS VÉGÉTAUX.	1er ordre. *Volatils.*	Narcotiques et nauséabonds (effluves de la stramoine, de la jusquiame, de l'opium, du laurier-cerise, etc.). Aromatiques (effluves des violettes, des roses, de toutes les fleurs renfermées dans les appartements, de toutes les huiles essentielles, etc.).
	2e ordre. *Fixes et solides.*	1er genre. — *Narcotiques* (opium, racines de physalis, racines et feuilles de la mandragore; tige, feuilles et fruits du datura, etc.). 2e genre. — *Narcotico-âcres* (fève de St-Ignace, feuilles et baies de belladone, tabac, ciguë, champignons vénéneux, etc.). 3e genre. — *Âcres* (manihot, scammonée, gomme gutte, graines de ricin, ellébore, colchique, etc.).
IIIe classe. POISONS MINÉRAUX.	1er ordre. *Volatils.*	Gaz minéraux (acides sulfureux, chlorhydrique, carbonique; chlore, ammoniaque, etc.). Gaz mixtes (émanations des fosses d'aisance, des mines, etc.). Minéraux réduits en vapeur (vapeurs d'arsenic, de plomb, etc.).
	2e ordre. *Minéraux.*	1er genre. — *Poissons minéraux mécaniques* (verre pilé, silice, baryte, etc.). 2e genre. — *Poissons minéraux chimiques* (acides sulfurique, azotique, arsenic, plomb, cuivre, mercure, etc.).

On voit que cette classification artificielle se rapproche beaucoup de celle de Plenck, mais qu'elle présente sur cette dernière quelques avantages. En effet les poisons animaux, les

venins, y occupent une place moindre ; la classe des *halituosa*
est supprimée. Les grandes divisions se trouvent dès lors mieux
tranchées, puisqu'elles ne sont fondées que sur l'origine des
agents toxiques. Toutefois, l'importance que Mahon attribuait
à un caractère secondaire, l'état gazeux ou solide, a été exagérée. Elle l'a conduit à placer un même agent toxique, l'arsenic par exemple, dans des ordres différents, suivant que ce
corps se trouvait à l'état solide ou à l'état de vapeur.

Fodéré (*Traité de médecine légale et d'hygiène publique, ou
police médicale.* Paris, 1831, 2ᵉ édit., t. IV, p. 6) tient peu
compte de l'origine des poisons, ce qui est déjà un progrès. Il
les répartit en six classes, savoir : 1° les *septiques* (miasmes,
hydrogène sulfuré, venin de la vipère, etc.); 2° les *stupéfiants* ou *narcotiques* (gaz nitreux, pavot, jusquiame, laurier-
cerise, etc.); 3° les *narcotico-âcres* (acide carbonique, digitale, etc.); 4° les *âcres* ou *rubéfiants* (chlore, coloquinte, etc.);
5° les *corrosifs* ou *escharotiques* (acides, alcalis, sublimé corrosif); 6° les *astringents* (acétate de plomb, sulfate de
chaux, etc.). Parmi ces classes, l'une d'elles survivra aux
autres que nous verrons disparaître peu à peu, c'est celle des
corrosifs.

Orfila adopta d'abord la classification de Fodéré, puis il ré-
duisit à quatre les six classes admises par son prédécesseur (1).

CLASSIFICATION D'ORFILA

Poisons irritants.	Minéraux.	Phosphore, iode, brome, chlore, acides, bases, arsenic, antimoine et composés métalliques divers.
	Végétaux.	Bryone, coloquinte, sabine, staphisaigre, etc.
	Animaux.	Cantharides, huîtres, poissons, etc.
— narcotiques..........		Alcaloïdes de l'opium. — Acide cyanhydrique.

(1) La première édition du *Traité de toxicologie* d'Orfila parut en 1814; la cinquième et dernière, en 1852.

Cet auteur définit le poison : « *Toute substance qui, prise intérieurement, ou
appliquée de quelque manière que ce soit sur un corps vivant, à petite dose, détruit
la santé ou anéantit entièrement la vie.* » On voit que cette définition est la
reproduction presque textuelle de celle de Plenck (page 19).

Poisons narcotico-âcres......	Scille et scillitine, aconitine, vératrine, atropine, nicotine, digitaline, strychnine, camphre, alcool, éther, chloroforme, ergot de seigle, hydrogène phosphoré, oxyde de carbone, gaz de l'éclairage.
— septiques.............	Acide sulfhydrique, gaz des fosses d'aisances, serpents venimeux, scorpions, abeilles, guêpes, etc.

Devergie ne changea rien à cette classification, tout en avouant qu'elle n'était pas exempte d'inconvénients et qu'elle n'était propre qu'à faciliter l'étude.

Christison (*On Poisons*) et, après lui, Beck, professeur de médecine légale à New-York, ont ramené à trois les quatre classes admises ou conservées par Orfila et Devergie. » Aucun poison, dit Christison, ne peut produire la putréfaction dans les corps vivants; et, dans le sens que les toxicologistes ont donné au mot *septique*, on peut rigoureusement rapprocher les poisons ainsi nommés de ceux qu'on a désignés sous le nom d'irritants. En supprimant donc la classe des septiques, on trouvera facilement pour eux une place dans l'une des trois autres classes des poisons : les *irritants*, les *narcotiques* et les *narcotico-âcres*.

Flandin (*Traité des poisons ou Toxicologie*, 1845) ne voit à son époque, dans les poisons en général, que des composés ou des produits chimiques empruntés aux différents règnes de la nature, c'est-à-dire des poisons *minéraux*, *végétaux* et *animaux*. C'est la seule division qu'il adopte.

Galtier (*Traité de toxicologie*, 1855) divise les poisons en : 1° *inorganiques*; 2° *organiques*; 3° *gazeux*.

Les poisons inorganiques sont répartis ensuite en quatre sections : *métalloïdes, acides, alcalins, salins métalliques*.

Les poisons organiques sont répartis en trois sections : *poisons végétaux* distribués en familles; *poisons animaux* divisés en *vénéneux* et *venimeux*; *empoisonnement par les matières alimentaires*.

Les poisons gazeux sont répartis, d'après *leur nature* plus ou moins complexe, en : 1° *gaz simples* (acide carbonique, etc.); 2° *gaz complexes* (gaz de la combustion, etc.); d'après *leurs effets*, en gaz : 1° *asphyxiants;* 2° *narcotiques;* 3° *anesthésiques;* 4° *irritants;* 5° *septiques.*

Après cette classification artificielle qui nous ramène à trois quarts de siècle en arrière, à celle de Plenk, vient celle de Husemann (*Handbuch der Toxicologie,* Berlin, 1862).

Celui-ci nous présente les poisons comme un droguiste et un herboriste. Nous voyons, d'un côté, les *poisons organiques,* d'un autre côté les *poisons inorganiques.*

Les premiers renferment :

A. Les substances toxiques tirées du règne animal, et nous offrent, entre autres choses, les poisons des saucisses et du fromage (*Wurstgift* et *Kasegift*) (1).

B. Les substances toxiques tirées des plantes acotylédones, monocotylédones et dicotylédones.

C. Les poisons chimiques tels que l'oxyde de carbone, le chloroforme, l'acide oxalique, etc.

Les poisons inorganiques sont divisés en :

A. Métalloïdes.

B. Métaux et leurs combinaisons.

Enfin, Tardieu, qui n'admet pas l'existence des poisons, ne peut s'empêcher de classer les empoisonnements, et donne en réalité une classification des substances toxiques.

Les divisions admises par cet auteur, ou plutôt les noms de ces divisions, se retrouvent dans Fodéré, Orfila et Giacomini. Toutefois sa classification est préférable à celle de ses devanciers. Ainsi, les *irritants* ne contiennent plus le phosphore, l'arsenic, les antimoniaux, etc., dont l'action corrosive n'est

---

(1) On sait aujourd'hui que le prétendu poison du jambon, du cervelas, etc., est la *trichine,* qui est un helminthe nématoïde, mais ces matières organiques peuvent s'altérer, donner naissance à des produits dérivant des matières organiques et se comportant comme de véritables poisons, tels que les ptomaïnes, les leucomaïnes, etc.

que secondaire dans les empoisonnements. La classe des *hyposthénisants*, dans laquelle Giacomini rangeait les neuf dixièmes des remèdes et des poisons, se trouve fortement épurée ; enfin la classe des *névrosthéniques* peut être considérée comme rationnelle, mais elle ne devrait pas contenir l'acide cyanhydrique.

CLASSIFICATION DES EMPOISONNEMENTS PAR TARDIEU

Empoisonnement par les poisons irritants et corrosifs. .	Acides. — Alcalis. — Irritants drastiques.
Empoisonnement par les poisons hyposthénisants......	Arsenic. — Phosphore. — Sublimé corrosif. — Émétique. — Nitre. — Digitale et digitaline.
Empoisonnement par les poisons stupéfiants	Plomb. — Solanées vireuses. — Aconit. — Ciguë. — Champignons. — Curare. — Chloroforme. — Alcool.
Empoisonnement par les poisons narcotiques	Opium.
Empoisonnement par les poisons névrosthéniques	Strychnine et noix vomique. — Acide prussique. — Cantharides.

Aperçu général des classifications précédentes. — Si l'on jette un coup d'œil sur les groupements systématiques que nous venons d'exposer, on remarque les mêmes défauts que ceux que l'on trouve dans les classifications anciennes des substances médicamenteuses. Ces défauts étaient inévitables à une époque où l'anatomie générale n'était pas créée, et où la méthode expérimentale était peu employée dans notre science, et ne reposait d'ailleurs sur aucune base solide.

Aussi les toxicologistes, se trouvant dans l'impossibilité de pénétrer le mode d'action intime des poisons, ne pouvaient-ils mieux faire que de classer ces substances d'après leur origine. Ils imitèrent Linné qui, dans sa *Materia medica*, avait divisé les médicaments en trois classes, suivant qu'ils étaient tirés du règne animal, du règne végétal et du règne minéral. C'était d'ailleurs l'époque où florissaient les sciences naturelles, bien qu'on ne connût encore que les systèmes tels que ceux de Césalpin (1853), de Tournefort (1693), de Linné (1753). On sentait bien la nécessité des méthodes : *diu et ego circa metho-*

dum naturalem laboravi, continuaturus dum vixero, disait
Linné, mais elles n'étaient pas encore trouvées. Le principe
de subordination des caractères ne fut posé et établi par Lau-
rent de Jussieu qu'en 1789, par conséquent après la publication de l'ouvrage de Plenk.

Donc, ce toxicologiste distribua les poisons en quatre classes.
De même que Linné avait admis des *medicamenta animalia*,
il fallait admettre des *venena animalia*; ceux-ci formèrent une
première classe; puis vinrent les poisons végétaux et minéraux
pour la deuxième et la troisième classe; enfin Plenk en admit
une quatrième représentée par les poisons volatils. A l'époque
où l'on confondait les venins avec les poisons, Plenk était parfaitement excusable de mettre ensemble les *serpents venimeux*
et les *cantharides*, lesquelles contiennent non un venin, mais
un principe toxique cristallisable, parfaitement défini; mais
il aurait dû ne pas attribuer à l'état volatil de certaines
substances toxiques une importance suffisante pour les distribuer dans une classe spéciale, ce qui le forçait de placer, dans
un groupe, le mercure et l'arsenic, et, dans un autre groupe,
les vapeurs mercurielles et arsenicales. Nous remarquerons
la distinction des poisons végétaux en *narcotiques*, *narcotico-
âcres*, et *âcres*, qui a été si souvent répétée dans la suite.

Mahon imite Plenk ; mais il n'admet que les trois premières
classes de cet auteur. L'état gazeux ou fixe n'est pour lui qu'un
caractère secondaire, qui sert à établir la division de chacune
de ses classes en deux ordres.

Après Mahon, Fodéré et Orfila ne tiennent plus compte de
l'origine des substances toxiques; ce en quoi ils ont raison.
Ils comprennent que cette origine importe peu, comme l'avait
déjà compris Alibert dans sa classification des médicaments ;
qu'en un mot, il ne faut classer les poisons que d'après leur
action sur l'organisme. Dès lors Fodéré voit, dans les poisons
animaux, des poisons *septiques;* il admet les narcotiques, les
narcotico-âcres et les âcres de Plenk et Mahon; il admet les
astringents; enfin, et c'est un progrès, il établit une classe pour

les *corrosifs*. Orfila imite Plenk d'abord, puis il se borne à simplifier sa classification. Enfin Christison n'admet plus que les irritants, les narcotiques et les narcotico-àcres.

Ici nous devons nous arrêter un instant, car nous trouvons une ligne de rebroussement, un retour au passé. La classification officielle d'Orfila ne valait rien et celle de Christison n'était guère meilleure, bien qu'elle renfermât un terme de moins, par suite de la suppression des poisons septiques.

En effet, en quoi l'oxyde de carbone est-il un narcotico-àcre? En quoi la strychnine, dont la saveur est àcre sans doute, mérite-t-elle d'être placée dans la troisième classe d'Orfila? Aussi voyons-nous Flandin d'une part, puis Galtier, Husemann, revenir complètement au passé, c'est-à-dire à la fin du siècle dernier et au commencement de celui-ci; ils divisent les poisons en minéraux, végétaux et animaux, ou simplement en produits organiques ou inorganiques. Galtier ressuscite même les poisons gazeux; cet auteur et Husemann nous parlent des acotylédones, des monocotylédones, des dicotylédones, comme s'ils traitaient de sciences naturelles.

Cependant la science des poisons, et nous entendons par cette expression la connaissance de leurs effets sur l'organisme, si elle était encore peu avancée à l'époque de Flandin, avait fait quelque progrès, et il était possible déjà de créer quelques groupes naturels, d'après l'action exercée par les substances toxiques sur les éléments anatomiques. En un mot, la voie était tracée par les recherches de Magendie, de Cl. Bernard, de Flourens et même par les expériences nombreuses d'Orfila, de Giacomini et d'autres hommes laborieux auxquels la science doit beaucoup, mais qui n'avaient pu, à leur époque, tirer tout le profit de leurs observations, ou qui se laissaient, comme Giacomini, dominer par une doctrine. Tardieu, dont l'ouvrage sur la matière est le plus récent, reconnaît bien les défauts de ses devanciers; il rejette les narcotico-àcres, et fait remarquer qu'il serait par trop dérisoire de continuer à ranger sous ce titre la strychnine. Aussi place-t-il cet agent dans un groupe qui correspond au *neurotics spinal* de Taylor, dans celui des *névrosthéniques*. Mais que signifie cette classe des *stupéfiants*, et quels caractères peuvent servir à distinguer les poisons de cette classe et à différencier les empoisonnements par les poisons stupéfiants des empoisonnements par les poisons hyposthénisants.

On a appliqué jadis l'épithète de stupéfiantes aux substances les plus diverses, à l'opium que l'on considérait cependant comme un narcotique, aux solanées vireuses, à l'aconit, au curare, à la fève du Calabar, au plomb, au chloroforme, etc. Quant aux hyposthénisants, ces poisons qui dépriment les forces vitales, ils sont bien plus nombreux que ne l'admet Tardieu; ils le sont même tellement que Giacomini donnait cette épithète moins banale, mais aussi vide de sens que celle des stupéfiants, presque aux neuf dixièmes des agents toxiques et médicamenteux.

CLASSIFICATIONS RATIONNELLES.

Puisque les symptômes produits par les poisons ne sont que la résultante des actions que ces substances exercent sur les éléments anatomiques et les humeurs, c'est d'après ces actions que nous devons les classer.

Le premier essai de classification que nous puissions rapporter à ce principe est dû à Taylor (*On poisons*, Londres).

CLASSIFICATION DE TAYLOR.

Irritants..	Mineral.	Non metallic.	Acids.
			Akalies and their salts (*alcalis et leurs sels*).
			Metalloïds (phosphorus).
		Metallic	Arsenic.
			Corrosive sublimat.
			Sugar of lead (*sucre de plomb*).
			Copper (*cuivre*), etc.
	Vegetable.............		Savin (*sabine*).
			Croton oïl.
			Colchicum. — Veratria, etc.
	Animal		Cantharides.

Neurotics.	Cerebral...............	Opium. — Prussic acid. — Alcohol. — Chloroform, etc.
	Spinal................	Strychnia and its salts.
	Cerebro-spinal.........	Conia. — Aconitina. — Digitalis. — Daturia, etc.

On voit que l'auteur anglais n'admet que deux classes de substances toxiques. Mais il n'existe pas seulement des poisons irritants et des poisons agissant sur le système nerveux. D'ailleurs, l'irritation produite par le phosphore, par l'arsenic, n'est rien pour ainsi dire dans l'empoisonnement par ces substances; ce qui est tout, c'est l'action exercée sur les globules, d'où résulte un trouble si profond de la nutrition qu'en quelques heures les organes situés profondément peuvent éprouver une altération remarquable, la dégénérescence graisseuse. La même critique pourrait être faite au sujet d'un grand nombre d'autres poisons.

La classification de Taylor ne suffit donc plus aujourd'hui. Toutefois, la voie a été tracée par ce toxicologiste, c'est d'ailleurs celle qu'enseignaient, depuis plusieurs années déjà, les expérimentateurs tels que Magendie et Cl. Bernard, il ne reste plus qu'à la suivre. C'est dans cette voie, la seule vraie, que j'ai essayé d'entrer à mon tour, en m'appuyant exclusivement sur les effets exercés par les substances toxiques sur les parties élémentaires de l'organisme et sur les humeurs, notamment sur le liquide sanguin. Je vais indiquer rapidement les bases de la classification que j'ai adoptée et que je considère comme répondant aux données actuelles de la science.

I. — Il existe un certain nombre de poisons qui portent primitivement leur action sur le sang. Ce sont surtout les poisons gazeux ou volatils, tels que l'oxyde de carbone, si bien étudié par Cl. Bernard. l'acide cyanhydrique, l'acide sulfhydrique, le sulfhydrate d'ammoniaque, l'acide sélénhydrique, l'hydrogène phosphoré. Tous ces composés se fixent sur l'hémoglobine, et lui font éprouver des modifications remarquables que l'analxse spectrale a permis d'étudier. Il en est d'autres qui modifient à la fois les globules et le plasma : tels sont les sels solubles d'argent introduits dans le torrent circulatoire. Nous aurons donc une première classe de poisons, les Hématiques, qu'on peut diviser en : 1° ceux qui agissent spécialement sur les globules ou *poisons globulaires;* 2° ceux qui agissent à la fois sur les globules, mais surtout sur le plasma ou *poisons plasmiques.*

Les poisons globulaires sont ceux dont l'effet est le plus rapide. Ils tuent souvent d'une manière instantanée aussitôt que l'absorption s'en est effectuée par les voies respiratoires. Les autres substances toxiques, portant leur action sur des éléments anatomiques composant les organes, tuent nécessairement moins vite ; toutefois, elles peuvent souvent amener la mort en quelques minutes.

II. — Il est un autre groupe de poisons qui agissent sur le système nerveux. Ils formeront une seconde classe, celle des Neurotiques, que nous diviserons en trois ordres. En effet, parmi ces agents toxiques, certains, tels que le curare, paralysent le système nerveux moteur, ce sont les *paralyso-moteurs.* Il en est d'autres, tels que les alcaloïdes des strychnos, qui portent leur action sur la moelle épinière, dont ils exagèrent au plus haut degré le pouvoir réflexe ; ce sont les *spinaux* qui correspondent en thérapeutique aux *excitateurs réflexes.* Enfin, il en est qui agissent sur les éléments anatomiques du cerveau et de la moelle ; tels sont, d'une part, le chloroforme et les anesthésiques qui seront peut-être un jour classés parmi les poisons globulaires, et, d'autre part, les opiacés : ce sont les *cérébro-spinaux.*

III. — Les alcaloïdes des solanées vireuses, tels que l'atropine, la nicotine produisent sur la circulation générale, notamment sur la circulation périphérique, des effets qui ont conduit à les ranger parmi les poisons et médicaments vasculaires. De même la digitale, le tartre stibié, exerçant sur le cœur une action prononcée, ont été rangés dans un groupe de médicaments dits cardiaques. Mais nous verrons que l'action sur les vaisseaux et sur le cœur est la résultante des effets exercés par ces substances sur le système nerveux et sur les fibres musculaires. Or, ce sont ces effets primitifs qu'il faut considérer. Nous rejetterons donc la division des poisons vasculaires et cardiaques, attendu qu'il n'y a pas de poison des organes, mais seulement des éléments anatomiques qui les composent. Les poisons agissant à la fois sur le système nerveux et sur le système musculaire formeront une troisième classe, celle des NÉVRO-MUSCULAIRES.

IV. — Les sels métalliques en général produisent une prostration considérable due à une paralysie des fibres musculaires. Injectés dans le sang, ils arrêtent instantanément le cœur, lorsque la dose en est un peu forte ; ils ralentissent presque toujours les battements cardiaques et les affaiblissent toujours. lorsque la dose en est un peu considérable. Tels sont les sels de potassium, le nitre par exemple, ceux de plomb, etc. Les muscles trempés dans la solution d'un sel métallique autre que ceux de sodium, de magnésium, de lithium, perdent leur irritabilité que ne réveillent plus, ou que ne réveillent qu'à un faible degré, les excitants divers tels que l'électricité. Les poisons métalliques formeront la classe des MUSCULAIRES, dans laquelle viendront se ranger la vératrine et une substance toxique récemment étudiée, le poison de l'inée.

V. — Enfin, il existe des substances qui corrodent et détruisent tous les tissus. Tels sont l'acide sulfurique, l'acide azotique, l'acide fluorhydrique, la potasse, la soude, toutes les fois que ces substances se trouvent dans un état suffisant de concentration. Ces mêmes substances peuvent, sans doute, exercer une action éloignée; ainsi l'acide oxalique qui a pénétré par absorption dans l'organisme produit des effets assez semblables à ceux que détermine l'oxyde de carbone ; mais l'action corrosive est celle qui domine la scène. Ces poisons composeront la classe des IRRITANTS OU CORROSIFS, classe naturelle qui a été admise de tout temps.

CLASSES		
I HÉMATIQUES......	Agissant spécialement sur les globules rouges, ou *poisons globulaires*.	Oxyde de carbone. Acide cyanhydrique. Acide sulfhydrique et sulfhydrate d'ammoniaque. Composés du sélénium et du tellure. Phosphore. Arsenicaux. Alcooliques.
	Agissant sur les globules et le plasma, ou *poisons plasmiques*.	Nitrites et vapeurs nitreuses. Sels d'argent injectés dans les veines. La plupart des sels métalliques (à doses faibles et continues).
II NEUROTIQUES.....	Abolissant les fonctions des nerfs moteurs. 1° *Paralyso-moteurs*...	Curare. Fève de Calabar. Aconitine. Cicutine.
	Exagérant le pouvoir réflexe. 2° *Spinaux*....	Strychnine, M'boundou. Oxygène comprimé.
	Agissant sur les éléments du cerveau et de la moelle épinière. 3° *Cérébro-spinaux*........	Cantharides, etc. Chloroforme. Éther. Opium. Solanées vireuses. Digitale. Antimoniaux. Acide carbonique.
III NÉVRO-MUSCULAIRES......................		Inée. Vératrine. Sels de potassium. — de baryum.
IV MUSCULAIRES		Cuivre. Zinc. Cadmium. Étain. Plomb. Mercure, etc.
V IRRITANTS OU CORROSIFS....................		Acide sulfurique. — azotique. — chlorhydrique. — fluorhydrique. — oxalique. Potasse. Soude. Ammoniaque. Sulfures alcalins. Brome. Chlore, etc.

Telle est la classification que j'ai adoptée. Elle répond à la définition que j'ai formulée du poison. Elle n'est sans doute point parfaite, mais, de même que celle que j'ai donnée des agents thérapeutiques, elle pourra être modifiée dans la suite avec les progrès de la science. Toutefois, le principe en restera, parce qu'il repose sur l'action intime exercée par les substances toxiques sur les parties élémentaires de l'organisme, et non sur la contemplation des symptômes qui sont toujours complexes, ni sur l'origine du poison. Les bases qui lui servent d'appui sont telles que l'action exercée sur un élément anatomique étant connue, les symptômes se présentent à nous comme des corollaires nécessaires, et que le mécanisme de la mort se trouve parfois complètement dévoilé.

Il se présente une objection à laquelle je dois répondre. Certaines substances toxiques seront étudiées dans une classe et reparaîtront dans une autre; tels sont les poisons métalliques qui sont surtout des poisons musculaires, mais qui modifient également le sang. De même le peroxyde d'azote, ou acide hypoazotique, cet affreux poison hématique, sera cité de nouveau parmi les corrosifs, car l'un des effets des vapeurs nitreuses consiste d'abord en une irritation extrême.

Si j'admettais une classification systématique, l'objection serait spécieuse. En effet, dans un système chaque substance, comme chaque végétal dans une classification artificielle, doit occuper une place définitivement acquise et qu'il ne peut quitter. Mais, dans une classification rationnelle, il n'en est pas ainsi. Nous classons moins les substances elles-mêmes que leur manière d'agir. J'élève les substances toxiques, comme je l'ai fait pour les médicaments, au rang d'êtres animés, dont les propriétés, les facultés mêmes, si je puis m'exprimer ainsi, sont différentes.

Quand nous classons les hommes, nous les répartissons suivant leurs aptitudes; ainsi, tel sujet peut être rangé parmi les médecins, les naturalistes, les littérateurs, sans perdre son individualité. Il en est de même d'une substance toxique qui

peut être à la fois un poison hématique et un poison musculaire. Donc, au lieu de considérer tel agent matériel comme
devant être rivé à un groupe pour n'en plus sortir, je le rappellerai chaque fois qu'il présentera une aptitude susceptible
d'être classée.

POISONS HÉMATIQUES

Les poisons hématiques (de αἷμα, sang) sont ceux qui déterminent la mort en produisant une altération plus ou moins profonde du liquide sanguin.

On sait que le sang est composé de deux parties distinctes : 1° des globules rouges ou hématies qui forment plus de la moitié de son poids, lorsqu'ils sont à l'état frais ; 2° de plasma, qui est le milieu propre à ces organites. Aux globules rouges est dévolu le rôle d'agents vecteurs de l'oxygène ; au plasma est dévolu surtout celui de se charger d'acide carbonique qu'il peut dissoudre en grande quantité, et dont il vient se débarrasser dans les poumons. Or, il existe des substances toxiques qui se fixent sur l'hémoglobine, en chassent l'oxygène et rendent les globules impropres à l'accomplissement de l'hématose. Ces poisons tuent le plus souvent avec une rapidité prodigieuse : l'oxyde de carbone, l'acide cyanhydrique, le sulfhydrate d'ammoniaque, etc. Il en est d'autres qui tuent moins rapidement et qui altèrent non seulement les globules, mais le plasma. Tels sont les sels d'argent introduits dans les veines, et la plupart des composés métalliques. Ces derniers produisent une anémie plus ou moins prononcée et rendent le plasma moins coagulable. Toutefois, ces altérations du liquide sanguin ne se produisent en général qu'à la longue, par exemple dans l'empoisonnement chronique par le plomb, le cuivre, le mercure, le baryum, etc., soit lorsqu'ils ont été absorbés à faible dose et d'une manière plus ou moins continue, soit lorsqu'ils ont été pris une seule fois à dose forte, mais non mortelle, et que l'élimination s'en fait lentement. A dose toxique, les poisons métalliques amènent rapidement la mort par un autre mécanisme, en abolissant la contractilité des muscles; c'est pourquoi ils seront étudiés avec plus de détails parmi les poisons *musculaires*.

Ce qui nous intéresse surtout ici, c'est l'étude des poisons qui agissent spécialement sur les globules dont le principe immédiat essentiel est l'hémoglobine. Il est donc nécessaire de résumer nos connaissances sur ce principe si important, pour rendre plus compréhensible et plus rapide l'étude des altérations produites par diverses substances toxiques sur les globules rouges du liquide sanguin.

Hémoglobine. — On donne le nom d'hémoglobine à la matière colorante des globules rouges du sang, dont on la retire en détruisant ces globules. Suivant un premier procédé d'extraction, on mélange un certain volume de sang défibriné avec un égal volume d'eau, puis on ajoute de l'alcool dans la proportion d'un quart du volume total du mélange : on place ensuite le flacon qui contient le liquide dans de la glace à 0°, ou dans un mélange réfrigérant pendant vingt-quatre heures. Le mélange de sang et d'eau se remplit de cristaux que l'on sépare par la filtration, et que l'on purifie par des cristallisations successives (Hoppe-Seyler).

Un second procédé, plus simple que le premier, consiste à ajouter de l'éther ordinaire au sang défibriné; l'éther est ajouté goutte à goutte et l'on agite vivement le flacon. Après quelques instants, la couleur du sang, qui était d'abord rouge vif, devient rouge foncé. Ce changement de couleur indique le passage de l'hémoglobine de la substance des globules dans l'eau où elle se dissout : la solution abandonnée au fond se remplit de cristaux.

L'hémoglobine se présente sous la forme de cristaux très nets dont la forme varie souvent avec l'espèce animale qui a fourni le sang. Ainsi, l'hémoglobine du sang du chien cristallise en longs prismes rectangulaires, comme l'hémoglobine du

sang de l'homme ; celle du sang de cochon d'Inde cristallise
en tétraèdres, et celle de l'écureuil en tables hexagonales.
L'hémoglobine est peu soluble dans l'eau et sa solubilité dans
ce liquide varie suivant sa provenance. D'après Hoppe-Seyler,
1 partie d'hémoglobine du chien exigerait 50 parties d'eau
pour se dissoudre. Elle est soluble dans la glycérine, insoluble
dans l'alcool absolu, l'éther, les essences, les huiles, le chloroforme, la créosote, etc.

L'analyse élémentaire de cette substance complètement desséchée a donné à Hoppe-Seyler les résultats suivants :

	Cristaux du chien.	Cristaux du cochon d'Inde.
Carbone.....	53,85	54,12
Hydrogène ..	7,32	7,36
Azote.......	16,17	16,78
Oxygène.....	21,84	20,68
Soufre......	0,39	0,58
Fer.........	0,43	0,48
	100,00	100,00

L'eau de cristallisation de l'hémoglobine entre dans la proportion de 3 à 4 pour 100 chez l'homme, et de 6 pour 100 chez
le cochon d'Inde.

L'analyse des globules sanguins desséchés a montré que les
globules du sang de l'homme contenaient 87 pour 100 d'hémoglobine, 12 pour 100 de matières albuminoïdes, et 1 pour 100
de lécithine et de cholestérine.

Pour doser l'hémoglobine, Gréhant a conseillé de déterminer
les plus grands volumes d'oxygène que différents échantillons
de sang peuvent absorber. En effet, l'hémoglobine, qui forme
la plus grande partie des globules, jouit de la curieuse propriété de se combiner avec l'oxygène, et c'est là une propriété
très importante au point de vue physiologique. Gréhant s'est
assuré qu'une solution d'hémoglobine, préparée par l'éther,
est capable d'absorber exactement le même volume d'oxygène
que le sang qui a servi à la préparer ; ainsi, le plus grand
volume d'oxygène que 100^{cc} de sang de bœuf défibriné ont pu
absorber a été 17^{cc},4 de gaz sec à 15 degrés, et sous la pression

de 760 millimètres, tandis que 100ᶜᶜ de solution d'hémoglobine, préparée avec 100ᶜᶜ du même sang, ont absorbé 17ᶜᶜ,6
d'oxygène, chiffre presque identique avec le précédent.

Spectre de l'hémoglobine. — On sait que lorsqu'on fait
passer un faisceau de lumière blanche à travers un prisme, on
obtient, sur un écran, une image allongée de ce faisceau, et
formée de sept couleurs principales qui sont, en allant des rayons
les moins réfrangibles aux plus réfrangibles, disposées dans
l'ordre suivant : rouge, orangé, jaune, vert, bleu, indigo, violet.

La figure 1, pl. I, représente le spectre solaire. Ce spectre
n'est pas continu ; il présente des lignes étroites et obscures
appelées raies du spectre, qui ont été étudiées d'abord par
Frauenhofer. Elles sont extrêmement nombreuses. Brewster a
pu en compter jusqu'à deux mille ; mais il en existe sept principales qui sont désignées par les sept premières lettres de
l'alphabet, et dont les quatre premières, plus rapprochées
entre elles que les autres, se trouvent dans le rouge, l'orangé
et le jaune. Ces raies sont d'une grande importance ; en effet,
à cause de leur position constante, elles servent de point de
repère dans les recherches d'analyse spectrale.

Si, au lieu de faire arriver directement sur un prisme P

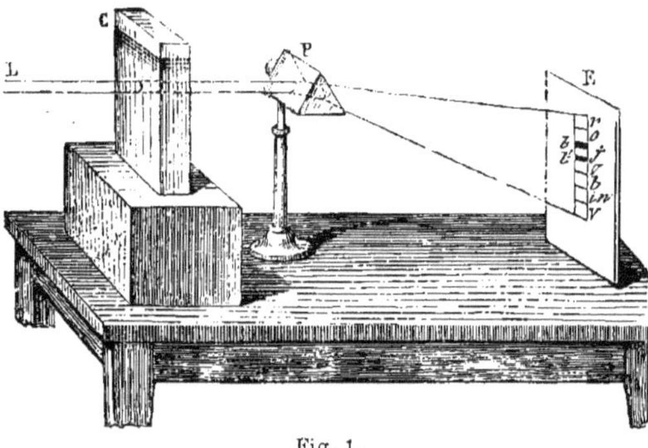

Fig. 1.

(fig. 1) un faisceau L de lumière blanche, on le fait passer
d'abord à travers une cuve C contenant de l'eau colorée par une

petite quantité de sang, on n'observe plus le spectre solaire normal, mais un spectre présentant deux bandes obscures caractéristiques *b* et *b'*, situées dans le jaune et au commencement du vert (fig. 1), ou, d'une manière plus précise, entre les raies D et E du spectre solaire, l'une dans le voisinage de la première raie, l'autre dans le voisinage de la seconde (pl. I, fig. 2.) C'est le *spectre d'absorption* du sang. Ce fait a été observé pour la première fois par Hoppe-Seyler, professeur à Tubingue, et publié par lui en 1862. Le spectre est le même, soit que l'on observe le sang étendu d'eau, soit que l'on examine la matière colorante extraite des globules rouges, c'est-à-dire l'hémoglobine. Hoppe-Seyler a reconnu que les bandes d'absorption sont encore parfaitement nettes lorsqu'on fait passer des rayons solaires à travers une solution qui renferme 1 gramme d'hémoglobine dissoute dans 10 litres d'eau.

On observe plus facilement le spectre de l'hémoglobine à l'aide du spectroscope.

Cet instrument (fig. 2) se compose essentiellement du prisme 1, d'un collimateur 3, d'une lunette 3', et d'un appareil micrométrique placé dans le tube 3''.

Si l'on place à l'extrémité du collimateur 3 une bougie ou une lampe, la lumière provenant de cette bougie ou de cette lampe se décompose en traversant le prisme 1, de sorte que l'œil placé en D voit le spectre de cette lumière, lequel est semblable au spectre solaire, et l'on peut distinguer, à l'aide d'un bon appareil, les raies de Frauenhofer. La position de ces raies peut être déterminée à l'aide de l'appareil micrométique placé dans le tube 3''. Cet appareil, non représenté dans le dessin, est constitué par une lame de verre sur laquelle est tracée une échelle dont les divisions sont très rapprochées. Lorsqu'on éclaire cette échelle à l'aide d'une bougie ou d'une lampe placée à l'extrémité du tube 3'', l'image des divisions se réfléchit sur la face du prisme située entre ce tube et la lunette 3', et est perçue par l'œil, qui l'observe en D, en même temps que le spectre de la lumière transmise à travers le collimateur et le prisme. On voit alors à quelle division de l'échelle correspond telle raie du spectre.

Cela posé, si l'on place entre l'extrémité du collimateur et la flamme d'une bougie un tube contenant du sang dilué ou

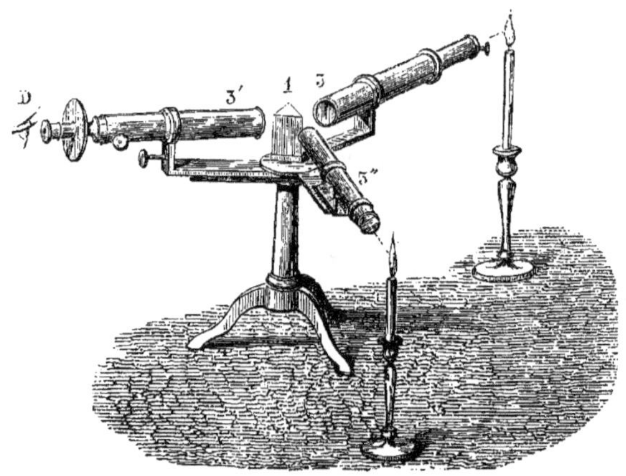

Fig. 2.

une solution d'hémoglobine, l'œil observe les deux bandes obscures déjà signalées et placées entre les raies D et E du spectre (pl. I, fig. 2).

Afin d'obtenir une image plus nette du spectre, on interpose, entre la flamme de la bougie et le collimateur, l'appareil représenté sur la figure 3, et qui consiste en deux pièces pou-

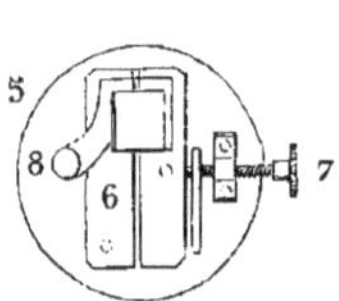

Fig. 3.

vant être plus ou moins rapprochées à l'aide de la vis 7, de manière à délimiter une fente qui donne passage à un faisceau de lumière rectangulaire.

Au lieu de spectroscopes à trois branches, on se sert fréquemment aujourd'hui de spectroscopes à *vision directe*, dont l'emploi est très commode.

La figure 4 représente un spectroscope à vision directe, cons-

truit par M. Hoffmann. Cet instrument ressemble extérieurement à une lunette dont l'objectif est remplacé par une fente F
que l'on peut élargir ou rétrécir à
volonté à l'aide de la vis V. Un
collier C est destiné à recevoir la
bague *b* du porte-lumière P, qui
doit introduire dans l'axe de la
lunette les rayons de lumière pris
à une source étalon, et dont les
raies connues doivent servir de
terme de comparaison aux raies
inconnues de la lumière à analyser. L est le lieu de la lentille
qui fait collimateur avec la fente
F. M est le lieu du micromètre sur
verre; G, le genou qui permet de
faire osciller le tube, de manière
à amener telle ou telle région du
spectre au centre du champ de la
vision. Mais la partie essentielle
de ce spectroscope à vision directe
consiste en un système de cinq
prismes *p p p p p*, deux de flint et
trois de crown, dont l'un est au
milieu et les deux autres aux extrémités de ce système. *o o'* sont les
deux oculaires, *a a'* les deux objec-
tifs de la lunette formée par le jeu
de ces quatre verres, à travers lesquels passe la lumière qui a été
dispersée dans les prismes.

Supposons que l'on veuille examiner le spectre du sang à l'aide

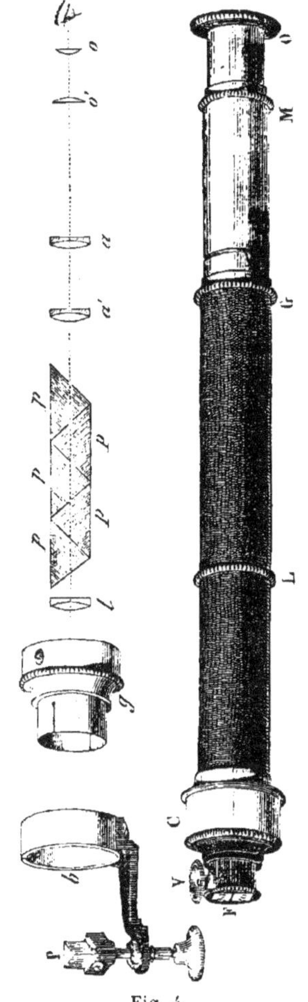

Fig. 4.

de cet instrument. On dirige la fente F du côté d'une vive
lumière; l'œil placé en *o* voit alors le spectre de cette lumière.

Or, si l'on interpose, entre cette lumière et la fente F, un tube ou une petite auge de verre contenant du sang très dilué, ou une solution étendue d'hémoglobine, on observe très nettement les deux bandes d'absorption déjà signalées (pl. I, fig. 2), celles qui caractérisent l'hémoglobine — O ou le sang oxygéné vus sous une faible épaisseur et dans un état de dilution suffisante. On réussit très bien à les observer lorsqu'on se sert d'un tube de verre mince de 1 centimètre de diamètre, contenant du sang défibriné étendu de vingt à trente fois son volume d'eau.

Modifications du spectre de l'hémoglobine sous l'influence de divers agents. — Ces modifications sont pour nous d'un intérêt capital. Elles sont même si importantes que l'étude qu'on en a déjà faite, bien qu'elle soit encore peu avancée, nous donne la solution des problèmes les plus élevés, et nous conduit à des applications plus pratiques dans le traitement des intoxications par les substances qui agissent sur les globules sanguins. Citons quelques exemples sur lesquels nous reviendrons dans la suite.

Lorsqu'on enlève, par l'action du vide, à une solution d'hémoglobine, l'oxygène qu'elle contient, l'hémoglobine est réduite ; elle présente alors au spectroscope une seule bande d'absorption, découverte par Stokes, laquelle remplace les deux premières et qui occupe, dans le spectre, une position intermédiaire (pl. I, fig. 3). Si l'on agite avec de l'oxygène l'hémoglobine réduite, les deux bandes d'absorption de l'hémoglobine oxygénée reparaissent (pl. I, fig. 4). Or, on constate le même résultat avec le sulfhydrate d'ammoniaque. Cette substance toxique réduit l'hémoglobine ; mais, si l'on vient à agiter avec l'oxygène le sang ainsi intoxiqué, le sulfhydrate d'ammoniaque qui s'était fixé sur l'hémoglobine à la place de l'oxygène est chassé par ce dernier, et les bandes normales de l'hémoglobine — O reparaissent comme dans le premier cas. Nous comprenons dès lors que les inspirations d'oxygène pur dans l'empoisonnement par le sulfhydrate d'ammoniaque, ou par le méphitisme des fosses d'aisances, constituent le moyen le plus efficace pour conjurer les symptômes asphyxiques.

Hématine. — Chauffée à 80 degrés, une solution aqueuse d'hémoglobine se décompose complètement en une autre matière colorante, l'*hématine*, et en une matière albuminoïde qui se coagule. Cette décomposition a lieu, même à la température ordinaire, sous l'influence des acides et des alcalis.

L'hématine obtenue à l'état de pureté se présente sous l'aspect d'une poudre bleuâtre d'un éclat métallique, prenant une teinte rouge brun lorsqu'on la porphyrise. On ne l'a pas obtenue à l'état cristallisé. Elle est insoluble dans l'eau, l'alcool, l'éther et le chloroforme ; mais elle se dissout dans les acides et dans les alcalis. L'hématine en solution acide ou alcaline, ou réduite, présente au spectroscope des bandes d'absorption particulière (pl. II, fig. 1 et 2).

Cette substance se rencontre souvent dans les épanchements de sang formés au sein des tissus, où elle résulte de la décomposition lente de l'hémoglobine. Elle s'y trouve parfois avec des cristaux d'*hématoïdine*, substance qui se présente sous l'aspect de prismes à base rhombe, de couleur orangée, et qui paraît être identique avec l'une des matières colorantes de la bile, la bilirubine.

On rencontre également l'hématine dans les liquides intestinaux, la bile, l'urine, etc. Elle fait souvent partie des excréments, et a pris naissance, dans ce cas, par la transformation du sang contenu dans la chair des animaux qui servent à l'alimentation. Les vomissements *noirs* ou couleur de *café*, qu'on observe dans divers empoisonnements, notamment dans ceux qui sont produits par les acides concentrés, ainsi que dans le carcinome stomacal, doivent aussi cet aspect à la transformation de l'hémoglobine en hématine. Lorsque le sang, provenant d'une rupture des vaisseaux de l'estomac ou des voies digestives supérieures, est vomi immédiatement, ou peu de temps après sa sortie des vaisseaux, il est naturellement peu ou point altéré ; dans ce cas, comme le fait remarquer Fumouze, l'hémoglobine peut y être constatée. Mais, si le sang séjourne quelque temps dans l'estomac, l'hémoglobine se transforme rapidement en hématine sous l'influence du suc gastrique.

Chlorhydrate d'hématine ou hémine. — Lorsqu'on ajoute à de l'hémoglobine, ou à une tache de sang, un peu de chlorure de sodium et un acide faible mais concentré, puis, qu'on place le mélange dans une petite capsule, sur un bain d'eau chaude, on obtient, par un refroidissement lent, du *chlorhydrate d'hématine* désigné encore par la seule expression d'*hémine*, en petits cristaux rhombiques, colorés en brun, qui ont été découverts par Teichmann (fig. 5 et 6).

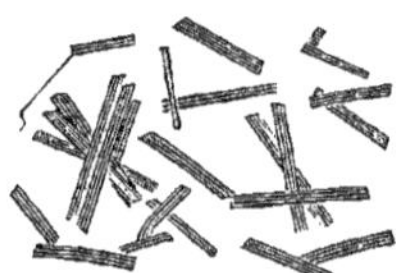 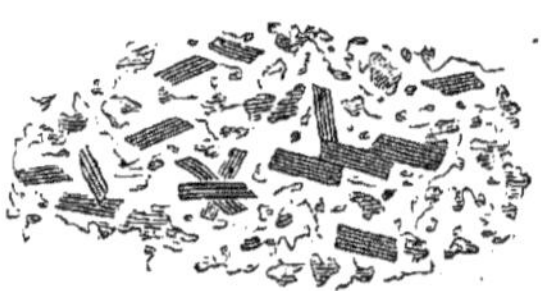

<table>
<tr><td align="center">Fig. 5.
Cristaux provenant de sang
frais.</td><td align="center">Fig. 6.
Cristaux provenant de taches
de sang anciennes.</td></tr>
</table>

L'hémine cristallise très facilement; rien n'est plus facile que d'obtenir des cristaux de cette substance dans les recherches de médecine légale. On suit, pour cela, le procédé d'Erdmann. On place, sur le porte-objet du microscope, une parcelle de sang desséché ou du résidu provenant du lavage des taches de sang; on ajoute une parcelle de chlorure de sodium, puis on recouvre le tout d'une plaque de verre mince. On fait pénétrer ensuite par capillarité, entre le porte-objet et la plaque mince, une goutte d'acide acétique concentré et l'on chauffe légèrement jusqu'à ce que l'acide commence à entrer en ébullition, puis on laisse refroidir. Le champ du microscope se trouve parsemé de lamelles rhomboïdales.

On ne peut confondre les cristaux de chlorhydrate d'hématine ou cristaux d'hémine avec ceux de l'hémoglobine, appelés parfois *cristaux du sang*. Ils diffèrent d'abord par l'aspect; ensuite les premiers se forment lorsqu'on traite par l'acide acétique et le chlorure de sodium le sang desséché, tandis que les seconds, les cristaux d'hémoglobine, se forment lorsqu'on ajoute de l'alcool à du sang frais et défibriné.

Après ces notions préliminaires, nous pouvons aborder immédiatement l'étude des poisons hématiques.

PREMIER ORDRE

POISONS AGISSANT SPÉCIALEMENT SUR LES GLOBULES OU POISONS GLOBULAIRES

Les agents de cet ordre sont : *l'oxyde de carbone*, *l'acide cyanhydrique*, *l'acide sulfhydrique*, le *sulfhydrate d'ammoniaque*, les composés du *sélénium* et du *tellure*, les *vapeurs nitreuses* et les *nitrites*, le *phosphore*, les *arsenicaux*, les *alcooliques*.

Il est certain que le plasma peut être altéré comme dans la cachexie arsenicale que je citerai pour exemple, et que la coagulation du sang se trouve modifiée le plus souvent en ce sens qu'elle est entravée par les poisons de ce premier groupe ; mais ce qu'il y a de caractéristique dans l'histoire des intoxications par les substances précitées, c'est le trouble fonctionnel, l'altération remarquable des propriétés optiques des globules rouges, constatée par l'analyse spectrale, et la destruction fréquente de ces mêmes globules. Aussi forment-ils un groupe naturel, celui des *poisons globulaires*.

I. — OXYDE DE CARBONE.

L'oxyde de carbone, C^2O^2 en équivalents, CO en atomes, est un gaz incolore, inodore, insipide, d'une densité égale à 0,967, très peu soluble dans l'eau. Il brûle avec une flamme bleue, en donnant de l'acide carbonique. Le protochlorure de cuivre, dissous dans l'ammoniaque ou dans l'acide chlorhydrique, l'absorbe facilement. Les chimistes se fondent sur l'une de ces deux propriétés pour le doser, ou simplement pour s'en débarrasser lorsqu'il se produit secondairement dans une réaction. Pour cela, ils font brûler ce gaz délétère, ou bien ils le font passer dans la solution d'un sel cuivreux.

On obtient un mélange d'oxyde de carbone et d'acide carbonique en décomposant l'acide oxalique et la plupart des oxalates par l'acide sulfurique concentré; on obtient ce gaz immédiatement à l'état pur en traitant à chaud, par le même acide concentré, le ferrocyanure de potassium ou prussiate jaune de potasse. Cette réaction est importante, car il se forme un autre composé aussi délétère que l'oxyde de carbone, l'acide cyanhydrique, lorsqu'on remplace l'acide sulfurique concentré par ce même acide étendu d'eau. Mais, ce qui nous intéresse davantage, c'est le mode de formation de l'oxyde de carbone dans diverses circonstances.

Quand le charbon brûle en présence d'un excès d'air, il ne donne guère que de l'acide carbonique; l'oxyde de carbone, qui se forme néanmoins toujours dans ce cas, ne se trouve qu'en minime quantité. Mais, que l'on vienne à placer des charbons noirs sur des charbons parfaitement incandescents; que, par exemple, on mette sur un réchaud qui va très bien une couche de charbons noirs, l'acide carbonique, formé au-dessous de cette couche qui s'échauffe, fixe du carbone et se transforme en oxyde de carbone : $CO^2 + C = 2CO$. Aussi voit-on souvent ce gaz brûler au-dessus des charbons surajoutés en donnant une flamme bleue; il se transforme alors en acide carbonique, gaz infiniment moins dangereux. Mais l'oxyde de carbone ne se trouve pas toujours brûlé, il se répand dans l'atmosphère qu'il rend toxique. Ainsi nous expliquons-nous les conditions préliminaires des empoisonnements par ce gaz.

On a vu des malheureux chercher en vain à se suicider en mettant dans leur alcôve des réchauds contenant des charbons parfaitement incandescents, tandis que, dans la plupart des cas, c'est presque immédiatement au début que d'autres ont succombé, lorsqu'ils amoncelaient des charbons noirs sur un réchaud déjà allumé. Dans le premier cas, il se formait presque exclusivement de l'acide carbonique; dans le second, il se dégageait une grande quantité d'oxyde de carbone mélangé avec de l'acide carbonique. C'est à ce mélange qu'on donne le nom impropre, mais très usité, de *vapeurs de charbon.*

Enfin, l'oxyde de carbone se forme lorsqu'on décompose par le charbon les oxydes difficilement réductibles. C'est même en décomposant ainsi l'oxyde de zinc que Priestley a découvert ce gaz, qui se produit en grande quantité dans les usines métallurgiques. Enfin, rappelons que l'usage des poêles de fonte n'est pas sans inconvénient, car, lorsqu'ils sont chauffés au rouge, il s'en dégage de l'oxyde de carbone.

L'empoisonnement par l'oxyde de carbone est de tous le plus fréquent. Il est tantôt accidentel, ce qui est le cas le plus ordinaire ; tantôt volontaire, surtout dans notre pays où se trouve encore répandue cette erreur que les vapeurs de charbon ne font nullement souffrir. En France, de 1853 à 1857, sur 19,081 personnes qui se suicidèrent, 1,752 se firent mourir par le charbon, 383 seulement par les autres poisons. Sur ces 1,752 personnes, il y eut 1,014 hommes et 738 femmes. Ces nombres nous paraissent considérables; ils le seraient bien davantage si nous tenions compte des cas non mortels, de ceux où la vie a été ramenée par les soins médicaux, surtout dans le département de la Seine où les secours sont plus faciles.

Les empoisonnements accidentels sont plus nombreux encore, et les circonstances dans lesquelles ils se produisent sont extrêmement variées. Tantôt le gaz toxique provient de réchauds, de fourneaux allumés dans une pièce close ou mal aérée ; tantôt il se dégage d'un poêle dont la clef a été fermée, ou bien il provient de cheminées établissant une communication entre une pièce où l'on fait du feu et celle ou se produit l'asphyxie. Des ouvriers ont trouvé la mort dans les usines métallurgiques, lorsqu'ils dormaient dans le voisinage de fourneaux, où qu'ils se trouvaient exposés aux gaz se dégageant de fissures accidentelles (Barruel). Enfin, la combustion de planches ou de poutres dans l'épaisseur d'un plafond ou d'un mur a été parfois la cause d'accidents graves et mortels (Bayard, Tardieu.

EFFETS TOXIQUES DE L'OXYDE DE CARBONE.

L'intoxication par l'oxyde de carbone *pur* ne se présente jamais dans les cas ordinaires. Elle n'a été observée que dans quelques recherches sur les animaux et dans de rares essais faits sur eux-mêmes par quelques expérimentateurs. Dans les cas d'empoisonnements vulgaires, l'oxyde de carbone s'est trouvé mélangé, non seulement avec l'air, mais avec l'acide carbonique (vapeurs de charbon) ou avec divers carbures d'hydrogène (gaz de l'éclairage). Or, le premier point qui doit être mis en lumière, c'est que, dans tous ces cas, l'oxyde de carbone est la cause directe et immédiate de la mort, que l'acide carbonique et les carbures d'hydrogène ne jouent qu'un rôle secondaire et parfois négligeable dans les variétés d'intoxication par l'oxyde de carbone, comme l'ont démontré les recherches de Leblanc.

Cet expérimentateur, voulant s'assurer si l'asphyxie par les vapeurs de charbon était due à l'oxyde de carbone, ou à l'acide carbonique, ou aux traces d'hydrogène protocarboné contenu dans ces vapeurs, a fait divers essais sur les animaux, en les plongeant dans une atmosphère contenant des proportions variables de ces gaz. Or, dans l'air contenant 1 centième d'oxyde de carbone, un moineau mourut en deux minutes. Cl. Bernard a vu cet oiseau mourir en trois minutes dans une cloche de 2 lit. 62 de capacité remplie d'air contenant seulement 6 centimètres cubes d'oxyde de carbone, tandis que les oiseaux et les mammifères purent continuer de vivre dans de l'air contenant des proportions infiniment plus fortes d'acide carbonique, comme nous le dirons dans l'étude de ce gaz.

Gréhant a expérimenté sur des mélanges d'air et d'oxyde de carbone, contenant une bien moindre proportion de ce dernier gaz. Il conclut de ses expériences que l'homme ou l'animal astreint à respirer pendant une demi-heure dans une atmosphère contenant seulement 1/779 d'oxyde de carbone absorbe ce gaz en assez grande quantité pour que la moitié environ des globules rouges devienne incapable d'absorber l'oxygène; dans une atmosphère qui renferme 1/1449 d'oxyde de carbone, le quart environ des globules rouges se trouve combiné avec ce gaz.

Enfin, l'hydrogène protocarboné, mêlé à l'air dans la proportion de 1 à 2 centièmes, n'incommode pas les animaux, ce qui est conforme aux expériences de Davy, de Seguin et de Devergie. Leblanc put donc conclure que, dans l'asphyxie par les vapeurs de charbon, c'est à l'oxyde de carbone qu'il faut attribuer les accidents. Enfin, la vérité de cette proposition se trouve démontrée par les expériences de Simon, qui a vu que, lorsqu'on enlevait à l'aide de l'eau de chaux l'acide carbonique contenu dans l'atmosphère viciée par les vapeurs de charbon, cette même atmosphère ne cessait nullement d'être toxique.

D'après des expériences pratiquées sur des chiens, pour un animal qui respire de l'air mêlé à 1/10 d'oxyde de carbone, mélange fortement toxique, le sang artériel, d'après Gréhant, entre la 10ᵉ et la 25ᵉ seconde, renferme déjà 4 p. 100 d'oxyde de carbone, et moins d'oxygène que le sang normal (14,6 p. 100); entre 1 minute 15 secondes et 1 minute 30 secondes, l'oxyde de carbone se trouve contenu dans le sang dans l'énorme proportion de 18,4 p. 100, alors que l'oxygène ne s'y rencontre plus que dans la proportion de 4 p. 100.

Tous ces faits démontrent la puissante affinité de l'oxyde de carbone pour l'hémoglobine.

Ces données une fois établies, nous pouvons aborder l'étude des symptômes et du mécanisme de l'empoisonnement par l'oxyde de carbone.

Symptômes. — Tourdes admet deux périodes dans cette intoxication : 1° une période d'excitation dans laquelle on observe l'accélération du pouls et de la respiration, et quelquefois des convulsions; 2° une période de dépression ou d'anesthésie dans laquelle on observe le ralentissement du pouls et de la respiration, ainsi que l'insensibilité. Il arrive parfois que cette distinction ne peut être établie à cause de la rapidité de l'empoisonnement : le sujet tombe aussitôt privé de mouvement et de sensibilité, les battements cardiaques sont presque éteints et s'arrêtent bientôt. Mais, le plus souvent, l'empoisonnement est graduel. Les patients éprouvent alors les symptômes suivants : pesanteur de tête, sensation de compression aux tempes, céphalalgie, vertiges, tremblements, langueur, station incertaine, faiblesse musculaire considérable, mouvements respiratoires plus rapides, oppression et sensation de douleurs parfois déchirantes dans la poitrine, battements du cœur tumultueux ; puis, si l'intoxication continue, il survient de l'insensibilité, l'abolition des mouvements, le coma ; la face est violacée ; la respiration est stertoreuse, elle cesse bientôt ainsi que la circulation, et la mort arrive dans le calme ou bien elle est précédée de convulsions.

Dans les expériences faites sur les animaux, on les a entendus souvent pousser un cri, puis éprouver des convulsions et mourir aussitôt. Ces mouvements convulsifs, que nous verrons apparaître dans beaucoup d'empoisonnements, peuvent être produits à volonté par l'expérimentateur dans l'intoxication par l'oxyde de carbone ; il suffit, d'après les observations de Paul Bert, de faire respirer brusquement à un animal un mélange d'air fortement chargé du gaz toxique.

Lorsque l'intoxication n'est pas mortelle, le malade éprouve, en revenant à lui-même, un tremblement général, des douleurs profondes dans la tête et dans la poitrine, des sifflements et des tintements d'oreilles, l'obscurcissement de la vue, un accablement général ; cependant, quelques-uns sont pris d'un délire furieux. Le pouls, qui était anéanti, devient rapide et irrégulier.

L'intoxication par l'oxyde de carbone est parfois suivie d'accidents parmi lesquels on a signalé des pneumonies lobulaires, la congestion des méninges du cerveau, et surtout des paralysies du mouvement et de la sensibilité. Ces derniers accidents, dont plusieurs exemples ont été rapportés par Bourdon dans sa thèse inaugurale, frappent souvent les membres supérieurs et persistent longtemps, plusieurs mois par exemple. Ni Bourdon, ni Cl. Bernard n'ont pu produire ces paralysies chez les animaux. Après les avoir soumis à l'influence de l'oxyde de carbone, Cl. Bernard a bien observé de l'insensibilité, des vertiges, une démarche vacillante, de la faiblesse musculaire ; mais tous ces symptômes furent passagers.

D'ailleurs, les accidents paralytiques consécutifs à l'intoxication par les vapeurs de charbon sont assez rares. A ce titre, celui qui a été communiqué par Rendu, en 1882, à la Société médicale des hôpitaux mérite d'être rapporté. Une femme ayant allumé un réchaud dans sa chambre resta exposée aux vapeurs délétères pendant douze heures environ ; elle ne reprit connaissance que dans la journée du lendemain, mais sans être complètement guérie, car elle fut atteinte d'une paralysie localisée à la moitié inférieure des deux membres droits, cette paralysie étant accompagnée d'une anesthésie complète et limitée aux mêmes parties malades. Ce n'est qu'au bout de deux mois d'un traitement par l'électricité que la contractilité musculaire reparut.

On peut en conclure que cette hémiplégie partielle était en quelque sorte mixte, qu'elle n'était pas exclusivement sous la dépendance des centres nerveux, puisqu'elle s'est comportée surtout comme une paralysie périphérique. Chose curieuse, pendant tout le temps de son traitement, c'est-à-dire pendant deux mois, la malade était atteinte au bras d'un œdème dur, présentant la plus grande analogie avec ceux qui ont été décrits par Leudet, de Rouen, dans les intoxications par la vapeur de charbon.

Mécanisme de l'empoisonnement par l'oxyde de carbone. — Nysten, ayant injecté ce gaz dans la veine jugulaire chez des animaux, vit que ces animaux mouraient lorsque l'injection avait été faite un peu vite, tandis qu'ils continuaient de vivre lorsqu'elle avait été faite lentement. Dans le premier cas, il pensait que la mort avait lieu par un effet mécanique. S'il est vrai que, dans cette circonstance, la mort puisse résulter de la présence d'un grand nombre de bulles gazeuses dans les capillaires pulmonaires, lesquelles arrêtent la circulation comme après l'injection d'autres gaz tels que l'air, l'hydrogène, etc., on ne peut conclure avec Nysten que l'oxyde de carbone ne soit pas toxique par lui-même. D'un autre côté, Cheneau, se fondant sur l'hypothèse que l'oxyde de carbone se transformerait rapidement dans le sang en acide carbonique, a admis que c'était l'acide carbonique résultant de cette oxydation qui produirait la mort. Mais, comme on le démontrera plus loin, l'oxyde de carbone ne change pas de nature dans l'organisme, il s'élimine tel qu'il y avait pénétré. Nous rejetterons donc ces opinions ainsi que d'autres plus insoutenables encore, et qui ne méritent pas d'être mentionnées.

Ce sont les expériences de Cl. Bernard et les travaux modernes sur le sang qui nous donnent l'explication complète de l'empoisonnement par l'oxyde de carbone. Si, à l'exemple du physiologiste que je viens de citer, on adapte à la jugulaire d'un animal, chez un chien par exemple, un tube muni d'un

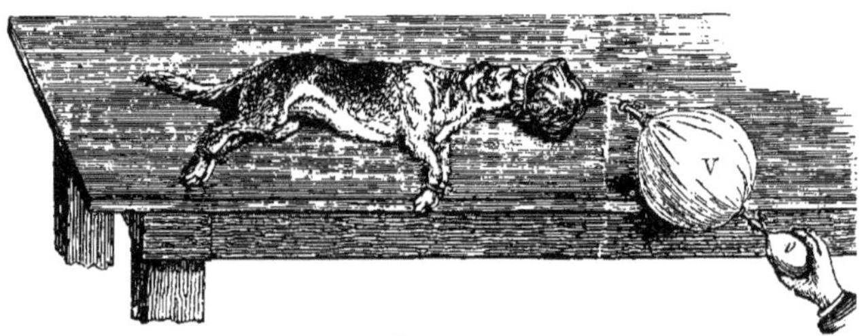

Fig. 7.

robinet, et qu'on ouvre ce robinet, on voit s'écouler du sang noir ; mais si l'on fait respirer alors à l'animal un mélange d'air et d'oxyde de carbone contenu dans une vessie V où l'on fait arriver le gaz toxique renfermé dans une autre vessie v, on est tout étonné de voir le sang veineux s'écouler aussi rutilant, plus rutilant même que du sang artériel. Cependant ce sang qui paraît normal, qui se coagule bien, dont les globules se déforment moins vite et se conservent beaucoup plus longtemps que les globules du sang ordinaire, et conservent de même longtemps leur coloration rouge, est un sang devenu complètement impropre à l'hématose, lorsque son contact avec l'oxyde de carbone dans les poumons a été suffisant.

En effet, l'oxyde de carbone s'est fixé sur l'hémoglobine à la place de l'oxygène, et cela d'une manière si intime, qu'il est difficile de l'en séparer lorsqu'on fait passer dans le sang intoxiqué un courant d'un autre gaz, tel que l'oxygène ou l'hydrogène, à l'exception du bioxyde d'azote qui seul possède la propriété de s'y substituer rapidement. La combinaison de l'oxyde de carbone avec l'hémoglobine est tellement stable qu'on peut l'obtenir sous forme cristalline (Hoppe-Seyler).

Au premier abord, le spectre de l'hémoglobine — CO paraît tout à fait semblable à celui de l'hémoglobine oxygénée. Il présente de même deux bandes d'absorption entre les raies D et E (pl. II, fig. 3); on remarque toutefois que ces bandes sont un peu déviées à droite; que la première est un peu plus éloignée de la ligne D, et que la seconde empiète sur la ligne E. Mais ce qui caractérise encore mieux le spectre de l'hémoglobine carbonée, c'est qu'il ne subit aucun changement sous l'influence des réducteurs. Ainsi, on peut s'assurer, après avoir ajouté à l'hémoglobine — CO, quelques gouttes d'un liquide réducteur, par exemple d'une solution d'acide sulfhydrique ou de sulfhydrate d'ammoniaque, que les deux bandes conservent leur aspect et leur position. Les courants d'azote, d'hydrogène, d'acide carbonique, qui déplacent l'oxygène de l'hémoglobine — O, demeurent ici sans action, ce qui tient à l'énergie avec laquelle l'oxyde de carbone est fixé sur l'hémoglobine. Seul, le bioxyde d'azote, comme nous l'avons déjà dit, déplace facilement l'oxyde de carbone, s'y substitue en donnant le spectre de l'hémoglobine — AzO. Toutefois, l'oxygène finit également par chasser l'oxyde de carbone et s'y substituer.

On voit combien ces données sont précieuses. Elles viennent nous expliquer d'une manière saisissante le mécanisme de l'intoxication par l'oxyde de carbone. Ce gaz délétère tue en rendant les globules rouges inertes ; l'hématose devient aussi impossible que si le sang se trouvait subitement privé de ces mêmes globules.

Il tue d'autant plus sûrement, ainsi qu'on l'a vu plus haut, d'après les expériences de Gréhant, que ce gaz s'emmagasine dans le sang avec une grande rapidité.

Lésions anatomiques. — Le cadavre des sujets intoxiqués par l'oxyde de carbone conserve longtemps sa chaleur, sa souplesse et se putréfie lentement. On a vu la coloration verte ne se produire qu'au bout de huit à dix jours, et la putréfaction ne commencer en hiver qu'au bout de quinze jours (Devergie).

Mais ce qu'il y a de remarquable dans cet empoisonnement, surtout sur les cadavres frais, c'est l'éclat persistant de la cornée et la coloration rouge et rosée de la peau en divers endroits, notamment à la face interne des cuisses, à la partie inférieure de l'abdomen, aux plis des membres, à la poitrine, au cou et au visage. La rougeur est encore plus marquée dans les organes internes ; on l'observe sur les muqueuses des voies respiratoires et du canal intestinal, sur les séreuses ; enfin les muscles et les organes parenchymateux offrent la même coloration. Le sang est *fluide* et *rutilant;* c'est lui qui communique aux tissus leur aspect rouge si remarquablement prononcé.

Tels sont les signes caractéristiques de l'empoisonnement par l'oxyde de carbone. Ajoutons, pour être complet, que Siebenhaar et Lehmann, qui ont fait une étude spéciale de ce poison, n'ont jamais rencontré dans le cerveau les extravasations sanguines qui ont été signalées par Schumacher, Portal et autres ; que la rigidité cadavérique a été observée parfois immédiatement après la mort, lorsque celle-ci avait été précédée de convulsions ; qu'enfin Devergie a trouvé le sang noir, ce que l'on peut observer lorsque l'autopsie est faite plus d'un jour après la mort.

TRAITEMENT.

Si tous les globules rouges se trouvaient atteints à la fois par l'oxyde de carbone, la vie cesserait d'une manière fatale. Mais, heureusement, il n'en est pas toujours ainsi. Lors même que la mort arrive, il reste un certain nombre de globules qui n'ont pas subi l'influence du gaz délétère, ne fût-ce que ceux qui se trouvent dans la circulation lente à la périphérie de l'organisme. D'un autre côté, l'oxygène, bien que déplaçant difficilement l'oxyde de carbone, finit par le chasser de sa retraite, comme on peut s'en apercevoir dans les expériences sur les animaux auxquels on fait respirer ce gaz.

L'indication pressante est donc *de faire respirer le plus tôt possible un air pur, ou mieux l'oxygène*. Si les mouvements respiratoires ne s'effectuent plus, on pratiquera *la respiration artificielle*. En même temps, on fera des *frictions avec l'eau vinaigrée*, des aspersions d'eau froide ou tiède sur la face et sur tout le corps, pour ramener la circulation et la calorification. Il ne faut jamais désespérer, mais persister dans l'emploi de ces moyens comme dans les asphyxies de tout genre, car on a vu, dans ces sortes d'intoxications, les patients revenir à la vie au bout de deux, de quatre, et même de douze heures.

L'*électrisation* peut rendre de grands services, de même que dans les intoxications par les anesthésiques parmi lesquels l'oxyde de carbone a été classé. On recourra de préférence aux courants ascendants, le pôle positif étant placé dans l'anus et l'autre dans la bouche, ou au moins le premier à l'extrémité du tronc, l'autre à la nuque.

On a conseillé la saignée; mais ce moyen ne peut être employé lorsque la circulation ne se fait pas; il est inutile, attendu qu'il n'est pas bon de priver le sang de ses globules dont les fonctions ne sont pas supprimées d'une manière irrévocable par l'oxyde de carbone. En somme, c'est l'oxygène qui est le plus utile, soit en chassant peu à peu le gaz délétère, soit en activant l'hématose à l'aide des globules non atteints par le gaz toxique, ou en se dissolvant lui-même en petite quantité dans le plasma.

Lorsque le patient sera revenu à lui-même, on lui donnera des cordiaux et on le placera dans un lit chaud, enveloppé de couvertures.

RECHERCHE DE L'OXYDE DE CARBONE.

On a cru d'abord que l'oxyde de carbone se transformait en acide carbonique dans l'organisme. Telle était l'opinion de Cheneau qui admettait, dans ce cas, une brusque élévation de température pouvant être la cause des accidents observés. On a invoqué, pour justifier cette hypothèse, la céphalalgie et la sensation d'arrachement dans la poitrine ; mais, comme le fait remarquer Cl. Bernard, la céphalalgie existe au même degré chez les sujets soumis à l'action de l'hydrogène carboné, de l'acide carbonique, etc. Telle a été également, dans ces derniers temps, l'opinion de Pokrowski qui a soutenu, d'après des expériences incomplètes, la suroxydation de l'oxyde de carbone dans le sang.

Or, les choses ne se passent pas ainsi. L'oxyde de carbone s'accumule d'abord dans le sang où il se fixe sur l'hémoglobine, sans subir aucune modification, et il s'élimine en nature, comme l'ont démontré les recherches de Gréhant.

En effet, on a vu que cet expérimentateur s'est assuré que, chez un animal qui respire de l'air contenant 1/10 d'oxyde de carbone, le sang artériel, entre la dixième et la vingt-cinquième seconde, renferme déjà 4 p. 100 d'oxyde de carbone, et déjà moins d'oxygène que le sang normal (14,6 p. 100). Entre une minute quinze secondes et une minute trente secondes, l'oxyde de carbone se trouve dans le sang en très forte proportion (18,4 p. 100), et l'oxygène en quantité très diminuée (4 p. 100). Alors l'animal court un grand danger, et si l'expérience durait une minute de plus, il serait mort.

L'oxyde de carbone fixé dans le sang peut en être extrait et être dosé de la manière suivante : au lieu de faire passer de l'hydrogène dans le sang intoxiqué, on y dirige un courant d'oxygène ou simplement un courant d'air qui déplace peu à peu le gaz toxique; puis on fait passer le mélange gazeux qui se dégage du sang à travers un tube renfermant de l'oxyde de cuivre et chauffé au rouge. L'oxyde de carbone se trouve alors transformé en acide carbonique qu'on recueille dans un tube à boules contenant de la potasse, ou dans de l'eau de chaux. Du poids de l'acide carbonique obtenu on conclut le poids de l'oxyde de carbone qui l'a fourni. En effet, à 11 d'acide carbonique correspondent 7 d'oxyde de carbone.

Observation I.

Un homme, âgé de trente ans, est trouvé mort empoisonné par le charbon, le 29 mars 1830. Le lendemain, jour de l'ouverture du cadavre, la rigidité cadavérique n'existe que dans les doigts.

La face paraît bouffie; les yeux sont saillants et fortement injectés; les veines superficielles de la face et du cou font saillie sous la peau; les oreilles sont colorées en rouge comme dans l'érysipèle; une quantité notable de sang fluide mêlé à des bulles d'air s'écoule par les narines et la bouche; la face dorsale des mains présente une couleur rose; les ongles sont violacés, les doigts sont très rosés, et cette couleur suit la direction des tendons des muscles : le pénis est gonflé et de couleur violette; des plaques rosées se remarquent sur la surface interne de la cuisse droite et sur la face externe de la jambe droite. Vers les genoux, ces plaques sont beaucoup moins prononcées que celles que l'on observe chez beaucoup d'autres individus morts empoisonnés par le charbon; le cou, les parties latérales de la poitrine, la face interne des bras et des avant-bras, ainsi que la cuisse gauche, offrent une teinte violacée.

Autopsie. — Les veines superficielles du cou et de la tête sont distendues par des gaz, quelques-unes d'entre elles contiennent du sang non fluide; les muscles de ces parties offrent une teinte rouge plus foncée que dans l'état ordinaire; la bouche et l'arrière-bouche sont remplies d'un sang noir qui s'échappe au dehors mêlé à quelques bulles d'air; la base de la langue est d'un rouge brun; le larynx, la trachée-artère et les bronches contiennent un peu de sang mêlé à de la sérosité; leurs parois sont colorées en rouge foncé, résultat d'une exsudation sanguine; les artères carotides ne contiennent pas de sang; une certaine quantité de sérosité sanguinolente existe dans le péricarde; le cœur est flasque, ses cavités droites sont gorgées de sang, ainsi que les veines caves inférieure et supérieure. Quand on presse sur l'abdomen, il sort de la veine cave inférieure du sang noir fluide.

Les poumons sont très développés, crépitants; le gauche est libre dans la cavité thoracique : le droit a conservé quelques adhérences ; la couleur de ce poumon est d'un gris marbré, surtout vers sa partie supérieure ; celle du poumon gauche est d'un rouge brun. Exprimés et incisés, ces organes laissent échapper beaucoup de sang noir dont ils sont gorgés. Les cavités des plèvres contiennent chacune une assez grande quantité de sérosité sanguinolente. L'estomac est distendu par des gaz ; sa couleur extérieure est rouge ; cette couleur est peu marquée sur la membrane muqueuse de cet organe dans lequel il n'existe pas de traces d'aliments ; les intestins sont distendus par des gaz. Le foie, de volume ordinaire, a pris une teinte verdâtre ; son parenchyme ressemble à celui de la rate, tant il est gorgé de sang ; le volume de la rate est au moins triplé ; le rein droit est placé derrière l'estomac, le gauche occupe le flanc de ce côté ; la vessie est vide.

Une petite quantité de sang existe dans la cavité crânienne ; les vaisseaux de la surface du cerveau sont fortement injectés et forment des arborisations remarquables. Tout le cerveau est faiblement piqueté. Pas de sérosité dans les ventricules ; le cervelet partage aussi l'injection du cerveau (DEVERGIE).

<h3 align="center">Observation II.</h3>

A l'occasion d'une explosion de grisou au puits Jabin (4 février 1876), le Dr Riembault a publié une note ayant pour but de démontrer que plusieurs ouvriers sont morts non par une asphyxie due au manque d'air respirable, mais par la présence de l'oxyde de carbone.

Il a noté que les mineurs étaient morts là où ils se trouvaient au moment de l'explosion, la plupart brûlés, d'autres ne portant aucune trace de blessures. Les survivants, au nombre de 15, tous plus ou moins brûlés, ont présenté les symptômes d'intoxication par l'oxyde de carbone. En outre, un certain nombre d'ouvriers, trouvés morts dans une galerie, avaient à côté d'eux leurs lampes allumées, ce qui éloigne l'idée d'asphyxie simple. Toutefois, on avait négligé d'examiner le sang des victimes et l'air n'avait pas été analysé. Ces deux lacunes ont été comblées dans la catastrophe arrivée le 1er mars 1887 au puits Chastelus.

En effet, les analyses qui ont été faites de l'atmosphère du puits Chastelus indiquent que l'oxyde de carbone y existait dans la proportion de 3 0/0 environ.

Le sang des victimes est visqueux, d'un rouge carmin foncé, intermédiaire entre celui du sang artériel et du sang veineux. Au milieu d'un sérum coloré, renfermant quelques cristaux d'hématine et de nombreuses bactéries ponctuées en chaînettes mobiles, on observe dans les globules rouges les altérations suivantes : la plupart ont une forme arrondie, moins concave qu'à l'état normal ; ils sont plus petits, plus épais et plus colorés. Un grand nombre sont irréguliers, polygonaux, à angles arrondis ; beaucoup d'entre eux présentent la forme de lentilles à plan concave-convexe.

Il n'y en a pas de crénelés ou *pralinés*, la plupart ayant conservé leur aspect normal, à part l'aspect de disque, qui est cependant encore très net chez quelques-uns. Les globules blancs, très irréguliers, sont conservés. Ils ont un aspect brillant, très réfringent.

A l'analyse spectroscopique, le sang présente les deux bandes caracté-

ristiques de l'hémoglobine oxycarbonée. Sous une épaisseur de 75 millièmes de millimètre, on voit les deux bandes également obscures, semblables à celles de l'oxyhémoglobine, mais en différant par la position de
la première bande qui est située plus à droite de la raie D, entre 558,5 et
556,5 k, tandis que celle de l'oxyhémoglobine est située entre 559 et
557' k.

Ces deux bandes persistent dans le sang traité par le sulfure d'ammonium : il n'y a pas réduction, comme cela s'observe avec l'oxyhémoglobine.
Or, on sait que cette réaction chimique spectroscopique et la position des
bandes sont caractéristiques dans l'intoxication par l'oxyde de carbone.

L'examen *hématoscopique* permet de définir la position et les transformations des bandes de l'hémoglobine oxycarbonée sans diluer le sang, et
sous des épaisseurs déterminées avec plus de précision qu'on ne l'a fait
jusqu'ici. (HÉNOCQUE.)

ANALYSE DES GAZ DU PUITS DE LA CULATTE

(Après l'explosion).

	3 mars 1887.	5 mars.	10 mars.
Acide carbonique.......	1,428	2,030	0,877
Oxygène............	16,190	16,740	17,982
Oxyde de carbone.......	3,333	2,540	1,315
Hydrogène.............	0,793	0,456	»
Gaz des marais..........	»	0,692	»
Azote	78,256	79,067	79,826

(J. COHADE.)

II. — EMPOISONNEMENT PAR LE GAZ D'ÉCLAIRAGE.

Ce gaz s'obtient en général par la distillation de la houille ;
mais on peut le préparer également en décomposant par la
chaleur les résines, les huiles grasses et celles qui font partie
des schistes.

Celui qui provient de la houille est formé en majeure partie
d'hydrogène protocarboné et d'hydrogène bicarboné ; puis
viennent : l'hydrogène libre, l'oxyde de carbone, l'acide carbonique, l'acide sulfhydrique. La teneur en ces produits est
éminemment variable suivant le degré de la température et la
période à laquelle s'est opérée la distillation. Les gaz qui distillent pendant la première demi-heure sont peu éclairants ;
dans la seconde demi-heure, ils sont plus riches en hydrogène
bicarboné et, par conséquent, très éclairants : puis la proportion de ce gaz diminue ; enfin, dans la suite de l'opération,

il se dégage une grande quantité d'hydrogène et d'oxyde de carbone qui sont peu éclairants.

La composition moyenne d'un gaz recueilli vers le milieu de la distillation est représentée à peu près par les chiffres suivants, lorsqu'on l'a privé de l'acide carbonique et de l'acide sulfhydrique à l'aide de la chaux.

Hydrogène protocarboné	12
Hydrogène bicarboné	58
Hydrogène libre	16
Oxyde de carbone	12,3
Azote	1,7
	100,0

Un gaz de bonne qualité, provenant d'une usine d'Angleterre, et analysé avant d'être épuré, a été trouvé composé, d'après Henry, de la manière suivante :

Hydrogène protocarboné	72
Hydrogène bicarboné	8
Oxyde de carbone	13
Acide carbonique	4
Acide sulfhydrique	3
	100

Le gaz qui produisit à Strasbourg l'intoxication qui sera citée plus loin, et qui provenait de la distillation des schistes d'Ygonay par le procédé de Selligue, ayant été étudié par Würtz et Tourdes, a donné, pour 100 volumes : 34 volumes d'hydrogène ; 22,5 d'hydrogène protocarboné ou gaz des marais ; 21,9 d'oxyde de carbone ; 14 d'azote et 4,6 d'acide carbonique.

L'odeur de ce gaz complexe est due à un grand nombre de substances plus ou moins volatiles, soit hydrocarbonées, soit ternaires et quaternaires dont il n'est jamais débarrassé complètement, notamment à l'acétylène et aux carbones condensés qui en résultent. Suivant Tourdes, cette odeur, qui est intense lorsque le gaz d'éclairage se trouve mêlé à l'air dans la proportion de 1/11, est très caractéristique à 1/150, appréciable à 1/400 et même à 1/750 ; elle est douteuse à 1/1000.

Mais ce que nous devons noter avec soin, c'est la proportion considérable et, par conséquent, funeste d'oxyde de carbone qu'il contient. Toutefois, comme d'après les expériences de Tourdes l'atmosphère ne devient mortelle que lorsqu'elle renferme 1/15 de son volume de gaz d'éclairage, et que l'odeur en est caractéristique à 1/150, on peut presque toujours éviter les accidents en se soustrayant à un milieu qui commence à répandre cette odeur.

EFFETS TOXIQUES DU GAZ D'ÉCLAIRAGE.

D'après la composition de ce gaz, qui renferme une si grande proportion d'oxyde de carbone, on prévoit déjà que les accidents qu'il détermine doivent être attribués, en majeure partie, à ce dernier poison. D'ailleurs, on sait que l'hydrogène protocarboné ne peut être considéré comme un gaz bien dangereux ; et cette proposition se trouve appuyée par ce fait que les mineurs s'y trouvent exposés sans cesse dans les houillères, et qu'ils n'en souffrent que lorsque la proportion en est considérable. Quant à l'hydrogène bicarboné, il paraît plus actif que le gaz des marais. comme l'ont démontré les recherches de Tourdes. En effet, d'après cet expérimentateur, les animaux plongés dans l'air contenant 6 p. 100 d'hydrogène bicarboné éprouvent, au bout de vingt minutes, des troubles de la respiration, de la difficulté à se tenir debout, et meurent en trois heures environ ; dans l'air contenant 10 p. 100 de ce même principe, ils tombent déjà au bout de dix minutes et éprouvent des convulsions cinq minutes plus tard. Ces résultats viendraient appuyer l'expérience de Humphry Davy qui, ayant respiré un mélange de trois parties d'air et d'une partie d'hydrogène bicarboné, obtenu par la décomposition de l'eau par le charbon, tomba sans connaissance après la troisième inspiration, reprit ses sens au bout d'une minute environ, mais éprouva de la suffocation, une faiblesse extrême, des vertiges et une céphalalgie violente le restant de la journée.

Toutefois Christison et Turner ayant respiré fréquemment de l'air chargé de ce même gaz sans en être incommodés, ne le regardent pas comme toxique et pensent que si Davy a éprouvé des effets contraires, c'est que l'hydrogène bicarboné qu'il avait préparé contenait de l'oxyde de carbone. Nous sommes donc conduits à considérer ce dernier principe comme la substance réellement active dans l'empoisonnement par le gaz d'éclairage. D'ailleurs les symptômes et les altérations cadavériques présentent la plus grande analogie avec ceux que produit l'oxyde de carbone.

Des recherches récentes démontrent que les carbures d'hydrogène n'ont pas d'action nocive bien définie; que l'acétylène, par exemple, est éliminé si facilement du sang, qu'on ne peut guère admettre sa combinaison avec l'hémoglobine.

Seulement, comme le fait remarquer Berthelot, la présence de carbures incomplets, comme l'acétylène, dans une atmosphère limitée, doit toujours éveiller l'attention, parce que l'existence de ce gaz est l'indice d'une combustion incomplète.

Le premier exemple d'empoisonnement par le gaz d'éclairage rapporté dans les auteurs est celui qui eut lieu en 1830, à Paris, dans un magasin de la rue de Buci. Un homme couché au premier étage poussa des cris plaintifs au milieu de la nuit, perdit connaissance, eut des vomissements, des mouvements convulsifs avec écume à la bouche, respiration stertoreuse, face injectée, pupilles dilatées. On lui appliqua des sangsues à la nuque; il reprit ensuite connaissance et se plaignit qu'on l'eût éveillé trop tôt. Ce furent les seules paroles qu'il prononça, la respiration était toujours difficile; les vomissements revinrent le matin et il succomba; trois autres hommes couchés dans le même magasin, l'un au rez-de-chaussée, les autres au deuxième étage, eurent des étourdissements, de la suffocation et perdirent connaissance, mais ils revinrent à eux-mêmes, eurent, pendant deux jours, de l'assoupissement et de la lassitude. Au bout de ce temps, ils étaient complètement rétablis.

On cite plusieurs autres cas d'empoisonnements mortels ou non mortels, tels que celui qui eut lieu à Strasbourg en 1841, où la famille Béringer, composée de six personnes, périt, moins la mère. Le gaz contenu dans le rez-de-chaussée, où ces personnes furent trouvées au bout de quarante heures, provenait d'un siphon et s'infiltrait à travers la terre. La femme Béringer, qui seule n'a pas succombé, dit qu'elle avait éprouvé la veille de la céphalalgie, des nausées; qu'elle se coucha et qu'elle ne se rappelait plus ce qui s'était passé, depuis quarante heures, quand on pénétra dans le rez-de-chaussée et qu'elle entendit la voix du médecin. A ce moment, elle était pâle et froide, la respiration et le pouls étaient insensibles. les membres etaient dans le collapsus. Elle fut ramenée à la vie ; mais la main droite et le membre inférieur du même côté étaient comme paralysés. Son état s'améliora progressivement; toutefois, même au bout d'un mois, la marche était encore pénible, par suite de l'affaiblissement de l'extrémité inférieure droite.

Lésions anatomiques. — De même que les symptômes, les lésions produites par le gaz d'éclairage sont analogues à celles que détermine l'oxyde de carbone.

Chez une personne de dix-sept ans, trouvée asphyxiée dans son lit, le sang, quarante-huit heures après la mort, était *très fluide*, de belle couleur *rouge pourpre;* le foie brun et les muscles rouges (Olivier d'Angers). Dans deux cas d'empoisonnement d'une dame et de sa fille, rapportés pas Pridgin Teale (*Revue médicale*, 1839), on trouva également le sang d'un rouge vif. Les muqueuses bronchiques et intestinales étaient rouges et injectées; ces dernières étaient même ecchymosées. On remarqua, chez la fille quelques plaques d'un rouge vif, siégeant au cou ; toutefois le restant de la surface du corps était remarquablement pâle et exsangue. Enfin Sicbenaar et Lehmann, que j'ai déjà cités au sujet de l'intoxication par l'oxyde de carbone, assimilent de même les caractères nécropsiques de l'empoisonnement par le gaz d'éclairage à ceux que produisent les vapeurs de charbon.

TRAITEMENT.

Le traitement de l'empoisonnement par le gaz d'éclairage est *le même que celui de l'empoisonnement par les vapeurs de charbon*. J'ajouterai toutefois que nos devanciers recouraient fréquemment aux sangsues. Ce moyen nous paraît peu efficace ; nous sommes disposé à le proscrire. L'inspiration d'oxygène, la respiration artificielle, les frictions, les cordiaux, et plus tard un purgatif, nous paraissent plus aptes à ramener à la vie et à obtenir ensuite une guérison rapide et définitive. L'électricité sera employée contre les paralysies consécutives.

III. — ACIDE CYANHYDRIQUE

ET SUBSTANCES AGISSANT PAR CET ACIDE.

L'*acide cyanhydrique* pur est un liquide incolore, très volatil, entrant en ébullition à la température de 26 degrés, cristallisant à 15° au-dessous de zéro, d'une odeur caractéristique, celle que possèdent les amandes amères concassées mises dans l'eau, attendu qu'il se forme dans cette circonstance. On le prépare ordinairement en traitant le cyanure de mercure par l'acide chlorhydrique, ou le ferrocyanure de potassium par l'acide sulfurique dilué. Nous ferons remarquer que ce même acide se dégage facilement des cyanures alcalins, et même des autres sels du même genre, au contact des acides les plus faibles. Ainsi, l'acide carbonique de l'air peut décomposer le cyanure de potassium qui est déliquescent. C'est pourquoi, dans l'estomac, au contact de l'acide du suc gastrique, ces sels donnent naissance à de l'acide cyanhydrique. Enfin, il est bon de se rappeler que cet acide, abandonné à lui-même dans un flacon ouvert ou fermé, éprouve une décomposition spontanée, se colore et se transforme en une masse noire, solide, de nature complexe. — Ajoutons toutefois que, suivant Gautier, l'acide cyanhydrique chimiquement pur ne se décompose pas. D'ailleurs, sa dissolution très étenduc peut se conserver longtemps sans altération notable, par exemple, dans les eaux distillées de laurier-cerise et d'amandes amères.

L'acide cyanhydrique, dit *médicinal*, contient la dixième partie de son poids d'acide cyanhydrique anhydre.

Cette substance est toxique pour tous les êtres de l'échelle organique ; elle tue même les végétaux d'où on peut la retirer, mais où elle ne préexiste pas. La sensitive perd son irritabilité au contact de ce principe vénéneux. Parmi les animaux, ce sont ceux à sang chaud qui en ressentent le plus vivement les atteintes.

L'empoisonnement par l'acide cyanhydrique est parfois criminel, mais il est le plus souvent volontaire ou accidentel. On l'a observé surtout chez les pharmaciens et les chimistes. L'administration de cet agent, comme substance médicamenteuse à trop haute dose, a été parfois la cause d'accidents graves et mortels.

EFFETS TOXIQUES DE L'ACIDE CYANHYDRIQUE.

Nous distinguerons deux cas : 1° celui où cet acide agit à haute dose et en solution concentrée ou à l'état pur ; 2° celui où il est employé à des doses relativement faibles et en solutions étendues.

1° Si l'on fait flairer à un animal un flacon renfermant de l'acide cyanhydrique, si on le plonge dans une atmosphère contenant en abondance des vapeurs de ce poison, si, à l'exemple de Magendie, on introduit une seule goutte de cet acide pur dans la gueule chez les chiens, alors qu'il en pénètre toujours une certaine quantité dans les voies respiratoires soit à l'état liquide, soit à l'état de vapeur, on voit ces animaux tomber rapidement en éprouvant des convulsions et souvent en poussant des cris. *Les convulsions sont la règle lorsque la substance toxique pénètre rapidement dans le sang.*

Les choses se passent donc ici comme dans l'empoisonnement rapide par l'oyde de carbone.

De fait, comme nous le verrons bientôt, l'acide cyanhydrique est un poison globulaire qui entrave l'hématose, qui produit une asphyxie ou plutôt une anémie subite, puisque les globules atteints par le principe toxique sont comme s'ils n'existaient pas, et les convulsions se produisent comme à la suite d'une hémorrhagie rapidement mortelle. Si l'on injecte le poison dans le sang, l'animal tombe comme foudroyé.

Mais, lorsque le poison est ingéré dans l'estomac, les symptômes, tout en étant promptement funestes, attendu qu'ils commencent à se manifester au plus tard une minute ou deux après l'ingestion de la substance toxique, sont moins précipités et échappent moins à l'analyse. Ni la circulation, ni la respiration ne cessent brusquement, comme dans le premier cas ; le pouls est d'abord accéléré, puis il se ralentit et se déprime considérablement ; la respiration est d'abord accélérée, laborieuse, et présente ceci de remarquable que l'*inspiration est convulsivée*, saccadée, tandis que l'expiration se fait lentement. L'haleine répand l'odeur de l'acide cyanhydrique. Dans l'intervalle des mouvements respiratoires, le patient est comme mort. Les yeux sont brillants et proéminents ; la pupille est dilatée, insensible à la lumière ; les mâchoires sont serrées ; il y a de l'écume à la bouche et le corps se couvre d'une sueur froide. Les convulsions se manifestent lorsque le sang contient une quantité suffisante d'acide cyanhydrique ; elles sont moins fréquentes que lorsque le poison a pénétré rapidement dans le sang par les voies respiratoires. On observe parfois une émission d'urine et une issue de matières fécales. Enfin la circulation et la respiration cessent ; la mort arrive dans l'espace de quelques minutes, de cinq par exemple.

2° Lorsque les doses absorbées en une fois sont moins fortes, ou lorsque l'animal ou le patient se trouve exposé à des vapeurs d'acide cyanhydrique qu'il respire peu à peu, les symptômes sont encore moins rapides. Il y a une sensation d'oppression et de déchirement dans la poitrine, des nausées, des palpitations, de·la pesanteur de tête, de la céphalalgie, des étourdissements, une faiblesse musculaire considérable, symptômes qu'on observe d'ailleurs dans l'intoxication par l'oxyde de carbone ; puis, de même que dans cette dernière, l'individu ne peut plus se soutenir, il tombe à terre en poussant souvent un cri particulier, le *daeth-scream* ou *death-shriek* des Anglais, qui a été comparé au cri épileptique. Il éprouve des convulsions, la bouche est remplie d'écume et de salive ; les pupilles sont dilatées, la circulation et la respiration se ralentissent ; les membres sont dans le relâchement, l'insensibilité est complète ; le corps se refroidit, les convulsions cessent, et la mort arrive dans un calme profond ou plutôt au milieu d'un anéantissement extrême, mais après un temps plus long, par exemple en un quart d'heure à une demi-heure.

Lorsque le malade est soustrait à l'influence de la substance toxique et que la mort n'est pas encore arrivée au bout d'une demi-heure, il est très probable qu'il guérira ; cependant, on en a vu succomber au bout de plusieurs heures. La guérison, lorsqu'elle doit avoir lieu, se fait assez rapidement. La circulation et la respiration reviennent, l'insensibilité, la paralysie disparaissent peu à peu, la chaleur reparaît ; néanmoins les malades éprouvent pendant plusieurs jours de la céphalalgie et un brisement de membres.

Tels sont les effets de l'acide cyanhydrique absorbé aux doses plus ou moins fortes, mais toxiques. Lorsqu'il est ingéré à faibles doses, lorsque par exemple on administre l'acide cyanhydrique médicinal à celle de 25 centigrammes dans un sirop ou dans une potion, on n'observe ni convulsion, ni prostration, ni paralysie complète de la sensibilité, mais seulement une action antispasmodique, un léger abaissement du pouls et de la température, une diminution de la sensibilité qui fait employer ce médicament, ou mieux les amandes amères ou l'eau distillée de laurier-cerise, dans les bronchites, la toux convulsive, les gastralgies, etc.

Lésions anatomiques. — Les cadavres des sujets intoxiqués par l'acide cyanhydrique présentent en général une rigidité plus considérable et plus prolongée que d'ordinaire, ce qui est conforme aux observations faites par Nunneley chez les animaux. Ils se putréfieraient plus lentement. Toutefois ces deux caractères ne seraient pas constants. La peau est livide ou violette, les ongles bleuâtres, les doigts contractés, la face gonflée, les mâchoires serrées, les narines et la bouche souillées par du sang et de l'écume, les yeux *brillants*, la pupille dilatée. L'aspect brillant et cristallin des yeux est considéré souvent comme un signe caractéristique de l'empoisonnement par les poisons cyaniques ; toutefois Taylor fait remarquer qu'on peut l'observer dans d'autres circonstances, notamment dans l'empoisonnement par l'oxyde de carbone, ce que nous savons déjà.

A l'ouverture du cadavre, on sent une odeur d'acide cyanhydrique, qui peut n'être plus appréciable lorsque le poison a été employé à plus faibles doses, ou lorsque la mort date de quelque temps ; cependant, on l'a constatée quelquefois quarante-huit heures, même huit jours et plus, après la mort (Orfila, Gay-Lussac). Elle est parfois si forte qu'elle donne des vertiges (Taylor). L'estomac et les intestins présentent çà et là des plaques rouges ; les poumons, le foie, la rate, les reins sont congestionnés ; les méninges sont fortement hypérémiées ; les sinus sont gorgés de sang, le cerveau et la moelle épinière sont en général le siège d'une congestion intense. Cette congestion du système veineux, des organes parenchymateux et du système nerveux, formerait, après l'aspect brillant des yeux, un second caractère de l'empoisonnement par l'acide cyanhydrique. Cependant elle peut faire défaut, notamment lorsque la mort a été extrêmement rapide. Le cœur est ordinairement rempli de sang et flasque ; parfois, on l'a trouvé tout à fait contracté. Le sang est le plus souvent coloré en rouge et non coagulé; Hufeland lui aurait trouvé un aspect bleuâtre éclatant.

Mécanisme de la mort par l'acide cyanhydrique. — Action sur le sang. — Cl. Bernard a reconnu que du sang veineux, agité avec de l'acide cyanhydrique, conservait sa couleur brune lorsqu'il était soustrait à l'influence de l'air, mais que si l'on agitait ce même mélange au contact de l'air, ou mieux de l'oxygène pur, il prenait une coloration rouge persistante. On ne connaît jusqu'ici que deux substances gazeuses dont l'action se traduise ainsi sur la coloration du sang : l'oxyde de carbone et l'acide prussique ; de sorte qu'un sang rouge au sortir de la veine serait, au point de vue médico-légal, l'indice d'un empoisonnement par l'un de ces gaz, ou par un gaz mixte tel que le gaz d'éclairage qui renferme de l'oxyde de carbone.

La présomption d'une analogie entre les effets de l'oxyde de carbone et de l'acide prussique se trouvait donc formulée déjà par notre physiologiste. Depuis, l'analyse spectrale appliquée à l'étude du sang a démontré que l'acide cyanhydrique agissait sur les globules rouges.

Ainsi l'hémoglobine forme, à une température basse, avec l'acide prussique, une combinaison stable cristallisant sous la même forme que l'hémoglobine oxygénée, et dont le spectre est tout à fait semblable à celui que donne cette dernière. Cette combinaison est modifiée par les agents réducteurs, car on voit apparaître, sous l'influence de ces agents, le spectre de l'hémoglobine réduite. Mais il n'est pas démontré, comme pour l'oxyde de carbone et pour le bioxyde d'azote dont nous traiterons plus loin, que l'acide cyanhydrique chasse l'oxygène de l'hémoglobine pour se combiner avec elle; il est probable qu'il se combine directement avec l'hémoglobine oxygénée. Dans ce processus, le sang conserve sa couleur.

Si, au lieu d'opérer à une basse température, on ajoute de l'acide cyanhydrique à du sang défibriné et porté entre 35 et 40 degrés, on obtient un spectre différent (pl. II, fig. 7), lequel présente une large bande obscure occupant l'espace DE. Cette bande, très semblable à celle de l'hémoglobine réduite, se distingue de cette dernière en ce que la partie la plus obscure en est plus rapprochée de la raie E que ne l'est la partie la plus obscure de l'hémoglobine réduite. Les agents réducteurs tels que le sulfhydrate d'ammoniaque, le sulfate ferreux, transforment ce spectre en celui de la figure 8, qui ressemble à celui de l'hémoglobine — CO, mais qui s'en distingue toutefois en ce que, dans celui-ci, la première bande est la moins large, tandis que, dans le spectre de l'hémoglobine — HCy, c'est le contraire qu'on observe. En agitant la solution au contact de l'air, on fait reparaître le spectre de la figure 7, puis de nouveau celui de la figure 8, en la soumettant à l'action des réducteurs. Or, on obtient les mêmes résultats lorsqu'on traite par l'acide cyanhydrique une solution d'hématine alcaline, d'où l'opinion émise par Preyer, et adoptée par Nawrocki et Fumouze, que cette similitude de réaction n'aurait d'autre cause qu'une transformation de l'hémoglobine en hématine par l'action de l'acide cyanhydrique aidée de l'élévation de température, ce qui ramènerait ce cas à celui de l'hématine traitée par l'acide cyanhydrique.

L'action de l'acide cyanhydrique sur les globules rouges est donc mise hors de doute et, bien que moins connue que celle de l'oxyde de carbone, elle éclaire déjà d'un grand jour les effets de ce poison hématique ou globulaire. Il résulte de cette action un trouble de l'hématose produisant des symptômes analogues à ceux que détermine l'oxyde de carbone.

En effet, Gaehtgens a reconnu que, sous l'influence de l'acide cyanhydrique, non seulement l'acide carbonique était exhalé en moins, mais que l'oxygène était également absorbé en moindre quantité. On ne pouvait attribuer ce résultat au ralentissement de la respiration, car l'analyse des gaz expirés a montré qu'ils contenaient un excès d'oxygène.

Cet expérimentateur trouve d'ailleurs une preuve indirecte de la diminution d'absorption de l'oxygène dans la coloration rouge du sang des veines au commencement de l'intoxication. Le ralentissement des combustions déterminé par l'acide prussique explique l'abaissement de la température qui a été signalé parmi les symptômes, et qui a été observé directement chez les animaux. Toutefois, la température s'élève légèrement pendant les convulsions.

L'acide cyanhydrique, qui produit un trouble si profond de l'hématose, auquel nous pouvons rapporter presque tous, sinon tous les symptômes, depuis les vertiges et la céphalalgie jusqu'aux mouvements convulsifs les plus prononcés, paraît exercer aussi une action directe sur le système nerveux et sur le système musculaire. Ainsi ce poison abolit la sensibilité dans les parties qu'il touche, comme Robiquet l'a observé sur lui-même lorsque ses doigts se sont trouvés exposés aux vapeurs d'acide cyanhydrique dont il déterminait la tension. Appliqué directement sur les nerfs moteurs, il en abolit la conductibilité. Les muscles sont paralysés par cette substance toxique, ce qui nous explique l'arrêt immédiat du cœur lorsque le poison est absorbé en grande quantité. Cette même paralysie musculaire nous rend compte des expériences de Bergmann, qui a vu la mort arriver plus vite après l'injection de l'acide cyanhydrique dans la veine jugulaire qu'après l'injection dans la carotide.

Caractères différentiels de l'empoisonnement par l'acide cyanhydrique. — On a cité l'hémorrhagie cérébrale, l'épilepsie, l'intoxication par l'opium, comme pouvant être confondues avec l'empoisonnement en question. Établissons les caractères différentiels.

L'hémorrhagie cérébrale produit en général l'hémiplégie, et non la paralysie de tous les membres que détermine l'acide cyanhydrique; de plus, la paralysie est persistante dans le premier cas, tandis qu'elle disparaît assez vite, en quelques jours au plus, dans le second cas, où elle ne consiste d'ailleurs le plus souvent qu'en une faiblesse plus ou moins considérable. Enfin, à l'autopsie, on trouve un foyer sanguin dans le cerveau lorsqu'il s'agit d'hémorrhagie cérébrale, tandis que, dans l'intoxication par l'acide cyanhydrique, on n'observe qu'une congestion du cerveau et de la moelle épinière, des infiltrations sanguines, des hémorrhagies partielles.

Le cri que font entendre les sujets intoxiqués lorsqu'ils tombent, l'écume à la bouche, les convulsions, tous symptômes qui ont fait considérer par Pereira l'acide cyanhydrique comme un *venenum epileptifaciens*, ne sont pas constants, même chez les animaux, qui sont beaucoup plus facilement convulsivés que l'homme par ce poison.

Quant aux caractères différentiels des empoisonnements par l'acide cyanhydrique et par l'opium, Taylor les établit de la manière suivante. Dans le premier, le coma arrive brusquement et rapidement, en moins de deux minutes; dans le second, il n'apparaît que successivement, et rarement avant un quart d'heure. Dans l'empoisonnement par l'acide cyanhydrique, les convulsions sont fréquentes, la pupille est dilatée, il n'y a pas de rémission, et la mort arrive le plus souvent en moins d'une heure; dans l'empoisonnement par l'opium, les convulsions constituent un symptôme peu fréquent, les pupilles sont contractées au début, on observe une période de rémission, et la mort n'arrive qu'en six à douze heures. Enfin l'odeur d'acide cyanhydrique qui s'exhale des voies respiratoires chez les sujets intoxiqués par ce principe suffit pour lever tous les doutes. Il ne peut dès lors être question que d'un empoisonnement par l'acide cyanhydrique en nature, ou par l'essence d'amandes amères, ou par un cyanure, toutes substances qui n'agissent que par l'acide cyanhydrique qu'elles contiennent, ou auquel elles donnent naissance.

TRAITEMENT.

Nous distinguerons deux cas : ou bien l'acide cyanhydrique a été absorbé par les voies respiratoires, ou bien il a été ingéré dans l'estomac.

1° Dans le premier cas, les effets sont si rapides que souvent les secours ne peuvent être apportés en temps opportun. On conseille de faire respirer, le plus tôt possible, *des vapeurs de chlore, d'ammoniaque* ou *d'éther*. Le chlore peut détruire l'acide cyanhydrique qui se trouve encore dans les voies respiratoires ; l'ammoniaque donne du cyanure d'ammonium, qui est sans doute dangereux, mais qui l'est moins rapidement et moins efficacement que l'acide cyanhydrique. L'éther, d'après les expériences de Paul Thénard, retarde et affaiblit notablement l'intoxication par l'acide prussique mis dans la bouche des animaux préalablement anesthésiés, d'où l'on pourrait conclure que cet agent fût un contre-poison de l'acide prussique. Mais il n'en est rien ; l'éther, comme l'a démontré Cl. Bernard, ne fait qu'apporter un retard dans l'absorption par suite du ralentissement de la circulation qu'il détermine. En effet, lorsque l'acide prussique est introduit dans un vaisseau. ou, ce qui revient presque au même, lorsqu'il est absorbé rapidement par les voies respiratoires, les effets de l'intoxication apparaissent avec leur promptitude et leur intensité habituelles. Les animaux éthérisés, puis empoisonnés par l'acide prussique, ne poussent pas de cris ni n'éprouvent de convulsions ; mais ils succombent tout aussi bien, malgré leur insensibilité.

Après avoir fait respirer du chlore en petite quantité ou de l'ammoniaque, qui non seulement peut transformer l'acide cyanhydrique en cyanure d'ammonium moins toxique, mais produit une action stimulante sur les voies respiratoires, on recourra à d'autres moyens pour combattre les effets du poison. On prescrira *les alcooliques* recommandés par Rognetta : ces agents paraissent favoriser l'élimination du poison et stimulent l'organisme, du moins au début de leur action. On appliquera *des sinapismes ;* on fera des *frictions* avec l'alcool camphré.

Un moyen auquel on attribue une grande efficacité consiste à *appliquer des douches froides sur la tête et la colonne vertébrale*, pendant que le restant du corps du malade est plongé dans un bain chaud. On modère ainsi, et l'on prévient même les congestions de l'encéphale et de la moelle épinière, fréquemment constatées à l'autopsie des sujets intoxiqués par l'acide cyanhydrique et par les cyanures. Les simples aspersions d'eau froide sur le visage sont utiles

Enfin, *on fera respirer au malade l'oxygène*, ce médicament si précieux dans toutes les intoxications par les gaz, et trop peu employé jusqu'ici. L'oxygène déplace peu à peu l'acide cyanhydrique qui s'est fixé sur l'hémoglobine. On pratiquera, s'il est nécessaire, *la respiration artificielle*, dont les bons effets ont été constatés par Brodie et par Pereira dans leurs expériences sur les animaux.

2° Lorsque l'acide cyanhydrique a été introduit dans l'estomac, *il faut provoquer au plus vite les vomissements*, soit par les *moyens mécaniques*, soit par l'emploi d'un *émétique*. La pompe gastrique est préférable à ces moyens. Les résultats seront d'autant meilleurs que le poison aura été ingéré dans un véhicule plus abondant. On cherchera ensuite à *neutraliser le poison* pouvant se trouver encore dans le tube digestif. Pour cela, on a conseillé l'ingestion de *l'eau de chlore*, de solutions d'*hypochlorites de soude ou de chaux*, de *nitrate d'argent*, de *magnésie*, de *sulfure de fer hydraté*, de *sulfate ferreux additionné de carbonate de soude*. Ce qui paraît préférable, c'est le mélange de ces deux derniers agents administrés à parties égales (4 grammes de l'un et de l'autre, d'après Smith) ; ils peuvent donner naissance dans l'estomac à du bleu de Prusse, qui est inoffensif.

Enfin après, et même pendant l'emploi de ces antidotes, on dispensera au patient les soins déjà indiqués précédemment, notamment les *affusions d'eau froide*, les *inhalations d'oxygène*.

La *recherche de l'acide cyanhydrique* dans les expertises sera traitée plus loin.

Nous allons étudier maintenant les principales substances qui agissent par l'acide cyanhydrique auquel elles peuvent donner naissance, ou qu'elles contiennent, savoir : 1° le *cyanure de potassium* et divers *cyanures métalliques ;* 2° les *amandes amères ;* 3° l'*eau distillée de laurier-cerise.*

Nous pourrions ajouter le *Manihot comestible* (*M. utilissima* ou *Jatropha Manihot*), dont toutes les parties contiennent un suc vénéneux d'où l'on peut retirer de l'acide cyanhydrique.

La racine de cette plante renferme une grande quantité de fécule avec laquelle on prépare la cassave, la moussache et le tapioca. Le principe toxique se dégage pendant les opérations qu'on fait subir à la fécule, telles que le lavage, l'expression, une légère torréfaction.

a. — Cyanures de potassium et cyanures divers.

Le *cyanure de potassium*, KCy ou KCAz, est un sel blanc, hygrométrique, très soluble dans l'eau, ayant une réaction alcaline, une saveur âcre et une odeur d'amandes amères ou d'acide cyanhydrique.

12 centigrammes de ce sel, correspondant à 5 centigrammes d'acide cyanhydrique anhydre, sont considérés comme formant une dose mortelle.

Jadis les empoisonnements par cette substance toxique n'avaient lieu que lorsque le cyanure de potassium avait été administré par erreur, par exemple, à la place du ferrocyanure de potassium, ou bien lorsque les doses du cyanure, pris comme médicament, étaient trop fortes. De nos jours, les empoisonnements par ce même agent sont plus fréquents, depuis qu'il se trouve entre les mains des photographes, des ouvriers employés à la dorure et à l'argenture, qui s'en servent pour préparer des bains de cyanure double de potassium et d'or ou d'argent.

Symptômes. — Ce sont les mêmes que ceux de l'empoisonnement par l'acide cyanhydrique, seulement ils sont moins rapides. Rappelons à ce sujet la remarque faite précédemment : que le cyanure de potassium, ingéré dans l'estomac vide, tue avec moins de rapidité que lorsque cet organe contient des aliments, parce que, dans ce cas, le cyanure de potassium se décompose beaucoup plus vite en donnant de l'acide cyanhydrique.

Un homme ayant pris environ 4 centigrammes de cyanure de potassium succomba en trois quarts d'heure.

Un soluté de 50 centigrammes de cyanure de potassium est injecté dans le pharynx d'un chien à jeun ; dix secondes après, convulsions générales, chute sur le côté, respiration courte, fréquente, pouls difficilement perceptible ; yeux convulsés en haut, pupilles dilatées ; résolution des membres ; insensibilité ; inspiration brusque, profonde ; expiration courte ; vomissements muqueux ; émission d'urine par jet continu ; quelques frémissements musculaires. Mort en treize minutes.

Lésions anatomiques. — Le cyanure de potassium peut, sans doute, agir à la façon d'un irritant local, comme l'ont démontré des expériences de Malaguti ; mais ici l'action irritante n'est rien ; elle n'a pas d'ailleurs le temps de se produire ; ce qui est tout, c'est l'acide cyanhydrique qui prend naissance dans l'estomac, puis se diffuse dans l'organisme avec une certaine quantité de cyanure qui a pénétré par absorption dans le torrent circulatoire. Aussi trouve-t-on, à l'autopsie des animaux et des sujets qui succombent après l'ingestion du cyanure de potassium, exactement les lésions que nous avons décrites dans l'empoisonnement par l'acide cyanhydrique. Les altérations du sang sont les mêmes que celles qui sont produites par ce gaz délétère.

En effet, le cyanure de potassium, dissous dans l'eau et ajouté à des solutions d'hémoglobine ou de sang défibriné maintenues pendant quelque temps à la température de 40 degrés, ou à des solutions d'hématine alcaline, paraît aussi se combiner avec l'hématine (Hoppe-Seyler). S'il est ajouté à des solutions d'hématine, la combinaison se produit directement ; s'il est ajouté à des solutions d'hémoglobine, il faut d'abord que cette substance se dédouble, et le résultat final est le même. Les solutions d'hématine — KCy ont une coloration rouge-brun et sont plus transparentes que les solutions d'hématine ; elles donnent le même spectre que les solutions de sang, traité par HCy. A froid, l'action du cyanure de potassium est très lente. Il resterait à savoir si le cyanure de potassium entre lui-même en combinaison avec l'hématine, ou si ce ne serait pas plutôt l'acide cyanhydrique, se dégageant si facilement des solutions aqueuses de ce sel, qui ferait les frais de cette combinaison. Quoi qu'il en soit, l'action du cyanure de potassium sur le sang défibriné ou sur l'hématine se traduit toujours au spectroscope par des phénomènes identiques avec ceux qui résultent de l'action de l'acide cyanhydrique sur l'hématine, ou sur l'hémoglobine donnant naissance à de l'hématine (Fumouze).

Traitement. — Il est le même que celui de l'acide cyanhydrique ingéré dans l'estomac.

Cyanures divers. — Le *cyanure de sodium* se comporte de la même manière que le cyanure de potassium.

Le *cyanure d'ammonium* est doué également de propriétés toxiques d'une grande énergie. Toutefois, ce composé paraît être moins vénéneux que l'acide cyanhydrique.

Enfin, il résulte d'un travail intéressant, dû à Pelikan et qui ne contient pas moins de 180 expériences faites sur divers animaux avec divers cyanures simples et doubles : 1° que les cyanures simples et solubles, tels que les cyanures alcalins déjà cités, et ceux de magnésium, de calcium, de cadmium, de mercure, produisent des effets complètement analogues à ceux de l'acide cyanhydrique ; 2° que les cyanures simples et insolubles, tels que ceux de zinc, de plomb, de cuivre, d'argent, donnant naissance dans l'estomac à de l'acide cyanhydrique, sont même vénéneux, tandis que le cyanure d'or et ceux que l'acide du suc gastrique n'attaque pas sont inoffensifs ; 3° que les cyanures doubles solubles, tels que ceux de zinc et de potassium, d'or ou de palladium et de potassium, se comportent comme les cyanures simples, et que les cyanures doubles insolubles possèdent aussi des propriétés toxiques. Suivant l'auteur que j'ai cité, la dose médicamenteuse la plus élevée des cyanures simples et doubles solubles serait de 3 milligrammes, et celle des cyanures insolubles, de 6 à 7 milligrammes.

b. — Amandes amères.

On désigne ainsi tantôt le fruit, qui est une drupe, tantôt les semences de l'amandier amer ou commun (*Amygdalus amara*), de la famille des Amygdalées, considérée parfois comme une tribu des Rosacées. Les effets toxiques consécutifs à l'ingestion de ces produits végétaux étaient connus dans l'antiquité; Dioscoride en fait mention.

Cependant les amandes amères ne renferment aucun principe nuisible par lui-même. Elles contiennent une substance neutre, *l'amygdaline*, qui a été découverte par Robiquet et Boutron; elle cristallise en paillettes blanches et nacrées, solubles dans l'eau et dans l'alcool. A côté de cette substance se trouve un ferment appelé *émulsine* ou *synaptase*, substance blanche, albuminoïde, incristallisable, soluble dans l'eau, d'où elle est précipitable par l'alcool, le tanin, etc.

Ni l'émulsine ni la synaptase ne sont toxiques quand elles sont portées séparément dans l'estomac, à un intervalle suffisant pour que l'une de ces substances ne se trouve plus dans le tube digestif quand l'autre y arrive. Mais l'ingestion simultanée en est bientôt suivie de symptômes d'empoisonnement, comme l'ont démontré les expériences de Cl. Bernard. En effet, l'amygdaline est une substance qui fait partie du groupe des glycosides, c'est-à-dire de ces produits qui, sous l'influence de la synaptase, et au contact de l'eau, donnent de la glycose, de l'essence d'amandes amères et de *l'acide cyanhydrique*. Suivant Taylor, 100 parties d'amandes amères contiendraient 4 parties d'amygdaline et pourraient donner 1,64 parties d'essence et 0,24 parties d'acide cyanhydrique anhydre.

L'acide cyanhydrique, qui se forme dans le tube digestif après l'ingestion d'amandes amères, est absorbé à mesure qu'il y prend naissance (1).

(1) Quand on injecte de l'amygdaline dans le sang et qu'on porte de l'émulsine dans l'estomac, il n'y a pas d'intoxication; au contraire, quand on injecte l'émulsine dans le sang et qu'on porte l'amygdaline dans l'estomac, il y a empoisonnement.

L'huile essentielle d'amandes amères, *complètement* débarrassée d'acide cyanhydrique, n'est pas toxique (Gœppert, Wœhler, etc.), ou du moins, d'après les expériences de Maclagan et de Mitscherlich, elle n'est ni plus ni moins active que les autres huiles essentielles, de sorte qu'il en faut au moins 4 grammes pour tuer un lapin, et 10 à 15 grammes pour tuer un chien de taille ordinaire.

Mais il n'en est pas de même de l'essence non purifiée : 17 gouttes ont suffi pour tuer une femme en une demi-heure. Un jeune homme de vingt ans en avala 60 grammes, et tomba foudroyé en jetant un grand cri (Tardieu).

La quantité d'amandes amères capable de produire la mort chez l'homme n'est pas nettement déterminée, ce qui tient sans doute à la quantité variable d'amygdaline qu'elles contiennent.

Trois enfants, une fille de huit ans, un garçon de six ans et une fille d'un an, mangent chacun environ quatre à six amandes amères, destinées à préparer un gâteau; cinq minutes après, le plus jeune éprouve des maux de cœur, plusieurs vomissements, perd connaissance. Pendant qu'on lui donnait des soins, l'aînée tomba tout à coup à la renverse sans s'être plainte, éprouva des mouvements convulsifs si intenses que les parents crurent qu'elle était prise de son attaque d'épilepsie habituelle. Elle eut des vomissements violents; cependant elle revint à elle-même comme étourdie et conserva un peu de stupeur pendant une heure. La plus jeune en eut pendant environ trois heures. Le garçon en fut quitte pour quelques maux de cœur passagers. Il avait moins mangé d'amandes. La mère, qui en avait mangé huit ou dix, n'éprouva aucun accident (Galtier).

Les semences contenues dans les noyaux des fruits d'autres Amygdalées, tels que le pêcher, l'abricotier, le merisier, le cerisier, et de diverses Pomacées, comme le pommier, le poirier, contiennent aussi de l'amygdaline et de l'émulsine, et peuvent produire des accidents graves et la mort. La quantité

Dans le premier cas, l'émulsine est sans doute coagulée dans l'estomac, et l'on sait que, sous cet état, elle ne dédouble plus l'amygdaline dans l'estomac.

d'acide prussique que ces amandes peuvent fournir n'est pas déterminée. D'après Geiseler, 100 parties d'amandes de cerise pourraient donner 0,35 parties d'acide cyanhydrique anhydrique, tandis que 100 parties des noyaux tout entiers n'en donneraient que 0,11 parties. Dans un jugement qui eut lieu en Angleterre, on voulut attribuer l'empoisonnement à l'ingestion de noyaux (semences) de pommes. Les semences de deux pommes pèsent en général autant qu'une amande amère (50 centigrammes); par conséquent, 10 amandes amères donnant environ 1 centigr.,25 d'acide cyanhydrique, il faudrait les noyaux de 20 pommes pour fournir la même quantité d'acide. Le nombre des pommes devrait certainement être porté à 40 et même plus si l'on tenait compte du poids de l'épisperme, et surtout de ce fait que l'acide prussique ne peut prendre naissance dans les semences qu'après la destruction de l'épisperme, et que la formation de cet acide se trouve entravée par la cuisson des fruits.

Deux à trois amandes d'abricot seraient capables de produire des accidents mortels chez les enfants en bas âge.

Un enfant de sept ans, qui avait mangé dans la matinée environ vingt amandes de pêches ou d'abricots, fut pris d'un malaise général, de céphalalgie, de bourdonnements dans les oreilles, de fourmillements dans les jambes, d'une sorte d'ivresse accompagnée de défaillances. Ces symptômes disparurent assez rapidement.

Le *kirsch*, *l'eau de noyau*, doivent leur odeur à l'acide cyanhydrique. La première de ces liqueurs, lorsqu'elle est obtenue directement par la fermentation et la distillation des merises, ne renferme que 3 à 5 milligrammes d'acide cyanhydrique pour 100 grammes de produit; aussi le kirsch n'est-il pas dangereux comme composé cyanhydrique; il n'est toxique à haute dose que par son contenu alcoolique. Mais il n'en est pas toujours de même de celui que préparent certains fabricants en mélangeant de l'eau de laurier-cerise avec de l'alcool.

c. — Laurier-cerise.

Ce que nous venons de dire des amandes amères et des semences de diverses Amygdalées et Pomacées s'applique aux feuilles de ces mêmes vegétaux, mais surtout à celles du laurier-cerise (*Prunus* ou *Cerasus lauro-cerasus*), de la même famille des Amygdalées. En distillant de l'eau sur ces feuilles, on obtient un liquide renfermant de l'acide cyanhydrique. L'eau distillée de laurier-cerise contiendrait, d'après Geiger, un centième de son poids d'acide cyanhydrique médicinal, soit un millième d'acide cyanhydrique. 100 grammes d'eau distillée de laurier-cerise, préparée suivant les indications du Codex. c'est-à-dire en distillant 1,000 grammes de feuilles contusées avec 4,000 grammes d'eau, de manière à retirer 1,500 grammes de produit à la distillation, contiennent de 55 à 70 milligrammes d'acide cyanhydrique anhydre. Pour l'usage médical, on choisit le litre à 50 milligrammes, soit un demi-milligramme par gramme. Les eaux distillées de feuilles de pêcher, d'amandier, renferment des traces d'acide prussique.

D'après Christison, les feuilles fraîches de laurier-cerise sont dix fois plus actives que les vieilles. Suivant Duflos, l'eau distillée de l'écorce de cet arbrisseau serait aussi active que celle des feuilles.

Mais ce résultat n'a pas été confirmé par les recherches de Marais, qui a trouvé que 100 grammes fournissent en acide cyanhydrique :

Tourteau d'amande	450	milligr.
Bourgeons	160	—
Jeunes feuilles	150	—
Feuilles de 2 ans	120	—
Racines	50	—
Écorces	40	—
Bois	5 à 10	—

L'eau de laurier-cerise a pu causer la mort d'un homme adulte à la dose de 60 grammes (Tardieu).

d. — **Composés cyaniques divers, toxiques ou non toxiques.**

Nous citerons parmi les principaux composés du cyanogène, d'une part, les *sulfocyanures* et les *sélénocyanures*, le *chlorure*, le *bromure* et l'*iodure* de *cyanogène* qui sont toxiques, et d'autre part, les *cyanoferrures* et les *cyanates*, qui ne sont pas vénéneux.

Sulfocyanures. — Ces composés ont été peu étudiés. Toutefois le radical sulfocyanogène paraît peu actif. Nous traiterons du sulfocyanure de potassium parmi les poisons musculaires.

Sélénocyanures. — On ne connaît rien de précis sur les effets de ces composés. On sait néanmoins qu'ils sont toxiques. D'ailleurs, les sélénites, les séléniates et l'acide sélénhydrique sont des poisons redoutables.

Nous ne savons également que peu de chose touchant les effets des chlorures et bromures de cyanogène. L'iodure de cyanogène est éminemment toxique.

Cyanoferrures. — Par cette expression commune, on désigne : 1° les *ferrocyanures*, dont les plus importants sont les ferrocyanures ou cyanoferrures jaunes de potassium et de sodium (*prussiates jaunes* de potasse et de soude); 2° les *ferricyanures* dont les plus importants sont les ferricyanures de potassium et de sodium (*prussiates rouges* de potasse et de soude).

Ces composés ne sont pas toxiques par eux-mêmes; en effet, les radicaux *ferrocyanogène* ou *cyanofer* et *ferricyanogène* renferment le cyanogène tellement rivé au fer qu'ils ne sont pas plus actifs que le chlore, le brome et l'iode. En d'autres termes, les ferrocyanures de potassium et de sodium ne sont pas plus dangereux que ne le sont eux-mêmes les chlorures de potassium et de sodium. C'est pourquoi ces composés peuvent être administrés aux mêmes doses que les chlorures : d'ailleurs, ils ont été prescrits comme diurétiques; et Massul et moi, nous avons pu injecter le ferrocyanure de sodium à hautes doses dans les veines chez les animaux sans déterminer aucun accident.

Il est remarquable que les ferricyanures se transforment dans l'organisme en ferrocyanures. Cette réduction a été signalée par Wöhler, dès 1824. Ce chimiste, ayant fait prendre à des animaux du ferricyanure ou cyanoferrure rouge de potassium, a observé que ce sel s'était transformé en ferrocyanure ou cyanoferrure jaune. J'ai remarqué, de mon côté, qu'il n'est pas nécessaire que le sel pénètre dans la profondeur de l'organisme pour que la réduction ait lieu : la métamorphose s'opère dans l'urine elle-même.

Cyanates. — Les composés de ce genre n'avaient pas encore été étudiés, au point de vue physiologique, avant les recherches que mon ami, le docteur Massul, et moi, nous avons entreprises en 1871 et qui ont été publiées l'année suivante.

Nous avons reconnu : 1° que ces sels ne sont pas dangereux, du moins aux doses que nous avons employées; 2° qu'ils ne restent pas identiques avec eux-mêmes dans l'organisme, mais qu'ils se transforment en carbonates, de sorte que les urines deviennent alcalines lorsqu'ils ont été ingérés dans l'estomac, chez les chiens, dès la dose de 1^{gr},50. Le cyanate de potasse, à la dose de 3 grammes, a rendu les urines de ces animaux suffisamment alcalines pour qu'elles fissent effervescence avec les acides. Injecté dans les veines, chez un chien, à la dose de 1 gramme, le cyanate de soude pur ne produit aucun effet sur la santé de cet animal. Le cyanate de potasse tue dans cette circonstance; il agit alors, non comme cyanate, mais comme sel de potassium, car nous savons, et nous insisterons plus tard sur ce fait, que tous les sels de potassium injectés brusquement dans les veines chez les chiens, aux doses de 1 gramme à 1 gramme et demi, et, chez les lapins, à des doses plus faibles, arrètent instantanément le cœur. Après avoir porté dans le sang, chez le chien, 25 centigrammes de cyanate de potasse, nous avons constaté seulement un léger ralentissement des battements cardiaques et une légère alcalescence des urines.

En résumé, les cyanates alcalins ne peuvent être considérés comme toxiques ; ces sels se métamorphosent en carbonates dans l'organisme. Ainsi les cyanates de potasse et de soude se transforment dans l'économie en carbonates de ces bases.

RECHERCHE DE L'ACIDE CYANHYDRIQUE ET DES CYANURES.

L'acide cyanhydrique étant volatil, et les cyanures laissant facilement dégager ce gaz à l'air, il faut, le plus tôt possible, recueillir les liquides contenus dans le tube digestif, ainsi que le sang et les entrailles, les conserver dans des vases bien bouchés jusqu'au moment où l'on en fera l'analyse. L'absence d'odeur de l'acide cyanhydrique n'implique pas que ce gaz ait complètement disparu, parce que cette odeur peut être masquée par des substances organiques en décomposition (Henry, Leason, Otto).

Les matières suspectes, préalablement divisées et additionnées d'eau, s'il y a lieu, pour les réduire en une bouillie fluide, sont soumises à la distillation dans une cornue, dont le tube abducteur plonge dans une solution de nitrate d'argent. On chauffe dans un bain-marie d'eau ordinaire : si la masse contient de l'acide cyanhydrique libre ou du cyanhydrate d'ammoniaque, cet acide et le cyanhydrate se volatilisent et produisent, dans la solution de nitrate d'argent, un précipité de cyanure d'argent. Quand il ne se forme plus de précipité, on ajoute à la masse un peu d'acide chlorhydrique et l'on continue de chauffer doucement : un nouveau précipité de cyanure d'argent indique que les matières suspectes contenaient un cyanure autre que le cyanure d'ammonium ou cyanhydrate d'ammoniaque, par exemple du cyanure de potassium.

Il faut maintenant s'assurer que le précipité qui s'est formé dans la solution argentique est bien du cyanure d'argent et non le chlorure de ce métal. D'ailleurs, il peut s'être formé du chlorure d'argent, par suite du dégagement d'une petite quantité d'acide chlorhydrique pendant la distillation.

On sépare facilement le chlorure d'argent du cyanure à l'aide de l'acide azotique qui ne dissout que ce dernier. En neutralisant la liqueur, le précipité de cyanure d'argent reparaît. Il est d'ailleurs facile d'éviter la formation du chlorure d'argent. Pour cela, au lieu de recevoir dans une solution de nitrate d'argent les produits de la distillation, on les reçoit dans l'eau distillée; puis cette eau est elle-même soumise à la distillation, dans une cornue, sur du borax ou du carbonate de chaux en poudre. Dans cette rectification, l'acide chlorhydrique est retenu dans la cornue à l'état de chlorure de sodium ou de calcium et l'acide prussique seul se dégage.

Le cyanure d'argent est un sel blanc, caillebotté, changeant de couleur à la lumière comme le chlorure d'argent, mais il se distingue de ce dernier par sa solubilité dans l'acide azotique et par les caractères suivants :

Chauffé dans un tube, il laisse dégager du cyanogène, qu'on reconnaît à son odeur caractéristique et à la propriété qu'il possède de brûler avec une flamme purpurine.

Chauffé également dans un tube avec de l'iode, il donne des vapeurs d'iodure de cyanogène, qui se condensent dans la partie froide du tube sous forme d'aiguilles blanches. Pour retenir l'excès d'iode, on place, sur le mélange de ce métalloïde et du cyanure, une petite colonne de bicarbonate de soude.

Le cyanure d'argent, traité par l'eau bouillante contenant du soufre et du chlorure de sodium, donne du sulfocyanure de sodium, qu'on reconnaît à la propriété qu'il possède de colorer les sels ferriques en rouge de sang.

Enfin, on peut préparer du bleu de Prusse, soit avec le liquide provenant de la distillation des matières suspectes, soit avec le cyanure d'argent, soit avec l'iodure de cyanogène. Pour cela, on ajoute quelques gouttes de lessive de potasse à la solution contenant l'acide cyanhydrique, ou bien on traite le cyanure ou l'iodure de cyanogène par l'eau et la potasse; on ajoute ensuite du sulfate de fer et l'on agite fortement ; puis on verse goutte à goutte de l'acide chlorhydrique jusqu'à réaction acide. Il se forme alors un précipité de bleu de Prusse.

Au lieu de recueillir les produits distillés dans une solution de nitrate d'argent, il est préférable d'opérer ainsi qu'il suit, après avoir constaté toutefois l'absence de ferrocyanure dans les matières suspectes :

On acidule ces dernières avec de l'acide tartrique, non en excès, on distille au bain-marie et on fractionne les produits distillés dans de petits tubes servant d'éprouvettes, de manière à recueillir 2 ou 3 centimètres cubes de liquide dans chaque tube, pour 100^{cc} de matière. L'acide cyanhydrique, en raison de sa grande volatilité, se concentre de préférence dans les premières éprouvettes. Pour le caractériser :

1° On ajoute à une partie du produit distillé une solution de sulfate ferroso-ferrique et un léger excès de potasse caustique ; on agite et on ramène l'acidité avec de l'acide chlorhydrique : pour peu qu'il y ait de l'acide prussique en quantité appréciable, le liquide prend *une belle coloration bleue* et il se dépose du bleu de Prusse.

2° On additionne une deuxième portion de sulfure d'ammonium ; on évapore à chaud pour chasser l'excès de réactif, puis on ajoute une ou deux gouttes d'acide chlorhydrique et une seule goutte de perchlorure de fer officinal : il se produit *une coloration rouge sang* de sulfocyanure de fer.

Cette méthode est préférable à celle qui consiste à neutraliser le liquide distillé, comme l'indique Carey Lea, avec de la potasse, à verser ensuite quelques gouttes d'une solution d'acide picrique : en chauffant à 50-60°, il se produit bien *une coloration rouge sang*, mais cette coloration peut prendre naissance sous l'influence de plusieurs corps réducteurs.

3° On rectifie une partie du liquide distillé sur du borax, on acidule avec de l'acide nitrique pur et on ajoute de l'azotate d'argent, ce qui fournit un précipité de cyanure d'argent, qu'on examine comme il a été dit au début de cet article.

4° On ajoute à un peu de liquide distillé une ou deux gouttes d'une dissolution de sulfate de cuivre au millième, puis quel-

ques gouttes de teinture de résine de gaïac, récemment préparée : il se manifeste *une coloration bleue*, qui est encore sensible avec un soluté prussique étendu au millième.

Cette dernière réaction a été mise à profit par Schönbein
pour mettre en évidence la présence de traces d'acide cyanhydrique dans l'atmosphère de bocaux contenant des matières
suspectes. On suspend dans ces bocaux, au moment de leur
ouverture, un papier imprégné de sulfate de cuivre et de teinture de gaïac. Mais cette réaction est seulement un indice de la
présence de l'acide cyanhydrique, et il faut toujours chercher
à isoler ce dernier par distillation.

Il peut se faire que les matières suspectes contiennent un
ferrocyanure. En effet, on prépare souvent l'acide cyanhydrique
en traitant le ferrocyanure de potassium par l'acide sulfurique
étendu ; ce dernier sel peut dès lors se trouver mélangé avec
l'acide cyanhydrique obtenu, dans un but criminel, par un
coupable peu versé dans les sciences chimiques. Il est donc
rationnel de supposer ce cas, bien qu'il se soit rencontré très
rarement.

Pour s'assurer de la présence ou de l'absence d'un ferrocyanure, on jette sur un filtre une certaine quantité de la masse
additionnée d'eau, s'il y a lieu. La liqueur filtrée, étant acidulée
par l'acide chlorhydrique, donne avec le perchlorure de fer
un précipité de bleu de Prusse si elle contient un ferrocyanure ;
elle n'en donne pas dans le cas contraire. L'acide chlorhydrique favorise singulièrement la formation de ce précipité
lorsque le cyanure jaune se trouve en très faible quantité.
Ainsi, j'ai reconnu qu'une solution aqueuse de ferrocyanure de
potassium à 1/150000, ne donnant pas de coloration bleue
appréciable par le perchlorure de fer, en produit une très évidente si l'on ajoute de l'acide chlorhydrique, car on la distingue
parfaitement, lors même qu'on ne regarde le liquide que sous
une épaisseur de 2 à 3 centimètres.

On recherchera également la présence des ferrocyanures
dans les urines, car ces sels s'éliminent rapidement par les

reins. Je me suis assuré que le perchlorure de fer donne une coloration bleue très belle dans de l'urine ordinaire, contenant seulement 1/30000 de ferrocyanure de potassium. On peut pousser la limite jusqu'à 1/75000 ; on obtient alors un précipité très légèrement bleuâtre, qui bleuit davantage sous l'influence de l'acide chlorhydrique et de·l'oxygène de l'air. — La limite est de 1/50000 dans l'urine contenant du cyanoferrure jaune de sodium.

La constatation préalable de la présence ou de l'absence d'un ferrocyanure ou cyanure jaune dans les substances à analyser est indispensable. En effet, d'après les recherches d'Otto, des masses organiques contenant un sel de ce genre, étant acidulées légèrement par un acide faible, donnent, à la distillation, de l'acide prussique, sinon au commencement, du moins dans le courant de l'opération. Pour éviter cette cause d'erreur, on ajoute à la masse une solution de perchlorure de fer qui précipite le ferrocyanure à l'état de bleu de Prusse ; on rend ensuite la masse légèrement alcaline au moyen du carbonate de soude, puis on acidule de nouveau avec l'acide tartrique et l'on distille au bain-marie.

Le bleu de Prusse, formé aux dépens du ferrocyanure, n'est pas décomposé pendant la distillation. Par conséquent, s'il se dégage de l'acide cyanhydrique dans l'opération, c'est que les matières suspectes contenaient cet acide ou un cyanure quelconque.

Observations.

Empoisonnement par 2 grammes d'acide cyanhydrique. — Mort.

Un homme, arrêté pour vol, avale une once d'alcool mêlé à 40 grains d'acide cyanhydrique pur : immédiatement après, il chancelle en faisant quelques pas, tombe sans pousser de cris, et sans vie en apparence. Le médecin, qui le vit à l'instant, le trouve sans pouls, la respiration insensible. Il fait une expiration extrêmement forte, les bras et les jambes se refroidissent, les yeux deviennent saillants, brillants, insensibles et, à la suite d'une ou deux expirations des plus convulsives, il succombe cinq minutes après l'ingestion du poison.

Autopsie. — Elle est faite le lendemain. Yeux encore brillants comme la veille ; figure pâle, tranquille comme celle d'une personne endormie ; ventre contracté, livide. Le sang, celui de la tête spécialement et des autres cavités, exale une odeur tellement marquée d'acide prussique, que l'odorat en est fortement affecté. Il est partout si fluide qu'il s'en écoule 1 kilogramme des incisions faites au cuir chevelu et 350 grammes d'une incision faite à la dure-mère. L'aspect en est bleuâtre, éclatant comme s'il eût contenu du bleu de Prusse. Les vaisseaux de l'encéphale sont congestionnés ; la substance cérébrale n'est pas altérée; le ventricule gauche est distendu par 15 grammes de sérosité. La muqueuse stomacale, rouge, gangrenée, cède facilement sous l'ongle. Les intestins sont rouges, le foie engorgé ; les poumons sont tellement turgides qu'ils ressemblent au foie dans les parties inférieures. Les cavités du cœur et les veines sont distendues (Christison).

Empoisonnement de sept personnes par le sirop cyanhydrique. — Mort.

En 1830, un médecin de Bicêtre prescrivit à sept épileptiques du sirop cyanhydrique. Ce sirop, que le médecin supposait devoir être préparé d'après la formule de Magendie, le fut d'après une autre, celle du Codex (édition de 1816). Il en résulta que la quantité à administrer n'étant pas calculée en conséquence, chaque épileptique prit, en une dose, 1 gramme et plus d'acide prussique médicinal, c'est-à-dire une quantité tout à fait insolite ou exorbitante. Aussi, sept minutes après l'ingestion du médicament, tous les malades étaient-ils étendus sur leur lit, sans connaissance et en proie à des convulsions ; la respiration était bruyante et agitée, la bouche écumeuse, le corps couvert de sueur, le pouls fréquent. Graduellement il survint de l'affaissement, les mouvements respiratoires se ralentirent, les extrémités se refroidirent et la mort eut lieu, pour celui qui vécut le moins, au bout de quinze à vingt minutes, pour celui qui résista le plus longtemps, au bout de trois quarts d'heure.

A l'autopsie, on signala les désordres suivants : « Une inflammation manifeste de la membrane muqueuse et de l'intestin grêle, avec un développement remarquable des cryptes muqueux de cette membrane ; une injection légère du tissu cellule sous-péritonéal de l'estomac et de l'intestin grêle ; la rate ramollie et souvent ramenée à un tissu pultacé ; les veines du foie remplies d'une assez grande quantité de sang fluide, les veines d'une couleur violette foncée, un peu ramollies, gorgées de sang, et laissant détacher avec facilité la membrane extérieure qui les recouvre ; le cœur d'un tissu assez ferme, tout à fait vide de sang, ainsi que les grosses artères ; les grosses veines au contraire pleines d'un sang noir et très liquide ; le sang partout fluide et n'offrant nulle part la moindre trace de caillot ; la membrane muqueuse du larynx, de la trachée et des bronches d'un rouge foncé qui ne s'efface pas par le lavage, et les bronches remplies jusqu'à leur profondeur d'un liquide spumeux sanguinolent ; les membranes du cerveau injectées, les sinus de la dure-mère gorgés d'une assez grande quantité de sang noir et fluide, le tissu du cerveau un peu plus mou que dans l'état naturel, et du reste parfaitement sain, ainsi que la moelle épinière. La muqueuse de la vessie était blanche, ainsi que celle du pharynx et de l'œsophage. Nulle partie n'exhalait l'odeur d'amandes amères et n'offrait de signes de putréfaction et dans tous les cadavres existait une rigidité prononcée. »

Empoisonnement par l'essence d'amandes amères renfermant
de l'acide cyanhydrique. — Guérison.

Une petite fille avale quelques gouttes d'huile essentielle d'amandes amères : aussitôt, pouls insensible à la radiale; veines jugulaires gonflées avec mouvement ondulatoire; carotides pleines, battant vite; membres dans un état de résolution; yeux brillants et tournés d'un côté, pupilles dilatées; mâchoire inférieure serrée spasmodiquement contre la supérieure; respiration lente; insensibilité générale complète. Smith donne tout de suite un mélange d'eau-de-vie et d'ammoniaque, le fait respirer et en frictionne le corps; deux bouteilles d'eau chaude et des sinapismes sont placés aux pieds. Rétablissement.

IV. — ACIDE SULFHYDRIQUE.

Ce gaz, appelé encore hydrogène sulfuré, en équivalents H^2S^2, en atomes H^2S, est incolore, plus lourd que l'air $(D = 1,1912)$, d'une odeur qui rappelle celle des œufs pourris, soluble dans trois fois son volume d'eau à la température de 10 degrés. Il brûle en donnant de l'eau et de l'acide sulfureux, ou du soufre si l'oxygène est en quantité insuffisante.

Mis en contact avec les globules rouges du sang, il les rend noirs immédiatement.

L'acide sulfhydrique existe rarement à l'état libre dans les eaux minérales; il n'est alors jamais seul, mais associé à divers sulfures qui lui donnent naissance en se décomposant. Chacun sait que les bains de Barèges artificiels exhalent une odeur d'hydrogène sulfuré provenant de la décomposition du foie de soufre qui sert à préparer ces bains. Enfin, ce gaz se forme dans la décomposition des matières organiques sulfurées. Il se produit souvent en grande quantité dans les fosses d'aisances où il se trouve, soit à l'état libre, soit à l'état de sulfhydrate d'ammoniaque. Les gaz intestinaux en renferment toujours une certaine quantité.

EFFETS TOXIQUES.

L'acide sulfhydrique est l'un des gaz les plus dangereux. Mais, malgré son activité, il est remarquable qu'on peut l'ingérer

et le porter même impunément dans le système veineux, à des
doses qui produiraient des accidents graves si elles étaient introduites dans le sang artériel par les voies respiratoires. Ainsi
on avale chaque jour des eaux sulfureuses avec profit dans
divers états morbides. Monge aimait l'hydrogène sulfuré et
buvait l'eau saturée de ce gaz. Dans ces cas, le gaz absorbé par
les voies digestives arrive dans la veine cave inférieure, puis
dans les poumons où il s'élimine. Pour rendre témoin de ce
mode d'élimination, Cl. Bernard injecte dans une veine jugulaire, chez un chien, quelques centimètres cubes d'eau saturée
d'hydrogène sulfuré; presque aussitôt on voit noircir un papier
imprégné d'une solution d'acétate de plomb et placé devant le
museau de cet animal. La coloration noire est plus tardive,
elle n'apparaît guère qu'au bout d'une minute, lorsque la solution d'hydrogène sulfuré est injectée dans le rectum. Puis, au
bout de quelques secondes ou de quelques minutes, un papier
blanc imprégné d'acétate de plomb ne noircit plus, ce qui
prouve que l'élimination de la substance toxique est assez
rapide. Il est possible toutefois qu'une certaine quantité de ce
gaz s'élimine à l'état de sulfate par les urines, car nous savons
que les sulfures s'oxydent dans l'organisme.

Symptômes. — Après l'injection de 20 à 30 centimètres
cubes d'acide sulfhydrique dans les veines chez un chien, on
voit cet animal éprouver des convulsions, puis un relâchement
général suivi de la mort. Il en est de même lorsque la substance toxique a été introduite en quantité considérable dans
le rectum, dans la plèvre, dans l'estomac, l'œsophage étant lié
ensuite, ou lorsqu'on plonge le corps des animaux, moins la
tête, dans une atmosphère contenant de l'hydrogène sulfuré,
comme l'ont démontré les expériences de Nysten, de Chaussier,
de Dupuytren et Thenard, de Chatin, etc. Toutefois la mort
arrive moins vite dans ces cas. Enfin, lorsqu'on fait respirer à
des animaux le gaz hydrogène sulfuré, ils meurent plus ou
moins vite ou continuent de vivre suivant la proportion du
principe toxique. Un verdier succombe immédiatement dans

une atmosphère contenant 1/1500 d'acide sulfhydrique; les chevaux, dans une atmosphère à 1/250. Les chiens peuvent vivre dans une atmosphère contenant 1/1000 de ce gaz, mais dans 1/300 et même 1/800 de ce même gaz, ils s'agitent au bout de quelques secondes, poussent des cris plaintifs, roidissent leurs pattes, rendent involontairement les urines et tombent sans mouvement (Dupuytren et Thenard).

Les cas d'empoisonnement de l'homme par l'hydrogène sulfuré non mélangé avec d'autres substances toxiques sont très rares. Quelques-uns néanmoins se sont produits dans des bains sulfureux où l'acide sulfhydrique mis en liberté avait été absorbé en trop grande quantité par les voies respiratoires. Les effets observés chez l'homme, et ceux qu'on a constatés chez les animaux, prouvent que l'acide sulfhydrique tue promptement en produisant des mouvements convulsifs désordonnés, ou lentement en produisant un affaiblissement général, le ralentissement, l'insensibilité du pouls, la suspension de la respiration, la dilatation de la pupille, le relâchement des sphincters. La mort est précédée ou non de convulsions. Si elle n'arrive pas, l'organisme reste affaibli pendant quelques jours.

Lésions anatomiques. — Les cadavres des animaux intoxiqués par l'acide sulfhydrique se putréfient rapidement. A l'autopsie faite immédiatement, ou plus tard, on sent une odeur d'hydrogène sulfuré plus ou moins prononcée. Le cœur contient un sang noir; les organes parenchymateux sont gorgés d'un sang de même couleur; les muscles sont noirs également, ce qui tient à la coloration du sang et établit une distinction complète entre l'empoisonnement par ce gaz et celui que produit l'oxyde de carbone, dans lequel le sang et les chairs sont rouges. Les muscles sont flasques, ils ne se contractent plus immédiatement après la mort, ou ne se contractent que faiblement sous l'influence de l'électricité.

Mécanisme de l'empoisonnement par l'acide sulfhydrique. — Action sur le sang. — La cause directe de la mort est, dans ces cas, de même que dans l'intoxication par l'oxyde de carbone, l'action exercée par le poison sur les globules rouges qui deviennent impropres à l'hématose. Nous retrouvons ici la plupart des symptômes déjà signalés dans l'étude de l'oxyde de carbone et de l'acide cyanhydrique ; toutefois, les convulsions sont moins fréquentes dans l'empoisonnement par l'hydrogène sulfuré.

Les signes caractéristiques consistent dans l'aspect noir du sang et des tissus, et la rapidité de la putréfaction. Cet aspect est dû à la fixation du gaz toxique sur l'hémoglobine à la place de l'oxygène. Si l'on fait passer un courant d'hydrogène sulfuré dans du sang défibriné, ou dans une solution d'hémoglobine, on voit ces liquides prendre une coloration foncée et donner un spectre particulier. Ce spectre (pl. II, fig. 6) présente trois bandes d'absorption, savoir les deux bandes de l'hémoglobine — O, puis une nouvelle bande située vers le milieu de l'espace CD. Toutefois cette dernière n'apparaît pas, ou est très faible lorsque l'acide sulfhydrique se trouve en petite quantité ; mais, ce qui nous intéresse, c'est qu'elle disparaît rapidement, lorsqu'on fait passer dans le sang défibriné ou dans la solution d'hémoglobine un courant d'oxygène qui se substitue à l'hydrogène sulfuré.

RECHERCHE DE L'ACIDE SULFHYDRIQUE.

L'odeur caractéristique de l'hydrogène sulfuré, qui rappelle celle des œufs pourris, est si caractéristique qu'elle se manifeste dans un air qui n'en contient que des traces. Une lame d'argent ou de cuivre, bien décapée, se recouvre alors d'un enduit brun noirâtre ; les papiers imprégnés d'une solution arsénieuse ou cadmique prennent une coloration jaune ; le papier imbibé d'acétate de plomb est très sensible : il prend une teinte noirâtre plus ou moins foncée ; enfin, le papier ammoniacal de nitroprussiate de sodium devient bleu violet.

Pour rechercher l'acide sulfhydrique dans le sang, il faut

effectuer l'opération à une époque la plus rapprochée possible de la mort, afin de se mettre en garde contre celui qui pourrait se développer sous l'influence de la putréfaction. Il faut faire barboter dans le sang un gaz inerte, comme l'azote, et conduire les gaz à travers une solution aqueuse d'acide arsénieux, acidulée avec l'acide chlorhydrique, ou une solution d'un sel de cadmium. Il se forme dans les deux cas un précipité jaune de sulfure d'arsenic ou de cadmium.

Traitement. — On attribuait naguère de grands effets aux inhalations de chlore, d'éther, aux affusions froides, à l'ammoniaque, à la saignée, etc. Sans doute, le chlore peut détruire dans un vase l'acide sulfhydrique en donnant un dépôt de soufre et de l'acide chlorhydrique. Mais en est-il de même dans l'organisme au contact du sang qui est alcalin ?

L'emploi de l'éther est aussi *irrationnel* que dans l'intoxication par l'oxyde de carbone.

Les *affusions froides* ne sont guère indiquées dans un empoisonnement où le corps se refroidit déjà, car on ne peut compter ici sur les phénomènes de réactions qui supposent un rétablissement préalable de l'hématose dans un sang profondément altéré.

L'*ammoniaque* peut être utile en neutralisant le gaz sulfhydrique qui se trouve dans les voies respiratoires et en excitant ces mêmes voies.

Quant à la saignée, elle peut être également avantageuse en éliminant une partie du poison. Mais, comme la substance toxique se trouve fixée principalement sur les globules, et que la perte du sang est une cause d'affaiblissement, nous sommes conduits à renoncer à ce moyen.

Ce que nous devons tenter, c'est d'enlever l'acide sulfhydrique à ces mêmes globules, de rendre l'hémoglobine apte à accomplir le phénomène de l'hématose. Or nous venons d'apprendre que l'oxygène déplace facilement l'hydrogène sulfuré qui s'est fixé sur l'hémoglobine, puisque l'on voit reparaître bientôt, sous l'influence de ce gaz, le spectre normal de l'oxyhémoglobine. Donc, après avoir approché de la bouche et des narines du patient une *éponge imbibée d'une solution d'ammoniaque faible*, ou même immédiatement, *on fera respirer de l'oxygène*, ou au moins un air aussi pur que possible.

J'aurai à rappeler bientôt ce moyen qui est d'une efficacité remarquable dans l'empoisonnement par les gaz des fosses d'aisance qui sont toxiques, surtout par le sulfhydrate d'ammoniaque. C'est ainsi que la science pure, l'analyse spectrale, est venue confirmer les données thérapeutiques que la pratique avait déjà sanctionnées.

V. — SULFHYDRATE D'AMMONIAQUE.

Le sulfhydrate d'ammoniaque, ou sulfure d'ammonium $(AzH^4)^2S$, se présente, lorsqu'il est pur, sous l'aspect d'aiguilles ou de lames cristallines blanches qui se volatilisent facilement à l'air. La solution aqueuse de ce composé répand une odeur très désagréable. Elle constitue un réactif fréquemment employé dans les laboratoires. Les vapeurs de ce même sel existent en grande quantité dans l'atmosphère des fosses d'aisance, où elles proviennent de la décomposition des matières organiques azotées et sulfurées, et de l'acide sulfhydrique qui se trouve dans les excréments.

EFFETS TOXIQUES DU SULFHYDRATE D'AMMONIAQUE.

Symptômes. — Les symptômes produits par le sulfhydrate d'ammoniaque sont doubles : ce sont ceux de l'hydrogène sulfuré et ceux des sels ammoniacaux volatils, et de l'ammoniaque elle-même introduite par un moyen quelconque dans le torrent circulatoire.

Les effets de l'acide sulfhydrique nous sont connus; il nous reste à signaler ceux des composés ammoniacaux.

Effets généraux des combinaisons ammoniacales. — Nous distinguerons d'abord ceux des combinaisons salines de l'ammoniaque, puis ceux que cette base détermine.

Un sel ammoniacal quelconque, étant porté brusquement à haute dose dans le sang, tue les animaux comme les sels de potassium et de tous les métaux dont le poids atomique est élevé; il abolit la contractilité musculaire. Il arrête instantanément les mouvements du cœur qui le reçoit le premier après l'injection. Mais, introduit dans le torrent criculatoire à doses moindres que celles qui peuvent déterminer la mort, il produit, suivant le genre auquel il appartient, des effets remarquables.

Ainsi, tandis que le chlorure d'ammonium, ou chlorhydrate d'ammoniaque, se comporte comme une substance intermédiaire aux chlorures de potassium et de sodium, le *phosphate d'ammoniaque*, le *bromure* et l'*iodure d'ammonium*, et surtout le *sesquicarbonate d'ammoniaque*, après avoir déterminé immédiatement après leur injection dans le sang une certaine faiblesse musculaire, une paralysie légère des membres postérieurs, produisent soudain une hyperesthésie excessive. Les animaux aboient, poussent des cris lorsqu'on s'approche d'eux; ils mordent les objets qu'on leur présente; leur excitation est telle qu'on les croirait atteints d'hydrophobie. Ces symptômes curieux disparaissent après un temps variable, suivant la dose injectée, un quart d'heure à une demi-heure, par exemple, après qu'on a porté dans les veines des chiens 2 à 3 grammes de phosphate ou de sesquicarbonate d'ammoniaque; puis ces mêmes symptômes sont remplacés par une prostration, un abattement également variable suivant les doses. Le lendemain ces animaux se portent bien.

Tous les sels que je viens de citer ont pour caractère commun d'être des poisons musculaires à haute dose. Mais, tandis que les derniers produisent une hyperesthésie remarquable lorsqu'ils sont introduits dans l'organisme à des doses modérées, le chlorure d'ammonium ne détermine rien de semblable. Cette différence d'action est facile à expliquer.

Le chlorure d'ammonium est un sel relativement stable. Introduit dans le torrent circulatoire, il se décompose assez diffi-

cilement, malgré l'alcalinité du liquide sanguin, de sorte qu'on
peut le retrouver presque en totalité dans les urines. Il se comporte alors comme ses congénères, les chlorures de sodium et
de potassium. Mais le sesquicarbonate, l'iodure, le phosphate
d'ammonium, sont des sels qui se décomposent facilement sous
l'influence de l'alcalinité du sang ; ils donnent naissance à de
l'ammoniaque libre, de sorte que l'injection de ces sels revient
à une véritable injection d'ammoniaque. Cet alcali volatil,
éminemment diffusible, se répand dans l'organisme, ébranle
le système nerveux et augmente, d'une manière puissante, les
actions réflexes lorsqu'il se trouve en contact avec les centres
de ce système (1). Cet effet ne persiste pas très longtemps,
parce que l'ammoniaque s'élimine partiellement par les voies
respiratoires, par la peau, et, sans doute, par les urines. J'ai
pu d'ailleurs constater directement l'élimination d'une certaine
quantité d'ammoniaque par les voies respiratoires. Cette quantité était très faible, il est vrai, car je n'ai pu la sentir en
flairant l'haleine de mon chien chez qui j'avais injecté du
sesquicarbonate d'ammoniaque ; mais, ayant approché de sa
bouche et de ses narines un papier de tournesol rouge humecté
d'eau, je l'ai vu bleuir légèrement, malgré l'excès d'acide carbonique qui existe dans les produits de la respiration (*Gazette
hebdomadaire*, 1871).

Caractères anatomiques. — De même que les symptômes,
les caractères anatomiques de l'intoxication par le sulfhydrate
d'ammoniaque offrent la plus grande analogie avec ceux de
l'intoxication par l'acide sulfhydrique. Ce sont également ceux
de l'empoisonnement par le méphitisme sulfuré des fosses d'aisances dont nous traiterons bientôt.

(1) L'excitation du système nerveux par l'ammoniaque se produit même chez
un animal qui vient de mourir, comme l'a observé mon ami Legros, dans des
opérations dont j'ai été témoin. Après avoir fait succomber des animaux par
hémorrhagie pour pouvoir mieux les injecter après la mort, ce physiologiste a
vu que, lorsque l'injection (carmin dissous *dans l'ammoniaque* et nitrate d'argent
très dilué, etc.) arrivait au centre, les membres des animaux exécutaient des
mouvements convulsifs rapides. On aurait pu croire qu'ils revenaient à la vie ;
il a fallu même les retenir parfois sur la table où ils reposaient.

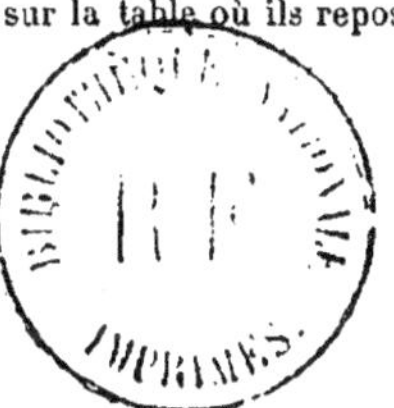

Ainsi, les tissus et le sang sont colorés en noir; ce dernier liquide étant examiné au spectroscope peut présenter deux spectres, suivant la quantité de sulfhydrate d'ammoniaque qu'il contient. En effet, l'hémoglobine, traitée par le sulfhydrate d'ammoniaque, en solution très étendue, donne simplement le spectre de l'hémoglobine réduite (pl. I, fig. 3), mais si la substance toxique se trouve en grande quantité, on voit apparaître une bande nouvelle, celle que nous avons déjà citée dans l'intoxication par l'acide sulfhydrique, et qui se trouve vers le milieu de l'espace CD (pl. II, fig. 4 et 5). Cette bande augmente peu à peu d'intensité, si le contact du sulfhydrate et de la solution d'hémoglobine est prolongé pendant un certain temps. Lorsqu'on agite à l'air la solution donnant le spectre (pl. II, fig. 3), la bande la plus large disparaît et est remplacée par les deux bandes de l'hémoglobine oxygénée, lesquelles sont alors très diffuses, et disparaissent rapidement au contact du sulfhydrate d'ammoniaque, tandis que la bande de l'hémoglobine réduite reparaît. D'après les recherches de Fumouze, la bande située entre C et D diminue de largeur et d'intensité par l'agitation de la solution au contact de l'air.

Traitement. — On suivra, dans le traitement de l'intoxication par le sulfhydrate d'ammoniaque, les préceptes indiqués dans l'étude de l'acide sulfhydrique ; c'est-à-dire qu'on recourra surtout *aux inhalations d'oxygène.*

Telles sont les principales données que nous possédons sur les effets de l'acide sulfhydrique, du sulfhydrate d'ammoniaque et des sels ammoniacaux en général. Elles vont nous servir à nous expliquer un empoisonnement qui est assez fréquent, celui que produit le méphitisme des fosses d'aisances. Ces mêmes données nous seront utiles dans l'étude d'une autre intoxication, assez fréquente également, mais beaucoup moins grave, celle que produit le méphitisme des égouts.

a. — **Empoisonnement par le méphitisme des fosses d'aisances.**

Indépendamment des matières putrides qu'elle tient en suspension, l'atmosphère des fosses d'aisances renferme tantôt des quantités variables d'acide sulfhydrique et de sulfhydrate d'ammoniaque, tantôt une forte proportion d'azote et de carbonate d'ammoniaque, ainsi que de l'acide carbonique libre. Dans le premier cas, elle répand une odeur sulfurée (*méphitisme sulfuré*) ; dans le second, une odeur nauséabonde et plus ou moins ammoniacale (*méphitisme azoté*). L'oxygène s'y trouve alors en faible quantité.

Le méphitisme sulfuré a une odeur d'œuf pourri ; il noircit le papier imprégné d'acétate de plomb ; une bougie y brûle avec une auréole bleuâtre. Le chlore en détruit l'odeur, en isole du soufre et produit des vapeurs blanches, s'il y a du sulfhydrate d'ammoniaque.

Le méphitisme azoté a l'odeur des matières fécales ou des matières ammoniacales ; il éteint les bougies, rougit ou verdit le sirop de violettes, suivant qu'il contient de l'acide carbonique ou des carbonates ammoniacaux. Il provient directement de la décomposition des matières organiques azotées, ou bien il résulte d'une action de l'air sur le méphitisme sulfuré dont le sulfhydrate d'ammoniaque et l'acide sulfhydrique s'oxyderaient, de manière que l'azote devînt prédominant dans le mélange. On l'a trouvé composé de 88 à 94 parties environ d'azote, de 2 à 4 parties d'acide carbonique ou de carbonates ammoniacaux.

L'asphyxie par le méphitisme des fosses d'aisances a lieu surtout lorsqu'on ouvre ces fosses, qu'on rompt la *croûte*, qu'on agite les matières solides et qu'on les déverse dans les tinettes On a vu souvent des ouvriers qui séjournaient sans inconvénient dans une fosse vidée pour la réparer, tomber comme foudroyés lorsqu'ils détachaient les croûtes appliquées contre les anfractuosités des murs, lorsqu'ils enlevaient les pierres ou lorsqu'ils donnaient un simple coup de pioche sur le sol de la fosse. On devra donc se méfier de ces croûtes, lors même que la fosse aurait été vidée depuis plusieurs jours.

EFFETS TOXIQUES.

Rien n'est plus variable ni plus étonnant que les symptômes observés dans cette intoxication désignée vulgairement par l'expression de *plomb*. Les vidangeurs en reconnaîtraient, suivant Galtier, vingt-sept variétés que Dupuytren a réduites à deux, correspondant aux deux variétés de méphitisme dont les effets peuvent se combiner entre eux. Or, si l'on se rappelle que les principes délétères qui se trouvent dans l'atmosphère des fosses d'aisances sont au nombre de trois : acide sulfhydrique et sulfhydrate d'ammoniaque (méphitisme sulfuré), carbonate d'ammoniaque (méphitisme azoté), il serait possible d'admettre trois variétés de plomb. Mais, comme les trois principes que nous venons de citer se trouvent plus ou moins mélangés entre eux, nous dirons qu'il n'y a qu'un seul empoisonnement par le méphitisme des fosses, mais que cet empoisonnement présente des variétés très nombreuses, suivant la prédominance de l'acide sulfhydrique seul ou des sels ammoniacaux, savoir : le sulfhydrate d'ammoniaque, qui est extrêmement toxique, puis le carbonate d'ammoniaque, qui l'est à un moindre degré que les deux composés précédents.

Ces données étant établies, puis les symptômes produits par l'acide sulfhydrique, d'une part, et par les sels ammoniacaux, d'autre part, ayant été signalés précédemment, nous pouvons aborder l'étude de ceux qui constituent l'empoisonnement en question et qui sont extrêmement curieux.

Le plus souvent, les premiers effets consistent en des accidents nerveux particuliers. L'ouvrier qui travaille dans une fosse d'aisances « rit, chante, fait entendre des sons modulés, déraisonne, jase ; ou bien, se sentant atteint, il se fait retirer de la fosse, parle beaucoup, éprouve subitement des mouvements convulsifs, danse comme un fou ; ou bien encore il est pris de suffocation subite, de douleur d'estomac, dans les articulations, d'un sentiment d'oppression, comme si un poids énorme comprimait sa poitrine, d'où probablement est venu le nom de plomb » (Galtier). La production des sons modulés constitue ce que les vidangeurs appellent *chanter le plomb*. Il en est qui poussent des cris sous l'influence des douleurs atroces qu'ils éprouvent à l'épigastre, aux articulations et à la tête. Puis, les symptômes ordinaires de l'asphyxie sulfhydrique ne tardent pas à se déclarer ; ce sont ceux que produit l'hydrogène sulfuré ; ils sont toutefois légèrement modifiés. Les battements cardiaques sont irréguliers, tumultueux, mais très affaiblis, la respiration est courte, pénible et *convulsive ;* une écume sanguinolente s'échappe de la bouche ; la face devient bleuâtre ou bien elle pâlit, la pupille est dilatée ; la mort arrive parfois dans l'espace de quelques minutes, rarement au delà de trois ou quatre heures.

D'autres fois, les symptômes graves que nous venons de signaler se manifestent dès le début ; ils ne sont pas précédés par les accidents nerveux que nous avons signalés ; les ouvriers tombent comme foudroyés. Ainsi de deux ouvriers qui sortent de la même fosse, l'un est attaqué d'une danse convulsive, s'enfuit en sautant continuellement, et, quelques instants après, l'asphyxie se déclare ; l'autre s'asseoit sur une borne, s'endort et tombe asphyxié. Un individu est pris de douleurs d'estomac, de convulsions avant d'être asphyxié ; rappelé à la vie et rentré de nouveau dans la fosse, il est pris d'un assoupissement profond, sans douleur ni convulsion.

Galtier, qui expose ces faits, ne peut les expliquer que par une prédisposition individuelle. Nous sommes plus avancés aujourd'hui sur cette question ; nous savons, d'un autre côté, que les êtres de la même espèce se ressemblent plus qu'on ne se plaît à le répéter, et que c'est dans les circonstances, dans le milieu extérieur, qu'il faut chercher la différence des résultats. De cette manière, ce qui était incompréhensible naguère devient rationnel et s'impose comme une conséquence nécessaire. Voici comment les choses se passent.

Les plaintes, les cris, la douleur, en un mot, les accidents nerveux qu'éprouvent les sujets exposés au méphitisme des fosses d'aisances, sont produits par les composés ammonia-caux que nous avons vus produire une excitation effroyable chez les animaux mis en expérience ; l'asphyxie qui a lieu ensuite, qui se produit même parfois instantanément, la sidé-ration observée dans certains cas, sont dues à l'acide sulfhydri-que ou au sulfhydrate d'ammoniaque respirés en excès, à un moment donné, car on sait que ces composés sulfurés sont excessivement dangereux et qu'ils abolissent l'hématose en réduisant l'hémoglobine. Le sulfhydrate d'ammoniaque et, par suite, le méphitisme sulfuré, peuvent donc produire des phéno-mènes d'excitation que l'acide sulfhydrique seul ne détermine pas.

Ophthalmie des vidangeurs. — C'est à l'action des sels ammo-niacaux volatils qu'est due cette ophthalmie que les ouvriers appellent *mitte*. En effet, elle est indépendante du méphitisme sulfuré, car elle se déclare également dans les fosses où les gaz ne renferment guère que du carbonate d'ammoniaque. Elle est d'ailleurs fréquente chez les égoutiers ; or, on sait que le mé-phitisme des égouts renferme très peu d'acide sulfhydrique et de sulfhydrate d'ammoniaque. Toutefois ce dernier peut, en sa qualité de composé ammoniacal, en favoriser le développement au même titre que le carbonate d'ammoniaque.

On distingue trois variétés principales de mittes : la mitte *simple, humide* ou *coulante*, la mitte *tardive* et la mitte *grasse.* La première variété est caractérisée par de l'enchifrènement, puis par de la céphalalgie et par des douleurs dans les orbites, enfin par un écoulement de larmes et de mucus nasal ; la seconde se déclare pendant la nuit par les douleurs que nous venons d'indiquer ; enfin, la troisième est caractérisée par une production de muco-pus.

Ces accidents ne présentent en général aucune gravité. Ils se dissipent le plus souvent par une simple exposition à l'air libre (mitte simple), par les lotions avec l'eau simple, l'appli-cation de compresses froides, le repos dans une chambre obscure ou simplement l'application sur les yeux de feuilles de choux fréquemment renouvelées, suivant la pratique des ouvriers (mitte tardive et grasse).

Traitement. — Le traitement est le même que celui de l'empoisonnement par le sulfhydrate d'ammoniaque. Il n'y a peut-être pas d'intoxication où l'*oxygène* soit aussi efficace.

Observations.

Empoisonnement par les fosses d'aisances ; disparition rapide des accidents aigus à la suite de l'emploi des inhalations d'oxygène.

Le 11 juillet 1865, plusieurs ouvriers étaient occupés à travailler à une fosse lorsque l'un d'eux, venant à ouvrir une fissure, donna lieu à un échappement de gaz qui le renversa immédiatement. Ses collègues, l'entendant tomber, descendent pour le relever ; mais arrivés à un certain niveau, ils sont asphyxiés et tombent eux-mêmes dans la fosse. Arrivent deux pompiers qui parviennent à retirer, non sans grand'peine, ces trois hommes ; les deux hommes qui étaient allés porter secours sont retirés mourants et succombent peu de temps après. Quant à l'autre, celui qui travaillait dans la fosse, il peut encore être transporté à l'hôpital ; mais il arrive à l'Hôtel-Dieu dans un état pour ainsi dire désespéré.

On l'admet dans le service de Grisolle. Il a la face bleue, violacée, les joues et les membres glacés ; il est sans connaissance et anesthésié, à un tel point que l'ammoniaque reste tout d'abord sans action sur ses fosses nasales. Il pousse des cris incessants ; ses membres supérieurs sont au contraire plutôt en résolution ; son pouls est petit, sans fréquence. Du vin et du café lui sont administrés pour combattre cet état ; des sinapismes sont appliqués sur le tronc et les membres, mais ces moyens et d'autres encore restent sans résultat.

L'existence du malade paraissait toujours menacée lorsque, vers dix heures et demie, je lui fis respirer de l'oxygène. Un ballon plein de ce gaz se trouvait justement dans la salle et servait alors au professeur Trousseau qui l'employait pour combattre l'anémie. Notre malade ayant respiré ce gaz pendant quelques minutes se trouva immédiatement soulagé ; nous vîmes les spasmes thoraciques disparaître, la teinte violacée diminuer et la connaissance revenir ; puis, en même temps, les membres se réchauffèrent peu à peu, et la température reprit son état normal. Vers deux heures de l'après-midi, la chaleur était plutôt élevée ; il survint quelques crachements de sang qui furent combattus à l'aide de ventouses sèches sur la poitrine. On prescrivit en outre 20 centigrammes d'émétique, qui furent suivis d'abondantes gardes-robes. Le soir, le malade était fatigué, courbaturé, mais dans un état qui offrait les meilleures espérances.

Le lendemain, il a 120 pulsations, sans chaleur vive à la peau ; les paupières sont fermées ; il existe une double conjonctivite. A part cette affection et un léger abattement, le malade se trouve bien. Le 13, la conjonctivite persiste, le pouls est moins fréquent, la respiration presque normale. Le 14, 80 pulsations ; toutes les fonctions s'accomplissent régulièrement. Le 17, la sortie est accordée. L'appétit est encore un peu faible, et le malade éprouve dans la marche des palpitations et de l'essoufflement ; néanmoins on peut le considérer comme définitivement guéri. (LANCEREAUX, *Gazette méd.* p. 10, 1870.)

b. — Empoisonnement par le méphitisme des égouts.

L'atmosphère des égouts renferme un *excès* d'azote et d'acide carbonique, et une diminution d'oxygène. Ainsi, une analyse faite par Gaultier de Claubry a donné : Az : 84,21 pour 100 ; CO^2 : 2,04 ; O : 13,79. Elle renferme en outre de l'hydrogène sulfuré, du sulfhydrate d'ammoniaque, du carbonate d'ammoniaque, en un mot, des composés sulfurés et ammoniacaux en quantités variables, mais toujours moindres que celles qui se trouvent dans le méphitisme des fosses d'aisances. Les lampes s'y éteignent facilement.

Symptômes. — D'après la composition du méphitisme des égouts, on prévoit aussitôt que les accidents doivent être infiniment moins graves que ceux qui ont été étudiés précédemment. Ils ressemblent parfois complètement à ceux que détermine l'air confiné ou vicié par un défaut d'oxygène. Ainsi les ouvriers peuvent n'éprouver que de légers symptômes, tels que le malaise, la courbature, le vertige, la céphalalgie, des nausées et des coliques, un anéantissement considérable ; puis, s'ils continuent de séjourner dans le milieu malsain, ils peuvent perdre connaissance et tomber à terre. Lorsqu'on les retire et qu'on les expose au grand air, ils *reviennent rapidement* à eux-mêmes en une demi-heure, un quart d'heure par exemple et même moins.

Jusque-là nous ne voyons rien de bien grave. Mais, si la proportion des composés sulfurés et ammoniacaux est notable, si le méphitisme revêt déjà les caractères de celui qui est sulfuré, on voit se manifester, d'une manière plus ou moins prononcée, les symptômes propres à ce dernier, c'est-à-dire du tremblement, des mouvements convulsifs, l'agitation, les cris, un délire furieux, avec fréquence et faiblesse du pouls, la résolution musculaire, la pâleur, la suspension de la respiration. De même que dans l'intoxication par le méphitisme des fosses d'aisances, ceux qui donnent leurs soins aux asphyxiés par le méphitisme des égouts peuvent éprouver des accidents.

La *mitte* des égoutiers, qui se manifeste aussi chez les charretiers qui conduisent les boues, est plus légère et plus indolente que celle des vidangeurs. Elle n'est pas précédée d'enchifrènement. L'exposition à l'air, les lotions avec l'eau froide suffisent pour la dissiper. Il faut rejeter les collyres émollients, qui aggravent le mal.

Traitement. — On agit, dans un cas d'intoxication aiguë, comme dans l'empoisonnement par le méphitisme des fosses d'aisances.

VI. — EMPOISONNEMENT PAR DIVERS COMPOSÉS DU SÉLÉNIUM ET DU TELLURE.

a. — Sélénium, sélénites, séléniates, et acide sélénhydrique.

Le sélénium a été découvert par Berzélius, en 1817. Ce métalloïde est d'un brun rouge lorsqu'il est fondu, et de couleur rouge vermillon lorsqu'il est en poudre obtenue par précipitation. Chauffé à l'air, il brûle en donnant de l'anhydride sélénieux SeO^2, comme le soufre donne, dans la même circonstance, un anhydride vulgairement appelé acide sulfureux SO^2; mais l'acide azotique bouillant le transforme en acide sélénieux, tandis que, traité par le même acide, le soufre donne de l'acide sulfurique.

L'acide sélénieux est un corps solide, blanc, très soluble dans l'eau. Il ressemble assez, au premier aspect, à l'acide iodique, bien que la forme cristalline en soit différente. On l'obtient en oxydant le sélénium par l'acide azotique ou par l'eau régale.

Les sélénites alcalins sont solubles, les autres sont insolubles ou très peu solubles dans l'eau, mais ils se dissolvent dans les acides. Ainsi le sélénite de baryte, insoluble dans l'eau, est soluble dans l'acide chlorhydrique étendu ; c'est même cette propriété qui le distingue du séléniate de baryte.

Rien n'est plus facile que de reconnaître l'acide sélénieux et les sélénites. En effet, sous l'influence des réducteurs, tels que l'hydrogène naissant, l'acide sulfureux, ces composés perdent leur oxygène, et le sélénium se dépose sous l'aspect d'un précipité rouge caractéristique. Supposons qu'il s'agisse de reconnaître un sélénite alcalin : on verse une solution de ce sel dans un tube, puis on ajoute de l'acide sulfureux et l'on observe aussitôt la précipitation du sélénium. Il est préférable de mettre dans le tube un fragment de sulfite de soude et de verser ensuite de l'acide chlorhydrique ; en effet, l'acide sulfureux naissant agit mieux que l'acide libre, et la précipitation est en outre facilitée par la présence de l'acide chlorhydrique. C'est d'ailleurs ce procédé qu'il faut suivre lorsqu'il s'agit de reconnaître un sélénite insoluble.

La formule de l'acide sélénique, H^2SeO^4, est analogue à celle de l'acide sulfurique H²SO⁴. L'acide sélénique se présente sous l'aspect d'un liquide incolore, oléagineux, de densité égale à 2,6. Au contact de l'eau, il produit une grande élévation de température. On voit que les analogies les plus frappantes existent entre cet acide et l'acide sulfurique.

Les séléniates se distinguent des sélénites en ce qu'ils ne sont pas réduits par l'acide sulfureux. Mais, traités par l'acide chlorhydrique bouillant, ils produisent un dégagement de chlore et sont ramenés à l'état de sélénites.

$$MSeO^4 + 2HCl = MSeO^3 + Cl^2 + H^2O.$$

C'est pourquoi, si l'on ajoute à la liqueur obtenue une goutte d'une dissolution sulfurique d'indigo pour la colorer en bleu, on voit la coloration disparaître sous l'influence du chlore. Cette réaction est fondamentale; mais il faut, pour n'être pas induit en erreur, que l'acide chlorhydrique employé soit complètement exempt de chlore libre.

Effets toxiques du sélénite de soude. — J'ai préparé une petite quantité de ce sel en traitant du sélénium par l'acide azotique bouillant, puis saturant par le carbonate de soude l'acide sélénieux qui s'était formé dans la première réaction. Le sel ainsi obtenu était déliquescent, d'une saveur peu salée et non désagréable.

J'ai fait avaler à un chien, à jeun depuis dix-sept heures, 80 centigrammes de sélénite de soude dissous dans 50 grammes d'eau. Dix minutes après l'ingestion, cet animal éprouve un premier vomissement suivi de plusieurs autres. Les matières rendues sont d'abord spumeuses, puis elles deviennent blanchâtres. L'animal refuse de manger de la journée, il boit parfois, mais il rend l'eau qu'il a prise. Ses oreilles et son nez sont chauds, les battements cardiaques sont accélérés.

Bien qu'il fût probable que la plus grande partie du sel avait été rejetée par les vomissements, j'ai examiné à plusieurs reprises les urines de ce chien. Elles n'ont jamais contenu ni sucre ni albumine; le soir elles étaient sanguinolentes, mais elles ne contenaient pas de globules. J'avais déjà observé, dans d'autres expériences, la coloration rouge des urines produite par l'hémoglobine dissoute, sans qu'il y eût des globules libres.

Il m'a été possible de trouver des traces de sélénites dans cette urine. En effet, sous l'influence de l'acide sulfureux, j'ai obtenu un faible dépôt de sélénium reconnaissable à sa couleur rouge. L'urine ne renfermait pas de séléniate, car j'ai essayé en vain de provoquer la décoloration de la dissolution sulfurique d'indigo en la faisant bouillir avec l'acide chlorhydrique pur. J'avais déjà la preuve que les *sélénites ne se comportent pas comme les sulfites, c'est-à-dire qu'ils ne s'oxydent pas dans l'économie, pour se métamorphoser en séléniates.* On verra que les séléniates sont au contraire réduits dans l'organisme.

Le lendemain, dix-huit heures après l'ingestion, le chien se portait mieux. Son urine ne contenait alors ni sélénite ni séléniate.

Dans une autre expérience, 25 centigrammes de sélénite de sodium, dissous dans 40 grammes d'eau, sont injectés dans les veines d'une chienne de taille médiocre. L'animal était à jeun depuis vingt heures.

A peine est-elle détachée, cette chienne vomit des matières filantes. Elle fait deux ou trois tours dans le laboratoire comme si de rien n'était, mais bientôt elle s'asseoit sur ses pattes de derrière, elle devient haletante, sa langue est proéminente comme si elle venait de faire une grande course, sa respiration est extraordinairement gênée. Enfin elle meurt en rendant des urines et des fèces; ses pupilles sont extrèmement dilatées. Il y avait cinq minutes que l'injection était faite.

Je l'ouvre aussitôt. Les poumons, le foie, la rate, les reins, sont extrèmement congestionnés. Le cœur est vide, les cavités gauches ne renferment pas une goutte de sang. L'estomac ainsi que les bronches renferment un peu d'écume. Mais ce qui frappe, c'est la présence *d'une multitude de petits cristaux prismatiques* que je trouve dans le sang examiné au microscope; les globules paraissent pourtant normaux. Il est probable que ces cristaux avaient déterminé l'asphyxie au milieu de laquelle cette chienne était morte.

Dans une autre expérience, 10 centigrammes du même sel dissous dans 40 grammes d'eau distillée sont injectés, dans une veine d'une patte postérieure, chez une chienne de taille au-dessous de la moyenne. Cette fois, la mort n'arrive que dix-huit minutes après l'injection; les symptômes sont les mêmes que précédemment, mais ils sont plus faciles à apprécier. Cinq minutes après l'injection, émission d'urine et de fèces; trois minutes plus tard, les battements cardiaques sont ralentis; la chienne s'asseoit sur ses pattes de derrière, sa respiration s'accélère et devient haletante, comme dans l'expérience précédente. Enfin, douze minutes après le début de l'expérience, l'animal tombe sur le côté; sa respiration est encore plus haletante, plus difficile; les battements cardiaques deviennent imperceptibles. Nouvelle émission d'urine et de fèces. Une écume extrèmement abondante sort continuellement de sa bouche et de ses narines, le sol en est couvert; enfin la chienne meurt à deux heures dix minutes. Avant d'expirer, elle présente quelques légers symptômes convulsifs.

Autopsie. — Les poumons sont extrèmement congestionnés dans l'hépatisation rouge; la trachée et les bronches sont remplies d'écume. La rate est également le siège d'une congestion intense. Les reins sont bleus à leur surface, ils sont complètement noirs à la coupe; leur portion corticale présente une coloration plus foncée que leur portion tubuleuse. Le cœur gauche est vide, les cavités droites renferment du sang fluide. Le système veineux tout entier est gorgé d'un sang noir, les veines du mésentère, de la pie-mère, de la toile choroïdienne, sont distendues. Mais ce qui me frappe encore davantage que l'expérience précédente, c'est *la présence dans le sang d'une multitude de ces petits cristaux prismatiques* dont j'ai déjà parlé. Iis sont parfois aussi nombreux, plus nombreux même que les globules. Les dimensions en sont variables, mais la plupart ont 1 à 4 millièmes de millimètre de diamètre et une longueur beaucoup plus considérable. J'ajouterai, à ce sujet, qu'ayant échangé avec un de mes collègues du laboratoire le chien sur lequel j'ai fait la première expérience, et que ce chien ayant été sacrifié un mois après, on trouva dans

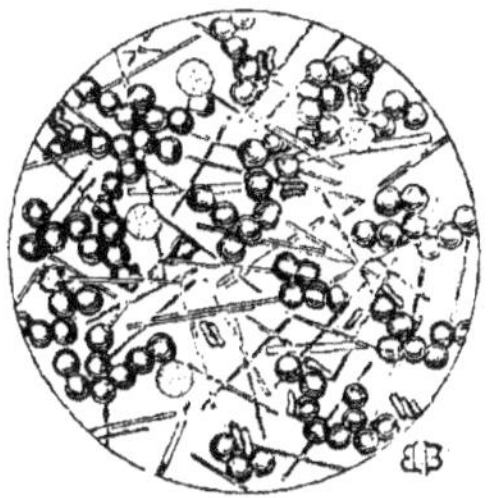

Fig. 8. — Cristaux observés dans le sang après l'intoxication par les sélénites et les tellurites.

le sang du cœur, surtout des cavités droites, des cristaux que j'ai reconnus être tout à fait semblables à ceux que j'avais vus auparavant.

Enfin, dans une quatrième expérience, 50 centigrammes de sélénite de soude, dissous dans 50 grammes d'eau, sont portés, à l'aide d'une sonde, dans l'estomac d'un lapin. Les symptômes observés sont doubles et diamétralement opposés. Au début, il y a fièvre, accélération de la respiration et des battements cardiaques ; les oreilles et le nez de ce lapin deviennent chauds ; je compte près de 200 mouvements respiratoires par minute. Puis le calme se rétablit ; mais il est bientôt remplacé par une nouvelle série de graves symptômes. Les pupilles, qui étaient dilatées pendant la fièvre, reviennent à l'état normal ; les mouvements respiratoires descendent progressivement à 124, 60, 40, 15 et au-dessous. Les battements cardiaques diminuent de nombre, mais surtout d'intensité ; ils deviennent imperceptibles. Les oreilles et le nez du lapin sont frais, son haleine est froide. Un peu plus tard, l'animal est insensible ; il n'y a plus d'action réflexe, la respiration devient de plus en plus rare et est remplacée par des râles espacés à l'inspiration ; enfin la mort arrive une heure vingt-cinq minutes après l'ingestion du sélénite.

Autopsie. — Elle est faite immédiatement après la mort, alors que toute inspiration a cessé. Les ventricules sont complètement en repos ; je vois les oreillettes se contracter trois fois encore. Les oreillettes contiennent du sang ; les ventricules, surtout le gauche, sont presque complètement vides. Le sang est noir. Les poumons sont congestionnés ; la tachée renferme de l'écume, surtout vers la partie supérieure ; sa muqueuse est rouge, les vaisseaux du mésentère et de l'intestin grêle sont gorgés de sang. Cependant la rate et les reins ont à peu près conservé leur couleur normale. L'estomac est sain ; j'en retire au moins la moitié de la solution ingérée. Traité à froid par le sulfite de soude et par l'acide chlorhydrique, ce liquide donne un abondant précipité de sélénium rouge-brique. Ainsi une partie seulement du sel avait été absorbée. La vessie ne contenait que 2 centimètres cubes d'urine, car le lapin avait uriné un quart d'heure avant l'ingestion. Cette urine renfermait de l'albumine. Le cerveau, la moelle, ne présentaient rien ; l'animal était mort d'ailleurs sans convulsion. Je n'ai trouvé dans le sang qu'un petit nombre de cristaux.

On voit que, dans cette expérience, de même que dans les précédentes, la mort a eu lieu par asphyxie. Le sang ne pouvant plus circuler dans les poumons, l'hématose a été interrompue, d'où réfrigération de l'animal, insensibilité, abolition du pouvoir réflexe, resserrement de la pupille qui avait été dilatée au début, et enfin coloration noire du sang constatée à l'autopsie.

Il est incontestable que les cristaux qui ont été rencontrés dans le sang ont contribué, pour une large part, à la congestion extrême dont tous les viscères étaient le siège. Ils ont apporté un obstacle mécanique à la circulation, d'où la production de cette asphyxie effroyable au milieu de laquelle les animaux ont succombé.

J'ajouterai cependant que, dans certains cas, par exemple lorsque j'avais introduit le sélénite de soude à l'aide d'une seringue de Pravaz dans le tissu cellulaire sous-cutané, à haute dose, telle que celle de 50 centigrammes, en plusieurs points de la peau, afin d'obtenir une absorption et des effets rapides, je n'ai pas trouvé de ces cristaux dans le sang, et que la mort a paru être produite plutôt par syncope. Dans ces cas, le cœur s'est ralenti considérablement dès le début, les battements se sont réduits à 40, à 20 par minute ; la respiration est devenue haletante et rapide ; puis le cœur a fini par s'arrêter après de très légères convulsions. Les poumons étaient congestionnés à un degré moindre que lorsque le sang contenait des cristaux. Le liquide sanguin était d'un brun sale dans le cœur droit, d'un rouge très obscur dans le cœur gauche ; il n'était pas noir comme dans l'empoisonnement précité ni dans celui que produisent les séléniates et l'acide sélénhydrique ; les viscères n'étaient pas congestionnés. L'arrêt du cœur, après l'introduction du sélénite de soude à haute dose dans l'organisme, est dû néanmoins à une altération profonde du sang, comme dans l'intoxication par l'oxyde de carbone, par l'acide cyanhydrique et par d'autres poisons hématiques. — En expérimentant sur les grenouilles avec le sélénite de soude, j'ai vu la sensibilité et la motilité s'affaiblir peu à peu et disparaître, puis le cœur s'arrêter. On ne pouvait invoquer, chez ces animaux, la mort par asphyxie : le sang ne contenait pas de cristaux.

En résumé, le sélénite de soude peut être considéré comme un poison mécanique, puisqu'il détermine, dans le torrent sanguin, la production de corps étrangers, cristallins, qui arrêtent la circulation. Toutefois, je suis loin de croire que cet effet mécanique soit la seule cause de la mort par ce poison, car on verra plus bas que le séléniate de soude est presque aussi terrible que le sélénite de ce même métal, bien qu'on ne retrouve pas de cristaux dans le sang des animaux qui ont succombé. Il y a une altération évidente du sang.

Séléniates de potasse. — On connaît le biséléniate $KHSeO^4$ et le séléniate neutre K^2SeO^4. Ces sels correspondent tout à fait au bisulfate et au sulfate neutre de potasse. Je n'ai étudié que le séléniate neutre.

Ce dernier est très soluble dans l'eau et possède une saveur salée et piquante. Il cristallise en prismes anhydres.

Le 23 mai 1868, j'ai injecté chez un chien, dans une veine d'une patte postérieure, 25 centigrammes de séléniate neutre de potasse, dissous dans 40 grammes d'eau distillée.

Un quart d'heure après l'injection, l'animal éprouve un premier vomissement suivi de plusieurs autres dans les heures suivantes. Les matières rendues sont blanches et spumeuses. En même temps, ce chien a une diarrhée séro-albumineuse très abondante. Le sel a donc produit un courant osmotique considérable du sang dirigé vers l'intestin et vers l'estomac.

Les battements cardiaques s'accélèrent ; à neuf heures et demie du soir, j'en compte 150 par minute. La respiration devient difficile, les expirations sont prolongées et légèrement bruyantes.

Il boit une assez grande quantité d'eau qu'il rend ensuite en grande partie. Les battements cardiaques sont très rapides ; à onze heures, il en a 120 ; ses oreilles et son nez sont brûlants ; pendant toute la nuit, la diarrhée persiste ; mais de séro-albumineuse qu'elle était au début, elle devient sanguinolente et, le lendemain matin, l'animal rend constamment une petite quantité de sang par l'anus.

Le matin, je perçus avec étonnement une odeur analogue à celle de l'hydrogène sulfuré ; c'était celle de l'hydrogène sélénié. J'avais donc la preuve que *le séléniate de potasse s'était réduit dans l'organisme.* Cette odeur devint de plus en plus manifeste, mais en même temps l'état de l'animal devint de plus en plus grave. Vers midi, ce chien restait étendu sans mouvement ; les battements cardiaques étaient excessivement faibles ; le sang paraissait stagner dans les veines, car je pouvais à peine obtenir quelques gouttes de ce liquide par des piqûres et même par de légères incisions que l'animal ne semblait pas ressentir. Les globules observés avant la mort étaient presque normaux; leurs contours seulement étaient un peu moins réguliers. Enfin, l'animal succomba quelques minutes plus tard, seize heures et demie après l'injection de la substance vénéneuse.

Je remarquai à l'autopsie que les poumons présentaient une congestion portée à un certain degré, mais nullement comparable à celle que j'avais observée dans l'empoisonnement par le sélénite de soude. Je n'ai pu d'ailleurs trouver aucun de ces cristaux si remarquables que j'avais vus en quantité prodigieuse dans le sang de mes animaux qui avaient succombé sous l'influence des sélénites. Le sang était noir et fluide, mais coagulable; il remplissait les quatre cavités du cœur. Ainsi la mort devait être attribuée, non à un empoisonnement mécanique, mais à un empoisonnement présentant de l'analogie avec celui que détermine l'hydrogène sulfuré.

L'intestin grêle était ecchymosé, comme gangrené par places. Il renfermait une assez grande quantité d'un liquide légèrement verdâtre, dans lequel j'ai trouvé un grand nombre de cellules épithéliales. La vessie ne contenait que 2 à 3 grammes d'une urine renfermant des leucocytes, des cellules épithéliales et de la graisse, quelques spermatozoïdes et de l'albumine. Les bassinets contenaient également de l'urine, des épithéliums, des leucocytes et quelques granules graisseux. Les tubuli étaient desquamés.

Séléniates de soude. — Le séléniate neutre de soude Na^2SeO^4 se prépare facilement en chauffant au rouge un mélange de sélénium en poudre et d'azotate de soude. Ce sel cristallise en prismes d'une saveur salée d'abord, puis sulfureuse et métallique. Il est très soluble dans l'eau.

Au mois de janvier 1869, j'ai présenté à la Société de biologie une jeune chienne chez laquelle je venais d'injecter, un quart d'heure auparavant, dans une veine d'une patte postérieure, 20 centigrammes de séléniate de soude dissous dans 40 grammes d'eau distillée. *L'haleine de cette chienne répandait une forte odeur d'hydrogène sélénié*, odeur que tout le monde a pu percevoir et reconnaître. J'avais ainsi une nouvelle preuve de la réduction des séléniates dans la profondeur de l'organisme. En même temps l'animal éprouvait des vomissements aqueux et spumeux et une diarrhée séro-muqueuse abondante. Les battements cardiaques étaient accélérés, l'haleine et le museau de l'animal étaient tantôt chauds, tantôt froids. Enfin, deux heures après l'injection, la chienne mourut sans que je m'en sois aperçu, étant resté quelques moments sans l'observer.

Je ne m'attendais pas à une mort aussi prompte, puisque le premier chien, qui était de taille plus forte il est vrai, avait souffert plusieurs heures. Les lésions constatées après la mort furent trouvées analogues à celles que j'avais constatées chez le chien précédent; mais elles étaient moins prononcées. Les cavités cardiaques renfermaient du sang qui m'a paru noir; ce liquide ne contenait pas de cristaux.

Les matières vomies, et celles qui avaient été rendues par l'anus, répandaient le lendemain une forte odeur d'acide sélénhydrique.

Dans une autre expérience, 10 centigrammes de séléniate de soude dissous dans 30 grammes d'eau sont injectés, dans une veine d'une patte postérieure, chez un chien jeune et de taille au-dessous de la moyenne. Moins de cinq minutes après l'injection, on commença à percevoir l'odeur de l'hydrogène sélénié. Cette odeur devient de plus en plus forte. Bientôt l'animal éprouva des vomissements et une diarrhée abondante. Les vomissements sont fluides, puis spumeux; ils exhalent une faible odeur d'acide sélénhydrique. L'animal paraît souffrant; une heure après l'injection, son état s'est considérablement aggravé. Il refuse de manger, il boit seulement de l'eau avec plaisir, ce qui s'explique par l'abondance du flux intestinal. Quatre heures plus tard, la prostration est extrême. Les vomissements ont presque cessé, mais le flux intestinal est considérable. Les déjections, qui sont verdâtres, renferment un grand nombre de leucocytes de faible dimension, un petit nombre de globules sanguins et quelques granules graisseux. L'urine ne contient pas d'albumine.

Le lendemain, même état. Le chien a beaucoup uriné pendant la nuit. *Son haleine sent fortement l'acide sélénhydrique.* Ses urines répandent l'odeur de ce gaz délétère ; il en est de même de l'animal tout entier qu'il suffit de toucher pour que la main emporte avec elle cette odeur. L'animal est affaissé ; il n'a cependant pas de fièvre ; ses oreilles et son nez sont frais, les battements cardiaques sont à peu près normaux. Il refuse de manger ; il boit seulement de l'eau en assez grande quantité.

Le flux intestinal est toujours abondant. Les déjections renferment beaucoup de mucosités, des débris de muqueuses, un grand nombre de leucocytes, des globules sanguins en moindre quantité, et quelques rares cristaux de phosphate ammoniaco-magnésien parfaitement réguliers. L'urine est acide ; les cellules épithéliales ne sont pas plus nombreuses que dans l'urine normale, et je n'y trouve ni sucre ni albumine.

Le troisième jour de l'expérience, le chien était toujours très affaissé ; il refuse de manger et boit seulement environ un demi-litre d'eau. La diarrhée a diminué ; les déjections et les urines présentent les mêmes caractères que la veille.

Enfin, le quatrième jour, l'animal, qui est considérablement amaigri, semble un instant devoir guérir, car il mange avec plaisir. Toutefois son haleine et son urine exhalent encore une odeur manifeste d'acide sélénhydrique.

Le cinquième jour de l'expérience, même état. Enfin, le lendemain, je le trouve considérablement refroidi ; son haleine, qui répand encore l'odeur de l'acide sélénhydrique, est glacée ; la température rectale est de 31 degrés ; les battements cardiaques sont rapides, mais faibles ; la respiration devient rare ; enfin, le chien meurt sans convulsions, près de six jours après l'injection de la substance vénéneuse.

Autopsie. — Cinq minutes après le dernier mouvement respiratoire, j'ouvre la poitrine de l'animal : l'oreillette droite se contracte avec énergie, les contractions du ventricule droit sont faibles, mais le cœur gauche paraît presque en repos absolu. Ce qui me frappe, c'est la persistance des battements cardiaques. Vingt minutes après l'ouverture de la poitrine et de l'abdomen, je compte 47 contractions par minute ; le thermomètre introduit dans le rectum marque 29 degrés. J'ouvre le péricarde, qui contient une sérosité renfermant beaucoup d'albumine ; le cœur persiste à battre. Dix minutes plus tard il se contracte 21 fois par minute, la température rectale étant de 26°,7. Enfin, trois quarts d'heure après la mort, il s'arrête complètement, la température étant descendue à 25 degrés environ.

Le chien, avant de mourir, s'était donc transformé en un animal à sang froid. Cependant il n'était pas mort d'inanition, attendu que son estomac renfermait des aliments, et que les chylifères étaient nettement visibles à cause de leur blancheur.

Le sang était sombre, mais coagulable ; il renfermait plus de globules blancs qu'à l'état normal. Les globules rouges étaient framboisés et agglutinatifs. Je n'ai pu trouver aucun de ces cristaux que j'avais vus en si grande quantité dans le sang des animaux empoisonnés par les sélénites.

Les poumons étaient congestionnés dans presque toute leur étendue ; la trachée renfermait une écume assez abondante.

Le cerveau, le foie, la rate et les reins étaient normaux. La vessie était pleine d'une urine acide ne renfermant ni sucre, ni albumine. D'ailleurs les tubuli n'étaient pas desquamés. Cette urine sentait encore l'acide sélénhydrique. Les organes musculaires et les parenchymes présentaient une couleur sombre.

En résumé : Les expériences faites avec les séléniates prouvent que ces composés sont éminemment toxiques, et qu'ils amènent la mort d'une manière toute différente que les sélénites. L'empoisonnement a lieu par l'hydrogène sélénié, et peut être comparé avec celui que produit l'hydrogène sulfuré. Enfin, je ferai remarquer que le séléniate de soude paraît se réduire plus facilement dans l'organisme que le séléniate de potasse.

Acide sélénhydrique. — L'acide sélénhydrique ou hydrogène sélénié, H²Se, correspond à l'acide sulfhydrique H²S. C'est un gaz incolore, d'une odeur qui rappelle celle de l'acide sulfhydrique et qui est encore plus désagréable que cette dernière. Il est soluble dans l'eau ; la solution abandonnée à l'air laisse déposer peu à peu du sélénium de couleur rougebrique, comme l'acide sulfhydrique laisse déposer du soufre dans les mêmes circonstances. Il brûle en mettant le sélénium en liberté.

L'hydrogène sélénié est éminemment toxique. Suivant Fodéré, Berzélius, qui découvrit ce poison, aurait failli en être la victime. A la suite de manipulations de ce gaz, plusieurs chimistes du laboratoire de Göttingen en éprouvèrent les funestes effets pendant huit à quinze jours.

Le mécanisme de la mort par l'hydrogène sélénié est analogue à celui de la mort par l'hydrogène sulfuré. Ce poison réduit l'hémoglobine, comme je l'ai reconnu le premier, en traitant du sang par ce gaz. Ce liquide prend

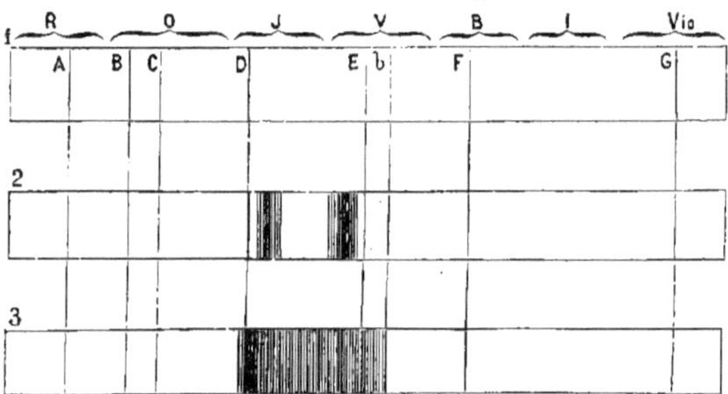

Fig. 9. — 1, spectre solaire avec la position des sept couleurs et des raies principales de Frauenhofer ; 2, spectre du sang normal ou de l'hémoglobine oxygénée ; 3, spectre du sang d'un chien intoxiqué par le séléniate de soude.

alors une couleur foncée noirâtre, et lorsqu'on l'examine au spectroscope, on observe une large bande qui occupe tout l'espace compris entre les raies D et E, et s'étend même au delà de cette dernière jusqu'à la raie *b*. Quand on fait passer un courant d'oxygène dans le sang intoxiqué par l'acide sélénhydrique, les bandes normales de l'hémoglobine O apparaissent, ce qui prouve que la substance toxique est chassée par l'oxygène qui en prend la place ; d'où l'indication de faire respirer l'oxygène dans un cas d'intoxication par l'acide sélénhydrique comme dans l'empoisonnement par l'acide sulf-hydrique et par le sulfhydrate d'amoniaque.

Ayant injecté sous la peau chez un chien, en quatre points différents, 60 centigrammes de séléniate de soute dissous dans 5 centimètres cubes d'eau, l'haleine de cet animal commença à répandre, au bout d'un quart d'heure, l'odeur de l'acide sélénhydrique. Il mourut en dix heures environ. Ses chairs étaient noirâtres, son sang était noir et fluide, se coagulant très difficilement et très imparfaitement. Les quatre cavités du cœur, surtout l'oreillette droite, contenaient une assez grande quantité de ce liquide qui était aussi noir dans le cœur gauche que dans le cœur droit. Examiné au spectroscope, il présenta la bande foncée représentée dans la figure 8. C'est même dans cette circonstance que j'observai pour la première fois cette bande d'absorption. Les séléniates intoxiquent par l'acide sélénhydrique auquel ils donnent naissance dans l'organisme.

b. — Tellure, tellurites et tellurates.

Le tellure a été découvert, en 1782, par Müller de Reichenstein. On le trouve uni à l'or, à l'argent, au cuivre, au plomb et plus souvent au minerai de bismuth.

Ce métalloïde, beaucoup plus rare que le sélénium, est d'un blanc d'argent et presque aussi lourd que l'étain. Il est cassant, facilement fusible et cristallise en rhomboèdres. Lorsqu'on le chauffe dans l'air, il prend feu et brûle avec une flamme bleue, en donnant de l'anhydride tellureux TeO^e. Traité par l'acide azotique bouillant, il donne de l'acide tellureux H^2TeO^3. Une lessive bouillante de potasse et de soude le transforme en tellure et en tellurite.

Les propriétés des tellurites sont analogues à celles des sélénites. Ainsi les tellurites alcalins sont solubles, les autres ne le sont pas, ou ne le sont que très peu, mais ils se dissolvent dans l'acide chlorhydrique. On les reconnaît très facilement à la propriété qu'ils possèdent d'être réduits par l'acide sulfureux et de donner un dépôt noir de tellure pulvérulent. Quand il s'agit d'un tellurite alcalin, il suffit de verser de l'acide sulfureux dans la solution aqueuse; mais s'il s'agit d'un tellurite insoluble dans l'eau, il faut le dissoudre dans l'acide chlorhydrique et ajouter ensuite à la solution quelques cristaux d'un sulfite; il se dégage alors de l'acide sulfureux qui réduit le tellurite.

L'acide tellurique H^2TeO^4 correspond à l'acide sulfurique H^2SO^4. Les tellurates alcalins sont solubles, les autres sont presque insolubles, mais ils se dissolvent bien à froid dans les acides.

On reconnaît les tellurates à la propriété que possèdent leurs dissolutions dans l'acide chlorhydrique bouillant de donner du chlore et de l'acide tellureux. C'est pourquoi si une portion de la liqueur est traitée par l'indigo et l'autre par un sulfite, on voit, dans la première portion, l'indigo se décolorer et, dans la seconde, on observe un dépôt de tellure.

Tellurite de soude. — Ce sel est très soluble dans l'eau. Traité par l'acide chlorhydrique et le sulfite de soude, il donne un dépôt de noir pulvérulent. J'ai préparé moi-même la quantité dont j'avais besoin par le procédé suivant, que je crois le meilleur.

On réduit le tellure en poudre, puis on le traite par l'acide azotique. Il se dégage des vapeurs nitreuses, en même temps que le tellure s'oxyde. On chasse l'excès d'acide azotique par la chaleur, et il reste de l'anhydride tellureux blanc ou jaune, suivant la température à laquelle il a été porté. Cet anhydride est ensuite fondu avec du carbonate de soude et donne un tellurite d'une blancheur parfaite lorsqu'il est pur.

J'injecte à cinq heures chez une chienne, dans une veine d'une patte postérieure, 8 centigrammes de tellurite de soude dissous dans 40 grammes d'eau distillée. Ces 8 centigrammes contiennent à peu près 5 centigrammes de tellure.

Les effets immédiats sont nuls. De six heures à sept heures, la chienne vomit une fois. A sept heures, elle est souffrante ; tantôt elle se repose, tantôt elle se promène en baissant la queue. Elle n'a pas de fièvre ; ses oreilles et son nez sont frais. Mais je remarque déjà une certaine difficulté de la respiration. Les choses semblent donc devoir se passer comme chez les animaux que j'avais empoisonnés par le sénélite de soude ; seulement les effets sont moins rapides, sans doute parce que la dose du tellurite injecté a été très faible.

A neuf heures, la chienne est couchée et insensible. Le pincement et les piqûres avec une épingle ne produisent aucun mouvement, ce qui s'explique par l'asphyxie que l'animal éprouve, car sa respiration est saccadée et extrêmement difficile. Son haleine est froide ; les battements cardiaques, déjà ralentis depuis quelque temps, deviennent de plus en plus rares. J'observe bientôt l'opisthotonos, et la mort arrive presque aussitôt après une longue expiration.

Autopsie. — Elle est faite le lendemain, à huit heures du matin. Rigidité cadavérique ; du sang sort par l'anus. La cavité péritonéale contient une grande quantité d'un liquide sanguinolent. L'estomac, les intestins, présentent de nombreuses ecchymoses à leur face externe ; les veines mésentériques sont gorgées de sang. Le tube intestinal contient également une matière fluide et sanguinolente. L'estomac renferme une bouillie noirâtre ; la muqueuse en est partout rouge et ecchymosée. Le foie est fortement engoué ; la rate l'est également, mais à un degré moindre. Les reins sont le siège d'une congestion si intense qu'ils paraissent totalement noirs. Les cellules éphithéliales des tubuli sont remplies de granulations graisseuses. La vessie est fortement rétractée et ne contient pas une goutte d'urine.

Les poumons sont fortement congestionnés, surtout celui du côté gauche (l'animal était mort couché sur ce côté); les cavités pleurale et péricardique renferment une sérosité sanguinolente ; cette sérosité est surtout abondante dans la plèvre. La trachée et ses divisions sont remplies d'une écume rougeâtre. De même que tous les troncs veineux, le cœur droit renferme une grande quantité de sang ; le cœur gauche n'en renferme pas, mais l'aorte en contient. Ce liquide est partout obscur et tout à fait fluide. Mais ce qui frappe, c'est la présence dans le sang d'une multitude de *cristaux prismatiques*, semblables à ceux que j'avais observés dans l'empoisonnement par le sénélite de soude (fig. 7). Ces cristaux sont extrêmement nombreux dans le sang du ventricule droit ; ils paraissent parfois plus nombreux que les globules et se présentent sous l'aspect d'aiguilles prismatiques, tantôt enchevêtrées, tantôt fasciculées.

Le contenu sanguinolent de l'intestin grêle renferme une multitude de cellules épithéliales prismatiques, de tres rares globules sanguins, mais aucun des cristaux qui viennent d'être signalés.

Ainsi, comme on pouvait le prévoir dès l'apparition des premiers symptômes offerts par l'animal en expérience, les accidents ont été analogues à ceux qu'avaient produits les sélénites. La mort est arrivée plus tardivement, ce qui s'explique par la faible dose du tellurite, mais elle a été déterminée de même par un empoisonnement mécanique, par une asphyxie mécanique. De plus les lésions constatées après la mort, lésions telles que je n'en avais jamais vues, doivent faire considérer le tellure comme un métalloïde excessivement toxique et plus terrible que le sélénium.

Gmelin avait expérimenté jadis l'acide tellureux sur les lapins et avait vu 50 centigrammes de cette substance amener la mort en trois jours sans produire de symptômes particuliers. Le sang était coloré en violet, le foie présentait des taches rouges, l'épithélium de la muqueuse intestinale était enlevé, mais cette même muqueuse ne présentait pas d'inflammation proprement dite. Remarquons, pour expliquer cette action toxique moindre que celle que j'ai observée avec le tellurite de soude, que l'acide tellureux est très peu soluble, qu'il s'est d'ailleurs décomposé dans le tube digestif, car le mucus intestinal et les fèces étaient colorés en noir par le tellure réduit qui est brun lorsqu'il est en poudre impalpable. Les matières contenues dans l'intestin exhalaient une odeur de raifort.

Tellurate de potasse. — On connaît un tellurate neutre, un bitellurate et un quadritellurate de potasse. Le premier est granuleux et très soluble dans l'eau, le second cristallise en houppes blanches peu solubles dans l'eau froide, plus solubles dans l'eau chaude ; le quadritellurate cristallise en houppes jaunâtres peu solubles.

Je n'ai pas eu l'occasion d'étudier les effets de ces composés, mais Hausen a fait diverses expériences sur les animaux, soit avec le tellurate de potasse, soit avec l'acide tellurique et a vu que ces composés étaient éminemment toxiques. Il a même eu le courage de prendre lui-même, pendant quatre jours de suite, un demi-grain chaque jour et pendant les trois jours suivants, un grain de tellurate de potasse. Il a éprouvé, les deux premiers jours, de la somnolence, puis le septième jour, des nausées, une hypersécrétion salivaire abondante, un gonflement de la langue. Ce qu'il y eut de surprenant, c'était l'odeur tellurée que présenta l'haleine et qui persista pendant sept semaines.

Ce dernier fait indique que le tellurate de potasse se réduit dans l'organisme en donnant de l'acide tellurhydrique dont l'odeur est désagréable comme celle de l'acide sélénhydrique.

Comparaison des métalloïdes biatomiques au point de vue de leurs effets toxiques.

Les métalloïdes biatomiques sont : l'oxygène, le soufre, le sélénium et le tellure. Les propriétés de ces corps simples, surtout des trois derniers, présentent une si grande analogie que, de tout temps, on les a réunis dans un même groupe.

Si l'on considère les composés hydrogénés de ces métalloïdes, ou voit que l'eau, H^2O, est indispensable à la vie, que l'hydrogène sulfuré, H^2S, est un gaz délétère, mais qu'on peut néanmoins en introduire une assez grande quantité dans le tube digestif, dans le sang veineux (Cl. Bernard), tandis que l'hydrogène sélénié, H^2Se, est excessivement dangereux. Berzelius a failli périr pour en avoir respiré une très petite quantité, et tous ceux qui se sont occupés de l'étude de ce gaz savent qu'une seule bulle, introduite dans les fosses nasales, produit un coryza tenace, de l'éternument, et abolit l'odorat pendant plusieurs jours. Quant à l'hydrogène telluré H^2Te, gaz instable et très peu étudié jusqu'ici, il possède des propriétés toxiques au plus haut degré.

On retrouve les mêmes différences relatives à l'énergie physiologique, si l'on compare entre eux les composés oxygénés du soufre, du sélénium et du tellure. Les sulfites, hyposulfites. sulfates et hyposulfates sont pour ainsi dire inoffensifs, si le métal qu'ils contiennent est très peu actif. C'est ce que l'on savait déjà par les trois premiers genres des sels précédents. Les hyposulfates rentrent dans la règle générale. Ainsi, l'hyposulfate de soude peut être pris à des doses considérables, car j'ai injecté 5 grammes de ce sel dans les veines d'un chien sans produire aucune altération dans la santé de cet animal. D'ailleurs j'ai pris moi-même 5 grammes du même sel sans rien éprouver, si ce n'est un très léger effet laxatif. Les sélénites et les seléniates sont au contraire éminemment toxiques ; ils font périr rapidement les animaux par asphyxie, avec dilatation de la pupille et de tous les sphincters. Enfin, les tellurites sont plus terribles encore, puisqu'une très faible dose de tellurite de soude ayant été injectée dans les veines d'une chienne de taille moyenne a produit les désordres les plus graves que j'eûsse jamais vus.

Pour rendre plus sensibles les différences d'action des composés qui ont été étudiés, je résumerai dans un tableau les principales circonstances de quelques-unes des expériences que j'ai faites.

ANIMAL.	SEL ESSAYÉ.	DOSE INJECTÉE dans les veines.	DOSE PORTÉE dans l'estomac.	EFFET.
		Gram.	Gram.	
Chienne	Sulfate de soude........	7	»	Nul.
Chien........	Id.............	14	»	Id.
Chienne	Sulfite de soude........	4,73	»	Id.
Chien........	Hyposulfite de soude...	4	»	Id.
Chienne	Sélénite de soude.......	0,25	»	Mort.
Chien........	Id.............	0,12	»	Id.
Lapin	Id.............	»	0,50	Id.
Chien........	Id.............	»	0,80	Effet passager.
Chienne	Sélénite de cuivre	»	0,50	Id.
Chien........	Séléniate de potasse.....	0,25	»	Mort.
Chien........	Tellurite de soude......	0,08	»	Mort.

Ainsi se trouve vérifiée, une fois de plus, la relation qui a
été signalée entre l'activité des combinaisons des divers corps
simples et leurs poids atomiques, ainsi que leur chaleur spécifique (page 10). En effet, en partant de l'oxygène qui est nécessaire à la vie, et dont le poids atomique est faible, nous
trouvons que les autres métalloïdes présentent une activité qui
s'accroît avec leurs poids atomiques (1).

Oxygène...................... ..	16,00
Soufre...	32,00
Sélénium...........	79,50
Tellure...........................	128,28

VII. — PHOSPHORE.

On ne connaissait naguère le phosphore que sous un seul
aspect, c'est-à-dire le phosphore ordinaire découvert par Brandes,
en 1669, incolore, très soluble dans le sulfure de carbone, d'où
il se dépose en dodécaèdres rhomboïdaux, éminemment combustible et toxique. Mais, depuis quelques années, Schrœtter a
fait connaître ce même corps simple sous un état allotropique (2);

(1) L'oxygène n'est toxique que lorsqu'il est comprimé, comme nous le verrons plus tard.

(2) L'allotropie est aux corps simples ce que l'isomérie est aux corps composés.
On désigne, par cette expression, la différence de groupement moléculaire dans
un même corps simple, et par le mot *isomérie*, la différence de groupement des
molécules dans des corps ayant la même composition.

c'est-à-dire le phosphore *rouge*, qui n'est pas vénéneux. Il importe de résumer les principaux caractères distinctifs de ces deux variétés du phosphore.

PHOSPHORE INCOLORE.	PHOSPHORE ROUGE.
Densité, 1,83.	Densité, 1, 96.
Soluble dans le sulfure de carbone.	Insoluble dans le sulfure de carbone.
Fusible à 44°,2.	Fusible à 250°.
Inflammable à 75°.	Inflammable à 260°.
Chaleur spécifique, 0,188.	Chaleur spécifique, 0, 167.
Toxique.	Non toxique.

Le phosphore rouge s'obtient en maintenant en fusion du phosphore incolore pendant plusieurs heures, à une température comprise entre 230 et 250 degrés, dans une atmosphère incapable de l'altérer, par exemple dans l'azote, dans l'acide carbonique. Au delà de 260 degrés, le phosphore rouge repasse à l'état de phosphore ordinaire. On l'appelle à tort phosphore *amorphe*, car on peut l'obtenir cristallisé.

Les empoisonnements produits par le phosphore sont le plus souvent volontaires, parfois accidentels. Néanmoins, le nombre des empoisonnements criminels est assez considérable. Ainsi, d'après Tardieu, sur un total de 617 intoxications criminelles, de 1851 à 1863, il y a eu 170 cas où le phosphore a été administré. Enfin, on doit distinguer, au point de vue hygiénique, l'intoxication professionnelle dans les fabriques d'allumettes phosphorées.

L'empoisonnement a lieu ordinairement à la suite de l'ingestion de breuvages plus ou moins chauds, dans lesquels les allumettes phosphorées ont été mises ou sont tombées accidentellement. La pâte de ces allumettes présente une composition variable; nous indiquerons la suivante :

Phosphore............	2,5	Sable fin............	2,0		
Colle forte...........	2,0	Ocre rouge...........	0,5		
Eau.................	4,5	Vermillon............	0,1	(1)

(1) La présence du vermillon dans le tube digestif a pu mettre, dans certaines circonstances, sur la trace d'une intoxication par le phosphore.

On prépare parfois des pâtes d'allumettes sans phosphore, dont les principaux

La substance vénéneuse contenue dans cinquante allumettes ordinaires suffit largement pour amener la mort. On a vu des cas où deux ou trois allumettes ont produit des accidents graves chez des enfants. Il est arrivé cependant que l'ingestion d'un liquide, dans lequel avait été délayée la pâte de paquets d'allumettes, n'a pas été suivie d'empoisonnement. Dans ces cas, la substance toxique n'avait pas été ingérée; elle était restée au fond du vase contenant le breuvage, ou bien elle s'était modifiée peu à peu, s'était déjà transformée en composés oxygénés du phosphore lorsque l'ingestion, différée plus ou moins longtemps, avait enfin eu lieu.

EFFETS TOXIQUES DU PHOSPHORE.

Introduit en fragments sous la peau, le phosphore n'est pas absorbé, ou ne l'est qu'en quantité infinitésimale. Trasbot a observé, dans cette circonstance, qu'un bâton de phosphore s'était borné à déterminer la formation d'un abcès, et qu'après avoir été retiré de la plaie, il n'avait pas perdu de son poids. Néanmoins le phosphore détermine la mort plus ou moins tardivement lorsqu'il est laissé à demeure sous la peau ou dans des organes. Ranvier a vu mourir ainsi des animaux au bout de dix-sept, de vingt-cinq, de vingt-six jours, ce qui prouve que l'absorption du poison finit par s'effectuer.

Mais l'intoxication est rapide lorsque ce métalloïde a été introduit sous la peau, dissous dans un véhicule approprié (éther, sulfure de carbone, etc.), ou lorsqu'il a été porté dans le tube digestif, sous une forme quelconque, même en fragments assez volumineux. Dans ce dernier mode d'intoxication, celui qui nous intéresse spécialement, la chaleur de l'estomac favorise la division du poison qui se dissout d'ailleurs dans les matières grasses contenues dans le tube digestif, et peut alors être ab-

ingrédients sont le chlorate de potasse, le bichromate de potasse, l'acide plombique, le minium, l'oxysulfure et le sulfure d'antimoine. Il en est dans lesquelles on a fait entrer du cyanure de potassium.

sorbé par les chylifères. Il produit, dans cette circonstance :
1° des symptômes locaux ; 2° des symptômes généraux beaucoup plus graves et consécutifs à son absorption.

1° Aussitôt après l'ingestion de la substance vénéneuse, et parfois au moment même de cette ingestion, la victime éprouve des éructations alliacées et phosphorescentes. Puis, au bout de quelques heures, de cinq à six par exemple, elle ressent une douleur brûlante à l'épigastre, douleur qui se propage dans l'abdomen. L'estomac et le ventre sont excessivement sensibles ; Il y a du météorisme. Il survient des renvois de gaz ayant une odeur alliacée, et, le plus souvent, des vomissements de matières contenant du phosphore, ayant une odeur forte, et lumineuses dans l'obscurité. Ces vomissements s'accompagnent de selles diarrhéiques offrant les mêmes caractères. Il est rare que les matières vomies et les selles soient sanguinolentes dans cette première série de symptômes. Il peut se faire que tout se borne à ces accidents, ce qui malheureusement n'est pas commun, et ne peut avoir lieu que lorsque le poison contenu dans le tube digestif a été rejeté en totalité, ou qu'une minime quantité a pénétré dans la circulation.

2° La substance toxique se trouve déjà diffusée dans l'organisme. A ce moment, le patient peut succomber rapidement dans le collapsus, par syncope, ou dans les convulsions, comme s'il s'agissait d'une intoxication par l'une de ces substances délétères que nous avons déjà étudiées, telles que l'oxyde de carbone, l'acide cyanhydrique. Mais, en général, les choses se passent de la manière suivante : L'haleine, la sueur et l'urine, qui naguère n'avaient pas d'odeur alliacée, et n'étaient pas phosphorescentes, acquièrent souvent cette odeur et luisent dans l'obscurité ; ce qui prouve, d'une manière frappante, la pénétration du poison dans le sang, car on observe la même chose chez les animaux dans le sang desquels on a injecté de l'huile phosphorée.

Puis il se manifeste une dépression considérable de toutes les fonctions, dépression précédée en général d'une excitation de courte durée. Ainsi le pouls, d'abord fort et fréquent, devient petit, insensible, souvent irrégulier ; la respiration, d'abord accélérée, devient pénible, faible, stertoreuse ; la température, qui s'était d'abord élevée, s'abaisse d'une manière considérable. Les muscles, qui étaient souvent atteints de tremblements, se paralysent ; de sorte que non seulement les mouvements sont difficiles, mais qu'il survient parfois des selles involontaires, par suite de la paralysie du sphincter anal. Enfin, aux douleurs violentes de l'épigastre et de l'abdomen pendant la première période, aux crampes qui se produisent pendant la seconde période après la pénétration du poison dans la profondeur de l'organisme, aux sensations de fourmillements, succède une anesthésie parfois complète.

Pendant ce temps, c'est-à-dire à partir du premier ou du second jour de l'empoisonnement, apparaissent des symptômes nouveaux que nous n'avons pas encore eu à signaler dans les intoxications étudiées précédemment, sans doute parce que la mort arrive trop rapidement dans ces intoxications. Ces symptômes, qui prouvent une altération profonde de la nutrition liée à une altération des globules rouges, consistent dans l'*ictère*, l'*albuminurie*, la dégénérescence graisseuse des organes, ou *stéatose*, que nous constaterons d'une manière si remarquable à l'autopsie des victimes du phosphore. L'ictère et l'albuminurie ne surviennent en général que le troisième ou le quatrième jour ; Tardieu a constaté ces accidents dès le lendemain. Enfin la mort arrive dans le collapsus, le coma, ou bien elle est précédée de délire et de convulsions. La terminaison fatale, lorsqu'elle n'a pas eu lieu à la fin de la première période qui est courte, c'est-à-dire le premier ou le second jour, arrive au bout de six à douze jours. Enfin, si la vie persiste au delà, le malade est néanmoins presque infailliblement destiné à succomber aux atteintes du poison qui produit chez lui de la paralysie, ainsi que de fréquentes hémorrhagies (taches pétéchiales à la peau, vomissement de sang, selles sanguinolentes, hémorrhagies nasales, auriculaires, utérines, etc.). La faiblesse va croissant, la cachexie anémique, arrivée au dernier degré, engendre des accidents nerveux de plus en plus graves, jusqu'à ce que la mort vienne mettre fin à cet empoisonnement lent qui, dans un cas, d'après Tardieu, se serait prolongé au delà de huit mois.

On remarquera sans doute que, dans la symptomatologie de l'intoxication par le phosphore, il n'a pas été question de l'*excitation du système génital, du priapisme*. Il n'y a rien de vrai dans cette excitation vénérienne dont on parle sans cesse; ce que l'on peut observer, il est vrai, c'est du ténesme vésical et de la rétention d'urine.

Mécanisme de l'empoisonnement par le phosphore. — Nous verrons plus loin que les combinaisons oxygénées du phosphore ne sont pas dangereuses. Nous rejetterons donc immédiatement la théorie d'après laquelle ce métalloïde agirait sur l'organisme par les acides hypophosphoreux, phosphoreux et phosphorique auxquels il donnerait naissance dans l'organisme Il reste alors deux opinions : les uns pensent que le phosphore agit en nature, d'autres qu'il ne devient toxique que par l'hydrogène phosphoré qui peut prendre naissance au contact des alcalins contenus, soit dans le suc pancréatique, après son introduction dans le tube digestif, soit dans le sang, après sa pénétration dans le torrent circulatoire. Quant à cette pénétration, elle a lieu par les chylifères qui absorbent le phosphore contenu dans les matières grasses; en effet, nous savons que ces matières dissolvent bien le phosphore, et qu'ajoutées à ce poison, elles le rendent d'autant plus dangereux (pâtes phosphorées). Ce mode de pénétration du phosphore en nature dans le sang est démontré, car on a acquis la preuve du passage de ce métalloïde dans l'urine qu'on a vue devenir phosphorescente. Il se trouvait nécessairement dans ce liquide à l'état de vapeur. On peut donc admettre que l'opinion d'après laquelle le phosphore agit en nature dans la profondeur de l'organisme est plausible; en un mot, que ce poison agit à l'état de division extrême, ce qui nous rend compte de ses effets plus rapidement dangereux lorsqu'il a été ingéré en solution, soit dans l'éther, soit dans le sulfure de carbone.

Mais, d'un autre côté, les effets toxiques de l'hydrogène phosphoré, constatés par Gœppert, Orfila, Liebig, et la similitude de l'empoisonnement par le phosphore avec l'empoisonnement par le phosphure de calcium qui donne naissance à de l'hydrogène phosphoré au contact des liquides de l'organisme, viennent appuyer la seconde opinion d'après laquelle le phosphore agirait par ce dernier gaz délétère. De cette façon l'administration, soit du phosphore, soit des phosphures, conduirait au même résultat. C'est cette dernière opinion que nous admettrons dans l'état actuel de la science.

Quant à l'hydrogène phosphoré, il agit d'une manière manifeste sur le sang. Si, à l'exemple de Dybkowsky, on fait passer un courant de ce gaz dans du sang défibriné, ce liquide prend une teinte noirâtre et donne la raie de l'hémoglobine réduite. L'hydrogène phosphoré produit donc des effets analogues à ceux que déterminent d'autres substances délétères, le sulfhydrate d'ammoniaque par exemple. Enfin, d'après Koschlakoff et Popoff, l'hémoglobine serait plus altérée encore ; elle serait détruite par l'hydrogène phosphoré. Dybkowsky a essayé de démontrer expérimentalement la transformation du phosphore en hydrogène phosphoré au sein de l'économie. Il a vu qu'en présence du sang désoxydé, de l'eau aérée, de l'eau alcaline, du suc gastrique, le phosphore donne naissance à des quantités appréciables d'hydrogène phosphoré, au bout d'un temps peu considérable. Toujours est-il que le sang est profondément atteint par ce gaz ou par le phosphore en vapeur : l'hématose est troublée, les globules sanguins se liquéfient et leur matière colorante transsude à travers les vaisseaux, ce qui nous explique, d'une part, les troubles de la nutrition, la stéatose dont nous allons traiter dans un instant, et d'autre part, les hémorrhagies, ou plutôt les taches hémorrhagiques, que l'on observe deux ou trois jours après le début de l'intoxication.

Lésions anatomiques. — Le cadavre des sujets empoison-

nés par le phosphore offre un aspect variable suivant l'époque
à laquelle la mort est arrivée. Tantôt il est livide, tantôt il présente une teinte ictérique, ou bien des taches ecchymotiques
parfois excessivement prononcées. Les lésions du tube digestif
sont loin d'être aussi remarquables qu'on l'a avancé parfois.
On ne constate point ces ulcérations, ces perforations qu'on a
imaginées. Là même où le phosphore a pu se trouver en fragments retenus dans les plis de la muqueuse intestinale, on
n'observe que de la rougeur ; s'il existe des lésions dans la
tunique musculeuse, elles sont du même ordre que celles que
peuvent présenter les muscles des autres régions. — Le foie
est hypertrophié et présente une couleur jaunâtre ; le cœur est
en général vide et présente également une couleur jaunâtre ;
toutefois, l'aspect de ces deux organes n'est tel que lorsque la
mort est arrivée au delà du deuxième ou du troisième jour.
Le sang est sombre, fluide en général. Mais la lésion la plus
importante que produise le phosphore, c'est la stéatose ou dégénérescence graisseuse de divers organes.

Stéatose. — En 1861, Georg Lewin considéra le premier la
dégénérescence graisseuse du foie comme l'une des altérations
caractéristiques de l'empoisonnement par le phosphore. On
avait bien parlé déjà de *foie gras* dans cet empoisonnement,
car Brera, dès 1789, en a fait mention ; mais personne n'avait
relié à sa cause réelle cette lésion que l'on considérait comme
une conséquence de l'ictère. Or Lewin, se fondant sur des observations nombreuses et sur les résultats d'expériences faites
sur les animaux, établit, d'une manière complète, cette relation ; il admit en outre que la décoloration du cœur était liée à
une altération de même nature. Bientôt divers médecins, parmi
lesquels je citerai Koch, Köhler, et, dans notre pays, Lancereaux, complétèrent les premières données de Lewin. Lancereaux démontra la généralisation de la stéatose du foie à
d'autres organes, tels que les reins et les muscles de la vie
animale. Chez une femme de vingt-deux ans qui s'était empoisonnée par le phosphore, il trouva les muscles du tronc re-

marquablement friables et colorés en jaune. D'autres observateurs, tels que Fritz, Verliac, n'ont fait que vérifier ce qui
avait été annoncé et décrit déjà.

Quand on étudie au microscope les altérations dont il est
question, on remarque que les cellules du foie sont remplies
de granulations et de gouttelettes graisseuses très abondantes,
que lesfibres musculaires striées ont perdu leur striation. Ces
fibres sont parfois simplement granuleuses; mais d'autres fois
elles sont remplacées totalement par un amas de granulations

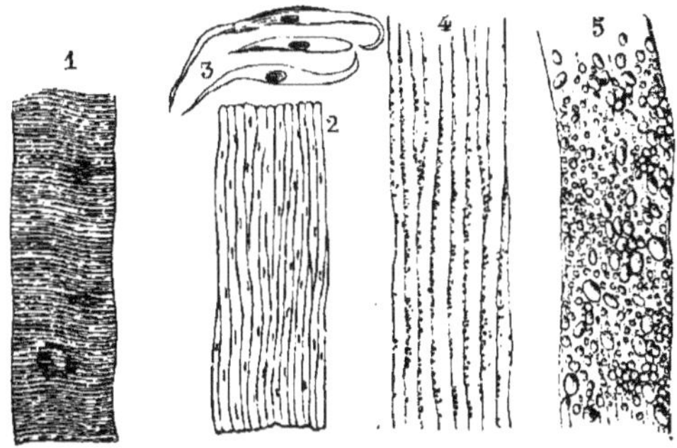

Fig. 10. — 1, fibre musculaire striée normale; 2, faisceaux de fibres musculaires
lisses normales; 3, fibres-cellules; 4, granulations interstitielles; 5, fibre musculaire graisseuse.

et de gouttelettes graisseuses (5, fig. 10) dans l'intérieur du
myolemme. Le premier degré de l'altération se manifeste
dans les fibres musculaires de la vie de relation, par la disparition des stries qu'on observe sur ces fibres à l'état normal.

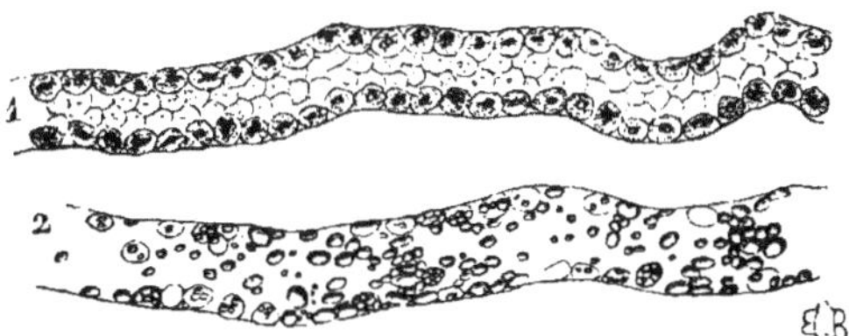

Fig. 11. — 1, tube urinifère normal; 2, tube desquamé et graisseux.

Les reins présentent également une dégénérescence graisseuse remarquable. Les cellules épithéliales des tubuli, dont

l'aspect à l'état normal est représenté en 1 (fig. 11), se remplissent de graisse ou disparaissent complètement, de sorte que les tubuli se trouvent desquamés. Les glomérules de Malpighi subissent la même altération que celle des tubuli. Ces lésions rénales nous expliquent l'albuminurie produite par le phosphore.

A la suite de cet empoisonnement aigu, nous pourrions traiter des accidents observés chez les ouvriers exposés aux vapeurs de phosphore. Il s'agit ici d'un empoisonnement professionnel dont l'étude est plutôt du ressort de la pathologie et de l'hygiène. Nous rappellerons toutefois *la carie* si fréquente *du maxillaire inférieur*, *l'anémie* avec ses symptômes ; enfin *la faiblesse* et *les tremblements musculaires, les fourmillements, la paralysie*.

Lorsque le poison se trouve encore dans le tube digestif, il faut en provoquer le plus rapidement *l'expulsion* par un *vomitif*, ou mieux par un *éméto-cathartique*.

On a conseillé, pour empêcher les lésions qu'il peut déterminer par son contact avec les parois du tube digestif, de faire ingérer d'abord des substances destinées à l'englober, telles que *la farine, l'amidon, l'albumine.*

Il faut proscrire les matières grasses qu'on a employées jadis, attendu qu'elles favorisent l'intoxication en dissolvant le phosphore.

Mais, lorsque le poison a pénétré dans la profondeur de l'organisme, la thérapeutique devient impuissante ou, du moins, elle l'a été presque toujours jusqu'ici. On a proposé la magnésie, mais elle est insoluble ou excessivement peu soluble dans l'eau ; elle ne se dissout qu'en petite quantité dans le suc gastrique en donnant du chlorure de magnésium qui est absorbé et ne peut agir sur le poison. On voulait surtout neutraliser, par cet agent, l'acide phosphorique dont on supposait la formation dans l'organisme. On a proposé l'hypochlorite de magnésie dans le but de détruire l'hydrogène phosphoré ; mais on n'a pas réussi.

Enfin, dans ces dernières années, l'*essence de térébenthine* a été présentée par Letheby et par Personne comme un antidote du phosphore ; mais, s'il est vrai que cette essence empêche la phosphorescence de ce métalloïde, le succès n'a pas répondu tout à fait à l'attente dans les cas d'intoxication. On voulait, par ce moyen, empêcher la transformation du phosphore en acide phosphorique auquel on a attribué les effets funestes dans l'intoxication par ce métalloïde. D'ailleurs, Bellini s'est assuré que le phosphore s'oxydait très bien dans une atmosphère renfermant des vapeurs d'essence de térébenthine en quantité notable, que l'oxydation n'était ralentie que lorsque cette atmosphère était saturée d'essence.

Ce que nous conseillerions dans le cas d'un empoisonnement par le phosphore qui aurait déjà pénétré dans la profondeur de l'économie, ce sont les *inspirations d'oxygène*, conformément à l'opinion de Mayer, qui voulait qu'on recourût aux agents oxydants. En effet, le but à atteindre, c'est de détruire au plus vite la substance délétère, de la transformer en produits oxydés, non dangereux d'après les faits qui seront cités plus loin, et facilement éliminables par les urines à l'état d'hypophosphites et de phosphates (1). Pour cela, on fera respirer de l'oxygène pur.

D'ailleurs, d'après les recherches de Dybkowsky, l'hémoglobine réduite par l'hydrogène phosphoré offre de nouveau, à l'analyse spectrale, les deux bandes de l'oxyhémoglobine lorsqu'on l'agite au contact de l'air. Il est vrai que le sang ne reprend pas, dans cette circonstance, la coloration rouge clair qu'il présente à l'état normal ; mais on ne saurait néconnaître, dans le fait indiqué, une indication urgente de l'emploi de l'oxygène.

RECHERCHE DU PHOSPHORE.

On ne peut conclure avec certitude à un empoisonnement par le phosphore que lorsque cette substance toxique a été re-

---

(1) Il résulte des recherches que j'ai entreprises sur les hypophosphites, que ces sels se transforment en phosphates dans l'organisme.

trouvée en nature. Si ce métalloïde s'était oxydé, s'était transformé, soit en acide hypophosphoreux et phosphoreux, soit en hypophosphite, on ne pourrait établir que l'empoisonnement a eu lieu par le phosphore. En effet, nous administrons parfois les hypophosphites, et ces derniers sels peuvent se transformer *dans l'être vivant* en phosphites et phosphates, de sorte que l'on pourrait toujours arguer d'une médication antérieure par le premier genre de sel.

On conçoit, d'après ces données et d'après la richesse de l'organisme en phosphates, combien serait téméraire, pour ne pas dire insensé, un expert, comme il en a existé, qui conclurait à un empoisonnement présumé par le phosphore, parce qu'il aurait trouvé une quantité de phosphates plus grande, selon lui, que celle qui existe normalement dans telle humeur ou tel organe de l'économie. D'ailleurs cet excès est même impossible à constater vu la richesse de l'économie en phosphates.

Divers procédés sont mis en usage pour déceler la présence du phosphore dans l'organisme. Nous citerons les suivants :

1° **Procédé de Mitscherlich**. — Quand on soumet à la distillation un liquide inerte contenant du phosphore, ce métalloïde est entraîné avec la vapeur de ce liquide. Tel est le principe sur lequel est fondé le procédé de Mitscherlich.

L'appareil à l'aide duquel on opère consiste en un ballon de verre B, dans lequel on introduit, soit les liquides recueillis dans le tube digestif, soit les matières des vomissements, soit les organes, le foie par exemple, réduits en menus fragments et additionnés d'eau acidulée par l'acide sulfurique. De ce ballon part un tube abducteur *t* qui vient se rendre dans une fiole D, et qui est entouré d'un manchon C, dans lequel circule un courant d'eau froide provenant du vase V.

On chauffe le ballon B sur un fourneau ou bien sur une lampe. Il se dégage de la vapeur d'eau qui entraîne avec elle le phosphore, s'il s'en trouve dans la masse suspecte contenue dans le ballon. Cette eau et les vapeurs de la substance toxique viennent se condenser dans la partie du tube *t* entourée d'eau froide, et sont recueillies dans la fiole D. Si l'on a soin d'opérer dans l'obscurité, ou plutôt si l'on fait en sorte que le réfrigérant G soit préservé de la lumière par un moyen quelconque, on observe la phosphorescence produite par les vapeurs de phosphore. Il suffit, pour cela, d'entourer le manchon cylindrique de papier noir qu'on a découpé suivant une génératrice

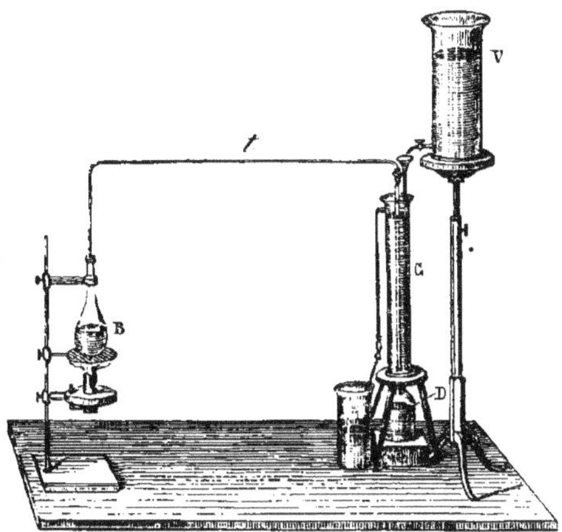

Fig. 12.

de ce cylindre, de manière à produire une fente longitudinale à travers laquelle on peut observer les lueurs produites par le poison. Ces lueurs, qui affectent ordinairement la forme d'un anneau, apparaissent manifestement lors même que le phosphore ne forme que la millionième partie de la masse contenue dans le ballon A. Suivant de Vry, un anneau lumineux serait encore très évident lorsque le phosphore ne formerait que la deux-millionième partie de la masse soumise à la distillation. Le phosphore d'une seule allumette, mis en suspension dans un demi-kilogramme de matière organique, suffirait pour entretenir la lueur pendant un quart d'heure. — Le phosphore condensé dans la fiole C est recueilli avec soin et sert plus tard de pièce à conviction.

Les matières grasses n'empêchent pas la production de ces

lueurs, mais l'alcool, l'éther, l'essence de térébenthine, l'empêchent complètement, tout le temps qu'elles peuvent se trouver mélangées avec les vapeurs de phosphore. D'un autre côté, l'air contenu dans le ballon B peut transformer complètement en acide phosphoreux le phosphore qui ne se trouverait dans la masse qu'en très faible quantité ; aussi, a-t-on conseillé de faire arriver dans ce ballon un courant d'acide carbonique, mais la phosphorescence ne se produit plus dans ce cas (méthode Mitscherlich-Scherer).

2° **Procédé de Fresenius et Neubauer.** — Dans ce procédé, qui est fondé sur la propriété que possède le phosphore de donner un précipité noir dans une solution de nitrate d'argent, on ne cherche qu'à provoquer cette réaction. Pour cela, on fait passer dans le ballon B un courant d'acide carbonique, en même temps qu'on chauffe la masse liquide qu'il contient. Le gaz acide carbonique favorise le dégagement des vapeurs de phosphore, en même temps qu'il en empêche l'oxydation. Les vapeurs de ce métalloïde sont recueillies dans la solution argentique, où elles donnent lieu à un précipité de phosphure d'argent. Ce phosphure est transformé ensuite, à l'aide de l'acide nitrique, en acide phosphorique qu'on dose, par l'un des moyens ordinaires, par exemple à l'état de pyrophosphate de magnésie.

3° **Procédé par le sulfure de carbone.** — On sait que le sulfure de carbone dissout le phosphore avec une facilité extrême. Qu'on mette un fragment de phosphore dans un vase contenant ce liquide, on le voit disparaître bientôt ; puis, si l'on plonge dans la solution un morceau de papier, qu'on le retire ensuite, le sulfure de carbone, qui bout à 47 degrés, se vaporise rapidement en laissant sur le papier du phosphore en poudre impalpable qui s'enflamme spontanément, et fait brûler le papier avec une flamme éclairante répandant des vapeurs blanches d'acide phosphorique.

On fait donc digérer avec le sulfure de carbone les matières à examiner. On filtre ensuite ; le sulfure de carbone est recueilli, et l'on remarque qu'en s'évaporant il laisse un résidu inflammable qu'on traite, soit par l'acide nitrique bouillant,

soit par le chlore, pour transformer le phosphore en acide
phosphorique que l'on dose à l'état de pyrophosphate de magnésie, ou à l'état de phospho-molybdate d'ammoniaque.

4° **Procédé Dussard.** — Dussard a imaginé une méthode très
sensible pour caractériser le phosphore et l'acide phosphoreux.
Ce procédé a été d'abord modifié par Blondlot, puis par
Fresenius et Neubauer, qui ont réuni en une seule les méthodes
Mitscherlich-Scheerer et Dussard-Blondlot.

Lorsqu'on fait réagir, en présence du phosphore, le zinc pur
sur l'acide sulfurique également pur, il se dégage de l'hydrogène qui brûle avec *une flamme verte*. Pour que l'expérience soit
concluante, il faut éliminer toute trace d'hydrogène sulfuré,
et faire brûler le gaz par un bec de platine, afin d'éviter la

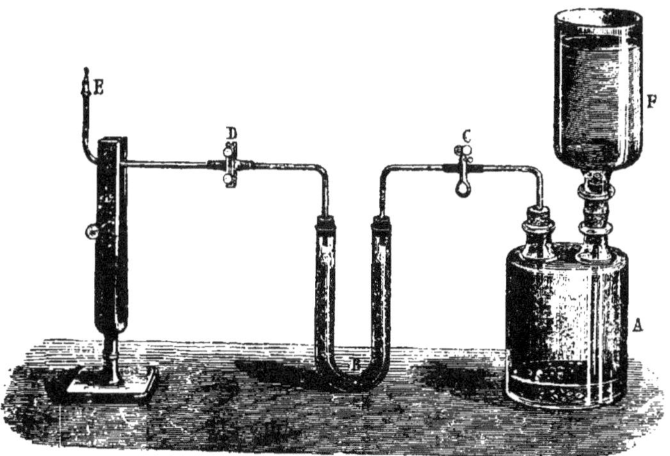

Fig. 13. — Appareil de Fresenius et Neubauer.

coloration jaune de la soude contenue dans le verre. On peut
se servir de tout appareil permettant l'accumulation de l'hydrogène, qu'on peut faire ensuite écouler lentement par un bec
effilé. L'appareil ci-contre de Fresenius et Neubauer est très
simple et fort commode (fig. 13).

Les matières suspectes étant mises dans le flacon contenant

du zinc et de l'acide sulfurique purs, on laisse dégager le gaz, jusqu'à ce que le liquide qui remplissait ce flacon soit presque complètement refoulé en T; on couvre alors avec précaution les pinces C et D, de manière à faire passer lentement le gaz dans le tube B, contenant de la ponce imprégnée de potasse caustique ou d'émétique ; on enflamme le gaz en E et on observe la flamme, au besoin, en la coiffant d'un tube plus large, analogue à un verre de lampe.

Pour que l'opération réussisse, il faut que le gaz ne contienne ni hydrogène arsénié, ni hydrogène antimonié, ce dont on s'assure au moyen de l'appareil de Marsh.

On sait que l'hydrogène phosphoré donne un précipité noir de phosphure d'argent dans une solution de nitrate d'argent. Blondlot a proposé d'utiliser cette réaction pour enlever les matières étrangères qui peuvent entraver le procédé Dussard. A cet effet, il transforme les matières suspectes en une bouillie, qu'on introduit dans un appareil à hydrogène, contenant du zinc et de l'acide sufurique purs ; puis il conduit les gaz dans une solution neutre de nitrate d'argent. Le précipité argentique, après lavage, est envoyé dans l'appareil ci-dessus (fig. 13).

Malheureusement, d'après Fresenius et Neubauer, l'hydrogène phosphoré n'est pas complètement décomposé et tout le phosphore par conséquent n'est pas précipité par le réactif. D'après ces deux savants, si les proportions de phosphore sont minimes, il faut opérer ainsi qu'il suit :

On distille une partie de la substance d'après le procédé Mitscherlich-Scheerer, c'est-à-dire dans un courant d'acide carbonique. Si le produit distillé en premier lieu est phosphorescent lorsqu'on l'agite dans l'obscurité, il est inutile d'aller plus loin. Dans le cas contraire, on ajoute au produit distillé de l'azotate d'argent et on combine la distillation, de manière à transformer tout le phosphore en phosphure d'argent. On recueille le précipité noir formé, on le lave avec soin et on l'introduit dans l'appareil à hydrogène.

Ainsi modifié, le procédé devient d'une sensibilité extraordinaire. En effet, en opérant sur 200,000 parties de sang altéré et d'eau, contenant seulement 1 milligramme de phosphore, les 400 centimètres cubes distillés en premier lieu donnent des résultats positifs ; la réaction est évidente avec les 400 centimètres cubes suivants et elle reste encore perceptible avec les 400 centimètres cubes distillés en dernier lieu.

Il est à noter que l'acide phosphoreux, mais non l'acide phosphorique, se conduit comme le phosphore par la méthode de Dussard. Comme cet acide ne passe pas à la distillation, il convient d'essayer le résidu de la distillation par la méthode de Blondlot : on traite ce résidu par le zinc et l'acide sulfurique purs, puis on fait barboter le gaz dans une dissolution argentique, etc.

Observations.

Empoisonnement par les allumettes phosphorées. — Mort en moins de trois jours.

Le 8 avril, une femme avait avalé la pâte phosphorée de trois paquets d'allumettes, mélangée à du café. Vers le soir, elle fut prise de vomissements violents, accompagnés d'une vive douleur à l'épigastre. Ces symptômes allèrent sans cesse en s'aggravant, et persistaient au moment où la malade fut admise à l'hôpital. Elle se trouvait dans l'état suivant : langueur et débilité générale ; face livide, bouffie ; soif inextinguible ; douleur à la gorge, endolorissement considérable de l'épigastre aggravé par la pression. La malade vomissait chaque fois qu'elle ingérait des boissons. Les matières vomies avaient une coloration jaunâtre et exhalaient une odeur phosphorée. L'examen du cœur ne révélait rien de particulier. Le pouls était plein et mou. La température de la peau était normale. L'urine avait une couleur brun noirâtre ; elle était acide, sa densité était de 1,027 ; elle contenait de l'albumine en quantité considérable et laissait déposer des cellules de pus et des globules sanguins.

Dans la nuit du 9, la malade dormit paisiblement. Le 10, les vomissements continuèrent, interrompus seulement par de rares intervalles. La douleur épigastrique avait un peu diminué. Le 11, les vomissements furent moins fréquents. Dans la soirée, la malade éprouva une certaine amélioration, qui dura peu, et fut bientôt remplacée par une grande agitation ; la malade se jetait de côté et d'autre dans son lit, en proie à un délire violent. Le délire alla en s'aggravant pendant la nuit, jusque vers quatre heures du matin. Alors la malade tomba dans un état comateux et mourut au bout d'une demi-heure. Elle n'avait pas présenté d'ictère.

Autopsie, faite 48 heures après la mort. Les méninges cérébrales étaient le siège d'une hypérémie considérable et de petites ecchymoses. Il y avait également des extravasations sanguines dans le tissu cellulaire sous-cutané et périmusculaire. Le sang était, en général, liquide, noirâtre, sans caillots fibrineux. Le cœur était singulièrement flasque et peu consistant. Les parois des ventricules, les muscles papillaires et trabéculaires présentaient une couleur jaune diffuse. L'examen microscopique montra que les fibres musculaires de ces parties étaient atteintes de dégénérescence graisseuse. Les fibrilles des faisceaux primitifs avaient presque entièrement disparu et, à leur place, on trouvait de petites granulations graisseuses qui, juxtaposées par rangées, remplissaient le sarcolemme. Les éléments ne présentaient du reste pas de solution de continuité.

Le foie était augmenté de volume, les bords en étaient arrondis; le parenchyme était peu consistant. Il présentait à la section un aspect mat; la coloration générale en était d'un jaune grisâtre pâle; il graissait fortement le scalpel.

Les acini étaient plus volumineux que d'ordinaire; ils étaient d'un jaune brunâtre à leur centre, d'un gris jaunâtre à leur périphérie. L'examen microscopique fit voir une dégénérescence graisseuse avancée, avec destruction partielle du parenchyme. Les cellules hépatiques étaient irrégulières, gonflées et entièrement remplies de globules graisseux, volumineux. Dans divers endroits on ne put trouver qu'une masse composée de globules graisseux, soit petits, soit volumineux, après l'ablation de laquelle les vaisseaux et le tissu connectif paraissaient être dans leur état normal.

Les reins étaient flasques, ramollis. Sur la surface de section le parenchyme faisait une légère saillie et présentait une coloration gris jaunâtre générale avec une teinte rouge (hypérémie artérielle). Cette altération occupait toute l'épaisseur de la substance corticale et le tiers supérieur des pyramides. L'épithélium des canaux contournés était entièrement détruit et remplacé par de fines granulations graisseuses. Dans les tubes droits, l'épithélium était détruit partiellement.

La muqueuse de l'intestin grêle avait une couleur gris blanchâtre pâle. Les villosités paraissaient assez volumineuses. Le microscope fit voir que chaque villosité était infiltrée de granulations graisseuses.

Les muscles étaient très pâles et flasques. Ceux des extrémités du tronc étaient le siège d'une dégénérescence graisseuse peu avancée; quelques fibres étaient remplies de globules graisseux et avaient perdu leur striation. (*Dublin medical Press*, 15 novembre 1865.)

Empoisonnement par les allumettes phosphorées. — *Mort
en huit jours.*

. (Catherine), âgée de vingt-sept ans, entre à l'hôpital Lariboisière le 28 juin, dans le service de M. Hérard. Cette jeune fille, dans le but de se suicider, avait fait bouillir une demi-livre d'allumettes phosphorées dans l'eau, avait avalé le breuvage et avait été prise immédiatement d'accidents sérieux.

On prescrit un émétique : odeur alliacée et vapeurs phosphorées des matières vomies. Le lendemain, à la visite, nous la trouvons dans l'état suivant : abattement assez prononcé, douleur au creux épigastrique et au ventre, diarrhée, pas de fièvre, inappétence, soif vive, pas de lésions buccales, réponses nettes, intelligence libre.

Les jours suivants, l'état, sans changer beaucoup, commence à s'améliorer. Le 30, un ictère commence à se déclarer. Cet ictère s'accompagne, le

1er juillet, de douleurs épigastriques extrêmement vives qui sont calmées par des ventouses scarifiées appliquées à cette région, mais qui bientôt reparaissent avec une vivacité croissante. Alors l'état général s'aggrave, l'ictère fait des progrès, les vomissements recommencent et, parmi les matières vomies, on trouve une substance filamenteuse, noirâtre, paraissant constituée en partie par du sang altéré; diarrhée très fétide, sanguinolente; prostration de plus en plus prononcée; pouls petit, fréquent.

Le 6 juillet, dans la journée, la malade pousse un cri plaintif aigu, continuel; grande agitation, somnolence. — Mort le 7 au soir.

Autopsie trente-six heures après la mort. — Cadavre très décomposé. L'estomac, extrêmement dilaté, contient un liquide noirâtre; l'intestin renferme un liquide comme sanguinolent. Le foie offre une coloration jaune.

Les poumons sont fortement congestionnés. On y trouve des noyaux apoplectiques. Le cœur ne présente rien de particulier, si ce n'est quelques ecchymoses à la partie postérieure. Les reins présentent, l'un d'eux surtout, un aspect granulé, composé de points et d'arborisations rouges sur un fond jaunâtre. Ils sont congestionnés. Les méninges sont injectées.

On trouve, dans les parois du thorax et de l'abdomen, une multitude de petites ecchymoses siégeant particulièrement sous les pectoraux, sous la plèvre, dans l'intervalle des muscles abdominaux. (BRULLÉ, *Thèse de Paris*, 1860.)

Des diverses combinaisons oxygénées du phosphore.

Nous verrons plus loin qu'il existe une grande analogie entre les symptômes et les lésions que produisent les arsenicaux et ceux que détermine le phosphore. Mais une distinction capitale et tout à fait pratique doit être établie à ce sujet.

Tandis que l'arsenic pur n'est pas vénéneux, mais que toutes les combinaisons solubles de ce métalloïde sont extrêmement actives, telles que l'hydrogène arsénié, les acides arsénieux et arsénique ainsi que leurs sels, nous voyons le phosphore, l'hydrogène phosphoré et les phosphures exercer seuls une activité redoutable. En effet, les combinaisons oxygénées du phosphore ne peuvent être rangées parmi les substances toxiques, attendu qu'elles ne deviennent nuisibles, comme une foule d'autres agents réputés non dangereux, que lorsqu'elles ont été introduites dans l'organisme à des doses considérables.

Ainsi *l'acide hypophosphoreux* est inoffensif, d'après les expériences de Savitsch et Buchheim, et celles plus récentes de Tardieu. Dans une expérience faite par ce dernier, un chien avala, en vingt-quatre heures, 12 grammes d'acide hypophosphoreux étendu d'eau sans mourir, alors que la vingtième partie du phosphore renfermé dans cet acide, administrée à l'état pur, eût suffi à le tuer en l'espace de quelques heures. Enfin, nous savons que les *hypophosphites* de soude, de chaux, de magnésie, sont des substances médicamenteuses que l'on prescrit facilement aux doses de 50 centigrammes à 3 grammes par jour.

L'*acide phosphoreux* et les phosphites alcalins peuvent être pris impunément à des doses assez élevées. Suivant Hünefeld, 1 gramme de cet acide agit très peu sur les lapins; il en faut une quantité beaucoup plus forte, par exemple celle de 3 grammes, pour les tuer en produisant chez eux une gastrite aiguë. Graves a vu que 50 centigrammes à 1 gramme du même acide ne produisent rien de particulier chez les chiens. Cette innocuité relative de l'acide hypophosphoreux a été constatée également par Savitsch et Buchheim.

L'*acide phosphorique* est un acide qui est sans doute corrosif comme tous les acides lorsqu'ils sont concentrés, mais qui l'est beaucoup moins que l'acide sulfurique. On le prescrit en limonade tempérante, surtout de l'autre côté du Rhin. D'ailleurs, ce qui prouve *a priori* l'innocuité de cet acide en solutions étendues et celle de ses combinaisons, c'est la présence, dans le sang, d'une grande quantité de phosphate de soude.

Les acides *pyrophosphorique* et *métaphosphorique*, ainsi que leurs sels, tels que le *pyrophosphate* et le *métaphosphate* de soude, ne sont pas plus actifs que l'acide phosphorique et les phosphates, à moins qu'ils ne contiennent un métal dangereux.

Enfin, la science n'a encore constaté aucun empoisonnement chez l'homme par les combinaisons oxygénées du phosphore.

VIII. — ARSENICAUX.

Le groupe des *arsenicaux* est représenté par l'arsenic et par les divers composés de ce métalloïde, dont les principaux sont :

les *acides arsénieux* et *arsénique* ainsi que leurs *sels*, l'*hydrogène arsénié*, le *chlorure*, l'*iodure* et les *sulfures d'arsenic*, les
verts de Scheele et *de Schweinfurth*. Nous citerons encore divers
minerais arsénifères dont le traitement peut donner lieu à des
accidents graves, tels que le *mispickel* ou arsénio-sulfure de
fer, le *cobalt arsenical*, etc.

Mais, de tous ces composés, le plus important, c'est l'acide
arsénieux. Cette substance redoutable fut jadis l'instrument de
la plupart des empoisonnements criminels et de plusieurs
empoisonnements volontaires et accidentels. Le fameux Calpur-
neus tuait ses femmes en leur introduisant avec le doigt certaines substances dans le vagin, *digito interficiebat uxores*, et,
parmi ces substances, se serait trouvé, dit-on, l'acide arsénieux.
D'après Zacchias, Ladislas, roi de Naples, aurait été empoisonné par son membre viril qui aurait absorbé de l'acide arsénieux introduit dans le vagin de sa maîtresse. Mais nous pouvons laisser de côté ces récits peu vraisemblables pour entrer
dans une triste réalité. Chacun a entendu parler des crimes
d'Alexandre VI et des autres membres de la trop célèbre famille des Borgia. Mais ce monstre et l'un de ses fils périrent
eux-mêmes empoisonnés par l'acide arsénieux, qui avait fait
entre leurs mains tant de victimes. Seule, Lucrèce Borgia, la
fille et la maîtresse d'Alexandre VI, fut épargnée et put continuer ses débauches. On se souvient également de la fameuse
aqua toffana, *aqua di Napoli*, laquelle était composée, d'après
Garelli, médecin de Charles VI d'Autriche, d'acide arsénieux
dissous dans de l'eau distillée de cymbalaire. Enfin, on connaît les crimes commis par la marquise de Brinvilliers et son
amant Sainte-Croix, soit avec l'acide arsénieux, soit avec le
sublimé corrosif dont celui-ci finit par s'empoisonner.

Dans ce siècle, l'acide arsénieux a fait également de nombreuses victimes. D'après un tableau des empoisonnements
criminels, dressé par Tardieu de 1831 à 1864, on voit que, sur
un total de 617 empoisonnements, l'arsenic en fournit 232.
Toutefois, depuis cette époque, et même à la fin de cette pé-

riode de treize années, un grand changement s'est produit dans la proportion annuelle, de sorte que le chiffre des empoisonnements par l'arsenic, qui était de 42 en 1855, est tombé à 3 en 1860 et 1862.

Parmi les empoisonnements accidentels par l'accide arsénieux, nous citerons ceux où cet acide a été pris pour de la farine, où il a été absorbé incorporé aux pâtes de frère Cosme ou de Rousselot, appliquées en trop grande quantité. L'ingestion des liqueurs de Fowler (arsénite de potasse) et de Pearson (arséniate de soude), les bonbons colorés avec un vert arsenical ont été parfois la cause d'accidents graves et même mortels. Enfin, nous citerons le vert de Scheele (arsénite de cuivre) et le vert de Schweinfurth (acéto-arsénite de cuivre) comme ayant produit des empoisonnements professionnels ou accidentels, notamment chez les ouvrières travaillant aux étoffes et aux fleurs colorées par ces substances, et chez les femmes qui s'en étaient parées.

EFFETS TOXIQUES DES ARSENICAUX.

Nous considérerons d'abord l'intoxication produite par le type des poisons de ce groupe, par l'*acide arsénieux*, appelé parfois *oxyde blanc d'arsenic*, ou encore *arsenic*, dans le langage vulgaire.

1° Acide arsénieux.

L'acide arsénieux, lorsqu'il est pur et pulvérulent, ressemble à une sorte de farine d'une blancheur parfaite, d'une saveur âcre et nauséabonde, excitant la salivation, peu soluble dans l'eau froide. A la température de 15°, 100 parties d'eau dissolvent 0,97 d'acide arsénieux transparent, et 1,25 d'acide arsénieux opaque. L'acide arsénieux exige donc, en chiffres ronds, 100 parties d'eau pour se dissoudre ; il est dix fois plus soluble dans l'eau bouillante. L'acide arsénieux est volatil au-dessous du rouge. Lorsqu'il est en masses compactes, il se présente sous deux états différents : l'état vitreux ou porcelané, et l'état opaque. L'acide vitreux est un peu plus lourd (D=3,7385) que l'acide opaque (D=3,699).

Effets de l'acide arsénieux pris à l'intérieur. — On sait que les doses thérapeutiques de cette substance, au début d'un traitement, sont de 1 à 2 ou 3 milligrammes par jour, et qu'on peut les élever progressivement à 2 et 3 centigrammes et au delà, par suite de la tolérance remarquable dont l'organisme use peu à peu envers ce poison. Les arsenicophages nous ont présenté à ce sujet un exemple curieux de cette tolérance. On conçoit donc la difficulté de répondre d'une manière précise à cette question : Quelle est la dose toxique de l'acide arsénieux? Néanmoins, on peut avancer que, chez un sujet indemne antérieurement de toute atteinte de ce poison, 1 à 3 centigrammes d'acide arsénieux sont capables de produire des symptômes graves, et 5 à 10 centigrammes, la mort (Lachèse). Toutefois, des doses plus fortes ont pu être ingérées sans danger ; mais des vomissements sont alors survenus à temps pour éliminer une grande partie de la substance toxique, ou bien le poison avait été pris mélangé avec des corps gras. On sait, en effet, que *les matières grasses retardent considérablement l'absorption de l'acide arsénieux.* Nous avons déjà signalé ce fait et nous le retrouverons dans l'étude de la strychnine.

Dans l'empoisonnement suicide, l'acide arsénieux a été ingéré sous toutes les formes, tantôt dissous dans l'eau ou dans un autre liquide, tantôt en fragments. Dans l'empoisonnement criminel, il a été présenté à la victime le plus souvent dans un breuvage ou dans des aliments, tels que bouillon, café, chocolat, potage au lait où l'administration du poison éveillait peu la suspicion à cause de la couleur blanche qu'il possède.

Suivant Chapuis, l'acide arsénieux mélangé aux substances grasses, comme le beurre, est beaucoup moins toxique que lorsqu'il est administré seul ; ainsi les matières grasses retardent l'absorption du poison, mais ne l'empêchent pas ; cette absorption se fait surtout par les lymphatiques.

Ces données étant une fois établies, nous allons exposer la

marche de l'intoxication produite par cette substance délétère ou les arsénites alcalins.

Tardieu admet quatre formes distinctes dans l'empoisonnement par l'arsenic, au point de vue de la marche des symptômes : les formes *suraiguë, latente, subaiguë* ou *lente*. Falk admet également quatre formes en se fondant sur la localisation des symptômes dans l'intoxication aiguë : *arsenicismus cutaneus (acutus, acutes Leiden der Haut)*; 2° *arsenicismus intestinalis acutus (acute Leiden der ersten Wege)*; 3° *arsenicismus cerebrospinalis (acute Cerebralaffection)*; 4° *arsenicismus asphycticus (Arsenicasphyxie)*. Accepter ces nombreuses divisions, ce serait contribuer à fausser l'esprit plutôt qu'à l'éclairer. Nous rejetterons donc celles de Falk, en ayant soin toutefois d'indiquer, dans la suite, la signification qu'on a voulu leur attribuer, et nous simplifierons les divisions de Tardieu. Nous dirons qu'il n'y a, en réalité, à considérer que ceci : l'empoisonnement *aigu* et l'empoisonnement *lent;* que cette distinction première repose sur une distinction de doses fortes ou faibles et répétées, et qu'elle puise dans ce fait une raison d'être, tandis que les distinctions qu'on a admises dans la forme aiguë ne reposent que sur des éventualités dépendant du mode d'administration, de la quantité du poison qui a pénétré dans la profondeur de l'organisme et de la quantité qui a été rejetée par les vomissements ou par les selles.

Intoxication aiguë. — Parmi les symptômes primordiaux, les plus remarquables et les plus persistants sont les vomissements. Toutefois, ces symptômes ne se manifestent pas immédiatement, lors même que l'acide arsénieux a été pris en solution, mais, en général, au bout d'une demi-heure à une heure. Ils apparaissent rarement avant dix minutes à un quart d'heure ; d'autres fois, ils n'ont lieu que très tardivement, par exemple au bout de 6, de 10, voire même 18 heures, surtout lorsque le poison a été pris après le repas ou qu'il a été mélangé préalablement avec des aliments, Les vomissements sont composés d'abord des substances alimentaires qui ont pu être ingérées, dans lesquelles on trouve souvent de l'acide arsénieux facilement reconnaissable à sa blancheur; ils sont plus tard formés de matières qui sont blanchâtres, très rarement colorées en rouge. En même temps, le patient éprouve une soif inextinguible, des douleurs brûlantes à l'épigastre. Ces douleurs se propagent à l'abdomen; il survient des selles abondantes et répétées de matières blanchâtres et jaunâtres, exhalant une odeur excessivement repoussante. — C'est à l'ensemble de ces symptômes, observés spécialement du côté du tube digestif, que Falk a donné la dénomination d'*arsénicisme intestinal aigu*.

Mais le poison pénètre peu à peu dans la profondeur de l'économie où il est porté par l'absorption et la circulation. L'altération des traits, déjà notable au début de l'empoisonnement, se prononce davantage; l'anéantissement devient extrême; le cœur participe à la faiblesse générale; les battements en sont irréguliers, intermittents, parfois rapides, sans doute parce que le pneumogastrique se trouve atteint davantage que les ganglions automoteurs et que le système nerveux de la vie végétative en général, mais ces mêmes battements sont *affaiblis* et parfois imperceptibles. Consécutivement à ce trouble profond de la circulation, le corps se refroidit, les extrémités, le visage, se cyanosent et sont glacés. Il semblerait qu'on eût devant les yeux un cholérique; en effet, les vomissements et les selles continuent, et, ce qui vient ajouter à la ressemblance entre l'intoxication arsenicale et le choléra asiatique, ce sont les crampes douloureuses que les patients éprouvent dans les masses musculaires des membres. Les urines sont supprimées. Enfin, sans qu'il y ait rémission des symptômes, la mort arrive au bout de quelques heures à un ou deux jours au plus. L'ensemble de ces symptômes, depuis le commencement de l'intoxication, constitue la forme *aiguë* admise par Tardieu.

Dans d'autres cas, les vomissements, après avoir été répétés et abondants, cessent tout à coup : il survient une amélioration apparente. Mais la soif, la sensation de brûlure dans le tube digestif, la faiblesse, persistent ; la langue est rouge, la respiration difficile et embarrassée ; puis apparaissent, du côté de la peau, par laquelle le poison s'élimine en partie, des accidents qui n'avaient pas eu le temps de se produire dans les premières heures, ou pendant le premier ou le deuxième jour de l'empoisonnement. Ces accidents consistent en des taches pétéchiales, des élevures vésiculeuses ou papuleuses, quelquefois de l'ictère. On peut trouver de l'albumine dans les urines, qui sont plus ou moins rares. L'intelligence reste intacte ; mais les battements cardiaques deviennent de plus en plus faibles, la réfrigération augmente et la mort arrive, en moyenne, au bout de deux à dix jours. Cette symptomatologie constitue la forme *subaiguë* de Tardieu.

Enfin, il peut se faire que les accidents du côté du tube intestinal fassent complètement défaut, qu'il n'y ait ni vomissements ni évacuations, et que, néanmoins, la mort arrive rapidement dans l'espace de quelques heures. On a observé ces cas surtout lorsque le poison avait été ingéré dissous dans l'eau ou que, d'une manière quelconque, il avait été porté rapidement par absorption dans le torrent circulatoire et avait produit ainsi, d'une manière soudaine, la faiblesse, la réfrigération, les évanouissements et la syncope. C'est à cette forme que Tardieu donne le nom de *forme latente*. Mais elle ne diffère de la forme aiguë que par l'absence des symptômes du côté du tube digestif.

Telle est la marche de l'intoxication aiguë par l'acide arsénieux. On voit qu'elle présente, d'une part, la plus grande analogie avec l'intoxication par le phosphore, dont elle se distingue principalement en ce que les matières des vomissements, les déjections et l'urine ne sont jamais phosphorescentes, et en ce que l'ictère est beaucoup moins fréquent. On voit, en outre, qu'elle se rapproche du choléra avec lequel la confusion serait facile, lorsque l'empoisonnement est rapide, si l'on ne tenait compte des caractères différents des selles qui sont blanchâtres, jaunâtres et moins séreuses dans l'empoisonnement par l'arsenic, et ne contiennent que peu de ces grains riziformes qui proviennent de l'épithélium intestinal desquamé et qui caractérisent les selles des cholériques.

Lorsque la guérison doit avoir lieu, les symptômes diminuent peu à peu d'intensité. Néanmoins, la douleur à l'estomac, les vomissements, les crampes, persistent pendant un certain temps ; les aliments sont difficilement tolérés ; il y a un état de faiblesse considérable, lié à un état anémique qu'on peut constater aux bruits de souffle, et qui est dû à l'altération du sang produite par le poison arsenical, comme nous le dirons bientôt. Enfin, de même que dans une autre intoxication déjà étudiée, on observe fréquemment la paralysie des membres et l'anesthésie. Ces accidents, auxquels il faut ajouter l'atrophie, la gangrène même, ont été étudiés spécialement par Raoul Leroy. La paralysie arsenicale se distingue de la paralysie saturnine en ce qu'elle atteint toutes les extrémités, notamment les inférieures, qu'elle est presque constamment liée à l'anesthésie, ou du moins à une obtusion de la sensibilité, avec sensation de fourmillement, et qu'elle s'accompagne d'un amaigrissement général sans atrophie spéciale des muscles extenseurs.

Intoxication lente. — « La *forme lente* de l'empoisonnement arsenical résulte le plus ordinairement de l'administration de doses répétées et successives de poison. Les premiers symptômes qui, au début, affectent un degré de violence plus ou moins considérable et qui sont souvent bornés à quelques vomissements, s'apaisent assez vite. Mais, après un temps variable, on voit reparaître les accidents qui suivent d'ordinaire l'ingestion du poison, notamment la sensation d'âcreté excessive et de chaleur brûlante dans la gorge et dans l'estomac. Les vomissements reviennent aussi et durent plus que la première fois ; ils sont accompagnés d'efforts très pénibles et de vomituritions.

« On observe aussi, non plus de simples intervalles de rémission, mais des alternatives multipliées de convalescences apparentes et de rechutes véritables. Les vomissements sont fréquents, bilieux, provoqués par toute substance ingérée, accompagnés de coliques très violentes et de digestions difficiles. Le malade, fatigué de douleurs et de lassitude dans les membres, éprouve des vertiges et est dans l'impossibilité de se tenir debout. Des saignements de nez, des hémorrhagies variées, des taches pétéchiales, des éruptions miliaires, se montrent par intervalles. Parfois des syncopes, ou des attaques convulsives, attestent la profonde atteinte du système nerveux. L'altération progressive des traits, l'émaciation croissante, donnent l'apparence d'une vieillesse anticipée. Les douleurs des jointures s'étendent à la colonne vertébrale et se compliquent de contracture des doigts et des orteils, ou de tremblement ; la sensibilité de la peau est souvent surexcitée, surtout vers les extrémités, et troublée par des démangeaisons insupportables et par de brusques sensations de chaleur et de froid. Enfin, les mouvements eux-mêmes se perdent et une paraplégie se déclare, soit des membres seulement, soit de toute la moitié inférieure du corps.

« Ces accidents peuvent se prolonger pendant des mois et des années, mais ils se terminent fatalement par les progrès des désordres nerveux et par l'altération de plus en plus profonde des sources de la vie. » (Tardieu.)

Effets de l'acide arsénieux appliqué à l'extérieur. — Deux cas sont à considérer : ou bien l'acide arsénieux a été appliqué en poudre ou en pâtes qui sont des préparations très actives, ou bien il a été employé en pommades faiblement chargées ou en eau arsenicale.

Dans le premier cas, celui qui s'est présenté lorsqu'on a employé l'acide arsénieux comme agent caustique pour enlever des tumeurs sans recourir aux précautions indiquées dans l'étude de la thérapeutique, les effets sont ceux de l'intoxication aiguë, car l'absorption du poison est rapide. Il n'y a en réalité rien de nouveau à signaler parmi les symptômes déjà cités, si ce n'est la douleur au point d'application du caustique arsenical. Ainsi, dix à douze heures après cette application, il survient de l'ardeur, de la sécheresse à la gorge, une soif inextinguible, des nausées, des vomissements, des évacuations qui sont parfois sanguinolentes, du frisson, le ralentissement de la circulation, la diminution ou la suppression des urines ; d'autres fois le pouls est rapide, *mais il est faible.* Cet état peut persister quelques jours et être suivi de guérison. Lorsque l'issue doit être fatale, les symptômes acquièrent plus de gravité, la respiration devient agitée et oppressée, comme dans tous les troubles de l'hématose ; la peau se couvre de pétéchies ; la prostration devient extrême ; le corps se refroidit ; enfin, la mort arrive du deuxième au huitième jour.

Dans le second cas, on observe les symptômes de l'intoxication qui ont été signalés précédemment.

Lésions anatomiques. — On croyait autrefois que les poisons, notamment l'arsenic, accéléraient la décomposition des cadavres ; de là l'usage d'exposer sur les places publiques ceux des personnes qu'on supposait avoir été victimes d'un empoisonnement. Une opinion contraire a été soutenue relativement à l'arsenic. Telle était celle de Metzger, de Burdach, etc., et aujourd'hui, celle de Tardieu, qui avance que le cadavre des individus empoisonnés par une préparation arsenicale présente, au premier abord, un état de conservation souvent extraordinaire. Rappelons-nous, à ce sujet, ce que j'ai signalé ailleurs, d'après les recherches de Hirtz, que les arsenicaux, l'acide arsénieux, par exemple, qui détruit les tissus vivants, ne détruit pas les tissus privés de vie ; qu'il les conserve plutôt et les momifie à l'instar de toute substance antiseptique. Par conséquent, si le poison arsenical n'a pas été expulsé, s'il a pénétré en grande quantité dans la profondeur de l'organisme, on conçoit qu'il retarde la décomposition du cadavre ; dans le cas contraire, la putréfaction n'en a pas moins lieu promptement.

Les lésions produites par l'acide arsénieux s'observent spécialement du côté du tube digestif, des organes parenchymateux et de la peau. Nous les énumérerons dans cet ordre, puis nous citerons les altérations du sang.

La bouche, le pharynx, l'œsophage, peuvent ne présenter aucune altération, ce qui a lieu lorsque ces parties n'ont pas subi le contact prolongé de l'acide arsénieux. Mais, d'autres fois, comme chez l'accusé Soufflard, les gencives, les parois buccales, le voile du palais, sont d'un rouge vif; la langue est tuméfiée, le pharynx et l'œsophage offrent des taches grisâtres, sanguinolentes; en un mot, on observe les lésions produites habituellement par les substances corrosives. Ces résultats ont lieu lorsque le poison a été pris en poudre, ou qu'il a été mâché, et qu'il a séjourné, en plus ou moins grande quantité, dans les premières voies. L'estomac ne présente parfois qu'un simple ramollissement, mais il offre plus constamment les lésions suivantes, sur lesquelles Tardieu insiste, et que j'ai eu occasion d'observer moi-même chez des animaux dans l'estomac desquels j'avais porté, soit de l'acide arsénieux, soit de l'arsénite de potasse.

Ces lésions consistent en des plaques, au nombre de deux ou trois, ou un peu plus, qui siègent surtout vers la grande courbure de l'organe, et qui sont ovales ou arrondies avec des dimensions variables, et offrent une couleur violacée ou noirâtre. Elles résultent d'infiltrations sanguines sous-muqueuses et sont parfois excoriées et même gangreneuses. Les intestins, notamment le duodénum, l'appendice vermiforme et le cæcum, peuvent présenter des lésions de même nature. Rarement les altérations sont profondes; cependant Riche aurait vu, dans un cas, la tunique muqueuse et la tunique musculeuse scarifiées sur une largeur de 3 ou 4 centimètres; enfin, il aurait trouvé le duodénum largement corrodé et perforé. Tardieu cite comme la lésion la plus saillante « une sorte d'éruption psorentérique formée par le développement des follicules isolés, et en tout semblable à celle que l'on observe dans le choléra ».

Enfin, on rencontre souvent dans le tube digestif, principalement dans les points qui sont le siège des altérations précitées, des grains tantôt blancs (acide arsénieux), tantôt jaunâtres (sulfure d'arsenic produit par l'action de l'acide sulfhydrique sur l'acide arsénieux). Mais, suivant Tardieu, on se serait mépris parfois sur la nature de ces granulations blanches ou jaunes, car cet auteur en a rencontré qui étaient exclusivement formées d'albumine et de matières grasses.

Les poumons sont, ou simplement engoués, ou parsemés à leur surface d'ecchymoses sous-pleurales larges et diffuses, et, dans leur épaisseur, on découvre parfois quelques foyers apoplectiques. Les mêmes taches ecchymotiques se rencontrent à peu près constamment sous le péricarde et sous l'endocarde, plus petites, irrégulières et en nombre variable (Tardieu). Mais leur altération remarquable, que nous avons déjà signalée dans l'intoxication par le phosphore, et que nous verrons apparaître dans d'autres empoisonnements où il y a un trouble plus ou moins profond de l'hématose et, par conséquent, de la nutrition, c'est la *stéatose* de divers organes, notamment du foie et des reins.

Déjà Orfila, faisant l'autopsie de Soufflard qui s'était empoisonné par une grande quantité d'acide arsénieux, avait été frappé de l'état graisseux du foie; mais ce n'est que dans ces dernières années que la stéatose arsenicale a été étudiée et reproduite même expérimentalement par quelques médecins, parmi lesquels il convient de citer d'abord Saikowski, puis Lolliot. Ce dernier a rencontré constamment la stéatose du foie dans ses expériences. Cette altération se produisit même parfois d'une manière rapide; car, chez un lapin qui était intoxiqué par 8 centigrammes d'acide arsénieux, et qui succomba au bout de vingt-quatre heures, elle existait déjà à ce moment. Trois chiens, qui furent soumis à une intoxication lente, la présentèrent à des degrés divers, et chez eux elle envahit non seulement le foie, mais les reins.

Les figures 14 et 15 représentent les dégénérescences graisseuses du foie et des reins, telles qu'elles ont été observées par Lolliot.

On voit (fig. 14) des granulations et des dépôts de graisse, non seulement dans les cellules hépatiques, mais dans le tissu conjonctif intercellulaire; il y a en même temps destruction

complète d'un grand nombre de cellules hépatiques, comme
cet expérimentateur l'a observé dans presque toutes les autopsies de ses animaux. On conçoit dès lors, d'après la remarque
de Frerichs, l'absence de glycogène dans des foies ainsi stéa-
tosés, d'où l'impossibilité de rendre diabétiques, par la piqûre
du quatrième ventricule, des animaux dont le foie est devenu
graisseux sous l'influence de l'arsenic.

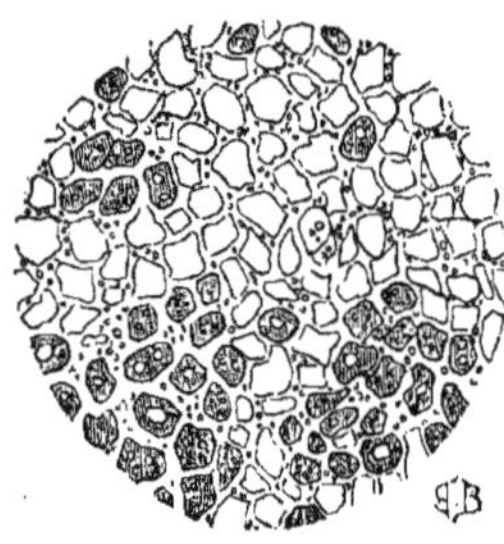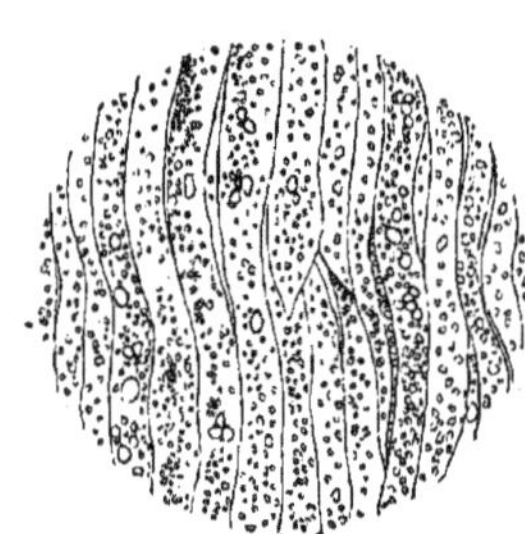

Fig. 14.   Fig. 15.

La figure 15 montre des tubuli des reins dont les uns ont
les parois granuleuses dépouillées d'épithélium et présentant
des gouttelettes graisseuses. L'altération peut siéger d'ailleurs
dans les glomérules de Malpighi aussi bien que dans les tubuli
de la substance médullaire et de la substance corticale. La
stéatose peut même aller jusqu'à la destruction complète du
parenchyme qui ne forme plus, par points, qu'une sorte de
détritus graisseux.

Le foie et les reins sont les deux organes qui subissent le
plus facilement la dégénérescence graisseuse sous l'influence
de l'arsenic. Les fibres musculaires, notamment celles du cœur,
peuvent également éprouver la même altération. Toutefois,
on la constate ici beaucoup moins fréquemment que dans l'intoxication par le phosphore. Chez les animaux qui présentaient une stéatose extrêmement prononcée du foie et des
reins, Lolliot a trouvé les fibres musculaires si peu granuleuses, qu'on ne pouvait admettre en réalité l'existence d'une

dégénérescence graisseuse. La stéatose des muscles ne s'observerait que dans une période avancée d'un empoisonnement arsenical.

Mécanisme de l'intoxication arsenicale. Action de l'hydrogène arsénié sur le sang. — Les arsenicaux sont considérés souvent comme des poisons irritants. Orfila et Taylor les ont d'ailleurs regardés comme tels. Mais, s'il est vrai que l'acide arsénieux en poudre soit une substance corrosive, l'irritation qu'il produit n'est rien pour ainsi dire au milieu des symptômes généraux qui résultent de l'absorption de ce poison et des autres préparations arsenicales ; ce qui est tout, c'est le trouble profond de l'hématose, déterminé par ces substances.

Si l'on fait passer un courant d'hydrogène arsénié dans du sang défibriné, on voit presque aussitôt ce sang devenir noir comme de l'encre de sèche ; puis, si on l'examine au spectroscope, on observe une large bande obscure représentée par les bandes normales d'absorption de l'hémoglobine et par l'espace intermédiaire qui est plus ou moins foncé. Le spectre ressemble assez à celui de la figure 8, qui représente le spectre du sang pris chez un animal intoxiqué par l'acide sélénhydrique, avec cette différence que le milieu est moins sombre. Mais, ce qu'il y a de remarquable, c'est que le spectre disparaît peu à peu lorsqu'on continue de faire passer un courant d'hydrogène arsénié dans le sang étendu d'eau et contenu dans le tube d'essai placé devant le spectroscope. Le liquide prend alors une coloration vert jaunâtre, qui le fait ressembler à de l'urine. La lumière, passant à travers ce liquide, donne alors un spectre dont les couleurs sont excessivement ternes et qui ne présente plus de bandes d'absorption. Le passage d'un courant d'oxygène dans le sang traité par le gaz arsenical ne produit rien ou peu de chose. Il résulte de ces faits que j'ai observés et signalés naguère : 1° que *l'hydrogène arsénié réduit l'hémoglobine;* 2° *qu'il la détruit ensuite;* 3° que *l'hémoglobine réduite par ce gaz n'est guère modifiée par l'oxygène.*

Ayant intoxiqué un chien en lui faisant respirer un mélange

d'air et d'hydrogène arsénié, le sang a présenté les mêmes
altérations que celles que m'avait offertes celui dans lequel
j'avais fait passer un courant de ce dernier gaz. Il était noir partout, aussi bien dans les cavités gauches du cœur qui en contenait peu d'ailleurs, que dans le système veineux. De plus, il
avait presque la consistance de la gelée de groseille. Ce sang
communiquait aux séreuses et aux muqueuses, notamment à
celle de la cavité buccale, une coloration bleu noir. L'arrêt de
la respiration chez cet animal avait précédé l'arrêt du cœur
dont les battements avaient cessé peu à peu. Il y avait eu des
vomissements; mais je n'ai pas observé de convulsion, sans
doute parce que j'avais fait en sorte que l'intoxication se fît lentement. Le sang présente des altérations analogues dans l'empoisonnement par un composé arsenical quelconque.

A l'aide de ces données, nous pouvons nous expliquer les
principaux symptômes de l'empoisonnement par les arsenicaux :
tels que la prostration qui devient extrême comme dans l'empoisonnement par l'oxyde de carbone, par l'acide sulfhydrique ;
l'abaissement de la température qui est dû au ralentissement de
la respiration et de la circulation d'un sang qui ne vivifie plus
l'organisme ; la stéatose qui résulte du trouble profond de la
nutrition, lequel dépend lui-même du trouble de l'hématose.

2° Empoisonnement accidentel par l'acide arsénieux et par les couleurs arsenicales.

L'empoisonnement résultant de l'ingestion de l'acide arsénieux, ou d'un arsénite soluble, tel que l'arsénite de potasse,
est celui qu'il importe le plus de connaître au point de vue
médico-légal ; mais il est une intoxication qui, bien qu'intéressant spécialement le pathologiste, mérite néanmoins d'être
étudiée ici. Cette dernière résulte du contact avec les téguments
et de la respiration d'une atmosphère chargée de poussières
arsenicales, telles que celles de l'acide arsénieux provenant
du grillage des minerais arsénifères, de l'arsénite et de l'acéto-
arsénite de cuivre.

Les ouvriers qui extrayent les minerais d'arsenic, et ceux qui leur font subir les opérations nécessaires pour en retirer l'acide arsénieux, sont sujets à des accidents plus ou moins graves. Ces accidents, moins fréquents chez les ouvriers qui ne font qu'extraire les minerais des galeries souterraines, atteignent surtout ceux qui sont chargés du broyage, du grillage. et qui retirent l'acide arsénieux des conduits et des chambres de condensation.

Les accidents sont de deux ordres : ce sont, d'une part, les symptômes généraux de l'intoxication lente déjà signalée, mais se présentant avec une gravité moindre ; d'autre part, des symptômes locaux résultant du contact des poussières arsenicales avec les muqueuses des premières voies et avec la surface cutanée. Ainsi, on remarque des troubles de la digestion, la perte de l'appétit, des nausées, des vomissements, de la diarrhée, de la céphalalgie, de la dysurie, de l'ischurie, des palpitations, des vertiges, de la paralysie, un état cachectique général compliqué parfois d'hydropisies. Du côté des muqueuses, on observe du larmoiement, des conjonctivites, du coryza, des ulcérations des fosses nasales, du ptyalisme, des stomatites avec un liséré gingival blanchâtre ou bleuâtre dû au dépôt des poussières arsenicales, la tuméfaction des gencives, des angines et des laryngites avec raucité de la voix, une irritation des bronches accompagnée de toux sèche et de dyspnée assez intense. Du côté de la peau, on signale un érythème ; des exanthèmes papuleux accompagnés de démangeaisons très vives, enfin des ulcérations présentant la plus grande analogie avec les lésions syphilitiques. L'érythème et les exanthèmes siègent de préférence à la région inguinale, aux creux axillaires, aux coudes, aux genoux et aux espaces interdigitaux. Les ulcérations ont été observées surtout aux doigts et aux orteils.

L'*arsénite de cuivre*, appelé dans les arts *vert de Scheele*, est un sel de belle couleur, qu'on obtient par voie humide en précipitant un sel de cuivre par un arsénite alcalin. Il est insoluble dans l'eau, mais il peut se dissoudre dans les acides qui ne forment pas de sels nécessairement insolubles avec les composés de cuivre, par conséquent dans l'acide chlorhydrique du suc gastrique. Exposé à l'air, il dégage de l'hydrogène arsénié.

L'*acéto-arsénite de cuivre*, vulgairement appelé *vert de Schweinfurth*, est un composé d'une couleur aigue-marine très belle, qui a été decouvert en 1814 par Rusz et Sattler, à Schweinfurth. On le prépare en faisant bouillir de l'eau dans laquelle on a mis de l'acétate de cuivre et de l'acide arsénieux. Ce composé est inaltérable à l'air, ce qui le rend non seulement plus solide et plus précieux que le vert de Scheele, mais moins dangereux que ce dernier. Il est insoluble ou très peu soluble dans l'eau, mais soluble dans les acides qui dissolvent l'arsénite de cuivre.

Ces deux couleurs sont employées dans la teinture, ainsi que dans la peinture à l'eau et à l'huile, principalement dans la coloration des étoffes et dans la fabrication des fleurs artificielles et des papiers peints. La fabrication des fleurs artificielles a pris, surtout dans ces dernières années, une grande extension ; d'après Tardieu, elle occuperait environ quinze mille ouvriers et, sur ce nombre, le quart au moins se serviraient de vert de Schweinfurth. On applique cette couleur et le vert de Scheele sur les fleurs et les étoffes, sous forme de bouillie faite avec de l'amidon et simplement étendue sur l'objet qu'on veut en décorer. Aucun mordant ne fixe la couleur, aucun vernis ne la protège contre les frottements extérieurs. Aussi se détache-t-elle facilement entre les mains des ouvrières qui confectionnent des vêtements avec ces étoffes. Et comme ce sont, en général, des toilettes de bal, le vert arsenical mal fixé tombe sous l'influence des mouvements de la danse, se répand sur le cou et les épaules des femmes qui s'en sont parées, et produit des accidents qui viennent se joindre à ceux qui résultent de la pénétration du poison dans les voies respiratoires. On ne s'étonnera pas de ces résultats si l'on se rappelle que, d'après Husemann, Ziureck a trouvé, dans vingt aunes de tarlatane, 300 grammes de vert de Schweinfurth contenant 60 grammes d'arsenic.

Enfin, il convient de mentionner ici l'hydrogène arsénié, gaz extrêmement délétère qui a causé la mort de Gehlen, et auquel on attribue les phénomènes d'intoxication lente observés chez les personnes qui habitent des chambres dont les murs sont recouverts de papiers arsenicaux (Fleck-Hamberg).

Un des symptômes de l'intoxication par l'hydrogène arsénié est l'ictère, souvent très intense. — Cet empoisonnement s'est quelquefois produit chez des expérimentateurs ayant respiré de l'hydrogène préparé avec le zinc du commerce qui contient, comme on sait, de l'arsenic (1).

3° Arsenicaux divers.

Nous avons étudié l'acide arsénieux, les couleurs vertes arsenicales, et nous avons fait connaître le mode d'action de l'hydrogène arsénié. Il nous reste à dire un mot de l'arsenic pur et de quelques-uns des composés de ce corps simple, tels que l'acide arsénique, les sulfures et le chlorure d'arsenic.

Arsenic métallique. — On confond souvent l'arsenic, corps simple, avec l'acide arsénieux. Ainsi, c'est à ce dernier composé que l'on donne improprement, dans le commerce et parmi le vulgaire, le nom d'arsenic. Et même, dans le langage scientifique, on dit souvent empoisonnement par l'arsenic lorsqu'il s'agit d'une intoxication par une combinaison arsenicale quelconque. Cette locution est également employée dans le langage scientifique.

L'arsenic pur se présente sous l'aspect d'un corps gris d'acier, brillant, lorsqu'il vient d'être sublimé, mais se ternissant à l'air en se recouvrant d'une couche de sous-oxyde, que plusieurs chimistes considèrent comme un mélange d'arsenic

(1) Consulter à ce sujet A. OLLIVIER, *Etudes de pathologie et de clinique médicales* (chap. Intoxications, page 549). G. Steinheil, éditeur.

divisé et d'acide arsénieux. Il se volatilise vers 300 degrés et se condense en formant des rhomboèdres de 85°,4'. Chauffé à l'air, il brûle en donnant l'acide arsénieux. On le trouve parfois à l'état natif, notamment à Sainte-Marie-aux-Mines.

D'après Schmidt et Brettschneider, l'arsenic pur, dit métallique ou métalloïdique, ne serait pas toxique, tandis que les expériences de Schroff semblent établir le contraire. Ce que l'on peut admettre, c'est que ce corps simple est inerte à la condition d'être chimiquement pur, mais qu'il devient délétère lorsqu'il s'oxyde. Ainsi l'arsenic divisé, qu'on appelle *mort-aux-mouches*, devient éminemment toxique parce qu'il donne naissance à de l'acide arsénieux au contact de l'oxygène de l'air humide. On donne parfois très improprement le nom de *cobalt* à ce poison, car le vrai cobalt est, comme on le sait, un métal que ses propriétés chimiques rapprochent du fer et du manganèse, et dont les combinaisons sont peu actives.

Acide arsenique. — Cet acide est blanc, solide, très soluble dans l'eau. On l'obtient en traitant l'acide arsénieux par l'acide azotique bouillant. Les arséniates neutres sont insolubles, à l'exception des arséniates alcalins, mais ils se dissolvent dans les acides azotique et chlorhydrique, ainsi que dans les solutions aqueuses d'un sel ammoniacal, notamment du chlorhydrate d'ammoniaque. L'arséniate de soude est le principe actif de la liqueur de Pearson.

D'après les recherches de Schroff et de Savitsch, l'acide arsenique doit être placé au même rang que l'acide arsénieux au point de vue de l'activité toxique. Mais, à cause de sa grande solubilité, ce poison produit des effets sinon plus redoutables, du moins plus rapides. L'arséniate de soude a été parfois la cause d'empoisonnements accidentels. Les autres arséniates solubles agissent comme ce dernier ; enfin, les arséniates insolubles, tels que l'arséniate de fer, l'arséniate de cuivre, ne deviennent toxiques, après leur introduction dans le tube digestif, qu'à la condition qu'ils se dissolvent à la faveur de l'acide du suc gastrique. Toutefois, après l'ingestion de l'acide arsenique ou d'un arséniate soluble, il est bon de prescrire l'hydrate de sesquioxyde de fer en excès, parce que l'arséniate de fer ne peut plus se dissoudre dans un suc gastrique dont l'acide se trouve neutralisé par le sesquioxyde de fer.

Sulfures d'arsenic. — Les combinaisons de l'arsenic avec le soufre sont nombreuses. Ainsi, on connaît le sous-sulfure, le bi-, le tri- et le pentasulfure, enfin un persulfure. Mais deux seulement de ces combinaisons nous intéressent, savoir : le bisulfure et le trisulfure.

Le *bisulfure d'arsenic*, As^2S^2, appelé *réalgar* en minéralogie, est un corps solide, de couleur rouge, à cassure conchoïde, qu'on rencontre dans la nature, notamment dans les environs du Vésuve et d'autres volcans, ainsi que dans certains gisements de la Transylvanie, de la Hongrie, de la Saxe et de la Bohême. On peut l'obtenir artificiellement en chauffant un mélange, à poids atomiques égaux, de soufre et d'arsenic.

Le *trisulfure*, As^2S^3, appelé *orpiment* (*auri pigmentum*) à cause de sa belle couleur jaune d'or, se rencontre également dans les gisements où se trouve le réalgar. Le plus estimé est celui qui vient de la Perse et de la Chine. On peut l'obtenir artificiellement en chauffant un mélange formé dans la proportion de deux atomes d'arsenic et de trois atomes de soufre.

Ces deux composés sont employés dans les arts, notamment dans l'impression sur toile. On les fait dissoudre pour cela dans l'ammoniaque qui les laisse déposer en s'évaporant. L'orpiment fait partie du *rusma* ou *pâte épilatoire des Turcs* (trisulfure d'arsenic, 1 ; chaux vive, 8). Les Chinois se servent du bisulfure comme évacuant ; ils se purgent en avalant un liquide acidulé qu'ils ont laissé séjourner quelque temps dans un vase de réalgar naturel.

Les sulfures d'arsenic purs ne seraient pas toxiques (Schroff). Mais il n'en est pas de même des sulfures naturels ni des sulfures artificiels qui sont toujours mêlés d'acide arsénieux. L'orpiment artificiel contient parfois plus de 30 pour 100 de cet acide. Des jouets, des bonbons colorés avec l'orpiment, les pâtes épilatoires préparées avec ce principe, ont donné lieu parfois à des empoisonnements.

Chlorure d'arsenic. — Ce composé, $AsCl^3$, se présente sous l'aspect d'un liquide incolore, oléagineux, fumant à l'air, décomposable par l'eau en acide arsénieux et en acide chlorhydrique. On le prépare en faisant passer un courant de chlore sur l'arsenic. Nous rappellerons plus loin, en parlant du procédé de Schneider et Fyfe pour préparer les liqueurs suspectes dans lesquels on doit rechercher la présence de l'arsenic, qu'il se forme également en distillant un mélange d'acide arsénieux de chlorure de sodium et d'acide sulfurique.

Le chlorure d'arsenic a été proposé comme caustique. Il existe en Angleterre une préparation officinale représentée par une solution d'arsenic dans l'acide chlorhydrique étendu. 4 grammes de cette solution renferment environ 1 centigramme d'acide arsénieux. Taylor aurait observé des symptômes graves d'empoisonnement par 10 gouttes de ce remède, prises trois fois par jour.

Traitement. — Au début d'une intoxication par l'arsenic pris à l'intérieur, lors même que les vomissements auraient déjà eu lieu, il faut *les provoquer de nouveau* et les seconder en titillant la base de la langue avec une barbe de plume huilée, ou en administrant un *vomitif* (tartre stibié 10 à 15 centigrammes, ou sulfate de zinc 50 centigrammes, dans un ou deux verres d'eau.

Si l'on supposait que le poison eût franchi le pylore, on provoquerait les *évacuations alvines* à l'aide d'un *éméto-cathartique*, ou mieux d'un *purgatif huileux*. En effet, les corps gras retardent l'absorption de la substance toxique.

Enfin, pour neutraliser le poison pouvant se trouver encore dans le tube digestif, on administrera diverses substances chimiques, telles que la *magnésie hydratée* qui était employée déjà au siècle dernier, mais qui a été préconisée surtout par Bussy ; le *sesquioxyde de fer hydraté* qui a été proposé par Bunsen, et dont les bons effets ont été constatés par Soubeiran, Miquel,

Lesueur, Boulax, Guibourt, Nonat, Sandras, Deville et divers praticiens ; enfin le *sesquisulfure de fer hydraté*, qui a été préconisé par Sandras et Bouchardat.

La magnésie hydraté s'obtient extemporanément en précipitant par l'ammoniaque un sel magnésien soluble, par exemple le sulfate de magnésie qu'on trouve partout, et lavant rapidement le précipité. Le sesquioxyde de fer hydraté se prépare de la même manière, en précipitant un sel ferrique, le perchlorure, par exemple ; enfin le sesquisulfure de fer hydraté s'obtient en précipitant les mêmes sels par un sulfure alcalin.

L'acide arsénieux et les arsénites solubles, l'arsénique et les arséniates solubles se trouvent transformés, sous l'influence de ces antidotes, en arsénites ou arséniates de magnésie ou de fer. Il se forme également du sulfure d'arsenic dans le cas où l'on a administré du sesquisulfure *de fer*.

De ces trois contre-poisons, le *sesquioxyde de fer hydraté* récemment préparé paraît mériter la préférence. D'après des expériences de Bunsen, faites sur des animaux et confirmées plus tard, cette substance empêche, ou rend infiniment moins grave l'intoxication par l'acide arsénieux, lorsqu'elle a été administrée à temps. On la fait ingérer à de fortes doses, telles que celle de 4 à 8 grammes dans une tasse de boisson, à des intervalles assez rapprochés, de 10 minutes, par exemple. On fait vomir chaque fois, car, bien qu'ils soient insolubles dans l'eau, l'arsénite et l'arséniate de fer deviendraient dangereux par leur séjour dans le tube digestif.

Mais si l'arsenic ne se trouve plus dans le tube digestif, ou n'y existe qu'en très faible quantité ; s'il a pénétré dans la profondeur de l'organisme où il produit les phénomènes toxiques étudiés précédemment : la prostration extrême, la réfrigération, la cyanose, les crampes, etc., l'indication est encore d'*éliminer le poison au plus vite*.

Orfila proposait l'ingestion du mélange suivant : eau, 3 litres ; vin blanc, 1/2 litre ; eau de Seltz, 1 litre ; nitrate de potasse, 30 à 40 grammes. Nous savons que l'eau, surtout l'eau de Seltz, et que le vin blanc sont diurétiques, que ces substances sont, par conséquent, éliminatrices des poisons ; mais le nitre n'est pas aussi diurétique qu'on l'a cru. D'ailleurs, il contribue lui-même à accroître la prostration en sa qualité de poison musculaire à haute dose. Nous admettrons donc le précepte d'Orfila, mais nous rejetterons le nitre dont la réputation a été si usurpée. D'ailleurs, Orfila lui-même a parfaitement reconnu que les propriétés diurétiques du mélange précédent ne résidaient pas dans le nitre seul, car il n'a pas obtenu les mêmes effets avec ce sel dissous dans l'eau pure. D'un autre côté, Rognetta, dans ses expériences sur les animaux, a constaté les bons effets de l'alcool. Ce liquide active fortement la diurèse et relève l'organisme.

En même temps qu'on recourra à ces moyens, on frictionnera le patient afin d'activer la circulation ; on administrera des *lavements huileux*, des *boissons émollientes*, et, plus tard, on prescrira une alimentation convenable. Les *bains*, l'*électricité*, constituent des moyens utiles pour combattre les accidents nerveux qui persistent parfois lorsque les autres symptômes ont disparu.

L'*empoisonnement professionnel et chronique* sera traité par les bains sulfureux, ou simplement par les bains ordinaires, par l'électricité, s'il y a paralysie, et par un régime fortifiant. Enfin, on évitera cette intoxication en suivant les préceptes hygiéniques donnés en cette matière. On portera un masque recouvert de gaze ; on se lavera les mains, avant de quitter l'atelier, dans de l'eau aiguisée d'acide chlorhydrique ; on évitera de déposer des aliments dans les ateliers et d'y prendre les repas. Dès qu'un ouvrier aura une éruption sur les mains, sur la figure ou sur quelque autre partie du corps, dès qu'il se plaindra d'envie de vomir, de céphalalgie ayant pour siège constant le front et les tempes, il devra cesser son travail et réclamer les soins d'un médecin.

RECHERCHE DE L'ARSENIC.

Avant de faire connaître la marche à suivre pour déceler la présence de l'arsenic dans le cadavre d'un sujet intoxiqué par ce poison, il importe de répondre à diverses questions. La première qui se présente est celle-ci : L'arsenic existe-t-il normalement dans l'organisme?

Couerbe et Orfila avaient admis que les os contenaient ce poison; on supposait, en outre, que les muscles devaient en renfermer. Mais Orfila lui-même, répétant ses propres expériences, puis les membres d'une commission de l'Institut, enfin Danger et Flandin, n'ont pu trouver aucune trace d'arsenic dans l'organisme à l'état normal.

D'autres questions subsidiaires, et qui peuvent être posées à l'expert, sont les trois suivantes : Un terrain renfermant une préparation arsenicale soluble ou insoluble pourrait-il la céder à un cadavre qui y serait inhumé? — Peut-on distinguer si l'arsenic a pénétré par imbibition ou par absorption? — Que devient l'arsenic d'un cadavre empoisonné, inhumé en terre ou immergé dans l'eau? — En l'absence du corps du délit, par cela seul qu'on a trouvé de l'arsenic dans le terreau, dans le cercueil, peut-on affirmer qu'il y a eu empoisonnement?

1° Orfila, se fondant sur une expérience où, après avoir placé un foie dans de la terre humectée d'une solution d'acide arsénieux, il n'avait pu constater, au bout de neuf jours, la présence de l'arsenic dans cet organe, pensait qu'un terrain arsénifère ne pouvait guère céder de poison au cadavre, surtout si le composé arsenical qu'il contenait était insoluble. Mais des expériences de Devergie vinrent bientôt infirmer en quelque sorte l'opinion d'Orfila. Devergie plaça un foie pourvu de sa capsule au milieu d'un vase cylindrique contenant de la terre qu'il arrosait avec une solution d'acide arsénieux. L'eau, qui s'écoulait par un robinet, était versée chaque matin sur la couche supérieure. Or, au bout de sept jours d'expérimentation, il put retirer de l'arsenic des parties périphériques de l'organe dont le centre n'en contenait pas encore. Le résultat de cette expérience devait paraître indubitable *à priori*, puisqu'il ne s'agissait, en somme, que d'un simple phénomène d'imbibition. Nous admettrons donc que, suivant les circonstances de solubilité et d'humectation d'une part, d'insolubilité et de sécheresse d'autre part, un cadavre inhumé dans un terrain arsenical peut, ou ne peut pas, s'imbiber de poison.

2° L'expérience de Devergie nous donne la réponse à la seconde question, celle de savoir si l'arsenic retrouvé a pénétré les organes par imbibition ou par absorption. En effet, tandis que le poison qui a pénétré par imbibition se trouve surtout dans les parties périphériques du cadavre, le poison qui a pénétré par absorption se rencontre dans les parties centrales, notamment dans les parenchymes, tels que le foie, la rate. D'un autre côté, les lésions anatomiques, les altérations du tube digestif, du foie, des reins, la stéatose, ne s'observent pas chez un cadavre qui aurait reçu de l'arsenic par imbibition.

3° Un cadavre, mis dans la terre ordinaire, se décompose bientôt. Les viscères se transforment en une matière noire épaisse, ou cambouis, qui se dépose sur les côtés de la colonne vertébrale, et qui finit par se mêler, ainsi que des détritus du cercueil, avec le sol en formant le terreau animal. Dans un sol humide, les viscères peuvent se transformer en gras de cadavre; enfin, dans un terrain complètement sec, le cadavre peut se momifier. Or, dans le premier cas, il est facile de déceler l'arsenic dans les matières noires situées sur les côtés de la colonne vertébrale et même dans le terreau animal : à plus forte raison peut-on le retrouver dans les autres cas. Barruel a retiré de l'arsenic après trois ans d'inhumation. Le cadavre était momifié, le tube intestinal disposé par feuillets noirâtres, et à la place des organes parenchymateux existait un détritus brunâtre. Ozanam en a retiré, après sept ans, d'une matière noire ou cambouis située sur les côtés de la colonne vertébrale.

Pour résoudre la question de savoir ce que devient l'arsenic d'un cadavre immergé, Flandin et Danger ont fait les expériences suivantes : ils ont placé dans la Seine quatre chiens empoisonnés par les acides arsénieux et arsénique, dont le thorax et l'abdomen étaient ouverts. Après vingt et un jours, les cadavres de ces chiens ayant été retirés de l'eau courante ont donné à l'analyse autant d'arsenic que ceux d'autres chiens empoisonnés, mais non immergés. Les foies des animaux intoxiqués furent broyés et soumis à des lavages multipliés, d'abord à l'eau froide, puis à l'eau bouillante, et ensuite à des compressions fortes et répétées. Or, bien que les eaux de lavage eussent entraîné chaque fois de l'arsenic, la proportion la plus forte fut retirée du parenchyme de ces organes.

Ces mêmes expérimentateurs ayant immergé, pendant un mois, de la chair normale dans des dissolutions d'acide arsénieux ou d'acide arsénique, et l'ayant ensuite soumise à des lavages comme les foies des animaux empoisonnés, trouvèrent de l'arsenic dans ces eaux de lavage, tandis que la chair elle-même n'en fournit pas de traces. Ces résultats tendent à établir que, dans les cas d'intoxication, l'arsenic est combiné avec les tissus, tandis qu'il y serait simplement mélangé lorsqu'il les a pénétrés par imbibition.

D'un autre côté, Sançon a fait l'expérience suivante, applicable au cas où le cadavre serait inhumé dans un sol immergé. Ce pharmacien de Saintes plaça dans un jardin, à 50 centimètres de profondeur, deux petits cercueils en chêne contenant, l'un, 125 grammes de matière animale et $1^{gr},20$ d'arsénite d'ammoniaque ; l'autre, pour la même quantité de matière, $1^{gr},20$ d'acide arsénieux. Le jardin fut inondé tous les ans par la Charente, et quelquefois pendant un mois. Exhumés cinq ans après, les cercueils ne contenaient plus de matière organique. Coupés par petits morceaux, épuisés à plusieurs reprises par l'eau bouillante, les décoctés de chacun d'eux, concentrés et soumis séparément à l'appareil de Marsh, donnèrent à peu près la même quantité d'arsenic.

De ces faits on peut conclure : 1° qu'il est possible de déceler l'arsenic, non seulement dans un cadavre inhumé depuis longtemps, mais dans les détritus, dans les parois du cercueil, dans le terreau animal ; 2° que les eaux courantes, pluviales ou d'inondation, et même les lavages répétés, n'enlèveraient pas complètement l'arsenic aux organes des personnes empoisonnées, tandis qu'il en serait tout autrement, du moins par les lavages répétés, pour l'arsenic qui aurait pénétré les organes par imbibition, ou qu'on aurait ajouté, soit au cadavre, soit au terrain, pour tromper ou détourner les investigations de la justice.

Pour répondre à la dernière question, si, en l'absence du corps du délit, par cela seul qu'on a trouvé de l'arsenic dans le terreau, dans le cercueil, on peut affirmer qu'il y a eu empoisonnement, il faut se rappeler les faits qui précèdent. Suivant Orfila, si le terreau cédait de l'arsenic à l'eau froide, et si la terre, prise à 3 ou 4 mètres de distance, n'en donnait point, on pourrait facilement soupçonner que l'arsenic provînt des détritus du cadavre, à moins qu'il ne fût ultérieurement prouvé que la partie du cimetière où se trouvait le corps eût été arrosée avec une solution arsenicale, ou saupoudrée d'une substance arsenicale soluble. Si, au contraire, la terre, éloignée de quelques mètres du lieu d'inhumation, cédait un composé arsenical à l'eau froide, il faudrait se garder de faire soupçonner que l'arsenic du terreau provînt du cadavre.

Enfin, il importe de savoir combien de temps met à s'éliminer un composé arsenical introduit dans l'organisme. Supposons, en effet, que la victime d'un empoisonnement par l'acide arsénieux ait fait usage antérieurement, comme d'une substance médicamenteuse, soit de ce même acide, soit de la liqueur de Fowler (arsénite de potasse), soit de la liqueur de Pearson (arséniate de soude); qu'en un mot, elle ait été soumise à un traitement arsenical quelconque, on pourrait toujours arguer de ce traitement pour expliquer la présence de l'arsenic dans les organes. Or, la science n'est pas fixée d'une manière précise sur la durée de l'élimination de l'arsenic introduit dans l'organisme à dose physiologique et thérapeutique. On sait seulement que cet agent se fixe spécialement dans les parenchymes, notamment dans le foie où il est porté par la circulation veineuse, si active dans cet organe, et qu'il y reste assez longtemps ainsi que dans d'autres viscères. En général, on n'en trouve plus dans l'urine, chez les chiens, au bout de deux à trois semaines. L'élimination durerait douze à quinze jours chez l'homme, un mois, d'après L. Orfila.

Les questions précédentes étant résolues, nous pouvons passer à la recherche directe de l'arsenic.

Plusieurs méthodes ont été proposées et employées pour isoler et caractériser cette substance toxique. Nous ne traiterons que de celle qui est généralement adoptée aujourd'hui.

Méthode de Marsh. — Cette méthode, qui a été imaginée en 1836, par James Marsh, employé de l'arsenal de Londres, repose sur les principes suivants :

1° Lorsque l'hydrogène naissant se trouve en contact avec un composé arsenical, il se transforme en hydrogène arsénié, gaz incolore, d'une odeur alliacée et nauséabonde.

2° Ce gaz est combustible. Il donne, en brûlant, de l'eau et de l'acide arsénieux :

$$2AsH^3 + O^6 = 3H^2O + As^2O^3,$$

mais, si la combustion est gênée, si l'oxygène de l'air n'afflue pas en quantité suffisante, l'hydrogène, qui a plus d'affinité que l'arsenic pour l'oxygène, brûle seul, de sorte que l'arsenic de l'hydrogène arsénié est mis en liberté. Que, par exemple, on reçoive sur une soucoupe de porce-

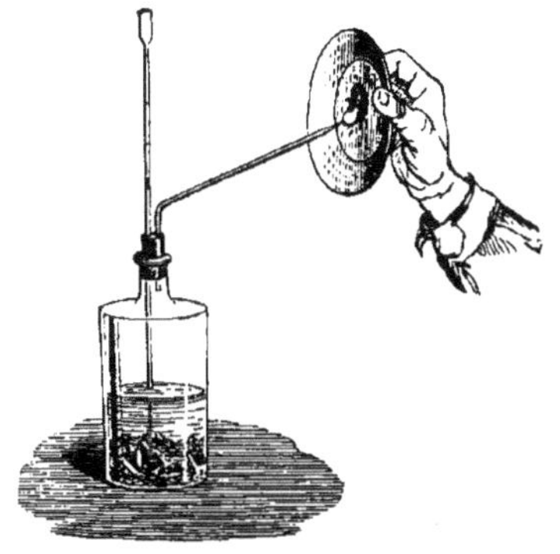

Fig. 16.

laine la flamme d'un jet d'hydrogène arsénié se dégageant d'un flacon (fig. 16), cette flamme étant refroidie et l'afflux de l'oxygène de l'air étant gêné, l'arsenic ne brûle pas, ou ne brûle qu'en faible quantité et se dépose sur la soucoupe en formant des taches miroitantes.

3° L'hydrogène arsénié est décomposé par la chaleur. Si, par exemple, on fait passer ce gaz dans un tube qu'on chauffe à l'aide d'une lampe à alcool, ou à l'aide de charbons incandescents, on voit se déposer un anneau d'arsenic au delà du point d'application de la chaleur, dans la partie froide du tube. — Ce sont ces taches et ces anneaux d'arsenic qu'on cherche à obtenir à l'aide de l'appareil de Marsh.

Tel qu'il était employé au début, cet appareil consistait en un simple tube deux fois recourbé, en une sorte de tube en U, dont l'une des branches contenait une lame de zinc et était terminée à sa partie supérieure par une pointe effilée. Une liqueur arsenicale, additionnée d'acide sulfurique, étant versée dans l'appareil, il se dégageait, par le tube effilé, de l'hydro-

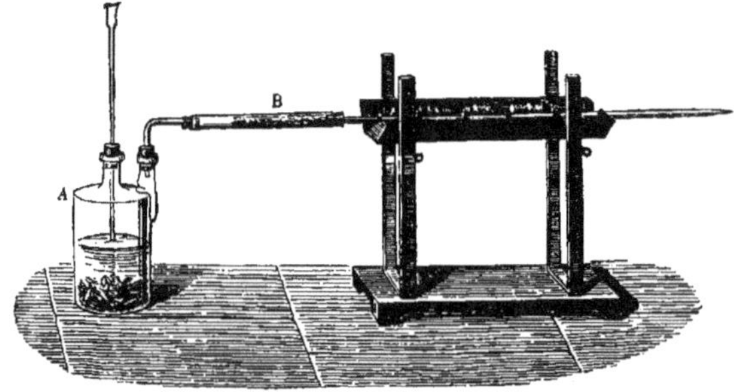

Fig. 17.

gène arsénié qu'il était facile de caractériser. L'appareil a été modifié dans la suite comme l'indique la figure 17.

Cet appareil se compose d'un flacon A dans lequel on introduit du zinc, de l'eau et de l'acide sulfurique parfaitement purs. B est un tube renfermant de l'amiante ou du coton destiné à arrêter les traces de zinc qui peuvent être entraînées lorsque ce métal est attaqué par l'acide sulfurique; à ce tube B fait suite un autre tube de verre long de 1 mètre à 1^m,50 et effilé à son extrémité. Il repose sur une grille destinée à recevoir des charbons incandescents.

Dans ces conditions, si le flacon A ne renferme pas de trace de composé arsenical, il s'en dégage du gaz hydrogène pur qu'on peut enflammer lorsque l'on suppose que le flacon ne contient plus d'air pour éviter une explosion, et qu'on voit brûler avec une flamme pâle, légèrement jaune à cause du verre. Cette flamme, coupée par une soucoupe de porcelaine, ne donne aucun dépôt miroitant. De plus, lorsqu'on chauffe le tube sur la grille, on ne voit apparaître aucun anneau dans la partie froide du tube située au delà de la partie chauffée ; mais, si l'on verse dans le flacon A une liqueur arsenicale, on voit bientôt la flamme de l'hydrogène devenir d'un blanc livide et répandre des fumées blanches d'acide arsénieux. On sent en même temps une odeur alliacée. La flamme, étant refroidie par la soucoupe, donne un dépôt noir brillant d'arsenic, et si l'on chauffe le tube placé sur la grille, l'hydrogène arsénié se décompose et donne, au delà de la partie chauffée, un anneau d'arsenic qui se condense.

Les choses se passeront ainsi toutes les fois qu'une liqueur suspecte contiendra de l'arsenic, pourvu qu'il existe certaines conditions dont nous traiterons plus loin. Mais on peut objecter que les taches et les anneaux obtenus sont formés d'antimoine, car l'hydrogène antimonié se forme et se décompose dans les mêmes circonstances que l'hydrogène arsénié. D'ailleurs, il est possible que la victime de l'empoisonnement ait ingéré de l'émétique à un moment plus ou moins rapproché de celui où elle a succombé. Or, il est facile de distinguer les taches et anneaux d'arsenic des taches et anneaux d'antimoine.

1° Si l'on enlève la partie du tube qui contient l'anneau, puis qu'on la ferme à l'une de ses extrémités, et qu'on la chauffe sur une lampe à alcool, on voit que l'anneau se déplace très facilement sous l'influence de la chaleur s'il est formé d'arsenic, tandis qu'il se déplace moins facilement s'il est formé d'antimoine, qui est beaucoup moins volatil que l'arsenic.

2° Les taches arsenicales, traitées par l'acide azotique concentré, se dissolvent rapidement en donnant de l'acide arsénique. Si l'on neutralise ensuite exactement la solution par l'ammoniaque et qu'on ajoute de l'azotate neutre d'argent, on obtient un précipité rouge brique d'arséniate d'argent. Les taches d'antimoine, traitées par l'acide azotique, ne donnent qu'un résidu blanc d'oxyde d'antimoine intermédiaire.

Il faut, pour réussir l'expérience, que les liqueurs soient rigoureusement neutres, car l'arséniate d'argent est soluble dans les liqueurs acides, comme dans les liqueurs alcalines.

On versera donc sur les taches contenues dans les soucoupes quelques gouttes d'acide azotique et on vaporisera jusqu'à siccité, puis on touchera la tache *blanche* avec une goutte de nitrate neutre d'argent; la tache prendra une teinte *rouge brique* caractéristique.

3° Une goutte de sulfhydrate d'ammoniaque, versée sur les taches arsenicales, donne lieu bientôt à la formation de sulfure jaune d'arsenic (trisulfure) qui est insoluble dans l'acide chlorhydrique. Le sulfure d'antimoine est rouge orange et très soluble dans l'acide chlorhydrique.

4° Enfin, et ce caractère est l'un des plus importants, les taches arsenicales disparaissent rapidement au contact d'une solution étendue d'hypochlorite de soude, les taches d'antimoine ne sont nullement modifiées par ce réactif.

Préparations des liqueurs suspectes. — Il peut se faire que l'on retrouve, soit dans les matières vomies, soit dans le tube digestif, des grains, des fragments d'acide arsénieux ou d'un autre composé arsenical. On les recueille et l'on peut les soumettre aux réactions qui caractérisent les composés arsénicaux, ou les introduire directement dans le flacon de l'appareil de Marsh. Mais, le plus souvent, la substance est dissoute; elle a pénétré les différentes parties de l'organisme, et c'est dans les matières vomies, dans les liquides contenus dans le tube digestif, dans les humeurs et les organes qu'il faut la chercher. Rappelons à ce sujet que, parmi les organes, c'est surtout sur le foie que doivent porter les investigations.

Divers procédés sont employés pour préparer les liqueurs suspectes :

1° On introduit dans une fiole, ou dans un ballon, les matières organiques, ainsi que le foie, par exemple, réduit en minces fragments; on ajoute de l'acide chlorhydrique, on chauffe, puis on ajoute par pincées du chlorate de potasse. Il se dégage de l'acide chloro-chlorique et du chlore qui détruit toute la matière organique, de sorte qu'il reste une liqueur jaunâtre contenant le poison à l'état d'acide arsénique.

2° On carbonise la masse par l'acide sulfurique concentré dans une cornue de verre soumise à l'action de la chaleur. Le liquide qui distille est recueilli et mis à part; la substance charbonneuse restée dans la cornue est épuisée par l'eau et par l'acide chlorhydrique, puis les liqueurs de lavage sont recueillies et filtrées.

3° On transforme en chlorure d'arsenic la substance toxique mélangée avec les matières organiques. Pour cela, on suit le procédé de Schneider et Fyfe, lequel consiste à distiller ces matières avec de l'acide sulfurique et du chlorure de sodium.

Les matières suspectes sont introduites avec du chlorure de sodium fondu dans une cornue tubulée *b*, puis additionnées d'eau en quantité suffisante pour recouvrir le mélange. Le col de la cornue se rend dans un ballon vide *c*, communiquant avec un appareil à boule *d* contenant de l'eau distillée. On verse peu à peu, dans la cornue, de l'acide sulfurique concentré, à l'aide de l'entonnoir à robinet *a*, puis on chauffe lentement avec le fourneau à gaz. Les premiers produits de la distillation sont de l'eau et de l'acide chlorhydrique provenant de la réaction de l'acide sulfurique sur le chlorure de sodium; il se dégage ensuite du chlorure d'arsenic qui est mélangé avec de l'acide chlorhydrique et vient se condenser dans le ballon *c*. Ce n'est que lorsque la distillation a été trop rapide qu'on trouve de l'acide arsénieux dans l'appareil à boule. On ajoute d'ailleurs de l'eau, s'il est nécessaire, au contenu du ballon *c*, pour transformer totalement le chlorure d'arsenic en acide arsénieux que l'on caractérise ensuite par ses propriétés chimiques, ou que l'on introduit dans l'appareil

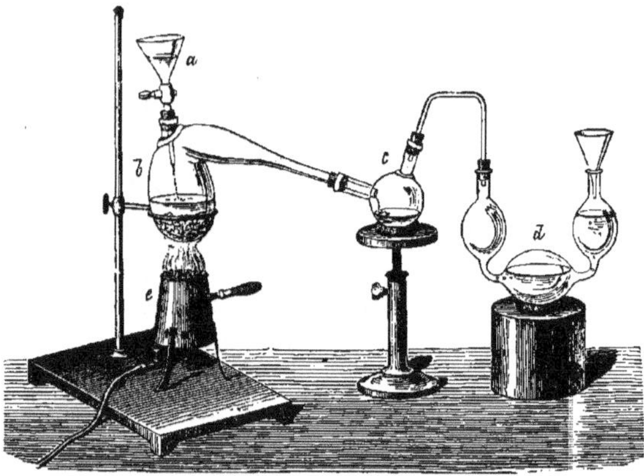

Fig. 18.

de Marsh. — La présence de matières organiques azotées, même en quantité notable, dans la cornue *b*, n'empêche pas la formation ni le dégagement du chlorure d'arsenic. Les corps gras ne s'opposent pas non plus à la réaction.

Précautions à prendre dans le mode opératoire. — D'après les recherches de Blondeau, il peut se faire qu'un liquide suspect ne donne rien à l'appareil de Marsh, lors même qu'il contient un composé arsenical. C'est ce qui arrive lorsqu'il renferme des composés nitreux, ou que l'acide sulfurique employé pour produire le dégagement d'hydrogène dans le flacon de l'appareil renferme ces mêmes composés. Aussi faut-il rejeter le procédé de destruction des matières organiques par l'acide azotique, dans la crainte que, malgré la chaleur à laquelle on a opéré cette destruction, des liqueurs de lavage ne retiennent des vapeurs nitreuses. Lorsqu'elles en renferment, il ne se forme pas d'hydrogène arsénié gazeux AsH^3, mais de l'arséniure d'hydrogène solide As^4H^2, sur lequel l'hydrogène naissant pur est sans action, mais qui peut cependant être transformé en arséniure d'hydrogène gazeux au contact des matières organiques.

Avant d'introduire les liqueurs suspectes dans le flacon de l'appareil de Marsh, il faut faire fonctionner cet appareil *à blanc* pour s'assurer s'il ne donnerait pas lieu à la formation de taches arsenicales. En effet, le zinc et l'acide sulfurique peuvent renfermer de l'arsenic dont une purification incomplète ne les aurait pas débarrassés. Aussi, pour éviter l'une de ces causes d'erreur, Naquet a-t-il proposé de remplacer le zinc par un amalgame de sodium qu'on peut obtenir facilement avec toute la pureté désirable. L'hydrogène se dégage rapidement au contact de cet amalgame avec l'eau acidulée par l'acide sulfurique.

Enfin, si les matières devant être soumises à l'examen avaient été remises à l'expert contenues dans un vase métallique, dans un vase d'étain, par exemple, au lieu d'un récipient de verre, on devrait se rappeler que l'étain du commerce renferme toujours de l'arsenic et tenir compte de cette circonstance.

Dosage de l'arsenic. — L'un des meilleurs moyens consiste à transformer le poison en arséniate ammoniaco-magnésien, composé insoluble qu'on recueille et qu'on pèse après l'avoir desséché à 100 degrés.

Pour cela, on fait passer dans une solution d'azotate d'argent l'hydrogène arsénié qui se dégage de l'appareil de Marsh. Ce gaz se transforme en acide arsénique, en même temps qu'il donne lieu à un dépôt d'argent. La dissolution d'acide arsénique est mélangée avec un excès d'ammoniaque, puis additionnée de chlorhydrate d'ammoniaque et de sulfate de magnésie en proportion telle que la magnésie ne soit pas précipitée par l'ammoniaque. L'acide arsénique est précipité complètement à l'état d'arséniate ammoniaco-magnésien qu'on recueille après douze heures de repos ou davantage.

On peut aussi transformer en acide arsénique, à l'aide du

chlore ou de l'acide azotique, l'acide arsénieux obtenu par le procédé de Schneider et Fyfe, puis opérer comme il vient d'être dit.

L'arséniate ammoniaco-magnésien, desséché à 100 degrés, contient 62,9 pour 100 d'acide arsénique.

Observations.

I. — Empoisonnement par l'acide arsénieux mélangé avec des aliments.
Mort.

Le 23 juin 1832, vers huit du soir, la fille G... mange du pain sur lequel sont étendus du beurre et du riz saupoudrés d'une grande quantité d'acide arsénieux grossièrement pulvérisé. Deux heures après, elle est prise de vomissements et de diarrhée qui durent toute la nuit, et de douleurs extrêmement vives dans l'estomac. Cet état persiste et s'aggrave le lendemain sans qu'aucun secours soit administré. — Le troisième jour, un médecin la trouve sans connaissance, avec le pouls très petit et inégal, la figure altérée, les yeux éteints et enfoncés, l'estomac et le ventre tendus et douloureux au toucher, les membres froids, les pieds et les mains dans une agitation continuelle, comme pour arracher un poids qui chargerait la poitrine. A sept heures du soir elle était en état de rendre compte de sa situation qui était beaucoup plus alarmante ; elle dit qu'elle avait l'estomac fort embarrassé, qu'elle n'avait plus la force de vomir, qu'elle allait mourir ; ses extrémités étaient froides. Elle succomba en effet dans la soirée, plus de cinquante heures après l'ingestion du poison. (LACHÈSE, *Ann. d'hyg. publ. et de méd. légale*, 1ᵉ série, t. XVII.)

II. — Empoisonnement par 12 grammes d'acide arsénieux.
Mort en 13 heures.

Le 9 mars 1839, à dix heures du soir, l'accusé Soufflard, entendant sa condamnation à mort, introduisit dans sa bouche 12 grammes d'acide arsénieux en poudre, qu'il avala peu à peu à l'aide de sa salive. Au sortir de l'audience, il demanda de l'eau, en but plus d'un litre, ainsi que du lait : vomissements violents et répétés de matières alimentaires, de lait caillé et d'acide arsénieux. Le gardien avait retiré une poudre blanche placée entre les gencives et la lèvre inférieure. Celle-ci était fortement cautérisée et la muqueuse en était blanche, fendillée, très douloureuse ; les traits étaient horriblement altérés, 5 centigr. d'émétique et de l'eau tiède pour boisson provoquent des vomissements abondants. Cris bruyants, pouls petit, concentré, irrégulier; peau froide, couverte de sueur visqueuse, surtout aux tempes et au front : de temps à autre, mouvements spasmodiques d'extension des membres suivis de résolution complète. Douleurs atroces et brûlantes à la région épigastrique. Toutes les cinq minutes, une cuillerée d'oxygène ferrique.

A onze heures et demie, Soufflard avait pris environ 180 grammes de contre-poison et paraissait mieux. Mais tout à coup, il se lève, claque des dents, éprouve des contractions horribles des muscles de la face, du froid avec tremblements, comme au début d'une fièvre intermittente. Il rend

spontanément par le rectum une quantité considérable de matières blanches
et jaunes. Placé dans son lit, il reste calme quelques instants. Respiration
plaintive, précipitée ; figure affreusement pâle ; battements du pouls et du
cœur nuls. La peau, toujours glacée, ne peut être réchauffée par des bouteilles d'eau chaude. Continuation de la boisson ferrée. A minuit, les vomissements momentanément suspendus reparaissent, se répètent de cinq
en cinq minutes, entre lesquelles il y a un peu de calme. A minuit trente-
cinq minutes, les douleurs s'étendent à la région ombilicale. Elles sont
brûlantes, se calment peu à peu et sont remplacées par des tranchées.
Ventre souple, non météorisé. A une heure la figure, les mains et les
pieds se cyanosent ; soif intense ; voix lugubre, mal articulée ; besoin fréquent d'uriner qui ne peut être satisfait. Le cathéter n'amène que quelques
gouttes d'une urine assez claire. Continuation de l'oxyde de fer laudanisé :
potion tonique et antispasmodique. Il vient un peu de calme. Le malade
paraît même dormir ; mais les vomissements reparaissent avec d'affreuses
contorsions ; le froid glacial, l'insensibilité du pouls, les douleurs atroces
dans l'estomac continuent.

A quatre heures, sinapismes aux extrémités. Le malade se gratte continuellement la région épigastrique. A cinq heures, la respiration s'embar-
rasse et devient le symptôme prédominant. Il boit de l'eau fraîche, suce
avec avidité un citron. Entre six et sept heures, la déglutition se fait avec
gargouillement. Il se plaint des sinapismes, qu'on retire. La peau en cet
endroit n'est ni rouge ni tuméfiée, ni chaude ; elle est seulement plus sensible. Il rend par la bouche et les narines des matières qui le brûlent. A
huit heures, il a une selle, sans urine. Les parois abdominales sont fortement contractées, le palper n'est douloureux qu'à l'estomac. Des frictions
laudanisées n'apportent aucun soulagement. Toute la surface tégumentaire
devient bleuâtre, violacée, et la respiration de plus en plus gênée ; l'anxiété
augmente. A neuf heures, tous les symptômes de l'asphyxie se déclarent
au plus haut degré. A dix heures, tout présage une mort funeste ; cependant Soufflard n'a rien perdu de son énergie physique et morale ; il s'entretient de son état, de quelle manière il a pris le poison, etc. Enfin sa
poitrine ne se dilate que par intervalles, sa respiration devient râlante, et
il succombe à onze heures, sans convulsions. Les facultés intellectuelles
n'ont point été troublées dans cette agonie.

Autopsie. — Rigidité extrême ; yeux largement ouverts, brillants, d'un
aspect farouche ; faciès ayant la même expression que pendant la vie ;
peau d'une teinte violacée, sans pétéchies ; gencives, face interne des joues,
voile du palais, piliers, luette, d'un rouge très vif ; lèvre inférieure profondément cautérisée et doublée de volume ; langue extrêmement tuméfiée,
d'un aspect saburral, l'épithélium en est détruit en divers points, surtout
à la face supérieure et au-dessus du frein, les papilles sont gonflées et rougeâtres. Le pharynx et l'œsophage sont tachés par intervalles de plaques
grisâtres ou sanguinolentes. L'estomac contient environ trois ou quatre
verres d'un liquide rougeâtre, filant, mélangé de caillots de lait ; la muqueuse est convertie en une pulpe noirâtre, glutineuse, facile à détacher
avec le doigt, et laisse à nu une surface saignante, granuleuse, mamelonnée,
ressemblant à une plaie couverte de végétations gangreneuses. Dans certains points, les parois stomacales sont sphacélées et paraissent réduites au
feuillet séreux. Près du pylore, plaque grisâtre, large de trois doigts et
comme tannée, cautérisée par un acide : pas de perforation. L'estomac

renferme beaucoup d'acide arsénieux, surtout au voisinage de l'anneau pylorique. Dans le duodénum et les autres parties du tube intestinal, plaques de distance en distance creusées à la manière des plaques typhoïdes, d'autant moins nombreuses qu'on s'éloigne davantage de l'estomac; du reste, la muqueuse qui les sépare est parfaitement saine. Au centre de chaque plaque est un fragment d'acide arsénieux. Le calibre du gros intestin est tellement diminué, que c'est à peine s'il admet la branche de l'entérotome. Le péritoine est intact et renferme quelques cuillerées de sérosité jaunâtre.

Rien de particulier dans le foie; vésicule pleine de bile; canaux cholédoques libres. Rate volumineuse, engorgée d'un sang noir et liquide. Reins non injectés; bassinets vides; point de rougeur à l'intérieur ni à l'extérieur des uretères. La vessie contient environ un verre d'urine n'offrant aucun caractère spécial; ses parois ont la couleur et la consistance habituelle; il en est de même du col vésical. Tout le système veineux abdominal est fortement engorgé de sang liquide, ainsi que les radicules des veines mésentériques. La veine porte offre un volume énorme. Plèvres saines, sans épanchement. Le sang qui s'écoule des parois thoraciques est noirâtre, non coagulé : il rougit faiblement à l'air. Les poumons ne s'affaissent point ; ls sont rouges, gorgés de sang noir, à peine crépitants dans toutes leurs parties. Leur poids spécifique a tellement augmenté, qu'un morceau, mis dans un baquet d'eau, descend au fond, oscille pendant quelque temps avant de surnager. L'insufflation bronchique n'épanouit pas le parenchyme qui semble être devenu imperméable. Dans certains points, la couleur en est violacée, uniforme, comme s'il y avait eu des hémorrhagies capillaires apoplectiques; dans d'autres parties de leur épaisseur ils sont uniformément noirâtres. Coupé par tranches, exprimé et lavé avec soin, le tissu pulmonaire reprend sa texture spongieuse, une partie de son élasticité, et les deux nuances de coloration disparaissent. Toutes les divisions de l'artère pulmonaire sont remplies de sang noir incoagulable, ainsi que le ventricule droit, l'oreillette droite et les deux veines caves, dont le volume est considérable. Les veines pulmonaires sont à peu près vides et contractées.

Les cavités gauches du cœur ne contiennent presque pas de sang. Péricarde parfaitement sain; point d'épanchement dans son intérieur. Cœur de volume ordinaire ; rougeurs disséminées çà et là, avec des nuances inégales de coloration entre les colonnes charnues du ventricule gauche et à la base des piliers de la valvule mitrale. Elles sont le simple résultat de phénomènes cadavériques. Il n'en existe pas dans le ventricule droit. Le tissu cardiaque est sain dans son épaisseur. Quant au système nerveux cérébrospinal, pas de traces de lésion dans son tissu ni dans ses enveloppes; point de rougeur des méninges; les vaisseaux de la pie-mère sont un peu dilatés. La pulpe nerveuse n'est pas non plus injectée ; coupée par tranches, elle laisse suinter de grosses gouttes de sang veineux. Les sinus sont gorgés de sang. Le liquide céphalo-rachidien ne présente rien de particulier dans sa quantité, dans ses caractères physiques. Le canal vertébral n'a point été ouvert, mais la conservation intacte du mouvement et de la sensibilité dans toutes les parties du corps éloigne l'idée d'une lésion de la moelle épinière. (*Observation lue par M.* James, *à l'Académie de médecine,* 1839.)

III. — *Empoisonnement par l'arséniate de soude.*

Un jeune employé d'une maison de droguerie prend par mégarde de l'arséniate de potasse au lieu de sulfate de potasse, et meurt après vingt-quatre heures de souffrances, durant lesquelles il a présenté tous les signes de l'empoisonnement arsenical.

L'*autopsie* est faite trois jours après la mort.

Le cadavre est dans un état de putréfaction très avancée, des phlyctènes nombreuses et des taches verdâtres accompagnées de gonflement produit par des gaz putrides existent à la tête, au ventre et aux parties génitales. Aucune trace de violence n'apparaît à l'extérieur.

L'estomac ne contient aucune matière solide ou liquide. La membrane muqueuse, soulevée en plusieurs points par des gaz, présente, en outre, au niveau du cardia et le long de la grande courbure, cinq larges plaques d'un brun noirâtre, sans ulcération ni perforation. Les viscères abdominaux ne sont le siège d'aucune lésion particulière. Les poumons sont sains, mais fortement engoués. Le cœur, volumineux, est distendu par du sang noir à demi coagulé. De nombreuses taches ecchymotiques se montrent à la surface de l'endocarde. Il n'y a rien à noter du côté de la tête.

De l'examen qui précède nous concluons que la mort est le résultat d'un empoisonnement par une substance arsenicale, ainsi que le démontrent les symptômes observés pendant la vie et les lésions caractéristiques constatées après la mort. (A. Tardieu.)

IV. — *Empoisonnement par une pommade arsenicale.*

Le 5 thermidor an IV, une jeune femme, ayant d'ailleurs la tête très saine et sans écorchure, eut l'imprudence de se la frotter avec de la pommade arsnicale, pour se faire passer les poux. Point d'accidents les six ou sept premiers jours ; mais alors, douleurs des plus cruelles avec gonflement de toute la tête et des oreilles, parties qui se couvrirent de croûtes. Engorgement des glandes salivaires et du cou ; tuméfaction érysipélateuse du visage ; yeux étincelants et gros ; pouls dur, tendu ; langue aride, soif, peau sèche ; chaleur vive sur tout le corps avec sensation d'un feu dévorant ; vertiges, faiblesses syncopales, cardialgie ; vomissements de temps à autre ; ardeur en urinant, constipation ; tremblement des membres avec impossibilité de se soutenir ; délire par moments. *Saignée copieuse sur-le-champ. Pour la nuit, potion émulsionnée et nitrée ; lavements fréquents avec la graine de lin et le miel mercuriel ; pédiluves avec des cendres ; mélange de magnésie calcinée, de gomme arabique et de sirop de tussilage, administré par cuillerées à café toutes les deux ou trois heures, dans le but de relâcher doucement le ventre ; graisser la tête avec la pommade à la craie de Baumé.*

Le lendemain, peu d'amendement, assoupissement ; *huit sangsues aux cuisses.* Nuit agitée. L'enflure de la tête parut s'être accrue, et, sur le matin, tout le corps se couvrit de boutons miliaires à pointe blanche, surtout aux pieds et aux mains. La malade était très faible et ne pouvait rester assise sans éprouver des maux de cœur. *Potion cordiale avec addition des gouttes d'Hoffmann.*

Le surlendemain, je rapprochai les doses de la potion magnésienne. En moins de quarante-huit heures, l'éruption se sécha et tomba par desquamation. Le ventre se relâcha, tous les accidents diminuèrent, et, le huitième jour du traitement, la malade était hors de danger. Dans le cours de la convalescence les cheveux tombèrent. (DESGRANGES, *Recueil périodique de la Société de médecine*, t. VI.)

IX. — ALCOOLIQUES.

Le groupe des *alcooliques*, s'il n'était considéré qu'au point de vue thérapeutique, serait restreint. Il ne comprendrait que l'alcool ordinaire ou *éthylique*, ainsi que les liqueurs qui renferment ce principe, telles que le vin, le cidre, la bière et les divers spiritueux. Mais, au point de vue toxicologique et même hygiénique, nous devons considérer les alcools de diverses provenances qui, outre l'alcool éthylique, renferment des quantités souvent très appréciables d'autres principes appartenant à la même série, savoir les alcools *butylique* et *amylique* qui sont beaucoup plus dangereux que le premier.

D'après les recherches de Dujardin-Beaumetz et Audigé, les alcools sont d'autant plus toxiques que leur poids moléculaire est plus élevé, comme l'indique le tableau suivant :

Toxicité des alcools.

ALCOOLS.	ALCOOLS ET DÉRIVÉS.	DOSES TOXIQUES MOYENNES PAR KILOGRAMME du poids du chien.	
		ALCOOL PUR.	ALCOOL DILUÉ.
		Grammes.	Grammes.
Alcools fermentés......	Alcool éthylique............	8	7,75
	— propylique	2,90	3,75
	— butylique............	2	1,85
	— amylique............	1,70	1,55
Alcools non fermentés.	Alcool méthylique....	»	7
	Esprit de bois ordinaire....	»	6
	Alcool œnanthylique........	8	»
	— caprylique..........	7,25	»
Alcool isopropylique...	....	»	3,75
Alcools polyatomiques.	Glycérine.................	»	8,75
Dérivés des alcools.....	Aldéhyde ordinaire.........	»	1 à 1,20
	Éther acétique.............	»	4
	Acétone..................	»	5

a. — Alcool ordinaire ou éthylique.

Cette substance, dont la composition est représentée par la formule C^2H^6O, se présente, lorsqu'elle est anhydre (*alcool absolu*) ou à peu près, sous l'aspect d'un liquide incolore, très fluide, d'une densite égale à 0,794 à la température de 15 degrés, et bouillant à 78°,41.

L'alcool absolu n'est connu que des chimistes. Quant aux alcools employés pour les usages soit pharmaceutiques, soit économiques, ils marquent en général tantôt 92, tantôt 86 (alcools rectifiés), tantôt 56 degrés à l'alcoomètre centésimal de Gay-Lussac. Enfin les eaux-de-vie ordinaires ne marquent que 30 à 40 degrés. L'*esprit* ou 3/6 *de Montpellier* est à 33 degrés.

EFFETS TOXIQUES DE L'ALCOOL ÉTHYLIQUE.

Avant d'étudier l'action de cet alcool, il importe de savoir ce que ce composé devient dans l'organisme, c'est-à-dire s'il reste identique avec lui-même jusqu'à son élimination complète par les voies respiratoires, par les urines et partiellement par la peau, ou bien s'il subit des métamorphoses dans l'économie, de sorte que nous n'aurions plus affaire avec un agent unique, mais avec divers produits secondaires.

Or, deux théories règnent à ce sujet. Suivant l'une, l'alcool serait brûlé plus ou moins complètement dans l'organisme. Il donnerait lieu à de l'eau et de l'aldéhyde ; puis, celle-ci se transformerait en acide acétique; enfin l'acide acétique se transformerait lui-même en eau, en acide carbonique et en acide oxalique. Suivant l'autre théorie, l'alcool s'éliminerait en nature. C'est cette dernière que nous devons admettre: 1° parce qu'elle repose sur des recherches bien conduites dues à Ludger Lallemand, Perrin et Duroy (1), qui ont retrouvé l'alcool en

(1) Voyez Perrin, Lallemand et Duroy, *Du rôle de l'alcool et des anesthésiques dans l'organisme*. — Lauwereyns, éditeur, Paris.

nature, mais ni aldéhyde ni acide acétique dans leurs expériences faites sur l'homme et les animaux ayant reçu de l'alcool, et dont ils analysaient les produits respiratoires et les urines ; 2° parce que si l'alcool était un aliment respiratoire, comme le veut la première théorie, il élèverait la température animale, tandis qu'il l'abaisse d'une manière notable. D'un autre côté, si cette substance produisait de l'acide oxalique dans l'économie, l'oxalurie serait excessivement fréquente, ce qui n'est pas.

Dans leurs recherches sur le mode d'élimination de l'alcool, Lallemand, Perrin et Duroy se sont fondés sur la propriété que possède cette substance de réduire l'acide chromique en le transformant en sexquioxyde de chrome qui est vert. Supposons, par exemple, qu'on fasse passer des vapeurs d'alcool dans une liqueur préparée en dissolvant 1 décigramme de bichromate de potasse dans 30 grammes d'acide sulfurique, on voit bientôt cette liqueur devenir verte.

Pour constater la présence de l'alcool dans les produits de la respiration, les expérimentateurs que j'ai cités se sont servis d'un appareil à soupape muni d'un embouchoir, et disposé de telle manière que la soupape s'abaissant pendant l'inspiration, l'air extérieur pénétrait facilement dans les poumons, tandis que la soupape se relevant pendant l'expiration, les produits respiratoires traversaient la solution du bichromate dans l'acide sulfurique.

Nous indiquerons plus loin, lorsque nous traiterons de la recherche de l'alcool dans les cas d'empoisonnement, le procédé mis en usage pour déceler la présence de ce liquide dans l'urine, dans le sang et dans divers organes.

Pour prouver l'élimination de l'alcool par la surface cutanée, les mêmes expérimentateurs ont opéré de la manière suivante : ils ont pris une petite levrette, parce que, dans cette race, la peau est plus fine et moins fournie de poils que dans les autres races canines, et ils l'ont introduite dans une cage parallélépipédique de verre (fig. 19).

Une des parois verticales de cette cage présentait une ouverture pouvant donner passage à la tête de l'animal; la paroi
opposée était percée d'un trou dans lequel était fixé un tube
recourbé trois fois à angle droit, et plongeant jusqu'au fond
d'un tube plus large contenant la liqueur d'essai. Enfin ce
dernier communiquait avec un aspirateur rempli d'eau. Sur la
paroi supérieure de la cage était fixé un tube à boules de Liebig, contenant de même de la liqueur d'essai, et destiné à
l'entrée de l'air appelé dans la cage par l'écoulement de l'eau
contenue dans l'aspirateur.

Les choses étant disposées de cette manière, et l'animal

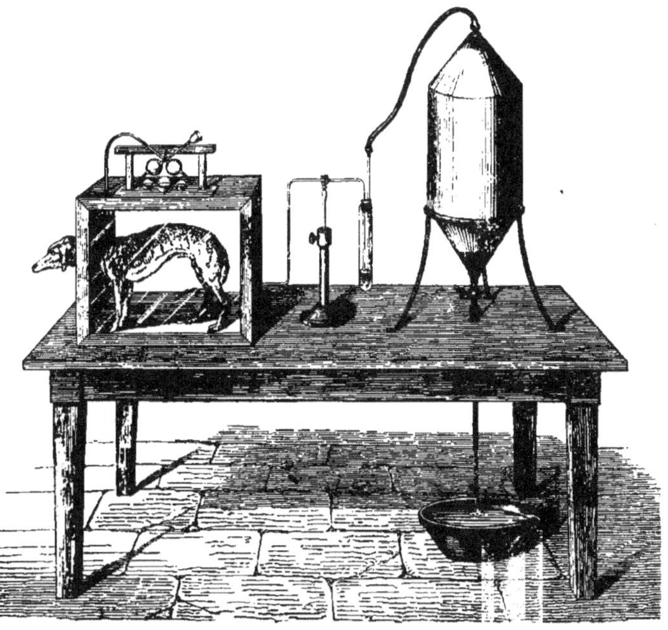

Fig. 19.

n'ayant pas reçu d'alcool, on ouvrit le robinet de l'aspirateur,
dont l'eau, en s'écoulant, faisait appel à l'air de la cage, qui
en recevait de l'extérieur par le tube à boules. L'appareil

fonctionna ainsi pendant une demi-heure sans produire de changement dans la couleur de la liqueur du tube d'essai. Alors on retira la chienne de la cage, et on lui administra 30 grammes d'alcool à 56 degrés, additionnés du même poids d'eau. Vingt minutes après, l'animal était plongé dans une torpeur ébrieuse assez forte. On le replaça dans la cage, la tête en dehors et le cou enveloppé d'un linge mouillé qui formait un écran destiné à arrêter les vapeurs alcooliques exhalées par la respiration. Or, au bout d'un quart d'heure, la liqueur du tube d'essai avait pris une couleur vert émeraude. Cette modification ne pouvait être produite que par l'alcool éliminé par la surface cutanée de l'animal. La liqueur du tube de sûreté n'avait pas changé : donc l'alcool n'avait pas pénétré du dehors dans l'appareil.

Mais l'aldéhyde réduit également l'acide chromique. Il fallait donc démontrer que cette substance n'existait pas dans les produits respiratoires, ni dans les vapeurs exhalées par la surface cutanée.

On sait que l'aldéhyde possède la propriété de réduire les solutions d'argent. Si, par exemple, on fait passer des vapeurs de cette substance dans une solution de nitrate d'argent placée dans un tube de verre qu'on chauffe légèrement, on voit bientôt un dépôt d'argent tout à fait brillant se former sur le tube qui devient alors un véritable miroir cylindrique. Or, les produits de la respiration pulmonaire et ceux de la surface cutanée après l'ingestion de l'alcool, étant dirigés dans une solution d'argent, ne produisent pas la réaction indiquée, tandis qu'ils la déterminent lorsqu'on a administré préalablement de l'aldéhyde. Si cette substance se formait dans l'organisme aux dépens de l'alcool, on la retrouverait dans les produits de la respiration à l'aide du procédé indiqué. On ne la retrouve pas : donc la théorie d'après laquelle l'alcool donnerait naissance à de l'aldéhyde dans l'organisme n'est pas fondée.

Ces données relatives à l'élimination de l'alcool étant établies, nous allons étudier les effets de cette substance.

Nous considérerons : 1° l'*alcoolisme aigu*, 2° l'*alcoolisme chronique*.

1° Alcoolisme aigu. — Il est difficile de préciser la dose toxique d'une liqueur alcoolique, car cette dose dépend de l'état de concentration de la liqueur, de l'âge et de la constitution des sujets, ainsi que de l'habitude.

Suivant Taylor, la quantité minima de *brandy* ayant produit la mort aurait été celle de 3 à 4 onces (90 à 125 grammes) chez un enfant de sept ans ; suivant Todd, la dose de 92 onces et demi de *gin* (eau-de-vie de genièvre) aurait été mortelle chez une petite fille de trois ans ; 32 onces de rhum (un litre environ) auraient fait mourir un adulte ; mais 8 onces (250 gr.) d'alcool rectifié n'auraient produit, chez un adulte, que des accidents graves.

L'alcool est rarement employé avec préméditation comme poison suicide. On rapporte, à ce sujet, comme un exemple rare, celui qui est rapporté par Raoer, d'une jeune fille qui voulut se délivrer de la vie en absorbant une pinte de ce liquide. Mais les cas de mort à la suite d'excès alcooliques sont assez fréquents. Ainsi, en Russie, il y eut, en 1845, 650 cas d'intoxication aiguë et mortelle, et 676 en 1860. Il y en eut 1622, en France, de 1840 à 1847. Quant à l'intoxication légère, c'est-à-dire à l'ivresse à ses divers degrés, on sait combien elle est commune.

Des symptômes plus ou moins graves ont été observés chez des nourrissons après l'indigestion de bouillie additionnée d'eau-de-vie. On a cité le cas d'un enfant qui éprouva de violentes convulsions après avoir reçu le sein d'une nourrice en état d'ivresse. Enfin la respiration de vapeurs alcooliques dans les distilleries a déterminé des accidents.

Symptômes. — On distingue trois degrés dans l'intoxication alcoolique aiguë.

1er *degré*. — Il consiste en une *excitation* persistante qui est suivie, au bout de deux ou trois heures, d'une *dépression* légère. Il constitue cet état que les Allemands appellent *Rausch*, et que nous caractérisons par l'expression d'*avoir une pointe*. Comme il est bien connu, je n'en dirai rien.

2° *degré*. — Lorsque la quantité d'alcool ingéré est déjà considérable, commence l'ivresse proprement dite. Elle débute par l'incertitude des mouvements dans les membres inférieurs; l'individu titube sans cesser néanmoins de rester debout, et, s'il tombe, il peut se relever. Sa mémoire, son intelligence, son jugement, sont affaiblis; il a de la loquacité, des bourdonnements d'oreilles, parfois un délire furieux. Cet état persiste pendant un temps variable, de trois à six heures par exemple, et il est suivi d'une dépression beaucoup plus considérable que dans le premier degré.

3° *degré*. — Enfin nous arrivons à l'empoisonnement aigu proprement dit, qui tantôt est la suite du second degré, lorsque le sujet continue ses excès de boisson, tantôt se manifeste presque soudain après l'ingestion, en une fois, d'une grande quantité d'alcool. La paralysie, qui était limitée aux membres inférieurs, gagne les membres supérieurs; en même temps la sensibilité, qui avait persisté jusqu'alors, disparaît. Le sujet présente un état de résolution; tout ressort est anéanti; il éprouve souvent des vomissements, ou bien il a des évacuations alvines et il reste étendu au milieu de ses déjections. Le visage est tuméfié et d'un bleu rougeâtre, parfois pâle comme la mort. La bouche est écumante. La conjonctive est injectée; la pupille est dilatée, rarement contractée, car ce dernier effet ne s'observe en général que tout au début de l'intoxication; parfois elle éprouve des alternatives de contraction et de dilatation. La respiration est lente; elle est bruyante à cause de la paralysie du voile du palais et des muscles du larynx, souvent elle est stertoreuse. Le pouls est faible, à peine perceptible; la peau froide et gluante; d'ailleurs la température centrale est abaissée d'une manière souvent considérable. L'état comateux dans lequel le sujet ivre-mort se trouve plongé peut se terminer par le sommeil; il survient alors, le plus souvent, des sueurs copieuses, mais la guérison est précédée d'une dépression considérable.

D'autres fois la mort est la suite de l'alcoolisme aigu. Elle est due, soit à des phénomènes asphyxiques se manifestant rapidement, soit à une pneumonie ou à des complications cérébrales, telles que la méningite. Nasse et d'autres observateurs ont vu des pleurésies, des hémoptysies, l'hématémèse, être la conséquence de la cure de l'ivrognerie par la méthode suédoise, ou méthode de Berzélius-Schreiber, dans laquelle les buveurs, afin de concevoir du dégoût pour les boissons spiritueuses, doivent prendre tous leurs aliments cuits dans l'eau-de-vie et n'ingérer aucune substance non additionnée de ce liquide. On a vu la mort arriver parfois en quelques minutes (Orfila), en une demi-heure (Taylor). Il est rare qu'elle ne survienne pas lorsque le coma dure plus de douze heures.

L'alcoolisme aigu, étudié chez les animaux, présente les mêmes phases. Toutefois il n'est guère facile de bien distinguer chez eux le premier degré, attendu qu'ils ne manifestent pas aussi bien que l'homme leurs impressions. Mais il n'en est pas de même du second et du troisième degré. Ici les résultats de l'expérimentation sont complètement semblables à ceux qu'on observe trop souvent dans notre espèce.

En effet, si l'on porte dans l'estomac, chez un chien de taille moyenne, 25 grammes seulement d'alcool ou d'eau-de-vie de vin. on le voit marcher en titubant ; l'une des pattes postérieures cédant tout à coup, le corps s'abaisse du même côté, mais l'animal reste debout. Il sent très bien quand on le pince ; il répond à l'appel et semble conserver son intelligence. Mais si l'on injecte, à l'aide d'une sonde, dans l'estomac d'un chien de même taille, une dose à peu près triple d'alcool, on voit cet animal tomber dans un état complet de résolution. Lorsqu'on le soulève, tout le reste du corps demeure pendant et retombe comme une masse inerte. Les piqûres, le pincement, l'écrasement même ne produisent aucune réaction. Le thermomètre introduit dans le rectum indique un abaissement notable de la température.

Tels sont les symptômes de l'alcoolisme aigu. Un fait important, sur lequel Magnan a attiré l'attention, c'est que jamais, dans les expériences faites avec l'alcool, on n'a observé de *convulsions épileptiques ni épileptiformes*. Toutefois, on a noté, spécialement chez les enfants, des secousses musculaires, du trismus et même des convulsions toniques et cloniques. Chez un enfant qui avait ingéré une grande quantité d'un liquide contenant 30 pour 100 d'alcool, Husemann a observé, le troisième jour de cette intoxication au troisième degré, une méningite qui guérit, mais à la suite de laquelle cet enfant éprouva des convulsions épileptiformes pendant plusieurs mois. Il faut admettre que ces convulsions étaient le résultat de la méningite ou bien que l'enfant avait ingéré, non de l'alcool éthylique, ni une eau-de-vie de vin ordinaire, mais une liqueur contenant de l'absinthe. En effet, nous verrons plus loin que l'absinthe, d'après les recherches de Magnan, possède la propriété de déterminer des accidents épileptiques.

On a pu confondre parfois l'empoisonnement par l'alcool avec l'empoisonnement par l'opium. Taylor établit, à ce sujet, les caractères différentiels suivants : le coma arrive lentement et sans excitation préalable dans l'intoxication par l'opium ; c'est le contraire dans l'intoxication par l'alcool. Le visage est pâle et la pupille est contractée dans le méconisme ; le visage est rouge et la pupille est dilatée dans l'alcoolisme (rappelons toutefois que ces caractères ne sont pas toujours constants ; en effet, tout au début de l'intoxication alcoolique, la pupille est plutôt contractée, et nous verrons que l'opium dilate ou contracte la pupille suivant les doses). Enfin, l'odeur des produits de la respiration n'est pas la même dans les deux cas. Celle qu'on perçoit dans le méconisme est caractéristique.

Lésions anatomiques. — La rigidité cadavérique est normale, ou bien elle est exagérée ; la putréfaction s'établit et marche lentement. La muqueuse de l'estomac et la muqueuse stomacale n'offriraient pas de lésions si l'on s'en tenait à Casper, qui ne les aurait pas constatées ; mais divers observateurs, parmi lesquels il convient de citer Percy, Corvisart, Jacobi, Magnan, ont signalé des altérations plus ou moins prononcées de la muqueuse stomacale, telles que rougeurs, sugillations, taches ecchymotiques, hémorrhagies, soit au-dessous de cette membrane, soit à sa surface ou dans son épaisseur. C'est du moins ce qui a été observé presque toujours par Magnan chez les animaux. D'ailleurs ces lésions dépendent essentiellement du degré de concentration du liquide alcoolique; elles sont très peu marquées lorsque ce liquide est peu chargé d'alcool, très prononcées lorsqu'il est concentré. Les intestins présentent une injection variable qui s'arrête, en général, dans les premières portions de l'intestin grêle.

Le sang est constamment fluide et sombre (Casper).

Les organes thoraciques et abdominaux ne présenteraient rien de particulier (Todd); mais Maschka a observé de l'œdème pulmonaire et Magnan a trouvé souvent dans les poumons, chez les animaux en expériences, des portions rougeâtres, congestionnées, quelquefois aussi des points apoplectiques; mais ces lésions étaient toujours disséminées. D'un autre coté, il a vu le foie et les reins être hypérémiés, mais être rarement le siège d'hémorrhagies.

Les méninges cérébro-spinales sont injectées. On voit fréquemment des sugillations, de petites infiltrations sanguines dans l'épaisseur de la pie-mère; quelquefois même un peu de sang étalé en nappe à la surface de l'arachnoïde. La moelle et le cerveau sont généralement injectés; la substance grise, soit de la couche corticale, soit des centres, prend une coloration rosée plus ou moins foncée, et, dans quelques circonstances, une teinte enfumée assez remarquable. Suivant Casper, l'hypérémie du cerveau et même les hémorrhagies seraient constantes; d'un autre côté, les hémorrhagies méningées ont été trouvées par Magnan plus fréquentes chez l'homme que chez les animaux.

2° **Alcoolisme chronique.** — Sous l'influence de l'action prolongée de l'alcool, on voit survenir, après chaque ingestion immodérée de cette substance, les symptômes énumérés précédemment, et, de plus, certains accidents qu'on ne rencontre pas dans l'ivresse simple.

Les expériences suivantes, faites par Magnan, établissent un rapport frappant entre l'alcoolisme chronique produit chez les animaux et celui qu'on observe chez l'homme.

Un chien vigoureux prend, pendant deux mois environ, une dose quotidienne de 60 grammes d'alcool. Chaque fois, huit à quinze minutes après l'injection du liquide toxique, l'animal titube, s'affaisse sur lui-même, dans un état de complète résolution avec relâchement des sphincters; il est pris d'un sommeil comateux dont la durée, au commencement, ne dépasse guère deux ou trois heures et même davantage. Au début de l'empoisonnement, aussitôt après le réveil, l'état normal reparaît assez vite; mais, dès le second mois, à mesure que l'intoxication chronique fait des progrès, l'animal conserve toujours une légère hébétude.

Un symptôme des plus dignes de fixer l'attention et qui permet certains rapprochements avec le *delirium tremens* de l'homme, c'est l'apparition d'un tremblement qui, d'abord dans les pattes, se généralise peu à peu en gagnant, dans la dernière quinzaine, les muscles du tronc. Ce tremblement, qui persiste une grande partie de la journée, ne cesse pas complètement pendant le sommeil comateux.

Tous les matins l'estomac se trouve rempli de mucosités; en débouchant la canule gastrique, on voit s'échapper par l'orifice un flot de liquide assez clair, visqueux et adhérent, analogue à la pituite des ivrognes.

A plusieurs reprises, dans le cours de l'expérience, la dose d'alcool a été portée à 70 et même 75 grammes. L'addition de 10 à 15 grammes sur la ration habituelle suffisait pour amener des accidents intenses nullement en rapport avec cette faible quantité additionnelle. C'est qu'on était arrivé à ce degré de saturation qui demande à ne pas être dépassé. Chez l'homme, on le sait, les choses se présentent de la même manière.

Le jour où l'animal est mort, il avait pris 65 grammes d'al-

cool, dose presque habituelle ; mais, durant le sommeil, il était
resté, par mégarde, exposé pendant plus de deux heures à un
froid très vif. Il était dans la résolution la plus complète ; la
respiration et la circulation se sont ralenties insensiblement,
les battements du cœur se sont arrêtés, et la vie a cessé sans
autre phénomène notable.

L'autopsie montre un épaississement des tuniques de l'estomac. La surface de la muqueuse, d'un rouge brun, est tapissée
par une couche d'un mucus épais, gluant, vitreux, strié de
sang par places ; en détergeant ces parties à l'aide d'un filet
d'eau, on voit, au-dessous, de petites ulcérations à bords inégaux, et dans quelques endroits des portions cicatrisées sous
forme de plaques irrégulières, grisâtres. Dans l'épaisseur de la
muqueuse se trouvent des infiltrations sanguines, les unes
étalées en nappe, d'autres réunies en petits foyers. Le foie
offre une teinte générale jaunâtre, parsemée de points plus
foncés au centre des lobules. Les reins ont subi aussi un commencement de dégénérescence graisseuse, surtout à la couche
corticale et dans les colonnes de Bertin. Les cavités du cœur,
principalement celles du côté droit et les veines caves, sont distendues et remplies par des caillots noirâtres.

Les poumons présentent quelques ecchymoses sous-pleurales.
Les méninges, légèrement œdémateuses, offrent une coloration
rosée au niveau du chiasma. La substance cérébrale est un
peu injectée. L'analyse chimique décèle la présence de l'alcool
dans les organes.

Sur des coupes pratiquées aux diverses régions de la moelle,
on aperçoit une teinte grisâtre des cordons postérieurs, à peine
visible à la région cervicale, mais plus marquée à la fin de la
région dorsale, où elle affecte de chaque côté du sillon médian
postérieur une forme triangulaire à base dirigée en arrière.
Dans cette région, on voit également une teinte grisâtre de
chaque côté de la commissure antérieure.

L'examen microscopique a montré d'une façon plus nette la
dégénérescence graisseuse du foie et des reins. Dans la mu-

queuse de l'estomac, les vaisseaux se sont montrés bosselés, gorgés de sang et formant des mailles losangiques irrégulières, à bords tortueux. Dans le cerveau, les vaisseaux, particulièrement ceux de la couche corticale, sont recouverts, par places, de grains de pigment et de cristaux d'hématoïdine.

D'autres expériences entreprises par Magnan, en mêlant aux aliments de cinq jeunes chiens de l'alcool, aux doses de 20 à 60 grammes par jour, présentent également un grand intérêt. Ainsi réglé, le régime alcoolique produit chaque jour, d'après l'observateur que je viens de citer, une ivresse dont la durée et l'intensité croissent progressivement pendant deux mois environ. A partir du troisième mois, l'appétit diminue et l'on parvient difficilement à faire prendre les quantités d'aliments alcoolisés suffisantes pour provoquer une ivresse suivie de la résolution complète de tout le corps.

Mais il s'est déjà développé, à ce moment, des phénomènes d'un intérêt particulier, surajoutés aux accidents quotidiens produits par l'action immédiate du poison. En effet, dès le quinzième jour, depuis le début de l'expérience, voici ce que l'on observe : l'un des chiens reste à peu près indifférent à l'action prolongée de l'alcool ; il s'enivre tous les jours, mais, une fois l'ivresse passée, il reprend ses allures habituelles ; les quatre autres, au contraire, offrent une susceptibilité nerveuse très remarquable. Ils sont inquiets, attentifs ; le moindre bruit les fait tressaillir ; dès que la porte s'ouvre, ils s'empressent, laissant sur leur passage une traînée d'urine, de se blottir vers le coin le plus obscur de la salle ; ils n'écoutent plus les caresses ; quand on approche, ils mordent ; si l'on menace de les frapper, ils poussent des cris aigus. Un peu plus tard, des hallucinations surviennent chez deux d'entre eux. Comme poursuivis par un ennemi, ils aboient avec force, courent effarés dans tous les sens, la tête tournée en arrière et mordant dans le vide. Dès que l'on entre, ils se pressent contre le mur, gémissant, criant, tremblant de tous les membres. Au milieu de la nuit, ils se mettent parfois à hurler avec force, à pousser des cris plaintifs. et cessent seulement lorsqu'on intervient avec la lumière.

Ces accès de délire sont passagers ; ils arrivent habituellement vers la fin de l'ivresse. L'un des deux chiens hallucinés devient gai, sous l'influence immédiate de l'alcool ; il se montre caressant dès qu'il commence à tituber ; plus tard, au contraire, il est indifférent, ou bien il grogne et il mord. Ces hallucinations, fréquentes dans le deuxième mois de l'expérience, deviennent plus rares ensuite, probablement à cause de l'ingestion moindre d'alcool.

La sensibilité ne présente pas ici de modification notable, sauf pendant l'ivresse, où, comme toujours, plus ou moins obtuse dans les parties antérieures du corps, elle est presque nulle dans le train postérieur, dont les nerfs peuvent même quelquefois être impunément déchirés.

Le système musculaire offre des phénomènes passagers de paralysie après chaque nouvelle dose d'alcool, et, de plus, un tremblement propre à l'intoxication prolongée. On aperçoit, en effet, dès le deuxième mois, sur l'animal gisant à terre, pendant l'ivresse, un tremblement des membres plus marqué dans les pattes postérieures, intermittent, s'interrompant six à sept minutes pour reprendre de nouveau pendant un quart d'heure ou plus longtemps. En appliquant les mains sur le dos, on sent des frémissements et des contractions isolées de différents faisceaux ; peu à peu, les muscles du tronc et du cou se contractent plus fortement, et ces derniers impriment à la tête des oscillations présentant quelque analogie avec celles de la paralysie agitante. Ce tremblement est très singulier quand l'animal, assis sur le train postérieur, se tient dressé sur les pattes de devant. La température, prise au rectum, une heure après le repas, donne un abaissement qui varie entre 1 et 3 degrés, d'après la quantité d'alcool ingérée.

Les troubles digestifs diffèrent suivant le mode d'administration du poison. Chez les chiens nourris avec des aliments alcoolisés il survient parfois des vomissements après le repas, de la constipation opiniâtre, alternant avec de la diarrhée ; exceptionnellement, on aperçoit un peu de sang dans les selles. Les matières vomies sont entourées de mucosités épaisses, gluantes, quelquefois striées de sang ; les selles, parfois noirâtres, présentent aussi des taches sanglantes. Chez les animaux munis d'une fistule gastrique, il s'écoule par la canule, surtout le matin, une notable quantité de pituite qui fait refluer l'alcool quand l'injection de ce liquide est poussée trop rapidement. Chez eux, comme chez l'homme, les boissons alcooliques ont donc sur le tube digestif une action d'autant plus nuisible qu'elles trouvent l'estomac dans un état plus parfait de vacuité ; ce qui explique les déplorables effets de la fameuse *goutte du matin* prise à jeun par un grand nombre d'individus.

Les expériences sur l'action continue de l'alcool, qui, pour donner des résultats complets, auraient dû être poursuivies pendant dix-huit mois ou deux ans, ont été entravées par des morts accidentelles dont l'histoire fournit des exemples qu'il n'est pas sans intérêt de rapprocher de la pathologie humaine.

Le premier des cinq chiens soumis à l'intoxication alcoolique prolongée a dû la mort à un refroidissement considérable ; étendu, en effet, sur le carreau, devant une fenêtre ouverte, par un froid de 10 degrés environ, immobile, déjà refroidi par l'alcool, il s'est trouvé sans défense contre la rigueur de l'atmosphère. C'est ainsi que finissent certains ivrognes. Un autre, au bout du quatrième mois, est resté, une nuit entière, couché sur un sol froid et humide ; il avait quitté, en titubant, la couche où on les plaçait pendant l'ivresse, et s'était endormi à la place même où il s'était laissé tomber. Le lendemain, on le trouva avec de la fièvre, de l'oppression, et l'on put percevoir, des deux côtés de la poitrine, du râle sous-crépitant et de la rudesse respiratoire. Deux jours après, il mourait de bronchopneumonie. Est-il nécessaire de rappeler la gravité et la fréquence des affections pulmonaires chez l'homme alcoolique ?

L'un des deux chiens hallucinés s'échappe un jour par la porte entr'ouverte, fuit, en aboyant, vers l'escalier, et s'élance du palier du deuxième étage sur les dalles du rez-de-chaussée. C'est bien là un acte d'alcoolique.

Un quatrième chien est mort asphyxié par l'arrêt, au fond du gosier, de matières alimentaires que l'animal, en état d'ivresse, avait vomies, mais qu'il n'avait pas eu la force d'expulser hors de la bouche. Un autre, enfin, sous l'influence de la diète alcoolique, perd l'appétit, maigrit et arrive, au bout de trois mois, à un état de marasme qui ne tarde pas à être suivi de mort.

La simple énumération de ces accidents est suffisante pour montrer les analogies qui existent entre l'alcoolisme du chien et celui de l'homme.

L'autopsie révèle, dans tous ces cas, du côté du tube digestif, des lésions beaucoup moins avancées que dans l'observation déjà signalée. Les tuniques de l'estomac ne sont pas sensiblement épaissies ; la muqueuse, d'un rose pâle, est plus colorée et injectée au niveau de la grande courbure. Une seule fois, chez le chien cachectique mort dans le marasme, on avait trouvé quelques ulcérations superficielles dans le voisinage du pylore. Les reins offrent, chez la plupart, une teinte jaunâtre de la couche corticale. Le foie, jaunâtre, a généralement une tendance marquée à la dégénérescence graisseuse. Chez presque tous ces animaux, le feuillet viscéral du péricarde offre une teinte laiteuse, opaline vers le tiers supérieur, dans le voisinage des gros vaisseaux et le long des artères coronaires.

L'arachnoïde et la pie-mère sont infiltrées et un peu épaissies. mais, dans aucun des cas, on ne voit de néomembranes sur la face interne de la dure-mère. Magnan a examiné cette dernière membrane avec d'autant plus de soin que la pachyméningite n'est pas très rare chez l'alcoolique chronique, et que, d'autre part, Krémianski (de Saint-Pétersbourg) prétend avoir trouvé des néomembranes parcourues par des vaisseaux sanguins chez des chiens auxquels, pendant quatre semaines, il avait fait avaler des quantités considérables d'alcool.

Dujardin-Beaumetz et Audigé ont institué une série d'expériences pour déterminer l'influence des alcools, soit seuls, soit mélangés à l'essence d'absinthe, afin d'amener l'alcoolisme chronique chez les porcs. Voici leurs conclusions :

1° Les alcools, administrés d'une façon lente et continue, déterminent chez le porc, au bout d'un certain temps, des congestions et des inflammations du tube digestif et du foie, sans donner lieu toutefois à l'hépatite interstitielle qu'on observe chez l'homme alcoolique. On observe des congestions pulmonaires, qui peuvent aller jusqu'à l'apoplexie ; des dégénérescences athéromateuses, en particulier de l'aorte ; des suffusions sanguines dans l'épaisseur des muscles et du tissu cellulaire.

2° Ces lésions, peu appréciables avec l'alcool éthylique et les alcools qui ont une autre origine que celle du vin, à la condition qu'ils aient été complètement rectifiés, sont au contraire très accusées avec des produits bruts ou mal rectifiés, provenant des betteraves, des grains, des pommes de terre, etc.

3° La liqueur d'absinthe et l'essence d'absinthe donnent lieu chez les porcs à de l'excitation et déterminent des phénomènes convulsifs.

Les résultats des expériences précédentes offrent, comme on le voit, l'image pour ainsi dire complète de l'alcoolisme chronique chez l'homme. Lorsque, accidentellement, un individu boit avec excès, il s'enivre ; mais si les excès se répètent plusieurs fois, il ne tarde pas à éprouver des symptômes qui diffèrent de ceux de l'ivresse proprement dite et de l'alcoolisme aigu, et qui constituent l'alcoolisme chronique, dont l'un des accidents les plus remarquables est la folie alcoolique aiguë ou *delirium tremens*.

Ainsi, les pituites matinales des buveurs correspondent aux mucosités, aux flots de liquides qui s'accumulent dans l'estomac des chiens recevant chaque jour de l'alcool. Il en est de même des troubles de la motricité qui consistent dans la trémulation générale des muscles de la face, des mains et des jambes. Nous avons signalé, chez les animaux, les hallucinations qu'on observe chez l'homme. Ces hallucinations, qui sont presque

toujours de nature pénible, varient depuis le simple étonnement jusqu'à la terreur la plus profonde. Ainsi, le malade
croit entendre des cris, des provocations, des émeutes, des tintements, des bruits de toute espèce ; il croit voir des animaux
immondes qui rampent sur lui, ou bien des animaux féroces ;
il est poursuivi par ces animaux ou par des assassins ; il se
voit menacé de mort, perdu, englouti ; puis, atterré et épouvanté, il reste immobile, dans un état complet de stupeur.
D'autres fois, aiguillonné par les excitations qu'il croit entendre,
il répond, injurie, court, s'élance comme un furieux. Lorsqu'il
vient à succomber, on peut observer chez lui les lésions déjà
signalées, dont les plus remarquables sont le piqueté, la couleur ardoisée de la muqueuse stomacale, la dégénérescence
graisseuse du foie et fréquemment la pachyméningite.

Mécanisme de l'intoxication par l'alcool. — J'ai rangé les
alcooliques parmi les poisons hématiques. Mais, s'il me paraît
parfaitement établi, d'après l'état actuel de la science, que
toutes les autres substances que j'ai groupées dans cette classe
y occupent une place légitime, il existe des motifs spécieux
pour ranger les alcooliques parmi les poisons neurotiques, à
côté du chloroforme et de l'éther. Je vais exposer les raisons
qui m'ont engagé à les considérer comme des agents modifica-
teurs de l'hématose, et celles non moins puissantes qui m'enga-
geraient à les considérer comme des substances entraînant la
mort, lorsqu'ils sont pris à haute dose, par une action exercée
sur le système nerveux.

Certaines expériences, dont les unes ont été faites par Bouchardat avec l'alcool éthylique, et d'autres par moi avec les
alcools butylique et amylique, indiquent que ces agents modifient l'hématose. Ainsi Bouchardat, ayant grisé un coq avec du
pain trempé dans l'eau-de-vie, a vu la crête de ce coq devenir
plus foncée que d'ordinaire. De mon côté, dans des expériences
que je citerai plus loin, j'ai vu la peau des grenouilles et leur
sang prendre une couleur sombre, noircir même complètement
sous l'influence de l'alcool butylique et surtout de l'alcool amy-

lique, puis reprendre leur aspect normal après l'élimination de ces substances. Le trouble de l'hématose entraîne des modifications dans la nutrition, qui devient moins active. Ainsi pouvons-nous comprendre, dans l'étude physiologique et thérapeutique de l'alcool, la diminution de l'urée, l'abaissement de la température animale et, dans l'étude toxique de cette même substance, la stéatose qu'elle détermine à la longue et la réfrigération considérable qu'elle produit lorsqu'elle a été absorbée en une fois à des doses excessives.

Mais on peut objecter que l'abaissement de la température, l'aspect plus sombre du sang, sont le résultat du ralentissement de la circulation et des accidents asphyxiques qui arrivent comme sous l'influence des anesthésiques, quand la résolution des organes musculaires et la dépression du système nerveux sont complètes. D'ailleurs, l'action de l'alcool sur le système nerveux tout entier est évidente. L'ivresse que cette substance détermine est due à l'imprégnation des cellules cérébrales dont le fonctionnement est alors plus ou moins troublé, fait qui ne doit pas nous étonner, puisque nous saurons plus loin que le cerveau est l'un des organes qui fournissent le plus d'alcool à l'analyse chez un homme ou chez un animal intoxiqué par cet agent. La paralysie, ou du moins la difficulté et l'incoordination des mouvements, produites par l'alcool, sont dues à la dépression que cette substance exerce sur le système nerveux moteur.

Il en est de même de l'insensibilité, car l'alcool absorbé à haute dose possède, comme le chloroforme et l'éther, mais à un degré de beaucoup inférieur, la propriété d'abolir le fonctionnement des nerfs sensitifs. D'un autre côté, ayant examiné au spectroscope du sang de chien dans lequel j'avais fait passer de l'air chargé de vapeurs d'alcool, je n'ai observé aucune bande d'absorption. Il en fut de même lorsque j'ajoutai de l'alcool à du sang défibriné. Le sang des poissons. par exemple celui du squale, étant additionné de ce même liquide, ne présente pas non plus de bande d'absorption, comme nous nous en sommes assurés, F. Papillon et moi, dans nos études faites au laboratoire de Concarneau. L'alcool ne possède donc pas la propriété de réduire l'hémoglobine.

Mais un fait négatif n'entraîne pas la nullité d'autres faits constatés relativement au changement de couleur du sang, observé d'abord par Bouchardat. C'est pourquoi, jusqu'à ce que la question ait été l'objet de recherches nouvelles, je crois devoir laisser lés alcooliques parmi les poisons hématiques, étant tout disposé à les ranger à côté du chloroforme et de l'éther lorsque les faits m'y autoriseront davantage. D'ailleurs il est possible que l'hémoglobine, tout en n'étant pas réduite par l'alcool, acquière, sous l'influence de cet agent, la propriété de fixer moins d'oxygène. Il est possible, en outre, que le plasma subisse certaines modifications qui ne vont point sans doute ni à une coagulation, comme celle qu'on a admise parfois dans l'empoisonnement par cette substance, en se fondant sur ce qui se passe lorsqu'on verse de l'alcool concentré dans un verre à expérience contenant du sang, ni simplement à une obstruction des capillaires, accident qui est encore de pure imagination, puisqu'on ne l'a pas rencontré chez les sujets morts dans un état d'ivresse absolue.

Traitement. — Le premier degré de l'ivresse se dissipe spontanément par le repos et le sommeil. On conseille de prendre du café, remède considéré d'ailleurs par le vulgaire comme un correctif des boissons spiritueuses. De fait, la caféine qui, aux points de vue hygiénique et thérapeutique, doit être rangée à côté de l'alcool en ce qu'elle diminue l'urée et abaisse la température animale, produit d'abord une excitation salutaire sur le système nerveux, active au début la circulation et élève légèrement la température, comme je l'ai vu dans les recherches faites avec le docteur Sève. Lorsque l'ivresse est parvenue au second degré, il faut d'abord débarrasser l'estomac des liquides qu'il peut contenir. Pour cela, il faut recourir aux moyens les plus simples, à la titillation de la luette, ou à l'ingestion d'eau tiède, ou bien employer la pompe gastrique.

Les *vomitifs énergiques*, tels que le tartre stibié, le sulfate de zinc, *doivent être rejetés* dans la crainte qu'étant absorbés, ces agents, qui dépriment le système musculaire, ne viennent augmenter la prostration. On a conseillé l'ingestion du *sesqui-carbonate d'ammoniaque* ou de *quelques gouttes d'ammoniaque* dans un verre d'eau. Ces substances ne peuvent modifier l'état du patient que par l'excitation qu'elles produisent sur le système nerveux. On en a exagéré l'efficacité outre mesure, car, parmi les observations que j'ai pu lire à ce sujet, je n'en ai trouvé aucune entraînant la conviction. L'administration mala-droite de l'alcali volatil a même produit des accidents graves et mortels (voyez *Ammoniaque*); d'ailleurs je sais que d'autres n'ont pas réussi dans l'emploi de cet agent, et je n'ai pas été plus heureux moi-même. Il est presque inutile de rappeler l'opinion de Mialhe, qui considère l'ammoniaque comme produisant, dans l'alcoolisme, la dissolution de prétendus coagulums d'al-bumine dans les capillaires, attendu que le sang d'un sujet ivre-mort est fluide. Roesch, se fondant également sur une hypo-thèse non justifiée, a considéré l'acide acétique comme un anti-dote de l'alcool, ce qui n'est pas. Néanmoins, les lavements au vinaigre, aussi bien que ceux à l'eau salée, peuvent produire une excitation favorable.

Après avoir provoqué les *vomissements*, on administrera des boissons aqueuses pour diluer l'alcool et en activer l'élimina-tion par les reins ; on fera des affusions d'eau froide sur la tête et le cou, afin de modérer l'afflux du sang vers le cerveau. Toutefois on se rappellera que le refroidissement du corps peut devenir dangereux chez les alcooliques dont la tempéra-ture est déjà diminuée par les liqueurs spiritueuses. Enfin, on fera prendre du café comme dans l'alcoolisme au premier degré.

Dans l'ivresse au troisième degré, il est parfois impossible de provoquer les vomissements, ce qui arrive lorsque le ma-lade est paralysé et anesthésié, et lorsque la réplétion de l'es-tomac ne permet plus l'abaissement du diaphragme. Il faut alors recourir à la *pompe gastrique*. Ogston s'est servi de ce moyen chez six individus ivres-morts, et a obtenu le retour presque immédiat à la connaissance de la plupart d'entre eux. La respiration étant difficile dans l'alcoolisme suraigu, et le refroidissement du corps étant considérable, on débarrassera le malade des vêtements pouvant gêner la dilatation de la poitrine, et, en même temps, on le réchauffera en faisant sur son corps des frictions avec des linges chauds. Ces frictions satisfont d'ailleurs à d'autres indications ; elles excitent la sensibilité et la circulation.

A l'époque où les saignées étaient en grand honneur, on les employait chez les alcooliques. Sans doute l'extraction du sang peut prévenir et diminuer les congestions du cerveau et des poumons, mais elle augmente la prostration. Ce à quoi il faut penser, c'est à l'*élimination de l'alcool* qui imbibe les éléments anatomiques, et, pour arriver à ce résultat, il faut chercher à rétablir autant que possible la respiration, la circulation et les fonctions de la peau. Un médecin anglais, Sampson, dans un cas imminent d'asphyxie, a pratiqué avec succès la trachéotomie. On ne dit rien nulle part de la respiration de l'oxygène. Nul doute cependant que ce gaz pur ne puisse rendre ici des services.

Recherche de l'alcool. — Lorsqu'on ouvre le cadavre d'un sujet qui vient de succomber à l'alcoolisme suraigu, on sent une odeur spiritueuse qui se dégage du sang et des organes. Parmi ces derniers, ceux qui en contiennent le plus sont le cerveau, et surtout le foie, où il est amené par la veine porte. Les chiffres suivants représentent, en moyenne, les proportions d'alcool contenu dans ces organes chez un animal intoxiqué par cet agent, celle qu'on retrouve dans le sang étant prise pour unité :

```
Sang.............................  1,00
Cerveau..........................  1,34
Foie.............................  1,48
Tissus cellulaires et musculaires......  traces.
```

Donc les liquides contenus dans le tube digestif, le sang, le foie et le cerveau, seront recueillis et conservés dans des vases bien bouchés, jusqu'à ce qu'ils soient soumis à l'analyse, qui doit être faite le plus tôt possible.

Pour l'effectuer, on introduit ces matières dans un ballon ou dans une cornue, après les avoir réduites en menus fragments et additionnées d'une petite quantité d'eau, dans la proportion d'un dixième ou d'un cinquième de la masse, pour lui donner de la fluidité. On distille ensuite en recueillant dans un récipient entouré d'un mélange réfrigérant les produits qui passent à la distillation, et qui sont formés d'eau et d'alcool. On rectifie le liquide contenu dans le récipient en le distillant sur du chlorure de calcium desséché ou sur du carbonate de potasse anhydre.

Il est facile de reconnaître l'alcool à son odeur et à la propriété qu'il possède de prendre feu au contact d'une flamme lorsqu'on le chauffe. Traité par l'acide sulfurique et le bichromate de potasse, il dégage une odeur d'aldéhyde en même temps que la liqueur, de jaune qu'elle était après l'addition du bichromate, devient verte par suite de la réduction de l'acide chromique qui passe à l'état de sesquioxyde de chrome. Chauffé avec l'acide sulfurique et un acétate, il donne lieu à un dégagement d'éther acétique dont l'odeur est caractéristique.

On peut, par la distillation, extraire de l'alcool du sang, de la substance nerveuse et de l'urine, quand on opère sur une assez grande quantité de matières contenant d'ailleurs une notable proportion de ce liquide. Mais, lorsque ces conditions viennent à manquer, c'est-à-dire si l'on ne peut opérer que sur une petite quantité de substances, ou si elles ne renferment qu'une faible proportion d'alcool, la distillation ne donne pas de résultat bien appréciable. Il faut alors recourir à d'autres moyens; par exemple à un procédé semblable à celui dont se sont servis Ludger Lallemand, Perrin et Duroy, pour prouver que l'alcool s'élimine en nature (page 177), et pour rechercher cette substance dans les organes.

L'appareil qu'ils ont employé est disposé de la manière suivante (fig. 20).

Un ballon de la capacité d'un litre est posé sur une capsule

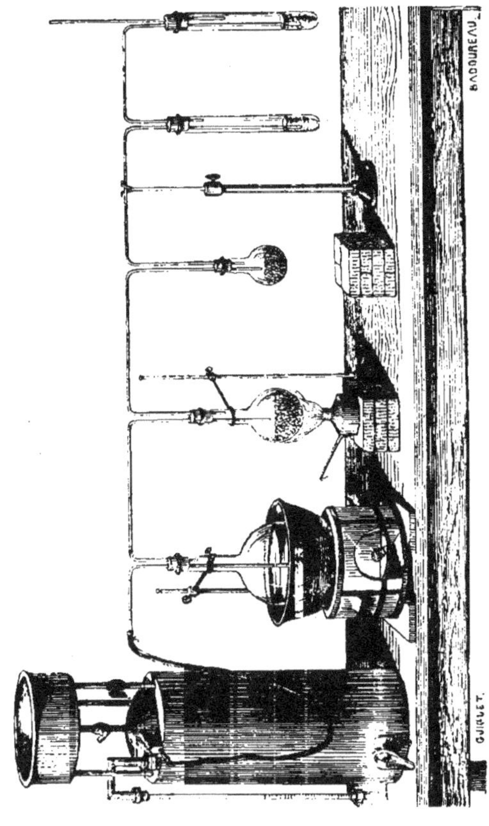

servant de bain-marie. Il est muni d'un bouchon traversé par
deux tubes de verre : le premier, qui plonge dans le liquide
que le ballon recevra, se joint à un long tube de caoutchouc
venant d'un gazomètre plein d'air ; le second, deux fois courbé
à angle droit, s'engage dans un petit ballon à demi rempli de
chaux vive divisée en fragments ; celui-ci se relie de la même

manière à un autre petit ballon renfermant aussi de la chaux vive, et duquel part un tube courbé également deux fois à angle droit, et plongeant au fond d'un tube d'essai contenant une liqueur titrée qui doit servir de réactif à l'alcool. Un second tube d'essai contenant le même réactif termine l'appareil.

La liqueur titrée est obtenue par la dissolution d'un décigramme de bichromate de potasse dans 300 grammes d'acide sulfurique. Chacun des deux tubes d'essai contient 2 centimètres cubes de cette liqueur.

Les auteurs que j'ai cités se sont d'abord assurés par des expériences préalables de la valeur de leur procédé.

Ainsi, l'appareil étant disposé comme il vient d'être dit, ils ont versé dans le grand ballon 2 décigrammes d'alcool absolu étendu de 100 grammes d'eau distillée, ont chauffé au bain-marie et ont couvert ensuite le robinet du gazomètre. Le courant d'air, pénétrant dans le ballon, a chassé les vapeurs hydro-alcooliques qui se sont desséchées en passant sur la chaux des petits ballons ; de là elles ont traversé la liqueur du tube d'essai qui a pris, en quelques minutes, une belle couleur verte indiquant la réduction de l'acide chromique en sesquioxyde de chrome.

D'un autre côté, ils ont mis dans le ballon tantôt 30 grammes de sang d'un animal récemment tué, tantôt des fragments de cerveau, de foie d'animaux ou de cadavre humain, tantôt enfin de l'urine d'un homme n'ayant pas pris d'alcool depuis vingt-quatre heures ; or, dans tous ces cas, l'expérience ayant été poussée jusqu'à ce que les matières essayées fussent entièrement desséchées, ils n'ont jamais obtenu de réaction. Mais il en fut tout autrement lorsqu'ils opérèrent sur 30 grammes de sang normal auquel ils avaient ajouté 60 grammes d'eau et 2 décigrammes d'alcool, ou sur 30 grammes de sang d'un animal intoxiqué par ce liquide. Il y eut réduction rapide de l'acide chromique. Le résultat fut le même lorsqu'ils introduisirent dans le ballon chauffé au bain-marie 15 grammes de la matière cérébrale ou du foie pris chez un animal intoxiqué.

après avoir trituré ces substances avec 30 grammes d'eau.

Quand l'opération doit durer longtemps et que le ballon récipient contient une assez grande quantité de liquide à évaporer, il est indispensable de remplacer la chaux chaque fois qu'elle est saturée. Sans cette précaution, elle ne fixerait plus les vapeurs aqueuses qui viendraient alors délayer la liqueur d'épreuve et nuiraient à la réaction. Une autre précaution est nécessaire : on doit, de temps en temps, pendant le cours de l'expérience, promener une lampe à alcool sous les ballons qui contiennent la chaux, afin de vaporiser l'alcool qui s'y condense en même temps que l'eau, et l'entraîner dans la liqueur du tube réactif.

Le procédé fondé sur la réduction de l'acide chromique est donc tout à fait précis. Mais d'autres substances telles que l'aldéhyde, l'éther, l'amylène, etc., réduisant également l'acide chromique, ce même procédé n'est pas uniquement applicable à la recherche de l'alcool. Il faut donc s'assurer que ces dernières substances n'existent pas dans les liquides ni dans les organes soumis à l'analyse. Nous avons déjà dit (page 178) que l'aldéhyde ne se forme pas dans l'économie aux dépens de l'alcool éthylique.

b. — Alcools isobutylique et amylique.

Alcool isobutylique. — Cet alcool a été découvert par Würtz, en 1854, dans les résidus de la distillation de l'eau-de-vie de marc. Il se produit en quantité notable dans la fermentation des mélasses de betteraves, on lui donne aussi le nom d'*isopropylcarbinol;* il est isomérique avec trois autres alcools, savoir : l'alcool butylique normal, l'hydrate de butylène, l'alcool butylique tertiaire de Boutlerow. Il bout à 108°,5. L'odeur, qui en est spiritueuse, se rapproche de celle de l'alcool amylique, et les vapeurs en sont plus irritantes que celles de l'alcool ordinaire. Il est peu soluble dans l'eau, qui n'en prend guère que la dixième partie de son poids.

Lors de la question du vinage qui agitait l'Académie de médecine en 1870, j'ai voulu étudier les effets de cet alcool sur l'organisme. Il est résulté de mes recherches faites sur les grenouilles, en les plongeant dans des solutions aqueuses de cet alcool, que cette substance produit une action du même ordre que celle que détermine l'alcool éthylique, mais qu'elle en est beaucoup plus prononcée. En effet, il suffit que de l'eau contienne $\frac{1}{500}$ d'alcool butylique, pour que les grenouilles qu'on y plonge perdent peu à peu la sensibilité et le mouvement, que la circulation se ralentisse, et que leur peau prenne une couleur sombre. Elles ne meurent pas néanmoins et semblent s'habituer plus tard à ce milieu, qui perd d'ailleurs peu à peu une certaine quantité du principe actif par son exposition à l'air. Une solution à $\frac{1}{250}$ est toxique pour les grenouilles. Les effets observés sont du même ordre que dans la solution à $\frac{1}{500}$, mais ils sont plus rapides et plus marqués. L'insensibilité et la résolution musculaire deviennent bientôt complètes et le cœur finit par s'arrêter. Quand on retire les grenouilles à temps, c'est-à-dire au bout de vingt à vingt-cinq minutes en général, elles reviennent peu à peu à elles-mêmes. Leur peau, qui avait bruni fortement au contact de l'alcool butylique, reprend au contact de l'air sa couleur normale. Cette action de l'alcool sur les globules sanguins est importante à noter : elle est analogue à celle que nous avons signalée d'après Bouchardat dans l'étude de l'alcool éthylique.

Il serait curieux d'étudier comparativement l'action physiologique des quatre alcools butyliques, mais ces expériences n'ont pas encore été faites.

Alcool amylique. — L'alcool amylique, appelé encore parfois *huile de pomme de terre, alcool amylique de fermentation,* forme la majeure partie des résidus de l'eau-de-vie de fécule et de betterave. Il se trouve dans l'eau-de-vie de marc en faible quantité. L'eau-de-vie de vin n'en contient pas ou n'en renferme que des traces infinitésimales.

L'huile de pomme de terre rectifiée est un mélange de plusieurs alcools amyliques isomères. Le plus abondant, qui est inactif, bout à 131°,6 ; sa densité à 0 est égale à 0,825. Le second, un *alcool amylique gauche*, bout à 128°. C'est le mélange de ces deux corps qui a été expérimenté. D'après Wittstein, il exige, à la température de 16°,5, 39 parties d'eau pour se dissoudre. D'un autre côté, 1 partie d'eau exige, à 16°,5, 11,625 parties d'alcool amylique pour donner une masse parfaitement homogène et transparente. L'odeur de cet alcool est désagréable, c'est elle qui donne aux alcools de pomme de terre ou de betterave leur mauvais goût. La saveur en est brûlante et l'inspiration des vapeurs de cet alcool provoque la toux.

Divers observateurs, parmi lesquels je citerai Pelletan, Percy, Mitscherlich, Brown-Séquard, Jakson, Cros (de Strasbourg), avaient déjà attribué à l'abus des spiritueux de mauvaise qualité divers accidents, tels que la pesanteur de tête, la céphalalgie, les troubles de la digestion. Cros, expérimentant sur les chiens et les lapins, avait déjà reconnu que l'alcool amylique était plus toxique que les alcools méthylique et éthylique. Lorsque, dans mes recherches sur l'alcool butylique, j'ai étudié aussi le degré d'activité de l'huile de pomme de terre, j'ai vu que, dans une solution aqueuse contenant un cinq-centième d'alcool amylique, les grenouilles sont anesthésiées complètement au bout de vingt minutes ; à ce moment leur peau et leur sang sont noirs ; les battements cardiaques sont ralentis. Si on les retire alors, elles reviennent à l'état normal, mais elles meurent au bout de deux heures, lorsqu'elles sont abandonnées au contact de la liqueur alcoolisée. Dans une solution à un deux-cent-cinquantième, elles meurent rapidement. Enfin, ayant pris moi-même, et ayant fait prendre à quelques personnes du vin ordinaire de bonne qualité, mais auquel j'avais ajouté, par demi-litre, 25 à 50 centigrammes d'alcool amylique, nous avons éprouvé un commencement d'ivresse pénible, accompagnée d'un serrement des tempes et d'une certaine faiblesse des membres inférieurs. De son côté, Benjamin Richardson a remarqué que l'alcool amylique, de

même que l'alcool butylique, agissait plus vivement sur l'économie que les alcools éthylique et méthylique ; que non seulement ils produisaient un plus grand abaissement de la température animale, mais qu'ils paralysaient davantage la motilité
et la sensibilité.

Comparaison des alcools homologues de l'alcool ordinaire.

D'après les expériences de Cros sur les alcools méthylique et
amylique, et celles de Richardson sur ces mêmes substances
et l'alcool caprylique ; enfin, d'après les recherches que j'ai
faites moi-même et qui ont démontré que l'alcool éthylique
était trois à quatre fois moins toxique que l'alcool butylique et
environ quinze fois moins dangereux que l'alcool amylique, on
peut les grouper, suivant leur activité, de la manière suivante :

$$
\begin{array}{lll}
\text{Alcool méthylique } CH^4O\ldots\ldots & \text{Peu actif.} \\
\quad - \quad \text{éthylique } C^2H^6O\ldots\ldots & \text{Peu actif.} \\
\quad - \quad \text{butylique } C^4H^{10}O\ldots\ldots & \text{Actif.} \\
\quad - \quad \text{amylique } C^5H^{12}O\ldots\ldots & \text{Très actif.}
\end{array}
$$

Par conséquent, ces alcools, et probablement tous ceux de
la série $C^nH^{n+2}O$ à laquelle ils appartiennent, sont d'autant
plus toxiques à haute dose qu'ils renferment le groupe CH^2 un
plus grand nombre de fois.

Application des données précédentes à l'hygiène.

On sait combien l'alcoolisme chronique est fréquent ; mais
ce à quoi on ne pense guère, c'est que cette affection si grave
ne dépend pas seulement de la quantité de la liqueur alcoolique absorbée fréquemment, mais de la qualité de cette liqueur.

Au sujet de la discussion sur le vinage, qui eut lieu en 1870,
j'ai cherché à établir que les accidents si terribles de l'alcoolisme chronique devaient être attribués surtout à l'usage
d'alcools de grains et de mélasses de betteraves, dans lesquels
se trouve une certaine quantité d'alcool butylique et surtout
d'alcool amylique qui leur donne un mauvais goût. Je me suis

fondé sur les résultats des expériences effectuées avec ces divers alcools. et sur ce fait que l'alcoolisme chronique était beaucoup plus commun à Paris, où l'on buvait alors beaucoup de vin viné avec des alcools de mauvaise qualité, que dans nos pays vignobles où l'on fait usage d'un vin naturel. On connaît d'ailleurs, surtout depuis les travaux de Magnus Huss, les ravages que commet cette maladie dans les pays du Nord où l'on use non d'alcool de vin, mais d'alcool de grains, de fécule de pommes de terre et de mélasses de betteraves. D'un autre côté, les funestes effets de l'alcool amylique ont été signalés par divers observateurs que j'ai déjà cités, tels que Pelletan, Percy, Mitscherlich, Brown-Séquard, Jackson, qui ont attribué aux liqueurs spiritueuses de mauvaise qualité la propriété de déterminer spécialement de la pesanteur de tête, de la céphalalgie, des troubles de la digestion et la *manie*. Enfin, l'ivresse produite par un vin naturel, ou par un alcool de vin de bonne qualité, est peu grave, tandis que celle qui est produite par un vin viné avec des alcools renfermant de l'huile de pomme de terre, ou par l'ingestion d'une liqueur renfermant ce même alcool, est *stupide*, *abrutissante*, suivant les épithètes qu'on lui a données, et diminue considérablement la force musculaire. Il suffit même de prendre une quantité minime de cet alcool pour que l'intelligence devienne obtuse et pour que l'on éprouve parfois des vomissements.

La conclusion légitime de ces données se présente d'elle-même. S'il faut éviter tout excès d'alcool, même d'une liqueur spiritueuse de bonne qualité, il faut éviter surtout l'usage des liqueurs renfermant des alcools de mauvais goût. L'organisme, qui tolère indéfiniment l'usage de l'alcool éthylique, est fortement impressionné par l'alcool amylique dont une faible quantité produit des effets funestes, auxquels il ne paraît pouvoir résister longtemps.

Je me rappelle toujours le premier cas mortel d'alcoolisme chronique dont j'ai été témoin au commencement de mes études. C'était celui d'une dame de comptoir, jeune encore, qui était venue mourir à l'Hôtel-Dieu, épuisée par l'ingestion journalière d'un nombre considérable de petits verres de ces liqueurs qu'on prépare avec des alcools de mauvaise qualité. Le foie de cette femme présentait une dégénérescence graisseuse. Si l'alcoolisme chronique semble un peu moins fréquent aujourd'hui, ce résultat ne doit pas être attribué seulement à la sévérité un peu meilleure de nos mœurs, mais à la probité forcée des industriels. Le vinage avec des alcools du Nord est moins fréquent, à cause des droits dont ces liquides sont chargés; on se borne le plus souvent, aujourd'hui, à mélanger des vins de qualité inférieure avec d'autres qui sont très alcooliques, mais qui, du moins, sont naturels. Il faut aussi remarquer que les perfectionnements apportés à la fabrication de l'alcool éthylique ou ordinaire tendent à éliminer de plus en plus les homologues supérieurs.

Dans ce qui précède, nous avons eu spécialement en vue l'alcool et le vin. Les effets des diverses liqueurs participent à la fois de ceux de l'alcool et de ceux des principes qu'elles peuvent contenir. Ainsi le kirsch est un liquide qui peut devenir toxique à faible dose s'il contient beaucoup d'acide cyanhydrique. Quant à l'absinthe, nous l'étudierons plus loin parmi les poisons qui exaltent le pouvoir réflexe, tels que les strychniques. Nous verrons, en effet, que l'essence d'absinthe est une substance qui produit facilement des convulsions, et que c'est à la liqueur d'absinthe qu'il faut rapporter les accidents épileptiques ou épileptiformes qu'on observe chez les sujets adonnés aux boissons.

Observation.

Empoisonnement par un litre d'eau-de-vie. — Mort.

X..., fusilier d'un régiment d'infanterie de ligne, but, en cachette, plus d'un litre de ce liquide dans l'espace de vingt minutes, le 29 juillet 1859. L'ivresse se manifesta immédiatement. Comme il faisait du désordre et cherchait querelle à ses camarades, il fut conduit à la salle de police de la caserne où on le trouva le lendemain matin dans un état de torpeur et d'insensibilité profondes. Il fut couché sur un brancard et transporté à l'hôpital du Val-de-Grâce, le 30 juillet, à midi.

Ce militaire était grand, fort, vigoureux ; il avait repris connaissance et parlait en gesticulant, mais ses idées étaient encore troublées et ses paroles incohérentes. Sous l'influence de l'émétique qui lui fut administré tout de suite par le médecin de garde, il eut des vomissements copieux et de nombreuses évacuations alvines ; il éprouvait une soif ardente et but, dans l'après-midi, environ 4 litres de limonade ; il urina abondamment à plusieurs reprises. A son entrée, la respiration était difficile. Des symptômes de congestion pulmonaire se manifestèrent dans la soirée ; la respiration s'embarrassa de plus en plus et le malade succomba le même jour à dix heures du soir, trente-deux heures après l'ingestion de l'eau-de-vie.

Autopsie pratiquée trente-deux heures après la mort. — Estomac vide ; pointillé rouge par place sur la muqueuse ; le reste du canal digestif normal ; foie congestionné. Dans les quatre cavités du cœur, sang noir liquide, mélangé de caillots noirs et mous. La muqueuse des bronches est rouge et couverte de mucosités spumeuses. Les poumons sont volumineux et remplissent toute la cavité thoracique ; ils sont fortement congestionnés et présentent une couleur à peu près générale rouge brique foncé ; les lobes inférieurs des deux poumons sont surtout le siège d'un engouement déjà considérable et prédominant à la base du poumon gauche. Les sinus de la dure-mère sont remplis de sang liquide et noir ; la pie-mère est très congestionnée ; les vaisseaux en sont très développés ; la substance cérébrale est sablée ; les ventricules latéraux ne contiennent qu'un peu de sérosité liquide.

Nous avons pris 20 grammes de sang dans le cœur, 20 grammes de la substance du foie et 20 grammes de substance cérébrale, à l'effet d'y rechercher complètement l'alcool à l'aide de l'appareil (page 197). La liqueur d'épreuve était préparée avec : acide sulfurique, 30 grammes ; bichromate de potasse, 1 décigramme.

L'opération a donné les résultats suivants :

20 grammes de sang ont coloré en vert 2 c. c. de liqueur ;

20 grammes de foie ont coloré en vert 3 c. c. de liqueur ;

20 grammes de substance cérébrale ont coloré en vert 8 c. c. de liqueur.

Il est à peine utile de répéter que les mêmes recherches faites sur le sang, le foie et le cerveau de sujets qui ont succombé à une autre maladie, et qui n'ont pas pris de liqueurs spiritueuses, donnent constamment des résultats négatifs. (LALLEMAND, PERRIN et DUROY, *Du rôle de l'alcool et des anesthésiques dans l'organisme*, p. 155.)

DEUXIÈME ORDRE

POISONS AGISSANT SUR LES GLOBULES ET SPÉCIALEMENT SUR LE PLASMA, OU POISONS PLASMIQUES

Les agents toxiques de cet ordre sont les *nitrites* et les *vapeurs nitreuses*, les *sels d'argent* introduits par un moyen quelconque dans le torrent circulatoire, la plupart des *sels métalliques* administrés à doses faibles et continues.

I. — NITRITES ET VAPEURS NITREUSES

On ne connaît jusqu'ici aucun exemple d'intoxication de l'homme par les nitrites. Mais, comme l'étude des symptômes occasionnés par la respiration des vapeurs nitreuses se rattache intimement à l'étude des effets produits par les sels de ce genre, nous traiterons d'abord de cette dernière.

a. — **Nitrites.**

Les *nitrites* ou *azotites* sont très solubles dans l'eau, à l'exception de l'azotite d'argent dont la solubilité dans ce liquide est faible. La chaleur les décompose à une température plus élevée que celle à laquelle commence la décomposition des azotates. Ils s'oxydent peu à peu dans l'eau bouillante et *se transforment en azotates en laissant dégager des vapeurs nitreuses.*

Cette métamorphose des nitrites en nitrates dans l'eau aérée m'a suggéré la pensée qu'elle pourrait se produire dans l'organisme. Mes prévisions se sont réalisées dans des expériences que j'ai faites sur les animaux et sur ma propre personne. Toutefois la transformation des nitrites de potasse et de soude avec lesquels j'ai expérimenté n'est totale qu'à la condition que ces sels aient été introduits dans l'économie en faible quantité.

A cause de la métamorphose des nitrites en nitrates, il semblerait que ces sels dussent être étudiés ensemble. Mais il n'en est rien. Tandis que les azotates, le salpêtre, par exemple, ou nitre proprement dit, et l'azotate de soude, ne paraissent modifier le sang qu'à doses assez élevées et lorsqu'ils ont été employés pendant un certain temps ; tandis que le nitre est un poison musculaire à forte dose, comme le sont d'ailleurs tous les sels de potassium, les nitrites sont des poisons hématiques qui modifient puissamment le liquide sanguin, altèrent non seulement les globules, mais le plasma.

Effets des nitrites. — L'action de ces sels, qui semblerait tout d'abord inoffensive, est insidieuse. J'ai fait prendre à des chiens, sans observer de symptômes particuliers, 2 grammes et demi d'azotite de potasse ou d'azotite de soude. La dose de 5 grammes du premier sel rendit malade un chien qui l'avait prise ; celle de 5 grammes d'azotite de soude parut ne rien produire chez un autre. Mais, chez un autre animal de la même espèce, cette même dose de 5 grammes d'azotite de soude, injectée dans les veines, amena la mort en moins de deux heures, ce que n'aurait pas fait l'azotate de soude, qui doit être porté dans le sang à plus haute dose pour faire mourir un chien de taille ordinaire. J'ai pris moi-même 1 et 2 grammes d'azotite de soude sans éprouver rien de bien appréciable, mais l'azotite de potasse ingéré à la dose de 1 gramme, n'ayant d'abord produit aucun effet, a diminué plus tard mon appétit et m'a donné de la pâleur du visage.

Chez l'animal qui succomba après l'injection de 5 grammes d'azotite de soude dans les veines, le foie et les reins étaient congestionnés ; la vessie contenait 3 à 4 centimètres cubes d'une urine ne renfermant pas de sucre, mais déjà des traces d'albumine. Les poumons étaient rosés ; les quatre cavités cardiaques contenaient un sang très peu coagulé. Le sang épanché hors de l'animal ne se coagula pas ; or, on sait que le sang du chien se coagule vite à l'état normal. Mais l'altération la plus remarquable et je dirai même la plus caractéristique fut celle que présenta le liquide sanguin. Les globules rouges étaient framboisés, ce que l'on observe assez souvent dans d'autres empoisonnements : mais le sang offrait une couleur particulière très frappante, celle de la terre de Sienne ; de plus, *il était neutre, peut-être un peu acide*, ce que je n'avais jamais observé encore.

Après l'ingestion de 1 à 2 grammes d'azotite de potasse ou de soude chez l'homme, on peut reconnaître déjà au bout de dix minutes, dans la salive, la présence d'une petite quantité de ces sels qui s'élimine en nature, l'autre partie se transformant dans l'organisme en azotates et peut-être aussi en vapeurs nitreuses qui s'éliminent ensuite par les voies respiratoires, après s'être fixées sur les globules. Il est difficile de provoquer la réaction des azotites dans l'urine après l'ingestion des doses indiquées chez l'homme et chez les animaux. (*Gaz. hebdom.*, 1870.)

Tels sont les faits déjà acquis touchant les nitrates ou azotites. Mais il est nécessaire d'insister sur les données qui sont relatives à l'altération du sang.

L'aspect extrêmement sombre de ce liquide, mais surtout sa réaction neutre et même acide sont les signes les plus caractéristiques de l'intoxication par les nitrites. Ils ne peuvent être produits par les azotates provenant de la métamorphose des azotites, car les azotates rendent le sang plus rutilant; ils sont déterminés par les azotites en excès qui ne sont pas oxydés et par les vapeurs nitreuses à l'état naissant lors de cette métamorphose. D'ailleurs, des expériences faites directement sur le sang par Gamgée en 1868 viennent établir que les choses se passent de la manière indiquée. Cet expérimentateur a vu que le sang agité avec un nitrite quelconque (nitrites alcalins, nitrites d'éthyle, d'amyle, etc.) prend une couleur brun chocolat, c'est-à-dire la couleur terre de Sienne que j'ai observée dans le sang des animaux. Les bandes de l'hémoglobine oxygénée perdent de leur intensité et la raie de l'hématine *acide* apparaît; c'est-à-dire que l'hémoglobine se trouve dédoublée en albumine et en hématine comme sous l'influence des acides ajoutés directement au sang. Le spectre de l'hématine acide (pl. II, fig. 1) présente une bande obscure qui commence, en général, à gauche de la raie C de Frauenhofer et s'étend à droite au delà de cette raie jusque vers le milieu de l'espace compris entre C et D. La décomposition de l'hémoglobine par les nitrites a été vérifiée d'ailleurs par Hoppe-Seyler. L'albumine provenant du dédoublement de l'hémoglobine est probablement celle que j'ai trouvée dans l'urine de l'animal que j'avais empoisonné avec 5 grammes d'azotite de soude, injectés dans le torrent circulatoire.

b. — **Vapeurs nitreuses.**

On donne souvent cette dénomination au *peroxyde d'azote* appelé encore *acide hypoazotique* et *hyponitrique, vapeurs ru- ilantes*. Mais il est préférable de désigner par cette expression le mélange de bioxyde et de peroxyde d'azote, auquel on se trouve exposé quand on traite les métaux par l'acide azotique. On sait que, dans la réaction qui se produit alors, il se dégage du bioxyde d'azote pur qui s'oxyde avec la plus grande facilité au contact de l'oxygène de l'air en se transformant en peroxyde d'azote.

Bioxyde d'azote. — Ce gaz, AzO, qu'il serait préférable d'appeler oxyde d'azote (1), est incolore et peu soluble dans l'eau, qui n'en prend qu'un vingtième de son volume. Sa densité est 1,039. On n'en peut connaître ni la saveur ni l'odeur, car, au contact de l'oxygène de l'air, et, par conséquent, au contact de celui qui se trouve dans les voies respiratoires, il se transforme en peroxyde d'azote, AzO^2, vulgairement appelé acide hypoazotique.

Effets du bioxyde d'azote. — Les poissons peuvent vivre quelques minutes dans de l'eau privée d'air et contenant du bioxyde d'azote en dissolution; mais, comme l'a reconnu Priestley, ils meurent bientôt dans les spasmes si l'on fait passer dans cette eau un courant d'air qui change le bioxyde en peroxyde. Nysten, ayant injecté dans les veines, chez des chiens, 15 à 40 centimètres cubes de bioxyde d'azote, a vu ces animaux éprouver des symptômes toxiques au bout de cinq à deux heures et succomber dans un intervalle de vingt-neuf à dix heures. Un chat plongé dans une atmosphère de ce gaz est mort en une minute dans des convulsions terribles; un autre, plongé dans un mélange formé de volumes égaux de bioxyde d'azote et d'hydrogène, a succombé de même dans les convulsions en un quart d'heure (Veratti). Enfin, nous rappellerons

(1) La formule en équivalent est AzO^2.

que Davy a essayé de respirer du bioxyde d'azote après avoir rempli d'abord ses poumons de protoxyde ou gaz hilarant, afin d'empêcher l'oxydation du premier ; mais l'air restant ayant suffi pour produire cette oxydation, le célèbre chimiste éprouva bientôt à la gorge une sensation de brûlure et une constriction de la glotte telle, qu'il ne pouvait plus respirer.

Les symptômes observés après l'introduction du bioxyde d'azote dans les veines chez les animaux consistent en une gêne de la respiration, de la toux, de la faiblesse des membres, un refroidissement très marqué, l'abolition de la sensibilité, le ralentissement de la circulation, des phénomènes asphyxiques causés par une écume abondante dans les bronches, symptômes auxquels succède la mort avec ou sans convulsions. Dans l'empoisonnement rapide, les convulsions sont la règle.

Tels sont les symptômes produits par le bioxyde d'azote introduit dans le sang par injection dans les veines. Il ne peut guère être question de l'introduction de ce gaz en nature dans le liquide sanguin par les voies respiratoires, attendu qu'il se transforme rapidement en peroxyde au contact de l'oxygène contenu dans l'air inspiré. Les effets du bioxyde d'azote pénétrant dans les voies respiratoires reviennent donc à ceux du peroxyde.

Peroxyde d'azote ou acide hypoazotique (vapeurs nitreuses proprement dites). — Ce composé, AzO^2 (1), qui bout à 22 degrés lorsqu'il a été obtenu à l'état liquide par le refroidissement, répand à l'air d'abondantes vapeurs rutilantes ou plutôt d'un brun orangé. On l'obtient, à l'état pur, en décomposant l'azotate de plomb par la chaleur dans une cornue. Mais, ce qui nous intéresse, c'est la connaissance des principales circonstances dans lesquelles ce gaz toxique se dégage et où l'homme se trouve exposé à l'influence funeste de ce poison. Or, il se forme dans diverses opérations industrielles, dans le décapage des métaux par l'acide azotique, dans la pré-

____

(1) La formule en équivalent est AzO^4.

paration du nitrate de mercure pour le feutrage des chapeaux, dans les chambres de plomb où se fabrique l'acide sulfurique.

Un certain nombre d'empoisonnements mortels ont été observés dans notre pays et décrits par divers médecins (Collineau, Desgranges, Gerdy, etc.).

Effets toxiques. — Ce qui caractérise l'empoisonnement par les vapeurs nitreuses, c'est la marche insidieuse des symptômes ainsi que les altérations remarquables du sang déjà signalées dans l'étude des nitrites. On observe, en outre, dans les voies respiratoires et même dans les voies digestives, les lésions produites par les substances corrosives.

Un chien s'étant trouvé dans le voisinage de cantines d'eau-forte qui s'étaient brisées, et ayant respiré des vapeurs nitreuses, courut avec précipitation vers un ruisseau pour s'y désaltérer, joua avec d'autres chiens et expira deux heures après, en vomissant des matières épaisses diversement colorées. Le maître de cet animal, qui avait respiré ces mêmes vapeurs, fit une course dans la ville, prit du lait et une bouteille de vin, et rentra chez lui quatre heures après l'accident, se plaignant d'une grande faiblesse, de chaleur sèche et âcre au gosier, d'irritation dans l'estomac et la poitrine, d'une sensation de constriction à l'épigastre. Il mourut onze heures plus tard, après avoir éprouvé des accidents remarquables.

Dans les cas légers, de même que dans les cas graves, il ne survient d'abord que de la toux et quelquefois une expectoration sanguinolente due à l'action corrosive de la substance toxique, enfin une céphalalgie plus ou moins considérable que plus d'un chimiste a éprouvée.

Mais souvent il n'y a aucune relation entre la bénignité apparente de ces premiers effets et la gravité de la situation. Malheur à celui qui a respiré des vapeurs nitreuses en quantité considérable. En effet, on voit tel individu intoxiqué par ces vapeurs traîtresses continuer parfois ses occupations, prendre des aliments comme d'habitude, et cependant il n'a que quelques heures à vivre. Il éprouvera, au bout de quelque temps, une sensation brûlante dans la bouche, dans la gorge et dans la poitrine ; il a de l'oppression, de la toux ; les matières expectorées deviennent jaunes et plus tard purulentes ; il a des selles spontanées jaunâtres, de couleur citron. La face est décolorée ; la faiblesse est extrême ; les urines sont rares ou supprimées. Il survient quelquefois des mouvements convulsifs. Une pneumonie violente se déclare, par suite de l'action irritante des vapeurs nitreuses qui s'exhalent à la surface aérienne des poumons et colorent les crachats en jaune. Enfin le patient, gardant toujours sa connaissance, expire en général dans les vingt-quatre heures.

Lésions anatomiques. — Ces lésions se trouvent suffisamment indiquées dans l'observation que nous rapportons plus bas, comme l'un des exemples les plus remarquables des symptômes graves que peuvent déterminer les vapeurs nitreuses. Quant à la coloration jaune des selles, on admet qu'elle est due, comme celle des matières expectorées, à la formation d'acide xanthoprotéique, produit par les liquides et vapeurs acides dont on peut constater l'existence dans le tube digestif.

Observation.

C..., âgé de vingt-deux ans, transvase, dans un vieux chaudron de fer, 40 litres d'eau-forte étendue d'eau et renfermée dans une cruche fêlée. Le liquide, qui s'échappait par la fêlure, dégageait une fumée épaisse. Le chaudron est perforé et la production de gaz nitreux tellement intense, qu'on peut à peine respirer dans la pièce. Il saisit à deux mains le chaudron, crie à plusieurs reprises qu'on lui ouvre la porte, le dépose dans la cour, et rentre de suite pour éponger l'acide répandu. Un moineau renfermé dans une cage suspendue à la porte, à 2 mètres de hauteur, meurt en quelques instants. C... continue son travail, mange aux heures accoutumées, quoique ayant une toux violente, une oppression considérable, mais il devient si souffrant qu'il est obligé de se faire ramener chez lui en voiture.

A son arrivée, il se met au lit. *Eau sucrée et aromatisée.* Respiration plus pénible et plus gênée. Un médecin est appelé à onze heures du soir. Visage décoloré ; pouls élevé, chaleur de la peau normale ; respiration très difficile, avec un bruit semblable à celui que produirait un liquide qui monterait et descendrait dans la poitrine ; toux sèche et fréquente ; après des efforts multipliés, expectoration d'une mousse colorée en jaune orangé. *Emulsion simple; sinapismes aux pieds; lavement émollient.* Il y a une selle ordinaire suivie de soulagement. Le mieux cesse à quatre heures du matin ; pouls dur et plein. *Saignée de deux palettes.* Le sang, d'un noir foncé, se colle aux parois du vase, et le sérum ne s'en sépare que six heures après. A dix heures, *nouvelle saignée de cinq palettes, fomentations émollientes* sur la poitrine, que le malade ne peut supporter. Le sang, moins foncé en couleur, donne beaucoup de sérum. A six heures du soir, *nouvelle saignée de cinq palettes.* Un quart d'heure après, les crachats perdent leur couleur jaune, sont toujours écumeux ; respiration de plus en plus pénible. *Deux vésicatoires camphrés* à la partie interne des cuisses. A onze heures, le malade conserve sa connaissance, mais ne peut articuler une parole. A six heures du matin le patient entend et voit encore, il succombe une heure après.

Autopsie trente heures après. Parties postérieures des oreilles vergetées ; emphysème du côté gauche de la poitrine et du côté droit du cou ; abdomen considérablement ballonné, verdâtre ; verge et testicules livides ; ongles des doigts des pieds et des mains violets. Par une légère secousse, il s'échappe de la bouche et du nez environ 180 grammes de sang noir liquide. Adhérence intime entre la plèvre costale et pulmonaire du côté droit ; pas d'épanchement. Ce poumon est entièrement désorganisé, engorgé, comme macéré dans une grande quantité de sang noir et liquide. Le poumon gauche, fortement comprimé par le cœur, adhérant à la cloison médiastine et au diaphragme, nageait dans environ 240 grammes d'un liquide sanguinolent ; crépitant dans quelques points, il était moins désorganisé que le droit. Cœur très volumineux, rempli, surtout les cavités droites, d'un sang noir, liquide, qui imprégnait les parois de cette couleur. L'oreillette droite plus mince offrait, à la partie moyenne, une tumeur de la grosseur d'une noix. Trachée-artère et bronches de couleur livide ; luette et toute la muqueuse de l'arrière-bouche frappées de gangrène ; estomac énormément distendu par des gaz acides, colorant en noir la virole en argent du scalpel ; épaississement très marqué de toute la muqueuse, surtout au grand cul-de-sac ; au cardia elle était détruite et ulcérée en quelques points vers le pylore ; intestins de couleur rosée et distendus par des gaz ; côlon rempli de matières fécales ; rate, reins, vessie, à l'état sain. Tous les vaisseaux sont remplis d'un sang noir, coagulé. (CHARIER, *Bull. de la Soc. méd.,*1823.)

II. — SELS D'ARGENT.

On distingue deux intoxications par les préparations argentiques : l'une qui est *aiguë* et qu'on provoque en portant dans le torrent circulatoire un sel d'argent soluble, l'autre qui est *chronique* et qu'on observe après l'administration prolongée du nitrate d'argent. Ces deux intoxications diffèrent complètement. Nous nous occuperons ici de la première, nous proposant de rappeler plus tard le nitrate d'argent dans l'étude des poisons caustiques ou corrosifs.

Intoxication aiguë par les sels d'argent. — Action sur le sang et la circulation. — Si l'on injecte, dans les veines d'un chien, la solution d'un sel d'argent à haute dose, 50 centigrammes à 1 gramme, par exemple, la mort arrive instantanément par arrêt du cœur, comme après l'injection de tout sel d'un métal dont le poids atomique est déjà élevé, comme lorsqu'on a porté rapidement dans le sang 1 ou 2 grammes de chlorure de potassium. Mais, tandis qu'on peut injecter dans les veines, chez un chien, 25 à 50 centigrammes de chlorure de potassium sans danger immédiat ni ultérieur, une très faible dose de chlorure d'argent dissous dans l'hyposulfite de soude, même celle de 2 centigrammes par exemple, produit la mort. On n'observe rien d'abord pendant cinq minutes ; puis bientôt l'animal devient inquiet, il est comme paralysé des membres postérieurs, ses pupilles se dilatent ; les battements cardiaques se ralentissent ; on entend des râles dans la poitrine ; des torrents d'écume sortent bientôt par la bouche ; les lèvres, le museau, se cyanosent ; l'animal meurt dans un état d'asphyxie effroyable, un quart d'heure après l'injection de la substance toxique. En affaiblissant les doses, on peut prolonger l'agonie, ou bien l'animal finit par se rétablir ; mais on peut le faire mourir en cinq à dix minutes après l'injection de 5 centigrammes d'hyposulfite d'argent.

Le sang devient sombre et comme poisseux ; il se coagule lentement et incomplètement ; les globules rouges sont agglutinés, enfin, j'ai constaté dans ce liquide la présence de granulations blanchâtres (chlorure d'argent), de petites masses dont quelques-unes ressemblaient à des cubes ; j'ai même observé une fois, dans le sang du cœur, une multitude de ces petits prismes très déliés qui ont été signalés dans l'étude de l'empoisonnement par les composés du sélénium et du tellure. C'est par la présence de ces cristaux et des granulations dans le sang, mais surtout par l'état poisseux de ce liquide, qu'il est possible d'expliquer l'asphyxie au milieu de laquelle les animaux ont succombé.

Absorption lente de l'argent. — Intoxication chronique. —
Rien n'est plus difficile que l'absorption des préparations
d'argent, circonstance heureuse, puisque nous venons de voir
que la pénétration de quelques centigrammes d'un sel soluble
de ce métal dans le torrent circulatoire produit des accidents
redoutables. La difficulté de l'absorption des sels d'argent provient de ce que ces composés se transforment dans l'estomac
en chlorure d'argent, qui est complètement insoluble dans l'eau,
mais qui peut cependant se dissoudre en petite quantité sous
l'influence du chlorure de sodium contenu dans le suc gastrique
et pénétrer dans le sang à l'état de chlorure double.

L'argent métallique introduit dans l'estomac ne se dissout
pas; il n'est pas absorbé, à moins que, se trouvant en poudre
impalpable, on admette qu'il pénètre par les chylifères. Il chemine le long du tube digestif et s'élimine coloré en noir par
l'acide sulfhydrique qui fait partie des gaz intestinaux. L'azotate d'argent, ingéré en petite quantité, se transforme totalement dans l'estomac en chlorure d'argent.

Il en est ainsi des autres sels d'argent, même de l'hyposulfite; mais il faut remarquer que ce dernier est soluble dans un
excès d'un hyposulfite alcalin, par exemple d'hyposulfite de
soude et qu'il peut être absorbé sous cette forme.

L'albuminate d'argent est insoluble dans l'eau, mais soluble
dans un excès d'albumine.

Nous n'avons donc à considérer, en définitive, que le chlorure d'argent dont l'absorption est si difficile, et l'hyposulfite
d'argent dissous dans un excès d'hyposulfite alcalin, ainsi que
l'albuminate d'argent dissous dans un excès d'albumine; nous
avons, en outre, à nous rappeler que ce qui n'est pas absorbé
s'élimine avec les fèces, qui sont colorées en noir.

Il s'agit maintenant de savoir ce que vont devenir et ce que
vont produire les composés argentiques qui ont pu pénétrer
dans le sang et être portés par la circulation dans la profondeur de l'organisme.

Au contact du liquide sanguin, riche en matières albuminoïdes et en chlorure de sodium, on admet que ces composés se transforment en albuminate ou en chlorure double d'argent et de sodium. Mais on sait que les sels de ce métal ne sont pas stables, qu'ils se réduisent facilement à l'état métallique, de sorte qu'ils ne s'éliminent pas en totalité comme tels, et que l'élimination, de quelque manière qu'elle se fasse, en est toujours difficile et même jamais complète. S'il est vrai que Cloëz ait pu retirer un globule d'argent des urines réunies de plusieurs sujets traités à la Salpêtrière par les préparations de ce métal ; si l'on sait que ce même métal s'élimine en quantité très appréciable par la bile, on sait également que les sels d'argent se réduisent facilement dans l'organisme. C'est pourquoi la peau des sujets traités par le nitrate de ce métal prend une teinte ardoisée, indélébile, par suite du dépôt d'argent métallique en poudre impalpable dans le derme. C'est pourquoi on a trouvé ce métal réduit dans le plexus choroïde, dans les méninges, le cerveau, le foie, les os, les cartilages, les glandes sudoripares, les reins, etc. (Orfila, Brandes, Krahmer, Van Geuns, Frohmann, Charcot, Ball, Vulpian, Liouville). Van Geuns, chez un sujet qui avait cessé de prendre du nitrate d'argent depuis seize ans, a trouvé de l'argent dans presque tous les tissus. Charcot a rencontré ce métal déposé dans les reins, autour des glomérules et dans l'intérieur des pyramides de Malpighi ; Liouville a constaté l'imprégnation de ces mêmes glomérules, non seulement à leur pourtour, mais dans leur intimité même, et il a attiré l'attention sur l'*albuminurie argentique* produite par le dépôt des granulations noires d'argent.

Enfin, dans une expérience faite par Legros sur un rat dont la nourriture était additionnée de chlorure d'argent, on a vu les extrémités des pattes et le nez de cet animal devenir noirâtres, comme si on les avait trempés dans une solution faible de nitrate d'argent. Les choses se sont donc passées comme dans des expériences que j'ai faites sur les chlorures d'or, de platine et de palladium et que j'ai rapportées ailleurs.

Ainsi, les sels d'argent peuvent déterminer des accidents

graves, parmi lesquels nous devons citer l'albuminurie argentique qui est rare, il est vrai, et la coloration noire de la peau. Cette coloration est surtout visible aux points de la surface du corps qui sont exposés à la lumière, au cou par exemple, aux mains, aux lunules des ongles. Rien ne peut l'enlever, ni l'hyposulfite de soude, ni le cyanure de potassium en solutions bien étendues, ni même les vésicatoires, car elle est due à un dépôt d'argent qui incruste le derme. Les gencives présentent également un liséré noir bleuâtre produit, soit par de l'argent métallique, soit par du sulfure d'argent. Il serait beaucoup plus précoce chez les sujets qui auraient pris une solution argentique au lieu d'avaler des pilules de nitrate d'argent; il est même rare dans ce cas.

Indépendamment de ces accidents, les préparations d'argent peuvent produire, à la longue, des mouvements convulsifs qui ont été observés d'ailleurs chez les animaux, et qui sont analogues à ceux que peuvent déterminer les sels d'or, de platine, et de palladium, qui se réduisent si facilement au contact des matières organiques. Aussi Ball et Charcot ont-ils pu appeler, avec raison, l'azotate d'argent une sorte de *strychnine minérale*. Il est rationnel d'attribuer ces effets à un dépôt d'argent métallique dans la moelle épinière où il agirait comme un corps étranger. Enfin, je rappellerai que les préparations d'argent (nitrate ou chlorure), administrées à très faibles doses, produisent plutôt de la constipation ; mais, à doses élevées, elles déterminent plutôt de la diarrhée, comme nous l'avons observé, Mourier et moi, dans des expériences sur les rats et les chiens, et comme l'avaient déjà remarqué avant nous Charcot, Ball et Legros. Les matières alimentaires retirées du tube digestif noircissent rapidement à la lumière ; la muqueuse intestinale est ardoisée.

Tels sont les effets des composés d'argent, soit rapidement introduits dans le torrent circulatoire, soit administrés à la longue par le tube digestif à faible dose. On voit que, dans le premier cas, les composés solubles de ce métal déterminent l'éclosion d'accidents redoutables, qui en font des poisons hématiques.

Nous ne dirons rien de l'intoxication par le cyanure d'argent, corps insoluble qui peut se décomposer dans l'estomac en donnant de l'acide cyanhydrique, de sorte que l'empoisonnement par ce sel revient à l'empoisonnement par les cyanures en général.

L'argent métallique introduit dans le tube digestif n'étant pas toxique par lui-même, les accidents résultant de l'usage d'ustensiles formés d'alliages mauvais de ce métal avec le cuivre, ou de vases de cuivre argenté, doivent être attribués à l'action de ce dernier qui peut se dissoudre dans les acides organiques. En effet, l'argent n'est attaqué par aucun de ces acides, d'où l'emploi des couteaux de ce métal pour couper les fruits de table.

III. — SELS MÉTALLIQUES DIVERS

A DOSES FAIBLES ET CONTINUES.

Nous verrons plus loin que les solutions métalliques mises en contact avec les fibres musculaires en abolissent la contractilité, et qu'introduites dans la circulation, à des doses suffisantes, elles arrêtent les battements cardiaques, parce que le cœur livrant passage au poison se trouve plus influencé que les autres muscles. Ce dernier résultat a lieu surtout lorsque la solution est injectée dans les veines, le cœur recevant alors un sang fortement chargé du sel métallique qui n'a pu encore se diffuser dans l'organisme. Ces substances seront étudiées parmi les poisons musculaires, que l'on appelle à tort poisons cardiaques, puisqu'il n'y a pas de poisons des organes, mais seulement des éléments anatomiques et des humeurs.

Lorsque les mêmes solutions métalliques sont introduites à des doses faibles dans l'économie, elles agissent sans doute sur la fibre musculaire, puisqu'elles ralentissent les battements cardiaques, qu'elles déterminent une prostration souvent remarquable, et que, s'il arrive parfois que le cœur se meuve plus rapidement que d'ordinaire, les battements en sont du moins *toujours affaiblis*. Mais, sous l'influence de ces doses non mortelles, l'économie ne reste pas seulement affaissée à un degré variable et pendant un temps plus ou moins long, il survient un *état anémique* plus ou moins prononcé, dont nous aurons l'occasion de citer un exemple remarquable dans l'intoxication par les sels de baryum.

Cette anémie, dans laquelle la face présente une pâleur et un teint particulier souvent remarquable, est le symptôme sur lequel nous devons insister, celui qui fait que la plupart des composés métalliques sont des poisons hématiques. Je dis la plupart, car si à faibles doses les sels de sodium, de magnésium, de potassium, de fer, et peut-être de tous les métaux dont le poids atomique n'est pas supérieur à 56, ne doivent pas être considérés comme des poisons hématiques, ceux de la généralité des autres métaux paraissent modifier profondément l'hématose en agissant sur les globules et sur le plasma.

La science est peu fixée sur l'état dans lequel les molécules métalliques circulent dans le torrent circulatoire où elles ont été introduites. Quand il s'agit de métaux dont les solutions coagulent l'albumine, tels que le mercure, on admet qu'ils s'y trouvent, à l'état d'albuminate, dissous dans un excès d'albumine. En effet, si l'on verse, par exemple, une solution d'albumine dans une solution de bichlorure de mercure, de sulfate de cuivre, on obtient d'abord un précipité, puis si l'on verse un excès d'albumine, on voit disparaître bientôt ce même précipité (1). Mais, quand il s'agit de solutions métalliques telles que celle de protochlorure de fer, de chlorure de potassium qui ne coagulent pas l'albumine, il n'est nullement nécessaire d'invoquer la formation d'un albuminate (2). Ces solutions

(1) Le précipité d'albuminate se dissout également dans la solution du sel métallique en excès.

(2) Le perchlorure de fer coagule très facilement l'albumine, surtout celle du

sont précisément celles des métaux dont le poids atomique est faible, et qui sont pour ainsi dire inoffensifs ou relativement peu actifs. Enfin, certains composés peuvent se réduire totalement dans l'organisme : ce sont ceux d'or, de platine, de palladium, d'argent, en un mot les sels des métaux précieux.

Quel que soit le mode de migration des molécules métalliques dans les humeurs, on observe les effets suivants :

La fibrine et les globules sanguins diminuent. Ce résultat qui peut se constater, même après l'administration à hautes doses de certains sels des métaux peu actifs tels que les carbonates alcalins (1), devient bientôt manifeste après l'administration du mercure. Ainsi, chez les sujets soumis à un traitement mercuriel, le sang devient plus diffluent; les faibles hémorrhagies, telles que celles qui résultent des piqûres de sangsues, et qui cesseraient bientôt chez un sujet sain et indemne de tout traitement par le mercure, peuvent devenir très abondantes chez un individu soumis à l'usage des mercuriaux et reparaître même lorsqu'elles avaient cessé. C'est par suite de la modification imprimée peu à peu à la constitution du liquide sanguin, et, partant, des autres humeurs, puis des tissus, qu'il faut attribuer les albuminuries que j'ai appelées métalliques, qu'on a signalées dans l'intoxication par le plomb (Ollivier) et que j'ai observées dans l'intoxication par divers métaux, parmi lesquels je citerai également le plomb, puis le cadmiun, l'or, le platine, le palladium. Les cachexies métalliques sont produites par le même mécanisme que la cachexie

sang; mais il se transforme bientôt en protochlorure qui ne la coagule jamais, et rend même le sang plus fluide. Quand on administre du perchlorure de fer à l'intérieur pour arrêter une hémoptysie, il faut désormais se rappeler que c'est en réalité du protochlorure que l'on prescrit. L'hémoptysie ne s'arrête point parce que le perchlorure rendrait le sang moins fluide, comme on le croyait jadis, mais parce que le protochlorure, dans lequel il se transforme, diminue le calibre des capillaires en faisant contracter les fibres lisses de ces vaisseaux. Il faudrait donc prescrire, dans ce cas, au lieu du perchlorure, le protochlorure de fer comme je le conseille depuis les recherches que j'ai été conduit à faire sur ce sel, dans mes études sur les chlorures en général. (*Union médicale*, 1871 et 1872.)

(1) Les chlorures des métaux alcalins, tels que ceux de sodium, de potassium, produisent le contraire.

arsenicale, dans laquelle les globules sanguins sont détruits à
la longue.

Nous avons cité l'opinion d'après laquelle les métaux circu-
leraient dans les humeurs à l'état d'albuminate. C'est à cet
albuminate qu'on a attribué la propriété de modifier le plasma.
Mais les globules diminuent également, et ceux qu'on observe
sous le microscope paraissent moins colorés que les globules
rouges du sang normal. Il est possible que le métal étranger
introduit dans l'organisme vienne peu à peu se substituer au
fer contenu dans l'hémoglobine, comme les phosphates de
magnésie, de strontiane, etc., viennent, d'après les recherches
de F. Papillon, se substituer au phosphate de chaux contenu
dans les os. Mais, ne pouvant apporter aucune preuve à l'appui de l'opinion que je viens d'émettre, je la considère comme
une hypothèse que l'expérience seule pourra justifier ou infirmer.

Nous venons de terminer l'étude des poisons hématiques.
Un fait qui résulte de cette étude et qui est certainement l'un
des plus remarquables, c'est le trouble si fréquent de la nutrition. Ce trouble, qui est lié intimement à celui de l'hématose
et qui en dépend, s'est manifesté à nous avec toute sa gravité
dans l'étude de deux empoisonnements qui méritent le plus de
fixer l'attention : dans les empoisonnements par le phosphore
et par l'arsenic. Nous l'avons rencontré également dans l'intoxication chronique par l'alcool et n'avons fait que le signaler
dans l'empoisonnement par les divers métaux dont l'étude sera
poursuivie parmi celle des poisons musculaires ; mais il n'est
pas douteux qu'on l'observerait dans des intoxications lentes par
d'autres poisons hématiques. Les altérations résultant de ce
trouble de la nutrition ont consisté surtout dans la stéatose de
divers organes parenchymateux, tels que le foie et les reins,
de diverses glandes, telles que celles de l'estomac, enfin des
fibres musculaires. Ces poisons hématiques, qui altèrent si
profondément la nutrition, font partie de nos médicaments

modérateurs de cette fonction lorsqu'ils sont administrés à faible dose, excepté le phosphore qui, jusqu'ici, n'a offert aucune propriété thérapeutique suffisante pour le faire élever du rang de poison au rang d'agent thérapeutique, à dose si minime qu'il soit administré.

Nous allons maintenant étudier une seconde classe d'agents toxiques, les poisons du système nerveux.

DEUXIÈME CLASSE

POISONS NEUROTIQUES

Parmi les substances toxiques qui agissent spécialement sur le système nerveux, les unes, telles que le curare, paralysent les nerfs; moteurs les autres, telles que la strychnine, excitent le système nerveux réflexe et agissent par conséquent sur la moelle épinière ; d'autres enfin, comme le chloroforme, portent leur action sur le cerveau, la moelle épinière et même sur le système nerveux tout entier, et diminuent la sensibilité réflexe. Ces agents peuvent donc être divisés en trois ordres : 1° les *paralyso-moteurs ;* 2° les *excitateurs réflexes* ou *spinaux ;* 3° les *cérébraux-spinaux.*

Les types de ces divers ordres sont : pour le premier, le curare ; pour le second, la strychnine ; pour le troisième, le chloroforme que nous avons cité.

PREMIER ORDRE

PARALYSO - MOTEURS

Les agents qui composent cet ordre ont la propriété de paralyser les nerfs moteurs sans agir sur la fibre musculaire. Les principaux sont : le *curare,* la *fève du Calabar,* l'*aconitine,* la *cicutine.* L'action exercée sur les nerfs moteurs est celle qui domine la scène ; mais, bientôt après la paralysie des mouvements volontaires (curare), ou même presque simultanément (fève du Calabar), le grand sympathique est atteint, d'où résulte une paralysie des fibres lisses. C'est ce qui nous explique pourquoi ces médicaments, excepté la fève du Calabar, dilatent la pupille d'abord, par suite de la paralysie du sphincter de l'iris, puis la contractent à la fin, ou même dès le début, comme le fait la fève appliquée sur l'œil.

I. — CURARE.

Cette substance a été apportée pour la première fois en Europe, sur des flèches, par Walter Raleigh, en 1595, lors de la découverte de la Guyane. On lui donna d'abord le nom d'*ourari*. Elle fut étudiée plus tard par divers expérimentateurs, parmi lesquels il faut citer Reynoso, Fontana, puis Cl. Bernard dont les travaux remarquables ont fait époque, et enfin Pélikan, Kölliker, Vulpian, Voisin et Liouville.

Origine et composition. — Le *curare* est un poison dont les naturels de l'Amérique du Sud enduisent leurs flèches pour la chasse et la guerre. Il se présente sous l'aspect d'une matière d'un brun noirâtre, semblable à l'extrait de réglisse lorsqu'elle est en masse ; d'un brun jaunâtre lorsqu'elle est réduite en poudre.

Ce poison arrive en Europe contenu, soit dans de petits vases d'argile (fig. 21), soit dans des calebasses, soit adhérent à des flèches. Les vases d'argile ont, en général, 5 à 6 centimètres de diamètre et 4 à 5 de hauteur.

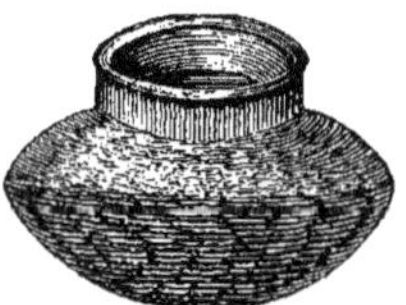

Fig. 21.

On a beaucoup discuté sur l'origine du curare. Les uns l'ont considéré comme un venin, parce qu'on peut en ingérer impunément des doses beaucoup plus fortes que celles qui détermineraient la mort après l'injection hypodermique de cet agent ; les autres l'ont regardé comme un poison d'origine végétale.

Cette dernière opinion est la vraie.

En effet, le curare des calebasses (*woorara, woorali, urari, makusi-urari*), celui qui est le mieux connu et qui est usité chez les Makusis de la Guyane anglaise, est retiré de diverses strychnées, notamment du *Strychnos toxifera*. Rob. et Rich.

Schomburgk ont assisté à la préparation de ce poison. Elle se fait avec une certaine cérémonie dont ne doivent être témoins ni les femmes enceintes, ni celles qui ont leurs menstrues. Les Indiens prennent l'écorce et les jeunes pousses du *Strychnos toxifera*, l'écorce du *Stry. Schomburgkii* (*vakki*), du *Stry. cogens* (*arimaru*), les rameaux d'une xanthoxylée (*manuca*); certaines parties d'une espèce de *Cissus* (*muramu*), font bouillir le tout dans l'eau pendant quarante-huit heures, puis font évaporer au soleil le produit de la décoction. On n'y ajoute ni fourmis, ni dents de serpents venimeux, comme on l'a avancé. Le troisième jour, le poison est prêt ; on l'essaye sur des lézards qui, de même que les autres animaux à sang froid, ressentent moins que les animaux à sang chaud l'action de cette substance toxique.

Le curare des vases d'argile (*curaré*) viendrait, suivant Cl. Bernard, des bords de l'Amazone où il serait préparé par les Indiens de la tribu des Ticunas. Humboldt l'a vu obtenir par la décoction de l'écorce d'une liane appelée *mavacure* et qui est attribuée par Klotz au genre *Rouhamon*. On ajoutait à la décoction le suc exprimé d'une autre plante, probablement d'une strychnée. Ce poison est moins estimé que le makusi-urari, c'est-à-dire que le curare des calebasses.

Enfin, il existe une troisième variété de curare, l'*urari-uva*, qui est préparé par les Yuris ou Indiens de l'Yupara, dans la partie septentrionale du Brésil. D'après Martius, qui nous l'a fait connaître, ce poison constitue un article commercial des plus importants chez ces Indiens. Les principes essentiels en sont le suc concret du *Rouhamon guvanensis*, les extraits aqueux du *Piper geniculatum*, du *Ficus atrox*, etc. On ajoute aussi, dans certaines localités, diverses substances à ce poison sagittaire, par exemple, les sucs laiteux de l'*Hura crepitans*, de l'*Euphorbia crotinifolia*, les fruits du *Guatteria veneficiorum*, plante de la famille des anonacées.

Quelle qu'en soit la variété, le curare est soluble dans l'eau et la solution en est extrêmement amère. Elle ne précipite point par les alcalis, mais elle donne avec le tannin un précipité blanc jaunâtre, soluble dans l'eau et dans l'alcool.

Cette substance précipitable par le tanin est le principe actif du curare, la *curarine*, qui est solide, d'une couleur jaune pâle, transparente sous une faible épaisseur, incristallisable, très amère, soluble dans l'eau et dans l'alcool, insoluble dans l'éther. Boussingault et Roulin, puis Pelletier et Petroz, l'ont extraite du *makusi-urari;* Boussingault et Henry, du *curaré;* Buchner, de l'*urari-uva*. La curarine se dissout dans les acides étendus avec lesquels elle donne des sels très solubles et incristallisables ; ce qui nous explique pourquoi les acides n'altèrent pas le curare et ce qui réfute l'opinion d'après laquelle cet agent serait un venin. Cette substance est précipitable non seulement par le tanin, mais par les chlorures de platine et de mercure. La curarine et le curare développent une coloration rouge très belle ou d'un violet pourpre, au contact d'un mélange d'acide sulfurique concentré avec le bichromate de potasse, ou avec l'acide plombique, ou avec le ferrocyanure de potassium. Cette réaction, indiquée par Pélikan, présente un grand intérêt. Je signalerai plus tard une autre réaction utile dans la recherche de ce poison.

EFFETS TOXIQUES DU CURARE.

« Un Indien arrowack et son compagnon parcouraient la forêt pour y chercher du gibier. Ce dernier prit une flèche empoisonnée et la lança sur un singe rouge qui était au-dessus de lui, dans un arbre. La flèche manqua le singe et, en retombant, frappa l'Indien au bras, un peu au-dessous du coude. « Jamais, dit-il à son camarade d'une voix entrecoupée, et « regardant son arc pendant qu'il parlait, jamais je ne banderai plus cet arc. » Ayant dit ces mots, il ôta la petite boîte de bambou qui était suspendue à son épaule et qui contenait le poison, et, l'ayant mise à terre avec son arc et ses flèches, il s'étendit auprès, dit adieu à son compagnon et cessa de parler pour toujours. »

« En traversant les terres qui séparent l'Essequibo du Damerary, nous rencontrâmes une troupe de sangliers. Quoique chargé de bagages et fatigué d'une marche pénible d'une journée, un Indien banda son arc et frappa l'un d'eux d'une flèche empoisonnée ; elle entra dans la mâchoire et se rompit. On trouva le sanglier mort à cent soixante-dix pas du lieu où il avait été frappé ; il nous fournit un souper succulent et sain. »

« Un aï, ou paresseux à trois doigts, appartenait à un naturaliste qui, voulant le tuer pour conserver sa peau, eut recours au woorali. De tous les animaux, sans même en excepter la tortue et le crapaud, cette créature informe et misérable est celle qui a la vie la plus dure. L'aï fut blessé à la jambe et mis sur le plancher, à deux pieds de distance de la table. Il s'efforça d'en atteindre le pied et s'y accrocha, comme s'il eût voulu monter ; mais ce furent ses derniers efforts. D'abord, une de ses jambes de devant lâcha prise et tomba, incapable de se mouvoir, sur son côté ; l'autre fit bientôt de même. Les membres antérieurs ayant perdu toute force, le paresseux se coucha lentement et mit sa tête entre ses jambes de derrière, qui tenaient encore à la table. Mais, lorsqu'elles furent atteintes à leur tour, il tomba à terre si doucement qu'on n'eût pas pu distinguer cette chute d'un mouvement ordinaire. Si l'on avait ignoré la circonstance de sa blessure, on n'eût jamais pensé qu'il succombait. La bouche était fermée, on n'y voyait ni écume ni salive. » (Cl. Bernard, *Leçons sur les substances toxiques et médicamenteuses.*)

Si l'on injecte sous la peau, chez un chien, quelques gouttes d'une solution concentrée de curare, l'animal n'éprouve rien d'abord ; il conserve ses allures habituelles ; cependant, il n'a que quelques moments à vivre. Au bout de trois à cinq minutes, il est comme fatigué ; il s'assied ; puis, une ou deux minutes plus tard, il s'étend sur ses pattes de devant. Si, à ce moment, on lui présente des aliments que les chiens aiment, il les prend avec avidité ; mais bientôt les muscles masticateurs ne peuvent plus se mouvoir ; les paupières s'abaissent, les pupilles sont dilatées ; tous les sphincters se relâchent ; les mouvements respiratoires cessent ; le cœur continue encore de battre, mais il finit par s'arrêter : la mort arrive moins de dix minutes après l'introduction de la substance toxique, sans qu'on observe aucune convulsion. Mais, si elle arrive tardivement, par exemple lorsque le poison a été porté dans l'estomac en quantité suffisante pour faire mourir l'animal, on observe des mouvements qu'on a considérés parfois comme convulsifs, mais qui ne sont que des tressaillements analogues à ceux du frisson. A l'autopsie on ne trouve rien, si ce n'est que le sang du cœur gauche est moins rouge que d'ordinaire.

Un oiseau à qui l'on a inoculé du curare meurt encore plus vite : en deux ou trois minutes.

Il s'agit de savoir comment la mort se produit.

Action sur le système nerveux. — Cette action a été élucidée par Cl. Bernard dans des recherches qui sont un modèle d'analyse physiologique.

Si l'on introduit du curare sous la peau d'une grenouille, animal qui peut vivre plus longtemps qu'un être à sang chaud, à cause de la respiration pulmonaire, on voit cette grenouille devenir complètement immobile, lors même qu'on la pique ou qu'on la pince, ou qu'on la touche avec une substance caustique. Ce résultat peut tenir à trois causes : ou bien à l'abolition de la contractilité musculaire, ou à la perte de la sensibilité, ou enfin à la paralysie des nerfs moteurs.

Or, si l'on applique l'électricité sur les muscles de l'animal empoisonné, on voit qu'ils se contractent et que, par conséquent, le curare n'agit pas sur le système musculaire.

Il est facile, d'un autre côté, de prouver que le curare n'abolit pas la sensibilité. On comprend, dans une même ligature pratiquée au niveau du sacrum chez une grenouille, l'aorte ainsi que les troncs veineux et la peau, de sorte que les nerfs lombaires seuls établissent une communication entre le train antérieur et le train postérieur. Cela fait, on introduit du curare sous la peau du dos. Le poison absorbé circule dans la partie antérieure du corps, et n'arrive pas dans la partie postérieure. Or, dans ce cas, tous les nerfs du mouvement sont paralysés, à l'exception de ceux du train postérieur, qui restent intacts et qui peuvent réagir lorsqu'on éveille la sensibilité de l'animal en quelque point du corps qu'on porte l'excitation. Les mouvements éveillés dans le train postérieur préservé du poison prouvent, d'une manière évidente, que l'animal sent. Le curare isole donc non seulement le système musculaire du système nerveux, mais le système nerveux moteur du système nerveux sensitif. Il détruit le mouvement, mais il reste sans action sur le sentiment.

Ce n'est pas sur le système nerveux moteur tout entier que le poison agit; c'est sur sa partie périphérique. On détache les muscles gastrocnémiens d'une grenouille avec les nerfs sciatiques laissés adhérents à ces muscles ; puis on fait tremper le tronc nerveux d'un de ces muscles dans une solution de curare placée dans un verre de montre, le muscle lui-même restant en dehors. L'excitation galvanique portée sur le nerf baigné dans le curare détermine dans le muscle des contractions galvaniques très évidentes. On opère autrement : on fait tremper le muscle dans la solution contenue dans le verre de montre, le nerf restant en dehors. Dans ce cas, l'excitation galvanique portée sur le nerf ne détermine aucune contraction dans le muscle. Les troncs nerveux peuvent donc baigner dans la solution toxique sans perdre leur propriété excitatrice des mouvements, tandis qu'ils la perdent lorsque leurs extrémités sont mises en contact avec le poison. Ainsi le *curare paralyse les nerfs du mouvement en agissant sur leurs extrémités, sur leurs plaques motrices terminales.*

Ces données nous rendent compte de la mort chez les animaux à sang chaud. Les mouvements respiratoires ne pouvant plus s'effectuer, ces animaux succombent par asphyxie. Les grenouilles meurent également, bien que la respiration cutanée puisse suppléer chez elles à la respiration pulmonaire; mais la mort à lieu alors par arrêt du cœur, lorsque les ganglions intracardiaques finissent par être paralysés. Chez les mammifères, la mort arrive avant la paralysie de ces ganglions et celle du grand sympathique ; mais, en entretenant la vie à l'aide de la *respiration artificielle*, on finit par observer l'arrêt du cœur et la paralysie du grand sympathique. En effet, la pupille, qui était très dilatée, par suite de la paralysie des fibres circulaires de l'iris, revient par ce moyen à ses dimensions presque normales, parce que les fibres radiées se trouvent atteintes à leur tour.

Le curare n'exerce pas d'action directe sur le sang. Cl. Bernard s'est assuré de ce fait. Il devait d'ailleurs en être ainsi, sans quoi on ne pourrait entretenir la vie par la respiration artificielle. Si le sang devient plus noir chez un animal curarisé, c'est par suite de l'asphyxie déterminée par le poison.

Tels sont les principaux symptômes qu'on observe chez l'homme et chez les animaux intoxiqués par le curare. Telle est également, d'après les expériences de Cl. Bernard, l'explication des effets si remarquables produits par ce poison. J'ajouterai que le curare active puissamment l'excrétion urinaire chez les animaux dont les urines deviennent alors presque aussi claires que de l'eau de roche et contiennent du sucre ; qu'enfin, d'après les observations de Voisin et Liouville, faites sur l'homme soumis à l'action du curare dans un but thérapeutique et sur les animaux, cet agent peut produire, en général, une à deux heures après qu'il a été injecté dans le tissu cellulaire sous-cutané, la fièvre avec la période initiale de frisson, puis l'accélération du pouls et de la respiration et l'élévation de la température. Cet accroissement de la caloricité avait été déjà signalé par Cl. Bernard.

Traitement. — Lorsqu'on introduit du curare sous la peau d'un membre chez un animal, et qu'on lie ensuite ce membre, l'intoxication générale n'a pas lieu, parce que le poison ne peut se diffuser dans l'organisme. Mais, si l'on desserre la ligature, on voit bientôt se manifester les symptômes de l'empoisonnement ; puis, si l'on serre de nouveau cette ligature, les mêmes symptômes disparaissent.

D'un autre côté, nous avons appris qu'on pouvait prolonger la vie d'un animal, et même empêcher la mort, en recourant à la respiration artificielle. Ces données ont un double intérêt ; en premier lieu, elles nous apprennent que le curare s'élimine rapidement, car, par le moyen des ligatures alternativement serrées et relâchées au-dessus du point où l'injection du poison a été faite, on peut en faire pénétrer dans l'organisme, en plusieurs temps, des quantités considérables qui produiraient la mort si elles se diffusaient dans l'économie; en second lieu, elles nous indiquent le mode de traitement. Dans un cas d'intoxication par le curare, on appliquerait donc des *ligatures*, s'il était possible, et l'on recourrait à la *respiration artificielle*.

RECHERCHE DE LA CURARINE.

Bien que le curare n'ait jamais été l'instrument d'un crime dans les pays civilisés, il importe de faire connaître la marche à suivre pour en déceler le principe actif dans un cas donné. Cette étude présentera d'ailleurs un grand intérêt en ce qu'elle nous fournira l'occasion : 1° de traiter d'une méthode d'analyse presque nouvelle, à laquelle on a donné le nom de *dialyse;* 2° d'une méthode générale pour la recherche des poisons du groupe des alcaloïdes, de la *méthode de Stas.*

Dialyse. — La dialyse (de διαλύω, je sépare) est une opération qui consiste à isoler, à l'aide d'un appareil appelé *dialyseur*, diverses substances dissoutes dans l'eau.

Cette méthode d'analyse, qui a été introduite dans la science par Graham, repose sur le fait suvant :

Quand on sépare, à l'aide d'un papier sulfurique, dit *papier parchemin*, deux liquides dont l'un est de l'eau pure ou à peu près, et l'autre une solution de diverses substances cristallisables telles que les sels, l'urée, les alcaloïdes, et de substances non cristallisables telles que la gélatine, l'albumine, etc., mélangées avec les premières, on constate que les substances non cristallisables restent dans le second liquide. Ainsi le sang, qui renferme divers sels et divers principes cristallisables associés à des matières albuminoïdes, étant séparé de l'eau pure à l'aide d'une cloison de papier parchemin, laisse passer, dans cette eau, les premiers principes, tandis que les matières albuminoïdes n'y passent pas.

Les substances qui traversent le papier parchemin sont dites *cristalloïdes*, celles qui ne le traversent pas, ou ne le traversent du moins que très peu, sont dites *colloïdes*.

Le dialyseur (fig. 22), c'est-à-dire l'appareil dont on se sert dans la méthode nouvelle d'analyse, ressemble à une sorte de

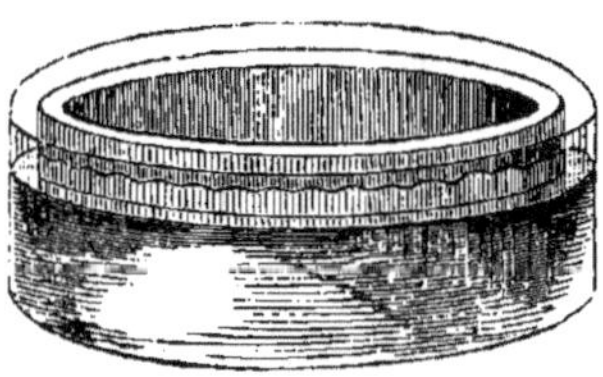

Fig. 22.

tamis. Il est formé d'un cylindre de bois ou de gutta-percha, de 5 à 6 centimètres de hauteur et de 20 à 30 centimètres de diamètre, sur l'une des bases duquel on a attaché fortement un papier parchemin. On le fait reposer, par sa base ainsi fermée, sur de l'eau pure placée dans une cuve de verre. Or, si l'on introduit dans le dialyseur une solution aqueuse de substances cristalloïdes et de substances albuminoïdes mélangées ensemble, les substances cristalloïdes traversent le dialyseur et peuvent être retrouvées presque en totalité, au bout de quelques heures, dans l'eau sous-jacente. Si, par exemple, on verse dans le dialyseur une solution albumineuse contenant des sels de quinine, de strychnine, etc., on retrouve bientôt ces substances dans le liquide inférieur.

Méthode de Stas. — Cette méthode, qui est applicable à la recherche de presque tous les alcaloïdes, est basée sur les données suivantes :

1° Les solutions des alcaloïdes dans les acides, surtout dans l'acide tartrique ou dans l'acide oxalique, sont facilement décomposées par les solutions aqueuses des alcalis et les carbonates alcalins.

2° Les alcaloïdes mis ainsi en liberté dans une liqueur

aqueuse renferment une certaine quantité d'eau combinée qui leur donne la propriété de se dissoudre dans l'éther, *lors même qu'ils ne sont pas solubles dans ce liquide* lorsqu'ils sont desséchés. L'éther les laisse ensuite déposer après évaporation.

Ces données étant établies, voici comment on opère :

On recueille les matières suspectes et on les divise, s'il est nécessaire, par exemple lorsqu'il s'agit d'organes tels que le foie, la rate, les reins, d'un sujet qu'on présume intoxiqué. On les mêle avec le double de leur poids d'alcool pur et aussi concentré que possible ; puis on ajoute, suivant la quantité de la matière suspecte, 50 centigrammes à 2 grammes d'acide tartrique ou d'acide oxalique; enfin on chauffe le mélange dans un ballon jusqu'à 60 ou 75 degrés. Après le refroidissement, on filtre, on lave avec de l'alcool concentré le résidu insoluble, on réunit les liqueurs filtrées et l'on évapore, soit à l'aide de la machine pneumatique, soit à l'aide d'un courant d'air sec dont la température ne doit pas dépasser 35 degrés. Après la volatilisation de l'alcool, on dissout le résidu acide dans la plus faible quantité d'eau possible. La solution est ensuite introduite dans une éprouvette et additionnée de bicarbonate de potasse ou de soude, jusqu'à ce qu'il ne se produise plus d'effervescence. A ce moment les alcaloïdes, s'il en existe dans les matières suspectes, sont mis en liberté. On agite alors le tout avec quatre ou cinq fois son volume d'éther pur et l'on abandonne au repos. On décante, lorsqu'il est parfaitement éclairci, l'éther qui surnage, et on l'abandonne à l'évaporation spontanée dans une capsule de verre ou de porcelaine.

Deux cas peuvent alors se présenter : ou bien l'alcaloïde contenu dans les matières suspectes est liquide et volatil, ou bien il est solide et fixe. Dans le premier cas, il forme sur les parois de la capsule des stries huileuses; dans le second, on obtient un résidu solide et souvent cristallin. Il ne reste plus qu'à identifier l'alcaloïde, c'est-à-dire à le caractériser à l'aide des réactifs.

Quelques modifications ont été apportées à la méthode de

Stas. Otto conseille d'agiter avec de l'éther les liqueurs renfermant les tartrates et oxalates acides des alcaloïdes, avant de les additionner de bicarbonate de potasse ou de soude. On enlève ainsi, non seulement les matières colorantes, mais certains principes tels que la *digitaline*, la *colchicine*, la *picrotoxine* et diverses impuretés. Lorsque l'éther ajouté en dernier lieu ne se colore plus et n'enlève plus de matières étrangères, ce dont on est certain lorsqu'il ne donne plus de résidu après évaporation, on ajoute du bicarbonate de potasse ou de soude et l'on termine l'opération comme précédemment. Cette modification apportée à la méthode de Stas permet d'obtenir, du premier coup, l'alcaloïde presque à l'état de pureté.

Dragendorff a préconisé une méthode générale fondée sur l'emploi des dissolvants neutres. Il emploie successivement l'éther de pétrole, la benzine, le chloroforme, l'alcool amylique qu'il fait agir sur des solutions d'abord acides, puis ammoniacales. Il convient de se servir de ce procédé lorsqu'on ne possède aucun renseignement sur la nature du toxique qu'il faut retrouver (V. *Manuel de toxicologie* de Dragendorff, 2ᵉ édit., p. 159, 196).

Application des méthodes précédentes à la recherche de la curarine. — Dans un cas d'empoisonnement par le curare, ou recueillerait le sang, le foie, les reins et les urines; il serait bon également de mettre à part une portion de tissu musculaire. Les organes, ainsi que les urines préalablement évaporées au bain-marie, seraient traités directement par la méthode de Stas; le sang serait d'abord soumis à la dialyse. Si le poison avait pénétré en grande quantité dans le torrent circulatoire, il serait possible de provoquer, dans le liquide obtenu par la dialyse, les réactions de la curarine; mais, en général, il faudrait évaporer ce liquide et le traiter comme le reste par la méthode de Stas. La curarine, bien qu'insoluble dans l'éther lorsqu'elle est sèche, se dissout dans ce liquide lorsqu'elle est précipitée par les alcalins de sa solution dans l'acide tartrique. On la purifierait, comme il a été dit, dans le cas où l'alcaloïde obtenu est solide et fixe, et on la soumettrait aux réactions qui la caractérisent. Or, parmi ces réactions, la plus importante est celle de l'acide sulfurique pur et *concentré*, qui la colore en bleu; vient ensuite celle du mélange d'acide sulfurique et de bichromate de potasse, au contact desquels elle développe une belle couleur violette; enfin la réaction de l'acide nitrique qui la colore en pourpre. Mais le second caractère lui est commun avec la strychnine, et le troisième avec la brucine.

Le procédé suivant, recommandé par Dragendorff, est préférable :

On dessèche les matières vomies, le sang, l'urine, les fèces, etc., avant de les traiter par l'acide sulfurique très étendu; on précipite par l'eau de baryte et on enlève l'excès de réactif par l'acide carbonique; on évapore, on reprend le résidu par l'alcool absolu, on évapore, on reprend le résidu par l'eau; puis on agite le soluté plusieurs fois avec de l'alcool amylique afin d'éliminer l'urée; enfin, on dessèche et on traite par le chloroforme.

Les résidus chloroformiques, surtout ceux des 2e et 3e traitements, prennent par l'acide sulfurique une coloration rouge; avec le bichromate de potassium et l'acide sulfurique, une coloration bleue, qui passe au rouge et persiste.

On peut aussi faire des expériences directes sur les animaux.

Suivant Preyer, la curarine cristallise en prismes quadrangulaires, incolores, hygroscopiques, d'une saveur très amère, solubles en toutes proportions dans l'eau et dans l'alcool. L'éther absolu, la benzine, l'essence de térébenthine, le sulfure de carbone ne la dissolvent pas. L'alcool amylique et le chloroforme sont de faibles dissolvants, à côté de l'eau et de l'alcool ordinaire. Elle se décompose aisément sous l'influence de la chaleur.

Ses sels, azotate, sulfate, chlorure et acétate, sont cristallisables.

II. — FÈVE DU CALABAR.

La *fève du Calabar* est la semence du *Physostigma venenosum*, plante grimpante ayant 5 centimètres de diamètre et pouvant atteindre 15 mètres de longueur. Cette plante appartient à la famille des Légumineuses, sous-ordre des pipalionacées, tribu des euphaséolées. Elle croît sur les côtes occidentales de l'Afrique, notamment au Vieux Calabar, au Gabon et dans la Guinée. Les gousses, qui sont longues de 15 centimètres, renferment deux à trois fèves larges de 10 à 15 millimètres, longues de 20 à 25 millimètres, de couleur brune et présentant une rainure profonde et blanchâtre. L'amande, qui adhère fortement à l'épisperme, est blanche. Les deux cotylédons, se rétractant par la dessiccation, laissent entre eux un espace lenticulaire ovoïde qu'on observe quand on brise la fève.

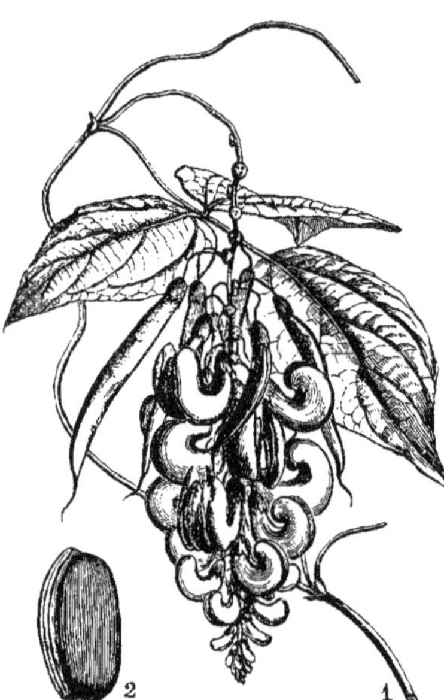

Fig. 23. — *Physostigma venenosum.* — 1, tige, feuilles, fleurs et fruits; 2, fève réduite à la moitié de sa grandeur.

Le principe actif de cette semence, connu d'abord à l'état impur, a été désigné sous le nom de *physostigmine*. Vée et Leven l'ayant obtenu plus tard à l'état cristallisé l'ont appelé *ésérine*, du mot *esere* employé par les naturels du Vieux Calabar pour désigner le végétal qui fournit la fève. L'ésérine est une base peu soluble dans l'eau, mais soluble dans l'alcool, dans l'éther, dans le chloroforme.

Les propriétés de la fève du Calabar ne commencèrent à être connues en Europe que vers 1846, époque où des missionnaires d'Écosse en donnèrent une première description, et annoncèrent les effets qu'elle produisait sur les naturels du pays. Daniell fit allusion à cette substance dans le *New philosophical Journal ;* puis Christison (1855). Sharpey (1858), l'étudièrent sur les animaux. Balfour (1860) en donna une description botanique complète. Deux ans plus tard. Fraser (d'Édimbourg) (1862) découvrit la curieuse action qu'elle exerce sur la pupille. A dater de ce moment, la fève de Calabar fut étudiée par divers médecins et physiologistes : Argyl Robertson, Neil, Sœlberg, Hart, Ogle, Giraldès, Harley, Græfe, Lefort, Fano, Vée, Leven et Laborde, etc.

EFFETS TOXIQUES DE LA FÈVE DU CALABAR.

Cette substance est administrée comme poison d'épreuve par les naturels du Calabar, aux gens soupçonnés de sorcellerie. D'après les récits des missionnaires, l'accusé est amené au temple d'une idole, et là, devant le peuple assemblé, il est obligé de mâcher la substance toxique. La dose est de 12 à 100 fèves, le plus souvent de 25 à 30, ou l'infusion d'une égale quantité. Dans ce dernier cas, la mort arrive vite, quelquefois en une demi-heure, ordinairement avant une heure. Mais, ce qu'il y a de remarquable, c'est que l'ingestion d'un petit nombre de fèves est plus dangereux que celle de plusieurs, car, dans ce dernier cas, l'estomac et l'intestin les rejettent le plus souvent aussitôt, de sorte que le poison ne fait que traverser le tube digestif. Ainsi James Irvine raconte que deux duellistes déterminés sont morts après avoir pris chacun la moitié d'une fève, tandis qu'une femme soumise comme sorcière au poison d'épreuve, en ayant ingéré plusieurs douzaines, vécut de longues années. Dans un duel entre Ibebios, il est de règle que le provocateur rompe une fève en deux avec ses dents, qu'il en mange la moitié et en présente l'autre à son adversaire qui est également tenu de la manger immédiatement.

Les symptômes consistent en une paralysie graduelle des muscles soumis à l'empire de la volonté : le patient a le regard stupide ; ses muscles cessent d'obéir à sa volonté, sa démarche est celle de l'ivresse ; sa respiration devient laborieuse, son pouls est petit ; son corps se refroidit et se couvre d'une sueur froide ; enfin, il s'affaisse complètement et meurt sans grandes souffrances apparentes. Lorsque par hasard il vient à être saisi de diarrhée ou de vomissements, cette circonstance, dans la plupart des cas, lui sauve la vie (J. Harley).

Si, à ces données, on ajoute que les accidents commencent à se manifester 5 à 10 minutes après l'ingestion du poison, que la pupille est *parfois* contractée (elle l'est toujours lorsque la substance est appliquée sur l'œil), que le pouls est rare et faible, que la peau devient froide et se couvre d'une sueur visqueuse ; qu'enfin, il se produit des contractions spasmodiques, on aura un tableau fidèle des symptômes toxiques extérieurs.

Il s'agit maintenant, comme dans l'étude du curare, de faire l'analyse physiologique de ces symptômes.

Action sur le système nerveux. — De même que le curare, la fève du Calabar n'a aucune influence sur l'irritabilité musculaire ni sur les nerfs sensitifs ; elle n'agit que sur les nerfs moteurs. En effet, d'après les expériences de Sharpey et de Harley, les membres sont paralysés, non par suite de l'action de ce poison sur les muscles qui obéissent encore parfaitement au galvanisme, mais par suite d'une action exercée sur les nerfs seulement. Si l'on met à nu le nerf sciatique d'un animal empoisonné avec la fève, et si l'on applique ensuite le galvanisme, aucune contraction n'a lieu ; par contre, dès que l'électricité est appliquée aux muscles eux-mêmes, de violentes contractions se produisent aussitôt. Ce sont donc les extrémités des nerfs de mouvement qui sont paralysées, de sorte que la fève de Calabar est, au même titre que le curare, un agent *paralyso-moteur.*

Le cœur continue de battre, mais les mouvements de cet organe deviennent de plus en plus faibles, et finissent par s'arrêter lorsque les ganglions automoteurs sont atteints. C'est par l'arrêt du cœur que la mort arrive chez les animaux à sang froid ; mais, chez les animaux à sang chaud, l'arrêt des mouvements respiratoires précède celui des battements cardiaques, de sorte que ces animaux meurent par asphyxie, à moins qu'on n'entretienne la respiration artificielle. Mais, malgré la respiration artificielle, la mort n'en a pas moins lieu si la dose du poison qui a pénétré dans le sang est trop forte. Elle arrive alors comme chez les animaux à sang froid.

Ainsi, d'une part, se trouve confirmée l'analogie entre la fève du Calabar et le curare, et, d'autre part, se trouve résolue la difficulté qui a surgi entre les physiologistes. En effet, les uns (Christison, Fraser) ont admis que cette substance paralysait directement le cœur et les muscles et que la mort avait lieu par syncope ; les autres (Sharpey, Halley) ont avancé au contraire qu'elle agissait sur les nerfs moteurs qu'elle paralysait, ce qui est reconnu exact, et que la mort avait lieu par asphyxie, du moins chez les animaux à sang chaud. Il est vrai que les cœurs lymphatiques de la grenouille s'arrêtent sous l'influence de la fève du Calabar ; mais le curare, d'après les expériences de Cl. Bernard, agit de la même manière.

Nous avons déjà noté que le curare produisait, à la surface du corps, des contractions qu'on avait prises à tort pour des convulsions. Ce sont des contractions *fibrillaires* qui deviennent ici beaucoup plus marquées chez les animaux intoxiqués par la fève du Calabar. Elles simulent même quelquefois des demi-convulsions, sur lesquelles Leven et Laborde ont insisté. Nous les verrons se produire également dans l'empoisonnement par la conicine, par la cicutine.

L'un des symptômes les plus remarquables que produise la fève du Calabar, c'est la contraction de la pupille. Cette contraction s'observe *constamment* au bout de cinq à quinze minutes, et peut persister cinq jours durant, lorsqu'on a déposé sur la conjonctive oculaire une quantité presque infinitésimale d'extrait de fève de Calabar ou d'ésérine ; mais, ce qu'il faut bien remarquer, c'est qu'on ne l'observe pas après l'ingestion de la fève de Calabar, à moins que cette substance n'ait été prise à dose toxique. Même dans ce cas, elle peut faire défaut.

Diverses hypothèses ont été émises pour expliquer l'action de la fève du Calabar sur la pupille. On a dit, par exemple, que ce poison tétanisait le nerf moteur oculaire commun, qui anime les fibres circulaires de l'iris. Cette hypothèse, qui n'est justifiée par aucune expérience directe, est inadmissible. Peut-on concevoir, en effet, qu'un poison paralyse tous les nerfs moteurs à l'exception d'un seul? L'explication la plus plausible est la suivante : On sait que les artères ciliaires traversent le muscle ciliaire, tandis que les veines de ce nom ne le traversent pas. Par conséquent, si ce muscle est relâché par suite de la paralysie des rameaux du sympathique qui l'innervent, les artères se dilatent, le sang afflue en plus grande quantité dans les larges capillaires de l'iris, et la pupille se contracte.

Telle est, d'après Legros, l'explication du rétrécissement pupillaire dans un grand nombre de circonstances, et dans beaucoup de cas où il était naguère difficile de s'en rendre compte. Rouget avait bien admis que la congestion oculaire produisait une contraction pupillaire, mais il n'avait pas fait intervenir le cas particulier où le muscle ciliaire était para-lysé. Quant à la paralysie de ce muscle, elle est la conséquence de l'action de l'ésérine sur les extrémités terminales des ra-meaux du sympathique. Elle a lieu immédiatement quand la substance active est appliquée sur l'œil; mais elle se produit moins rapidement lorsqu'elle a été ingérée dans le tube di-gestif, parce que, de même que dans l'action du curare et des autres paralyso-moteurs, les effets sur le grand sympathique sont ultérieurs aux effets sur les nerfs moteurs, et qu'on ne peut les observer qu'en entretenant la respiration artificielle. Il arrive même souvent qu'ils ne se produisent pas, comme on le verra dans l'observation que nous rapporterons plus loin.

La fève du Calabar, introduite dans le tube digestif, produit la diarrhée, et ce symptôme est de bon augure dans l'intoxication par cette substance. La diarrhée est due à une hypersécrétion intestinale qui, d'après Fraser, se produit ici en même temps que les hypersécrétions salivaires et lacrymales. Watson a observé, de son côté, non seulement des garde-robes liquides, l'écoulement des larmes et le flux salivaire, mais des sueurs profuses et des urines abondantes.

La diarrhée produite par la fève du Calabar a été attribuée parfois à une contraction des fibres de l'intestin. On a dit que cette substance tétanisait les fibres lisses. Remarquons d'abord que la fève du Calabar n'agit pas sur les fibres musculaires ni lisses, ni striées, mais seulement sur les nerfs qui les animent. Or, le sympathique est paralysé par ce poison, d'où la dilatation des artérioles. l'afflux plus considérable du sang dans les glandes intestinales de même que dans les glandes salivaires, et, par conséquent, une hypersécrétion consécutive. Que si les intestins retirés de l'abdomen d'un animal intoxiqué par la fève du Calabar se contractent vivement et qu'ils paraissent exsangues, il n'y a rien d'étonnant; les contractions intestinales s'observent toutes les fois qu'on ouvre l'abdomen chez un animal qu'on vient de faire mourir, à moins qu'on n'ait employé un poison musculaire, par exemple l'inée ou un sel de potassium à haute dose. Il n'est donc pas nécessaire d'imaginer une tétanisation des fibres lisses dans le but d'expliquer la diarrhée produite par l'ésérine. Ce symptôme est la conséquence de la paralysie des extrémités du sympathique dans l'intestin, paralysie qui s'opère d'autant plus facilement que la fève du Calabar a été ingérée en nature. Le poison se trouvant alors en contact avec les parois intestinales agit comme lorsqu'il est en contact avec la muqueuse oculaire.

En résumé, la fève du Calabar paralyse, comme le curare, l'extrémité des nerfs moteurs. Mais, tandis que ce dernier n'agit que tardivement sur le système du grand sympathique, la fève agit rapidement sur ce même système. La paralysie du sympathique nous explique la contraction de la pupille par suite du relâchement du muscle ciliaire ; elle nous rend compte de la diarrhée par suite de la dilatation des vaisseaux, ainsi que de l'hypersécrétion intestinale consécutive à cette dilatation.

Après avoir provoqué les vomissements et les évacuations à l'aide d'un *éméto-cathartique*, ou bien après avoir employé la *pompe gastrique*, si les vomissements n'avaient pas lieu, on administrerait les *alcooliques* dans le but d'exciter le système nerveux et de favoriser l'élimination du poison. On sait en effet que l'alcool est un agent diurétique, et, par conséquent, éliminateur des substances toxiques. On recourrait en même temps à la *respiration artificielle*.

RECHERCHE DE L'ÉSÉRINE.

Les débris de la fève du Calabar peuvent être reconnus à leurs caractères botaniques et aux propriétés chimiques et physiologiques du principe actif qu'il est possible d'isoler dans ce cas, à moins que la quantité soumise à l'examen ne soit trop faible. On suit pour cela la méthode de Stas. C'est cette même méthode, combinée avec la dialyse, qu'on devait employer pour rechercher l'ésérine. La marche à suivre est la même que dans la recherche de la curarine. On distinguera l'ésérine aux propriétés suivantes : elle est soluble dans l'alcool, l'éther, le chloroforme ; la solubilité de cette base dans l'éther a lieu lors même qu'elle a été desséchée, tandis que la curarine ne s'y dissout que lorsqu'elle est récemment précipitée et humide ; les réactions qu'elle offre sont assez semblables à celles de la curarine, mais on ne peut la confondre avec cette dernière, à cause de ses effets sur la pupille.

Indépendamment de l'ésérine, il existe dans la fève de Calabar un autre alcaloïde, la *calabarine* isolée en 1876 par Harnack et Witkowski.

La calabarine ne contracte pas la pupille ; elle produit des effets tétaniques chez les animaux à sang froid. Ce mélange des deux alcaloïdes, même par injections sous-cutanées, produit de violents accidents d'entérite.

La calabarine se distingue de l'ésérine par son insolubilité dans l'éther, ainsi que par l'insolubilité dans l'alcool de son iodure double de mercure.

Observation.

Empoisonnement de soixante enfants par la fève du Calabar.

Le *Commodore*, navire de la Compagnie commerciale de l'Afrique occidentale, était arrivé à Liverpool, en 1864, venant de la rivière du Calabar. Suivant les uns, il aurait eu dans son chargement une quantité de fèves de Physostigma, et quelques-unes se seraient échappées de caisses mal fermées ; suivant les autres, ces fèves auraient été mêlées au lest et, lors du nettoyage de la cale, elles auraient été jetées avec les autres débris de toute espèce. Elles furent ramassées par les enfants pauvres du voisinage, qui en mangèrent, malgré leur goût amer et la dureté de leur enveloppe. On ne peut savoir exactement quelle quantité chaque enfant avait prise ; l'un deux cependant en aurait ingéré au moins douze, et, pour le dire de suite, il guérit, tandis qu'un autre enfant mourut après n'en avoir mangé qu'une seule.

Bientôt ceux qui avaient pris le poison commencèrent à chanceler et à se sentir extrêmement malades. La nouvelle de l'empoisonnement se répandit dans tout le quartier environnant, et les enfants furent transportés, les uns au dispensaire, les autres à l'hôpital du Sud. Le dispensaire en reçut quatorze, l'hôpital quarante-six. Leur âge variait de deux à dix ans ; la plupart n'avaient pas atteint sept ans.

Les symptômes d'empoisonnement se manifestèrent d'une demi-heure à une heure et demie après l'ingestion du poison. Les principaux furent, dans tous les cas, une prostration extrême des forces, un pouls petit et faible, un refroidissement général de la peau, qui était couverte de sueur froide. Les petits malades se laissaient aller sans force et dans un état de résolution complète des membres, entre les bras de leurs mères ; quelques-uns avaient déjà vomi avant d'être apportés à l'hôpital ; sur d'autres, le poison eut plutôt un effet purgatif. On nota spécialement l'absence de douleurs ; quelques-uns seulement éprouvèrent des coliques. *La contraction des pupilles ne fut observée que dans les deux tiers des cas.* Sur un des enfants soumis à l'action de l'électricité, cette contraction cessait pendant qu'il était sous l'influence du courant électrique, et revenait quand l'électrisation était interrompue.

On chercha tout d'abord à évacuer le contenu de l'estomac et à combattre l'état d'affaissement dans lequel étaient tombés les petits malades. Un vomitif au sulfate de zinc, ou à l'émulsion de moutarde, leur fut indistinctement administré, qu'ils eussent ou non vomi avant leur arrivée à l'hôpital. *Tous les enfants vomirent, sauf un seul, et celui-ci mourut.* Pour combattre la dépression des forces, on administra l'eau-de-vie et les préparations ammoniacales. On appliqua des sinapismes sur le ventre de quelques-uns, et l'on enveloppa dans des couvertures chaudes ceux qui avaient tendance au refroidissement.

La manière dont succomba l'enfant qui n'eut pas de vomissements est

assez remarquable. Dès son entrée à l'hôpital, son état paraissait très grave
et son pouls était des plus faibles. Le docteur Caméron essayait de le faire
boire ; tout à coup cet enfant eut une sorte de frissonnement, ne ressemblant en rien à ce qu'on appelle une convulsion. Le pouls s'était arrêté, et
malgré l'emploi du galvanisme, de la respiration artificielle, on ne put le
rappeler à la vie. La cause de la mort paraît avoir été une syncope; les traits
du visage exprimaient le calme, les pupilles ne s'étaient qu'à demi res-
serrées.

A l'autopsie, on trouva le ventricule gauche à l'état de relâchement, de
sorte qu'il contenait presque autant de sang que celui du côté droit. L'estomac, les intestins, renfermaient une quantité considérable de matière
semi-fluide, ayant l'apparence d'une émulsion d'amandes ; les parois de ces
organes n'offraient aucune injection inflammatoire.

La mère de l'un des enfants présenta également des symptômes d'empoisonnement. Voyant son enfant malade, elle avait avalé environ une
demi-fève « pour voir ce que c'était ». Pendant la soirée elle éprouva des
douleurs intestinales, mais passa une bonne nuit, et ce ne fut que le lendemain que parurent les symptômes ordinaires de l'empoisonnement. Un
traitement stimulant fut employé, et elle put quitter l'hôpital après vingt-
quatre heures de séjour. (*Medical Times*, 1864, et *Gaz hebdom.*, 1854, p. 641.)

III. — ACONIT ET ACONITINE.

Les *aconits* sont des végétaux de la famille des Renoncula-
cées.

Tous, excepté certaines espèces qui croissent dans les régions septentrionales, sont extrêmement dangereux. Les plus
meurtriers sont l'*Aconitum ferox* qu'on rencontre dans les pays
chauds, notamment dans l'Inde, puis l'*Aconitum napellus*, cul-
tivé en Europe pour la beauté de ses fleurs.

L'aconit napel (fig. 24) est une plante vivace qui croît principalement dans les bois et dans les prairies. Les feuilles en
sont alternes, palmatiséquées et dépourvues de stipules. Les
fleurs, qui sont bleues, naissent à l'aisselle d'une bractée et
sont disposées en grappes. Le calice est à cinq sépales colorés,
inégaux, dont le supérieur est, d'un côté, terminé en éperon
et, d'un autre côté, est en forme de capuchon. Les racines de
cette plante ressemblent assez aux racines de navet, d'où lui
vient son nom spécifique, ou à celles de raifort sauvage.

Les aconits renferment un principe toxique appelé *aconitine*,
signalé par Brandes, en 1819, puis étudié par Geiger et Hesse,

Berthemot, Stahfschmidt, Morton, Schroff, Hottot et Liégeois, puis, en dernier lieu, par Duquesnel et Gréhant. Ce principe existe dans toutes les parties de ces plantes, mais c'est la racine qui en contient le plus.

L'aconitine n'a été obtenue à l'état pur qu'en 1870 par Duquesnel. Elle se présente sous l'aspect d'une substance incolore, cristallisant en prismes, presque complètement insoluble dans l'eau, soluble dans l'alcool, l'éther, le chloroforme, la glycérine et divers carbures d'hydrogène, tels que la benzine. Elle se dissout rapidement dans les acides avec lesquels elle donne des sels dont la plupart cristallisent facilement.

Effets de l'aconitine. — Les expériences faites par Hottot et Liégeois (1863), et antérieurement celles de Duckworth, van Praag et Pereira, enfin divers cas d'empoisonnement observés chez l'homme, ont démontré que l'aconit et

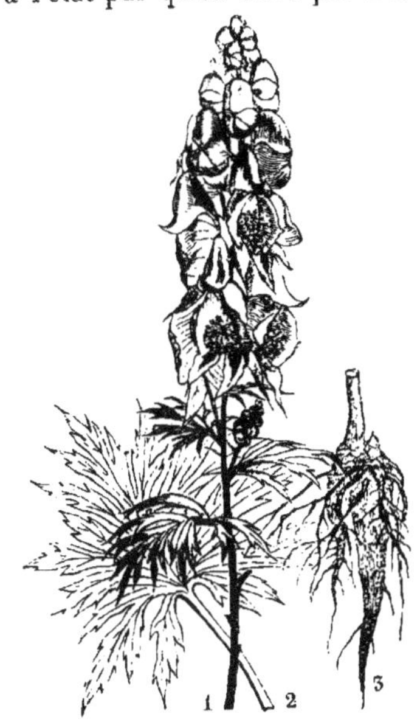

Fig. 24. — Aconit napel. — 1, tige et fleurs; 2, feuilles; 3, racines tubériformes.

l'aconitine déterminent de la pesanteur de tête, des nausées, des vomissements, des fourmillements, la dilatation de la pupille, l'affaiblissement de la respiration, de la circulation, et surtout la dépressibilité du système musculaire; parfois des convulsions, une activité plus grande des sécrétions, notamment des sueurs profuses. Mais des expériences récentes faites par Duquesnel et Gréhant avec l'aconitine cristallisée pure ont mieux mis en évidence, d'une part, l'action intime de cette substance, et, d'autre part, son activité redoutable, qui est telle qu'à la dose d'un seul milligramme ce poison fait périr un chien, comme j'ai pu m'en assurer.

Duquesnel et Gréhant se sont servis d'une solution aqueuse légèrement acidulée, renfermant 1 milligramme d'aconitine par centimètre cube de liquide, et ils ont répété, avec cette solution, les expériences que Cl. Bernard avait faites avec le curare.

Après avoir injecté sous la peau d'une grenouille $\frac{1}{20}$ de milligramme d'aconitine, ils ont vu l'animal s'agiter au début, puis, trente minutes après l'injection de cette faible dose, ayant mis à nu les nerfs sciatiques, ils ont constaté que ces nerfs avaient perdu leur motricité, tandis que les muscles des cuisses se contractaient aussitôt qu'on les excitait par les courants induits. Le cœur continuait à battre régulièrement.

Ayant détaché les muscles gastrocnémiens avec les nerfs sciatiques laissés adhérents à ces muscles, ils ont plongé dans une solution renfermant 1/3 de milligramme d'aconitine, soit le muscle seul, soit le nerf seul, et ils virent que, dans le premier cas, le nerf avait perdu complètement son excitabilité, tandis que dans le second il faisait contracter le muscle aussitôt qu'on l'excitait. **Par** conséquent, l'aconitine détruisait la faculté motrice du nerf, en agissant sur ses terminaisons périphériques.

Lorsque, avant d'injecter la solution d'aconitine sous la peau des grenouilles, ils avaient arrêté la circulation dans un membre postérieur, ils remarquèrent que les nerfs du membre qui ne recevait pas de sang empoisonné demeuraient parfaitement excitables. Ils constatèrent enfin que l'animal conservait sa sensibilité tant que les nerfs moteurs permettaient la production des mouvements réflexes.

Hottot avait attribué à l'aconitine une influence marquée et prépondérante sur le cœur. Duquesnel et Gréhant ont remarqué aussi que de fortes doses, 1 milligramme, par exemple, de leur aconitine pure, pouvaient arrêter partiellement les mouvements du cœur chez les grenouilles et retarder l'empoisonnement périphérique par le ralentissement de la circulation chez les mammifères. Mais, suivant ces expérimentateurs, chez les mammifères, les phénomènes toxiques sont rapides, et l'analyse en devient par cela même difficile. Néanmoins, en entretenant la respiration artificielle chez un lapin qui avait reçu sous la peau 1 milligramme d'aconitine, ils ont pu constater, au bout d'une demi-heure, que le nerf sciatique ne déterminait plus de contraction dans les muscles qui avaient cependant conservé leur contractilité.

Ces expériences conduisirent leurs auteurs à rapprocher l'aconitine de la curarine. L'analogie était en effet complète ; mais, avant de se prononcer, il fallait les renouveler en opérant sur les animaux à sang chaud.

J'ai injecté sous la peau du dos, chez un chien de taille au-dessous de la moyenne et à jeun, 1 milligramme d'aconitine dissoute dans 5 centimètres cubes d'eau très légèrement acidulée par l'acide nitrique pour favoriser la dissolution de l'alcaloïde. Les symptômes observés furent les suivants :

Du côté de la locomotion, dépressibilité musculaire considérable : au bout d'une demi-heure, l'animal était devenu comme ivre ; il ne tenait plus sur ses pattes postérieures.

Du côté de la respiration, ralentissement progressif, puis difficulté extrême à dilater la poitrine, de sorte qu'à chaque instant je croyais voir l'animal mourir asphyxié, soit par défaut d'inspiration, soit par l'obstruction de l'écume qui remplissait la bouche.

Du côté de la circulation, ralentissement très faible d'abord et, à la fin, accélération. Le cœur, qui battait 136 fois par minute au moment de l'injection, a battu 108 fois par minute peu de temps après cette injection et pendant trois quarts d'heure, Plus tard, les battements cardiaques se sont précipités et sont devenus si rapides qu'on ne pouvait les compter ; ils étaient en même temps très faibles.

A ces symptômes, j'ajouterai que la sensibilité a diminué, mais qu'elle n'a jamais été complètement abolie : ainsi l'animal fermait vivement les yeux lorsqu'on touchait ses paupières. Je signalerai également la dilatation de la pupille, des vomissements excessivement pénibles de matières spumeuses, et des sueurs assez abondantes pour rendre tout à fait humides les poils de l'animal. Enfin la mort est arrivée une heure dix minutes après l'injection du poison. Le cœur, qui battait excessivement vite, s'est arrêté en même temps que les rares inspirations cessaient tout à fait. A l'autopsie, je n'ai trouvé aucune lésion; les poumons n'étaient pas congestionnés, les auricules du cœur, que je ne sentais plus battre à travers les parois de la poitrine, se contractaient encore rapidement; les oreillettes elles-mêmes exécutèrent quelques mouvements. Le sang contenu dans les cavités gauches était rouge. On peut expliquer ce fait par la faiblesse des mouvements du cœur devenu impuissant à se vider, bien que les battements en fussent excessivement rapides.

Divers auteurs, Gubler entre autres, avancent que l'aconitine placée dans l'œil contracte la pupille. Il n'en est rien. J'ai versé deux gouttes d'une solution de nitrate d'aconitine au centième dans l'œil d'un chien, et la pupille de cet œil a été dilatée pendant plusieurs heures; le lendemain, ses dimensions étaient normales et tout à fait semblables à celles de l'autre œil. La dilatation de la pupille, sous l'influence de l'aconit, a été vérifiée dans d'autres expériences faites par moi, ainsi que par des recherches de Schroff, qui est l'un de ceux qui ont le plus étudié les propriétés de l'aconit napel et des autres aconits. Cet expérimentateur avance même que la pupille se dilate tellement qu'il reste de l'iris à peine un bord étroit, et que ce symptôme se manifeste, soit que l'aconitine ait été prise à l'intérieur, soit qu'elle ait été appliquée en pommade ou en solution alcoolique sur la conjonctive.

Tous ces accidents conduisent à considérer l'aconitine comme un agent très voisin du curare. Nous trouvons, en effet, parmi les symptômes, l'action paralyso-motrice, la difficulté extrême des mouvements respiratoires, la dilatation de la pupille. Les mouvements du cœur se ralentissent d'abord; plus tard, ils deviennent rapides, mais ils sont excessivement faibles. Ce résultat tient, d'une part, à la paralysie du pneumogastrique qui ne modère plus ces mouvements, puis à la paralysie des ganglions automoteurs, ce qui fait que ces mêmes mouvements sont très faibles. Enfin les sueurs, l'hypersécrétion salivaire, l'augmentation des urines ne sont pas des choses nouvelles, puisque ces effets ont été observés déjà dans l'empoisonnement par le curare et par la fève du Calabar.

Au moyen âge, on faisait prendre parfois de l'aconit aux criminels. Aujourd'hui, l'empoisonnement par cette substance n'a guère lieu qu'accidentellement, par exemple après l'ingestion d'une trop forte dose de teinture d'aconit, ou lorsqu'on a fait usage par méprise de la racine de cette plante pour celle du raifort, ou des feuilles de cette même plante qu'on avait confondues avec celles du céleri. Les symptômes observés chez l'homme sont ceux que nous avons cités chez les animaux, savoir : dépressibilité musculaire considérable; vomissements pénibles; difficulté de la respiration à laquelle il faut ajouter celle de la phonation; dilatation de la pupille; battements cardiaques tumultueux, rapides, mais excessivement faibles; anxiété; agitation, réfrigération, cyanose; enfin mort par asphyxie, quelquefois par syncope.

La dose d'aconitine pure capable de causer la mort chez l'homme doit être très faible, puisque un seul milligramme de cet alcaloïde tue un chien. La toxicité de cette substance est donc comparable à celle de la digitaline. La teinture d'aconit est également toxique à dose faible. Le docteur Male (de Birmingham) serait mort pour en avoir pris 80 gouttes en quatre jours et en dix doses dont la plus forte n'aurait pas dépassé dix gouttes. 25 centigrammes d'extrait frais d'aconit ont amené la mort. 4 grammes de la racine de cette plante sont cités comme la dose minima ayant produit des accidents mortels par Taylor, qui fait remarquer d'ailleurs que ces accidents pourraient être causés vraisemblablement par des doses encore plus faibles. Enfin le suc exprimé des feuilles est toxique à des doses qu'on ne peut encore préciser.

Lésions anatomiques. — Après l'ingestion de la racine d'aconit, ce qu'on trouve de plus fréquent, c'est l'inflammation à un degré variable de la muqueuse intestinale. Les autres lésions qu'on a signalées ne présentent rien de caractéristique. Elles peuvent même faire complètement défaut, comme chez le chien que j'ai empoisonné par l'aconitine. Parmi ces lésions dont l'observation rapportée plus loin offre des exemples, on cite la congestion des poumons et des méninges, la distension et la flaccidité du cœur. Schroff, se fondant sur ses expériences, admet que le sang est toujours fluide.

Après l'administration d'un *émétique*, on pourra faire prendre, comme antidotes, *une solution de tanin* ou une décoction végétale contenant ce principe. Le tanin précipite en effet l'aconitine. On a conseillé l'emploi de la teinture d'iode ou de la solution d'iodure de potassium ioduré qui précipite également cet alcaloïde. Le traitement ultérieur doit être plutôt excitant qu'antiphlogistique. On prescrira *l'alcool*, le *vin*, une *infusion de plantes aromatiques*. On recourra en même temps à la *respiration artificielle*.

RECHERCHE DU POISON.

Les débris des feuilles et des racines d'aconit trouvés dans le tube digestif ou dans les vomissements peuvent parfois être reconnus à leurs caractères botaniques, à l'odeur désagréable qui s'en dégage lorsqu'on les triture, et à leur saveur amère persistante.

Pour isoler l'alcaloïde, on suivra la méthode de Stas. Si la substance obtenue est soluble dans l'éther, même après dessiccation ; si elle donne une coloration jaune, puis rouge, puis rouge violacé, lorsqu'on la traite par l'acide sulfurique concentré ; si elle donne, avec les acides étendus, des sels que ni l'ammoniaque ni le chlorure de platine ne précipitent, on a de l'aconitine.

L'aconitine, ainsi que les autres alcaloïdes de l'aconit, comme la *népaline* ou *pseudo-aconitine*, n'offrant qu'une faible résistance à l'action des acides minéraux et des bases, il est nécessaire, lorsqu'il s'agit de rechercher directement ces alcalis organiques, d'épuiser immédiatement la substance par l'alcool, additionné d'un peu d'acide tartrique. Dans le cas où, après avoir chassé l'alcool, on doit opérer avec des liqueurs alcalines, il faut sursaturer l'acide au moyen du bicarbonate de sodium.

Observation.

Empoisonnement par le suc d'aconit napel.

Le 11 juin 1840, douze individus avalèrent, au lieu de suc exprimé de cochléaria qu'ils croyaient prendre, chacun environ 100 grammes de suc exprimé d'aconit napel.

Le premier d'entre eux, chez lequel il se manifesta des accidents, fut un vieillard âgé de soixante ans. La respiration devint d'abord embarrassée, puis il survint des vomissements. Un médecin ayant été appelé, il crut reconnaître dans ces symptômes les caractères d'un accès d'asthme, et prescrivit de mettre le malade dans un bain, puis de lui administrer une dose d'huile de ricin, et enfin d'appliquer un large vésicatoire sur la région sternale. Ces divers moyens furent mis en usage, mais sans qu'il en résultât la moindre amélioration : les accidents n'en persistèrent pas moins et allèrent en augmentant. Le vieillard expira le même jour dans l'espace de quelques heures.

Deux femmes, âgées de cinquante-cinq ans et atteintes de scorbut, éprouvèrent, bientôt après l'ingestion du liquide toxique, des inquiétudes, puis des mouvements convulsifs, enfin un sentiment de prostration extrême et comme une sorte de paralysie. Elles succombèrent deux heures plus tard. Les neuf autres individus se trouvèrent affectés plus ou moins fortement. Tous ces malades éprouvèrent d'abord une faiblesse excessive de tout le corps, et, en même temps, un affaissement moral des plus prononcés. La face était d'une pâleur extrême, et les traits fortement altérés. Les yeux, qui avaient perdu toute leur vivacité, étaient entourés d'un cercle d'une teinte bleuâtre, et les pupilles étaient énormément dilatées ; il existait des vertiges ; une vive céphalalgie se faisait sentir, surtout vers la partie postérieure de la tête ; l'abdomen était tendu et très douloureux ; il y avait des vomissements de matières verdâtres et, chez quelques-uns des sujets, des évacuations alvines diarrhéiques de même couleur. On observait, en outre, de l'oppression et de l'anxiété, une sensation générale de froid augmentant rapidement, la lividité des ongles, des crampes dans les extrémités inférieures. Enfin le pouls était petit, déprimé et à peine perceptible.

Dans l'incertitude où l'on se trouvait d'abord sur la nature de l'empoisonnement, le tartre stibié fut administré pour provoquer des vomissements et déterminer ainsi l'expulsion du restant de la substance toxique, qui pouvait se trouver encore dans les premières voies ; puis, le médecin, guidé par les opinions de l'école du contro-stimulisme, combattit l'état d'affaissement général par l'alcoolé de cannelle, l'éther sulfurique alcoolisé, le vin généreux, l'absinthe et le rhum étendus d'eau, donnés à dose suffisante pour produire l'ivresse : en même temps, les extrémités thoraciques et pelviennes furent soumises à l'action de liquides alcooliques appliqués en frictions.

Sous l'influence de cette médication énergique, la chaleur et le pouls se relèvent promptement ainsi que les forces ; la physionomie reprit son aspect normal, et peu d'heures suffirent pour que tous ces patients revinssent complètement à la santé.

A l'ouverture du crâne, on trouva la pie-mère et l'arachnoïde fortement injectées, une assez grande quantité de liquide séreux à la base du crâne et sur l'arachnoïde cérébrale. Du reste, il n'existait point d'épanchement dans la cavité des ventricules.

Les poumons étaient fortement engorgés ; le cœur, de consistance molle, contenait du sang noir ; et les gros vaisseaux se trouvaient distendus par ce même liquide.

Le foie et la rate étaient à l'état normal. L'estomac, fortement gonflé par un amas de gaz, contenait une certaine quantité d'un liquide visqueux, de couleur cendrée ; la muqueuse de cet organe, spécialement vers la grande courbure, était le siège d'une injection pointillée irrégulière. Le duodénum et l'intestin grêle offraient çà et là des taches de couleur rouge et contenaient le même liquide visqueux cendré qui avait été remarqué dans la cavité de l'estomac.

*Empoisonnement par le nitrate d'aconitine à la dose de 1/4 de milligramme.
Guérison.*

Le 1er mai 1887, M. X... prend, à 7 h. 45 du soir, 1/4 d'heure environ avant son repas, un des cachets suivants :

R. Bromhydrate de quinine.............................. 0,25
Nitrate d'aconitine cristallisée de Duquesnel..... un quart de milligr.

Le Dr Froger appelé en toute hâte à 8h. 1/4, trouve le malade à l'état suivant :
M. X... éprouve une angoisse inexprimable ; il se plaint de fourmillements dans toute la tête, de picotements sur toute la langue et dans l'arrière-gorge ; il se frotte sans cesse le nez et les lèvres, celles-ci lui semblant d'une épaisseur extrême ; les dents lui paraissent démesurément allongées et la tête gonflée outre mesure. Il s'exprime avec quelque difficulté, bien que la respiration soit normale. Il est pris de frissons, grelotte dans son lit et ne peut se réchauffer, malgré l'accumulation de couvertures et la présence d'un édredon. Il accuse un froid glacial tout le long du trajet de l'œsophage et jusque dans l'estomac.

La formication, d'abord limitée à la face, se répand rapidement dans tous les membres, *il ne se sent plus (sic)* et porte ses mains à tour de rôle dans toutes les parties du corps, comme pour se convaincre que tout est en place. La sensibilité est très diminuée. Le pouls bat à 57.

Vers 9 heures surviennent tout à coup des nausées, suivies d'un léger vomissement, et une amélioration de quelques minutes se manifeste ; puis, tout

à coup, le malade se dresse sur son séant, les yeux hagards, le front couvert de sueurs froides ; la respiration est haletante et une syncope est imminente. Grâce à un traitement énergique (1), la respiration redevient
de plus en plus calme. Mais le malade ne peut poser sa tête sur l'oreiller,
le contact du lit lui est insupportable et il accuse toujours cette sensation
d'exagération de volume : je suis gros comme un éléphant, dit-il.

La formication ne diminue pas d'intensité sur toute la surface du corps.
De violentes douleurs fulgurantes, passagères, se font sentir de temps en
temps dans les membres inférieurs.

Vers 10 heures du soir, nouvelle menace de syncope, à la suite de laquelle
le malade se plaint de céphalalgie, de serrement des tempes et d'une chaleur générale. Les pupilles sont très dilatées.

A 11 heures, nouveau vomissement, mais cette fois très abondant, à la
suite duquel survient un mieux sensible dans l'état général : la sensation
de froid à l'estomac disparaît complètement ; la parole devient facile ; le
pouls remonte à 64 et la peau est chaude ; mais la formication persiste encore, quoique perdant graduellement de son intensité. Enfin, le malade
éprouve un besoin irrésistible de sommeil ; il passe une bonne nuit, et, le
lendemain, il n'éprouve plus qu'une grande faiblesse, une lassitude extrême
et un brisement général de tous les membres.

IV. — CIGUE ET CICUTINE.

On connaît quatre sortes de ciguës. Ces plantes, dont l'ap-
pellation est commune, appartien-
nent néanmoins à quatre genres
différents de la famille des ombellifères, avoir : 1° la *grande ciguë*
ou *ciguë officinale, ciguë tachetée*
(*Conium maculatum*); 2° la *ciguë*,
ou *cicutaire vireuse*, ou *cicutaire
aquatique* (*Cicuta virosa*) ; 3° la
petite ciguë ou *ciguë des jardins*
(*Æthusa cynapium*); 4° la *ciguë* ou
phellandrie aquatique, *phellandre*
ou *fenouil d'eau* (*Phellandrium
aquaticum*).

La *grande ciguë* (fig. 25) est une
plante bisannuelle qui croît sur
les bords des chemins et les
décombres et atteint une hauteur

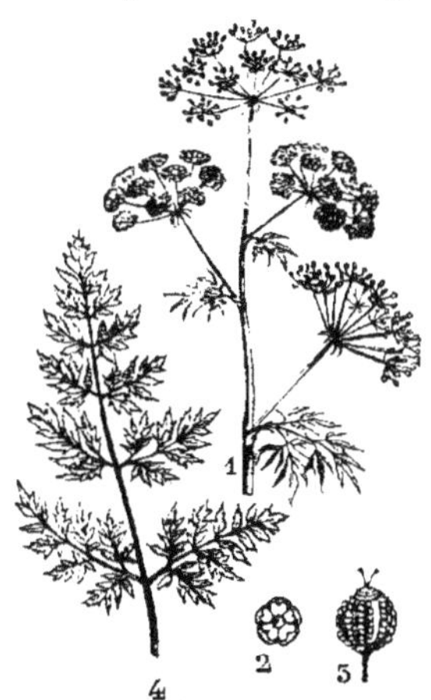

Fig. 25. — Grande ciguë (*Conium
maculatum*). — 1, inflorescence ; 2, fleur ; 3, fruit ; 4, feuille.

de 1 mètre à 1ᵐ,50. La

(1) Rhum, sinapismes, frictions chaudes.

tige en est parsemée de taches pourpres ou violettes. Les feuilles, d'un vert sombre, luisantes, grandes, alternes, pinnatifides, sont formées de lobes courts, incisés, dont l'ensemble affecte une disposition triangulaire. Elles dégagent une odeur vireuse quand on les froisse. Les fleurs, qui sont blanches,

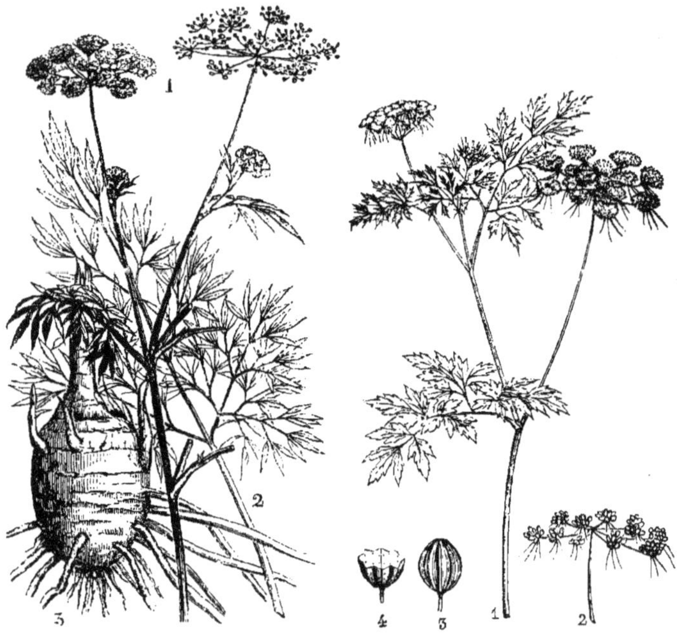

Fig. 26. — Cicutaire vireuse (*Cicuta virosa*). — 1, inflorescence; 2, feuilles; 3, tubérosité radicale.

Fig. 27. — Petite ciguë (*Æthusa cynapium*).

sont disposées en ombelles composées, munies d'un involucre et d'involucelles à trois ou cinq folioles. Le fruit est subglobuleux, comprimé, à côtes crénelées, à vallécules présentant plusieurs stries.

La *cicutaire vireuse* ou *ciguë aquatique* (fig. 26) est une plante vivace qui croît sur les bords des marais et des étangs et n'atteint guère qu'une hauteur de 50 centimètres. La tige en est rameuse. Les feuilles sont formées de segments lancéolés, étroits, dentés ; les inférieures ont un très long pétiole creux. Les fleurs, qui sont blanches, sont disposées en ombelles composées *dépourvues d'involucre*, ayant des involucelles polyphylles. Le fruit est subglobuleux et présente des côtes aplanies. Les vallécules ont un seul canal résinifère, ce qui rapproche ce fruit de celui du genre Ache (*Apium*), tel que le céleri. La cicutaire offre une tubérosité radicale ovoïde.

La *petite ciguë* ou *ciguë des jardins* (fig. 27) est une plante annuelle qui atteint une hauteur de 50 centimètres. La tige est rameuse, glabre, cannelée et tachetée de brun vers sa base. Les feuilles ont des segments à lobes profonds et incisés. Les fleurs, qui sont blanches, sont disposées en ombelles composées dépourvues d'involucre et ayant des involucelles unilatéraux à folioles rejetées en dehors. Le fruit est ovoïde, subglobuleux, à côtes saillantes, épaisses, carénées, et à vallécules ayant un seul canal résinifère.

Tels sont les principaux caractères des trois sortes de ciguës les plus importantes. Le vulgaire les confond parfois entre elles, ce qui est peu grave ; mais, ce qui l'est davantage, c'est qu'une confusion funeste de la ciguë des jardins et du persil a été souvent la cause d'empoisonnements. Nous allons établir les caractères à l'aide desquels on

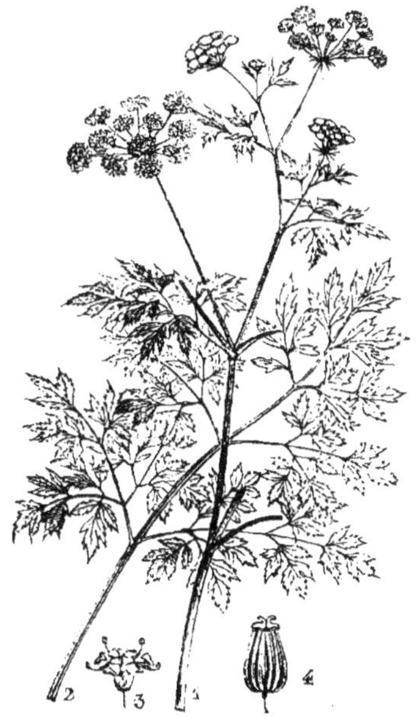

Fig. 28. — Persil (*Petroselinum sativum*).

peut distinguer cette dernière plante des ciguës proprement dites.

Le persil (fig. 28) a des fleurs d'un *vert jaunâtre*, tandis que celles des ciguës sont blanches. Les pétales en sont émarginés par l'inflexion de leur pointe. Les ombelles composées sont munies d'un involucre qui ne se trouve ni dans la ciguë des jardins, ni dans la cicutaire, ni dans le phellandre, mais seulement dans la grande ciguë avec laquelle on ne peut d'ailleurs confondre le persil à cause du port et des dimensions, qui en sont très différentes. Les feuilles ont des segments ovales, cunéiformes, dentés, et exhalent une *odeur aromatique*, tandis que celles des ciguës exhalent une odeur vireuse lorsqu'on les froisse. Enfin le fruit n'est ni subglobuleux comme dans les trois ciguës précédentes, ni cylindrique comme dans le phellandre ; il est comprimé perpendiculairement à la commissure et offre des côtes *filiformes*, tandis qu'elles sont crénelées dans la grande ciguë, aplanies dans la cicutaire, carénées dans la ciguë des jardins, obtuses dans le phellandre.

Cicutine. — Toutes les plantes désignées par l'expression de ciguë sont extrêmement dangereuses, excepté la cicutaire lorsqu'elle croît en Norvège. Elles sont d'autant plus toxiques que le climat est plus chaud. Elles doivent leur activité à un principe signalé en 1827 par Brandes qui lui donna le nom de *conicine*, et isolé l'année suivante par Gieseke, qui l'appela *cicutine*.

La conicine, ou cicutine, est une base liquide, incolore lorsqu'elle est pure et récemment préparée, oléagineuse, plus légère que l'eau, peu soluble dans ce liquide, mais soluble en toutes proportions dans l'alcool et dans l'éther. Elle possède une odeur pénétrante et désagréable qui rappelle celle de la nicotine. On dit également qu'elle a une odeur de souris. Elle se résinifie et brunit à l'air ; elle perd alors son activité.

On prépare cette base organique en distillant les semences de ciguë avec de la potasse. Il se dégage de la conicine et de l'ammoniaque, qu'on transforme toutes les deux en sulfates, à l'aide de l'acide sulfurique faible. Le mélange est évaporé et le résidu est traité par l'alcool, qui ne dissout que le sulfate de conicine. Ce sulfate est ensuite décomposé par la potasse qui met en liberté la conicine; cette dernière est séparée ensuite soit par la distillation, soit par l'éther, qui la dissout et l'abandonne après évaporation.

La *conicine naturelle, conine* ou *cicutine*, est un mélange de conine, $C^{16}H^{17}Az$, en atomes $C^8H^{17}Az$, avec des homologues supérieurs, notamment la *méthylconine*, $C^2H^2(C^{16}H^{17}Az)$. Elle est accompagnée dans la plante d'une autre base, la *conhydrine*, $C^{16}H^{17}AzO^2$, en atomes $C^8H^{17}AzO$, laquelle est cristallisable, fond à 170°, et bout à 226°.

En faisant réagir l'α-picoline sur la paraldéhyde, vers 250°, Ladenburg a obtenu une allylpyridine qui, par hydrogénation, fixe 4 molécules d'hydrogène et se transforme en un produit toxique ayant la composition de la cicutine :

$$C^{16}H^9Az + 4H^2 = C^{16}H^{97}Az.$$

Mais, tandis que la conicine artificielle est inactive par compensation, la conicine naturelle dévie à droite le plan de polarisation de la lumière polarisée.

Les propriétés physiologiques et toxiques de la conicine naturelle ont été étudiées par divers expérimentateurs, parmi lesquels on peut citer Orfila, Christison, Pœhlmann, Earl, Wigth, Fountain, Julius Nega, Albers, Kölliker, Lemaître, Gutmann, Casaubon, Martin Damourette et Pelvet. Les recherches ont porté spécialement sur la cicutine, et accidentellement sur la grande ciguë dont les effets sont d'ailleurs complètement analogues. Quant aux autres ciguës, elles ont été peu étudiées, à l'exception de la cicutaire avec laquelle Wepfer puis Schroff ont fait de nombreuses expériences. Ce dernier a reconnu en outre que l'*Æthusa cynapium* était beaucoup moins actif que le *Conium maculatum,*

EFFETS TOXIQUES DE LA CIGUE ET DE LA CICUTINE.

La grande ciguë était employée chez les Athéniens comme poison judiciaire.

« Quand on lui apporte le poison, Socrate demande ce qu'il

a à faire. « Rien autre chose, répond le geôlier, que de te pro-
« mener, après avoir bu, jusqu'à ce que la pesanteur te vienne
« dans les jambes. » Il boit et se promène et, quand il sent ses
jambes fléchir, il se couche sur le dos.

« En même temps, celui qui lui avait apporté le poison le
touchait et, après un certain temps, regardait ses pieds et ses
jambes ; ensuite pressant fortement un des pieds, il lui demandait s'il le sentait, Socrate disait que non. Après cela, il lui
pressait encore le bas des jambes et, remontant ainsi, il nous
montrait que le corps se refroidissait et se raidissait. Il touchait toujours et dit : « Quand cela viendra au cœur, il s'en ira. »
Déjà presque tous les environs du bas-ventre étaient refroi-
dis... (1). » Socrate dit encore quelques mots, puis il éprouve
une commotion et reste le regard fixe. On lui ferme la bouche
et les yeux.

Earl et Wigth, en 1815, expérimentant sur eux-mêmes, remarquent de l'aphonie, une courbature générale ; ils sentent
leurs jambes fléchir ; ils éprouvent des vertiges, de l'obscurcissement de la vue, une sensation de fourmillement à la peau.
Fountain, après avoir avalé 60 centigrammes d'un extrait de
semence de ciguë, éprouve les mêmes symptômes qu'il voit se
manifester une demi-heure après l'ingestion de la substance
toxique. Se trouvant dehors, il est obligé d'implorer du secours
d'un passant pour se faire reconduire chez lui. Bientôt il ne
peut plus se lever étant assis. Avec quelques grains de plus,
ajoute-t-il, la paralysie eût pu devenir complète, et des convulsions eussent succédé, sans doute, aussi bien à la fatigue musculaire qu'à des troubles de la circulation. Son pouls était petit
et faible ; son intelligence resta intacte. Julius Néga note également la paralysie, le ralentissement du cœur, la perte de la
sensibilité, et, de plus, des nausées et des vomissements, effets
signalés déjà par Orfila dans ses expériences faites, avant 1851,
avec l'extrait de ciguë.

(1) Platon.

En ajoutant à ces symptômes la dilatation de la pupille, l'abaissement de la température, puis les convulsions ultimes éprouvées par Socrate, on a un tableau assez complet des effets physiologiques et toxiques de la ciguë.

Action sur le système nerveux. — Si, à l'exemple de Martin-Damourette et Pelvet, on introduit une demi-goutte de cicutine sous la peau de la cuisse chez une grenouille, on observe d'abord une excitation qui est le résultat de l'impression immédiate déterminée par l'agent toxique. A cette excitation initiale et transitoire succèdent la paralysie, l'immobilité, la flaccidité des muscles, qui ne répondent plus aux excitations produites par le système nerveux, mais qui cependant peuvent se contracter sur l'application directe de l'électricité sur leurs fibres. Ce n'est donc pas la fibre musculaire elle-même qui est atteinte, mais le système nerveux moteur. Il s'agit de déterminer quelle est cette partie du système nerveux.

Pour cela, on expérimente sur une grenouille préparée, c'est-à-dire sur l'un de ces animaux auquel on a lié une artère fémorale, ou même lié une cuisse tout entière moins le nerf sciatique, afin de préserver du poison la patte correspondante. Alors on voit, chez la grenouille, dont le reste du corps a été empoisonné par la cicutine, les mouvements se produire dans la patte préservée, soit lorsqu'on excite directement cette patte, soit lorsqu'on provoque une excitation sur un point quelconque du corps. La moelle, le système nerveux réflexe, ne sont donc pas atteints : ce sont les nerfs moteurs qui sont impressionnés et, comme l'irritabilité des muscles persiste, ce sont bien les extrémités de ces nerfs, leurs plaques motrices terminales qui sont paralysées.

Le cœur participe également à la paralysie générale. Mais cet organe est l'*ultimum moriens;* il continue de battre chez la grenouille longtemps après que les mouvements respiratoires ont cessé. La circulation capillaire s'arrète également avant la circulation intra-cardiaque.

On a vu que la patte préservée se contractait lorsqu'on irritait un point quelconque du corps de la grenouille cicutée. On pourrait croire la sensibilité non atteinte; mais ceci n'a lieu que lorsque le poison a été introduit à faible dose, et même, dans ces conditions, la sensibilité est diminuée à un certain degré. Elle cesse d'exister à fortes doses, et elle est abolie dans les parties soumises à l'influence directe du poison, car l'irritation de ces parties n'éveille plus de mouvements réactionnels dans les parties préservées.

Lorsque la dose de la cicutine n'a pas été assez forte pour entraîner la mort, la période paralytique est suivie d'une période de retour. Le mouvement revient d'abord, puis la sensibilité générale. Quant à la sensibilité spéciale, celle de l'œil par exemple, elle ne paraît jamais éteinte, car, jusqu'au moment où les mouvements des paupières sont devenus impossibles, on ne peut constater l'abolition de la vision.

Chez les oiseaux, la scène toxique est beaucoup plus rapide, et l'on observe facilement les convulsions initiales, puis la paralysie, et enfin la période de retour qui est signalée, lorsqu'elle a lieu, par des tremblements comme vibratoires qui se produisent à la moindre excitation. Tout le corps vibre comme un ressort si l'on place la main sur le dos de l'animal.

Chez les mammifères, on observe des phénomènes toxiques semblables, c'est-à-dire les convulsions, un tremblement tétanique, puis la paralysie, qui est notable, surtout dans le train postérieur. L'animal conserve la sensibilité et l'intelligence ; il fait des efforts pour se remuer quand on l'appelle ou qu'on lui fait des gestes menaçants ; il se refroidit, devient aphone ; ses pupilles, contractées au début, se dilatent et deviennent immobiles. De même que chez les oiseaux, le cœur, qui était accéléré au début, se ralentit et s'arrête en même temps que les mouvements respiratoires. C'est pourquoi, chez les animaux à sang chaud, il est moins facile d'analyser les symptômes toxiques. Néanmoins on constate souvent à l'autopsie de faibles mouvements du cœur, ce qui prouve que la cicutine n'exerce pas d'action primitive sur cet organe, comme Schroff l'a admis.

Une goutte de cicutine fait mourir une souris en une minute, un chien en dix ou vingt secondes.

Telle est la marche du cicutisme. On voit que la ciguë est un poison dont les effets conduisent à la placer à côté du curare et de l'aconitine. Mais, suivant Casaubon, la cicutine serait primitivement un poison des globules, une substance entravant leur rôle d'agents vecteurs de l'oxygène, et la mort aurait lieu par l'asphyxie duⁿ à un excès d'acide carbonique dans le sang. Mais la fluidité et l'aspect noir du sang qu'on a signalés dans les empoisonnements par la ciguë doivent être attribués surtout à l'asphyxie. Néanmoins, il est possible qui cet alcaloïde exerce une certaine action sur l'hématose, et que le refroidissement, chez les animaux cicutés, ne soit pas produit uniquement par le ralentissement de la circulation.

En résumé, les effets principaux de la conicine sont les suivants : 1° excitation au début, et même convulsions, si l'on fait pénétrer tout d'un coup une dose suffisante de poison dans le sang (cette excitation n'a pas lieu après l'ingestion des feuilles ni des graines de ciguë, comme le prouvent les cas d'empoisonnement chez l'homme); 2° paralysie des mouvements volontaires, et diminution de la sensibilité; 3° excitation convulsive de retour lorsque, la dose n'ayant pas été toxique, le cicutisme disparaît. Ces convulsions de retour se manifestent surtout chez les oiseaux et chez les mammifères. Nous ajouterons que, lorsque la mort arrive, elle a lieu par arrêt de la respiration, avec ou sans mouvements convulsifs ultimes.

Ces trois propositions contiennent ou expliquent tous les phénomènes produits par la cicutine : par exemple, la contraction de la pupille au début, puis sa dilatation lorsque les fibres circulaires de l'iris ne se contractent plus. Elles nous rendent compte des palpitations cardiaques initiales, de l'accélération des mouvements du cœur et enfin du ralentissement de cet organe. En effet, au début du cicutisme, les fortes doses surexcitent, d'une part, la moelle bulbo-cervicale d'où émergent les filets cardiaques du sympathique, et, d'autre part, le centre bulbaire; de la les palpitations créées par l'antagonisme des premiers filets nerveux et du pneumogastrique. Un peu plus tard, les nerfs ganglionnaires, plus lents à se paralyser, triomphent sur le nerf modérateur, d'où l'accélération des battements cardiaques. Enfin, ils sont eux-mêmes envahis par un commencement de paralysie ; alors les battements du cœur diminuent de nombre et s'affaiblissent. Enfin, le ralentissement de la circulation nous explique le refroidissement produit par ce poison.

Lésions anatomiques. — Il peut se faire que les caractères nécropsiques soient négatifs ; mais on observe assez souvent des taches pétéchiales à la peau, ainsi que la rougeur et l'injection des premières voies, la congestion des méninges, du cerveau et des parenchymes. Le sang est noir et fluide.

Après avoir provoqué *les vomissements*, on fera prendre soit du *tanin*, soit de *l'eau iodée* ou même une *solution faible d'iodure de potassium ioduré*. La solution iodée donne, avec la conicine et les sels de cette base, comme avec presque tous les alcaloïdes, un précipité qui est insoluble dans l'eau, mais qui peut se dissoudre dans les acides. On manque de données exactes sur l'emploi du tanin dans l'empoisonnement par la conicine. Après l'administration de ces antidotes, on provoquera de nouveau les vomissements, puis on prescrira les *alcooliques*. On administrait autrefois le vin additionné de jus de citron : *Vinum est cicutæ venenum.* Ce liquide produit une excitation salutaire et favorise l'élimination du poison par son action diurétique. Enfin, de même que dans l'intoxication par les autres paralyso-moteurs, on recourra à *la respiration artificielle*, dont Christison a constaté l'utilité dans ses expériences sur les animaux.

RECHERCHE DU POISON.

Lorsque l'intoxication est résultée de l'ingestion de diverses parties des Ombellifères vireuses, telles que feuilles de grande ciguë, de petite ciguë, racine de cicutaire, on retrouve les débris de ces plantes dans le tube digestif, et l'on peut souvent les reconnaître aussi bien à leurs caractères botaniques qu'à leurs caractères chimiques. Il peut se faire que l'analyse botanique soit difficile ; que, par exemple, les feuilles de ciguë soient réduites en une bouillie verdâtre ; mais ces débris végétaux, traités par la potasse, exhalent l'odeur particulière de la conicine.

Pour rechercher la présence de cet alcaloïde dans les matières des vomissements, dans le tube digestif, dans le sang, etc., on suit la méthode de Stas, en ayant soin d'éviter ou d'abréger, autant que possible, le contact des substances avec l'air, car l'oxygène altère la conicine (1).

(1) Dans le jugement qui eut lieu en 1861, à Dessau, contre Jahn, qui avait empoisonné sa maîtresse avec la conicine, les experts Reissner et Voley employèrent avec succès, soit la méthode de Stas, soit un procédé recommandé par Duflos. Suivant ce dernier procédé, ils ajoutèrent de la magnésie calcinée, jusqu'à produire une réaction alcaline, à 120 grammes du contenu stomacal et intestinal, lequel s'élevait en tout à 800 grammes. Ils versèrent ensuite de l'eau dans le mélange et le soumirent à la distillation dans une cornue adaptée à un réfrigérant de Liebig. L'opération ne fut interrompue que lorsque le contenu de la cornue fut devenu épais. Le produit alcalin de la distillation fut neutralisé avec l'acide oxalique pur et fut évaporé à sec au bain-marie. Le résidu fut traité par l'alcool absolu, qui laissa de l'oxalate d'ammoniaque indissous. La liqueur alcoolique filtrée, ayant été évaporée, donna un résidu qui, sous l'influence d'une lessive de soude, laissa dégager l'odeur de souris propre à la conicine. Cette base fut enlevée par l'agitation avec l'éther, et resta, après évaporation, sous l'aspect de gouttelettes et de stries oléagineuses. On fit les essais suivants afin de le caractériser.

1° Une très faible quantité fut placée sur le porte-objet du microscope avec une goutte d'une solution claire d'albumine. Le mélange prit un aspect opalin blanchâtre, et le microscope fit voir des stries formées de petits points, en tout semblables à celles que produisent d'autres substances coagulant l'albumine.

2° Une baguette de verre trempée dans de l'acide chlorhydrique ayant été approchée du liquide d'épreuve, on observa des fumées blanches, lourdes et épaisses.

3° Une partie du même liquide d'épreuve, privée d'éther, fut additionnée d'eau en quantité suffisante pour que la solution ne présentât qu'un trouble très faible. On chauffa ensuite au voisinage du point d'ébullition, et la liqueur se troubla tellement qu'elle prit un aspect laiteux ; elle redevint claire par le refroidissement.

4° L'addition de l'eau de chlore rendit complètement laiteuse une autre partie du même liquide.

5° En examinant au microscope le sulfate obtenu en traitant par la méthode de Stas le contenu de l'estomac et de l'intestin, on observa des tables à contours nets, irrégulièrement hexagonales, parmi lesquelles se trouvaient disséminés des prismes excessivement déliés paraissant être quadratiques. Un essai comparatif fait par Lehmann avec du sulfate de conicine, qui avait exigé cinq à dix jours pour cristalliser, établit que les cristaux obtenus par Reissner et Voley pouvaient être pris avec probabilité pour du sulfate de conicine.

Enfin, les experts trouvèrent une preuve concluante dans l'odeur tout à fait caractéristique de la conicine que développait le liquide.

La liqueur éthérée contenant l'alcaloïde est additionnée de quelques gouttes d'eau contenant un cinquième de son poids d'acide sulfurique. Il se forme du sulfate de conicine qui se dissout dans l'eau, tandis que l'éther retient les impuretés qu'il avait pu dissoudre. La solution aqueuse du sulfate, qui peut être considéré comme pur, est traitée par la potasse, puis agitée avec l'éther qui s'empare de nouveau de l'alcaloïde et le laisse déposer cette fois à l'état pur après évaporation.

Il ne reste plus qu'à déterminer la nature chimique de cet alcaloïde.

Remarquons d'abord que les deux seules bases organiques naturelles liquides sont la conicine et la nicotine. Il pourrait arriver sans doute qu'on eût affaire à de l'aniline ou à quelque autre alcaloïde artificiel liquide moins connu, tel que la picoline, la quinoléine, etc.; mais les symptômes produits par ces substances n'étant pas identiques avec ceux que détermine la conicine, on dirigera spécialement son attention vers cette dernière base. La conicine et l'aniline coagulent l'albumine ; la nicotine ne la coagule pas. L'acide azotique rougit la conicine, mais il ne rougit ni l'aniline ni la nicotine. D'un autre côté, l'aniline possède la propriété remarquable de donner, lorsqu'on la traite par le chlorure de chaux, un beau violet, le violet d'aniline. L'eau de chlore ne produit rien à froid sur la nicotine, tandis qu'il trouble fortement en blanc une solution aqueuse de conicine. Enfin, la conicine possède la propriété d'être *moins soluble dans l'eau à chaud qu'à froid.*

Observation.

Empoisonnement accidentel par les feuilles de ciguë.

D. C.. âgé de quarante-trois ans, était réduit à une misère si grande, qu'un jour, n'ayant pu rien se procurer pour dîner, il mangea quelques végétaux que ses enfants avaient apportés chez lui vers trois ou quatre heures de l'après-midi. En finissant son repas, il se lève, disant qu'il allait se procurer de l'argent pour acheter du pain à ses enfants ; il était alors bien portant. Il parcourut environ un mille à pied pour arriver chez une de ses connaissances, dans le but de lui vendre quelques objets. Cette personne, en le voyant entrer chez elle, crut d'abord qu'il était ivre, car

il chancelait en marchant et parlait seul. Il s'assit brusquement, et, en dix
minutes, il a fini son marché et obtenu quatre sols des objets qu'il a vendus. Il ne s'est plaint ni de douleur ni de malaise, pas d'excitation dans
les gestes ni dans la parole; la face était pâle et défaite. En se levant de
sa chaise, il tombe en arrière sur son séant; cependant il se lève, mais il
vacille en marchant et en descendant l'escalier. Il était quatre heures. On
l'a vu alors s'appuyer le dos à l'angle de la rue, marchant quelques pas
en vacillant encore, s'appuyer de nouveau, puis courir en zigzag un autre
petit espace, puis s'asseoir sous une porte cochère. Toutes les personnes
le croyaient ivre, et même deux femmes ont dit à un employé de la police
de l'emmener. C. a prié celui-ci de le conduire chez lui, disant qu'il n'y
voyait plus. Il s'est levé, aidé du bras de son conducteur; mais, après avoir
parcouru l'espace de quatre à cinq boutiques, ses jambes ont fléchi et il est
tombé sur ses genoux. On lui a donné à boire un peu d'eau qu'il n'a pu
avaler. On lui a versé de l'eau sur la tête et sur le front pour le faire revenir.
Placé sur un brancard pour le transporter au poste de la police, les jambes
traînaient sous lui. Pendant le trajet, il conservait sa connaissance, il voulait parler, mais ne le pouvait. A son arrivée, ses jambes étaient paralysées; cependant l'intelligence était intacte, puisqu'il put indiquer
son adresse au guichetier.

Le chirurgien du poste vit le malade à six heures et quart et le trouva
couché sur le dos, la tête élevée; il entendait, essayait de tourner la tête
du côté où on lui parlait, levait légèrement les paupières, mais il paraissait dans l'impossibilité de parler. Prostration complète; abolition de la
motilité; les bras soulevés retombent aussitôt, cependant ils paraissent un
peu sensibles; par intervalles, mouvements de la jambe gauche plutôt
spasmodiques que volontaires; plusieurs efforts pour vomir, sans résultats;
respiration, chaleur, pouls naturel. A sept heures moins dix minutes,
très faibles battements cardiaques; pupilles fixes. La physionomie offre un
aspect cadavérique. Mort à sept heures, environ trois heures et quart après
l'ingestion du poison.

Autopsie. — Une quantité inaccoutumée de sang fluide s'écoule du cuir
chevelu et du sinus longitudinal; léger épanchement séreux sur les membranes du cerveau; poumons fortement gorgés de sang noir, liquide; le sang
contenu dans le cœur et les vaisseaux est aussi très noir, liquide, et présente
à peine quelques petits grumeaux. Foie sain; rate ramollie; reins congestionnés. L'estomac contient environ 330 grammes d'une masse pultacée de
matière verte végétale, crue, ressemblant à du persil, et offrant une odeur
acide légèrement spiritueuse. La muqueuse est très congestionnée, surtout
à la région cardiaque. Sur ce point, elle offre de nombreuses extravasations de sang noir, au-dessous de l'épithélium, dans l'étendue de la largeur
de la main. Intestins sains; la muqueuse en est légèrement congestionnée par
obstruction veineuse. Les matières contenues dans l'estomac étaient principalement composées de feuilles vertes et de côtes de feuilles. Quoiqu'elles
fussent réduites en pulpe, une quantité considérable des unes et des autres
avait résisté à l'action des dents. Le docteur Bennet, en les examinant, a
déclaré qu'elles ne pouvaient être que des fragments de *Conium maculatum*
ou ciguë. Ayant pu se procurer la plante elle-même à l'état frais, dans le
lieu où les enfants de la victime l'avaient récoltée, et l'ayant confrontée
avec les débris trouvés dans l'estomac, il les a trouvés identiques. (BENNET,
Edinb. med. and surgical Journ., 1845, p. 169.)

V. — IODURES DE TÉTRAMÉTHYLAMMONIUM
ET DE TÉTRAMYLAMMONIUM

(SELS D'AMMONIUMS COMPOSÉS)

Avant d'étudier les effets toxiques de ces deux sels, il importe de bien comprendre ce qu'on entend par *ammoniums composés* de divers ordres, par *amines* ou *ammoniaques composées* primaires, secondaires, tertiaires.

On sait que, d'après la théorie d'Ampère, les sels ammoniacaux peuvent être considérés comme renfermant un radical AzH^4 appelé *ammonium*. Ce radical, qu'on n'a pu isoler, mais dont on peut obtenir un amalgame, est monoatomique comme le potassium, le sodium et les autres métaux alcalins, et forme des combinaisons analogues à celles de ces derniers. Ainsi le chlorhydrate d'ammoniaque AzH^3,HCl est, d'après Ampère et la plupart des chimistes, du chlorure d'ammonium AzH^4Cl comparable au chlorure de potassium KCl, au chlorure de sodium $NaCl$. Le sulfate d'ammoniaque est du sulfate d'ammonium $(AzH^4)^2SO^4$ comparable au sulfate de potassium K^2SO^4. De même, la dissolution aqueuse d'ammoniaque peut être considérée comme une dissolution d'hydrate d'oxyde d'ammonium $(AzH^4)HO$, composé analogue à l'hydrate de potasse KHO.

Représentons l'ammonium AzH^4 par la formule typique :

$$\left.\begin{array}{l} H \\ H \\ H \\ H \end{array}\right\} Az,$$

le chlorure, le bromure, l'iodure d'ammonium seront alors représentés par les formules :

$$\left.\begin{array}{l} H \\ H \\ H \\ H \end{array}\right\} AzCl, \qquad \left.\begin{array}{l} H \\ H \\ H \\ H \end{array}\right\} AzBr, \qquad \left.\begin{array}{l} H \\ H \\ H \\ H \end{array}\right\} AzI.$$

Chlorure d'ammonium.   Bromure d'ammonium.   Iodure d'ammonium.

Or, on peut substituer, à une partie ou à la totalité de l'hydrogène de l'ammonium, des radicaux alcooliques tels que le méthyle CH^3, l'éthyle C^2H^5, le propyle C^3H^7, l'amyle C^5H^{11}, le phényle C^6H^5, et ainsi des autres. Pour cela, il suffit de traiter l'ammoniaque, en se plaçant dans certaines conditions, par les éthers bromhydrique ou iodhydrique des alcools méthylique (esprit de bois), éthylique (alcool ordinaire), propylique, amylique, phénylique (acide phénique). On finit par obtenir de cette manière des composés tels que les suivants, auxquels on donne le nom de sels d'*ammoniums composés :*

$$\left.\begin{array}{l} CH^3 \\ H \\ H \\ H \end{array}\right\} Az, \qquad \left.\begin{array}{l} CH^3 \\ CH^3 \\ H \\ H \end{array}\right\} AzI, \qquad \left.\begin{array}{l} CH^3 \\ CH^3 \\ CH^3 \\ H \end{array}\right\} AzI.$$

Iodure de méthylammonimm (iodhydrate de méthylamine). — Iodure de diméthylammouinm (iodhydrate de diméthylamine). — Iodure de triméthylammonium (iodhydrate de triméthylamine).

$$\left.\begin{array}{l} CH^3 \\ CH^3 \\ CH^3 \\ CH^3 \end{array}\right\} AzI, \qquad \left.\begin{array}{l} C^2H^5 \\ C^2H^5 \\ C^2H^5 \\ C^2H^5 \end{array}\right\} AzI, \qquad \left.\begin{array}{l} C\,H^3 \\ C^2H^5 \\ C^3H^{11} \\ C^6H^5 \end{array}\right\} AzI.$$

Iodure de tétraméthylammonium. — Iodure de tétréthylammonium. — Iodure de méthyléthylamylphénylammonium.

On voit, d'après ces quelques exemples, que le nombre des sels d'ammoniums composés est extrèmement considérable.

EFFETS DES SELS D'AMMONIUMS QUATERNAIRES.

L'iodure de méthylammonium est un sel d'un ammonium ou d'une amine primaire, parce qu'un seul atome d'hydrogène se trouve remplacé par un radical alcoolique ; l'iodure de diméthyl-ammonium est un sel d'ammonium secondaire ; l'iodure de triméthylammonium est un sel d'ammonium tertiaire ; enfin l'iodure de tétraméthylammonium est un sel d'ammonium quaternaire. Il en est de même des iodures de tétréthylammonium, de méthyléthylamylphénylammonium.

Une distinction capitale paraît exister entre les sels des ammoniums quaternaires et ceux des ammoniums ou *amines* tertiaires, secondaires ou primaires. Ainsi les premiers sont des substances dont les effets sont semblables à ceux du curare, comme il résulte d'expériences que j'ai faites sur les iodures de tétraméthylammonium et de tétramylammonium (1) (*Comptes rendus des séances de l'Acad. des sciences*, avril 1873).

Iodure de tétraméthylammonium. — Ce sel cristallise en prismes incolores, d'une saveur amère, peu solubles dans l'eau, qui n'en prend guère que le vingtième de son poids à la température ordinaire.

Après avoir injecté dans les veines, chez un chien, 2 grammes de chlorhydrate de triméthylamine dissous dans 40 grammes d'eau, et après n'avoir observé qu'un léger ralentissement de la circulation et un léger abaissement de la température, je voulus injecter chez un autre animal la même dose d'iodure de tétraméthylammonium. Mais à peine le quart de la solution aqueuse avait-elle pénétré dans le torrent circulatoire que l'animal s'agitait vivement, et que les mouvements respiratoires cessèrent presque aussitôt, en même temps que le corps éprouvait un tremblement fibrillaire. Le cœur, qui s'était accéléré au début, se ralentit considérablement; il ne bat plus qu'une fois toutes les cinq ou six secondes, puis il s'arrête complètement au bout de quatre à cinq minutes, longtemps après que les mouvements respiratoires ont cessé. Cette première expérience m'apprenait qu'il s'agissait d'une substance éminemment dangereuse, différant complètement de l'iodhydrate ou du chlorhydrate de triméthylamine.

Chez un autre chien de forte taille, j'injecte, à l'aide d'une seringue de Pravaz, sous la peau de la poitrine en cinq endroits différents, 25 centigrammes du même sel. En moins d'une minute, les battements cardiaques s'accélèrent, la respiration commence à devenir pénible ; l'animal a de la salivation, ses pupilles sont extrêmement dilatées. Un thermomètre qui, in-

(1) Les sels des amines primaires, secondaires et tertiaires sont des substances comparables, par leurs effets, à ceux des composés ammoniacaux ordinaires dont il a déjà été traité (page 88) et dont il sera question de nouveau parmi les poisons musculaires.

troduit à demeure dans le rectum, marquait 39°,2, indique bientôt 39°,4. L'animal est détaché, mais il ne peut plus se mouvoir, il fait de vains efforts pour se traîner sur le sol ; les membres postérieurs sont plus atteints que les membres antérieurs. Ce chien a conservé toute son intelligence ; il est sensible, car les piqûres font naître des mouvements dans les membres antérieurs, qui ne sont pas complètement paralysés sous l'influence de la dose injectée.

Ces symptômes sont, comme on le voit, tout à fait semblables à ceux que produit le curare. On remarque la persistance des battements cardiaques, alors que les mouvements volontaires ne peuvent plus s'effectuer, que la respiration est très pénible ; on remarque la dilatation énorme de la pupille, enfin l'élévation légère de la température animale. Pour mieux étudier les phénomènes, j'ai fait sur des grenouilles d'autres expériences, telles que les suivantes.

Deux grenouilles ont chacune une cuisse liée moins le nerf sciatique. Je leur injecte sous la peau du dos, à l'une cinq gouttes, à l'autre dix gouttes d'une solution concentrée d'iodure de tétraméthylammonium. L'empoisonnement commence au bout de deux à trois minutes : il n'est complet ou presque complet qu'au bout d'un quart d'heure à vingt minutes. A ce moment, l'excitation portée en un point quelconque du corps ne produit rien, excepté dans la patte préservée du poison. Si, par exemple, on pince les grenouilles, si on leur touche les yeux avec une baguette humectée d'acide acétique, rien ne se produit dans les parties empoisonnées ; les paupières ne se ferment pas, mais la patte qui n'a pas reçu de substance toxique, par suite de l'interruption de la circulation, se contracte plus ou moins vivement. La sensibilité existe donc, mais le mouvement se trouve aboli dans les parties atteintes par le poison. En excitant le nerf sciatique de la patte préservée de l'agent toxique, on provoque de vives contractions, tandis qu'en touchant le nerf de la patte empoisonnée on n'en provoque pas. Néanmoins les muscles de la partie du corps qui a reçu le poison se contractent sous l'influence de l'électricité appliquée directement sur eux.

Ces effets, ainsi que ceux qui ont été observés chez les chiens, prouvent : 1° que l'iodure de tétraméthylammonium est un poison énergique ; 2° qu'il paralyse les extrémités des nerfs moteurs ; 3° qu'il respecte la sensibilité et la contractilité musculaire. Or, ces résultats sont exactement ceux qu'on observe dans l'intoxication par le curare, d'après les belles recherches de Cl. Bernard.

Toutefois, lorsque les doses sont très fortes, la contractilité musculaire finit par s'éteindre. C'est pourquoi, au début, j'ai pu croire que le poison en question était un poison musculaire ; mais l'arrêt de la respiration, qui avait devancé l'arrêt du cœur chez les mammifères, m'a fait rejeter cette opinion. En effet, un poison musculaire agit surtout sur le cœur, qui se trouve atteint rapidement parce qu'il reçoit sans cesse le poison, et probablement parce que les fibres musculaires de cet organe sont dépourvues de myolemme, ce qui en facilite le contact avec les molécules toxiques.

Iodure de tétramylammonium. — Ce composé, qui est assez soluble dans l'eau bouillante, est presque insoluble dans l'eau froide. Aussi faut-il injecter chez les grenouilles au moins vingt gouttes d'une solution aqueuse saturée de ce sel à la température ordinaire pour amener la mort, qui arrive d'ailleurs d'une manière beaucoup plus lente sous l'influence de trois à quatre gouttes seulement d'une solution saturée de tétraméthylammonium à la même température.

Les symptômes sont du même ordre que ceux qui ont été signalés précédemment, de sorte que ce composé amylique est un poison paralyso-moteur, au même titre que le composé méthylique correspondant.

Ainsi les sels de tétraméthylammonium et de tétramylammonium, tels que leurs iodures :

$$\left.\begin{array}{l} CH^3 \\ CH^3 \\ CH^3 \\ CH^3 \end{array}\right\} AzI \qquad \text{et} \qquad \left.\begin{array}{l} C^5C^{11} \\ C^5H^{11} \\ C^5H^{11} \\ C^5H^{11} \end{array}\right\} AzI$$

sont des poisons actifs, tandis que le chlorhydrate de triméthylamine ou de triméthylammonium,

$$\left.\begin{array}{l} CH^3 \\ CH^3 \\ CH^3 \\ H \end{array}\right\} AzCl,$$

et probablement le chlorhydrate de triamylamine,

$$\left.\begin{array}{l} C^5H^{11} \\ C^5H^{11} \\ C^5H^{11} \\ H \end{array}\right\} AzCl \qquad ,$$

ne le sont pas. En effet, on peut administrer à l'homme le
chlorhydrate de triméthylamine à des doses aussi fortes que
celles des composés ammoniacaux ordinaires, et j'ai pu injecter
sans danger 2 gr. 5 de ce sel dans les veines chez un chien.
De plus, aux doses toxiques, il agit comme le chlorhydrate
d'ammoniaque, à la manière d'un poison musculaire.

Ce qui frappe dans ces résultats, c'est que la substitution
de CH^3 à un atome d'hydrogène transforme un composé peu
actif en un autre composé éminemment toxique agissant comme
le curare. Toutefois, ce fait ne doit pas étonner complètement,
car nous allons voir bientôt que les composés obtenus en traitant divers alcaloïdes par les iodures de méthyle, d'éthyle, etc.,
produisent des effets analogues à ceux du curare.

D'après l'exposé des symptômes produits par ces deux poisons, il est présumable que les sels de tétréthylammonium, de
tétrapropylammonium, de tétrabutylammonium et, sans doute,
ceux qui correspondent à d'autres alcools, produiront des
effets semblables à ceux des deux composés dont j'ai commencé
l'étude. S'il en est ainsi, j'aurai signalé un groupe nouveau et
nombreux de poisons curariques.

VI. — IODURE DE TÉTRÉTHYLPHOSPHONIUM.

L'hydrogène phosphoré PhH^3 peut s'écrire sous la forme
typique :

$$\left.\begin{array}{l} \text{H} \\ \text{H} \\ \text{H} \end{array}\right\} \text{Ph,}$$

comme l'ammoniaque AzH³ peut s'écrire

$$\left.\begin{array}{l} \text{H} \\ \text{H} \\ \text{H} \end{array}\right\} \text{Az.}$$

De même, le phosphonium

$$\left.\begin{array}{l} \text{H} \\ \text{H} \\ \text{H} \\ \text{H} \end{array}\right\} \text{Ph}$$

correspond à l'ammonium

$$\left.\begin{array}{l} \text{H} \\ \text{H} \\ \text{H} \\ \text{H} \end{array}\right\} \text{Az.}$$

Or, tandis que l'hydrate d'oxyde d'ammonium ne peut être isolé, on obtient assez facilement l'hydrate d'oxyde de phosphonium. Cette base est très soluble dans l'eau, déliquescente et amère. Elle se comporte, au point de vue chimique, comme les hydrates des ammoniums composés.

Parmi les sels qu'elle peut donner, un seul a été l'objet de quelques recherches faites, en 1868, par Vulpian. C'est l'*iodure de tétréthylphosphonium*, appelé encore *iodure de phosphéthylium*.

Cette substance est cristallisable, extrêmement déliquescente, soluble en toutes proportions dans l'eau et dans l'alcool, peu soluble dans l'éther. Pour l'obtenir, on prépare d'abord de la triéthylphosphine, en faisant agir le protochlorure de phosphore sur le zinc-éthyle, puis on traite la triéthylphosphine par l'iodure d'éthyle :

$$2\text{HhCl}^3 + 3\underbrace{(\text{C}^2\text{H}^5)^3\text{Zn}}_{\text{Zinc éthyle.}} = 3\text{ZnCl}^2 + 2\underbrace{\left[\begin{array}{l} \text{C}^2\text{H}^5 \\ \text{C}^2\text{H}^5 \\ \text{C}^2\text{H}^5 \end{array}\right\}\text{PH}}_{\text{Triéthylphosphine.}}\right].$$

$$\left.\begin{array}{l} \text{C}^2\text{H}^5 \\ \text{C}^2\text{H}^5 \\ \text{C}^2\text{H}^5 \end{array}\right\}\text{Ph} + \underbrace{\left.\begin{array}{l} \text{C}^2\text{H}^5 \\ \text{I} \end{array}\right\}}_{\text{Iodure d'éthyle.}} = \underbrace{\left.\begin{array}{l} \text{C}^2\text{H}^5 \\ \text{C}^2\text{H}^5 \\ \text{C}^2\text{H}^5 \\ \text{C}^2\text{H}^5 \end{array}\right\}\text{PHI.}}_{\substack{\text{Iodure de} \\ \text{tétréthylphosphonium.}}}$$

On voit que la composition de ce sel est analogue à celle des iodures de tétraméthylammonium et de tétramylammonium.

La même analogie se poursuit dans l'action de cette substance. En effet, Vulpian ayant injecté sous la peau d'une cuisse chez une grenouille une petite quantité d'iodure de tétréthylphosphonium (phosphéthylium) a observé des symptômes semblables à ceux que produisent les iodures de tétraméthylammonium et de tétramylammonium. Au bout de trois ou quatre minutes, l'animal éprouva des tressaillements dans les membres postérieurs, puis un affaiblissement considérable. Cette grenouille ne pouvait plus se retourner lorsqu'elle était mise sur le dos. Huit ou dix minutes après l'introduction de la substance toxique, les mouvements soit spontanés, soit réflexes, étaient impossibles. Les mouvements de l'appareil respiratoire et ceux des cœurs lymphatiques avaient déjà cessé, mais le cœur sanguin continuait de battre largement et assez lentement. L'excitation des nerfs sciatiques ne provoquait aucune contraction des muscles, bien que l'irritabilité musculaire fût partout conservée. L'animal se rétablit peu à peu.

L'iodure de tétréthylphosphonium appartient donc à l'ordre déjà nombreux des agents qui paralysent les nerfs moteurs. D'ailleurs, de même que le curare, cette substance peut être ingérée sans danger en assez grande quantité. Une dose de 1 gramme n'a produit, chez les chiens, que des nausées et des vomissements, et cela non d'une manière constante.

VII. — IODURE DE MERCURÉTHYLE

Administré à des chiens, à la dose journalière de 5 centigrammes, l'iodure de mercuréthyle a déterminé, au bout de quelques jours, des symptômes de paralysie débutant par les membres postérieurs. La mort survient lorsque la paralysie atteint les muscles respirateurs.

Des doses correspondantes d'iodure de mercure, administrées comparativement, ne produisent aucun effet appréciable.

VIII. - PRODUITS DE SUBSTITUTION DES RADICAUX ALCOO-
LIQUES A DIVERS ALCALOIDES

(ALCALOÏDES COMPOSÉS)

Lorsqu'on traite les divers alcaloïdes : conine, strychnine, brucine, morphine, thébaïne, nicotine, etc., par les iodures de méthyle, d'éthyle, d'amyle ou d'autres radicaux alcooliques, on obtient des composés nouveaux cristallisables, appelés iodures de méthyl-éthyl ou amylconium, strychnium, morphium, etc. Ces corps peuvent être considérés comme des ammoniums composés. Ainsi, la conicine $C^8H^{17}Az$ étant assimilée à une ammoniaque composée

$$\left.\begin{array}{c} C^4H^8 \\ C^4H^8 \\ H \end{array}\right\} Az,$$

dans laquelle deux atomes d'hydrogène sont remplacés par le radical C^4H^8, l'iodure d'éthylconium sera un sel d'ammonium composé ayant pour formule

$$\left.\begin{array}{c} C^4H^8 \\ C^4H^8 \\ C^2H^5 \\ H \end{array}\right\} AzI,$$

et provenant de l'union de l'acide iodhydrique et de l'éthylconine

$$\left.\begin{array}{c} C^4H^8 \\ C^4H^8 \\ C^2H^5 \end{array}\right\} Az.$$

De même, en traitant la strychnine par les éthers iodhydriques, on obtient des iodures d'éthyl- de méthyl- d'amyl-strychnium, d'où l'on peut retirer l'éthylstrychnine, la méthylstrychnine, l'amylstrychnine. Ces bases nouvelles se distinguent des alcaloïdes simples, non seulement par leur solubilité remarquable, comparativement à celle de ces derniers, mais par leur mode d'action sur l'organisme.

Schroff avait signalé, dans ces dernières années, une analogie d'action entre le curare et l'azotate de méthyl-strychnium.

En 1868, Crum Brown et Thomas Fraser (d'Édimbourg) expérimentèrent sur les dérivés méthylés de la strychnine et des alcaloïdes déjà énumérés; la même année, Jolyet et André Cahours, sur les iodures de méthyl- et d'éthyl-strychnium ; enfin, en 1869, Pelissard, sur l'éthyl- et le diéthyl- conium. Or il résulte de ces diverses recherches que toutes ces substances sont des agents paralysants comme le curare. On voit, par exemple, les dérivés méthylés de la strychnine posséder une action tout à fait différente de celle de l'alcaloïde ; et même, lorsque la dose est mortelle, on n'observe pas les symptômes de l'empoisonnement par la strychnine. Ils peuvent, comme le curare, être portés sans danger dans l'estomac à des doses considérables. Si l'on répète avec ces substances les expériences faites par Cl. Bernard avec le curare, on remarque une similitude complète entre les symptômes qu'elles déterminent et les effets produits par ce dernier. Ainsi, la contractilité musculaire persiste, mais les nerfs moteurs sont paralysés ; les mouvements respiratoires cessent bientôt ; enfin le cœur s'arrête le dernier. Si l'on intoxique un animal, en ayant soin de préserver du poison l'un des membres à l'aide d'une ligature des vaisseaux qui l'irriguent, et si l'on pince ensuite cet animal en un point quelconque du corps, on voit que la sensibilité n'est pas abolie, mais qu'elle se manifeste par des mouvements dans le membre préservé. *Les dérivés alcooliques des alcaloïdes sont donc des agents analogues au curare; ils abolissent les mouvements en paralysant les extrémités des nerfs moteurs ; ils respectent la sensibilité et l'irritabilité musculaire.*

Néanmoins, ces mêmes composés retiennent parfois quelquesunes des propriétés de l'alcaloïde primitif. Ainsi, d'après Crum Brown et Fraser, les dérivés de la morphine jouissent de propriétés hypnotiques très manifestes. Ces résultats dépendent du nombre des molécules de radicaux alcooliques qu'ils contiennent. Ainsi les sels d'éthylstrychnium possèdent encore quelques propriétés convulsivantes, ceux de diéthylstrychnium en possèdent moins, enfin ceux de triéthylstrychnium sont de véritables curares ; ils ne provoquent plus de convulsions. On peut suivre, de cette manière, le passage graduel d'une substance révélant des propriétés d'un certain ordre, à une autre substance qui en dérive, mais qui révèle cependant des propriétés d'un ordre tout différent.

DEUXIÈME ORDRE

EXCITATEURS RÉFLEXES OU SPINAUX.

Les substances qui ont la propriété d'exagérer le pouvoir réflexe sont : les *strychniques*, le *m'boundou* ou poison d'épreuve du Gabon, l'*oxygène comprimé*, enfin la *cantharidine*.

I. — STRYCHNIQUES.

Les *strychniques* sont représentés par la *strychnine*, la *brucine*, l'*igasurine* et les végétaux ou produits végétaux qui renferment ces alcaloïdes. Ce sont des poisons qui excitent au plus haut degré la sensibilité réflexe. Taylor en forme le groupe de ses *Neurotics spinal ;* Tardieu les range parmi ses poisons *névrosthéniques*.

Les végétaux qui contiennent les alcaloïdes précités appartiennent principalement aux genres *Strychnos* et *Ignatia* de la famille des Loganiacées.

Le genre STRYCHNOS est représenté par diverses espèces qui sont presque toutes éminemment toxiques.

Parmi les plus dangereuses, nous citerons :

1° Le *Strychnos nux vomica* (Vomiquier noix vomique), arbre de l'Inde et de la Cochinchine. Le fruit de cet arbre est de la dimension d'une orange (fig. 29) : il contient, au milieu d'une pulpe aqueuse, une quinzaine de graines auxquelles on a donné le nom de *noix vomiques*. Ces graines sont d'un jaune grisâtre, soyeuses, orbiculaires et aplaties. L'écorce de ce même arbre est appelée *fausse angusture*, parce qu'au début le commerce l'avait livrée mélangée avec l'*angusture vraie*, qui est l'écorce du *Galipea cusparia*, de la famille des rutacées, et constitue un médicament amer, inoffensif. La fausse angusture contient plus de brucine que de strychnine; la noix vomique renferme, au contraire, indépendamment de la brucine, une grande quantité de strychnine.

2° Le *S. colubrina* (vomiquier, bois de couleuvre); les *S. minor, ligustrina*, dont le bois renferme de la strychnine et de la brucine.

3° Les *S. toxifera* (vomiquier toxifère), *Castelnea* (vomiquier de Castelnau), *cogens* (vomiquier violent).

L'extrait préparé avec l'écorce de ces trois espèces entrerait, dit-on, dans la composition du curare, ce qui indiquerait qu'elles ne contiennent ni strychnine ni brucine.

Parmi les espèces peu dangereuses, ou même inoffensives, on cite le *S. potato-*

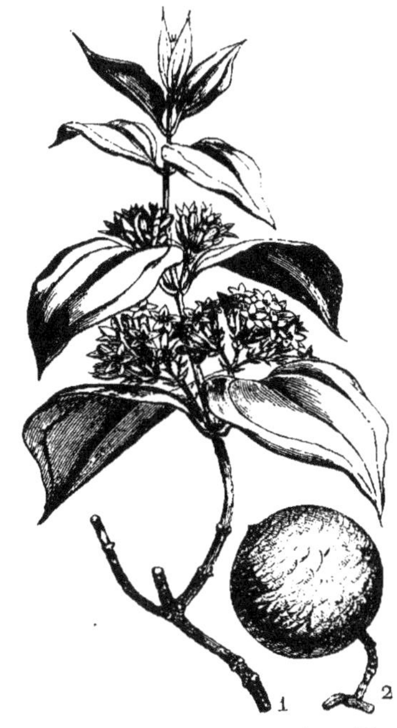

Fig. 29. — Vomiquier noix vomique (*Strychnos nux vomica*). — 1, rameau avec feuilles et fleurs; 2, fruit.

rum et le *S. pseudokina*. Ce dernier est un arbre tortueux du Brésil, dont l'écorce amère peut être employée comme fébrifuge. On ignore quel est le principe auquel est due l'amertume de cette écorce; on sait seulement que ce n'est ni la quinine ni la cinchonine. Peut-être s'y trouve-t-il des quantités très faibles de strychnine ou de brucine que Vauquelin, qui en a fait l'analyse, n'aurait pu découvrir.

La principale espèce du genre IGNATIA est l'*Ignatia amara*, ou *Strychnos Ignatii*, arbre assez élevé qui croît à Manille, et dont les fruits, qui ont la forme et les dimensions d'une grosse poire, renferment quinze à vingt graines opaques, anguleuses d'un côté, convexes et arrondies de l'autre côté. Ces graines

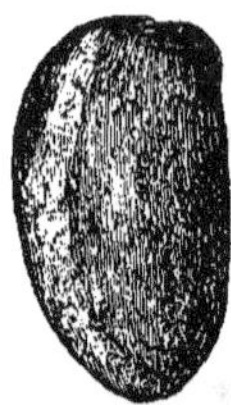 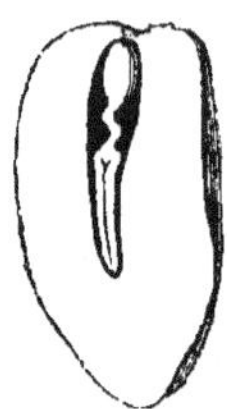

Fig. 30. — Fève de Saint-Ignace. Fig. 31. — Coupe de la même graine.

(fig. 30 et 31), appelées *fèves de Saint-Ignace*, renferment plus de strychnine que de brucine.

EFFETS TOXIQUES DES STRYCHNIQUES.

Nous traiterons successivement de l'action de la strychnine, de la brucine et de l'igasurine. Les données acquises serviront à nous rendre compte de l'intoxication produite par les parties végétales qui les fournissent, savoir : la noix vomique, l'écorce du vomiquier et la fève de Saint-Ignace.

a. — Strychnine.

La strychnine, $C^{21}H^{22}Az^2O^2$, a été isolée, en 1818, par Pelletier et Caventou. Elle cristallise en octaèdres ou en prismes quadratiques, terminés par des pyramides. Les cristaux en sont peu solubles dans l'alcool et dans l'éther, très peu solubles dans l'eau, qui n'en prend que 1/7000 à froid et 1/2500 à la température de l'ébullition. Elle est extrêmement amère ; une solution aqueuse qui n'en contient que 1/600,000 possède encore une saveur appréciable.

Les sels de strychnine sont cristallisables, solubles dans l'eau et doués d'une saveur très amère.

La quantité minima de strychnine capable d'amener la mort

chez l'adulte est de 1 centigramme et demi à 2 centigrammes.
Dans plusieurs cas mortels cités par Taylor, les doses avaient
été de 2 centigrammes et demi à 4 centigrammes. Chez les
enfants, 2 à 3 milligrammes de cette substance ont souvent
suffi pour anéantir la vie. Dans trois essais successifs faits sur
des chiens de taille ordinaire, sous la peau desquels j'avais
injecté 1 centigramme de chlorhydrate de strychnine, j'ai vu
la mort arriver au bout de quinze à trente minutes.

Le moment de l'apparition des symptômes varie davantage
suivant le mode d'administration que suivant la dose de la
substance toxique. Très rapide (en une à cinq minutes) après
l'injection dans le tissu cellulaire sous-cutané chez les chiens,
ou sous la peau chez les grenouilles, ils n'apparaissent qu'en
un quart d'heure à une demi-heure après l'ingestion de cristaux de strychnine ou d'une solution de cette base dans l'estomac vide chez les chiens et chez l'homme. Lorsque cet
organe est rempli d'aliments, le moment de l'apparition des
symptômes peut être légèrement retardé s'il s'agit d'un sel
soluble de strychnine ; mais il ne l'est guère s'il s'agit de la
strychnine en nature, parce que l'estomac se trouvant acide,
l'alcaloïde se dissout dans le suc gastrique, ce qui en favorise
l'absorption. Mais il est une circonstance qui peut retarder
considérablement l'empoisonnement, c'est le mélange de la
strychnine avec des matières grasses : ainsi, j'ai vu plusieurs
fois, chez des chiens dont on était obligé de se défaire, et
auxquels on avait donné parfois jusqu'à 50 centigrammes de
strychnine mélangée avec de l'axonge, les premiers accidents
ne se manifester qu'au bout d'une à deux heures, et la mort
n'arriver ainsi qu'en deux à trois heures.

Symptômes. — Les effets de la strychnine étant déjà très
marqués sur l'homme à la dose de 1 centigramme, nous supposerons en premier lieu que ce soit cette dose qui ait été ingérée à l'état de sulfate ou de chlorhydrate.

Une saveur amère se fait d'abord sentir à l'arrière-gorge,
mais elle n'est pas nauséeuse et ne provoque pas de vomisse-

ments. Puis, après un temps variable, un quart d'heure, une demi-heure par exemple, on éprouve un peu de malaise, d'inquiétude, un serrement dans les tempes et dans la nuque. Les muscles de cette dernière région, et bientôt, ou en même temps, ceux des mâchoires, se contractent en dehors de la volonté. Il se manifeste une surexcitation aux moindres impressions; des secousses convulsives et rapides comme l'éclair se produisent dans les membres, puis tous les muscles de la vie animale participent à ces convulsions. Les muscles du larynx et de l'œsophage, ceux du pénis, se contractent; de sorte qu'il survient de la difficulté dans la parole et dans la déglutition, ainsi que des érections parfois très incommodes. Si le sujet est impressionnable et jeune, il se révèle un commencement d'attaques terribles semblables à celles du tétanos, avec cette différence que, chez l'individu strychnisé, elles alternent avec des périodes de calme complet.

Pendant que les effets de la strychnine se font sentir, l'intelligence demeure intacte. Si la dose est faible, et si le sujet prend le médicament pour la première fois, l'époque de l'apparition des effets physiologiques est retardée; mais, lorsqu'on prend la strychnine à des doses assez fortes et depuis plusieurs jours, les effets d'une nouvelle ingestion du médicament se manifestent rapidement, en dix minutes, par exemple; il survient de légères secousses convulsives, des fourmillements, une démangeaison parfois assez incommode pour qu'on soit obligé de renoncer au traitement.

Lorsque la dose ingérée est toxique, les convulsions tétaniques deviennent formidables. Il se produit de l'opisthotonos; le corps est tellement rigide qu'il pourrait être soulevé à l'une de ses extrémités comme d'une seule pièce. La respiration est abolie par suite de la contraction des muscles dilatateurs de la poitrine ; les battements cardiaques se ralentissent ; il se produit de la cyanose, par suite de la stase du sang ; *la pupille se dilate.* Les patients sont en proie à d'horribles souffrances qu'ils éprouvent dans les membres. Ces souffrances leur font pousser

des cris, mais il leur est souvent impossible de les manifester par
suite de l'aphonie due à la rigidité des muscles du larynx. Les
attaques convulsives cessent au bout d'une demi-minute à une
minute ; la respiration s'effectue alors ; le cœur, qui était presque arrêté, recommence à battre ; mais bientôt une autre attaque se déclare, soit spontanément, soit au moindre bruit, au
moindre attouchement. Par exemple, en frappant le sol sur
lequel repose un animal intoxiqué, les convulsions reparaissent instantanément. Elles deviennent de plus en plus terribles. Enfin la mort arrive au milieu de l'une d'elles, plus formidable que les précédentes, ou plutôt ayant une durée plus
longue, en général une demi-heure à une heure après le début
de l'empoisonnement.

Lorsque la terminaison ne doit pas être funeste, les accidents
se modèrent peu à peu. On peut même dire que tout danger
d'une issue fatale est passé au bout de deux à trois heures, à
moins que la substance toxique n'ait été ingérée mélangée
avec un corps gras qui retarde l'apparition des symptômes.
Mais les sujets éprouvent de temps en temps des convulsions ;
ils sont très excitables, en même temps qu'ils sont extrêmement fatigués. La guérison n'est, en général, complète qu'au
bout d'un septénaire ou un peu plus. Dans l'intervalle, il existe
de la raideur, des douleurs dans les membres, des troubles de
la vue, parfois de la diarrhée. Ce dernier symptôme, qui ne se
manifeste que rarement dans la période aiguë de l'intoxication,
ne doit pas nous étonner lorsqu'il apparaît après que cette
période s'est écoulée ; nous savons, en effet, que la strychnine
est parfois administrée à dose thérapeutique pour vaincre la
constipation.

L'étude des effets de la strychnine chez les grenouilles, —
animaux qui meurent moins rapidement que les mammifères,
parce que la respiration cutanée peut suppléer chez elles à la
respiration pulmonaire, — démontre que cette substance est
excitatrice du pouvoir réflexe, c'est-à-dire de cette puissance
qui réside dans la moelle épinière et qui donne lieu à des

mouvements sans participation de la volonté. Si, par exemple, chez un animal à sang froid, décapité ou non, on injecte de la strychnine, on voit se manifester des convulsions générales ; mais, si l'on coupe les racines antérieures ou les racines postérieures des nerfs qui partent de la moelle épinière, on voit les convulsions cesser dans les muscles auxquels ces nerfs aboutissent. Par conséqnent, *la substance toxique n'agit ni sur les muscles ni sur les nerfs moteurs eux-mêmes ; la sensibilité réflexe se trouve seule exaltée.*

Lésions anatomiques. — Presque aussitôt après la mort, survient une rigidité cadavérique extrêmement remarquable, avec flexion des doigts et voussure de la plante des pieds. Les articulations sont dans un état tel qu'on peut parfois maintenir le cadavre horizontalement en le soulevant par les membres inférieurs. La rigidité persiste longtemps, quelquefois plusieurs jours et même plusieurs semaines jusqu'à deux mois, à moins que la chaleur et l'humidité ne viennent hâter la putréfaction. On l'a vue néanmoins disparaître après trente-six heures. La surface du corps présente souvent des taches rouges.

Le tube digestif n'offre en général aucune lésion lorsque l'empoisonnement a eu lieu par la strychnine ; mais souvent la muqueuse stomacale et la muqueuse intestinale présentent de la rougeur, lorsque l'empoisonnement est la suite de l'ingestion de la poudre de noix vomique. Cette poudre adhère si fortement aux parois du canal gastro-intestinal que, suivant la remarque de Christison, on ne peut la retirer de l'estomac à l'aide de la pompe gastrique. D'ailleurs Coze a toujours observé la rougeur de la muqueuse intestinale chez les chevaux qu'il avait intoxiqués par la noix vomique ; ce qui, toutefois, n'a pas été observé par Husemann chez les lapins, sans doute parce que l'estomac de ces animaux n'étant jamais vide, les substances ingérées arrivent toujours mélangées aux aliments dans le canal intestinal.

Le cœur est tantôt rempli de sang, surtout dans ses cavités

droites, tantôt vide ou presque vide. Ces résultats opposés tiennent au genre de mort. Si la vie a cessé sous l'influence d'une asphyxie rapide, le cœur est rempli de sang ; si la mort a été à la fois le résultat de l'asphyxie et d'un épuisement nerveux considérable, qui a déterminé l'arrêt du cœur en même temps que la respiration ne s'effectuait plus, on conçoit que cet organe ne contienne pas ou ne renferme qu'une petite quantité de ce liquide.

Le sang est fluide; tantôt il est plus sombre que d'ordinaire, tantôt la coloration en est normale. Les poumons sont parfois sains; le plus souvent ils sont congestionnés à un degré variable.

Les altérations les plus remarquables sont celles qui ont été signalées du côté des méninges. L'arachnoïde, en particulier, est fortement hypérémiée. Des hémorrhagies peuvent exister entre cette membrane et la pie-mère, et même entre la dure-mère spinale et les vertèbres. Cette congestion est du même ordre que celle qu'on observe souvent à la périphérie du corps, par exemple au cuir chevelu, dont l'incision donne lieu parfois à un abondant écoulement sanguin. Quant aux lésions de la substance nerveuse du cerveau et de la moelle épinière, elles ont été exagérées. Sans doute la moelle a pu être trouvée ramollie comme dans l'obsservation de Blumenhard qui sera citée plus loin, elle peut contenir des extravasations sanguines considérables; mais, le plus souvent, d'après Schrœder van der Kolk et Ekker, il ne s'agit que d'extravasations légères, visibles seulement au microscope.

D'un autre côté, Vulpian ayant examiné avec soin le système nerveux d'une grenouille qui avait eu, pendant plus d'un mois (du 20 décembre au 23 janvier 1867), des convulsions produites par l'introduction de quelques cristaux de chlorhydrate de strychnine sous la peau d'une jambe, et était morte au bout de ce temps, a constaté une intégrité complète de la moelle épinière et des nerfs. Les substances grises, aussi bien que la substance blanche de la moelle, les cellules nerveuses, avaient conservé leurs caractères normaux. Les vaisseaux de la substance grise étaient remplis d'une grande quantité de sang, mais les parois en étaient saines. On n'observa des lésions que du côté des fibres musculaires. Ainsi, à côté de faisceaux pris à l'état sain se trouvaient d'autres faisceaux dont le contenu était comme brisé, morcelé et ne présentait plus l'aspect strié; il n'y avait pas de granulations graisseuses dans ces faisceaux; il n'y avait pas non plus de multiplication des noyaux du sarcolemme.

Mécanisme de la mort produite par la strychnine. — Jacubowitsch, puis Roudanowsky ont émis une opinion d'après laquelle la mort causée par divers poisons violents, notamment par la strychnine, serait due à des lésions profondes des centres nerveux, telles que rupture des prolongements des cellules, rupture de celles-ci. Mais cette théorie est en opposition avec les résultats observés, dans le cas de la strychnine, par Vulpian qui fut d'ailleurs l'un des premiers à la réfuter.

Tardieu, de son côté, se fondant sur un fait bien connu, observé par Cl. Bernard et par tous les expérimentateurs qui se sont occupés de la question, savoir, que les grenouilles, dont la respiration pulmonaire peut être suppléée par la respiration cutanée, meurent sous l'influence de la strychnine administrée à dose suffisante, a rejeté l'opinion d'après laquelle la mort a lieu par asphyxie chez l'homme et chez les animaux à sang chaud dont la respiration pulmonaire est active. Pour lui, l'homme ne meurt pas asphyxié sous l'influence d'une contracture permanente des muscles dilatateurs de la poitrine; il meurt comme les animaux à sang froid que j'ai cités en premier lieu.

Mais une étude attentive des symptômes démontre bientôt l'exagération dans laquelle cet auteur est tombé. Voici comment les choses se passent.

Quand on a administré à un animal une quantité de strychnine suffisante pour amener la mort, par exemple, lorsqu'on a injecté sous la peau, chez un chien, 1 centigramme seulement de chlorhydrate de cette base, il survient des attaques convulsives de plus en plus formidables, pendant lesquelles l'animal ne respire plus; ses pupilles sont dilatées, les muqueuses oculaire et buccale cyanosées. Il succombe au milieu de l'une de ces convulsions dont la durée est plus considérable que celle des convulsions précédentes. Au milieu de cet état, le cœur, dont les battements deviennent de plus en plus faibles, finit par s'arrêter. L'animal meurt asphyxié dans le sens le plus juste qu'il soit possible d'admettre. Les moments de calme, intermédiaires aux convulsions, sont dus à l'épuisement nerveux produit par l'agent excitable, car un effort violent appelle le repos. Il en est ici comme dans le cas d'un nerf qu'on fatigue par l'électricité; il s'épuise bientôt, de sorte qu'il faut le laisser au repos pendant un certain temps pour qu'il soit de nouveau excitable.

Si, au lieu d'expérimenter sur un animal à sang chaud, on opère sur une grenouille, on observe, après un temps d'une durée variable suivant la dose du poison, un genre de mort différent. Lorsque les doses sont modérées, cet animal éprouve des convulsions; mais, comme la respiration pulmonaire n'est pas nécessaire chez la grenouille pour entretenir la vie, elle survit par suite de l'élimination graduelle de la substance toxique, surtout lorsqu'on la met dans de l'eau, ou bien elle finit par mourir, son système nerveux se trouvant épuisé par l'excitation réflexe considérable à laquelle il a été soumis. Lorsque les doses sont excessives, on n'observe pas, ou bien on observe très peu de convulsions.

Ce résultat étonne ceux qui ne sont pas familiarisés avec la méthode expérimentale, car il semblerait que les convulsions devraient être horribles, tandis que c'est le contraire qui arrive; souvent même on ne peut les provoquer en soumettant l'animal à des excitants mécaniques ou physiques. D'autres animaux tels que les hirudinées meurent également, bien qu'elles n'aient pas de moelle épinière. Mais il faut des doses plus fortes du poison strychnique pour les faire succomber. Il en est de même de divers invertébrés tels que les crustacés, par exemple les crabes, les palémons, que F. Papillon et moi, dans des recherches faites au laboratoire de Concarneau, nous avons vus mourir difficilement et toujours infiniment moins vite que les poissons se trouvant placés dans les mêmes conditions. Ces derniers ont des convulsions parfois remarquables. Les zoophytes supportent encore mieux les effets de la strychnine. Ainsi les anémones éprouvent des alternatives de contraction et de dilatation et cessent difficilement de vivre.

Ces faits prouvent que la strychnine n'est pas seulement un poison exaltant le pouvoir réflexe qui réside dans la moelle épinière chez les vertébrés, mais qu'elle agit également sur le système nerveux chez les invertébrés. Toutefois, son action sur la moelle épinière chez les animaux supérieurs est ce qui domine la scène.

En résumé : l'homme et les animaux dont la respiration pulmonaire est active meurent asphyxiés dans l'intoxication par la strychnine ; les animaux vertébrés (tels que les batraciens), dont la respiration cutanée est active, ainsi que les invertébrés, meurent par épuisement du système nerveux.

b. — Brucine.

Cette base, $C^{23}H^{26}Az^2O^4$, se présente tantôt en lamelles, tantôt en prismes droits à base rhombe. Elle est huit fois plus soluble que la strychnine dans l'eau froide et cinq fois plus dans l'eau bouillante. Mais la brucine se distingue de cette dernière surtout par sa grande solubilité dans l'alcool, et par la coloration rouge de sang qu'elle prend au contact de l'acide azotique. Son amertume est moins grande, moins métallique et un peu moins insupportable que celle de la strychnine. Elle donne des sels solubles et cristallisables.

Action de la brucine. — Les effets de cet alcaloïde, qui a été étudié par Magendie, Andral, Bouchardat et Bricheteau, se rapprochent de ceux de la strychnine, mais ils s'en éloignent en ce qu'ils sont moins intenses et moins généraux.

La brucine serait douze fois moins active que la strychnine d'après Magendie, et vingt-quatre fois moins d'après Andral. Aux doses inférieures à 10 centigrammes, elle ne produirait que de légers fourmillements dans les membres ; des démangeaisons et, parfois, une céphalalgie passagère. Lorsque les doses dépassent 10 centigrammes, elles peuvent produire des secousses électriques excessivement rapides, capables de faire perdre l'équilibre pendant la station verticale. On a vu, chez un hémiplégique qui avait pris 65 centigrammes de brucine, survenir des mouvements assez forts pour faire craindre de le voir jeté hors du lit. Ayant injecté 20 centigrammes de brucine dissoute dans l'acide chlorhydrique, chez un chien de forte taille, cet animal n'eut, pendant deux heures, que des soubresauts, néanmoins il succomba dans les convulsions au bout de trois heures.

L'intelligence n'est pas troublée, mais le sommeil disparaît parfois. Enfin, la vue s'obscurcit légèrement et la lecture devient bientôt fatigante.

Non seulement les effets de la brucine diffèrent de ceux de la strychnine par leur intensité, ils en différeraient également par une généralisation beaucoup moins grande. Ainsi, d'après Lepelletier, les muscles du pharynx, de l'œsophage, les muscles masticateurs, ainsi que ceux qui érigent le pénis, qui se contracturent sous l'influence de la strychnine, ne seraient pas influencés par la brucine, de sorte que la voix, la mastication et la déglutition ne seraient pas gênées. Mais, dans des expériences faites avec Peyri, nous avons très manifestement observé chez des chiens la contracture des muscles du pharynx ; en faisant crier ces animaux, nous avons pu nous convaincre qu'ils ne pouvaient plus pousser qu'un cri tout à fait rauque. Enfin, nous ajouterons que l'action de la brucine n'est pas aussi persistante que celle de la strychnine ; elle ne se prolonge jamais au delà de trois jours, tandis que l'action de la strychnine dure plus longtemps.

c. — Igasurine.

L'igasurine, $C^{22}H^{26}Az^2O^4$, a été découverte par Desnoix dans les eaux mères qui avaient laissé déposer la strychnine et la brucine extraites de la noix vomique. Elle a été étudiée ensuite par Schützenberger.

Cette base est très soluble dans l'alcool et assez soluble dans l'eau, puisqu'il suffit de 200 parties d'eau froide et de 100 parties d'eau bouillante pour la dissoudre. L'igasurine se colore en rouge sous l'influence de l'acide azotique et donne des sels amers solubles et cristallisables.

D'après les expériences faites sur les animaux par Desnoix et L. Soubeiran, l'igasurine produit des effets en tout semblables à ceux de la strychnine. Elle est plus active que la brucine.

On doit administrer immédiatement des *vomitifs énergiques*, tels que le sulfate de zinc, le sulfate de cuivre, ou recourir à *la pompe gastrique*. L'ingestion des vomitifs est facile tant que les convulsions ne se sont pas manifestées ; elle devient difficile dans le cas contraire. Il faut alors les introduire dans l'estomac à l'aide d'une sonde œsophagienne.

Après ces premiers soins, il faut recourir aux antidotes de la strychnine. Parmi ces antidotes, trois principaux ont été conseillés : le *tanin*, le *chlore* et l'*iode*.

Le *tanin*, proposé d'abord par Guibourt et par Ludicke, serait, d'après les expériences de Kurzak sur les animaux, un excellent antidote de la strychnine, lors même que les vomissements n'auraient pas eu lieu. Mais il faut l'administrer à des doses 20 à 25 fois plus fortes que celles de la substance toxique, parce qu'une certaine quantité se trouve absorbée par l'estomac; d'un autre côté, il faut éviter d'administrer en même temps des substances renfermant des acides organiques qui dissoudraient le précipité, le tannate du strychnine. Au lieu de tanin en nature, on peut prescrire une décoction de noix de galle ou simplement d'écorce de chêne, le thé et le café. Le *chlore*, qui a été proposé par Dumas, donne lieu, dans une solution de strychnine, à un précipité blanc de trichlorostrychnine qui est complètement insoluble dans l'eau et dans les acides, par conséquent dans l'acide du suc gastrique. Toutefois, s'il est vrai que l'eau de chlore soit utile, d'après les expériences de Boudet sur des chiens qui avaient reçu 15 grammes de noix vomique, la guérison n'arrive pas lorsque les vomissements n'ont pas eu lieu, parce que la quantité de chlore contenue dans cette eau n'est pas suffisante pour neutraliser la strychnine. L'*iodure de potassium ioduré* précipite la strychnine ainsi que la plupart des alcaloïdes, comme on le sait. L'expérience ne s'est pas prononcée au sujet de l'efficacité de cet agent.

Lorsque le poison a pénétré dans la profondeur de l'organisme, lorsqu'il produit des convulsions, on conseille divers moyens, tels que la *saignée*, les *affusions d'eau froide* sur la tête et la nuque, le malade étant placé dans un bain chaud, les *ventouses*, les *sinapismes*, etc. ; enfin l'administration de substances médicamenteuses réputées antagonistes de la strychnine.

Dans les expériences faites par Vierordt, la saignée a retardé le moment de l'apparition des convulsions. Ce moyen agit sans doute par la soustraction d'une certaine quantité du poison avec 'e sang, mais il n'a guère paru amener la guérison. Les affusions d'eau froide sur la tête et la nuque peuvent modérer la congestion encéphalique; il en est de même des bains chauds et des révulsifs. La chaleur semblerait d'ailleurs avoir un autre effet, celui de modérer les convulsions; car, chez les grenouilles strychnisées placées dans de l'eau à 37 degrés, ces symptômes ne se manifestent pas.

Au sujet des substances médicamenteuses qu'on a administrées dans le but de neutraliser les effets toxiques de la strychnine lorsqu'elle a pénétré dans l'organisme, je renverrai à ce que j'ai dit de l'*antagonisme*, et j'ajouterai des détails touchant les effets des principaux agents qu'on a voulu opposer à ce poison.

Antagonisme de la strychnine et de diverses substances médicamenteuses. — Les substances qu'on a administrées dans le but de détruire les effets de la strychnine sont très nombreuses. Parfois l'empirisme seul a présidé au choix de ces agents : mais, le plus souvent, on s'est adressé à ceux dont l'action semblait opposée sinon dans son principe, du moins dans ses résultats, à celle que produit la strychnine. Nous trouvons, parmi ces agents : 1° des *modérateurs réflexes*, tels que le chloroforme, le chloral administré convenablement, l'éther, les bromures, l'opium : ce sont les plus rationnels et les plus efficaces ; 2° des *paralyso-moteurs*, tels que le curare, la fève du Calabar : ce sont des agents dont l'emploi n'est pas rationnel et qui ne peuvent être efficaces, comme nous le verrons bientôt, puisqu'ils n'agissent pas sur le système réflexe ; 3° des *névromusculaires*, tels que la belladone, la nicotine, dont l'emploi n'est guère plus rationnel que celui des paralyso-moteurs.

Strychnine et chloroforme. — Le chloroforme aurait été employé avec succès d'abord par le docteur Part, dans l'intoxication par la strychnine ; mais, dans quelques-uns des cas où ce médicament fut prescrit, on avait également employé d'autres moyens, tels que les vomitifs. Dans un autre cas heureux, Jervit (de Boston) avait recouru exclusivement aux inhalations de cet anesthésique. Enfin Dresbach (de l'Ohio), ayant administré à l'intérieur le chloroforme à la dose de 8 grammes environ, vingt minutes après l'ingestion de 15 centigrammes de strychnine, aurait vu survenir, un quart d'heure après, un soulagement marqué, bientôt suivi d'une guérison rapide.

Gallard, qui rapporte ces faits, entreprit bientôt des expériences où malheureusement le chloroforme se montra moins efficace. Des lapins et des chiens, sous la peau desquels il avait injecté 1 à 3 milligrammes de strychnine, n'éprouvèrent pas de convulsions pendant qu'ils étaient soumis à l'influence du chloroforme qui conjura d'une manière évidente les accidents, mais ils n'en succombèrent pas moins. Toutefois, en lisant les expériences de Gallard, on se trouve autorisé à présumer que la mort ne serait pas arrivée si le chloroforme avait été administré d'une manière continue, de manière à maintenir l'animal dans la résolution, au lieu d'attendre de nouvelles attaques convulsives pour faire inhaler cet anesthésique.

Afin de nous éclairer sur cette question, le docteur Amiard-Fortinière et moi nous avons fait sur les grenouilles des expériences telles que les suivantes :

Nous avons injecté sous la peau, chez des grenouilles, tantôt un quart de milligramme, tantôt un demi-milligramme de strychnine. Ces doses ne sont pas mortelles, en général, chez ces animaux, qui éliminent peu à peu le poison, surtout lorsqu'on les met dans un peu d'eau qu'on a soin de renouveler. Après les injections, nous avons soumis quelques-unes de ces grenouilles à l'action des vapeurs de chloroforme sous une cloche tubulée. Celles qui furent soumises dès le début, et d'une manière persistante, à l'influence anesthésique, restèrent dans un calme complet ; celles qui furent soumises temporairement à cette influence eurent des convulsions qu'on faisait disparaître aussitôt en les remettant sous la cloche contenant des vapeurs de chloroforme. Enfin les autres grenouilles n'ayant reçu que de la strychnine servaient de témoins. Or, nous observâmes deux faits principaux : le premier, c'est que les grenouilles à la fois strychnisées et chloroformisées succombèrent presque toutes, tandis que les grenouilles simplement strychnisées continuèrent de vivre. Après avoir eu de fortes convulsions et après être restées très excitables pendant un à deux jours, ces dernières étaient complètement rétablies le troisième jour.

Le second fait, que nous croyons n'avoir pas encore été signalé, est le suivant : tandis que, chez toutes les grenouilles que nous avions strychnisées, le membre qui avait reçu le chlorhydrate de strychnine n'était jamais contracturé d'une manière permanente et ne présentait pas de différence appréciable avec celui qui n'avait pas reçu directement la substance toxique, chez les grenouilles soumises à l'action du chloroforme la cuisse sous la peau de laquelle on avait injecté de la strychnine était au contraire bosselée et dure comme de la pierre ; la patte tout entière était contracturée, étendue, rigide d'une manière permanente.

Ainsi, dans nos expériences, le chloroforme s'est montré l'antagoniste du symptôme convulsion; mais, bien que la strychnine eût été injectée à dose non toxique, la mort est néanmoins arrivée après qu'on eut cessé l'emploi de l'agent anesthésique. On ne peut dire que les grenouilles ont succombé à l'action seule du chloroforme, car elles n'ont cessé de vivre que plusieurs heures souvent après qu'elles n'étaient plus soumises à l'influence de cet agent. En résumé : le chloroforme empêche les convulsions que produit la strychnine ; *l'antagonisme des symptômes* existe, mais *l'antagonisme toxique* n'existe pas, puisque, administrées ensemble, ces deux substances ont fait périr des animaux qu'elles n'auraient pas fait succomber étant administrées séparément. Pour expliquer ce résultat, on peut admettre que la dépression produite sur le système nerveux réflexe par le chloroforme vient s'ajouter à l'épuisement que produit la strychnine, d'après ce que nous avons dit précédemment; de sorte que la puissance nerveuse disparaît sous l'influence de ces agents administrés simultanément à des doses qui, si elles étaient appliquées séparément à l'organisme, ne seraient pas mortelles. Néanmoins, les grenouilles à la fois strychnisées et chloroformisées n'ont pas toutes succombé; celles qui avaient été anesthésiées très peu de temps ont continué de vivre. D'un autre côté, le chloroforme a été employé parfois avec avantage dans le tétanos. On comprend dès lors qu'il soit rationnel de prescrire cet agent dans l'empoisonnement par la strychnine ; mais nos expériences indiquent qu'il faut user de précautions et qu'il serait sans doute préférable d'administrer ce médicament à l'intérieur, attendu qu'il agit alors moins comme anesthésique que comme antispasmodique.

Strychnine et chloral. — On admet généralement que le chloral se dédouble, au contact du bicarbonate de soude contenu dans le sang, en chloroforme et en formiate de soude. On sait de plus que le formiate de soude est brûlé dans l'organisme et transformé en bicarbonate de soude, de sorte qu'après l'administration du chloral il ne se trouve à un moment donné dans l'économie que du chloroforme.

D'après ces données, le chloral doit agir comme le chloroforme, c'est-à-dire modérer, sinon supprimer les convulsions. De fait, il résulte des expériences d'Arnauld sur les lapins, que la strychnine ne produit pas de convulsions chez ces animaux tant qu'ils sont sous l'influence du chloral, mais que les convulsions apparaissent dès que le nouvel hypnotique n'est plus administré. En un mot, le chloral peut suspendre l'action de la strychnine.

On est allé plus loin. Liebreich a annoncé que non seulement le chloral était l'antagoniste de la strychnine, mais que celle-ci était l'antagoniste du chloral, de sorte qu'il y aurait opposition complète entre les effets de ces deux substances. Or, si la première proposition est admissible, comme l'expérience l'a démontré, la seconde ne l'est que comme les expériences d'Arnauld et d'Oré le démontrent également, et comme on aurait pu le prévoir en étudiant attentivement l'action du chloral. Administré à faible dose, le chloral se transforme en totalité en chloroforme dans l'organisme des animaux à sang chaud, et seulement pendant l'été chez les grenouilles; administré à haute dose, en une fois, une partie seulement se transforme en chloroforme, l'autre reste chloral et s'élimine en nature. Le chloral est donc un agent à double effet; il agit comme le chloroforme dans le premier cas et, dans le second cas, lorsqu'il reste identique avec lui-même, il produit l'action qui lui est propre. Or cette action consiste en une irritation, une excitation remarquables, analogues à celle du bromal d'après mes recherches, excitation qui ne peut qu'accroître celle que produit la strychnine. La strychnine ne peut donc être l'antidote du chloral employé à haute dose, tandis que le chloral employé à faible dose peut être utile dans l'intoxication par la strychnine.

Strychnine et éther. — Quelques expériences que j'ai faites avec Amiard-Fortinière prouvent que l'éther empêche, de même que le chloroforme, les convulsions strychniques, et qu'il présente sur celui-ci un avantage.

Nous avons injecté, chez trois grenouilles, à chacune un quart de milligramme de strychnine sous la peau d'une cuisse; puis, deux d'entre elles ont été soumises à l'action de la vapeur d'éther répandu sur une éponge placée avec ces grenouilles sous un entonnoir de verre. Les convulsions ont été empêchées par l'anesthésique, mais elles apparaissaient quelques minutes après que les grenouilles étaient retirées de dessous l'entonnoir. On pouvait les faire disparaître de nouveau par l'éther, soit en soumettant les grenouilles aux vapeurs de cet agent, soit en les mettant dans de l'eau où l'on en avait versé quelques gouttes. Ces épreuves furent répétées plusieurs fois de suite. Mais ce qu'il y eut de remarquable, c'est que les cuisses sous la peau desquelles on avait injecté de la strychnine ne devinrent jamais bosselées ni aussi dures que la pierre, comme chez les grenouilles strychnisées et soumises à l'action du chloroforme. De plus, une d'entre elles était revenue à l'état normal vingt-quatre heures plus tard, comme celle qui n'avait pas été soumise aux influences anesthésiques; l'autre était morte le lendemain, mais elle avait été exposée très longtemps aux vapeurs d'éther.

Ainsi nous avions la démonstration que l'action simultanée de l'éther et de la strychnine était moins dangereuse que l'action simultanée de la strychnine et du chloroforme. C'est donc l'éther qu'il faudrait, d'après ces résultats, employer au lieu du chloroforme dans l'empoisonnement par la strychnine.

Strychnine et bromure de potassium. — Le bromure de potassium est un médicament névro-musculaire : comme bromure, il agit sur le système nerveux réflexe qu'il modère;

comme sel de potassium, il diminue la contractilité musculaire lorsqu'il est employé à haute dose. Cet agent se présentait donc comme un antidote de la strychnine à cause de son action sur le système nerveux.

Or, en injectant de la strychnine dans un membre chez une grenouille et du bromure de potassium dans un autre membre, Saison a observé, d'une part, des convulsions et de la roideur dans la patte strychnisée; d'autre part, l'absence de convulsions et le relâchement dans celle qui avait reçu le bromure. Après l'injection d'un mélange des solutions de strychnine et de bromure de potassium, les convulsions devinrent faibles; la durée en fut abrégée, et les animaux vécurent plus longtemps. Mais la mort n'en arriva pas moins lorsque les doses de chacune de ces substances étaient considérables; de sorte qu'il nous semble encore impossible d'attribuer à ces deux agents un antagonisme réel, d'où résulterait l'équilibre de l'organisme. Il est probable que l'action dépressive du bromure s'est ajoutée à celle que produit la strychnine; de sorte que les choses se sont passées comme dans l'administration simultanée de la strychnine et du chloroforme. D'un autre côté, les sels de potassium étant des poisons musculaires, le relâchement observé dans le membre qui avait reçu du bromure de potassium n'était pas dû à un état normal, mais à une paralysie musculaire.

Cependant l'observation II, rapportée plus loin, semble démontrer l'utilité de ce sel dans l'intoxication par la strychnine. Elle n'en démontre pas l'efficacité, car le malade a eu des vomissements, et l'on pourrait arguer de ce fait la possibilité de la guérison sans bromure. Néanmoins, elle suffit pour engager à prescrire ce médicament. Au lieu du bromure de potassium, je conseillerais, dans cette circonstance, l'emploi du bromure de sodium qui, d'après mes recherches, est un agent simplement modérateur du système réflexe, n'ayant pour ainsi dire aucun effet sur le système musculaire.

Strychnine et curare. — Le curare produisant une paralysie générale des mouvements volontaires s'offrait naturellement à l'esprit pour annihiler les convulsions strychniques. Suivant Alvaro-Reynoso, Virchow aurait fait de nombreuses expériences, dans le but de savoir si cette substance et la strychnine ne seraient pas antidotes l'une de l'autre, mais il ne serait arrivé à aucun résultat. Harley, au contraire, expérimentant sur des grenouilles, conclut que le curare avait la propriété de neutraliser l'action de la strychnine sur l'organisme animal. Mais les doses de strychnine employées étaient très faibles. D'un autre côté, Vulpian ayant répété les expériences de Harley, est arrivé le plus souvent à des résultats contraires à ceux de l'expérimentateur anglais. Enfin Pelikan est plus explicite. Il dit que : « lorsque le curare a été absorbé à une dose suffisante pour produire la mort, il ne peut être question d'antidote. Que la *strychnine peut provoquer les phénomènes qui lui sont caractéristiques, seulement dans le cas où la dose de curare a été insuffisante* ».

Mais Vella, de Turin, est venu appuyer les idées émises par Harley. Suivant l'expérimentateur italien, il y aurait antagonisme marqué entre les effets de ces deux substances, parce qu'en les mélangeant on en ferait disparaître les effets toxiques. Le curare pourrait détruire complètement les effets d'une dose de strychnine qui serait mortelle injectée seule, soit dans l'estomac, soit dans les veines. Vella recommande, dans la pratique, de faire très lentement, et à petites doses, les injections successives du curare, car si l'on voulait arrêter, par l'acte même de l'injection, l'accès tétanique, l'animal pourrait succomber à l'action du curare.

Que penser de ces opinions et de ces résultats contradictoires? Pour nous la question est bien simple et se trouve dès aujourd'hui complètement résolue.

En effet, la strychnine est un poison qui agit sur la moelle épinière ; le curare, comme nous l'avons appris, est un poison qui agit sur la plaque terminale des nerfs moteurs qu'il paralysie. La résultante de leurs effets ne peut donc être nulle, puisque ces mêmes effets ne s'exercent pas sur les mêmes éléments anatomiques. Ainsi : 1° la strychnine ne peut, en aucune façon, ramener les mouvements chez un animal curarisé, pas plus qu'elle ne peut produire de convulsions dans un membre dont les nerfs sont séparés de la moelle épinière ; 2° le curare empêche les convulsions produites par la strychnine ; mais la mort n'en arrive pas moins, parce qu'il place l'animal dans des conditions telles qu'il se trouve privé de son système nerveux moteur. Aussi la résultante des effets de la strychnine et du curare n'est-elle pas l'état normal, mais la suppression des symptômes propres à la strychnine qui se trouvent remplacés par une paralysie absolue. En d'autres termes, il n'y a qu'un antagonisme *apparent*, non un antagonisme *réel*.

Strychnine et fève du Calabar. — Presque aussitôt que les physiologistes eurent connaissance des propriétés de la fève du Calabar, on se demanda quelles étaient les substances dont ce nouvel agent pouvait être l'antagoniste et, réciproquement, celles qui pouvaient en neutraliser les effets.

On pensa d'adord à la strychnine. Fraser (d'Édimbourg), dont le nom se rattache si intimement à l'étude de la fève du Calabar, avait d'ailleurs admis d'abord que cette dernière exerçait une action paralysante sur la moelle épinière, et il avait cité une expérience où la strychnine semblait en avoir neutralisé les effets. Depuis, divers auteurs tels que Nunneley, Vée, Eben Watson, ont publié des expériences qui, en général, sont venues appuyer l'opinion que les effets spasmodiques de la strychnine pouvaient être modérés par l'action paralysante de l'*ésérine*, qui est le principe actif de la fève du Calabar. Mais Fraser luimême reconnaît que ces expériences sont insuffisantes pour décider si les effets mortels de la strychnine et de la fève du Calabar peuvent être empêchés par l'action physiologique de l'une ou de l'autre de ces substances.

Il ne peut d'ailleurs exister un antagonisme véritable entre la fève du Calabar et la strychnine. En effet, le premier de ces agents n'est pas, comme le pensait Fraser, un médicament ni un poison de la moelle épinière, mais un paralyso-moteur qu'il faut ranger à côté du curare, bien qu'il en diffère par l'action qu'il exerce sur la pupille, action qui d'ailleurs n'est manifeste que lorsque l'ésérine ou l'extrait de la fève a été introduite dans l'œil. Il peut donc se faire que les muscles ne puissent se contracter chez un sujet strychnisé, mais la réciproque ne peut avoir lieu, c'est-à-dire que la strychnine ne ramènera pas les mouvements chez un sujet calabarisé.

Ainsi la strychnine n'est pas un antagoniste véritable de la fève du Calabar administrée à dose toxique, ni celle-ci ne peut être un antagoniste véritable de la strychnine.

Strychnine et opium. — Dès 1820, Jules Cloquet avait administré l'opium à haute dose (60 centigrammes en deux jours) à un homme qui s'était empoisonné avec la noix vomique. Les accès convulsifs avaient cédé, mais la mort n'en était pas moins arrivée le troisième jour. Un peu plus tard, Pelletier et Caventou, dans leurs recherches sur l'action de la strychnine qu'ils venaient de découvrir, avaient cru reconnaître, d'après les résultats de quelques expériences faites sur des lapins, que la morphine et l'opium étaient des antagonistes de la strychnine. En effet 30 centigrammes de morphine, ou 60 centigrammes d'extrait gommeux d'opium, ayant été administrés à des lapins en même temps que 1 cgr. 25 de strychnine (dose toxique), ces animaux n'avaient pas succombé. Mais des expériences plus récentes de Gallard, faites sur des grenouilles, des lapins et un chien ne donnèrent aucun résultat favorable. Dans quelques conditions que l'expérimentateur se fût placé, quelles que fussent les doses avec lesquelles il avait opéré, jamais il n'obtint avec la morphine ni guérison ni amendement appréciable, jamais il ne trouva que cette substance fût capable de neutraliser l'action toxique de la strychnine.

Strychnine et nicotine. — Les premières données relatives à l'antagonisme présumé entre ces deux substances sont dues à Haughton. Il paraîtrait d'un autre côté que, chez les Indiens, on conjure les effets de la noix vomique à l'aide d'une infusion de tabac. Si l'on se rappelle en outre que le tabac a été employé parfois avec succès dans le tétanos, au dire de Trousseau et Pidoux, on serait tenté d'admettre que la nicotine pût devenir un médicament utile dans l'empoisonnement par la strychnine. Mais existe-t-il un antagonisme réel entre ces deux agents? Une observation de Johnston (*Union méd.*, 1872) dans laquelle la strychnine n'avait certainement pas été ingérée à dose toxique d'après la marche des symptômes, et où la nicotine fut prescrite, ne peut guère contribuer à résoudre la question. D'ailleurs, quelques expériences faites par F. Papillon et par moi nous ont démontré que la nicotine pouvait empêcher complètement les convulsions, mais que la mort n'en arrivait pas moins, et peut-être plus vite que sous l'influence de chacune de ces substances administrées séparément, lorsque les doses en étaient toxiques. En effet, la nicotine, poison névro-musculaire, excite les systèmes nerveux et musculaire, surtout les nerfs et les fibres de la vie végétative, puis elle les paralyse ainsi que les nerfs moteurs et les fibres striées, de sorte qu'à l'épuisement nerveux qui succède aux convulsions strychniques s'ajoute l'épuisement produit par la nicotine.

Pour résumer le *traitement* de l'intoxication par la strychnine, nous dirons qu'après avoir provoqué les *vomissements* et administré du *tanin* comme antidote, on prescrira un agent modérateur réflexe tel que le *bromure de potassium*, l'*éther*, le *chloroforme*, ou mieux le *chloral* à l'intérieur, puis l'*alcool* qui produit des effets diurétiques et, par conséquent, favorise l'élimination du poison. On recourra aux courants continus descendants. En même temps, on aura soin de soustraire le patient aux causes d'excitation, telles que le bruit, une lumière trop vive. Il est bon de le faire séjourner dans une chambre obscure ou peu éclairée.

RECHERCHE DES ALCALOIDES DES STRYCHNOS.

Méthode de Stas modifiée. — On peut adopter soit la méthode de Stas, telle qu'elle a été présentée par ce chimiste, soit cette méthode modifiée par Rodgers et Girdword.

Les matières suspectes, c'est-à-dire le contenu du tube digestif, cet organe ainsi que le foie, le sang, sont épuisés par l'acide chlorhydrique étendu; on filtre ensuite, on évapore à siccité au bain-marie puis le résidu est traité par l'alcool. Le soluté alcoolique est évaporé à son tour, et le nouveau résidu est repris par l'eau. La liqueur obtenue est traitée par l'ammoniaque qui isole les alcaloïdes, puis on l'agite avec le chloroforme qui s'empare de ces alcaloïdes. Le chloroforme, décanté à l'aide d'une pipette, étant évaporé, laisse ces bases à l'état impur. Pour les purifier, on les traite par l'acide sulfurique concentré qui charbonne les matières étrangères, mais n'altère pas les alcaloïdes avec lesquels il se combine. On verse, comme précédemment, de l'ammoniaque, puis on agite avec le chloroforme qui, étant recueilli et évaporé, laisse cette fois les alcaloïdes à l'état pur.

Méthode de Graham et de W. Hofmann. — Cette méthode a été appliquée à la recherche de la strychnine dans la bière.

On sait que le noir animal possède la propriété de fixer un grand nombre de substances qu'on peut lui enlever ensuite à l'aide de dissolvants appropriés. C'est sur ce fait que repose la méthode en question. Dans le cas de la bière, Graham et Hofmann ajoutaient à ce liquide 30 grammes de noir animal par litre, agitaient la masse de temps à autre et séparaient le charbon au bout de vingt-quatre heures. Ce charbon était ensuite lavé avec l'eau, puis épuisé par l'alcool à 90 degrés, qui lui enlevait la strychnine.

Cette méthode pourrait être employée avec avantage pour la recherche des alcaloïdes des strychnos dans les urines.

Il reste ensuite à caractériser ces alcaloïdes. Or la strychnine, étant beaucoup moins soluble que la brucine et l'igasurine dans l'alcool, se dépose facilement par l'évaporation ménagée de ce dissolvant, tandis que les deux dernières bases restent dissoutes. La strychnine, traitée par l'acide sulfurique et le bichromate de potasse ou l'acide plombique, ou le bioxyde de manganèse, produit une belle coloration violette, qui disparaît ensuite en passant au rouge et au jaune.

Observations.

I. — *Empoisonnement par 30 centigrammes de strychnine. — Vomissement; traitement par le bromure de potassium; guérison.*

Un fermier, qui s'était procuré de la strychnine pour tuer des rats, en avala, par mégarde, 5 grains (30 centigrammes), dans la soirée du 14 novembre 1870. Aussitôt qu'il l'eut prise, il alla se coucher et dormit pendant deux heures, puis il se réveilla tout troublé, et avec le pressentiment qu'il allait lui arriver quelque chose d'extraordinaire. En effet, il déclara bientôt des douleurs abdominales; les membres furent agités de secousses avec violentes convulsions tétaniques, et il se produisit de l'opisthotonos. Comme le malade était très sujet à l'intempérance, ses amis pensèrent que ces accidents étaient dus à l'alcool, et ils lui administrèrent de l'élixir d'opium qu'il avait l'habitude de prendre pour calmer le tremblement et l'insomnie auxquels il était exposé. Ce remède ayant procuré du calme, on en donna six cuillerées à thé dans l'espace de deux heures. Des nausées et des vomissements se produisirent, puis le malade se trouva mieux, et demeura tranquille pendant deux ou trois heures. Au bout de ce temps, les douleurs et les spasmes ayant reparu, il but de l'eau abondamment, afin de provoquer de nouveau des vomissements qui avaient déjà procuré une amélioration si prononcée.

Il continua ainsi jusqu'au lendemain 15, à cinq heures du matin, à boire de l'eau froide et à vomir, et de temps en temps il éprouvait de violentes convulsions tétaniques. A ce moment, le papier qui avait renfermé la strychnine ayant été découvert, on fit mander immédiatement le docteur Hewlett. A l'arrivée de ce dernier, le malade avait conservé toute son intelligence, mais il était incapable de mouvoir ses membres; sa tête était fortement renversée en arrière, et la moindre tentative faite pour le déplacer, l'entrée d'une personne dans sa chambre, ou le mouvement de fermer la porte, suffisaient pour déterminer des secousses violentes et très douloureuses. La déglutition étant encore possible, le docteur Hewlett administra, comme dernière ressource, 90 grains (5 grammes 40 centigrammes) de bromure de potassium chaque demi-heure. Vingt minutes après l'ingestion de cette première dose, on remarqua un mieux sensible qui continua, de sorte que, au bout de deux heures, le malade fut capable de remuer les bras. On ne donna plus alors le bromure qu'à la dose de 1 drachme (3 grammes 90 centigrammes) par heure; mais les secousses convulsives s'étant reproduites avec une grande intensité, on en fit prendre chaque quart d'heure une dose. Après quatre doses, c'est-à-dire après une heure, on constata une nouvelle amélioration, et le remède fut ingéré à dose plus faible, à des intervalles variant d'une demi-heure à deux heures, selon les circonstances, pendant la journée et la nuit suivante. Vingt-six heures après qu'eut commencé l'administration du bromure de potassium, le malade put marcher quoiqu'il ressentît, par instant, de légères secousses. La santé se rétablit. (*The British and foreign medico-chirurgical Review*, july 1871, et *Union médicale*, 1872.)

II. — *Empoisonnement par 4 centigrammes de strychnine. — Mort.*

A.F..., âgée de 13 ans, avait été reçue, le 17 septembre 1845, à l'infirmerie royale de Glascow, pour être traitée d'un eczéma de la tête, dont elle fut guérie. Le 27 du même mois, à 5 heures et demie du soir, elle va au lit d'une paralytique, lui prend, par un mode d'amusement fou, trois pilules de strychnine de un quart de grain chaque, qui avaient été ordonnées pour trois jours, et les avale. Vingt minutes après, sensation étrange dans la tête, suivie immédiatement de convulsions. L'élève de garde, arrivé aussitôt, la trouve dans l'état suivant : bras étendus et rigides; contraction de tous les muscles du corps; tronc fortement plié en arrière, formant de ce côté une concavité considérable; pupille à l'état naturel; pouls à peine perceptible à cause de la rigidité musculaire; battements cardiaques forts; face animée, lèvres livides; respiration rapide et difficile, mais le larynx est tout à fait libre; spasmes très manifestes du diaphragme; accès de convulsions générales se succédant continuellement avec des intervalles de quelques minutes; intelligence intacte; physionomie effrayée; anxiété exprimant le désir du soulagement.

L'élève, ignorant la cause des convulsions, pratique de suite à l'artère temporale une saignée de 120 grammes (6 onces), applique des lotions froides sur la tête et des sinapismes aux membres. Dix minutes après l'apparition des symptômes, la paralytique dit que les accidents pourraient bien dépendre des pilules que l'enfant avait avalées. Alors l'élève donne immédiatement 1 scrup. (environ 1 gram.) de sulfate de zinc et ensuite de grandes quantités d'eau chaude que l'enfant boit largement, et l'on titille le pharynx avec la barbe d'une plume. Des vomissements peu abondants ne se déclarent qu'au bout d'un quart d'heure; l'opisthotonos et les contractions musculaires générales continuent avec plus d'intensité. Pendant les efforts inutiles de vomissements, la rigidité musculaire cède tout à coup, les contractions spasmodiques se dissipent, les battements du cœur deviennent insensibles, et la respiration s'éteint. La face qui, dès le commencement de l'attaque, avait été injectée et profondément rouge, devient graduellement pâle. On couche la malade; elle semble revenir légèrement, sa poitrine se dilate lentement, et son cœur bat faiblement et à de longs intervalles. La coloration de la face reparaît aussi un peu; mais, à l'exception de quelques mouvements musculaires, il ne survient pas de nouveaux spasmes. Les pupilles sont dilatées, les yeux fixes, tournés en haut. On applique la pompe gastrique sans effet. Peu de temps après, la respiration cesse de nouveau, les battements du cœur s'éteignent, la face se décolore jusqu'au cou. On essaye, mais sans succès, la respiration artificielle, ainsi que le galvanisme sur les nerfs phréniques. La malade succombe à 6 heures 3/4, ou un peu plus d'une heure après l'ingestion du poison, et trois quarts d'heure environ après la manifestation des effets toxiques.

Autopsie 24 heures après la mort. — Face calme; abdomen tympanisé; beaucoup de taches livides sur les parties déclives; rigidité cadavérique modérée; doigts et pouces livides, mi-fléchis, fermes, un peu élastiques. Les téguments de la partie chevelue de la tête saignent abondamment à mesure qu'on les incise. Le cerveau et les méninges sont à l'état normal, si ce n'est l'arachnoïde et le plexus choroïde qui sont turgescents; moelle épinière saine, les enveloppes en sont injectées; poumons congestionnés de sang veineux. Les muscles sont tout à fait rigides. Le ventricule droit est aplati, vide, mince; le gauche affaissé pareillement et vide. Les oreillettes sont dans le même état que les ventricules. L'estomac contient des aliments à moitié digérés; la muqueuse en est pâle, mais saine. Les autres viscères sont dans l'état normal. (James Watson, *Annales de toxicologie.*)

III. — *Empoisonnement par 2 grammes de strychnine. — Mort.*

Un étudiant en pharmacie, adonné à la boisson, sortant d'une salle de danse où il avait beaucoup dansé et beaucoup bu, se couche et avale aussitôt 2 grammes de strychnine en dissolution dans l'alcool. Un quart d'heure après environ, le docteur Theinhardt, le trouvant tranquille dans son lit, la peau, le pouls et la respiration à l'état normal, ne voulait pas croire à un empoisonnement, malgré toutes les assurances données par le malade. Cependant il survient bientôt des contractions de tous les muscles; la respiration s'accélère et il y a des convulsions par accès, qui, ayant bientôt cessé, permettent d'administrer un vomitif, lequel est sans effet. Au bout de quelques minutes, nouvel accès plus fort que le premier, accompagné de fortes secousses de tout le corps et d'un opisthotonos prononcé. Bientôt surviennent un troisième et un quatrième accès, pendant lesquels le malade pousse de véritables hurlements, et, une demi-heure après, il meurt.

Lors de l'autopsie, le cadavre était rigide, dur au toucher comme du bois et légèrement recourbé sur lui-même. La langue, les gencives et les lèvres étaient violacées, ainsi que les doigts et les orteils, qui étaient en outre fortement rétractés. (*Journ. de chim. méd.*, 1846.)

IV. — *Empoisonnement par 2 grammes de strychnine. — Mort.*

Un jeune homme de dix-sept ans, bien portant, en proie à un chagrin profond, monte dans sa chambre immédiatement après un repas, avale environ la moitié d'une solution contenant 4 grammes de strychnine pure, et boit ensuite un verre de vin et d'eau acidulée. Bientôt après, angoisses, agitation extrême. Il avoue sa faute et demande du secours en marchant à grands pas dans l'appartement. On lui donne 20 centigrammes d'émétique dans du lait. Il n'y a qu'un petit vomissement d'une seule gorgée. Un quart d'heure après, le médecin le trouve couché sur le dos, immobile, roide, la tête en arrière, n'ayant de libre que les extrémités supérieures, et continuellement sollicité à se tourner sur le côté droit. Figure pâle, décomposée; chaleur normale; pouls fréquent, serré. Sa connaissance est complète; sa voix, claire, s'arrête par moments et se précipite ensuite. Il peut ouvrir la bouche et avaler jusqu'à un certain point. Peu à peu le trismus augmente, la mâchoire inférieure se rapproche de plus en plus de la supérieure, la respiration devient irrégulière, intermittente, courte, le pouls petit, fréquent, serré. Nouvelle administration de tartre stibié, titillation de la luette. Point de vomissements, augmentation du trismus. On donne la teinture d'iode, l'acétate de morphine sans effets. Les accidents s'aggravent de plus en plus, tout le corps est pris de secousses et de tremblements convulsifs, auxquels succède un véritable accès d'opisthotonos. Le corps, sans être trop courbé en arrière, est soulevé pour ainsi dire d'une seule pièce, et lancé à une certaine hauteur au-dessus du lit. Le trismus est porté au plus haut degré, sans que les muscles de la face, et notamment les muscles des lèvres, soient tirés comme dans le spasme clonique, le tétanos traumatique. Le malade ne répond que par sons inarticulés ; mais on voit qu'il conserve son intelligence.

Les extrémités supérieures, libres jusqu'alors, se croisent convulsivement sur sa poitrine. L'avant-bras se raidit sur le bras. La roideur des extrémités inférieures devient plus marquée. Les pieds se contractent de manière que la plante est tournée en dedans. La roideur tétanique s'accroit toujours ; la respiration devient de plus en plus oppressée, se suspend momentanément ; les battements du cœur et des artères sont de plus en plus irréguliers et moins sensibles. La peau devient bleuâtre, de pâle qu'elle était. Les capillaires cutanés se remplissent de sang veineux. La figure est bouffie et d'un bleu violet : les lèvres prennent une teinte foncée ; le cou et les veines jugulaires se tuméfient ; les yeux sont saillants, fixes, tournés à droite ; les pupilles dilatées, immobiles ; les conjonctives injectées. Enfin il y a cessation des mouvements des lèvres, perte complète de connaissance, véritable état de mort apparente, avec les caractères de l'apoplexie portée au plus haut degré, et immobilité complète de tout le corps. Les bras se desserrent et retombent de leur propre poids sur les côtés du corps ; le spasme de la mâchoire cesse ; la bouche s'entr'ouvre, il survient une inspiration lente et profonde ; les battements du cœur et des artères redeviennent sensibles, et le malade, à la fin de ces accès, semble se réveiller d'un profond assoupissement, reprend peu à peu la faculté de tous ses sens, surtout de la vision ; la parole et la déglutition se rétablissent. La peau devient moins foncée, sans cependant devenir pâle comme avant l'accès : les mouvements musculaires volontaires restent arrêtés, quoique cependant à un degré moindre que pendant l'accès. Le corps, surtout le tronc et les extrémités, conservent leur position immobile, et la rétraction en arrière. Toutes les autres fonctions et facultés restent imparfaites, les membres supérieurs seulement reprennent leurs mouvements volontaires.

On profite de cette rémission incomplète pour provoquer des vomissements, mais inutilement. On essaye, à l'aide d'une sonde en gomme élastique introduite par les narines dans l'estomac, d'y injecter et d'en repomper les liquides. On administre de nouveau 25 milligrammes d'acétate de morphine : mais il s'est à peine écoulé un quart d'heure, qu'un second accès tétanique, plus formidable que le premier, se manifeste de nouveau, accompagné d'accidents imminents d'apoplexie et de suffocation, de perte complète de connaissance et de la suspension apparente des phénomènes de la vie. Nouvelle rémission suivie d'un accès en tout semblable aux deux premiers, à la suite duquel le malade revient encore à lui. On introduit, avec la plus grande difficulté, par la bouche la pompe aspirante de Weis dans l'estomac, et on injecte et retire une grande quantité de liquide ; mais il y a un resserrement si considérable des mâchoires qu'un morceau de bois placé entre les dents est écrasé ; enfin il survint un quatrième accès qui emporte le malade. On essaye, comme dernière ressource, l'ouverture de la veine médiane du bras gauche ; après le premier jet, par lequel la veine se vide de tout le sang qu'elle contient, on peut, en pressant ce vaisseau, en exprimer une suite de petites bulles gazeuses, du volume d'un pois à celui d'une cerise, qui se montrent à l'ouverture de la veine à la suite de chaque pression. Une heure un quart après l'ingestion du poison le malade a cessé de vivre.

Autopsie 25 *heures après la mort.* — Malgré la température élevée, pas de traces de décomposition. Surface cutanée d'un bleu foncé comme dans les derniers instants de la vie; pupilles à l'état normal; abdomen tendu, ferme, mais non tuméfié; raideur extraordinaire de tout le corps et de chaque muscle en particulier, principalement de ceux des extrémités inférieures; pieds spasmodiquement contournés. Les muscles du dos offrent la même raideur, et cependant, palpés entre les doigts, ils sont mous, friables; la couleur en est brune foncée, analogue à celle de la viande fumée. Il s'écoule du rachis à peu près un kilogramme d'un sang épais, noir foncé, visqueux, non coagulé, qui tache les mains d'une manière presque ineffaçable. Les plexus veineux, surtout le postérieur, en haut, entre la quatrième cervicale et la quatrième dorsale, et plus bas, entre la dixième dorsale et la quatrième lombaire, sont gorgés d'un sang foncé liquide, et forment des réseaux dont quelques vaisseaux ont la grosseur d'une plume de corbeau. Les vaisseaux de la pie-mère, en cet endroit, sont également engorgés. Au-dessus de cette membrane existait, surtout à la région cervicale, un épanchement de sérosité remarquable. La moelle, coupée transversalement, est ramollie à sa partie supérieure et même réduite en bouillie en quelques endroits; plus bas, et en se rapprochant de la queue de cheval, elle devient par degrés plus dure. Les cordons nerveux de la queue de cheval sont entremêlés de veines dilatées, et le tissu cellulaire aponévrotique épicrânien tellement relâché et gorgé de sang, que l'aponévrose s'enlève d'une seule pièce; la cavité crânienne offre un état pléthorique très prononcé. Les veines de la dure-mère et de la pie-mère, toute la masse cérébrale, étaient tellement gorgées de sang, que la substance corticale avait acquis une couleur bleuâtre; la substance grise, surtout au pont de Varole, offrait le même aspect.

Poumons sains, dilatés par l'air et contenant peu de sang ; cœur flasque, les cavités droite et gauche, ainsi que les gros vaisseaux, sont vides; à peine peut-on trouver un peu de sang dans la veine cave inférieure pour l'analyser. Langue, cavités buccale et pharyngienne sans traces d'irritation ni d'inflammation. Estomac gonflé et rempli encore d'aliments. Aucun vestige de strychnine. La muqueuse est injectée, surtout vers le cardia et le fond de l'organe. Coloration rouge de l'intestin grêle comme dans le travail de la digestion ; foie volumineux et gorgé de sang ; vésicule biliaire vide. Les autres viscères du bas-ventre sont exsangues.

Les aliments et le sang se sont conservés pendant trois jours sans altération. L'absence de putréfaction, vingt-cinq heures après la mort, dans les plus fortes chaleurs, offre quelque chose de remarquable. (BLUMENHARD, *Gaz. méd.*, 1837.)

V. — *Empoisonnement par la strychnine.* — *Guérison par des inhalations de chloroforme.*

Un homme, voulant s'empoisonner, absorba 3 grains de strychnine. Une heure après, violentes convulsions, accès tétaniques toutes les deux minutes. On lui fait respirer du chloroforme pendant une demi-heure ; à peine cesse-t-on les inhalations pendant cinq minutes, les convulsions tétaniques reparaissent et se prolongent pendant une minute environ ; le malade se refroidit et le pouls est à peine perceptible. Lorsque ce dernier est un peu relevé, on recommence les inhalations de chloroforme et on les continue, avec intermittence, pendant plusieurs heures, on administre en même temps toutes les deux heures dix gouttes de teinture d'aconit. Vers 6 heures du soir, cinq heures après l'empoisonnement, les secousses deviennent plus faibles, on cesse les inhalations ; mais les convulsions se manifestent de nouveau, à des intervalles irréguliers : une soif intense, le plus léger mouvement de déglutition, provoquent brusquement de violents accès tétaniques ; on administre de nouveau le chloroforme pendant une demi-heure environ. Les convulsions disparaissent graduellement, et le malade se trouve le lendemain dans un état satisfaisant. Il reste faible pendant deux ou trois jours et reprend ses occupations le quatrième jour. (*Gazette médicale* de Turin, 1872.)

II. — M'BOUNDOU

POISON D'ÉPREUVE DU GABON.

Le *m'boundou* est un arbuste qui paraît appartenir à la famille des Loganiacées et qu'on rencontre au Gabon, notamment au cap Lopez, sur les bords de la rivière Como et de l'Ogo-Waï.

Cet arbuste, appelé encore *Icaja*, *Akazga*, atteint une hauteur de 2 à 3 mètres, a une racine pivotante dont le diamètre au collet ne dépasse guère 3 centimètres et dont la longueur est de 50 à 70 centimètres. Une écorce mince, rougeâtre, recouvre cette racine dont le bois est blanchâtre et résistant.

C'est l'écorce qui est la partie la plus active du m'boundou. L'infusion aqueuse et l'infusion alcoolique de cette écorce précipitent en jaune par l'acide phospho-molybdique, en brun marron par l'iodure de potassium ioduré. Elles renferment, par conséquent, une ou plusieurs substances organiques de nature basique. Fraser a pu en extraire un alcaloïde auquel il a proposé de donner le nom peu euphonique d'*akazgine*.

Le poison d'épreuve du Gabon a été étudié d'abord par Pécholier et Saint-Pierre, en 1867, puis par Fraser (d'Édimbourg), enfin par Peyri et par moi, dans un travail fait en commun (*Comptes rendus de l'Académie des sciences*, 1870), et exposé avec plus de détails par mon ami dans sa thèse inaugurale (1). Nous nous sommes servis, dans nos recherches, de racines arrachées par Peyri, sur un sol humide, dans le voisinage de la rivière Gomo, à 30 lieues environ dans l'intérieur des terres.

Emploi du m'boundou au Gabon. — Le fétichisme est la religion des habitants de ce pays sauvage. Pour eux, la nature ne joue aucun rôle dans les événements de la vie ; toute maladie est l'œuvre d'un ensorcellement ou d'un esprit outragé. Par suite, la seule médication est la punition du prétendu coupable. Les prêtres ou féticheurs sont les médecins naturels. Ces prêtres, qu'on appelle *ogangas*, sont des personnages redoutés. Lors-

(1) PEYRI, *Recherches sur les effets toxiques du m'boundou* (*poison d'épreuve du Gabon*). Thèse de Paris, 1870.

qu'ils sont appelés près d'un malade, ils commencent d'abord par l'exorciser, s'ils jugent le cas peu grave, ils ne manquent pas de prédire le succès que doit avoir cette opération ; mais, si la maladie est sérieuse, ils demandent à réfléchir ; ils ne veulent rien entreprendre qui puisse compromettre leur prestige. Au dernier moment, ils ne craignent pas d'annoncer que le malade a été ensorcelé ou empoisonné et qu'ils se chargent de faire connaître le coupable. Voici, d'après le capitaine Vignon, la scène pleine de sauvagerie qui se passe alors.

Le jour même de l'enterrement, dès que la nuit est venue, la population se réunit dans la maison mortuaire, éclairée avec des torches. Le féticheur se place au milieu de l'assemblée. A un signal donné, tous les assistants se mettent à chanter au son du tam-tam ; seul le féticheur danse. Ces exercices durent jusque vers le milieu de la nuit. A ce moment, le féticheur ordonne d'éteindre les lumières, et, dans l'obscurité, il invoque les esprits et les prie de lui révéler le coupable. Ces conjurations terminées, les lumières renaissent, les chants et les danses reprennent jusqu'au jour.

Le féticheur tire alors de dessous son vêtement la peau d'un petit animal nommé *éninca*, fait avec cette dépouille le tour de l'assemblée et, la laissant tomber aux pieds de la victime qu'il a choisie d'avance, il dit en nommant le malheureux à haute voix : « Voilà l'empoisonneur. »

Si c'est un esclave, et c'est habituellement sur cette classe que tombe le verdict fatal, il est immédiatement saisi et dirigé vers les habitations lointaines, pour y subir la peine de son crime. Attaché à un arbre, il est tué à coups de couteau, ou bien on le livre aux *Boulous*, qui le brûlent vivant.

Si c'est un homme libre, l'accusation portée contre lui est insuffisante, il a une épreuve à subir. C'est le féticheur qui prépare le breuvage d'épreuve. Pour cela il s'enferme seul dans une case ; les profanes ne doivent pas assister à l'opération. Il fait macérer dans l'eau une certaine quantité d'écorce de racine de m'boundou préalablement râpée. Il obtient ainsi une liqueur rouge dont la couleur est d'autant plus foncée qu'elle contient plus de poison. Lorsqu'il juge que cette liqueur a acquis une force suffisante, il s'avance au milieu du village et fait venir l'accusé. Il lui donne le poison, que celui-ci avale d'un trait. Les effets ne tardent pas à se produire ; c'est l'affaire de quelques minutes. Alors un des assistants prend un bâton et le tient horizontalement à deux pieds environ au-dessus du sol. L'accusé doit enjamber ce léger obstacle. S'il y réussit, il est proclamé innocent ; mais, dans le cas contraire, sa culpabilité n'est douteuse pour personne. On n'administre jamais le m'boundou à dose assez forte pour déterminer la mort. Le malheureux accusé, après avoir enduré de cruelles souffrances, se rétablit, mais il doit s'attendre à expier bientôt la peine de son crime. Comme les esclaves, il est tué à coups de couteau, ou brûlé vivant. Sur les bords de la rivière Como, on les livre à la tribu anthropophage des Fans. (GRIFFON DU BELLAY, *le Tour du monde*, 1865 et PEYRI, *loc. cit.*)

Un vieux féticheur du nom d'Olanga-Condou, pour accroître son crédit, avala, devant une nombreuse assemblée, une tasse pleine du breuvage d'épreuve. Au bout de cinq minutes, le poison produisit déjà son effet. L'homme commença à chanceler, ses yeux s'injectèrent de sang, ses membres se contractèrent convulsivement, sa langue s'épaissit, mais il se manifesta d'autres symptômes qui firent pressentir que le poison ne serait pas mortel. Tous ses mouvements étaient ceux d'un homme ivre, et il se mit à tenir les propos les plus désordonnés, si bien qu'on s'imagina que l'inspiration lui arrivait. On lui demanda alors s'il n'y avait pas un homme qui avait tenté d'empoisonner Quenguéza. A cette question plusieurs fois répétée, il répondit : « Oui, il y a quelqu'un qui a voulu ensorceler le roi. » On en vint ensuite à lui demander : « Qui ? » Mais en ce moment, par bonheur, le pauvre diable était incapable d'articuler une parole raisonnable ; il balbutia je ne sais quel jargon inintelligible et, tout de suite après, la cérémonie fut terminée.

Pendant tout le temps de l'interrogatoire, une centaine de nègres étaient assis en rond, avec des bâtons dans leurs mains. Ils frappaient la terre en cadence et chantaient d'une voix monotone :

« Si c'est un sorcier, que le m'boundou le tue! »

« Si ce n'est pas un sorcier, que le m'boundou s'en aille. »

Toute cette scène avait duré à peu près deux heures, après quoi la foule se dispersa. Quant à Olanga, qui s'était un peu remis, il tomba dans un profond sommeil. (Du Chaillu.)

Effets toxiques d'après les expériences sur les animaux. — Si l'on injecte sous la peau, chez une grenouille, des quantités variables d'un extrait aqueux ou alcoolique, soit de l'écorce, soit du bois de la racine du végétal toxique, on observe des effets de deux ordres qui varient suivant la dose et suivant la nature de l'extrait. A doses faibles, telles que celles de 2 à 5 milligrammes, l'extrait aqueux détermine une paralysie complète des mouvements, l'animal est accablé, mais sa sensibilité est parfaite ; on provoque bien l'apparition de légères secousses lorsqu'on l'excite, mais il meurt doucement et sans convulsions. A doses plus fortes, telles que celles de 5 à 10 milligrammes, ce même extrait aqueux détermine d'abord la difficulté des mouvements, mais bientôt on voit apparaître des convulsions plus ou moins violentes, l'extension brusque des membres lorsqu'on excite l'animal. Enfin à des doses plus fortes, l'animal commence par éprouver, comme précédemment, de la gêne dans les mouvements, mais les convulsions dominent la scène. Elles se manifestent soit spontanément, soit sous l'influence d'une excitation extérieure. Néanmoins les convulsions ne sont pas aussi fortes que celles qu'on observe sous l'influence de la strychnine. Ainsi, lorsqu'on saisit la grenouille par l'extrémité d'une patte et qu'on cherche à la soulever, elle se raidit, mais non suffisamment pour qu'on la soulève tout d'une pièce comme une barre rigide.

Enfin, au bout de dix à quinze minutes, survient un accablement considérable. En pinçant l'animal, on ne détermine que quelques faibles contractions musculaires incapables de soulever les membres. La rigidité n'existe pas à ce moment ; elle ne s'établit que quelques minutes après l'arrêt du cœur qui meurt le dernier, par exemple, au bout de vingt minutes à une demi-heure.

Si, au lieu d'expérimenter avec l'extrait aqueux, on injecte sous la peau, chez une grenouille, l'extrait alcoolique à dose minime, telle que celle de 3 milligrammes, on détermine une intoxication extrêmement rapide. Trois minutes après l'injection de la substance toxique, de violentes convulsions tétaniques apparaissent. On soulève l'animal d'une seule pièce en le saisissant par l'extrémité d'une patte postérieure. Une minute après l'apparition de ces symptômes, il y a un relâchement musculaire complet ; la sensibilité s'éteint et la mort survient. L'animal n'a mis que cinq minutes pour succomber. Dix minutes après la mort, la rigidité est considérable.

En résumé, difficulté des mouvements, paralysie même, puis convulsions, tels sont les deux symptômes qui dominent dans cet empoisonnement. La paralysie observée à faible dose pourrait faire croire d'abord qu'il s'agit d'un poison musculaire; mais il n'en est rien, car l'électricité appliquée sur les muscles les fait contracter. Il s'agit d'un poison du système nerveux, dont l'action se rapproche beaucoup de celle de la brucine. En effet, si l'on injecte de la brucine sous la peau chez une grenouille, on voit l'animal être pris d'abord de tremblements dans les membres et de paralysie, puis éprouver bientôt des secousses plus ou moins rapides qui ne sont pas des convulsions tétaniques. En le pinçant, on détermine l'extension brusque des membres; il en est de même lorsqu'on frappe sur la table où il repose. Enfin, au bout de quinze minutes, l'abattement est considérable; l'animal meurt sans convulsions. La rigidité cadavérique s'établit lentement; elle n'est pas très forte. Toutefois les convulsions extrêmement violentes produites par l'extrait alcoolique ressemblent à celles que détermine la strychnine, ce qui tient sans doute à ce que le principe actif contenu dans le poison du Gabon est plus soluble dans l'alcool que dans l'eau, d'où résulterait une plus forte proportion de ce même principe dans l'extrait alcoolique. Il peut se faire aussi que la racine contienne deux poisons, l'un qui se rapprocherait de la brucine, l'autre de la strychnine, et dont l'un au moins posséderait la propriété d'exciter la sensibilité réflexe et de la paralyser ensuite, par suite de l'épuisement nerveux consécutif à l'excès de fonctionnement.

On observe les mêmes symptômes chez les animaux supérieurs, tels que les lapins et les chiens: mais, tandis que la mort a lieu chez les grenouilles par l'arrêt ultime du cœur, elle a lieu, chez les animaux à sang chaud, à à la suite de l'arrêt primitif de la respiration.

D'après les recherches récentes de Heckel et Schlagdenhauffer, le principe actif du m'boundou est la strychnine Cet alcaloïde se trouve dans l'écorce de la racine, dans les feuilles et l'écorce de la tige, spécialement dans les cellules libériennes et cambiales; le bois et les rayons médullaires n'en contiennent que des traces.

Au point de vue physiologique, on a divisé les strychnées en *convulsivantes* ou *tétanisantes* et en *paralysantes*. A la tête des premières vient se placer le *strychnos nux vomica*, avec les espèces asiatiques congénères, tandis que les secondes seraient surtout constituées par les espèces américaines, comme le *strychnos Crevauxi, Gubleri, Castelnæana*, etc., qui entrent dans la composition du curare. Mais la strychnine pure, suivant la dose, peut produire les deux effets, les doses fortes agissant comme paralysantes et les faibles comme tétaniques. Ceci explique les résultats obtenus par les peuplades du Gabon; suivant la dose d'écorce donnée au patient par le féticheur, il y a guérison, convulsions ou paralysie.

Cette conclusion est corroborée par les expériences de Testut et de Ch. Richet. D'après ce dernier savant, lorsque la strychnine a été absorbée à très haute dose (5 centigrammes par kilog. d'animal), l'absence complète de mouvements spontanés ou réflexes paraît plutôt due à l'abolition des fonctions de la moelle qu'à la perte des fonctions des nerfs moteurs et des plaques terminales, l'animal étant alors dans un état analogue à celui d'un animal curarisé ou alcoolisé.

Lésions anatomiques. — Dans les expériences que nous avons entreprises ensemble, Peyri et moi, nous n'avons parfois rien trouvé de particulier après la mort, notamment chez les lapins. Mais, d'autres fois, surtout chez les chiens, nous avons observé des signes d'asphyxie caractérisée par la présence d'un sang noir dans le ventricule gauche. Les poumons étaient plus ou moins congestionnés, ainsi que les méninges du cerveau et de la moelle épinière; mais il n'existait pas d'épanchement de sang dans la masse encéphalique, ni dans la cavité rachidienne.

Traitement. — Le mécanisme de la mort produite par le poison du Gabon indique qu'il faut pratiquer la *respiration artificielle*. C'est d'ailleurs en recourant à ce moyen, et même en faisant simplement exécuter au thorax des mouvements respiratoires, que Peyri et moi nous avons pu tantôt prolonger la vie, tantôt la ramener complètement chez des animaux que nous avions intoxiqués par ce poison. Au Gabon, lorsque l'accusé soumis à l'épreuve parvient à uriner, on considère ce symptôme comme un bon signe.

III. — OXYGÈNE.

Les recherches de Paul Bert ont montré que l'oxygène doit être considéré, dans certaines conditions, comme un poison des plus violents.

On sait que le sang artériel contient, en moyenne, 20 centimètres cubes de gaz oxygène pour 100 centimètres cubes de sang. Or, lorsqu'on arrive à porter cette dose à 30^{cc} environ, les accidents toxiques se manifestent avec énergie, et la mort survient lorsque la quantité de ce gaz atteint 35^{cc} : c'est-à-dire que la dose mortelle n'est pas même le double de celle qui existe nécessairement dans le sang.

Pour atteindre ces proportions d'oxygène, la respiration du gaz pur est loin de suffire. Elle ne peut guère, en effet, augmenter que de 3 à 4 centièmes la quantité d'oxygène contenue dans le sang. Il faut soumettre les animaux à l'influence de l'air ou de l'oxygène comprimés. Chez les oiseaux, les accidents apparaissent lorsque la pression de l'oxygène arrive à une valeur qu'on peut représenter par 350 environ (ce chiffre exprimant le produit de la proportion centésimale de l'oxygène dans l'air ambiant par la valeur de la pression manométrique); on peut obtenir cette valeur soit en comprimant l'oxygène pur à 3 atmosphères 1/2 ($100 \times 3,5 = 350$), soit en comprimant l'air ordinaire à 17 atmosphères ($21 \times 17 = 357$). Chez les chiens, la pression de l'oxygène doit arriver à 500; lorsqu'elle atteint 700, la mort a lieu très rapidement.

Maintenant, en quoi consistent les accidents toxiques? Ce sont des phénomènes convulsifs où tous les types (tétanos, convulsions produites par la strychnine, par l'acide phénique, épilepsie) se trouvent représentés parfois chez le même animal.

Dans les cas où la quantité d'oxygène du sang artériel a atteint 32 environ chez un chien, on voit cet animal être atteint de raideurs avec opisthotonos, telles qu'on peut le lever d'une pièce en le tenant par une patte. Avec ces raideurs alternent des crises de convulsions cloniques pendant lesquelles l'animal grince horriblement des dents. La sensibilité paraît conservée. Les crises se succèdent à des intervalles variables, souvent de cinq en cinq minutes; elles durent à peu près une minute pendant laquelle la respiration est suspendue, le cœur battant toujours; puis elles deviennent moins violentes, plus rares, la raideur générale diminue et tout finit par disparaître au bout de quelques heures.

Lorsque la proportion d'oxygène s'est élevée à 35 ou 36, les raideurs sont effrayantes, les convulsions cloniques se succèdent presque sans intervalle, et la mort survient. Le sang est alors noir, ne contient presque plus d'oxygène, et le cœur bat pendant quelques minutes, après que tout mouvement a cessé.

L'analyse physiologique montre que le poison porte son action sur tout le système nerveux central, dont le chloroforme peut alors calmer les excitations violentes. La température diminue de plusieurs degrés chez l'animal, qui ne forme alors que très peu d'acide carbonique. On trouve du sucre dans son urine et dans son sang : il semble, en un mot, que l'oxygène agisse en diminuant les combustions intra-organiques. Mais ce point mérite confirmation.

Paul Bert attribue à un empoisonnement chronique par l'oxygène les accidents dont sont atteints les ouvriers qui travaillent longtemps dans l'air comprimé. Il ne faut pas les confondre avec les accidents brusques dus à une décompression trop rapide, et dont ce physiologiste a donné l'explication. Ces faits sont importants aux points de vue de la pratique médicale et de l'hygiène dans certaines industries.

Enfin, d'après les recherches de Paul Bert, l'action toxique de l'oxygène s'exerce également sur les végétaux. La germination ne se fait plus dans l'air comprimé à 10 atmosphères, et les grains de blé qui ont été soumis à cette pression sont complètement morts.

IV. — ABSINTHE.

Les sommités de l'Absinthe (*Artemisa absinthium*), de la famille des Composées, renferment un principe amer et une huile essentielle. La décoction de cette plante, privée de son essence par l'ébullition, constitue une boisson eupeptique, mais l'essence elle-même constitue un agent qui est d'un autre ordre, et dont les effets peuvent devenir redoutables.

Parmi les accidents les plus remarquables que produit l'absinthe, il faut citer, au premier rang, les *convulsions épileptiques* ou *épileptiformes* que ne détermine pas l'alcool, ce qui établit une distinction nettement tranchée entre l'absinthisme et l'alcoolisme, distinction qui résulte des recherches de Magnan (1).

Symptômes. — Tandis que l'on ne provoque que des accidents de peu d'importance, tels que l'accélération, au début, puis le ralentissement de la circulation et de la respiration, sans trouble de l'appétit, chez les chien auxquels on fait prendre des doses énormes des essences ordinaires (essences de badiane, d'anis, d'angélique, de fenouil, de menthe, d'origan, de calamus aromaticus, etc.), on provoque, chez les animaux, des phénomènes particuliers, d'une intensité déjà remarquable,

____

(1) On a observé des convulsions chez les enfants sous l'influence de l'alcool, notamment chez ceux qui recevaient le lait d'une nourrice en état d'ébriété ; mais ces convulsions n'étaient pas épileptiformes.

après leur avoir porté dans l'estomac 3 à 4 grammes seulement d'essence d'absinthe, ou après leur avoir injecté quelques centigrammes de cette substance dans les veines.

On voit apparaître un frémissement musculaire plus ou moins marqué. De petites secousses brusques, saccadées, semblables à des décharges électriques, se répètent une ou plusieurs fois dans les muscles du cou, et donnent lieu à des mouvements rapides et très limités de la tête qui se porte en haut et en arrière. Les contractions gagnent successivement les muscles des épaules, du dos, et provoquent alors des secousses brusques, soulevant sur place et par saccades la partie antérieure du corps. L'animal se blottit, se ramasse sur lui-même, et semble résister de toutes ses forces contre ces puissantes décharges. Dans quelques circonstances, on observe chez le chien des symptômes très intéressants. L'animal s'arrête tout à coup, reste immobile, comme hébété, la tête basse, le regard morne ; il conserve cette attitude pendant 30 secondes à 2 minutes, puis il reprend spontanément ses allures habituelles. Ces symptômes constituent un état vertigineux qui ne manque pas d'analogie avec le *petit mal* ou *absence* de l'épileptique.

L'action de l'essence d'absinthe à haute dose est plus prononcée. Après des prodromes analogues aux accidents dont nous venons de parler, ou d'une manière plus ou moins rapide et même soudaine, suivant la voie d'introduction du poison, il survient des attaques dans lesquelles l'animal tombe tout à coup avec du trismus, des convulsions toniques prédominant quelquefois d'un côté du corps et amenant une courbure en arc, dans laquelle un côté repose sur le sol par sa partie moyenne, tandis que les deux extrémités se soulèvent et tendent à se courber et à se rapprocher sur le côté opposé. A ces convulsions toniques succèdent, au bout de quelques secondes, des convulsions cloniques avec claquement des mâchoires qui s'entrechoquent ou bien se rapprochent convulsivement sans se toucher entièrement : il survient encore de l'écume aux lèvres, quelquefois des morsures à la langue, une respiration stertoreuse, des évacuations d'urine, de matières fécales et même de sperme dans quelques cas.

L'attaque finie, l'animal conserve ordinairement un peu d'hébétude, puis il reprend son état habituel. Les attaques épileptiques se montrent quelquefois avec cet ensemble complet des symptômes et laissent entre elles des intervalles de dix, vingt minutes et même plus. Dans ces circonstances, qui se présentent plus habituellement quand le poison a été introduit dans l'estomac, on peut se faire une idée bien nette des phénomènes ; mais il n'en est pas toujours ainsi : quelques symptômes peuvent manquer, ou bien ils se succèdent très rapidement et se confondent entre eux. Dans quelques cas, les attaques se suivent sans interruption ; elles forment alors des attaques composées, confuses, avec des phénomènes convulsifs bruyants, rapides, au milieu desquels on distingue moins bien l'attaque d'épilepsie.

Dans l'intervalle des accès convulsifs, on est quelquefois témoin, chez le chien, de véritables hallucinations. L'animal a l'aspect effaré ; ses yeux sont brillants et fixent une place déterminée. Il aboie avec fureur, avance et recule comme devant un ennemi, puis se calme peu à peu et finit par se rassurer. L'essence d'absinthe n'agit donc pas seulement sur le système nerveux spinal, mais sur le système cérébro-spinal tout entier. Toutefois les actions exercées sur le cerveau et sur la moelle épinière peuvent être indépendantes l'une de l'autre ; le cerveau semble même n'être influencé que lorsque les autres parties épuisées sont au repos, et réciproquement ; c'est-à-dire que, les hallucinations ayant lieu, les attaques convulsives ne se produisent pas. Si, à l'exemple de Magnan, on enlève à des animaux, tels que pigeons et cobayes, les lobes cérébraux, les attaques convulsives se présentent, sous l'influence de l'essence d'absinthe, avec les mêmes caractères que chez ceux qui n'ont subi aucune mutilation.

Lésions anatomiques. — Chez les animaux qui ont succombé à l'intoxication par l'absinthe, on peut s'assurer par l'odorat de la présence du poison dans les divers organes. Les méninges cérébro-spinales sont injectées, mais on trouve rarement des infiltrations sanguines dans leur épaisseur. L'hypérémie prédomine, en général, au niveau et dans l'épaisseur du bulbe. Magnan a trouvé parfois en ce point une infiltration sanguine de la pie-mère. Le cerveau présente, ainsi que la moelle, une faible injection généralisée, sans foyer. Les poumons, habituellement un peu injectés, peuvent par exception être infiltrés de sang sur quelques points. L'estomac est rarement le siège d'hémorrhagies. Le péricarde et, dans quelques cas, l'endocarde présentent de petites ecchymoses lenticulaires plus nombreuses à la base du cœur, vers l'origine des gros vaisseaux.

L'hypérémie observée par Magnan, du côté des méninges, chez les animaux soumis à l'influence de l'absinthe, vient confirmer les données fournies par Champouillon, qui a rapporté à l'absinthisme divers cas de méningite et de manie qu'il avait observés chez l'homme. Tels sont les symptômes caractéristiques ainsi que les lésions qu'on observe soit dans l'absinthisme aigu provoqué expérimentalement, soit dans l'absinthisme chronique auquel l'homme s'expose. Nous allons rappeler une observation qui démontre, en même temps que les effets de cette intoxication, l'action combinée de l'alcool et de l'essence d'absinthe.

Observation.

X..., âgé de trente-deux ans, est entré à Bicêtre en 1863. Cet homme, d'une santé excellente, était resté sobre jusqu'au commencement de 1861, époque où il devint marchand de vins. Il contracta, à ce moment, l'habitude de boire, prit d'abord du vin et de l'eau-de-vie, puis un peu d'absinthe. Les phénomènes alcooliques ne tardèrent pas à paraître ; il survint aussi parfois des vertiges.

Dans le courant de 1863, X..., pour se donner des forces, use plus largement de liqueur d'absinthe ; les vertiges deviennent plus fréquents, et, à quelques jours d'intervalle, il survient deux crises avec perte subite de connaissance, chute, face grimaçante, convulsions des bras et des jambes, écume sanguinolente aux lèvres et morsure de la langue. L'une des crises a lieu pendant la cérémonie d'un enterrement, l'autre survient dans un escalier ; dans les deux cas, elles se présentent d'une façon inopinée.

Un délire avec hallucinations effrayantes agite bientôt le malade et provoque sa séquestration à Bicêtre où il arrive, le 31 octobre 1863, présentant les symptômes d'un accès d'alcoolisme aigu. Il se rétablit assez rapidement. Au bout d'un mois on le laisse sortir.

De retour chez lui, il ne tarde pas à reprendre ses habitudes; d'autre part, les accidents alcooliques ne se font pas attendre. Plus tard, à la suite de nouveaux abus d'absinthe, il survient une attaque épileptique semblable aux précédentes.

Le malade est ramené, le 28 avril 1864, à Bicêtre, où il reste, pour se rétablir, jusqu'au commencement de juin. Sorti pour la deuxième fois, il renonce pendant quelque temps à l'absinthe, mais il recommence, au bout de peu de jours, à boire du vin et de l'eau-de-vie. Le sommeil devient mauvais, des hallucinations se montrent avec leur caractère pénible; l'appétit est perdu; des flots de pituite sont rendus le matin, et les membres deviennent tremblants. Cet état dure deux mois, mais X..., se trouvant plus faible, a recours encore une fois à sa liqueur favorite. L'absinthe provoque bientôt de nouvelles crises d'épilepsie. X..., rentre à Bicêtre une troisième fois, le 5 décembre 1864. Au moment de son entrée, il portait encore à la langue des traces de morsures qui témoignaient de la dernière crise. (MAGNAN, *Étude expérimentale et clinique sur l'alcoolisme.*)

V. — CANTHARIDES ET CANTHARIDINE.

Les propriétés des Cantharides, insectes de l'ordre des Coléoptères, étaient connues dès la plus haute antiquité. Ainsi, de temps immémorial, les Orientaux emploient une espèce de *Lytta*, et une espèce de *Mylabre*. On trouve, parmi les hiéroglyphes d'Égypte, des figures représentant des cantharides du genre Lytta et d'autres genres voisins; ce qui indique assez l'usage qu'on en faisait. Les cantharides des anciens Grecs, dont les Grecs modernes se servent encore, étaient le *Mylabris cichorii* et le *Mylabris variegata*.

Hippocrate administrait les cantharides à l'intérieur aux doses de une à trois, et il prescrivait de leur enlever les ailes, la tête et les pattes. Mais il ne paraît pas avoir connu leurs propriétés vésicantes dont on attribue la découverte à Archigène, médecin de Néron. Galien les rejetait pour l'usage interne parce que *sponte sua feruntur per urinam ad vesicam, atque sic rodendo eam exulcerant.*

Les propriétés aphrodisiaques et toxiques des cantharides étaient bien connues également de quelques criminels et des débauchés de l'antiquité, comme nous l'apprennent la loi Cornélia, édictée contre ceux qui en faisaient un usage coupable, et les vers de Nicandre dans son poème sur les poisons :

> Heu! fuge cantharidum, si quando olfeceris, haustum.
> Qui bibit hunc multo perfusum humore, molestos
> In labiis morsus, atque imo sentiit alvo,...
> Ille amens, stupidusque, infans more pudendo
> Passim deblaterat, furiali et percitus æstu,
> Asper, acerba tonans, Baccharum imitatur Erinnyn.

Cantharidine. — Cette substance, qui a été découverte par Robiquet, est le principe vésicant et toxique contenu dans les cantharides. Nous la retirons de notre Cantharide officinale (*Lytta vesicatoria*); on pourrait l'extraire également des insectes des genres *Mylabre*, *Meloé*, *Cerocome*.

La cantharidine, $C^{10}H^{12}O^4$, se présente sous l'aspect d'une substance blanche, cristallisable, très peu soluble dans l'eau, soluble dans les huiles, l'alcool, l'éther, l'acétone, le chloroforme. Les acides concentrés et les lessives alcalines la dissolvent également; mais l'eau la précipite de ses solutions acides, et les acides la précipitent de ses solutions alcalines. A l'ébullition, en présence de l'eau et des alcalis, la cantharidine fixe une molécule d'eau et se transforme en *acide cantharidique*, $C^{10}H^{14}O^5$.

Les cantharidates sont des sels vésicants, cristallisables, bien définis; lorsqu'on ajoute un acide à leur dissolution, il se précipite de la cantharidine et non de l'acide cantharidique. Il existe dans ces deux corps les mêmes relations qu'entre un lactone et l'acide-alcool correspondant.

La cantharidine est volatile. C'est par suite de cette propriété qu'elle peut être absorbée lorsqu'elle est appliquée sur la peau.

Indépendamment de ce principe actif, Robiquet a retiré des cantharides une résine molle de couleur verte, une huile jaune, une matière noire particulière, puis des substances qu'on retrouve dans les insectes, savoir : de l'acide urique, du phosphate de chaux, de la chitine; il se trouverait enfin d'autres substances reconnaissables à leur odeur particulière.

Les cantharides contiendraient, d'après Thierry, 4 pour 100

de leur poids de cantharidine. Cette substance existe en faible quantité dans les parties autres que le thorax et l'abdomen de ces insectes. Il y a des cantharides qui n'en contiennent pas ; ce sont celles qui sont conservées depuis longtemps dans des vases mal bouchés, attendu que la cantharidine est volatile. Suivant Bretonneau et Schroff, la cantharidine ne serait que cinquante fois plus énergique que la poudre de cantharides, ce qui fait qu'elle n'est probablement pas la seule substance active.

EFFETS TOXIQUES

La dose la plus faible de poudre de cantharides ayant produit la mort a été de $1^{gr},20$ en deux doses (Orfila). Le plus souvent, les doses mortelles ont été de 2 à 8 grammes. Nous avons vu qu'Hippocrate prescrivait à l'intérieur les cantharides au nombre de 1 à 3. Or chacun de ces insectes pèse 10 à 12 centigr. La teinture alcoolique (cantharides, 64 ; alcool, 500) peut empoisonner aux doses de 20 à 30 grammes. Il en est de même de la teinture éthérée (cantharides, 125 ; éther acétique, 1,000).

La cantharidine est infiniment plus active que la poudre de cantharides ; 5 centigrammes de cette substance suffisent pour amener des accidents graves et même mortels, surtout lorsqu'elle a été ingérée dissoute dans un véhicule approprié.

L'empoisonnement par les cantharides est moins souvent criminel que volontaire ou accidentel. Cependant, de 1851 à 1863, la statistique criminelle aurait fourni 23 cas d'empoisonnements par diverses préparations où entraient les cantharides ou leur principe actif. Les victimes les plus fréquentes de cette intoxication sont des libertins épuisés, des vieillards impuissants qui, « loin d'avoir trouvé dans ce remède les ressources qu'ils y cherchaient, y ont souvent trouvé la mort. » Le poison est alors pris ou administré dans des pastilles, des liqueurs composant de prétendus philtres amoureux. Enfin, notons que les applications inconsidérées d'emplâtres vésicants, de pommades épispastiques ayant pour base les cantharides, ont pu donner lieu à des accidents qui, dans un cas cité par Taylor, devinrent funestes. On avait frotté, pour le guérir de la gale, un garçon de seize ans avec l'une de ces pommades; la mort arriva au bout de cinq jours.

Symptômes. — Presque aussitôt après l'ingestion de la poudre de cantharides le patient ressent, dans la bouche et à la gorge, une douleur cuisante qui se propage bientôt le long du tube gastro-intestinal. Il éprouve des vomissements dans lesquels on peut retrouver des lambeaux de l'épithélium et même des muqueuses des premières voies. La langue et les glandes sous-maxillaires se gonflent; il y a souvent une salivation abondante en même temps que la soif est extrême. L'haleine et les matières vomies, ainsi que les selles, exhalent l'odeur de la cantharide.

Tels sont les principaux symptômes observés du côté du digestif. Ce sont des accidents locaux résultant du contact direct de la substance toxique; c'est pourquoi ils sont plus marqués dans l'empoisonnement par la poudre de cantharides que dans celui qui est terminé par la teinture préparée avec cette même poudre. Mais bientôt, et surtout après l'ingestion de la teinture, apparaissent d'autres symptômes plus sérieux et consécutifs à la pénétration de la substance vénéneuse dans l'organisme. Le poison absorbé va porter principalement son action, d'une part sur les organes génito-urinaires qui servent à son élimination, et d'autre part sur le système nerveux.

De violentes douleurs se font sentir dans la région des reins et de la vessie et s'accompagnent de strangurie. Les urines deviennent albumineuses par suite de la desquamation des tubuli dont l'épithélium se détache en formant de longs cylindres; elles peuvent devenir sanguinolentes et même purulentes. Mais, parmi les symptômes observés du côté des organes génito-urinaires, le plus remarquable sans contredit, celui qui a le plus frappé l'attention, non seulement des médecins, mais du vulgaire, consiste en un priapisme parfois horrible (1). L'organe

(1) « En 1572, dit Cabrol, nous fûmes visiter un pauvre homme d'Orgon, en Provence, atteint du plus horrible et épouvantable satyriasis qu'on saurait voir

érectile de la femme devient lui-même turgide, la vulve est enflammée par suite de son contact avec la cantharidine qui s'élimine par les urines.

ou penser. Le fait est tel : il avait les quartes; pour en guérir, prend conseil d'une vieille sorcière, laquelle lui fit une potion d'une once de semences d'ortie, de deux drachmes de cantharides, d'une drachme et demy de cyboules, et autres, ce qui le rendait si furieux à l'acte vénérien, que la femme nous jura son Dieu qu'il l'avait chevauchée, dans deux nuits, quatre-vingt et sept fois, sans y comprendre plus de dix qu'il s'était corrompu; et même dans le temps que nous consultâmes, le pauvre homme spermatiza trois fois à notre présence, embrassant le pied du lit, et agitant contre iceluy, comme si c'eust été sa femme. Ce spectacle nous estonna et nous hasta à lui faire tous les remèdes pour abattre cette furieuse chaleur; mais quel remède qu'on lui sceust faire, si passa-t-il de pas. »

« Un semblable fait m'a été récité par M. Chauvel, professeur ordinaire à l'université d'Avignon. Il faisait pour lors la médecine à Orange. En l'année 1570, au mois d'aoust, il fut appelé à Caderousse, petite ville proche, pour visiter un homme atteint de même satyriasis; à l'entrée de la maison trouva la femme dudit malade, laquelle se plaignit à lui de la furieuse lubricité de son mary, qui l'avait chevauchée quarante fois pour une nuit, et avait toutes ses parties gastées, étant contrainte de les lui monstrer, afin qu'il luy ordonnàt des remèdes pour abattre l'inflammation et extrême douleur qui la tourmentait. Le mal du mari était venu du breuvage semblable à l'autre, qui lui fut donné par une femme qui gardait l'hôpital, pour guérir la fièvre tierce qui l'affligeait, de laquelle il tomba en telle fièvre qu'il fallut l'attacher, comme s'il fût esté possédé du diable. Le vicaire du lieu fut présent pour l'hexhorter, à la présence même dudit sieur Chauvel, lesquels il priait de le laisser mourir avec ce plaisir. Les femmes le placèrent dans un linceul mouillé en eau de vinaigre, où il fut laissé jusqu'au lendemain qu'elles aloyent le visiter ; mais sa furieuse chaleur fut bien abattue et esteinte, car elles le trouvèrent roide mort, sa bouche riante, montrant les dents et son membre gangrené. » (BOYER, *Traité des maladies chirurgicales*, t. IX.)

On trouve également dans Ambroise Paré une observation des plus curieuses. Il s'agit d'une femme qui, pour se guérir d'une couperose invétérée, s'était laissé appliquer sur la face un large vésicatoire...

« Trois ou quatre heures après que l'emplâtre fût réduit de puissance en effect, elle eut une chaleur merveilleuse à la vessie, et grande tumeur au col de la matrice avec grandes espreintes, et vomissoit, pissoit, aceloit incessamment, se jetant çà et là comme si elle eust été dans un feu, et estoit comme toute insensée et fébricitente, dont je fus alors esmerveillé de telle chose. Et voyant que tels accidents venaient à raison des cantharides qu'on luy auoit appliquées pour faire le vésicatoire, fus aduisé qu'on luy donneroit du laict à boire en grande quantité, aussi qu'on luy en bailleroit en clystères et injections, tant au col de la vessie que de la matrice. Semblablement elle fut baignée en eau modérément chaude, en laquelle auoit bouilly semence de lin, racines et feuilles de mauue et guimauue, violiers de mars, jusquiame, pourpier, laitues; et s'y tint assez longtemps, à cause qu'en iceluy elle perdoit sa douleur. Puis estant posée dedans le lict et essuyée, on lui appliqua sur la région des lombes, et autour des parties génitales, onguent rosat, populéum incorporez en oxycrat, afin de réfréner l'intempérature de ces parties. Et par ces moyens, les autres accidents furent cessez. » (AMBROISE PARÉ, liv. XXI, *Des venins*.

Enfin la cantharidine, se diffusant dans l'organisme et arrivant en contact avec le système nerveux central, détermine des convulsions, des accès tétaniques semblables à ceux que provoque la strychnine. En même temps il existe de la céphalalgie, des vertiges, et souvent du délire. Le pouls, qui était accéléré au début, se ralentit ; enfin il survient des sueurs froides, le coma auquel succède la mort qui arrive, en général, du premier au cinquième jour de l'intoxication. Lorsque l'issue ne doit pas être fatale, la guérison ne s'opère jamais d'une manière rapide. Pendant des jours et même des semaines, la déglutition, la digestion et l'excrétion urinaire sont pénibles.

Lésions anatomiques. — Ces lésions sont suffisamment caractéristiques pour qu'elles puissent à elles seules faire diagnostiquer l'empoisonnement par les cantharides. Elles se rencontrent, non seulement dans le tube digestif, mais dans d'autres organes, spécialement dans les organes génito-urinaires, que ce soit un soluté de cantharides ou la poudre de ces insectes qui ait été ingérée. Remarquons toutefois que les lésions du tube digestif sont en général plus accentuées après l'injection de la poudre de cantharides qu'après celle de la teinture de ces insectes.

Les muqueuses qui tapissent la cavité buccale, l'isthme du gosier, le pharynx, l'œsophage, sont plus ou moins injectées, et la coloration en est d'un rouge vineux. Il en est de même de celle de l'estomac dont la rougeur est en général plus prononcée vers les orifices cardiaque et pylorique et vers le grand cul-de-sac. Le tube intestinal est également congestionné. Outre la rougeur, l'injection, le gonflement, la desquamation épithéliale, on trouve des vésicules remplies d'un liquide séro-purulent, des ulcérations, notamment dans le côlon et dans le rectum. Enfin les différentes portions du tube digestif peuvent renfermer un liquide muqueux et sanguinolent. — Les reins sont hypérémiés, les tubuli en sont desquamés ; les uretères présentent un pointillé rouge ou une rougeur uniforme à leur surface interne : la vessie est contractée, ou bien elle contient un peu d'urine albumineuse et sanguinolente ; la muqueuse peut présenter des ecchymoses, notamment dans le bas-fond de cet organe. Les corps caverneux sont gorgés d'un sang noir ; la muqueuse de l'urèthre est rouge. On a cité des observations où le pénis était tombé en gangrène. — Les poumons sont souvent remplis d'un sang noirâtre ; la muqueuse trachéale et bronchique présente des arborisations. Le cœur est flasque ; les cavités droites renferment du sang noir non coagulé. — Les méninges sont injectées, les sinus remplis de sang, la pulpe cérébrale elle-même peut présenter à la coupe un piqueté rouge. Les ventricules renferment une sérosité abondante. Enfin, on a vu les séreuses articulaires présenter une coloration rouge intense.

Mode d'action de la cantharidine.— Se fondant sur les convulsions que cette substance détermine, Tardieu l'a rangée parmi les poisons névrosthéniques. Nous avons suivi son exemple en la classant parmi les poisons excitateurs du pouvoir réflexe, ou spinaux.

On serait cependant dans l'erreur, si l'on pensait que les cantharides dussent provoquer fatalement, comme la strychnine, des convulsions tétaniques. Il arrive souvent que ces convulsions n'existent pas, bien qu'on observe d'autres symptômes excessivement prononcés ; mais il est remarquable que la mort n'arrive guère dans ce dernier cas, tandis qu'elle a lieu le plus souvent lorsque les symptômes convulsifs se sont manifestés, voici comment il faut comprendre le mécanisme de l'empoisonnement.

La cantharidine est une substance avant tout excessivement irritante, d'où résultent : 1° les accidents signalés du côté du tube digestif, accidents qui ont lieu surtout après l'ingestion de la poudre de cantharides lorsqu'elle reste longtemps en contact avec les parois du tube gastro-intestinal ; 2° ceux qui sont observés du côté des organes génito-urinaires, accidents qui sont dus à l'élimination de la cantharide, qui dominent la scène après l'ingestion de la teinture de cantharides et qui sont les seuls qui se manifestent après l'application d'un vésicatoire ; 3° enfin, les symptômes convulsifs, lesquels sont les

plus graves et qui sont le signe de la pénétration d'une quantité
notable de cantharidine dans la profondeur de l'économie. Ces
derniers apparaissent surtout après l'ingestion de la teinture
de cantharides à haute dose, ou d'un breuvage approprié renfermant, dissous, le principe toxique. On les a observés également après l'application d'une pommade épispastique sur toute
la surface cutanée, comme dans le cas cité par Taylor.

Quant au priapisme, il est loin d'être constant, comme on le
croit généralement. Il faut, pour qu'il se manifeste, que la
substance toxique ait été prise en quantité suffisante. On rapporte que des étudiants s'étaient servis par erreur, pendant plusieurs semaines, de poudre de cantharides à la place de poivre
et qu'ils n'avaient éprouvé qu'une légère ardeur en urinant.

On s'est demandé si les symptômes observés du côté du
système nerveux étaient primitifs ou secondaires, c'est-à-dire
s'ils étaient le résultat de l'action directe exercée par la cantharidine sur ce système, ou de phénomènes réflexes. La première opinion est admise par Giacomini, Pullino, et par les
partisans de l'école italienne ; la seconde, par Gubler. Ce dernier, sans s'appuyer sur aucune expérience, dit qu'à *son avis*
ces symptômes sont quelquefois les effets sympathiques ou réflexes de l'irritation des organes digestifs et génito-urinaires.
Or, on a remarqué que l'intensité des accidents nerveux n'était
nullement en rapport avec les lésions locales. L'opinion de Giacomini est donc la plus rationnelle.

Suivant Gubler, la cantharidine n'agirait si puissamment sur
les reins et sur les organes génito-urinaires que parce qu'elle ne
se trouverait plus envisquée, enrobée comme elle le serait dans
l'albumine du sang. Mais il s'agit encore d'une opinion qui
ne repose sur aucune expérience directe. Il n'y a de démontré
jusqu'ici qu'une influence variable suivant la quantité de cantharidine contenue dans l'urine. Cette substance s'élimine par
les reins, de sorte qu'un poids d'urine contient plus de cantharidine qu'un poids donné de sang et que, par conséquent, les
organes qui se trouvent en contact avec l'urine doivent en être

d'autant plus affectés. Ce qui vient à l'appui de cette manière de voir, c'est qu'effectivement plus on augmente les urines à l'aide de boissons, moins les effets irritatifs sont prononcés ; et réciproquement, en diminuant les urines, on voit augmenter les symptômes d'irritation. Ce fait résulte d'expériences nombreuses rapportées par Giacomini. Les sujets qui étaient tourmentés par une forte chaleur aux reins et dans l'urèthre rendaient peu d'urine, tandis que d'autres n'éprouvaient pas les mêmes symptômes, bien qu'ils eussent pris une plus grande quantité de cantharides, parce qu'ils avaient ingéré des boissons en abondance, et qu'ils urinaient beaucoup. La cantharidine se trouvait alors très diluée. Ces boissons étaient parfois camphrées, ce qui constitue une objection ; mais le même résultat eut lieu lorsqu'elles étaient simplement mucilagineuses. Enfin, nous rappellerons que les cantharides rendent fréquemment les urines albumineuses; et que l'irritation des organes génito-urinaires n'en existe pas moins dans ces cas, ce qui ne devrait pas avoir lieu, d'après la théorie de Gubler, à cause de la présence de l'albumine invisquant, suivant lui, la cantharidine et la rendant inoffensive.

Traitement. — On prescrivait autrefois l'huile comme antidote des cantharides ; mais on était manifestement dans l'erreur, car la cantharidine étant soluble dans les corps gras, *l'ingestion de ces derniers en favorisait l'absorption.* Schroff a observé d'ailleurs, dans des expériences sur les animaux, que la mort arrivait plus vite lorsqu'il leur avait fait prendre de l'huile, lors même que les lésions locales étaient peu prononcées.

Toutefois, la cantharidine *pure* n'est pas soluble dans les huiles; mais elle est soluble dans l'eau, l'alcool, l'éther, la benzine et l'acide chlorhydrique. 100 parties de chacun de ces véhicules en dissolvent, suivant Tralles et Rennard :

Eau distillée froide................	0,022
— bouillante............	0,297
Acide chlorhydrique froid.........	0,317
Alcool à 85° froid................	0,862
Benzine froide...................	0,51

La meilleure médication, au début, consiste dans l'administration des *vomitifs* et des *purgatifs doux*, tels que la manne, ou des *purgatifs salins*, tels que le sulfovinate de soude. On rejettera l'huile de ricin pour le motif déjà spécifié. L'état inflammatoire local sera mitigé *par les émollients* et *par le lait*. Les accidents résultant de la pénétration du poison dans l'organisme seront amendés par les agents thérapeutiques de l'ordre des *modérateurs réflexes*, tels que l'opium en nature ou la morphine et la narcéine, le bromure de potassium. Le camphre et d'autres antispasmodiques rendront également des services, notamment contre le priapisme qui forme souvent l'un des symptômes les plus caractéristiques de l'empoisonnement par les cantharides à haute dose. Toutefois, le camphre ne devra être prescrit qu'à faible dose, autrement cet agent ne ferait qu'aggraver les symptômes convulsifs.

Enfin, les *bains de siège* et les *bains généraux*, les *injections d'eau tiède* ou mieux d'eau chargée de principes émollients, et même les ventouses appliquées dans la région des reins seront utiles pour combattre les symptômes observés du côté des organes génito-urinaires.

On a conseillé les *alcooliques*. L'emploi de ces médicaments, qui ont été prescrits souvent dans le tétanos, notamment par les médecins anglais, est rationnel. Mais ce n'est jamais immédiatement qu'il faudrait les administrer. En effet, rencontrant les cantharides dans le tube digestif, ils favoriseraient l'absorption de la cantharidine puisque l'alcool est le meilleur dissolvant de cette dernière. Ce n'est qu'ultérieurement, après l'emploi des vomitifs et des purgatifs, qu'on fera prendre les alcooliques. Ils peuvent jouer, à ce moment, un rôle éliminateur vis-à-vis du poison par leur action diurétique.

RECHERCHE DU POISON.

Quand l'intoxication a été produite par la poudre de cantharides, il est facile de reconnaître cette poudre, soit dans les matières des vomissements et dans celles qui sont contenues dans le canal intestinal, soit sur les parois mêmes de ce canal contre lequel elles restent fréquemment appliquées. On suit, pour cela, un procédé indiqué par Poumet. Les matières qui ont été rejetées par l'estomac, ainsi que les déjections alvines, sont examinées sur une lame de verre éclairée par une vive lumière. On distingue alors des paillettes mordorées provenant des élytres des cantharides. Le canal intestinal est retourné sur lui-même et insufflé pendant qu'on fait agir sur l'une de ses extrémités, à l'aide d'un poids, une traction continue qui efface les plis de l'intestin. Quand il est desséché, on le coupe en fragments qu'on examine attentivement. Il est possible de reconnaître les débris des insectes vésicants longtemps après l'inhumation du cadavre. Poumet en a retrouvé au bout de deux cent dix jours, Orfila au bout de neuf mois.

Plusieurs insectes possèdent des élytres dont le reflet ressemble à celui des cantharides, tels que le crabe doré (*Carabus auratus*), la cétoine dorée (*Cetonia aurata*). On pourrait arguer de ce fait qu'il ne s'agissait pas d'empoisonnement par la cantharidine dans un cas donné. Mais les parcelles d'élytres de ces derniers insectes ne produisent rien lorsqu'on les applique sur la peau ou sur une muqueuse ; on ne peut en retirer de la cantharidine.

La recherche de cette dernière substance est nécessaire lorsque l'empoisonnement a été déterminé par les teintures alcooliques ou éthérées de cantharides, ou par des extraits obtenus en traitant la poudre de ces insectes par des huiles grasses ou volatiles. On opère de la manière suivante : Les matières suspectes, par exemple, celles qui ont été rejetées par les vomissements ou par les selles, ou ont été trouvées dans le tube digestif, sont desséchées au bain-marie, puis broyées et épuisées par l'alcool additionné d'éther. On évapore à moitié, puis on agite le résidu avec de la magnésie calcinée et l'on continue l'évaporation au bain-marie. Le résidu sec est repris par l'éther, et la solution éthérée obtenue est abandonnée à elle-même à une douce chaleur. Des cristaux de cantharidine se déposent bientôt ; mais pour les obtenir à l'état de pureté, il faut traiter le résidu éthéré par le chloroforme qui dissout la cantharidine et la laisse déposer à son tour par évaporation.

La cantharidine peut ensuite être caractérisée par ses propriétés et ses réactions physico-chimiques, ainsi que par ses propriétés vésicantes. Parmi ses réactions nous citerons la suivante qui a été signalée par Eboli. Lorsqu'on traite cette substance par l'acide sulfurique concentré, elle se dissout dans l'acide sans le colorer ; mais si après avoir chauffé, jusqu'au point d'ébullition, un peu de la dissolution acide dans un verre de montre sur une lampe à alcool, on éloigne la flamme, puis on ajoute un fragment de bichromate de potasse, on observe une vive effervescence et l'on obtient une masse verte magnifique. Enfin, nous rappellerons que, d'après les expériences de Robiquet, une quantité minime de cantharidine étant mise sur les lèvres détermine, en un quart d'heure, la formation d'une vésicule au point où elle a été appliquée.

Observations.

I. — *Accidents graves produits par un large vésicatoire. — Guérison.*

Un homme de 40 ans, sanguin, robuste, très enclin aux plaisirs de l'amour dès l'âge de la puberté, est atteint d'un rhumatisme à la partie postérieure et inférieure du tronc sur laquelle on applique un large vésicatoire. Huit heures après, ardeur dans la vessie, prurit désagréable au bout de la verge, fréquentes envies d'uriner ; érections ; deux pollutions sans exercer d'attouchement. Les érections devinrent si fortes qu'il tenta de violer sa garde, qui était pourtant vieille et laide. Celle-ci, effrayée, appela au secours. Les personnes accourues furent obligées de le contenir dans son lit.

Le médecin trouva le malade dans un délire érotique, ne parlant que du bonheur des Mahométans, de leur sérail où un essaim de jeunes filles brigue la faveur d'un seul maître qui passe tour à tour dans les bras de chacune. Face animée, lèvres écumantes, pouls développé, cent dix pulsations par minute.

Saignée copieuse, après laquelle les érections sont moins fréquentes et moins fortes ; mais le délire augmente. *Bains tièdes ; boissons mucilagineuses et calmantes ; fomentations émollientes sur les parties génitales*, ce qui n'empêche pas le délire de continuer pendant neuf jours, après lesquels il cessa. La convalescence fut très longue, sans doute à cause de la grande quantité de sang qu'on avait fait perdre au malade. (GALTIER, *Traité de toxicologie.*)

II. — *Empoisonnement suicide par la poudre de cantharides.*
Mort au bout de vingt-quatre heures.

Un homme de 40 ans, d'un tempérament sanguin, lymphatique, atteint de démence depuis deux ans, avec paralysie générale et tremblements, avale, vers sept heures et demie du matin, 15 grammes de pâte forte, dans laquelle entraient 8 grammes de cantharides en poudre. Un quart d'heure après, on administre de l'émétique, de l'ipécacuanha et de l'eau tiède. Des vomissements abondants et répétés se déclarent. La matière cantharidée, dans les liquides mucoso-séreux, est en si grande quantité qu'on a pensé qu'il n'en restait plus dans l'estomac. Vers les dix heures, de petites vessies se forment sur les lèvres; toute la muqueuse buccale est d'un rouge intense. Après le vomissement, la température du corps baisse. Le pouls devient contracté et profond vers cinq heures. A cet état succède une légère réaction fébrile, avec augmentation de la chaleur et élévation du pouls, de la durée d'environ douze heures. Elle diminue ensuite insensiblement, et est remplacée par un abattement progressif, jusqu'à extinction complète des forces vitales. Dix heures après l'ingestion du poison, le ventre était météorisé, le pénis, le gland en particulier, étaient livides, mais sans érection, et les urines mêlées à quelques gouttes de sang. Après la cessation de la réaction fébrile, les membres sont devenus un peu rigides et l'intelligence plus torpide qu'auparavant. Dans ces entrefaites, la stupeur et la dyspnée se sont déclarées, et le malade a traîné ainsi jusqu'à la mort qui est survenue le lendemain, à huit heures et demie du matin. Le traitement s'est borné à quelques boissons mucilagineuses et albumineuses.

Autopsie. — Crâne mince, sérum sanguinolent entre la dure-mère et l'arachnoïde, vaisseaux des méninges, et en particulier les vaisseaux veineux soit du cerveau, soit du cervelet, pleins de sang; arachnoïde, pie-mère, enflammées et épaissies partout, surtout vers la partie moyenne et inférieure du globe cérébral moyen du côté gauche; sérum en abondance dans les anfractuosités cérébrales et les ventricules latéraux. Substance blanche et cendrée du cerveau, du cervelet ramollies. Cœur et poumons sains; artère pulmonaire, près de son origine, rouge intérieurement. L'estomac contient une partie des boissons administrées; muqueuse généralement pointillée de rouge et couverte çà et là d'ecchymoses, surtout près du pylore et du cardia : sur ces points seulement, quelques parcelles de cantharides; intestin grêle distendu par une quantité considérable de gaz. La structure, du reste, en est naturelle; il ne contient pas de liquides. Gros intestin sain, foie un peu volumineux, rein gauche un peu ratatiné, de couleur très rouge et gorgé de sang; l'uretère correspondant est rougeâtre à sa face interne; rein, uretère du côté droit sains; vessie urinaire très épaissie, compacte, résistante; la muqueuse est injectée et rouge. (*Annales de thérap. et de toxicol.*, par ROGNETTA. Paris, 1884.)

III. — *Empoisonnement accidentel de six militaires par la teinture de cantharides. — Guérison.*

Le 13 octobre 1851, un soldat voulant régaler six de ses camarades qui

lui avaient rendu service leur offrit une boisson composée d'un mélange
d'eau, de miel, d'alcool, dont il avait soustrait les éléments à l'infirmerie
régimentaire. Trois heures auparavant, ces sept militaires avaient fait un
repas copieux arrosé de nombreuses libations alcooliques; ils avaient bu
environ 10 litres de vin.

Le mélange précité fut partagé en parties à peu près égales. Chacun en
boit environ 200 grammes à deux reprises différentes et à dix minutes
d'intervalle; ils se séparent ensuite pour aller répondre à l'appel, et rentrent dans leur caserne.

Après un temps court, mais variable pour chacun d'eux (trois quarts
d'heure, une heure, une heure et demie, deux heures), les sept soldats
éprouvent, à l'épigastre et à l'ombilic, un sentiment de pesanteur, de chaleur et de cuisson légère, suivi bientôt de coliques violentes, de nausées et
de vomissements abondants de matières alimentaires. En même temps, ils
ressentent dans la verge, principalement à l'extrémité du gland, une douleur vive, brûlante et accompagnée d'envies fréquentes d'uriner; ils donnent tous des marques d'une excitation générale, se lèvent de leurs lits,
courent dans la chambre, tourmentés par des vomissements et des selles
copieuses.

Effrayé de ces accidents et craignant d'avoir commis une méprise, l'auteur du vol fait prévenir le médecin vétérinaire dans l'infirmerie duquel le
miel et l'alcool avaient été dérobés. Celui-ci reconnut aussitôt, aux indications qui lui furent données et à l'inspection de la bouteille où le liquide
avait été puisé, que la prétendue liqueur alcoolique n'était autre que de la
teinture de cantharides, préparée depuis quinze à vingt jours, et que la
quantité soustraite s'élevait à environ 600 grammes.

L'empoisonnement constaté, il administra à chacun des malades une
assez forte dose d'émétique et envoya prévenir le chirurgien du corps, qui
les dirigea immédiatement sur l'hôpital, où ils arrivèrent à deux heures du
matin.

M. le docteur Tassart, chirurgien de garde, constata chez tous les symptômes suivants : facies pâle, abattu, portant l'empreinte de la terreur; ardeur et serrement au gosier; douleur excessive à l'épigastre et à l'ombilic,
s'exaspérant par la pression; vomissements fréquents, soif ardente, douleurs légères à l'hypogastre et dans la région lombaire; envies fréquentes
d'uriner, se renouvelant toutes les deux ou trois minutes; émission pénible
de quelques gouttes d'urine sanguinolente, déterminant par leur passage
une douleur vive, que tous les malades comparent à celle que produirait
l'introduction d'un fer rouge dans le canal de l'urèthre; cette douleur a
son maximum d'acuité à la portion membraneuse du canal de l'urèthre et
au méat urinaire. Un seul de ces malades a éprouvé, pendant cinq minutes,
une érection douloureuse. Le pouls est fréquent, petit, faible; la peau
moite, légèrement froide; aucune trace de céphalalgie, de délire, ni de
convulsions. Infusion de lin, émulsion camphrée de 2 grammes; bain de
siège.

Le 14, à sept heures du matin, les mêmes symptômes persistent avec la
même acuité, à l'exception des évacuations alvines qui, depuis trois heures,
ont complètement cessé. Nous devons faire remarquer d'ailleurs que les
selles étaient faciles, sans douleur ni ténesme, et nullement sanguinolentes.
La langue est rouge sur les bords, jaunâtre au centre; l'inspection de l'ar-

rière-gorge permet de constater une vive injection uniformément répandue sur les piliers du voile du palais et sur le pharynx. Tous les malades accusent un sentiment pénible et douloureux de constriction à la gorge, s'étendant au tiers supérieur de l'œsophage, et une sensation pareille à celle qu'occasionnerait une pièce d'un sou appliquée fortement contre la paroi postérieure du pharynx. La soif est toujours très vive, et chez deux de ces malades les boissons sont difficilement supportées.

L'ischurie persiste au même degré ; les urines sont sanguinolentes, rendues goutte à goutte ; traitées par l'acide nitrique et la chaleur, elles fournissent un précipité très abondant d'albumine. Les malades, couchés sur le côté, les jambes fléchies sur les cuisses, celles-ci sur le bassin, et le tronc penché en avant, font de pénibles efforts pour satisfaire le besoin impérieux d'uriner qu'ils éprouvent ; chez tous, absence complète d'érection. Une céphalalgie légère s'est déclarée ; le pouls est toujours un peu plus fréquent qu'à l'état normal, mais faible et petit. Prescription *ut supra ;* de plus, frictions camphrées opiacées sur l'épigastre et le périnée, lavements camphrés opiacés, et bains généraux.

A la visite du soir, amélioration notable ; les vomissements, moins fréquents chez trois de nos malades, ont tout à fait cessé chez les autres. La constriction du gosier et les coliques sont moins prononcées ; le besoin d'uriner moins fréquent, moins impérieux, mais la miction est toujours accompagnée de douleurs. Les urines, un peu moins sanguinolentes, renferment toujours beaucoup moins d'albumine. Pas de selles, pas d'érections.

Le lendemain 15, l'amélioration a continué ; les malades ont eu un peu de sommeil, la céphalalgie légère qu'ils ont ressentie la veille a disparu. Les parois abdominales sont à peine sensibles à la pression ; les vomissements ont cessé ; le besoin d'uriner ne se fait plus sentir que toutes les heures. Les urines sont moins rouges et contiennent quelques pellicules blanchâtres, leur émission n'est plus aussi douloureuse que la veille. Pouls normal ; ni érection ni selles ; celles-ci, supprimées trois heures après l'entrée des malades à l'hôpital, n'ont pas encore reparu. Prescription *ut supra*, moins les lavements.

Le 16, il ne reste plus qu'un peu de constriction à la gorge, l'hypogastre n'est plus sensible à la pression. Les urines ont repris leur couleur normale, et ne déterminent, par leur passage dans le canal de l'urèthre, qu'un léger sentiment de chaleur. Elles contiennent encore des traces d'albumine, et quelques pellicules blanchâtres. L'appétit s'est réveillé, la soif a complètement disparu. Potage, boissons adoucissantes, bains généraux.

Le 17, tous les accidents ont disparu, tous les organes exécutent bien leurs fonctions. Les malades restent encore six jours à l'hôpital pour consolider leur guérison, et sortent, le 23, complètement rétablis. (CHALVIGNAC, *De l'empoisonnement par la teinture de cantharides*, thèse de Paris, 1852.)

TROISIÈME ORDRE

CÉRÉBRO-SPINAUX.

Les poisons de cet ordre sont le *chloroforme*, l'*éther*, et, d'une manière générale, les agents anesthésiques, puis l'*opium*.

I. -- CHLOROFORME.

Le chloroforme est un liquide incolore, très mobile, d'une odeur agréable, d'une densité égale à 1,48 et bouillant à 60°,8. Quand on le verse dans l'eau, il tombe au fond de ce liquide où il se dissout très peu, mais en quantité suffisante pour lui communiquer une odeur et une saveur agréables. Il est très soluble dans l'alcool et dans l'éther.

Les vapeurs de chloroforme ne sont pas inflammables comme celles de l'éther, aussi ne court-on pas le risque d'incendier son malade lorsqu'on l'anesthésie par le chloroforme dans le voisinage d'un corps incandescent, comme il est arrivé parfois dans l'éthérisation. Néanmoins une mèche imprégnée de chloroforme brûle avec la flamme verte caractéristique des composés chlorés. A ces notions, nous ajouterons les suivantes qui nous serviront plus tard, savoir : 1° que les vapeurs de chloroforme sec sont décomposées par une température élevée, de telle manière que le chlore qu'elles contiennent se dégage à l'état d'acide chlorhydrique, de chlore libre et de chlorure de carbone ; 2° que les vapeurs de chloroforme mélangées avec la vapeur d'eau perdent, sous l'influence d'une température élevée, tout leur chlore à l'état d'acide chlorhydrique.

EFFETS TOXIQUES DU CHLOROFORME.

Les empoisonnements par le chloroforme ont lieu soit par inhalation des vapeurs de cette substance, soit par ingestion du chloroforme liquide. Dans le premier cas, l'empoisonnement est le plus souvent accidentel, comme dans l'anesthésie chirurgicale (1), ou volontaire et criminel comme dans le cas de ce médecin de Berlin, qui, en 1850, empoisonna sa femme,

(1) En combinant les statistiques américaines et anglaises, Morgan a trouvé 53 morts sur 152,260 cas d'anesthésie par le chloroforme (soit 1 sur 23,200) et 4 morts sur 92,815 cas d'anesthésie par l'éther (soit 1 sur 2,373).

ses deux enfants et lui ensuite. Dans le second cas, il est en général volontaire.

Empoisonnement par inhalation. — Nous retrouvons les trois périodes signalées dans l'anesthésie chirurgicale, savoir : 1° une *période d'excitation* qui, suivant Paul Bert, est due à l'impression que la vapeur exerce sur les premières voies respiratoires, qui n'est pas constante d'ailleurs et qui peut être évitée soit en respirant très lentement les vapeurs de l'agent toxique, soit en faisant pénétrer ces mêmes vapeurs par une ouverture pratiquée à la trachée, comme dans les expériences faites sur les animaux par le physiologiste que je viens de citer; 2° une *période d'insensibilité* dans laquelle l'accélération primitive du pouls, la rougeur de la face observées pendant l'excitation, font place au ralentissement de la circulation, à l'aspect normal de la face, état auquel succède la dilatation de la pupille, la diminution et la disparition de la sensibilité; 3° la *période de résolution* dans laquelle la circulation est très ralentie (50 à 60 pulsations), la pupille largement dilatée, l'insensibilité et la cessation des mouvements complètes.

Jusqu'ici, il ne s'agit que des systèmes dits physiologiques qui sont suivis, au bout de 5 à 10 minutes, du retour à l'état normal, lorsqu'on cesse les inhalations du chloroforme, sans qu'on observe rien de bien particulier, si ce ne sont parfois des vomissements, une légère faiblesse, surtout si l'agent a pénétré dans le tube digestif et si l'anesthésie a été prolongée. Mais si l'absorption des vapeurs se continue au delà d'une certaine limite, la cessation de la vie en est la conséquence. Le sujet pâlit tout d'un coup; la respiration, qui était large et régulière, bien que ralentie, cesse tout à fait; le pouls devient de moins en moins fréquent et disparaît; enfin l'arrêt soit de la respiration soit de la circulation peut avoir lieu brusquement. Il s'agit maintenant de savoir comment la mort a lieu.

Deux opinions règnent à ce sujet. Les uns admettent qu'elle arrive par asphyxie, les autres par syncope. Or, ces deux opinions sont fondées, c'est-à-dire que la mort a lieu primitivement tantôt par la cessation des mouvements respiratoires, tantôt par la cessation des battements cardiaques, suivant des cas qu'il est possible de préciser. Exposons d'abord les résultats de l'observation.

Snow, expérimentant sur des chiens et sur des chats, a vu la cessation de la respiration devancer l'arrêt des mouvements du cœur dans une atmosphère renfermant 4 à 5 p. 100 de vapeurs de chloroforme, tandis que le contraire avait lieu dans une atmosphère contenant 6 à 10 p. 100 de ces mêmes vapeurs. Gosselin, ayant injecté du chloroforme dans la veine jugulaire, a vu la mort arriver beaucoup plus rapidement que lorsqu'il injectait cette même substance dans la carotide. D'autre part, Chaumont a observé le ralentissement des battements du cœur mis à découvert chez les lapins, lorsqu'il faisait tomber quelques gouttes de chloroforme sur cet organe, pour disparaître lorsque ce liquide s'était vaporisé. Enfin nous savons, d'après les belles expériences de Cl. Bernard, que le chloroforme introduit dans la profondeur de l'organisme manifeste son action surtout sur les centres nerveux dont il abolit le fonctionnement.

À l'aide de ces données, nous pouvons nous rendre compte du mécanisme de la mort dans les circonstances précitées. La moelle épinière reçoit-elle peu à peu une quantité suffisante de l'agent toxique pour que ses propriétés disparaissent sans que les éléments nerveux du cœur, dont la vitalité est si persistante, soient suffisamment atteints, la mort a lieu par asphyxie; le cœur reçoit-il au contraire, à un moment donné, une quantité suffisante de l'agent toxique pour l'influencer, il s'arrête comme après l'injection du chloroforme dans une veine jugulaire, comme dans l'expérience de Gosselin, ou après l'inhalation d'une grande quantité de vapeurs de chloroforme qui passent nécessairement par cet organe avant d'aller aux centres nerveux, comme dans les expériences de Snow, lorsqu'il faisait respirer une atmosphère renfermant 10 p. 100 de ces vapeurs. C'est dans des circonstances analogues que s'est produite la mort par *sidération*.

Toutefois, nous ferons remarquer que, dans la grande majorité des cas, l'arrêt de la respiration devance l'arrêt des battements cardiaques, ce qui est conforme d'ailleurs aux résultats des expériences faites sur les animaux.

Empoisonnement par ingestion du chloroforme liquide. — Les effets produits par cet agent porté à l'état liquide dans l'estomac sont de deux ordres; ce sont : 1° des effets locaux; 2° des effets généraux dus à l'absorption.

1° *Effets locaux.* — Si l'on veut bien comprendre ces effets, on doit se rappeler que le chloroforme, cet anesthésique par excellence, est un irritant, et même un agent corrosif, lorsqu'il se trouve mis en contact, à l'état liquide, avec les tissus. Ainsi, appliqué d'une manière tant soit peu prolongée sur la peau revêtue de son épiderme, il produit bientôt une sensation de chaleur et de cuisson (1); la peau rougit et se couvre de vésicules comme après les frictions avec l'huile de croton; on peut même observer une escharification plus ou moins profonde, surtout si le chloroforme est impur, c'est-à-dire s'il renferme d'autres produits chlorés, tels que ceux qui se forment lorsqu'on l'abandonne à la lumière solaire. Néanmoins la douleur cède ensuite et fait place à une anesthésie analogue à celle qu'on obtient par l'application d'un liniment chloroformique sur la surface cutanée.

D'après ces données, on comprend que le chloroforme, introduit à l'état liquide dans l'estomac, produise d'abord une action irritante sur cet organe. De fait, les vomissements, qui surviennent d'ailleurs assez souvent après les inhalations de chloroforme, sont ici très fréquents. Il arrive même parfois que les patients éprouvent de violentes douleurs à l'épigastre et qu'ils vomissent tout. L'arrière-gorge est rouge et la soif ardente. Si la mort n'a pas lieu, l'impression irritante du chloroforme laisse après elle un catarrhe stomacal qui dure plus ou moins longtemps. Il survient parfois de l'ictère.

(1) La sensation de chaleur est précédée d'une sensation de froid due à l'évaporation rapide du chloroforme.

2° *Effets généraux.* — Le chloroforme introduit dans le tube digestif est absorbé peu à peu et· détermine des effets consécutifs à son action sur le système nerveux et sur les voies respiratoires par lesquelles il s'élimine. Il survient un état d'insensibilité et de résolution musculaire, mais cet état n'est pas aussi complet que celui qui succède aux inhalations du chloroforme. En effet l'anesthésique absorbé par le système veineux du tube digestif va s'éliminer en majeure partie par la surface pulmonaire, de sorte que les centres nerveux en sont d'autant moins impressionnés. Néanmoins, lorsque la dose absorbée est considérable, le patient se trouve peu à peu dans les conditions de l'inspiration du chloroforme en trop grande quantité, avec cette différence que les effets en sont moins rapides. Il éprouve d'abord des étourdissements, les symptômes de l'ivresse; la respiration devient stertoreuse et écumeuse; la circulation se ralentit, le corps se refroidit; la pupille éprouve des alternatives de dilatation et de contraction, ou bien elle est largement dilatée d'une manière constante; le pouls est misérable et intermittent; puis surviennent le coma et la mort. — Enfin, lorsque le sujet se rétablit, la convalescence est accompagnée parfois, non seulement du catarrhe stomacal et de l'ictère que nous avons déjà signalés, mais d'une bronchite due à l'irritation des voies respiratoires par le chloroforme qui s'élimine en majeure partie par ces mêmes voies. Enfin il existe souvent une constipation opiniâtre.

De la quantité de chloroforme capable d'amener la mort. — La cessation de la vie sous l'influence du chloroforme n'arrive qu'après une action très prolongée, quand les vapeurs inhalées sont mélangées avec une quantité d'air suffisante; elle arrive rapidement lorsque ces mêmes vapeurs sont concentrées.

Afin de préciser certaines conditions de cette question qui intéresse au plus haut degré la chirurgie, Lallemand, Perrin et Duroy ont fait sur les animaux diverses expériences en se servant de l'appareil suivant.

Cet appareil (fig. 32) se composait d'un tonneau de grande

capacité, au fond duquel pénétrait un tube surmonté d'un entonnoir. Au moyen d'un siphon mobile, l'eau d'un réservoir s'y
déversait avec une vitesse uniforme. L'air contenu dans le

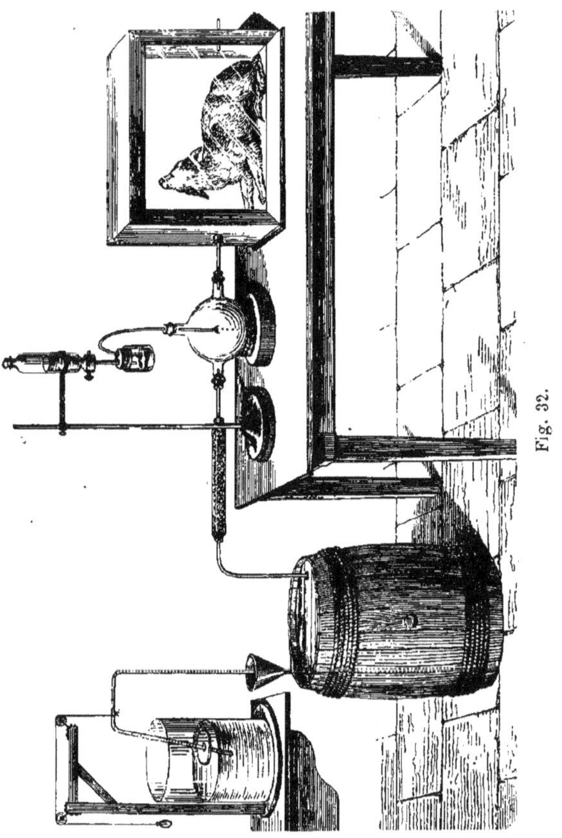

Fig. 32.

tonneau s'en trouvait chassé peu à peu, traversait un tube où il
se desséchait et arrivait dans un ballon où tombait goutte à
goutte du chloroforme versé par un siphon contenant une
mèche qui s'amorçait par capillarité. Le courant d'air chargé
de vapeur de chloroforme se rendait dans une cage à parois

vitrées, d'une capacité de 60 décimètres cubes, percée à l'opposite d'un trou dans lequel était engagé un petit tube abducteur. — Il était facile de calculer exactement le volume d'air débité et le poids du chloroforme dépensé.

L'appareil étant ainsi disposé, les expérimentateurs que j'ai cités introduisaient un petit chien dans la boîte dont les bords étaient ensuite lutés sur la table avec du mastic, après qu'on y eut mis un peu de chaux vive en poudre pour absorber la vapeur d'eau et l'acide carbonique provenant de l'exhalation pulmonaire. Ils faisaient ensuite fonctionner l'appareil à déplacement qui fournissait 208 centilitres d'air par minute. Or, ils reconnurent que les chiens pouvaient séjourner longtemps, dans tous les cas plus d'une heure, sans danger pour la vie, dans une atmosphère renfermant 4 pour 100 de vapeurs de chloroforme, tandis que ces animaux mouraient assez rapidement dans une atmosphère qui en contenait le double. Ces résultats peuvent être rapprochés de ceux des expériences de Snow qui a vu les animaux succomber dans une atmosphère contenant plus de 4 pour 100 de chloroforme.

La concentration des vapeurs de cet agent exerce sur la marche de l'éthérisme une influence profonde, influence qui tient à la fois de la quantité de chloroforme absorbée et de la vitesse d'absorption. Lorsque les vapeurs anesthésiques pénètrent lentement et à doses fractionnées dans l'organisme, celui-ci s'habitue peu à peu à leur action; l'anéantissement et la mort ne surviennent que par le double fait de la répétition de l'impression exercée par l'agent toxique et par l'accumulation progressive de cet agent dans les centres nerveux. Mais, lorsqu'une dose notable de chloroforme est absorbée tout d'un coup, le système nerveux, surpris en quelque sorte par l'action excessive du poison, est subitement opprimé, et ses fonctions se trouvent presque immédiatement anéanties. La mort, dans l'action, soit brusque, soit progressive du chloroforme, dépend primitivement de l'abolition des fonctions du système nerveux central, laquelle entraîne celles de la respiration et de la circulation.

Si nous faisons maintenant l'application de ces données à l'anesthésie chirurgicale, nous trouvons, d'une part, l'explication de l'emploi inoffensif du chloroforme pendant toute la durée d'une longue opération, et, d'autre part, nous sommes conduits à nous enquérir de la cause de la mort qui est survenue parfois chez les patients soumis à l'influence de cet agent. Ma conviction est que la mort n'est arrivée, par le seul fait du chloroforme, que lorsque le chirurgien, ou plutôt ses aides, négligeaient le malade pour fixer leur attention tout entière sur l'opération. Cette opinion est d'ailleurs celle de Sédillot. Les animaux à sang chaud, notamment les chiens, meurent facilement sous l'influence du chloroforme ; or les physiologistes ne les laissent jamais succomber lorsqu'ils surveillent de près les inhalations de cet anesthésique. Pour ma part, je n'en ai pas perdu un seul dans cette circonstance, lors même que mes animaux avaient été préalablement soumis à l'influence de divers alcaloïdes de l'opium, comme dans les recherches que j'ai faites sur l'action combinée de ces alcaloïdes et du chloroforme.

Quant à la détermination de la quantité de chloroforme capable d'amener la mort, elle ne peut être faite approximativement que lorsqu'il s'agit des inhalations de cet agent. En admettant que l'anesthésie, puis la mort, surviennent en cinq minutes par la respiration d'un air contenant 5 pour 100 de chloroforme, proportion toxique, du moins chez les animaux, d'après les expériences de Snow et de Lallemand, Perrin et Duroy ; en admettant en outre qu'il y ait dix-huit inspirations par minute et que la quantité d'air qui pénètre à chaque inspiration dans les poumons soit d'un demi-litre, on trouve que $2^{gr},925$ de chloroforme auraient pénétré dans ces mêmes organes (1). Mais cette quantité est nécessairement un maximum, car l'air expiré répand l'odeur du chloroforme, de sorte que le sang et les organes ne renferment pas la quantité énoncée.

Toujours est-il possible de déduire des expériences précé-

____

(1) Un litre d'air pesant 1^{gr}, 3, et chaque litre contenant 0,05 de chloroforme, on a, pour 45 litres inspirés, $45 \times 1^{gr},3 \times 0,05 = 2^{gr},925$.

dentes que la mort arrive chez l'homme avant que son organisme contienne 3 grammes de chloroforme. Ce nombre, qui est sans doute exagéré, diffère beaucoup néanmoins de ceux que l'on trouve cités dans diverses observations où l'on dit qu'on a employé, pour produire l'anesthésie, 15 grammes, 30 grammes, etc., de chloroforme, sans tenir compte des pertes dues aux procédés employés. Ce qui agit, ce n'est pas la quantité de l'agent anesthésique qui a été dépensée, mais celle qui a été absorbée.

La masse de chloroforme capable de déterminer la mort après son ingestion dans l'estomac est encore plus difficile à préciser. Nous citerons plus loin une observation où un enfant succomba après avoir ingéré 3 grammes de cette substance toxique, puis une autre observation où un jeune homme guérit après en avoir avalé 4 grammes, enfin un troisième cas, non suivi de mort, bien que le patient eût pris 60 grammes de ce même liquide; mais, dans ce cas, le malade avait eu des vomissements.

Lésions anatomiques. — Les grosses veines et les cavités droites du cœur sont distendues par un sang noir et fluide (1). Les cavités gauches sont habituellement vides, ou bien elles contiennent une petite quantité d'un sang d'une couleur plus ou moins sombre, lorsque la mort est arrivée lentement sous l'influence de vapeurs diluées; ces mêmes cavités contiennent un sang plus ou moins rutilant, lorque la mort est arrivée rapidement, autant par syncope que par arrêt primitif des mouvements respiratoires sous l'influence de vapeurs concentrées de chloroforme. Le sang et les organes, notamment le cerveau, le foie, la rate, répandent une odeur de chloroforme, à moins que l'autopsie ne soit faite tardivement; dans ce cas, l'agent anesthésique a pu disparaître par suite de sa volatilité. Les muqueuses du larynx et de la trachée artère sont plus ou moins injectées; il en est de même de celle de l'estomac, lorsque l'empoisonnement a été consécutif à l'ingestion du chloro-

(1) On peut trouver des caillots après l'injection du chloroforme dans le torrent circulatoire.

forme liquide. D'après le relevé de trente-quatre autopsies faites par Snow, les poumons furent trouvés hypérémiés vingt-sept fois, à l'état normal quatre fois ; l'auteur, dans trois cas, n'a donné aucune indication. Par contre, Lallemand, Perrin et Duroy ne trouvèrent presque pas d'altérations dans les organes respiratoires chez les chiens qu'ils avaient intoxiqués par les vapeurs de chloroforme tantôt diluées, tantôt concentrées. La muqueuse trachéo-bronchique était pâle ou de couleur rosée ; les poumons étaient affaissés, de couleur rose, et ne présentaient ni congestion, ni ecchymoses, ni emphysème, le tissu en était crépitant ; incisé, il laissait échapper un sang rouge et spumeux ; néanmoins, ni la trachée ni les bronches ne contenaient d'écume. Le cerveau et la moelle épinière sont le plus souvent à l'état normal ; on a trouvé parfois ces organes hyperémiés. Enfin, on a signalé dans le sang la présence de vésicules aériformes dont l'origine n'a pas été expliquée. On a dit qu'elles étaient dues à un état de putréfaction commençante, mais on les a observées lors même qu'il n'y avait aucune trace de décomposition.

TRAITEMENT DE L'INTOXICATION PAR LE CHLOROFORME.

Nous supposerons d'abord le cas où le patient serait intoxiqué par le chloroforme inspiré, puis celui où il serait près de succomber aux effets de cette substance ingérée dans l'estomac.

Dans le premier cas, il faut rappeler au plus vite la respiration et la circulation. Pour cela, on s'enquiert d'abord si la langue ne s'est pas portée en arrière et n'obstrue pas les voies respiratoires ; on la tire alors en avant. On comprime alternativement le thorax et l'abdomen ; on pratique la respiration artificielle avec de l'air pur, ou mieux de l'oxygène. On recourt aux courants continus *ascendants*, le pôle positif étant placé dans le rectum et le pôle négatif dans la bouche. A l'aide de ce dernier moyen, sur lequel ont insisté Legros

et Onimus, on obtient des résultats surprenants dont j'ai été
témoin dans des expériences nombreuses faites sur les animaux et que j'ai mis moi-même à profit dans d'autres circonstances où la vie se trouvait momentanément suspendue.
L'action des courants ascendants appliqués de cette manière
s'explique par ce fait qu'ils augmentent l'excitabilité de la
moelle et influencent les nerfs moteurs par action réflexe,
tandis que les courants descendants empêchent les actions
réflexes. Pour faciliter le retour de la circulation, on flagelle
le patient, on incline la tête en bas afin de rappeler le sang
dans l'encéphale, et, par conséquent, l'excitabilité nerveuse.

Lorsque le poison a été porté dans l'estomac, on recourt à
la pompe gastrique si l'on suppose qu'il n'ait été éliminé par
les vomissements, qui d'ailleurs ont lieu le plus souvent ; puis
on se comporte comme dans le premier cas. Enfin, dans le but
de combattre les symptômes locaux dont le tube digestif et les
voies respiratoires peuvent être le siège, on prescrit des
boissons douces, des purgatifs ou des lavements émollients.

Tels sont les principaux moyens auxquels on doit avoir
recours dans l'intoxication par le chloroforme. J'ajouterai
qu'on a proposé la strychnine dans l'intoxication par cet agent
au même titre que ce dernier a été proposé dans l'intoxication
par la strychnine. Je renvoie à ce que j'ai dit à ce sujet.

RECHERCHE DU CHLOROFORME.

Ce principe ne subit aucune modification dans l'organisme ;
il s'élimine en nature, presque en totalité, par les voies respiratoires, et en très faible quantité par la peau et par les urines
auxquelles il communique la propriété de réduire le tartrate
cupro-potassique.

La durée de l'élimination du chloroforme est en rapport
avec la durée des phénomènes anesthésiques. Dans une expérience de Ludger Lallemand, Perrin et Duroy, cet agent disparut en dix à vingt minutes, chez un chien soumis à des inha-

lations brusques qui avaient amené en trois minutes l'arrêt des mouvements respiratoires et du cœur. En effet, ce chien ayant été rappelé à la vie par l'insufflation de l'air atmosphérique, une petite quantité de son sang retiré d'une veine ne contenait que très peu de chloroforme ; ni le sang ni le cerveau n'en renfermaient dix minutes plus tard, après qu'on eut sacrifié l'animal. Dans un autre cas où les inhalations avaient été lentement et progressivement portées jusqu'à amener un état de mort apparente, l'élimination de l'agent anesthésique était complètement achevée une heure et demie, après le retour des mouvements respiratoires.

Mais, chez un sujet qui vient de succomber sous l'influence du chloroforme, l'élimination de cette substance cesse ou se ralentit considérablement ; aussi est-il possible d'en déceler la présence dans l'organisme, même quelques heures après la mort, si l'on a soin de soumettre à l'analyse les liquides et les organes sur lesquels l'agent toxique s'est fixé de préférence. Le tableau suivant indique, d'après Ludger Lallemand, Perrin et Duroy, les quantités relatives de chloroforme contenues dans le sang, le cerveau, le foie et les tissus musculaires, comparativement aux quantités d'alcool et d'éther contenues dans ces mêmes parties de l'organisme chez les animaux intoxiqués par ces substances.

	Chloroforme.	Alcool.	Ether.	Amylène.
Sang	1,00	1,00	1,00	1,00
Cerveau	3,92	1,34	3,25	2,06
Foie	2,08	1,48	2,25	1,00
Tissus musculaires	0,16	traces	0,25	traces

Par conséquent, le sang et surtout le cerveau et les organes parenchymateux, tels que le foie et la rate, sont les parties dans lesquelles l'expert chimiste doit rechercher le chloroforme. Pour cela, il réduit rapidement ces organes en une sorte de bouillie avec de l'eau, et introduit le tout dans un ballon récipient A (fig. 33) d'où part un tube t qui est mis en communication avec un tube en porcelaine BB' placé dans un fourneau à

réverbère, puis avec un tube à boules de Liebig *t′* contenant
une solution de nitrate d'argent. L'appareil étant ainsi disposé,
on porte au rouge le tube BB′, puis on chauffe le ballon A dans

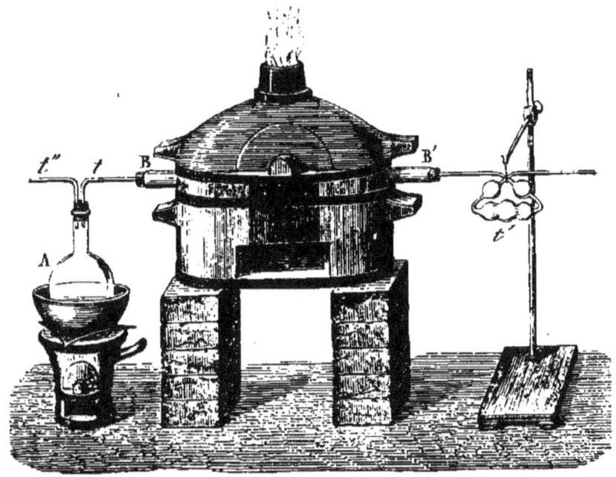

Fig. 33.

un bain-marie. Le chloroforme se dégage avec de la vapeur
d'eau, se décompose dans le tube de porcelaine, en donnant de
l'acide chlorhydrique qui va former un précipité de chlorure
d'argent dans le tube *t′*. Pour favoriser le dégagement du chloroforme, il est bon de faire passer dans la masse contenue
dans le ballon A un courant d'air à l'aide du tube *t″*.

On reconnaît que le précipité obtenu est du chlorure d'argent
à la propriété qu'il possède d'être insoluble dans l'acide nitrique, de se dissoudre rapidement dans l'ammoniaque et de devenir violet à la lumière.

Observations.

I. — *Empoisonnement par l'ingestion de 3 grammes de chloroforme liquide,
suivi de mort.*

Un enfant de quatre ans ayant avalé environ 3 grammes de chloroforme liquide, fut trouvé, vingt minutes après, par le docteur Thursefled,
tout à fait insensible, froid et sans pouls. Des sinapismes furent appliqués
sans réveiller la sensibilité. La respiration était tantôt naturelle, tantôt

stertoreuse. La chaleur avait reparu, le pouls était redevenu plein et régulier, et cette réaction favorable durait depuis trois heures, lorsque l'enfant s'éteignit sans secousses. C'est le seul cas où l'on ait vu une si faible dose de chloroforme liquide amener la mort. (TAYLOR, cité par TARDIEU.)

II. — *Empoisonnement par l'ingestion de 4 grammes de chloroforme.*
Guérison.

Un jeune homme de vingt-trois ans avale d'un seul trait 4 grammes de chloroforme : étourdissement, ivresse. Il entre chez un barbier et se couche sur un banc.

Vingt-quatre heures après, peau froide et décolorée, pupilles largement dilatées et insensibles à la lumière; coma de plus en plus profond, respiration stertoreuse, alternatives d'immobilité et de convulsions. Plusieurs heures après, coma de plus en plus prononcé, pupille irréguliere, respiration écumeuse.

Le malade revint à lui, mais le malaise persista longtemps (*London med. Magaz.*, 1851).

III. — *Empoisonnement par 60 grammes de chloroforme. — Guérison.*

Un individu avait avalé deux onces de chloroforme. Le médecin appelé le trouva dans un état anesthésique dont il était impossible de le faire sortir. L'haleine du malade répandait une forte odeur de chloroforme; sa respiration était stertoreuse; les pulsations artérielles étaient à 60 environ. Bien qu'il eût déjà vomi, on vida l'estomac au moyen de la pompe stomacale; on injecta à deux reprises une pinte et demie d'eau tiède qu'on retira chargée de vapeurs de l'agent anesthésique. Avant de retirer la seringue, on injecta dans l'estomac 8 grains d'esprit ammoniacal. Le malade vomit alors. son pouls devint faible et ses yeux insensibles à la lumière. Des douches froides sur la tête parurent produire du mieux pendant quelques minutes; le pouls se releva, mais ce ne fut pas pour longtemps, et l'on renonça aux douches. Comme le malade se r. froidissait, on l'enveloppa chaudement. On appliqua des sinapismes et l'on donna un lavement stimulant. Pendant une heure (de minuit à une heure), la respiration fut très lente et très faible, la face violette, le pouls à 40, misérable, intermittent; puis l'état s'améliora peu à peu. A deux heures du matin, la respiration se faisait bien ; le pouls, faible encore, était régulier. L'insensibilité ne cessa que le lendemain, à cinq heures du matin. A huit heures le pouls était à 98; une soif ardente tourmentait le malade; sa langue était chargée, l'arrière-gorge rouge; il souffrait de l'estomac et vomissait tout. Il rapportait que le flacon dont il avait avalé le contenu, et qui pouvait contenir deux onces de chloroforme, était presque rempli. On appliqua un vésicatoire à l'épigastre, et, comme le malade était constipé, on lui fit prendre 30 grammes de sulfate de magnésie; mais ce purgatif fut vomi. Un lavement huileux additionné d'essence de térébenthine fut alors administré et provoqua des selles abondantes. Dans la soirée, on injecta dans l'estomac du lait et une potion opiacée.

Le lendemain 15, troisième jour de l'empoisonnement, le malade était privé de sommeil; il toussait continuellement et souffrait beaucoup de la gorge. L'abdomen était douloureux, la langue sèche et couverte d'un enduit épais ; l'estomac, qui tolérait de l'eau froide, rejeta l'huile de ricin qu'on essaya d'administrer. On obtint quelques selles à l'aide d'un lavement ; on appliqua des fomentations chaudes sur le ventre, et, dans la soirée, on donna de l'extrait de jusquiame. La nuit du 16 fut très agitée ; la région du foie était douloureuse, le malade devint ictérique ; le pouls était à 110, la peau chaude et sèche, l'expectoration un peu souillée ; pas de râles crépitants, mais respiration rude à la partie postérieure du thorax. On donna du mercure (1) et l'on appliqua six ventouses scarifiées au point douloureux. Le malade prit avec plaisir du thé et du lait, et il eut plusieurs selles. Dans la soirée, l'ictère augmenta. On administra de nouveau l'extrait de jusquiame. Le 17, le pouls était à 96, la peau humide ; toute douleur avait disparu, mais l'ictère persistait. On donna une demi-once de sel de Seignette ; tout alla bien dès lors, l'ictère diminua. Des douleurs dans l'épaule droite et dans la région hépatique cédèrent au mercure, aux ventouses et aux vésicatoires. La guérison était complète à la fin du mois. (*American journal of medical sciences*, octobre 1857.)

IV. — *Deux cas d'empoisonnement par le chloroforme. — Mort.*

Au mois d'octobre 1878, un homme de 34 ans, d'apparence robuste, entre à l'infirmerie générale de Scheffied pour une fistule à l'anus et un ulcère à la jambe.

Lorsque le malade fut guéri de son ulcère, qui datait de trois ans, il fut amené à l'amphithéâtre, où le Dr Barber se décida à l'opérer de sa fistule. L'auscultation n'ayant rien révélé d'anormal du côté du cœur, on administra du chloroforme, à l'aide d'une simple pièce de lint. Après 5 minutes d'une respiration tranquille, alors qu'on avait mis 2 ou 3 grammes de chloroforme sur le lint, le malade se débattit brusquement, ses pupilles se dilatèrent et le pouls s'arrêta ; cinq minutes après les accidents, la respiration s'arrêta. On ne put le ramener à la vie, malgré une respiration artificielle et une électrisation continuées pendant plus de vingt minutes.

A l'autopsie, on constata une congestion intense des poumons, du foie, des reins et du cerveau, tous ces organes étant d'ailleurs parfaitement sains. Le cœur, recouvert d'une grande quantité de graisse, était pâle, flasque et dilaté. L'examen histologique démontra l'existence d'une dégénérescence graisseuse des fibres musculaires.

Le deuxième cas d'empoisonnement, observé à Dublin, fut l'objet d'une enquête judiciaire le 9 octobre 1878. Deux jours avant cette époque, une femme de 38 ans entre à l'hôpital avec une luxation des deux os de l'avant-bras, datant de quelques semaines. Le Dr Foy n'ayant pas réussi à réduire la luxation, on se décide à donner du chloroforme, du consentement de la malade, après avoir examiné avec soin l'état du cœur et des poumons, L'excitabilité réflexe de la conjonctive ayant cessé en huit minutes, on fit l'opération, qui dura environ cinq minutes.

La malade eut quelques symptômes de vomissement. Comme elle restait insensible, on lui jeta de l'eau froide à la figure, et on pratiqua, mais en vain, la respiration artificielle pendant plus d'une heure.

____

(1) Probablement du calomel.

L'autopsie permit de constater que le cœur était flasque, et que les parois du ventricule droit étaient très amincies. La mort fut attribuée à ce que le cœur affaibli n'avait pu entretenir la circulation pulmonaire. (*Medical Times and Gazette*, 19 oct. 1878.)

II. — BROMOFORME.

Le *bromoforme* est un liquide présentant l'aspect, la mobilité, l'odeur et la saveur du chloroforme. Il se distingue de ce dernier en ce que sa densité est plus forte et qu'il dissout l'iode en se colorant en rouge cramoisi, tandis que l'iode colore le chloroforme en violet.

D'après les recherches de Nunneley et les miennes, le bromoforme est un anesthésique puissant, au même titre que le chloroforme. J'ai constaté, pour ma part, dans des expériences faites sur les animaux, les trois périodes signalées précédemment : périodes d'excitation, d'insensibilité et de résolution musculaire. Quand la mort arrivait, les poumons étaient souvent congestionnés. Je ne connais encore aucune application de cet agent anesthésique chez l'homme, mais on peut inférer de ce qui précède que les résultats physiologiques et toxiques seraient les mêmes que ceux que l'on a constatés sous l'influence du chloroforme.

Le traitement serait également le même, ainsi que les expertises médico-légales.

III. — ÉTHER SULFURIQUE.

L'*éther ordinaire* ou *éther sulfurique*, appelé ainsi parce que, pour l'obtenir, on fait agir à chaud l'acide sulfurique sur l'alcool, produit des symptômes qui présentent la plus grande analogie, parfois même une similitude complète, avec ceux que détermine le chloroforme, si ce n'est qu'ils ont une apparition moins rapide et une durée moindre.

Quand on fait respirer à l'homme, ou aux animaux, des vapeurs d'éther mélangées avec une certaine quantité d'air afin d'éviter les accidents, on observe les trois périodes déjà signalées, savoir : 1° une période d'excitation due, soit à l'action du médicament sur les voies respiratoires, soit à l'impression primitive exercée sur les éléments nerveux par ce corps éminemment diffusible ; 2° une période caractérisée par la diminution de la sensibilité, sans que les mouvements réflexes soient nécessairement éteints ; 3° la période de résolution. A ce moment, de même que sous l'influence du chloroforme, les pupilles sont largement dilatées et le pouls est considérablement ralenti.

L'analyse physiologique apprend que l'action intime exercée par l'éther sur le système nerveux central est absolument la même que celle qu'exerce le chloroforme d'après les travaux de Cl. Bernard. Lorsque les inhalations d'éther sont trop prolongées, la mort arrive, soit par asphyxie, soit plus rarement par syncope ; les ganglions intra-cardiaques sont eux-mêmes paralysés dans ce dernier cas.

Introduit dans l'estomac, l'éther détermine une sensation de fraîcheur ; puis, à son absorption rapide succède une susceptibilité sensoriale subite et passagère (période d'excitation), suivie des effets propres de l'agent anesthésique, tels que l'obtusion des sens, quelques vertiges, une ivresse légère. Mais l'anesthésie ne peut être obtenue d'une manière complète, ce qui établit encore ici une analogie entre les effets de cet agent et ceux du chloroforme suivant qu'il est absorbé par la voie pulmonaire ou par la voie gastro-intestinale.

Il y a dans ce dernier cas, lorsque les doses sont suffisantes, moins un narcotisme proprement dit, qu'une intoxication semblable à celle de l'alcool. Cependant Orfila aurait observé l'anesthésie chez les animaux.

Après l'ingestion de l'éther dans l'estomac, ce liquide exerce, de même que le chloroforme, une action irritante. La muqueuse stomacale devient le siège d'une inflammation ; sa couche épithéliale se dissout. Ce résultat est du même ordre que celui qu'on observe après l'application prolongée de l'éther sur la peau qui rougit et peut même se couvrir de vésicules. Enfin, comme l'éther bout à une température inférieure à celle du corps, à 35°,6, il se volatilise et produit, lorsque la quantité ingérée est suffisante, un météorisme considérable. Chez les animaux qui ne vomissent pas, chez le lapin et chez le cheval par exemple, le météorisme produit par les vapeurs de l'éther liquide est tel que le diaphragme ne pouvant plus s'abaisser, il se produit un arrêt mécanique de la respiration, qui a été observé par Cl. Bernard et par Mitscherlich.

On trouve à l'autopsie des animaux intoxiqués par l'éther les signes déjà énumérés dans l'étude de l'empoisonnement par le chloroforme; mais ils sont moins constants. Le sang présente

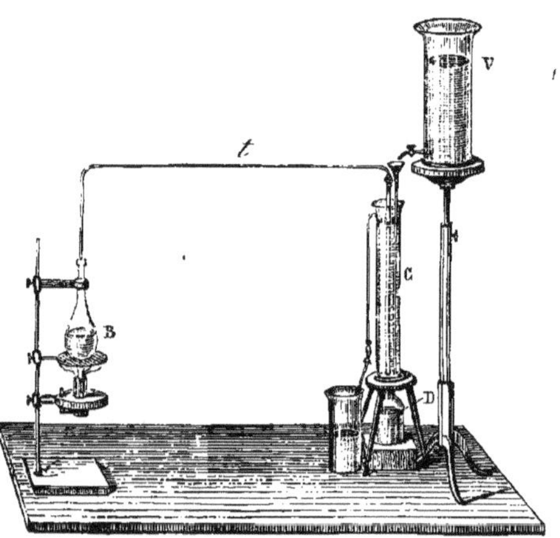

Fig. 34.

une coloration obscure; les poumons sont tantôt pâles et ré-tractés, tantôt rouges et gonflés; le cœur est vide (lorsque la mort a eu lieu par asphyxie), ou bien il est rempli de sang et dilaté. On a observé tantôt une anémie, tantôt une hypérémie des méninges, une réplétion considérable des sinus crâniens; d'autres fois il n'existait ni anémie ni congestion.

Le traitement de l'empoisonnement par l'éther est le même que celui de l'intoxication par le chloroforme.

D'après le tableau de la page 342, l'éther se localise spécialement dans le cerveau, dans le foie et dans le sang. C'est donc dans ces organes et dans ce liquide que l'expert doit rechercher la présence de l'éther. Pour cela, il les soumet à la distillation dans un bain-marie et recueille, dans un récipient refroidi, les vapeurs qui se dégagent.

On peut se servir dans cette opération de l'appareil ci-dessus (fig. 34), dont nous avons déjà donné l'explication au sujet de la recherche du phosphore (page 128). Mais, au lieu de chauffer directement à la lampe le vase distillatoire B dans lequel on a placé, avec un peu d'eau s'il est besoin, les liquides et les organes divisés, il est préférable de chauffer doucement au bain-marie et de faire passer dans le ballon B un courant d'air qui favorise singulièrement le départ de l'éther. Il faut avoir soin de recueillir rapidement les matières qu'on veut soumettre à l'analyse, à cause de la volatilité extrême de l'éther dont la majeure partie se répandrait bientôt dans l'atmosphère.

L'éther recueilli dans le récipient D se reconnaîtra facilement à son odeur, à sa combustibilité, à la propriété qu'il possède de réduire l'acide chromique.

IV. — AMYLÈNE.

L'amylène C^5H^{10} a été découvert, en 1844, par Balard. On l'obtient en distillant de l'alcool amylique $C^5H^{12}O$ sur du chlorure de zinc fondu qui lui enlève une molécule d'eau.

Ce corps se présente sous l'aspect d'un liquide incolore, très mobile, d'une odeur désagréable rappelant celle de l'huile de naphte, soluble dans l'alcool et dans l'éther, presque insoluble dans l'eau. Il bout à 39 degrés (Balard), à 35 degrés (Frankland). Les vapeurs en sont aussi combustibles que celles de l'éther.

Snow est le premier qui ait employé l'amylène comme anesthésique chez l'homme, après avoir étudié l'action de ce corps sur les animaux. Divers expérimentateurs, parmi lesquels il convient de citer Robert, Bonnet, Foucher, Tourdes, constatèrent les résultats signalés par Snow ; enfin Ludger Lallemand, Perrin et Duroy en ont fait également une étude spéciale.

Les effets anesthésiques de l'amylène se produisent rapidement, mais ils sont moins profonds et plus fugaces que ceux de l'éther et du chloroforme, ce qui tient sans doute à l'insolubilité de cet agent dans le liquide sanguin. La sensibilité ne s'éteint même tout à fait que lorsque la respiration se trouve déjà très affaiblie. De plus l'amylène détermine des convulsions toniques, quelquefois entremêlées de convulsions cloniques. Ces accidents se montrent surtout pendant que l'anesthésie est peu profonde,

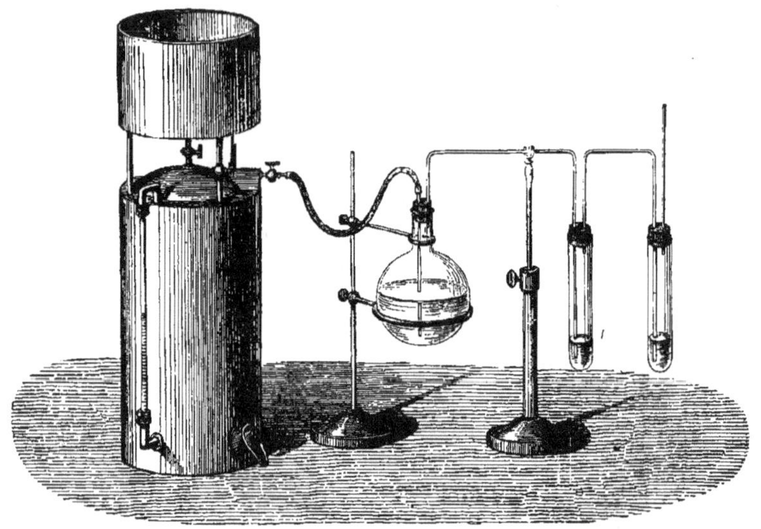

Fig. 35.

ou qu'elle rétrocède ; ils ne disparaissent pour ainsi dire qu'avec cette dernière. L'organisme reste ensuite fatigué. Lorsque l'amylène a été respiré en trop grande quantité, les mouvements respiratoires cessent d'abord, puis le cœur finit par s'arrêter.

Cet agent abolit, comme le chloroforme et l'éther, les fonctions du système nerveux. Lorsqu'on excite, soit les racines postérieures, soit les racines antérieures de la moelle chez un animal anesthésié par l'amylène, on ne provoque ni aucune plainte ni aucun mouvement. Cependant les muscles peuvent se contracter sous l'influence des excitants appliqués directement sur eux.

L'amylène s'élimine surtout par les voies respiratoires. L'haleine des animaux auxquels on fait respirer cette substance en répand une odeur excessivement prononcée. Un lapin, dans la veine jugulaire duquel Tourdes avait injecté 3 grammes de ce liquide, fut pris aussitôt de roideur convulsive suivie de collapsus, et succomba rapidement ; mais avant sa mort, lorsqu'on approchait de sa bouche une bougie allumée, il en sortait à chaque expiration une flamme allongée.

Les caractères nécropsiques trouvés chez les animaux tués par l'inhalation de cette substance sont analogues à ceux que l'on observe dans l'empoisonnement par l'éther et par le chloroforme.

Le traitement de l'intoxication par l'amylène est le même que celui de l'intoxication par les anesthésiques précédents. Nous ferons remarquer toutefois que la respiration artificielle paraît beaucoup moins efficace que dans les cas de mort apparente déterminée par le chloroforme. Nous avons déjà fait la même observation au sujet de l'éther.

Dans ce cas d'intoxication par l'amylène, on rechercherait cette substance surtout dans le cerveau, dans le sang et dans le foie. En effet si l'on consulte le tableau de la page 342, on voit que c'est la substance cérébrale qui en contient le plus chez les animaux tués par l'inhalation de l'amylène. L'urine en renferme très peu.

Pour effectuer la recherche et le dosage de l'amylène dans les liquides et les solides de l'économie, Lallemand, Perrin et Duroy se sont basés sur la volatilité de cet agent et sur la propriété qu'il possède de s'oxyder aux dépens de l'acide chromique qui se transforme alors en sesquioxyde de chrome.

L'appareil dont ils se sont servis (fig. 35) est plus simple que celui qui a été décrit (p. 197) au sujet de la recherche de l'alcool. Un ballon de la capacité d'un litre, ou davantage, reçoit les matières à examiner. Un tube qui plonge au fond du ballon se joint à un gazomètre plein d'air, et, de ce même ballon, émerge un second tube coudé deux fois à angle droit qui arrive au fond d'un tube d'essai contenant une dissolution de 10 centigrammes de bichromate de potasse dans 30 grammes d'acide sulfurique. Un autre tube d'essai termine l'appareil.

Les choses étant ainsi disposées, il n'est pas nécessaire de faire chauffer les matières placées dans le ballon, puisque l'amylène étant à la fois très volatil et insoluble dans l'eau, le courant d'air qui se dégage du gazomètre et se rend dans le ballon suffit pour enlever, même à une basse température, tout l'amylène retenu par les matières organiques.

V. — OPIUM.

L'*opium* est le suc concret obtenu par l'incision des capsules du *Papaver somniferum*, notamment du *Papaver somniferum album* (pavot blanc) qui est très répandu dans l'Asie Mineure, l'Égypte, la Perse, les Indes et la Chine.

Les principaux opiums du commerce sont :

1° L'*opium de Smyrne*, qui se présente en masses déformées, aplaties, recouvertes de feuilles de pavot et de fruits de rumex. Il est brun clair et possède une saveur forte et une odeur âcre et nauséeuse. C'est la sorte commerciale la plus estimée. Elle donne jusqu'à 13 et 14 p. 100 de morphine.

2° L'*opium de Constantinople*, qui est livré sous la forme de pains tantôt volumineux et aplatis, tantôt petits, irréguliers et lenticulaires, ayant 5 à 6 centimètres de diamètre et recouverts de feuilles de pavot. Ce produit donne 10 à 12 p. 100 de morphine.

3° L'*opium d'Égypte* ou *thébaïque*, dont la couleur est rousse, et qu'on trouve dans le commerce en pains aplatis et réguliers, ne présentant plus que les vestiges des feuilles dont ils étaient recouverts au début. L'opium d'Égypte est beaucoup moins riche en morphine que les précédents; il n'en contient que 2 à 3 p. 100.

Ces trois variétés sont les plus connues; mais l'*opium de Perse* et l'*opium des Indes* ont une valeur supérieure à celle de l'opium d'Égypte et presque égale à celle de l'opium de Smyrne.

Composition. — Indépendamment de la morphine qui est le principe le plus important de l'opium, on a retiré de cette substance complexe plusieurs autres alcaloïdes dont le nombre, à la suite des recherches récentes de Hesse, devrait être porté jusqu'à quinze. A côté de ces alcaloïdes se trouve un acide, l'*acide méconique*, un corps neutre, la *méconine*, et d'autres substances qu'on rencontre habituellement dans les végétaux.

Le tableau suivant présente l'énumération des divers principes de l'opium et la quantité moyenne de quelques-uns d'entre eux.

PRINCIPES BASIQUES.		PRINCIPES DIVERS.	
Thébaïne	0,15 p. 100	Acide méconique	5 p. 100
Papavérine	1,00 —	Méconine	0,8 —
Narcotine	6 à 8 —	Eau	10 —
Codéine	0,7 —	Caoutchouc	6 —
Narcéine	6 —	Résine	3 .
Morphine	2 à 15 —	Matières grasses	2 —
Pseudomorphine, laudanine, laudano-		Gomme	1 —
sine, codamine, cryptopine, proto-		Mucilage	20 —
pine, lanthopine, hydrocotarnine,		Matières extractives	» —
rhœadine (porphyroxine).			

Les six premiers alcaloïdes inscrits dans ce tableau sont les plus anciennement connus (1) et les plus importants. Ce sont

(1) La narcotine a été isolée par Derosne, en 1804. C'est la première base organique qu'on ait retirée des végétaux. La morphine a été découverte à la même époque par Séguin, puis caractérisée en 1816, comme alcaloïde, par Sertuerner. La découverte des deux premiers alcaloïdes est donc due à des pharmaciens français.

les seuls dont nous nous occuperons d'une manière spéciale.
En effet, les autres sont à peine connus ; ils existent d'ailleurs
en très faible quantité dans l'opium, et il est même possible
que quelques-uns d'entre eux soient des produits de réaction.

EFFETS TOXIQUES DE L'OPIUM.

Avant de faire connaître l'ensemble des symptômes produits
par l'ingestion de l'opium ou de diverses préparations opiacées,
telles que le laudanum, il est nécessaire d'étudier les effets des
principaux alcaloïdes que l'opium renferme.

Thébaïne. — Cette base, qui a pour formule atonique
$C^{19}H^{21}AzO^3$, a été découverte dans l'opium par Thibouméry,
en 1835, et a été étudiée ensuite au point de vue chimique,
par Pelletier et Couerbe, et plus récemment par Hesse.
Elle cristallise en paillettes ou en tablettes nacrées, incolores,
insolubles dans l'eau, très solubles dans l'alcool ordinaire
et dans l'éther, solubles dans la benzine, peu solubles dans
l'alcool amylique et dans le chloroforme. Elle fond à 193°.

La thébaïne donne des précipités avec les deux réactifs principaux des alcaloïdes, c'est-à-dire avec l'acide phospho-molybdique et l'iodure de potassium ioduré. L'un de ses caractères distinctifs est de donner une coloration rouge avec l'acide
sulfurique concentré. Cette coloration est manifeste même avec
un vingtième de milligramme de cet alcaloïde. L'acide chlorhydrique la colore également peu à peu en jaune ; mais cet
acide très étendu ne produit que lentement et très faiblement
cette coloration. Enfin la solution d'acide sulfo-molybdique
(réactif de Fröhde) développe, dans les solutions de thébaïne,
une coloration orangée qui disparaît après vingt-quatre heures.

Effets de la thébaïne. — L'action de cette substance a été
étudiée successivement par Magendie, Orfila, Cl. Bernard,
Müller, Falk, Rabuteau, Vulpian, Mihran Arzerouny. Le fait
le plus saillant qui est résulté des recherches dont la thébaïne
a été l'objet, c'est que cette substance est, pour les animaux,

un toxique convulsivant d'une grande puissance. A ce fait, j'ai ajouté cette donnée importante que la thébaïne est moins toxique pour l'homme que pour les animaux (1).

Les accidents qu'elle détermine chez les animaux consistent en des convulsions violentes observées, depuis plusieurs années déjà, par Magendie qui avait vu que l'injection de 5 centigrammes de cette substance dans la veine jugulaire, chez un chien, faisait succomber cet animal comme s'il avait été empoisonné par la strychnine.

Mais il faut des doses plus fortes de thébaïne pour amener la mort, après qu'on l'a injectée dans le tissu cellulaire sous-cutané. J'ai injecté, de cette manière, chez un chien de taille médiocre, 5 centigrammes de cet alcaloïde dissous préalablement dans une goutte d'acide chlorhydrique, et l'animal n'a eu que de légers trépignements. Chez un autre animal de la même espèce, 15 à 20 centigrammes de thébaïne dissous dans 5 centimètres cubes d'eau acidulée par l'acide chlorhydrique et injectés, dans deux endroits différents, sous la peau, déterminèrent des accidents redoutables, des convulsions tout à fait semblables à celles que produit la strychnine; la mort s'ensuivit. Les pupilles n'avaient pas été dilatées, leur diamètre avait au contraire légèrement diminué. Enfin, j'ai observé ces mêmes convulsions et la mort chez des grenouilles sous la peau desquelles j'avais mis une faible quantité de thébaïne. Le chlorhydrate de cette base a déterminé rapidement des attaques tétaniques; mais la thébaïne mise en nature sous la peau les a produites tardivement, par exemple, au bout de une à deux heures, parce qu'elle est très peu soluble. Les doses nécessaires pour déterminer les convulsions amènent la mort, tandis que les quantités de strychnine suffisantes pour produire des accès tétaniques ne sont pas nécessairement mortelles

(1) Bouchut est allé plus loin. Suivant ce médecin, on pourrait prescrire la thébaïne à la dose de 50 centigrammes. Mais il n'a pas cité d'observation à l'appui de cette opinion qui nous paraît très hasardée. D'ailleurs Mihran Arzerouny s'est assuré que la substance dont s'était servi Bouchut était un produit tout à fait impur.

chez les grenouilles, qui reviennent peu à peu à l'état normal.

Toutefois, on se tromperait si l'on induisait de ces expériences que la thébaïne fût aussi toxique que la strychnine, du moins chez l'homme. J'ai pris une fois 5 centigrammes et, une autre fois, 10 centigrammes de cet opiacé dissous dans l'acide chlorhydrique, puis dans 100 grammes d'eau. Le seul symptôme consécutif à l'ingestion de 10 centigrammes de thébaïne a consisté en un certain trouble de la tête, comme une ébriété sans céphalalgie. Je n'ai remarqué aucune action sur la pupille ni sur le pouls ; l'appétit a été excellent, il a même été accru. Ce dernier résultat ne présente rien d'étonnant, si l'on se rappelle que la strychnine elle-même a été prescrite dans certaines dyspepsies.

J'ai observé, en outre, que la thébaïne n'est pas soporifique, et qu'elle produit des effets analgésiques lorsqu'elle est employée en injections sous-cutanées en un point douloureux. Ce dernier résultat a été constaté également par Mihran Arzerouny.

En somme : *La thébaïne est convulsivante et toxique pour les animaux, mais à des doses plus fortes que celles de la strychnine ; elle est peu toxique chez l'homme ; elle n'est pas soporifique, mais elle est analgésique.*

Papavérine. — La papavérine ($C^{20}H^{21}AzO^4$) a été retirée par Merck de l'opium où elle se trouve en assez faible quantité. Elle cristallise en prismes presque complètement insolubles dans l'eau et dans la benzine, peu solubles dans l'alcool ordinaire, dans l'alcool amylique et dans l'éther, solubles dans le chloroforme. Elle fond à 147°.

Elle donne des précipités avec l'acide phospho-molybdique et l'iodure de potassium ioduré. Lorsqu'elle est pure elle n'est pas colorée à froid par l'acide sulfurique, mais elle se colore légèrement à chaud en donnant une teinte violette d'autant plus marquée que l'action de la chaleur est continuée plus longtemps. L'acide sulfo-molybdique développe, dans les solutions de papavérine, une coloration verte qui devient bleue, violette, puis rouge cerise sous l'influence de la chaleur.

Les sels de cet alcaloïde sont amers comme ceux de la thébaïne; ils ne sont pas nauséeux.

Effets de la papavérine. — Cette base est beaucoup moins active que la thébaïne. Je n'ai rien observé, ni chez un lapin qui avait reçu sous la peau du dos, en deux endroits, 15 centigrammes de chlorhydrate de cette base, ni chez un chien qui en avait reçu 25 centigrammes. Les battements cardiaques, le diamètre des pupilles restèrent les mêmes; le système nerveux ne parut affecté en aucune manière. Hoffmann avait déjà remarqué l'innocuité relative de cette substance, après l'avoir prise à la dose de 42 centigrammes en trois jours. Liederdorff et Breslauer ont constaté, de leur côté, que la papavérine administrée, soit par la méthode gastro-intestinale, soit par la méthode hypodermique, ne causait ni nausées, ni vertiges, ni pesanteur de tête, et qu'elle diminuait la fréquence du pouls. Cet alcaloïde n'est pas soporifique chez l'homme; il ne l'est pas non plus, d'après Cl. Bernard, chez les animaux.

Il semblerait, d'après ces données, que la papavérine fût inoffensive; mais il n'en est rien. A haute dose, elle produit des convulsions qu'on peut observer facilement chez les grenouilles sous la peau desquelles on a mis 2 à 3 centigrammes de cet alcaloïde ou de son chlorhydrate. Quelques minutes après l'introduction du chlorhydrate qui est très soluble, et tardivement, c'est-à-dire trois ou quatre heures après l'introduction de la papavérine en nature qui est presque insoluble, on observe chez ces animaux des convulsions, soit spontanées, soit provoquées par une cause légère, simplement par le choc de la table sur laquelle ils reposent. De plus, la dose qui produit les convulsions est suffisante pour amener la mort : c'est du moins ce que j'ai vu, de sorte que la papavérine est non seulement convulsivante, mais toxique. Schroff avait remarqué aussi des convulsions chez les grenouilles sous la peau desquelles il avait injecté 3 centigrammes de chlorhydrate de papavérine. D'ailleurs, Cl. Bernard nous avait déjà appris que cette substance était loin d'être dénuée d'activité, puisqu'il l'avait placée au second rang dans l'ordre convulsivant, et au troisième rang, au point de vue toxique, parmi les alcaloïdes de l'opium.

En résumé : *La papavérine est peu active chez l'homme à des doses relativement élevées, 20 centigrammes et même plus, mais elle est convulsivante et toxique à haute dose ; elle n'est pas soporifique.*

Narcotine. — Cette base, qui a pour formule $C^{22}H^{23}AzO^7$, est la première qui ait été retirée de l'opium par Derosne, en 1803. Elle cristallise en prismes droits rhomboïdaux, solubles seulement dans 25,000 parties d'eau à 20 degrés et dans 7,000 parties d'eau bouillante, solubles dans l'alcool ordinaire, l'éther, la benzine, très solubles dans le chloroforme et peu solubles dans l'alcool amylique. Elle fond à 176°.

Elle précipite par l'acide phospho-molybdique et l'iodure de potassium ioduré. L'acide sulfurique concentré la colore en rouge. L'acide sulfo-molybdique produit, dans les solutions de cette base, une coloration verte qui passe au violet, puis au rouge cerise.

La narcotine est une base faible qui donne néanmoins avec les acides, surtout avec les acides forts, des sels parfaitement définis. La saveur de ces sels est amère, un peu acerbe, mais nullement nauséeuse.

Effets de la narcotine. — D'après Cl. Bernard, la narcotine est la moins toxique des bases de l'opium et occupe le troisième rang dans l'ordre convulsivant. Les expériences nombreuses que j'ai faites, tant sur l'homme que sur les animaux, viennent appuyer les assertions de notre grand physiologiste.

J'ai pris en une fois, ce qui n'avait pas encore été fait, *quarante centigrammes* de narcotine dissoute dans l'acide chlorhydrique, soit près de 43 centigrammes de chlorhydrate de cette base, dans 120 grammes d'eau. A part la saveur amère des sels de l'opium, je n'ai rien ressenti, pas même les vestiges du trouble léger que l'on éprouve dans la tête après l'ingestion de 10 centigrammes de thébaïne ingérée de la même manière ; je n'ai observé qu'une faible contraction de la pupille et une légère congestion oculaire. L'appétit est demeuré parfait. Les urines n'ont été éliminées ni en moindre ni en plus grande quantité. Il n'y a eu ni diarrhée ni constipation.

Cette expérience, ainsi que celles de Bailly qui est arrivé à en donner jusqu'à 3 grammes en plusieurs doses *dans les vingt-quatre heures*, enfin les observations que j'ai recueillies en administrant le chlorhydrate de narcotine à des doses de 5 à 20 centigrammes, prouvent que cette substance est peu active chez l'homme. Mais, à très haute dose, elle révèle chez les animaux des propriétés qui la rapprochent de la papavérine et de la thébaïne, tout en la laissant à une grande distance de ces alcaloïdes, surtout du premier. Ainsi 2 à 3 centigrammes de chlorhydrate placés sous la peau d'une grenouille produisent, au bout d'une demi-heure, des convulsions qui ne sont qu'un diminutif des convulsions strychniques ; la narcotine est, si l'on peut s'exprimer ainsi, la brucine des opiacés convulsivants. De plus, les grenouilles ne meurent pas ; vingt-quatre heures après l'expérience, elles sont presque revenues à l'état normal ; on n'observe alors qu'une légère roideur dans les mouvements.

Chez aucun des malades à qui je l'ai administrée, la narcotine n'a paru exercer d'action soporifique, ce qui est conforme aux données de Cl. Bernard, d'après ses expériences sur les animaux. D'un autre côté, elle ne m'a point paru être analgésique.

En résumé : *La narcotine est très peu toxique et beaucoup moins convulsivante que la thébaïne et la papavérine, elle n'est pas soporifique et ne paraît pas être analgésique.*

Codéine. — La codéine ou méthylmorphine ($C^{18}H^{21}Az^3O$), découverte par Robiquet en 1833, cristallise en octaèdres ou en prismes quadratiques qui n'exigent, pour se dissoudre, que 80 parties d'eau froide et 17 parties d'eau bouillante. Elle est donc le plus soluble des alcaloïdes de l'opium ; elle se dissout d'ailleurs facilement dans l'alcool ordinaire, l'alcool amylique, l'éther, le chloroforme, la benzine. Elle précipite par l'acide phospho-molybdique et l'iodure de potassium ioduré, par le tannin. L'acide sulfo-molybdique développe dans les solutions de cette base une coloration verte qui passe ensuite au bleu, puis au jaune au bout de vingt-quatre heures. Cet alcaloïde, ainsi que ses sels, ont une saveur amère, légèrement acerbe et nullement nauséeuse. Elle fond à 150°.

Effets de la codéine. — Ingérée en une fois à la dose de 5 centigrammes, dissoute dans l'acide chlorhydrique, la codéine détermine, au bout d'une demi-heure à une heure, quelques symptômes, tels que pesanteur de tête, obscurcissement des idées, ainsi qu'une *certaine faiblesse dans les membres infé rieurs*. Ces accidents cessent bientôt. mais leur apparition indique que la codéine est plus active que les alcaloïdes précédents. Les pupilles sont très légèrement contractées. Le pouls ne change pas. L'appétit demeure intact ; la bouche reste humide comme d'ordinaire ; on n'observe ni diarrhée ni constipation.

Prise également en une fois, à la dose de 15 centigrammes dissous dans un verre d'eau très faiblement acidulée par l'acide chlorhydrique, elle a produit chez moi, au bout d'une demiheure, une certaine fatigue musculaire accompagnée de démangeaisons, notamment dans les extrémités des membres, une contraction de la pupille qui a duré plus d'un jour. Elle n'a pas provoqué le sommeil, à peine un commencement de somnolence. Cette substance est donc loin de posséder les propriétés soporifiques dont elle a été gratifiée par Bouchut. Schroff a signalé les nausées et les vomissements comme pouvant être provoqués par la codéine à la dose de 10 centigrammes. Je n'ai rien observé de semblable chez moi après avoir pris 15 centigrammes de cet alcaloïde à l'état de pureté absolue. Enfin ce même auteur a signalé le ralentissement du pouls.

La codéine n'est pas soporifique chez l'homme aux doses de 5 à 15 centigrammes ; peut-être l'est-elle à des doses supérieures. Celles de 7 à 10 centigrammes font dormir les chiens ; toutefois, d'après les expériences de Cl. Bernard, le sommeil n'est jamais aussi complet que celui qui est produit chez eux par la morphine et surtout par la narcéine. L'animal a plutôt l'air d'être calmé que d'être vraiment endormi ; il peut toujours être réveillé facilement, soit par le pincement des extrémités, soit par le moindre bruit qui se fait autour de lui. Si le bruit est fort, il tressaille des quatre membres et cherche à s'enfuir. Enfin, lorsque le réveil a lieu, les animaux sont dans leur humeur naturelle ; ils ne présentent ni cet effarement, ni cette paralysie du train postérieur qui succèdent à l'emploi de la morphine.

La codéine émousse beaucoup moins la sensibilité que la morphine ; elle ne rend pas, comme celle-ci, les nerfs paresseux, de sorte que, pour les opérations physiologiques, la morphine et surtout la narcéine lui sont de beaucoup préférables. Il en est de même chez l'homme d'après mes recherches : l'inoculation de 1 centigramme de chlorhydrate de codéine dans les cas de névralgies, de sciatique, par exemple, ne produit presque aucun apaisement de la douleur.

En résumé : *La codéine paraît devoir être dangereuse chez l'homme à de hautes doses, elle est très peu soporifique, très peu analgésique.*

Narcéine. — La narcéine, $C^{23}H^{29}AzO^9$, a été découverte par Pelletier, en 1832. Elle cristallise en petits prismes allongés et d'un éclat soyeux, peu solubles dans l'eau froide, plus solubles dans l'eau bouillante, peu solubles dans l'alcool ordinaire, solubles dans l'alcool amylique et dans le chloroforme, insolubles dans l'éther et dans la benzine. Elle fond à 145°.

Les solutions de narcéine même très étendues (1/10000) donnent un précipité jaune avec l'acide phospho-molybdique et avec l'iodure de potassium ioduré. L'acide sulfo-molybdique y produit une coloration brune qui devient ensuite verte, puis rouge, puis bleue. La saveur des sels de narcéine est franchement amère.

Effets de la narcéine. — D'après Cl. Bernard, la narcéine est la plus soporifique des bases de l'opium, elle est moins toxique que la thébaïne, la codéine et la papavérine. Le sommeil produit chez les animaux, par exemple chez un jeune chien qui a reçu 7 à 8 centigrammes de chlorhydrate de narcéine sous la peau, est profond et très convenable pour les opérations physiologiques douloureuses. Les chiens affaissés dans un sommeil de plusieurs heures ne font aucune résistance.

Après la publication de Cl. Bernard, divers médecins, parmi lesquels il convient de citer Béhier, Debout, Laborde, essayèrent la narcéine sur l'homme et constatèrent, à des degrés divers, les propriétés annoncées. Mais Schroff (de Vienne), ayant fait quelques expériences sur l'homme sain ou malade, ne put se convaincre des propriétés hypnotiques de cette base.

La vérité se trouve entre ces extrèmes. S'il est démontré, comme j'ai pu m'en assurer en répétant certaines expériences de Cl. Bernard, que la narcéine est plus soporifique chez les chiens que la morphine, il est certain qu'elle l'est beaucoup moins chez l'homme que la morphine, qui l'emporte sous ce rapport. Prise aux doses de 10 à 20 centigrammes par l'homme à l'état de veille, elle ne détermine guère le besoin de dormir ; mais chez les malades qui sont dans le décubitus dorsal, on voit survenir un sommeil prolongé. La narcéine remplace alors avantageusement la morphine ou l'extrait gommeux d'opium ; elle produit un sommeil calme et réparateur, suivi d'un réveil éminemment physiologique, après lequel on n'éprouve aucun de ces troubles que détermine la morphine, tels que lassitude, perte d'appétit. Des femmes souffrantes et atteintes d'insomnie, à qui j'avais administré ce médicament dans le service de G. Sée, à la Charité, s'en trouvèrent si bien qu'elles employaient les expressions les plus imagées pour témoigner leur satisfaction.

Brown-Séquard a observé un grand nombre de fois, en Amérique, les effets hypnotiques de la narcéine qu'il a fait prendre jusqu'à la dose de 25 centigrammes par jour. Il a constamment remarqué ce sommeil calme et réparateur déjà indiqué, mais moins profond que celui de la morphine donnée à des doses vingt fois moindres. La narcéine est donc soporifique chez l'homme, mais beaucoup moins que chez les animaux. La pupille est plus ou moins dilatée après l'ingestion de la narcéine aux doses indiquées.

Non seulement la narcéine est hypnotique, mais elle est analgésique, comme Béhier l'avait déjà reconnu dans ces dernières années.

Chez une femme de vingt-six ans, atteinte d'un épithélioma du col de l'utérus, et souffrant de douleurs atroces qui la privaient de tout sommeil, on badigeonnait avec du laudanum l'hypogastre, les cuisses qui en étaient toutes jaunes, on injectait même dans le rectum une petite quantité de ce même liquide ; mais ces moyens demeuraient infructueux. Je fis alors, dans le vagin, une injection de 50 centimètres cubes d'une solution de chlorhydrate de narcéine au cinq-centième. Une heure après, la douleur avait disparu ; la malade passe la nuit dans un sommeil complet, et le matin à mon arrivée à l'hôpital, elle me remercia avec effusion. Les douleurs revinrent malheureusement au bout de trente-six heures : il fallait d'ailleurs s'attendre à leur retour ; mais la narcéine les fit disparaître de nouveau.

En somme : *La narcéine, la plus soporifique des bases de l'opium chez le chien, est beaucoup moins soporifique que la morphine chez l'homme. Elle est peu toxique. Elle est analgésique.*

Morphine. — La morphine, $C^{17}H^{19}AzO^3$, cristallise en prismes rectangulaires ou en octaèdres solubles dans 1000 parties d'eau froide et dans 400 parties d'eau bouillante. Elle est soluble dans l'alcool ordinaire et dans le chloroforme, peu soluble dans l'alcool amylique et dans l'éther, presque insoluble dans la benzine. Après dessiccation, elle fond à 120°.

Les solutions de la morphine et de ses sels précipitent par le tannin, l'acide phospho-molybdique et l'iodure de potassium ioduré. Les caractères les plus importants de ces solutions sont de donner, avec l'acide sulfo-molybdique, une magnifique coloration violette ; avec le perchlorure de fer, une coloration bleue ; enfin, de réduire les acides iodique et periodique. Sérullas a fondé sur cette propriété un moyen de reconnaître des traces de morphine, Si l'on chauffe légèrement de l'eau contenant seulement 1/7000 de cet alcaloïde, puis qu'on y ajoute un cristal d'acide iodique et un peu d'eau d'amidon, on voit la masse se colorer en bleu violet, par suite de la réduction de l'acide iodique, qui donne de l'iode libre. Mais cette réduction de l'acide iodique et des iodates peut être opérée par d'autres substances ; elle s'effectue même dans l'organisme, comme nous le verrons dans l'étude des poisons irritants.

Effets de la morphine. — D'après Cl. Bernard, la morphine est moins soporifique que la narcéine chez les animaux, mais elle l'est davantage que la codéine. Le sommeil qu'elle procure diffère des sommeils narcéique et codéique en ce qu'il est lourd, et qu'au réveil, les animaux sont dans l'abrutissement. Si, sur l'exemple de Cl. Bernard, on injecte sous la peau de deux chiens, chez l'un, du chlorhydrate de codéine et, chez l'autre, une égale quantité de chlorhydrate de morphine, 5 à 10 centigrammes par exemple, suivant la taille, ces animaux éprouvent des effets soporifiques au bout d'un quart d'heure, et ils dorment tranquilles pendant trois quarts d'heure environ ; mais ils offrent, au réveil, le contraste le plus frappant. Le chien codéiné présente ses allures habituelles, tandis que le chien morphiné a la démarche hyénoïde, l'œil effaré ; il ne reconnaît personne et ce n'est qu'au bout de vingt-quatre heures qu'il reprend son humeur ordinaire. Si, les jours suivants, on répète les mêmes expériences, mais en sens inverse, c'est-à-dire en donnant la codéine à celui qui avait reçu la morphine, on remarque, au réveil, les mêmes différences, mais également en sens contraire. Le chien qui auparavant, étant codéiné, s'était réveillé alerte et gai, est alors abruti et à demi paralysé à la suite du sommeil morphéique, tandis que l'autre se réveille vif et joyeux.

Les expériences de Cl. Bernard ont démontré, en outre, que la morphine était peu toxique chez les animaux. Pour donner une idée du peu d'activité de la morphine chez les chiens, Cl. Bernard fait remarquer que 2 grammes de chlorhydrate de morphine injectés dans une veine chez un chien du poids de 7 à 8 kilogrammes n'amènent pas la mort, tandis que l'injection de 10 centigrammes de chlorhydrate de thébaïne l'amènerait en cinq minutes.

Mais il n'en est pas de même chez l'homme, qui est si sensible à l'action de cet alcaloïde qu'on peut avancer, avec certitude, que la morphine est pour lui le plus soporifique et le plus toxique des opiacés. Des expériences comparatives faites avec cette base et la narcéine ont prouvé la première propriété; quant à la seconde, elle se trouve démontrée par ce fait que l'ingestion de 10 centigrammes de chlorhydrate de thébaïne ne produit presque rien chez l'homme, tandis que l'ingestion de 10 centigrammes de chlorhydrate de morphine, en une fois, détermine fatalement la mort si l'absorption est complète. La pupille est très dilatée sous l'influence des doses toxiques; elle l'est moins sous l'influence des doses faibles; toujours est-il qu'elle agit sur l'ouverture de la pupille en sens contraire de la codéine.

Non seulement la morphine est le plus toxique et le plus soporifique des principes de l'opium chez l'homme, mais elle est le plus anexosmotique, c'est-à-dire qu'elle possède au plus haut degré la propriété d'empêcher les sécrétions intestinales.

La morphine est analgésique. Il est inutile d'insister sur cette propriété qui est chaque jour mise à profit en injectant la morphine dans le tissu cellulaire sous-cutané, ou en la faisant prendre à l'intérieur. Mais je rappellerai que d'autres alcaloïdes, tels que la thébaïne et la narcéine, agissent de la même manière.

La morphine présente le grand inconvénient de faire disparaître l'appétit et de causer des nausées et des vomissements. Trousseau a insisté sur ces accidents que sa vaste expérience lui a démontré être plus fréquents chez la femme que chez l'homme, et qui arrivent avec la plus grande facilité chez les femmes d'un tempérament nerveux.

Trousseau a remarqué souvent, après les injections morphinées, une production de sueur, une coloration plus vive de la peau, l'accélération du pouls et la fréquence plus grande des mouvements respiratoires. Bailly avance, au contraire, que les préparations de morphine sont sans influence sur le pouls et sur la température ou qu'elles ne peuvent, tout au plus, que les diminuer légèrement. Ces deux auteurs sont à la fois dans le vrai, car ils ont bien vu ; mais, comme il arrive souvent, ce sont les conclusions qui sont inexactes. Injectés sous la peau, les sels de morphine, étant absorbés rapidement, produisent l'action signalée par Trousseau ; mais cette action dure peu ; elle est suivie de l'état normal ou de la légère diminution du pouls et de la température signalée par Bailly, ce qui arrive lorsqu'on prend le médicament à l'intérieur, parce qu'il est absorbé moins rapidement qu'après l'injection sous-cutanée.

Enfin Trousseau a avancé que la morphine diminuait l'excrétion urinaire ; mais les prétendus effets diurétiques de la morphine n'ont pas été reconnus par Bailly qui a vu seulement que plusieurs malades éprouvaient de la difficulté à uriner, sans que la quantité d'urine éliminée fût moins grande.

En résumé, *la morphine est la plus soporifique et la plus toxique des bases de l'opium chez l'homme ; elle est analgésique. Elle produit souvent la perte de l'appétit, des nausées et même des vomissements.*

Acide méconique et méconine. — *L'acide méconique,* $C^7H^4O^7$, entrevu par Seguin en 1804, fut isolé par Sertuerner en 1815. Il cristallise en paillettes blanches, d'une saveur acide et astringente, solubles dans l'alcool, assez solubles dans l'eau chaude, moins solubles dans l'eau froide, qui n'en prend que la centième partie de son poids. L'ébullition dans l'eau le change en *acide coménique.*

Sertuerner avait attribué à l'acide méconique une action

très énergique ; un seul grain (5 centigrammes) pouvait, disait-on, causer la mort. Mais divers expérimentateurs, tels que Fenoglio, Sœmmerring, Mulder, Polengini, reconnurent que cet acide était peu actif. Fenoglio constata l'innocuité du méconate de soude administré à des chiens à la dose de 8 grains, ainsi que l'inutilité de ce prétendu anthelminthique contre le ténia chez une femme qui en avait pris 4 grains.

L'acide méconique n'était donc pas aussi dangereux qu'on l'avait cru ; je suis allé plus loin, car j'ai employé cet acide et quelques-uns de ces sels à des doses telles, qu'il faut le considérer comme dénué d'activité au même titre que l'acide quinique et l'acide aconitique que j'ai étudiés naguère (*Comptes rendus des séances de l'Académie des sciences*, 1872 et 1873).

J'ai injecté dans les veines, chez une chienne de belle taille, 50 centigrammes d'acide méconique pur dissous dans 40 grammes d'eau à la température de 37 degrés. L'animal n'a rien éprouvé de cette injection.

J'ai fait prendre à un autre chien de taille médiocre tantôt 1 gramme, tantôt 2 et même 3 grammes de biméconate de potasse ou de soude, et je n'ai rien observé, si ce n'est que les urines de cet animal sont devenues ou neutres ou alcalines, suivant la dose ingérée. Ces sels sont donc brûlés dans l'organisme et transformés en carbonates alcalins, au même titre que plusieurs sels à acides organiques.

Après l'ingestion de fortes doses, j'ai constaté, de la manière la plus précise, la réaction caractéristique de l'acide méconique et des méconates alcalins dans les urines de ce chien, en les additionnant de perchlorure de fer, ce qui prouve qu'à ces doses la métamorphose en carbonate n'est pas complète. On sait que le perchlorure de fer donne, dans les solutions de l'acide méconique et des méconates, une coloration rouge très intense qui permet de reconnaître des traces de ces substances.

La *méconine*, $C^{10}H^{10}O^{4}$, entrevue dans l'opium par Dublanc, en 1826, a été obtenue plus tard par Couerbe à l'état de pureté.

Cette substance neutre se présente sous l'aspect de prismes hexagones, d'une saveur amère faible, peu solubles dans l'eau froide, mais très solubles dans l'alcool et dans l'éther. Lorsqu'on la traite par l'eau bouillante, l'excès qui ne peut se dissoudre entre en fusion et offre l'aspect d'un liquide oléagineux.

La méconine paraît dépourvue de toute activité. Je l'ai essayée chez les animaux à des doses variables, et n'ai rien observé qui pût être considéré comme un effet de cette substance.

Classement des alcaloïdes de l'opium.

Nous venons de signaler les principaux effets des bases les plus importantes de l'opium. Parmi ces effets, il en est sur lesquels nous appellerons particulièrement l'attention, parce qu'ils constituent parfois des symptômes excessivement graves. Nous indiquerons ensuite quelques autres propriétés de ces mêmes alcaloïdes, parce que la connaissance en est d'une utilité pratique, aussi bien au point de vue toxique qu'au point de vue physiologique.

1° Trois alcaloïdes de l'opium ont révélé, du moins chez les animaux, des propriétés convulsivantes énergiques. Ce sont les trois que nous avons étudiés en premier lieu : la thébaïne, la papavérine, la narcotine. Cl. Bernard a reconnu aussi que la codéine et la morphine provoquaient chez les animaux des convulsions, mais à un faible degré. Quant à la narcéine, elle n'est pas convulsivante.

J'ai pu vérifier facilement, de la manière suivante, l'ordre convulsivant établi par Cl. Bernard parmi les trois premiers alcaloïdes. J'ai pris diverses grenouilles sous la peau desquelles j'ai placé, chez l'une, 2 centigrammes de chlorhydrate de thébaïne ; chez une autre, 2 centigrammes de chlorhydrate de papavérine ; enfin, chez une troisième, 2 centigrammes de chlorhydrate de narcotine. Une autre grenouille qui avait reçu du chlorhydrate de strychnine servait de terme de comparaison. Or, au bout d'un temps variable, qui fut à peu près le même pour la strychnine et la thébaïne, plus long pour la papavérine, plus long encore pour la narcotine, les animaux furent pris de convulsions dont l'intensité était décroissante en passant de l'un à l'autre, et qui se produisaient de moins en moins facilement par le choc ou par le contact.

En frappant légèrement sur la table sur laquelle les grenouilles reposaient, on voyait se convulser celle qui était strychninée et celle qui était thébaïnée, les autres restant au repos ; puis, en frappant plus fort, c'était celle qui avait reçu de la papavérine ; frappant plus fort encore, toutes éprouvaient des convulsions.

La codéine ne convulse pas les grenouilles d'une manière constante ; néanmoins elle agit parfois avec une intensité notable. La morphine agit beaucoup moins.

Sous l'influence des alcaloïdes convulsivants contenus dans l'opium, le système réflexe se trouve excité comme sous l'influence de la strychnine. De même que dans l'empoisonnement par cette dernière substance, si l'on coupe les nerfs qui émergent de la moelle et se rendent dans un membre, comme je m'en suis assuré, les convulsions ne se produisent plus. *Donc la thébaïne, la papavérine, la narcotine, sont des poisons spinaux*, du moins chez les animaux.

La codéine et la morphine peuvent également être considérées comme agissant sur la moelle épinière, si l'on tient compte des convulsions qu'elles peuvent produire chez les grenouilles. Mais en est-il de même chez l'homme ? On a observé parfois des convulsions dans les cas d'empoisonnement de l'homme par l'opium, mais la science n'est pas en mesure de se prononcer définitivement sur les propriétés convulsivantes des divers opiacés dans notre espèce. On sait toutefois que, dans l'empoisonnement par la morphine, la mort a lieu dans le relâchement, ce qui indique que cet alcaloïde n'est pas convulsivant chez l'homme. Nous savons que la narcéine est toujours calmante, lors même qu'elle est administrée aux plus fortes doses.

2° D'après les recherches de Cl. Bernard, trois alcaloïdes seulement produisent des effets soporifiques chez les animaux, savoir : la *narcéine*, qui est la plus active sous ce rapport, puis la *morphine* et la *codéine*. Chez l'homme, la *morphine* est la plus soporifique. Ces substances agissent sur le cerveau à la manière du chloroforme ; ce sont les *poisons cérébraux.*

3° *La morphine et la narcéine calment la douleur*, ce qui était connu déjà depuis longtemps. Ce résultat est surtout produit par la narcéine chez les animaux et par la morphine chez l'homme ; ce sont donc des substances qui, chez l'homme, doivent être considérées ; comme exerçant une action analogue à celle du chloroforme ; ce sont des *agents à la fois cérébraux et spinaux*, du groupe des *modérateurs réflexes.* Mais ce qu'il y a de remarquable, c'est que la thébaïne, cette substance convulsivante chez les animaux, calme la douleur chez l'homme.

4° Si l'on considère, d'une manière générale, l'action toxique des alcaloïdes de l'opium, on voit que cette action est non seulement variable pour chacun d'eux, mais qu'elle diffère considérablement chez les animaux, notamment chez le chien, les lapins, les oiseaux, les grenouilles et chez l'homme. Ainsi la morphine, qui est reléguée très loin quand on en compare la toxicité à celle des autres alcaloïdes chez les animaux, occupe le premier rang chez l'homme.

5° *La morphine et la narcéine seules produisent des effets anexosmotiques.* Comme ces deux alcaloïdes existent avec la narcotine (qui est inactive) en grande quantité dans l'opium, leurs effets anexosmotiques nous expliquent la constipation qu'on observe dans l'empoisonnement par cette substance complexe.

6° Enfin, rappelons qu'au point de vue de l'action exercée sur la pupille *la morphine et la narcéine dilatent la pupille*, que la codéine et les autres alcaloïdes n'agissent pas sur elle ou la contractent plutôt; qu'au point de vue de l'action exercée sur l'estomac, la morphine est seule nauséeuse, ce qui fait que l'opium en nature est mieux toléré que la morphine, et qu'il est loin de produire toujours des vomissements dans les cas d'intoxication.

D'après ces divers effets produits chez les animaux et chez l'homme par les alcaloïdes de l'opium, nous pouvons grouper ces alcaloïdes de la manière suivante :

Ordre convulsivant chez les animaux.	Ordre soporifique	
	chez les animaux.	chez l'homme.
Thébaïne.	Narcéine.	Morphine.
Papavérine.	Morphine.	Narcéine.
Narcotine.	Codéine.	Codéine.
Codéine.	Les autres ne sont	Les autres ne sont
Morphine.	pas soporifiques.	pas soporifiques.
La narcéine n'est pas convulsivante.		
(CL. BERNARD.)	(CL. BERNARD.)	(RABUTEAU.)

Ordre analgésique chez l'homme.	Ordre toxique		Ordre anexosmotique chez l'homme et les animaux.
	chez les animaux.	chez l'homme.	
Morphine.	Thébaïne.	Morphine.	Morphine.
Narcéine.	Codéine.	Codéine.	Narcéine.
Thébaïne.	Papavérine.	Thébaïne.	Les autres n'empêchent pas les courants exosmotiques dans l'intestin.
Papavérine.	Narcéine.	Papavérine.	
Codéine?	Morphine.	Narcéine.	
La narcotine ne paraît pas être analgésique.	Narcotine.	Narcotine.	
(RABUTEAU.)	(CL. BERNARD.)	(RABUTEAU.)	(RABUTEAU.)

Les notions que nous venons d'acquérir sont indispensables dans l'étude si difficile des effets de l'opium. Pour s'en convaincre, il suffit de se rappeler que l'opium, qui est si toxique pour l'homme, du moins pour celui qui ne s'est pas habitué à l'usage funeste de cette substance, est si peu toxique pour les chiens qu'il en faut des doses énormes pour les tuer. Ce fait serait inexplicable si nous ne savions, d'une part, que la morphine existe en grande quantité dans l'opium, et que, d'autre part, elle est très peu active chez les chiens, tandis qu'elle est un poison redoutable pour l'homme.

Empoisonnement par l'opium et par les diverses préparations opiacées.

L'empoisonnement criminel par l'opium est rare; mais il

n'en est pas de même des empoisonnements suicides et accidentels. Les femmes surtout attentent à leur vie en ingérant
du laudanum, qui est considéré par le vulgaire comme amenant la mort sans douleur. Les empoisonnements accidentels
sont dus le plus souvent à l'administration des opiacés à trop
hautes doses. On les a observés fréquemment chez les enfants.

En effet, il est un premier point sur lequel nous devons appeler l'attention, c'est l'intolérance de l'opium dans le jeune
âge. Tandis que l'adulte peut prendre sans danger une pilule
de 5 centigrammes d'extrait gommeux d'opium, ce qui correspond à 10 centigrammes d'opium, à 20 gouttes de laudanum
de Sydenham, à 12 gouttes de laudanum de Rousseau, à 1 centigramme de morphine, un jeune enfant supporte à peine le
dixième de ces doses. On a vu des enfants au-dessous d'un an
succomber après l'ingestion de une à deux gouttes de laudanum de Sydenham, ce qui nous explique la mort de plusieurs
à qui leurs nourrices donnent pour les calmer une infusion de
pavot.

Après l'âge, l'état morbide joue parfois un grand rôle. Ainsi
on a reconnu que les sujets atteints de la maladie de Bright
supportaient difficilement les doses ordinaires des opiacés.
Pour expliquer ce résultat, rappelons-nous ce qui se passe
chez un animal auquel on a administré du curare par la voie
stomacale, après lui avoir lié préalablement les artères rénales.
Le curare peut être ingéré sans danger à des doses qui amèneraient la mort si elles étaient injectées dans le tissu cellulaire
sous-cutané, parce que ce poison est beaucoup moins rapidement absorbé par le premier mode d'administration, et qu'il
s'élimine vite par les reins dont il active d'aileurs la fonction.
Mais, lorsque les artères rénales sont liées, le curare ingéré
ne peut s'éliminer, il s'accumule dans la profondeur de l'économie et produit alors des effets toxiques. Or, chez les
brightiques, les reins sont altérés, comme l'ont démontré les
observations de divers histologistes, et en particulier celles de
Cornil qui a vu les capsules tantôt s'atrophier, tantôt devenir

kystiques en se remplissant d'une substance colloïde, tantôt s'encroûter de matières calcaires; les glomérules et les tubuli de la substance corticale s'atrophier; les canalicules de Henle conserver leur diamètre, mais se remplir également d'une matière colloïde. On conçoit que l'élimination de l'opium se fasse difficilement chez les sujets dont les reins présentent ces altérations, et que les effets de cette substance qui s'accumule ainsi forcément dans l'organisme en soient d'autant plus marqués.

Symptômes. — A l'exemple de Tardieu, nous distinguerons trois variétés ou trois formes dans la marche de l'intoxication par l'opium : l'intoxication *suraiguë* ou *foudroyante*, l'intoxication *aiguë*, enfin l'intoxication *lente* ou *chronique*.

1° *Intoxication suraiguë.* — « Dans la *forme foudroyante*, l'ingestion du poison est presque immédiatement suivie d'un sommeil comateux que rien ne peut vaincre; la respiration est stertoreuse, et de cet état de narcotisme profond, les individus empoisonnés passent sans transition à la mort dans l'espace de trois quarts d'heure à une ou deux heures. Rarement celle-ci est précédée de quelques mouvements convulsifs. Une remarque est pourtant à faire dans cette forme, c'est que les pupilles sont constamment dilatées. » (Tardieu.)

2° *Intoxication aiguë.* — Les symptômes de cette forme, qui est la plus commune, débutent parfois rapidement comme ceux de la forme précédente. Ainsi ils peuvent apparaître au bout d'une demi-heure, d'un quart d'heure et même moins, surtout chez les enfants, et lorsque la préparation opiacée est facilement absorbable. Mais ces mêmes symptômes persistent plus longtemps, de sorte que la mort n'arrive en général qu'au bout de six à huit heures, parfois au bout de quatre ou cinq jours. Ils sont par cela même plus faciles à analyser.

On observe d'abord des nausées et des vomissements (surtout après l'ingestion de la morphine); mais ces accidents salutaires manquent souvent. Les matières des vomissements exhalent l'odeur caractéristique de l'opium ou du laudanum, odeur que l'haleine peut répandre également. Cette odeur n'est

pas perceptible après l'ingestion des alcaloïdes de l'opium.
Puis surviennent des symptômes d'excitation cérébrale, surtout
si la dose ingérée n'est pas très forte; le plus souvent, on observe des étourdissements, des vertiges, auxquels succèdent
l'assoupissement, l'insensibilité et la résolution musculaires.
La face s'injecte, le regard devient fixe, la pupille est contractée. Ce dernier symptôme, qui a été l'objet de nombreuses dis-
cussions, peut être remplacé par la dilatation de la pupille, ce
qui arrive lorsque la quantité du poison absorbé est considérable; on l'observe fréquemment dans les cas mortels, lorsque tous
les sphincters sont paralysés comme dans l'intoxication par le
chloroforme; alors les paupières sont sans mouvement. La circulation, qui est souvent accélérée au début, se ralentit bientôt
en même temps que la respiration. Le pouls devient imperceptible, la respiration stertoreuse; la face change d'aspect suivant
la période de l'intoxication; après avoir été injectée, elle présente
souvent une pâleur considérable, tandis que les lèvres sont
noires. Le corps se refroidit; enfin la mort arrive dans le coma
On observe parfois des convulsions, mais ces accidents qu'on
a signalés surtout chez les enfants sont très rares chez l'adulte.

Indépendamment de ces symptômes qui sont les plus importants à cause de leur constance, il en est un certain nombre
qu'il importe de signaler. Tels sont, par exemple, le délire et
les hallucinations qu'on observe parfois; mais ces symptômes
sont loin d'être aussi graves que ceux de l'intoxication par les
solanées vireuses; le délire n'est pas furieux et l'intelligence
conserve une partie de sa lucidité. Telles sont également
l'aridité de la gorge, la soif, la constipation, l'anurie et les
sueurs. La constipation est de règle dans l'empoisonnement par
l'opium, mais elle peut faire place à la diarrhée, ce qui arrive
lorsque les sphincters sont paralysés; il y a, dans ce cas, incontinence des matières fécales. L'anurie dépend plutôt de la paralysie des organes génito-urinaires (1) que de la cessation du

(1) On a signalé le priapisme dans les cas où la substance toxique avait déterminé des convulsions.

fonctionnement des reins; toutefois, lorsque la circulation est considérablement ralentie, ce fonctionnement cesse comme dans l'intoxication aiguë par des poisons de divers groupes, tels que le nitre, la digitale. Les sueurs n'apparaissent pas au début, alors que la peau est plutôt aride; elles se manifestent lorsque l'empoisonnement est déjà avancé, que les fibres lisses des vaisseaux sont paralysées. La peau est souvent le siège de vives démangeaisons; elle peut présenter une éruption papuleuse ou vésiculeuse (sueurs médicamenteuses) due, sans doute, à l'élimination partielle de l'opium par la surface cutanée.

Lorsque la mort n'arrive pas, la convalescence dure plusieurs jours. Les patients ont des vomissements assez fréquents, une obtusion de la sensibilité générale et spéciale, une faiblesse musculaire considérable, des lipothymies; enfin leur gorge est aride et ils souffrent souvent d'une constipation opiniâtre.

3° *Intoxication lente ou chronique.* — Cette troisième forme s'observe chez les mangeurs et chez les fumeurs d'opium.

Il est remarquable que l'organisme de l'homme peut s'habituer peu à peu à supporter des doses considérables d'opium, cent fois et deux cents fois plus fortes que celles qui détruiraient un organisme naguère indemne du contact de cette substance dangereuse. Les mangeurs d'opium éprouvent des accidents qui ont été décrits par divers observateurs : Engelbert, Kampfer, Hammer, Botta, Rigler, Oppenheim, Landerer, Little et autres. Suivant Oppenheim, les sujets adonnés à leur funeste passion présentent un amaigrissement général qui va jusqu'à la disparition de tout'le tissu graisseux; ils ont les yeux enfoncés dans l'orbite, le visage pâle et défait, le dos voûté, la démarche chancelante. Leurs fonctions digestives sont profondément troublées; les selles, d'abord difficiles, deviennent très rares et n'ont lieu parfois que tous les huit ou quinze jours; plus tard, la constipation est remplacée par une diarrhée incoercible. Le système nerveux finit par être profondément atteint. Les mangeurs d'opium éprouvent de la céphalalgie, des névralgies, du tremblement dans les membres, une paralysie générale, l'impuissance, le délire, les vertiges : ils ont perdu tout sommeil. Enfin diverses affections pulmonaires et cardiaques, telles que l'asthme, l'hydrothorax, l'œdème pulmonaire, la dilatation du cœur, viennent avancer la terminaison presque fatale de cet empoisonnement chronique. Ces malheureux atteignent rarement l'âge de quarante ans, lorsqu'ils ont commencé de bonne heure à s'adonner à leur passion qui est d'autant plus funeste que, de même que les man geurs d'arsenic, ils ne peuvent plus y renoncer, sans quoi les accidents s'aggraveraient et amèneraient rapidement la mort.

Chez les fumeurs d'opium, l'excitation domine tandis que la narcose proprement dite occupe une place secondaire. L'appétit n'est pas aussi perdu que chez les mangeurs d'opium, mais la sécheresse de la gorge est extrême ; la mort arrive plus tardivement. On pourrait, suivant Macpherson, fumer sans danger l'opium d'une manière modérée. La composition de la fumée d'opium est peu connue. D'après Reveil, on n'y trouverait pas de morphine, mais de l'oxyde de carbone, de l'acide carbonique et du cyanure d'ammonium.

Tels sont les symptômes et la marche de l'intoxication par l'opium considérée dans ses trois formes. Ces symptômes relèvent directement des effets que nous avons reconnus propres à chacun des alcaloïdes étudiés séparément. Ainsi la somnolence, la stupeur, le coma sont produits par la morphine qui est la plus active de ces bases chez l'homme ; les nausées sont dues à l'action propre de la morphine ; la constipation dépend des effets anexosmotiques de cette substance et de la narcéine. La contraction de la pupille n'est due ni à la morphine ni à la narcéine, mais aux autres alcaloïdes ; la dilatation observée dans les cas où les doses du poison étaient fortes est due au contraire à l'action de la morphine, action qui devient alors prépondérante. La diarrhée qu'on observe parfois dépend de la paralysie des sphincters que la morphine peut déterminer au même titre que le chloroforme (1). Les démangeaisons en divers points de la surface cutanée ne doivent pas nous étonner ; elles ont été signalées par Grégory et je les ai éprouvées moi-même après l'ingestion de la codéine à la dose de 15 centigrammes ; mais on peut objecter que cette dose n'est pas absorbée en général dans l'empoisonnement par l'opium.

Lésions anatomiques. — Le cadavre est pâle, décoloré ; la rigidité cadavérique s'établit rapidement ; la décomposition paraît être retardée, mais elle marche vite lorsqu'elle a commencé. On sent, à l'ouverture du cadavre, l'odeur de l'opium, lorsque l'intoxication a eu lieu par cette substance ou par des préparations qui, de même que le laudanum, contiennent la presque totalité de ces principes. Dans le cas particulier de l'empoisonnement par le laudanum, la muqueuse du tube digestif présente souvent, en divers points, la teinte jaune safranée du laudanum. Tourdes a vu cette coloration s'étendre, depuis la cavité buccale, jusqu'à 2 mètres au-dessous du pylore.

L'encéphale est fréquemment hyperémié ; il peut même présenter de petits foyers d'apoplexie capillaire. Les poumons sont également le siège d'une congestion plus ou moins intense. Notons cependant que ces états congestifs sont loin d'être constants, de sorte que les lésions anatomiques dans l'empoisonnement par l'opium n'ont rien de caractéristique. Le sang est noir ; il est fluide, à moins que l'agonie n'ait été prolongée.

Caractères différentiels de l'empoisonnement par l'opium. — Nous avons cité, d'après Taylor, les caractères différentiels des intoxications par l'acide cyanhydrique et par les narcotiques ; nous résumerons, d'après le même auteur, ceux de ce dernier empoisonnement et de l'apoplexie cérébrale.

Dans l'empoisonnement par l'opium, il n'y a point de pro-

(1) Remarquons, à ce sujet, que le chloroforme et le chloral constipent, mais que ces deux principes, notamment le dernier qui agit par le chloroforme auquel il donne naissance dans le sang, finissent par amener la paralysie et la diarrhée. Ces accidents disparaissent rapidement quand on cesse l'emploi de ces agents.

dromes ; la perte de connaissance est successive ; les symptômes sont consécutifs à l'ingestion d'une substance ; on peut les observer à toutes les périodes de la vie. Dans l'apoplexie, il y a fréquemment des prodromes qui se manifestent du côté de l'innervation ; la perte de connaissance est subite ; les symptômes apparaissent, en général, plusieurs heures après les repas ; cette grave affection est rare avant trente ans. Enfin, rappelons qu'à l'autopsie des sujets empoisonnés par l'opium, on ne trouve pas de vaste foyer sanguin dans le cerveau, comme lorsqu'il s'agit d'hémorrhagie cérébrale.

Traitement. — Le traitement de l'intoxication par l'opium présente de nombreux rapprochements avec celui de l'intoxication par le chloroforme. En effet, nous avons vu que l'action toxique de l'opium, qui est convulsivante chez les animaux, est spécialement résolutive chez l'homme au point de vue de la sensibilité et du mouvement.

Au début de l'empoisonnement, on doit d'abord prescrire *un vomitif*, soit le tartre stibié, soit, à l'exemple des Anglais, le sulfate de zinc (50 centigrammes à 1 gramme), le sulfate de cuivre (30 à 40 centigrammes). Pour favoriser l'action des émétiques, Wood a conseillé d'exciter le système nerveux à l'aide d'affusions froides sur la tète. Mais, lorsque la prostration est extrême, que les vomitifs peuvent rester sans effet, être absorbés et venir augmenter la prostration par leur action propre, il faut renoncer à ces agents et recourir à *la pompe gastrique*. C'est même ce dernier moyen, trop peu usité chez nous, qu'il faudrait mettre en pratique à toute période d'une intoxication quelconque lorsqu'on présume que l'estomac contient encore une portion notable de la substance vénéneuse. La pompe gastrique a un double emploi ; elle permet d'introduire dans l'estomac et de retirer de cet organe soit de l'eau simple pour diluer le poison, soit de l'eau chargée de principes jouant le rôle d'antidotes vis-à-vis de l'opium. Or, parmi ces antidotes, on cite l'iode dissous dans l'iodure de potassium (iodure de potassium ioduré, par exemple : iode, 20 à 50 centigrammes ;

iodure de potassium, 1 à 2 grammes; eau, 500), le tanin ou des substances contenant ce principe, telles que les infusions de café peu torréfié.

Après avoir provoqué par ces moyens, et à l'aide de lavements purgatifs, l'élimination et la neutralisation de la substance toxique contenue dans le tube digestif, on cherche à combattre les effets du poison qui a pénétré dans la profondeur de l'organisme. Pour cela, l'*infusion de café* doit être continuée et administrée comme boisson à haute dose. Par l'eau qu'elle contient, elle agit comme diurétique; par les principes du café qu'elle renferme (caféine, caféone), elle produit une excitation salutaire et prévient le sommeil. Il faut s'efforcer d'empêcher le patient de tomber dans la somnolence. C'est dans ce but qu'on recourt aux mouvements forcés, au traitement ambulatoire (*ambulatory treatement*), qu'on excite le malade en l'appelant par son nom, en lui faisant *des aspersions d'eau froide sur la face,* en le flagellant même.

Enfin, lorsque la vie menace de s'éteindre, on recourt à *la respiration artificielle* et à l'*électricité*. On a vu des patients dont la respiration était suspendue, le pouls petit, irrégulier et finalement imperceptible, revenir à la vie après quelques minutes d'insufflation artificielle. Les *courants ascendants* dont nous avons parlé dans le traitement de l'intoxication par le chloroforme sont également aptes à rappeler les mouvements respiratoires et les mouvements du cœur. *La faradisation du nerf phrénique* peut amener le même résultat. Pour diminuer la congestion dont les centres nerveux sont le siège et, en même temps, pour favoriser la circulation, on opère des frictions sèches ou vinaigrées sur tout le corps ou sur les membres, on applique des sinapismes aux extrémités.

Enfin on a cherché à opposer à l'opium des agents *antagonistes.* Parmi ces agents l'atropine étant celui qui a fixé le plus l'attention, nous allons exposer ce que l'on sait de l'opposition des effets de cette substance avec ceux de l'opium.

Du prétendu antagonisme entre l'opium et l'atropine. — La

question difficile de l'antagonisme des substances toxiques et
médicamenteuses a été déjà traitée d'une manière spéciale
dans l'étude des strychniques (page 279) et nous avons pu
nous convaincre que l'antagonisme véritable était extrêmement
restreint.

La belladone dilatant la pupille et produisant la diarrhée,
tandis que l'opium contracte en général la pupille et constipe,
divers médecins de nos jours : Angelo Pama, Anderson, Benjamin Bell, Béhier, Lee, Harris, Abeille, etc., ont voulu voir
deux antagonistes dans ces substances et les ont employées
pour en combattre mutuellement les effets toxiques. L'idée n'é-
tait pas nouvelle; car Horstius, dès 1661, et Baucher, en 1776,
avaient rapporté chacun un cas où l'opium aurait conjuré les
dangereux effets d'un extrait de belladone. Mais les recherches
faites plus récemment par divers expérimentateurs, entre autres
par Onsum, Camus, Denis, sont venues infirmer l'antagonisme
en question. Camus ayant expérimenté, soit avec les extraits
de belladone et d'opium, soit avec l'atropine d'une part, et la
morphine, la papavérine, la codéine et la narcotine d'autre
part, a vu souvent la mort arriver plus vite sous l'influence
simultanée des substances réputées antagonistes, administrées
à des doses toxiques, que sous l'influence de chacune d'elles
données séparément à ces mêmes doses. On trouve même dans
une de ses expériences que la morphine (1 centigr.) et l'atropine (1/2 milligr.), administrées ensemble, déterminèrent chez
un moineau des convulsions que la morphine seule ne produit
guère. Denis avait noté lui-même, sans y insister d'ailleurs,
qu'un moineau ayant reçu 1 centigramme de morphine n'éprouvait pas de convulsion. Enfin Camus a rapporté un certain
nombre d'empoisonnements par l'opium où divers moyens, tels
que les vomitifs, les émissions sanguines, le café, l'alcool,
réussirent employés seuls , ou concurremment avec la belladone, tandis que la mort eut lieu dans un cas où cette dernière
seule avait été administrée.

On pouvait reprocher à cet auteur d'avoir expérimenté avec

des doses trop fortes et de n'avoir résolu que la question de
l'antagonisme toxique. Denis a expérimenté sur lui-même, à
des doses physiologiques, avec l'atropine, la morphine, la codéine et la narcéine. Les expériences furent faites à plusieurs
jours de distance (cinq ou six), afin d'éviter toute cause d'erreur. Pendant la durée de chacune d'elles, l'auteur conserva
une complète immobilité et la position horizontale. Les injections étaient pratiquées à la région externe du bras droit, le
thermomètre placé à demeure dans la bouche et le sphygmo-
graphe sur la radiale gauche. La température était prise toutes
les cinq minutes, ainsi que le nombre des pulsations et des
inspirations; le tracé sphygmographique était recueilli tous les
quarts d'heure, la pupille mesurée toutes les dix minutes, et
enfin les symptômes généraux exactement notés dès leur apparition.

Il est résulté, des sept expériences faites par Denis, que la
morphine, la codéine et la narcéine ne modifièrent presque en
aucune façon les effets que l'atropine aurait produits à elle
seule. En effet, après l'injection de 1 milligramme d'atropine
et de 1 centigramme de morphine, le pouls devint plus rapide,
comme on l'observe sous l'influence de l'alcaloïde de la belladone administrée séparément : le maximum de sa vitesse survint un peu plus tard, il est vrai, mais il reprit plus lentement
sa marche normale; la température arriva plus vite à son maximum ; la pupille se dilata, et le diamètre en resta même plus
longtemps élargi que lorsque la morphine n'avait pas été injectée.

Les résultats furent à peu près identiques sous l'influence
de l'atropine seule, et sous l'influence de cet alcaloïde combiné
avec celle de la codéine ou de la narcéine (ces dernières étaient
injectées aux doses de 15 milligrammes.) Il y eut même ceci
de remarquable, que la dilatation de la pupille fut plus considérable après les injections simultanées d'atropine et de narcéine qu'après l'injection de l'atropine seule. Toutefois, la codéine fit diminuer un peu plus vite la dilatation pupillaire

produite par l'atropine. Enfin, d'autres symptômes généraux, tels que la céphalalgie, la sécheresse de la gorge qu'on remarque après l'administration de la belladone, éclatèrent plus vite, et furent plus intenses lorsque l'expérimentateur se fut injecté de la morphine ou l'un des autres alcaloïdes de l'opium que nous avons cités.

En somme, la belladone n'est pas un antagoniste de l'opium. Elle ne l'est pas lorsque ces deux substances sont administrées simultanément à doses faibles, alors qu'il s'agirait d'un antagonisme physiologique; elle l'est encore moins lorsque les doses sont toxiques. D'ailleurs, la contraction de la pupille par l'opium, effet principal sur lequel on avait voulu fonder ce prétendu antagonisme, n'a pas lieu lorsque l'intoxication est grave; au contraire, la pupille est dilatée à ce moment par suite de l'état de relàchement dans lequel se trouvent les systèmes nerveux et musculaire.

RECHERCHE DU POISON.

Les symptômes, les caractères nécropsiques donneront déjà des indices précieux sur la nature de la substance toxique. Telle est par exemple, pour rappeler un de ces caractères, la coloration jaune safranée des muqueuses stomacale et intestinale ; cette coloration procurerait la présomption d'un empoisonnement par le laudanum. Les urines contiennent de la morphine, lorsque l'intoxication a eu lieu par cette base ; elles contiennent ce même alcaloïde et les autres alcaloïdes de l'opium, lorsque l'intoxication a eu lieu par l'opium, et ces substances se trouvent dans l'urine en quantité généralement suffisante pour donner un abondant précipité avec l'iodure de potassium ioduré. Enfin, dans le dernier cas, les urines peuvent se colorer en rouge par l'addition du perchlorure de fer. En effet, bien que, d'après mes recherches l'acide méconique se détruise facilement dans l'économie, il faut néanmoins un certain temps pour que la destruction en soit complète.

La présence de l'acide méconique dans les matières soumises à l'expertise donne déjà une forte présomption que l'intoxication a eu lieu par l'opium ou par une préparation obtenue à l'aide de cette substance complexe. Il importe, pour acquérir la certitude absolue, d'isoler ce principe, ainsi que les alcaloïdes, et de les caractériser chimiquement.

Recherche de l'acide méconique. — Une portion des matières à examiner (urine, sang, contenu stomacal et intestinal, déjections et vomissements) est desséchée au bain-marie, puis épuisée par l'alcool additionné d'une petite quantité d'acide chlorhydrique. La liqueur alcoolique est filtrée et évaporée de même. Le résidu, lorsqu'il est complètement sec, est traité par l'eau bouillante. On filtre de nouveau ; puis, après refroidissement, on enlève les matières grasses qui ont pu se solidifier à la surface du liquide ; on agite avec la benzine pour enlever les matières colorantes (1) ; enfin la liqueur aqueuse, séparée de la benzine qui surnage, est portée à l'ébullition et neutralisée par la magnésie. Elle contient alors l'acide méconique à l'état de méconate de magnésie. Le perchlorure de fer y développe le coloration rouge sang intense déjà signalée. Les acides acétique et formique donnent la même coloration ; mais elle est moins intense et disparaît sous l'influence de la chaleur et de l'acide chlorhydrique : de plus, ces acides, s'ils avaient existé primitivement dans les matières soumises à l'analyse, en auraient été chassés pendant l'évaporation à siccité. Le sulfocyanure de potassium produit également une coloration rouge sang dans les solutions des sels ferriques, mais il donne un précipité blanc dans les solutions de cuivre, tandis que l'acide méconique donne, dans ces mêmes solutions, un précipité vert jaunâtre.

Recherche des alcaloïdes de l'opium. — On suivra la méhode de Stas qui a été décrite précédemment. On obtiendra

----

(1) La benzine enlève également une plus ou moins grande quantité des alcaloïdes de l'opium. On aura soin de la conserver pour y rechercher ultérieurement ces alcaloïdes.

ainsi un mélange des diverses bases contenues dans l'opium ; mais il restera à effectuer un travail assez considérable pour séparer et identifier, c'est-à-dire pour caractériser chimiquement, sinon toutes ces bases, du moins les plus importantes d'entre elles.

La séparation des alcaloïdes de l'opium s'opère facilement en se fondant sur leur différence de solubilité ou leur insolubilité dans divers liquides.

Le tableau suivant me paraît très utile à consulter dans ces recherches. J'ai attribué aux signes les valeurs suivantes : ++ signifie *très soluble ; +* *soluble ; — peu soluble ; —— très peu soluble* ou *presque insoluble ;* O *insoluble.*

ALCALOÏDES.	EAU.	ALCOOL ORDINAIRE.	ALCOOL AMYLIQUE.	ÉTHER.	CHLOROFORME.	BENZINE.
Morphine......	—	+	—	—	+	— —
Narcéine	—	—	+	O	+	O
Narcotine	— —	+	—	+	+ +	+
Codéine.......	+	+	+	+	+	+
Thébaïne......	O	+ +	—	+ +	—	+
Papavérine....	— —	—	—	—	+	— —
Rhœadine	— —	— —	— —	— —	— —	— —

Au lieu de la méthode de Stas, Dragendorff conseille, dans la recherche des alcaloïdes de l'opium ainsi que de l'acide méconique et de la méconine, la méthode suivante qui est fondée sur la solubilité ou l'insolubilité de ces principes dans la benzine, l'alcool amylique et le chloroforme. Je rapporte textuellement le procédé de ce chimiste :

1° Le liquide filtré *acide* (provenant de la digestion de matières à analyser) est traité par la benzine qui dissout la méconine.

2° Ce liquide *acide* est traité par l'alcool amylique qui enlève l'acide méconique.

3° On sépare de ce liquide l'alcool amylique qu'il retient, en l'agitant avec de l'huile de naphte.

4° Le même liquide acide est neutralisé par un excès d'ammoniaque, et agité ensuite avec de la benzine. Ce traitement est renouvelé deux ou trois fois. Le résidu de l'évaporation des solutions benziniques renferme de la *codéine*, de la *narcotine* et de la *thébaïne*.

5° Le chloroforme enlève ensuite au liquide ammoniacal une partie de la *narcéine* et de la *morphine*.

6° L'alcool amylique dissout le restant de ces deux alcaloïdes.

En soumettant à ce traitement l'extrait aqueux et la teinture d'opium, Dragendorff a pu obtenir la réaction de la méconine, de la narcéine, de la codéine, de la narcotine, de la thébaïne et de la morphine. La teinture opiacée benzoïque abandonna à l'huile de naphte (dans la liqueur acide) du camphre et de l'essence d'anis ; le chloroforme enleva l'acide benzoïque. L'infusion aqueuse d'opium ne contenait qu'une faible quantité de morphine.

Quelle que soit la méthode employée pour séparer les alcaloïdes de l'opium, une fois qu'ils seront isolés on les caractérisera chimiquement par les réactions qui sont propres à chacun d'eux. Ces réactions ont été indiquées précédemment. Nous avons vu, par exemple, que ce qui caractérise la morphine, c'est la réduction de l'acide iodique, la coloration violette que prennent les solutions de cette base au contact du perchlorure de fer.

Observations.

I. — *Empoisonnement d'une enfant six heures après sa naissance par une cuillerée à dessert de laudanum de Sydenham. — Emploi de l'appareil aspirateur. — Guérison.*

On avait administré par erreur à une petite fille, au lieu de sirop de chicorée, une pleine cuillerée à dessert de laudanum de Sydenham. Le père, entrant presque au même instant, s'aperçut, à l'odeur, de l'erreur qui venait d'être commise ; terrifié, il vint m'avertir ; je fus aussitôt auprès de la petite empoisonnée. Je trouvai sous la main un reste de sirop et de poudre d'ipéca que j'administrai immédiatement ; mais, soit que la dose fût insuffisante, soit que l'intoxication eût déjà commencé à se produire, dix minutes après son ingestion les vomissements ne se produisaient pas encore. Vainement je cherchai à les provoquer en introduisant le doigt dans la gorge, en titillant la luette avec une plume. Je jugeai alors que l'enfant était perdue si je ne parvenais à l'instant à retirer par un moyen quelconque le poison de l'estomac. Il n'y avait qu'un moyen mécanique qui pût me donner ce résultat. J'introduisis donc une sonde de gomme par l'œsophage. Sur cette première j'en adaptai une seconde, et j'eus la satisfaction, en opérant une succion avec la bouche, de voir que mon tube plongeait dans les liquides de l'estomac. J'en retirai ainsi environ une cuillerée. J'injectai par le même procédé un demi-verre d'eau tiède, afin de délayer davantage ce qui restait et en rendre l'aspiration plus facile. L'accident remontait à peine à quarante minutes et déjà l'enfant était dans le coma, la respiration était tombée à dix inspirations par minute (et plus tard jusqu'à huit), les pupilles très fortement contractées, les membres en complète résolution, et la tête roulant sur les épaules comme si elle eût été détachée du tronc.

Enfin l'appareil aspirateur de Dieulafoy me vint à la mémoire : je l'avais précisément sous la main. Comme il y avait dans la maison une cafetière de café noir, je me mis à laver l'estomac avec ce breuvage. En dix minutes à peine, je pratiquai l'injection et l'aspiration une douzaine de fois, en ayant soin de renouveler chaque fois le liquide. Je terminai en laissant dans l'estomac la valeur d'une tasse de café noir très fort, dans lequel je mêlai quelques gouttes de rhum. Nous passâmes ensuite aux moyens accessoires : sinapismes promenés tout sur le corps, lavement purgatif suivi d'un lavement au café, entretien de la respiration par la compression et la respiration et la dilatation alternatives des côtes, puis par l'électricité.

Au bout de six heures, la respiration redevint à peu près normale, les muscles reprirent leur tonicité, la tête cessa de rouler sur les épaules, et l'enfant ressentit les pincements et les flagellations.

Trente-six heures après l'accident, sauf la contraction des pupilles qui persista trois jours, tout était revenu à l'état normal, et l'enfant, à laquelle nous avions fait ingérer de temps en temps quelques cuillerées de lait, prenait d'elle-même le sein.

Quelques jours après, apparut sur le corps une éruption papulo-vésiculaire qui disparut en une semaine et détermina une légère desquamation épidermique. L'enfant ne conserva de l'accident qu'une excitabilité très grande, et surtout très marquée pendant les premières semaines : le moindre bruit et le moindre attouchement lui occasionnaient des tressaillements et des soubresauts vraiment très extraordinaires pour un enfant de cet âge. [PAUL (de Danville), *Bulletin général de thérap.*, 1873, t. LXXXIV, p. 145.]

II. — *Empoisonnement d'un enfant nouveau-né par le laudanum. — Homicide par imprudence.* (Rapport médico-légal, par A. TARDIEU.)

J'ai fait, il y a plusieurs années, sur une ordonnance de la justice, l'autopsie de l'enfant nouveau-né de la femme G..., empoisonné par une potion laudanisée ordonnée par la sage-femme V...; l'enfant est du sexe masculin, né à terme. La putréfaction est très avancée. Il n'y a pas eu de traces de violence. Je constate une congestion sanguine très considérable des enveloppes du cerveau. Les poumons, pénétrés par l'air dans toute leur étendue, sont gorgés de sang. Le cœur est vide. Les viscères abdominaux sont à l'état normal.

La potion consiste en un sirop composé ayant tous les caractères physiques d'odeur et de couleur du laudanum. Une seule petite cuillerée a pu donner la mort (14 gouttes). Je conclus que : 1° l'enfant est né à terme, viable et bien conformé ; 2° il n'existait chez cet enfant aucun vice de conformation, aucune lésion morbide particulière à laquelle puisse être attribuée la mort ; 3° celle-ci est le résultat d'une double congestion cérébrale et pulmonaire produite par l'ingestion d'une préparation narcotique ; 4° la potion laudanisée qui a été administrée à l'enfant G... a pu, même à très faible dose, causer la mort, et devait dans tous les cas déterminer chez un nouveau-né les accidents les plus graves.

III. — *Empoisonnement volontaire par le laudanum.* — *Mort.* (Rapport médico-légal, par G. Tourdes, *Gazette médicale de Strasbourg*, 1858, p. 102.)

J..., âgé de 64 ans, et sa femme, âgée de 56 ans, poussés par la misère, s'empoisonnent tous les deux le 2 février 1858, en prenant une forte dose de laudanum. Dans la soirée du 2, on les a vus bien portants ; le 3, à deux heures de l'après-midi, ils n'ont pas reparu : on entre dans leur chambre et l'on trouve, sur un lit, l'homme immobile, sans vie et déjà roide. La femme est étendue sur un lit, respirant encore, mais frappée de stupeur. L'homme n'a pas vomi ; la femme a eu des vomissements abondants et spontanés avant son entrée à l'hôpital. Une lettre trouvée dans la chambre ne laisse aucun doute sur le projet de suicide. J... raconte comment il s'est procuré à Francfort 80 grammes de laudanum et une certaine quantité d'acide sulfurique. La fiole contenant l'acide sulfurique a été trouvée intacte et bouchée ; la fiole de laudanum est presque vide et ne renferme plus que 3 à 4 grammes de cette substance. En supposant que le poison ait été également partagé entre le mari et la femme, chacun d'eux aurait pris de 36 à 38 grammes de laudanum. L'autopsie a été faite le 6 février, soixante-douze heures environ après la mort.

1° La rigidité cadavérique en général est assez prononcée : il n'existe aucun signe de putréfaction. L'abdomen n'est pas bleuâtre, il est seulement un peu météorisé.

2° L'expression du visage n'offre rien de particulier ; la face n'est pas colorée ; on observe une teinte bleue aux paupières ; l'ouverture pupillaire est médiocrement dilatée : son diamètre est de 4 millimètres ; la peau du crâne est assez injectée ; toute la surface du corps est pâle. On n'observe aucune trace d'éruption papuleuse ; mais la peau du thorax et celle du cou présentent à un degré très évident la saillie des éminences papillaires, connue sous le nom de chair de poule. Quelques taches jaunes de laudanum existent sur les deux mains.

3° La peau au scrotum est fortement congestionnée. Il n'y a pas d'érection. On trouve au méat urinaire un liquide blanc et laiteux ; l'examen microscopique y fait reconnaître quelques animalcules spermatiques.

4° La langue est derrière les arcades dentaires, jaune, légèrement injectée à sa base ; le voile du palais et le pharynx ont une teinte rouge ; la partie supérieure de l'œsophage est d'un blanc rosé, la partie inférieure d'un rouge vif.

5° L'estomac est remarquable par les teintes jaunâtres, verdâtres et rougeâtres qui colorent sa muqueuse, et qui varient suivant les régions ; les teintes jaunes, verdâtres et safranées dominent dans sa moitié gauche ; des taches rouges ayant un éclat de pourpre forment comme un pointillé au milieu de la coloration jaunâtre étendue sur une grande partie de l'organe. Ces petites taches rouges sont formées par une vive injection très limitée ou par des suffusions sanguines. La muqueuse a sa consistance ordinaire ; elle n'offre aucune trace d'érosion ni d'ulcération. L'estomac est à peu près vide, il ne contient qu'une petite quantité de matière jaunâtre, évidemment colorée par le laudanum. L'odeur acide domine.

6° Le duodénum présente la même coloration jaunâtre, avec taches et arborisations rouges, sans lésions de la muqueuse ; on y retrouve avec un peu plus d'abondance la même matière jaunâtre dans l'estomac. La coloration jaunâtre se prolonge dans l'intestin grêle, jusqu'à une distance de 2 mètres du pylore ; là elle cesse tout à coup et la muqueuse reprend sa couleur ordinaire.

7° Le foie a sa couleur et ses dimensions normales ; la vésicule contient peu de bile. La rate est volumineuse, elle pèse 410 grammes ; sa tunique externe est recouverte de fausses membranes anciennes, épaisses de 1 à 2 centimètres. Le rein droit est énorme : il renferme un calcul de la grosseur d'une noisette allongée et remplissant tout un bassinet, dont il a la forme. Ce calcul est composé d'acide urique et d'urate d'ammoniaque. La vessie contient un peu d'urine à réaction acide.

8° Le péricarde renferme une petite quantité de sérosité à réaction alcaline. Le cœur est volumineux, il pèse 620 grammes ; le ventricule gauche est fortement hypertrophié, l'épaisseur de ses parois varie de 2 ^{cent},5 à 3 ^{cent},5 ; 5 ; la crosse de l'aorte est dilatée. Le cœur renferme des caillots fibrineux, denses, décolorés, qui se prolongent sous forme de polypes dans l'artère pulmonaire. Un peu de sang rougeâtre et grumeleux s'écoule des veines pulmonaires ; du sang fluide sort de la veine cave supérieure.

9° Les poumons sont rosés, crépitants ; ils sont le siège d'une congestion pulmonaire bien caractérisée.

10° La dure-mère est fortement congestionnée. Le liquide sous-arachnoïdien est extrêmement abondant et donne au cerveau l'aspect d'une masse gélatiniforme ; la réaction de ce liquide alcaline ; l'arachnoïde présente quelques taches laiteuses anciennes. Les vaisseaux de la pie-mère sont fortement injectés. Les ventricules cérébraux renferment une médiocre quantité de sérosité. Le parenchyme cérébral présente une injection assez notable, et qui n'est pas plus prononcée en avant qu'en arrière.

11° L'analyse chimique faite par Hepp, pharmacien en chef à l'hôpital civil, a démontré la présence de la morphine dans les masses extraites de l'estomac et du duodénum.

IV. — *Empoisonnement par le chlorhydrate de morphine. Mort.*

Une femme prit le matin, par erreur, 50 centigrammes de chlorhydrate de morphine très pur. La méprise étant découverte immédiatement, on mit en usage les moyens pour prévenir les effets du poison et, une demi-heure après, l'estomac était complètement débarrassé par la pompe stomacale. La malade avait encore toute sa connaissance ; mais la stupeur survint rapidement, un coma profond s'établit peu à peu, à tel point que rien ne pouvait l'en retirer, excepté les affusions froides sur la tête et la poitrine ; alors elle donnait des signes faibles de connaissance. Malgré tous les soins elle expira avant la nuit. L'autopsie n'a pu être faite (CHRISTISON).

TROISIÈME CLASSE

POISONS NÉVRO-MUSCULAIRES

Les poisons les plus importants de cette classe, ainsi appelés parce qu'ils agissent à la fois sur les nerfs et sur les muscles, sont : les *solanées vireuses*, la *digitale*, les *antimoniaux* dont le principal représentant est le *tartre stibié*, enfin l'*acide carbonique*.

I. — SOLANÉES VIREUSES.

Le groupe des *solanées vireuses* est représenté par la *belladone*, la *stramoine* ou *datura stramonium*, la *jusquiame*, le *tabac*, la *morelle* et la *mandragore*. La qualification de *vireuses* qui leur est appliquée en rappelle les propriétés toxiques.

a. — Belladone.

La *Belladone* (*Atropa belladona*) est une plante vivace qui croît communément sur les sols montueux et ombragés et atteint une hauteur de 50 centimètres à 1 mètre et demi. Les feuilles en sont grandes, ovales et acuminées. Les fleurs ont une corolle tubuleuse campanulée, de couleur pourpre violacée. Elles sont longuement pédonculées et solitaires à l'aisselle des feuilles. A ces fleurs succèdent des fruits qui sont des baies arrondies, légèrement aplaties, de couleur verte d'abord comme celles des baies de la pomme de terre, devenant rougeâtres ensuite, et même noirâtres lorsque la maturité est complète. La saveur de ces baies est sucrée et douceâtre.

L'*atropine*, principe auquel est due l'activité de la belladone, est un alcaloïde tertiaire ($C^{17}H^{23}AzO^{3}$) cristallisant en aiguilles incolores, d'une saveur âcre et amère, peu soluble dans l'eau et très soluble dans l'alcool, et dans l'éther. Elle donne des sels dont le sulfate est le plus usité. La solution de 1 partie de ce dernier dans 1000 parties d'eau est encore amère et nauséeuse.

Toutes les parties de la plante sont toxiques; mais on sait depuis longtemps que la racine est deux fois plus active que les feuilles. Schroff nous a appris, en outre, que l'activité des racines, aussi bien que celle des feuilles, est variable suivant la saison, ou mieux suivant la période de la végéta-

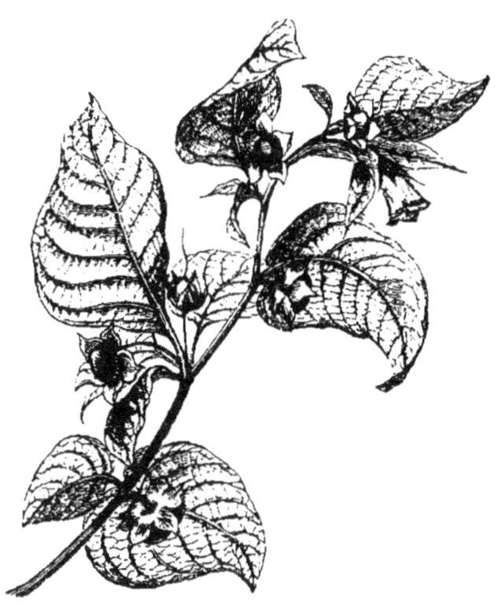

Fig. 36. — Belladone (*Atropa belladona*)

tion. Ainsi, en juillet, lorsque cette plante porte déjà ses fruits, elle est plus toxique, même du double qu'en mars, ou en octobre, ou à toute autre époque. La racine de belladone récoltée au moment où elle est le plus riche en alcaloïde serait environ 300 fois moins active que l'atropine, et les feuilles 600 fois moins que ce même principe. La pellicule des baies de belladone paraît contenir plus d'atropine que leur suc.

La dose minima de racine de belladone capable de produire des accidents graves chez l'adulte est de 60 centigrammes. Les baies qui sont, à poids égal, beaucoup moins actives que la racine et les feuilles, peuvent déterminer ces mêmes accidents lorsqu'elles ont été ingérées au nombre de trois ou quatre. Mais il faut en général des quantités beaucoup plus fortes que ces dernières pour amener la mort chez l'homme. Il est même remarquable que tels symptômes qui paraissent redoutables,

et semblaient être le prélude d'une mort prochaine, se modifient souvent d'une manière avantageuse et sont suivis d'une
guérison rapide et complète.

En effet, la symptomatologie de l'empoisonnement par les
solanées vireuses est plus effrayante que dangereuse, de sorte
que le nombre des victimes de cet empoisonnement est moins
considérable qu'on ne le croirait d'abord. On peut comprendre
ce résultat jusqu'à un certain point, si l'on se rappelle les expériences de Runge et de Bouchardat, qui ont vu que les lapins
peuvent être nourris exclusivement de feuilles de belladone.
Le cabiai est peut-être encore moins sensible que les lapins à
l'action de cette plante, et les rats résistent bien aux effets de
l'atropine. Ainsi, tandis que l'homme et les carnassiers, tels que
le chien et le chat, sont très sensibles à l'action de cet alcaloïde,
nous voyons les rongeurs en éprouver peu d'effet. Or un poison
véritablement redoutable, c'est celui qui n'épargne aucun être
de la série animale; la belladone ne paraissant pas se trouver
dans ce cas, nous avons moins lieu de nous étonner de la bénignité relative de l'intoxication par cette plante dans notre espèce.

Pour expliquer la tolérance de la belladone par les lapins et
les cabiais, on a invoqué une élimination rapide de son alcaloïde. Malheureusement l'étude de cette élimination n'est pas
faite; toutefois, on sait déjà que ce poison apparaît rapidement
dans l'urine, et que, dans tous les cas, son action ne s'accumule
jamais comme celle de la digitale. Ce qui vient appuyer cette
explication, c'est qu'on produit également chez les rongeurs
divers accidents toxiques à l'aide de l'atropine. Ainsi Meuriot
ayant injecté 25 à 50 centigrammes de sulfate de cette base
dans le tissu cellulaire sous-cutané chez des lapins, 10 à 25 centigrammes chez les cabiais (1), a constaté chez ces animaux l'accélération des battements du cœur, un peu de dilatation de la
pupille, l'injection des oreilles, enfin de la diarrhée. Les premiers effets furent peu marqués, mais la diarrhée persista

____

(1) Atropine amorphe.

longtemps. On peut donc admettre que cet alcaloïde produit les mêmes phénomènes chez les animaux, mais qu'il y a des différences notables dans l'intensité de ces phénomènes suivant l'espèce.

Ces données préliminaires étant établies, nous allons étudier l'intoxication atropique chez l'homme.

Cet empoisonnement est, en général, le résultat d'une erreur. Ainsi on l'a observé, le plus souvent, après l'ingestion de baies de belladone qui avaient été prises pour des fruits inoffensifs à cause de leur ressemblance avec les cerises. D'autres fois, ce sont des préparations officinales qui ont été ingérées par méprise, telles qu'un collyre au sulfate d'atropine. Ajoutons que cette intoxication a été déterminée parfois dans un but coupable, notamment pour abuser des personnes.

EFFETS TOXIQUES DE LA BELLADONE.

Les symptômes apparaissent après un temps variable suivant la nature de la préparation ou de la partie de la plante qui a été ingérée; au bout de quinze à vingt minutes, s'il s'agit d'une préparation soluble telle que le sulfate d'atropine; d'une demi-heure à une heure, s'il s'agit des baies de belladone ou de l'extrait, ou de la poudre des feuilles de cette plante.

L'un des premiers effets de la belladone, celui qui persiste le plus longtemps, même lorsque tous les autres accidents ont disparu, consiste dans la dilatation de la pupille, qui est telle qu'il n'en reste plus qu'un bord excessivement étroit. Les deux pupilles se dilatent à la fois, tandis que lorsqu'on verse un collyre d'atropine sur un œil, la pupille seule de celui-ci augmente de diamètre. Elles sont insensibles à l'action de la lumière. La vision est troublée; il survient de la diplopie, de la chromopsie, parfois de la micropsie et, dans quelques cas, de l'amaurose. Les patients sont pris de nausées, mais ils vomissent rarement; de même, les selles, qui sont fréquentes après l'administration de l'atropine ou de la belladone à dose physiologique, n'ont pas lieu ici, à moins que les muscles du rectum se trouvent paralysés par le poison; il y a, dans ce cas, incontinence des matières fécales, la respiration et les battements cardiaques s'accélèrent; mais ces mêmes battements sont affaiblis, de sorte que le pouls est petit en même temps qu'il est fréquent. La face et le cou, quelquefois la surface cutanée tout entière, rougissent et deviennent chauds et secs; ils se couvrent d'une éruption scarlatiniforme. La rougeur et la sécheresse se manifestent aussi sur les muqueuses; la bouche devient aride; il se produit de la dysphagie et souvent de l'aphonie. En même temps, des symptômes extrêmement curieux apparaissent du côté de l'innervation et de la myotilité.

Les patients éprouvent des hallucinations, un délire tantôt gai, tantôt furieux, une excitation qui les pousse à courir, à exécuter des mouvements bizarres et rapides, ou bien, au contraire, ils ont une impossibilité complète des mouvements, symptôme qui a lieu surtout lorsque les doses du poison ont été un peu fortes. Un tailleur et portier éprouvait une espèce de somnambulisme; assis sur son lit, dans la même attitude que sur son établi, insensible à tous les objets extérieurs, il n'entendait, ne voyait rien de ce qui se passait autour de lui; il paraissait enfin exclusivement occupé de son ouvrage journalier, exécutait tous les mouvements comme s'il eût réellement travaillé de son état de tailleur; puis, croyant voir entrer quelqu'un dans sa loge, il saluait, prenait un air riant, remuait les lèvres comme pour parler (car il était aphone), et écoutait ensuite la réponse. Cet état persista pendant quinze heures (Sarlendière). Une personne à qui on avait fait boire à table dans un verre au fond duquel se trouvait de l'extrait de belladone fut prise d'aphonie, d'impossibilité des mouvements, d'une absence complète de réaction vis-à-vis des agents extérieurs, de sorte qu'il fut possible de la dépouiller sans crainte des objets qu'elle avait en sa possession.

Il n'y a pas en général de sommeil, si ce n'est après l'ingestion de doses toxiques, et alors le sommeil est comateux.

Quand les sujets s'assoupissent, ils ont des rêves fantastiques, érotiques, accompagnés parfois de pollutions. D'ailleurs les érections sont fréquentes sous l'influence de la belladone. Ce symptôme, qui est caractéristique de l'empoisonnement soit par l'atropine, soit par la cantharidine, nous explique pourquoi les magiciens employaient dans la préparation de leurs philtres les solanées vireuses et surtout la belladone. La miction est impossible; d'ailleurs l'excrétion urinaire est ralentie par suite de la paralysie des vaisseaux, laquelle amène une diminution de la pression artérielle.

Enfin, ajoutons qu'il existe assez fréquemment de la céphalalgie, mais que, le plus souvent, la sensibilité générale finit par être complètement émoussée.

Lorsque la terminaison doit être fatale, la respiration se ralentit, devient stertoreuse, les battements cardiaques se ralentissent en même temps qu'ils deviennent de plus en plus faibles, le corps se refroidit, bien que la chaleur extérieure paraisse encore notable, puis la mort arrive dans le coma. Au contraire, lorsque l'empoisonnement n'est pas mortel, les symptômes s'apaisent peu à peu, et il survient parfois des sueurs abondantes. Ces sueurs annoncent la guérison, qui est en général complète en moins d'un septénaire.

Lésions anatomiques. — Elles sont loin d'être constantes et caractéristiques. Ainsi Taylor, qui a observé un grand nombre d'empoisonnements à Londres, en 1846, n'a guère signalé, du côté du tube digestif, que la pâleur de l'estomac et de l'intestin dans toute leur étendue, à l'exception de quelques taches rouges dans le voisinage du cardia. On a bien remarqué une coloration rouge cerise du tube digestif après l'ingestion de la belladone, mais cette coloration était produite par le suc des baies de cette plante. Les lésions les moins constantes, mais qu'on peut observer dans beaucoup d'autres intoxications, consistent en une hyperémie considérable des enveloppes du cerveau, surtout à la base de cet organe, une hyperémie partielle des poumons, soit à leur surface, soit dans l'intérieur de leur masse; enfin une coloration obscure du sang qui est fluide ou peu coagulé. La rougeur qu'on observe pendant la vie sur les muqueuses des premières voies est à peine mentionnée dans les autopsies. Notons cependant qu'elle a été signalée dans les expériences faites sur les animaux, qu'elle existait également sur la muqueuse trachéale, qui était en outre recouverte de mucosités abondantes.

Mécanisme de l'intoxication par la belladone. — Tels sont les symptômes et les lésions que produisent la belladone et l'atropine. Il s'agit maintenant de les comparer aux effets physiologiques déterminés par ces substances, de les rattacher aux actions qu'elles exercent à la fois sur le système nerveux et sur le système musculaire, actions qu'on peut résumer ainsi : *excitation à faible dose, paralysie à haute dose.*

La dilatation de la pupille, ce phénomène si remarquable qui ne se manifeste pas lorsque la belladone ou l'atropine ont été ingérées à faible dose, et qui apparaît, au contraire, toutes les fois qu'elles ont été appliquées sur l'œil, se produit d'une manière constante dans l'empoisonnement, à cause de la dose forte de la substance toxique. On l'observe alors aux deux yeux. La dilatation de la pupille est due, au début, à une excitation du sympathique qui anime les fibres radiées de l'iris, ainsi qu'à l'excitation portée sur ces mêmes fibres, car la dilatation de la pupille se produit également lorsqu'on a arraché le ganglion cervical supérieur; toutefois elle est un peu moindre dans ce cas. Plus tard, lorsque les fibres lisses et le système nerveux sont paralysés, la dilatation persiste, parce que les fibres circulaires de l'iris et le nerf moteur oculaire communs le sont également.

A dose physiologique, la belladone accélère la circulation et la respiration; elle augmente la pression artérielle, active l'excrétion urinaire et produit de la diarrhée; à dose toxique, elle produit d'abord ces effets lors de la première impression qu'elle exerce sur les éléments anatomiques; mais des effets d'un autre ordre, le plus souvent opposés, se manifestent bientôt. Ainsi

le cœur continue de battre rapidement parce que le pneumogastrique est paralysé; mais les mouvements en sont *affaiblis*,
car les ganglions automoteurs et le muscle cardiaque se trouvent eux-mêmes atteints aussi bien que le pneumogastrique;
la respiration se ralentit. La pression artérielle s'abaisse, par
suite de la paralysie des fibres lisses, d'où résulte une diminution de l'excrétion urinaire. Non seulement cette excrétion
est diminuée; mais, si la vessie était pleine, elle se viderait difficilement. La température de la peau *s'élève* souvent, tandis
que la température centrale s'abaisse par suite de la diminution
de la respiration et de la circulation; ce résultat s'explique par
la paralysie des fibres lisses des vaisseaux et des vaso-moteurs,
d'où résulte la dilatation des artérioles, la coloration rouge des
téguments et le transport plus facile du sang avec sa chaleur
centrale, comme on l'observe dans une région après la section
des rameaux du grand sympathique qui se rendent dans cette
même région. Les muqueuses et la peau sont sèches; mais
cette dernière se couvre, en général, de sueurs lorsque les phénomènes de l'empoisonnement commencent à décroître.

Sous l'influence de faibles doses d'atropine, l'encéphale est
peu atteint; on constate néanmoins que le sommeil devient plus
facile. Mais, à doses un peu fortes, par exemple après l'ingestion
de 5 milligrammes d'atropine amorphe, ou après l'injection
sous-cutanée de 1 à 2 milligrammes de cette substance, l'encéphale est vivement excité; il survient un délire gai ou furieux;
puis à cette excitation succèdent la stupeur et le coma qui est un
sommeil nullement physiologique, mais le résultat de l'impression exercée par la substance toxique sur l'encéphale et de la
congestion dont cet organe est assez souvent le siège. L'excitation de la sensibilité, au début et à faible dose, nous rend
compte des érections, des rêves érotiques; nous savons d'ailleurs que de hautes doses prises à l'intérieur paralysent le
système nerveux sensitif, ce qui nous explique, d'une part,
les effets de l'onguent populéum, et, d'autre part, l'emploi des
solanées vireuses comme anesthésiques par quelques chirur-

giens du XVIᵉ siècle, qui mélangeaient avec l'opium les sucs de mandragore, de morelle, de jusquiame, de ciguë et de laitue vireuse.

Traitement. — On doit faire prendre d'abord un émétique. Si l'administration de ce médicament était difficile par suite de la dysphagie, on emploierait la pompe gastrique. Les purgatifs et les lavements sont indiqués; en effet, après l'ingestion de baies de belladone, les graines de cette plante peuvent séjourner deux ou trois jours dans l'intestin.

Dans le but de neutraliser le poison qui peut être resté dans le tube digestif, on a conseillé l'administration du tanin, de l'iodure de potassium ioduré et même d'une liqueur alcaline étendue, telle que celle de la potasse caustique, qui possède la propriété de détruire l'atropine. On comprend que ce moyen doive être rejeté. Garrod recommande le charbon animal. Enfin, pour neutraliser les effets de la substance toxique qui a été absorbée, on a employé divers moyens : la saignée, les boissons acides, les alcooliques, l'opium.

La *saignée* peut sans doute être utile pour combattre l'hypérémie; mais les *évacuants*, les *bains de pieds sinapisés* peuvent la remplacer. Les limonades tartrique, citrique, le vinaigre, l'oxycrat, très usités jadis, paraissent inutiles. Il n'en est pas de même des *alcooliques*. Ceux-ci sont avantageux à toutes les périodes de l'intoxication, même à la période de coma; ils exercent un rôle non seulement stimulant, mais éliminateur par leur action diurétique. Quant à l'antagonisme entre les effets de la belladone et de l'opium, je renvoie à ce que j'en ai dit précédemment. Mais il est nécessaire d'entrer dans quelques détails sur l'opposition qu'on a signalée entre les effets toxiques de la belladone et ceux de la fève du Calabar.

Antagonisme de l'atropine et de l'ésérine. — La belladone dilatant la pupille et la fève du Calabar la contractant, on a supposé que ces deux substances devaient être réellement antagonistes. De fait, en 1864, Kleinwachter rapporta un cas d'empoisonnement par l'atropine, dans lequel l'administration

de la fève du Calabar avait produit une amélioration marquée
des symptômes. Puis, en 1867-1868, Bourneville et Bartholow
publièrent chacun des expériences paraissant établir cet antagonisme. Enfin des recherches très étendues sur cette question ont été faites par Thomas Fraser, le physiologiste dis-
tingué à qui nous devons la connaissance des effets de la fève
de Calabar sur la pupille. Les expériences de Fraser sont au
nombre de plus de trois cents. Mais, en consultant ces expériences, on acquiert bientôt la conviction que la belladone et la
fève du Calabar, ou, si l'on veut, l'atropine et l'ésérine, ne
sont pas des antagonistes réels.

Sans doute, l'ésérine appliquée sur un œil dont la pupille est
dilatée par l'atropine fait disparaître la dilatation de la pupille,
et réciproquement, l'atropine fait dilater une pupille contractée
par l'ésérine. Mais l'étude des effets physiologiques et toxiques
de ces deux agents nous apprend qu'ils n'agissent pas sur les
mêmes éléments anatomiques, d'où l'impossibilité absolue
d'un antagonisme complet. La belladone excite à faible dose
le système nerveux, mais à haute dose elle le paralyse ainsi
que le système musculaire; la fève du Calabar paralyse le
système nerveux, mais elle respecte l'irritabilité musculaire.
Les effets extérieurs de la belladone administrée à dose non
toxique peuvent donc être annulés par ceux de l'ésérine; on
observe alors un antagonisme plus ou moins réel. Mais, lorsque la belladone a été administrée à dose toxique, les effets
dépressifs qu'elle exerce s'ajoutent à ceux que produit la fève
du Calabar; l'antagonisme n'existe plus au moment où il serait
le plus nécessaire. C'est pourquoi nous voyons, dans les expériences de Fraser, les animaux succomber parfois beaucoup
plus vite sous l'influence des deux agents administrés simultanément à des doses toxiques, que sous l'influence de ces
mêmes agents administrés à ces mêmes doses, mais séparément. Si la fève du Calabar a paru être utile parfois dans
l'intoxication par la belladone, c'est qu'elle avait sans doute
favorisé par son action diurétique l'élimination de l'atropine.

Cette explication est la même que celle qu'on a donnée de l'action du curare dans l'empoisonnement par la strychnine, dont l'élimination serait activée par suite de la diurèse que produit la curarine.

Antagonisme de l'atropine et de l'opium.

Une femme de 28 ans avale un verre d'eau sucrée citronnée, dans lequel elle verse par mégarde, au lieu de fleur d'oranger, deux cuillerées à café environ d'un collyre d'atropine.

Après 20 minutes, troubles de la vision, hallucinations, face rouge, congestionnée; pouls petit et fréquent; pupille bien dilatée.

Van Peteghem, après l'administration d'un vomitif, fait prendre de 5 en 5 minutes, par petites gorgées, de l'eau sucrée additionnée de laudanum; en outre, 15 gouttes de laudanum sont administrées en lavements; le délire disparaît et fait place à de l'assoupissement; il reparaît bientôt, et on administre 20 gouttes de laudanum, ce qui détermine un sommeil assez paisible. Les accidents reprennent et sont combattus par de nouvelles doses de laudanum. Le troisième jour, la pupille reprend son état normal et la malade se rétablit peu à peu (*Bull. médical du nord de la France*, 1870).

A la suite de cette observation, Van Peteghem admit l'antagonisme de l'opium et de la belladone.

D'après les expériences de Camus, cet antagonisme n'existe ni chez les oiseaux, ni chez les lapins. Toutefois, il pourrait résulter des nombreuses observations cliniques rapportées par Béhier, Lie, Vorris, Tesbely, etc., que l'opium peut rendre des services dans les empoisonnements par la belladone, en procurant un sommeil réparateur.

RECHERCHE DE L'ATROPINE.

Lorsque l'empoisonnement a eu lieu par les baies de belladone, il est possible de le reconnaître directement par l'inspection des fragments de ces baies, ou de leurs graines qu'on retrouve dans le tube digestif ou dans les vomissements, lorsque ceux-ci ont eu lieu. Les débris des feuilles et de leur poudre pourront être plus ou moins reconnus à leurs caractères botaniques. Mais, lorsque l'intoxication a été produite par l'extrait de belladone ou par l'atropine, il ne reste qu'un moyen scientifique, celui qui consiste dans la recherche et l'identification de l'alcaloïde toxique.

Pour cela, on suivra la méthode de Stas. Toutefois, au lieu d'employer l'éther, on se servira de préférence du chloroforme dans lequel l'atropine se dissout si facilement.

L'alcaloïde obtenu sera traité ensuite par l'ammoniaque. S'il se dissout dans un excès de ce réactif, c'est qu'il est représenté par l'un des cinq alcaloïdes suivants : atropine, aconitine, codéine, émétine, morphine. On traite alors par l'éther dans lequel il se dissout ou ne se dissout pas. S'il est soluble dans ce liquide, on a affaire à l'un des trois premiers alcaloïdes. Or, le perchlorure de platine ne précipite pas l'aconitine, tandis qu'il précipite l'atropine et la codéine. Restent donc ces deux dernières substances, qu'on distinguera non seulement à leurs caractères physico-chimiques, mais à leurs propriétés physiologiques. En effet, la moindre quantité d'une solution d'atropine appliquée sur l'œil d'un carnassier ou de l'homme produit une dilatation ramarquable de la pupille, tandis que la codéine ne la dilate pas et la resserre plutôt, soit que cette substance ait été appliquée sur l'œil, soit qu'elle ait été ingérée dans le tube digestif, ou injectée dans le tissu cellulaire sous-cutané.

Au lieu de suivre rigoureusement la méthode de Stas, on peut y introduire les modifications apportées par J. Erdmann et Uslar.

Méthode de Stas modifiée par Erdmann et Uslar. — La différence essentielle entre ce procédé nouveau et l'ancien consiste dans la substitution de l'acide chlorhydrique aux acides oxalique ou tartrique, et de l'alcool amylique à l'éther.

1° Les matières à essayer sont réduites en une bouillie claire et mises à digérer pendant quelques heures, à une température de 60 à 80 degrés, avec de l'eau acidulée par l'acide chlorhydrique.

2° On filtre sur un linge ; on lave le résidu avec l'eau acidulée ; puis la liqueur filtrée aux eaux de lavage est évaporée à siccité au bain-marie, après avoir été additionnée de silice pure, dans le but de rendre le résidu complètement friable.

3° Le résidu est épuisé par l'alcool amylique qui dissout l'atropine, les matières grasses et les matières colorantes.

4° La solution amylique est filtrée, puis agitée avec dix à douze fois son volume d'eau acidulée très chaude. L'alcaloïde passe à l'état de chlorhydrate très soluble dans l'eau, tandis que les matières grasses surnagent.

5° On sépare la solution aqueuse, on la concentre, puis on la traite par l'ammoniaque qui met l'alcaloïde en liberté. On agite à plusieurs reprises avec l'alcool amylique, qui dissout l'alcaloïde. Enfin la solution amylique, qui, cette fois, ne renferme que l'atropine, étant séparée et évaporée à siccité, abandonne cette base dans un état de pureté suffisante pour en étudier les réactions et les propriétés physiologiques.

Lorsqu'on évapore la solution amylique d'atropine, une certaine quantité de cette base se volatilise. Afin d'éviter cette perte, Dragendorff, au lieu d'évaporer immédiatement l'alcool, lui enlève l'alcaloïde en l'agitant avec de l'eau acidulée. Ce liquide acide est séparé ensuite de l'alcool amylique, puis traité par l'ammoniaque et enfin agité avec l'éther qui s'empare de l'atropine mise en liberté par l'ammoniaque. L'éther qui surnage, étant soumis ensuite à l'évaporation, abandonne cette base.

A l'aide de ces données, on voit immédiatement comment on devrait procéder dans un cas particulier. Supposons qu'il s'agisse du sang dans lequel on voudrait rechercher la présence de l'atropine. On ajoute à ce liquide un vingtième de son poids d'eau acidulée et l'on fait digérer, pendant vingt-quatre heures, à la température ordinaire. On triture le coagulum, on continue la digestion à chaud ; enfin on filtre et l'on traite la liqueur filtrée comme il a été dit précédemment.

Le procédé Erdmann-Uslar est avantageux dans la recherche de l'atropine, parce que cet alcaloïde est soluble en toutes proportions dans l'alcool amylique. On pourrait, vers la fin de l'opération, remplacer cet alcool ou l'éther par la benzine dans laquelle l'atropine se dissout très facilement à chaud, moins facilement à froid ; c'est pourquoi elle se dépose, à l'état cristallin, de la solution benzinique refroidie.

Il s'agit maintenant d'identifier l'alcaloïde.

Quelques-uns des caractères de l'atropine ont été indiqués.

Nous ajouterons que cette base est fusible à 115°.5, qu'elle se
volatilise partiellement à 140 degrés, que l'alcool ordinaire,
de même que l'alcool amylique, la dissout en toutes proportions, tandis que le chloroforme n'en prend environ que
la cinquième partie de son poids. Enfin nous rappellerons
qu'elle est soluble dans un excès d'ammoniaque et que les bases
énergiques, telles que la potasse, la chaux, la décomposent,
suivant Kraut et Losser, en tropine et en acide tropique. Elle
forme des précipités avec tous les réactifs ordinaires des alcaloïdes, mais ces précipités n'offrent pas de caractères nets, et,
pour les obtenir, il faut opérer parfois sur une trop grande
quantité de matière. Ainsi elle donne, avec l'iodure de potassium
ioduré, un précipité dont la couleur brun kermès est commune
à beaucoup d'autres ; elle donne avec le chlorure d'or un précipité de couleur jaune, mais seulement dans une solution supérieure à 1 millième.

Une solution d'atropine dans l'acide sulfurique concentré se
colore d'abord en rose, puis en noir ; la solution chauffée exhale
une odeur intense, rappelant celle de la fleur d'oranger (Gulia-
lius). A l'électrolyse, les sels d'atropine, en solution acide,
donnent, au pôle positif, une belle coloration jaune, et on perçoit l'odeur de l'essence d'amandes amères (Bourgoin).

L'atropine est donc assez difficile à caractériser chimiquement. Aussi est-il nécessaire de recourir à l'expérimentation
physiologique sur les animaux. Tardieu et Roussin conseillent
de faire cette expérimentation directement avec le produit quelconque obtenu, comme nous l'avons dit, par la méthode de
Stas, c'est-à-dire en traitant les matières suspectes par l'alcool,
l'acide oxalique ou l'acide tartrique, puis par le carbonate de
potasse et le chloroforme au lieu de l'éther. Quant à l'essai
physiologique, il peut se pratiquer soit par l'ingestion directe
dans le tube digestif, soit par la méthode sous-cutanée, soit
par l'instillation dans l'œil d'une petite quantité de la solution
suspecte.

Mais ces auteurs commettent un singulier oubli en recommandant de se servir d'un lapin, animal qui est très réfractaire, comme on le sait, à l'action de l'atropine, surtout lorsque cette substance ou l'extrait de belladone a été introduite dans son tube digestif. A cause de l'instance avec laquelle ces mêmes auteurs recommandent le choix du lapin, et en raison de la confusion regrettable qu'ils établissent à ce sujet entre cet animal et le chien, qui est extrêmement sensible à l'action de l'atropine, je crois devoir citer textuellement quelques passages de leurs écrits avant de les réfuter.

« Le lapin domestique se prête parfaitement à cette opération (il s'agit de l'ingestion directe dans l'estomac) : on peut se le procurer aisément, et sa docilité le rend merveilleusement propre à ces sortes d'expériences... On administre au lapin la moitié de la liqueur venéneuse, soit au moyen d'un simple entonnoir de verre qu'on lui introduit entre les mâchoires et dans lequel on verse le liquide, soit en arrosant de cette même liqueur une pâtée composée de carottes et de choux hachés qu'on laisse manger à l'animal. L'effet ne tarde pas à se produire, et, si le liquide ingéré renferme réellement de l'atropine, indépendamment des autres phénomènes généraux qu'il sera bon de noter, l'opérateur pourra, au bout de 20 à 30 minutes, constater une augmentation du diamètre de la pupille chez le lapin. Si la proportion du principe toxique est considérable, cette dilatation devient progressivement plus grande et finit par atteindre la *limite de la dilatabilité* du sphincter pupillaire. L'expert notera minutieusement toutes les phases successives de cette dilatation et de la diminution graduelle qui la suit; si l'animal succombe à la suite de l'intoxication, l'heure exacte de sa mort sera soigneusement relevée. Il est inutile de faire observer quelle est, dans ces expériences, l'importance de l'examen de tous les symptômes particuliers, et aussi, *dans le cas de mort de l'animal*, la nécessité de pratiquer une minutieuse autopsie.

« Par la méthode sous-cutanée, ce moyen d'expérimentation présente encore plus de sensibilité que le précédent. Pour en donner une idée, il suffira de dire que 0ᵍʳ,0003 d'atropine, c'est-à-dire environ un tiers de milligramme, suffit pour dilater énergiquement la pupille d'un *lapin* ou d'un *petit chien* lorsqu'on l'applique entre les paupières.

» Pour opérer par la voie endermique, il est indifférent de se servir d'un animal ou d'un autre ; *un chien ou un lapin sont fort commodes pour cet usage.* Comme dans la cas précédent, il faut opérer entre midi et deux heures, époque de le journée où la lumière paraît être le plus constante, et faire choix d'une pièce éclairée par la lumière diffuse, etc., etc. »

Cet exposé, si clair et si précis, ne peut cependant être accepté sans discussion. On se rappelle involontairement, à ce sujet, la coralline et les diverses recherches de Roussin. Si Tardieu et ce dernier ont constaté réellement ce qu'ils avancent, surtout après avoir donné à un lapin une pâtée de carottes et de choux additionnée d'une solution contenant de l'atropine, à cet animal qui peut vivre exclusivement de belladone, il faut convenir qu'ils ont observé des faits singulièrement extraordinaires. Dans tous les cas, ces faits sont en opposition complète avec ceux que les autres expérimentateurs ont constatés. Une dose excessivement faible d'atropine, même un trentième de milligramme d'après Schroff, peut assurément dilater la pupille après avoir été introduite entre les paupières de l'homme ainsi que du chien et de tous les autres carnassiers, mais il n'en est pas de même chez le lapin. Tandis que l'injection sous-cutanée d'un seul milligramme de sulfate d'atropine chez l'homme et chez le chien est suivie, non seulement de la dilatation de la pupille, mais d'autres symptômes très marqués, des doses formidables de ce même sel, injectées hypodermiquement chez le lapin, ne dilatent que très peu la pupille de cet animal et ne le font pas mourir. Ainsi Muriot (*thèse de Paris*, 1868), après avoir injecté 25, 40 et 50 centigrammes d'atropine dans le tissu cellulaire sous-cutané de plusieurs lapins, n'a obtenu qu'une légère augmentation des battements du cœur, *un peu de dilatation de la pupille*, de l'injection des vaisseaux de l'oreille et de la diarrhée. De mon côté, j'ai injecté sous la peau, chez un lapin, 20 centigrammes de sulfate d'atropine dissous dans 2 centimètres cubes d'eau, et n'ai observé pour tout symptôme qu'une très légère dilatation de la pupille. Le sel injecté était cependant très actif, car une goutte d'une solution à $\frac{1}{125}$ ayant été mise dans l'un de mes yeux, la pupille de cet œil s'est dilatée extrêmement au bout de dix minutes, et la dilatation n'a cessé que le cinquième jour (*Union médicale*, 1873). Les lapins n'ont pas succombé dans ces expériences ; à plus forte raison ne succomberaient-ils pas, contrairement à la présomption des auteurs que je réfute, après l'ingestion dans leur tube digestif d'une liqueur suspecte ne contenant en général que de faibles quantités d'atropine. Toujours est-il qu'il faudrait une dose de cet alcaloïde extrêmement forte ; mais, dans ce cas, l'expert pourrait isoler le poison, le purifier et en faire l'analyse élémentaire.

Nous rejetterons donc le lapin pour ces sortes d'expérimentations dites physiologiques ; nous n'attribuerons pas d'ailleurs à ces expériences une valeur exclusive, car il existe plusieurs substances qui dilatent la pupille, comme le curare, la digitale, l'aconit, la vératrine, l'opium même dans certaines conditions, sans parler des solanées vireuses autres que la belladone.

Observations.

I. — *Empoisonnement par les baies de belladone. — Guérison.*

M. A... et son fils âgé de neuf ans cueillirent, dans l'après-midi, des fruits de belladone qu'ils avaient confondus, en raison de leur couleur noire et de leur saveur douceâtre, avec des cerises. Ils en mangent le premier environ une douzaine, le second une assez grande quantité, ainsi que le cadet âgé de cinq ans, et deux filles, déjà grandes, qui en prirent moins. Tous se couchèrent. Le médecin, appelé à dix heures du matin, constata l'état suivant : Le père qui, dans la soirée, avait bu du vin blanc nouveau et acide, et avait eu plusieurs vomissements, des selles abondantes, n'éprouvait plus qu'un peu de céphalalgie accompagnée d'une légère stupeur, et, de temps en temps, des tiraillements au bas-ventre. La plus jeune des filles, qui avait mangé le moins de ces fruits, et avait vomi pendant la nuit, se plaignait de maux de tête, de troubles de la vue ; ses pupilles n'étaient pas très dilatées. Sa sœur aînée qui en avait mangé davantage et avait moins vomi était plus gravement affectée ; elle éprouvait une céphalalgie gravative, de la stupeur, un trouble très grand de la vision ; les pupilles étaient fortement dilatées, la marche chancelante, la poitrine et l'abdomen indolents, le pouls normal, la langue nette. De temps en temps, il survenait des renvois qui avaient l'odeur de la belladone.

Chez les deux garçons les symptômes de l'intoxication étaient d'une violence extrême ; grande agitation ; mouvements continuels des mains et des doigts ; forte céphalalgie ; délire violent et d'un caractère gai ; vision presque abolie ; hallucinations continuelles ; dilatation extrême et immobilité des pupilles ; yeux alternativement fixes et mobiles ; mouvements spasmodiques des muscles de la face ; grincement des dents ; pandiculations ; voix faible, enrouée ; léger gonflement du côté gauche du cou, et sensation de brûlure le long de l'œsophage. Chez les deux, aversion très prononcée pour tout liquide ; mouvement spasmodique du pharynx si on les forçait à boire ; érections fréquentes et émission involontaire d'urine ; pouls et respiration à l'état normal. L'état de ces deux malades offrait de l'analogie avec la manie sans fièvre. Quelques baies, retrouvées sur les branches de la plante, firent reconnaître la cause des accidents.

On prescrivit aux garçons et à la fille qui n'avaient point ou que peu vomi la potion suivante : *ipéca* 2^{gr}, 50 ; *tartre stibié*, 20 *centigrammes ; eau, oxymel scillitique, sirop d'hysope*, 30 *grammes ; à prendre par cuillerée toutes les dix minutes.* La première prise fit vomir copieusement la jeune fille qui se rétablit très promptement ainsi que son père et sa sœur à l'aide de la limonade. Les deux garçons ne vomirent qu'après une seconde potion. L'aîné rendit quelques débris de baies, mêlés de mucus et de bile. Comme la déglutition était très pénible, on donna, toutes les deux heures, des lavements avec de l'eau vinaigrée, et l'on fit des lotions de même nature sur la tête et la colonne vertébrale. Les accidents s'amendèrent graduellement ; plusieurs selles très fétides entraînèrent des débris de baies. Au bout de quelques jours, les malades étaient en pleine convalescence. (*Archives génér.*, 1832.)

II. — *Empoisonnement par les baies de belladone.* — *Accidents graves et mortels.*

Un détachement d'infanterie de ligne bivouaquait sur un plateau où se trouvait beaucoup de belladone, portant des fruits rouges et violets. Altérés par la fatigue et les chaleurs, ces militaires mangèrent de ces fruits et ne tardèrent pas à en éprouver les effets. Quelques-uns moururent sur le lieu même. Deux soldats qui n'avaient ingéré que dix à douze baies éprouvèrent, au bout de deux heures, une aberration de la vue ; ils tombaient à chaque instant, ne se relevaient que pour tomber de nouveau, avaient des défaillances d'estomac, des nausées. La langue, les lèvres et le palais étaient si secs, qu'ils ne pouvaient avaler le peu de salive qui humectait leur bouche. Il leur semblait que les parois de la gorge étaient appliquées l'une contre l'autre et que la vie allait s'éteindre. Tout paraissait tourner autour d'eux : ils ne voyaient les objets qu'à travers un nuage épais. L'un d'eux passa quatre ou cinq heures dans un état dont il ne put rendre compte ; il n'eut aucune évacuation alvine. L'autre, qui était sergent, eut à peu près les mêmes symptômes ; mais s'apercevant qu'il était empoisonné, il mangea du pain de munition, quatre pommes vertes, et une demi-heure après, il but un grand verre de lait. Bientôt il se sentit soulagé et ne tarda pas à se remettre.

Les autres militaires se répandirent dans les bois environnants, où ils passèrent la nuit au milieu des marais, par un temps froid et humide. Presque tous furent trouvés nu-tête, sans souliers, sans habits, leur pantalon rabaissé sur les cuisses comme pour aller à la selle. Aucun cependant n'offrait, sur la chemise ou le pantalon, des traces d'évacuation. Quelques-uns s'éloignent comme pour satisfaire leurs besoins naturels; tous avaient les yeux hagards, saillants, la conjonctive rouge, les pupilles dilatées à un tel degré que, chez plusieurs, l'iris, immobile, formait un cercle de moins d'une demi-ligne de largeur. Leur vue était confuse. Ils s'agitaient continuellement. Quelques-uns avaient un air hébété. La majeure partie étaient gais et folâtres. Les lèvres et une partie du visage étaient teints en violet par le suc des baies. Une demi-douzaine avaient les lèvres comme brûlées, et tous, les dents fuligineuses, la bouche sèche, la langue âpre, recouverte de papilles dures, hérissées. Le plus grand nombre ne pouvait articuler aucun son ou qu'avec peine des sons confus et inintelligibles. Le pouls était petit, débile, plutôt lent qu'accéléré; mais on ne doit tenir aucun compte de ce signe, ces soldats étant épuisés par une abstinence de trente-six heures, par le froid et la pluie. Il y avait hallucination de la vue : car l'un d'eux, prenant son doigt pour une pipe, s'efforçait de l'allumer avec un brandon ardent, sans manifester aucun signe de souffrance, quoiqu'il dût ressentir déjà les effets du feu. On lui retira son bras, et, d'un air stupide, il frotta le brandon contre son pantalon de drap blanc qu'il brûla. Presque tous portaient sur leur visage, leurs bras, leurs mains, la trace sanglante de la rencontre des arbres, des rochers. Ceux qui passèrent la nuit du 15 au 16 dans le bois faisaient un bruit continuel, criaient à tout moment aux armes. Apercevant les feux du bivouac à travers les arbres, ils venaient se jeter sur les avant-postes qu'ils tenaient sans cesse en alarme. On avait même de la peine à les empêcher de se jeter dans les flammes pour éviter le péril imaginaire dont ils croyaient être menacés. Les uns paraissaient être dans leur bon sens; les autres parlaient de leur village, de leurs parents, de leurs amis, comme s'ils venaient de s'en séparer. On leur fit prendre des boissons acides et un peu de vin. (GALTIER, *Traité de toxicologie.*)

III. — *Empoisonnement par la poudre de feuilles de belladone. — Guérison.*

V..., âgé de 46 ans, atteint, depuis quelques années, d'amaurose avec contraction pupillaire, avait fait usage de la belladone plusieurs fois. Il prit, par erreur, entre six et sept heures du matin, 44 grains (2 gr., 33) de poudre de cette plante pour du jalap. Environ une heure après, céphalalgie des plus violentes, surtout aux fosses orbiculaires, bientôt suivie d'une rougeur excessive des yeux, de la face, qui s'étendit de proche en proche et envahit la surface du corps. En quelques minutes, la peau présentait une couleur rouge uniforme, exactement semblable à celle de la scarlatine; de plus, le malade éprouvait à la gorge une rougeur intense et une chaleur vive qui semblait se propager dans tout le trajet du tube digestif. Il éprouvait une irritation extrême des organes urinaires, surtout du col de la vessie. Le malade demandait sans cesse le vase de nuit et ne parvenait

qu'avec peine chaque fois à rendre quelques gouttes d'une urine sanguinolente. Arrivé à dix heures du matin, le médecin le trouva en proie aux
plus vives souffrances. S'étant assuré de l'erreur, il prescrivit une large
saignée, des boissons émulsives en abondance, des fomentations, des lavements émollients. Le malade, fatigué des douleurs vésicales et des vains
efforts pour uriner, voulut être sondé, quoiqu'on lui eût fait comprendre
qu'il y avait suspension de l'excrétion urinaire. On appela un chirurgien
qui pratiqua le cathétérisme et n'obtint que quelques gouttes d'une urine
sanguinolente. On appliqua vingt sangsues sur l'hypogastre. Quelques
heures après il y eut plus de calme. La nuit fut bonne et, le lendemain,
le malade n'éprouvait plus qu'un sentiment de malaise général. (*Nouvelle
bibl. méd.*, 1828.)

IV. — *Empoisonnements par la belladone appliquée à l'extérieur. Guérison.*

Giscaro a réuni un certain nombre d'observations qui démontrent que
les empoisonnements peuvent être provoqués par des préparations bella-
donées pour usage externe.

1° On applique sur la tempe d'une femme de 40 ans, bien constituée, une
mouche de belladone, de la grandeur d'une pièce de 2 francs.

Après huit heures, grande agitation, face pâle, altérée, exprimant la
frayeur ; pouls petit et fréquent ; peau froide et moite ; regard fixe, pupille
très dilatée ; hallucinations, céphalalgie, nausées sans vomissements.

La mouche étant enlevée, on prescrit des boissons, des infusés de café,
des sinapismes aux jambes, et les accidents disparaissent au bout de quelques heures.

2° Une femme d'une trentaine d'années, sur l'avis de Velpeau, atteinte
d'une affection utérine, calmait ses douleurs avec une pommade de belladone appliquée sur le col de la matrice.

Invitée un jour à un bal, elle força la dose du médicament. Une heure
après, sécheresse à la gorge, pâleur de la face, regard fixe, dilatation de
la pupille, céphalalgie, parole difficile, mouvements automatiques et désordonnés.

M. le Dr Dieulafoy fait enlever le pansement et les accidents disparaissent
graduellement.

3° Empoisonnement, non suivi de mort, par un emplâtre de belladone,
appliqué sur le dos (*Medical Times and Gazette*, nov. 1856).

4° Empoisonnement analogue observé par le Dr Perroud, par un emplâtre
de belladone appliqué sur l'épigastre (*Gazette médicale de Lyon*, 1860).

b. — Datura.

Le genre *Datura* comprend diverses espèces, dont les plus
importantes sont les *Datura stramonium, D. fastuosa. D. ferox,
D. sanguinea, D. metel.*

La première espèce, vulgairement appelée *stramoine, pomme
épineuse, herbe aux magiciens*, est la plus importante. C'est une

plante annuelle qui atteint une hauteur de 1 mètre à 1^m,50, qui croît communément sur les bords des chemins et que l'on cultive parfois dans les jardins à cause de la beauté de ses fleurs. Les feuilles en sont larges, d'un vert sombre, à limbe découpé sur les bords. Les fleurs, qui naissent de juin à septembre, en sont grandes, infundibuliformes et de couleur blanche. A ces fleurs succède un fruit capsulaire de la dimension d'une belle noix, épineux, à déhiscence septifrage (fig. 35). Les graines nombreuses renfermées dans cette capsule sont noires, chagrinées, comprimées, réniformes.

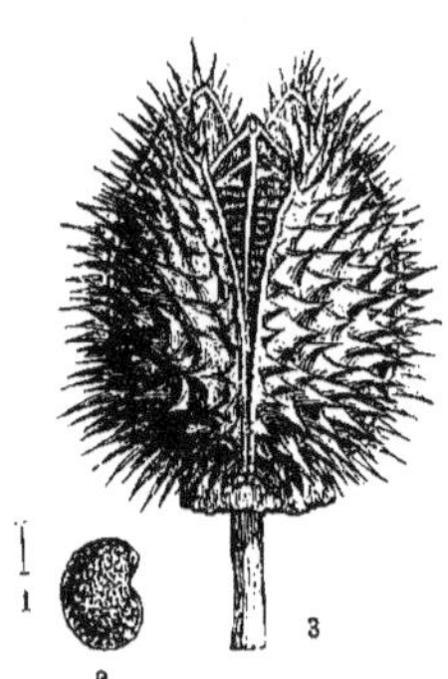

Fig. 37. — Stramoine ou pomme épineuse (*Datura stramonium*). — 3, fruit; 2, graine; 1, dimension de la graine.

Toutes les parties de la plante sont toxiques, mais les graines l'emportent en activité. Indépendamment du principe vireux qui se dégage de la plante fraîche et qui est peu connu, le *Datura stramonium* et les autres représentants du même genre contiennent un alcaloïde qu'on a appelé *daturine*. On sait aujourd'hui, d'après les recherches de Planta, que cet alcaloïde est identique à l'atropine.

EFFETS TOXIQUES DU DATURA.

L'empoisonnement par le datura est beaucoup moins fréquent que l'empoisonnement par la belladone. Mais, à une époque peu éloignée, la stramoine était souvent employée dans un but criminel. Sauvage, Bauhin et Boerhaave racontent que, de leur temps, on s'en servait pour abuser des femmes et des jeunes filles. Au xviiie siècle, il existait en France et en Angleterre une compagnie de voleurs connus sous le nom d'*endormeurs* : ils introduisaient la poudre des semences de datura dans du café, dans du vin, ou bien ils la mélangeaient à du tabac qu'il offraient fréquemment (*tabac de l'endormie, poudre aux sorciers*). Dès qu'ils voyaient les gens étourdis et délirants, ils pouvaient en abuser ou les dépouiller sans obstacle. Dans les Indes orientales, les Thugs emploient également les semences ou bien un extrait des *Datura sanguinea* et *metel* pour commettre plus facilement leurs crimes. Les Arabes et les Turcs prépareraient des philtres amoureux avec quelques espèces de datura, et les femmes de l'Inde feraient prendre à leurs maris des breuvages composés avec ces plantes pour tromper leur vigilance quand elles ont troublé leur raison.

Aujourd'hui l'intoxication par le datura est presque toujours accidentelle. On l'observe parfois chez les enfants qui avalent les graines contenues dans la pomme épineuse ; elle est d'autres fois le résultat d'une erreur pharmaceutique.

Suivant Trousseau, le datura serait deux fois plus dangereux que la belladone, ce qui semblerait indiquer qu'il serait deux fois plus riche que cette dernière plante en daturine ou atropine. Un centigramme d'extrait, l'infusion de 30 centigrammes de feuilles sèches, suffiraient quelquefois pour provoquer chez un enfant un délire intense, et il faudrait des quantités vingt fois plus fortes pour produire la mort. Chez un homme adulte, on observerait du délire après l'ingestion de 20 ou 40 centigrammes d'extrait ou de l'infusion de 2 à 3 grammes. Des doses dix fois plus fortes seraient nécessaires pour amener la mort. Mais ces doses toxiques indiquées par Trousseau paraissent beaucoup trop élevées. Nous citerons plus loin une observation où l'ingestion d'un seul verre d'une infusion de 4 grammes de feuilles de datura dans un litre d'eau produisit des accidents très marqués.

Les émanations qui se dégagent de la plante fraîche peuvent déterminer des accidents, notamment de la céphalalgie et des vertiges.

Symptômes. — L'identité de la daturine et de l'atropine entraîne l'identité des symptômes produits par le datura et par la belladone. Toutefois, les préparations faites avec la première de ces plantes irriteraient davantage les premières voies, produiraient plus fréquemment la nymphomanie et le priapisme, tout en déterminant moins souvent des convulsions. Mais, si nous faisons abstraction de ces différences, qui ne sont pas d'ailleurs nettement établies, nous trouvons entre les effets principaux une similitude complète. Ces effets que nous connaissons déjà peuvent se résumer ainsi : vertiges, ivresse, hallucinations, agitation, délire gai ou furieux ; puis, prostration, torpeur générale, sécheresse de la gorge, éruption scarlatiniforme, ralentissement de la circulation après une accélération primitive, enfin le coma et la mort.

Ces symptômes sont le résultat des deux effets opposés que produisent les solanées vireuses sur les systèmes nerveux et musculaires. A faibles doses, le datura et son alcaloïde excitent le système nerveux et les fibres lisses ; à hautes doses, elles les paralysent ainsi que les muscles striés. L'action excitante exercée, d'une part, sur le système nerveux central, et, d'autre part, sur le sympathique, est démontrée par les accidents cérébraux du début de l'empoisonnement, par les convulsions qu'on observe parfois, et par les effets notés du côté de l'organe de la vision. La dilatation de la pupille est le résultat de l'excitation exercée par le datura sur le grand sympathique et sur les fibres radiées de l'iris. En effet, si, sur un animal, on arrache le ganglion cervical supérieur, du côté gauche par exemple, puis si l'on injecte de la daturine chez ce même animal, on voit l'iris du côté droit s'effacer, tandis que, du côté gauche, la pupille se dilate à peine. Il en est de même lorsque, au lieu d'arracher le ganglion cervical supérieur, on coupe le filet sympathique qui unit ce ganglion au ganglion cervical inférieur. En galvanisant alors le nerf coupé, on produit la dilatation complète de ce même côté. On pourrait objecter que la dilatation de la pupille fût due à une paralysie du nerf de la troisième paire qui anime les fibres circulaires de l'iris. Or, si l'on excite dans le crâne le nerf de la troisième paire mis à nu chez un animal qui a reçu de la daturine, on voit la contraction de la pupille se produire lors même que la dose de l'alcaloïde a été considérable, ce qui montre que l'agent toxique n'exerce pas une action bien grande sur le nerf lui-même, puisqu'il conserve si bien son excitabilité. D'ailleurs, si ce nerf était déjà paralysé d'une manière notable par la daturine, la section n'en serait pas suivie d'une dilatation plus considérable de la pupille, comme cela a lieu quand on le coupe chez un animal qui a reçu de la daturine.

Néanmoins les nerfs et les muscles finissent eux-mêmes par se paralyser. En effet, chez un animal empoisonné par l'atropine (ou daturine), chez une grenouille par exemple, dont le corps tout entier ou un membre seulement a été intoxiqué, les nerfs moteurs de ce membre répondent moins, ou ne répondent plus aux excitations électriques. Les muscles sont encore excitables, mais ils cessent de l'être lorsqu'on les plonge dans une solution d'atropine. C'est par suite de cette paralysie des nerfs moteurs, chez un animal fortement intoxiqué, que la pupille ne se contracte pas lorsque le sympathique, se trouvant lui-même paralysé, n'excite plus les fibres radiées de l'iris ; les choses restent dans leur état primitif. Enfin la torpeur, la difficulté des mouvements volontaires, respiratoires et cardiaques. et leur cessation, alors qu'il y avait au début excitation cérébrale, mouvements désordonnés, accélération de la circulation et de la respiration, viennent prouver la seconde partie de la proposition énoncée, savoir que le datura, de même que la belladone, est un agent paralysant, après avoir été un agent excitant.

Lésions anatomiques. — Elles présentent la plus grande analogie et même une similitude complète avec celles que produit la belladone. Les méninges cérébrales et le cerveau sont fortement injectés ; les poumons sont congestionnés par un sang noir et fluide. Après l'ingestion des semences de datura dans l'estomac, on a observé l'hypérémie de la muqueuse de cet organe.

Traitement. — On agit dans l'intoxication par le datura comme dans l'intoxication par la belladone.

Recherche du poison. — La recherche de l'alcaloïde toxique se fait également de la même manière que celle de l'atropine. Lorsque l'empoisonnement a été produit par les graines de datura, on les retrouve, soit dans les vomissements et dans les déjections, soit dans le tube digestif où elles sont retenues dans les plis de la muqueuse intestinale. Il peut arriver cependant qu'il n'en reste pas dans le tube gastro-intestinal lorsque le sujet qui a succombé a pris des éméto-cathatiques.

Observations.

I. — *Empoisonnement par les graines de Datura stramonium.* — *Mort.*

Une petite fille, âgée de deux ans et demi, avale, sans les mâcher, plus de cent graines de stramoine. Une demi-heure après, démangeaisons assez vives, surtout à la face; léger état d'ivresse. Une heure plus tard, face congestionnée; incoordination des mouvements; injection des yeux; expression maniaque; efforts de vomissements. paroles incohérentes, rapides; cris; efforts pour atteindre des objets imaginaires, et, au moment où elle jette les yeux du côté où elle croit les voir, elle pousse un cri de terreur, se rejette en arrière et se cache la figure. Elle entre ensuite en fureur, frappe. pince, essaye même de mordre tout ce qui est autour d'elle. Au bout de deux heures et demie environ, perte de la voix; cris sourds alternant avec une toux sonore, violents spasmes des muscles du pharynx empêchant la déglutition; dès lors, agitation spasmodique des membres, pouls imperceptible, extrémités inférieures froides, pas de battement aux fontanelles antérieures. Cet état dura environ trois heures, puis il fit place au coma. Bien que les membres fussent agités spasmodiquement, les muscles de la face restèrent immobiles. Le pouls augmenta considérablement de fréquence : 200 pulsations et 100 respirations par minute; évacuations involontaires; mort vingt-quatre heures après l'ingestion du poison.

L'émétique et le sulfate de zinc, administrés aussitôt qu'on eut constaté l'intoxication, avaient fait rendre une vingtaine de graines par les vomissements, et l'huile de ricin, donnée par la bouche et en lavement, en avait fait évacuer 80 par les selles.

Autopsie. — Membres plus souples que d'habitude; abdomen très distendu; sang partout fluide; rien de notable dans le cerveau ni dans la moelle allongée· larynx et œsophage assez fortement injectés: bords de la glotte très épaissis; estomac et intestins dans l'état normal, vésicule biliaire distendue par la bile; vessie remplie d'urine. Il ne restait pas une seule graine dans le canal intestinal. (*Gaz. méd.*, 1835.)

II. — *Empoisonnement par les graines de Datura stramonium.* — *Guérison.*

Une petite fille de deux ans et demi trouva un petit sac contenant des graines de *Datura stramonium*, et en mangea une quantité indéterminée.

D'abord grande gaieté accompagnée de paroles et de gestes extravagants ; bientôt après, elle devint triste, pleurait, puis chantait, et passait rapidement de l'un à l'autre de ces états. Parfois elle éprouvait une frayeur subite, s'écriait qu'elle allait tomber, se précipitait dans les bras de sa mère, aussi effrayée que si elle eût été au bord d'un précipice, se calmait ensuite, et alors se mettait à siffler, agitait les mains comme pour prendre des mouches qui auraient voltigé autour d'elle, les suivait des yeux, et restait comme étonnée de n'avoir pu les saisir. Figure d'un rouge écarlate ; peau chaude, sèche, luisante ; pouls accéléré ; langue et gosier secs et rouges ; face, cou et poitrine couverts d'une multitude de taches pétéchiales, petites, rosées et brillantes, dont plusieurs à forme étoilée. Un émétique produisit un très bon effet, mais ne fit vomir qu'une seule graine. Une infusion de séné et plusieurs lavements occasionnèrent l'expulsion de 40 graines par les selles. Les symptômes cérébraux diminuèrent peu à peu jusqu'au milieu de la nuit, époque à laquelle la malade s'endormit, et, le 25, elle était assez bien. Les pétéchies étaient dans le même état. Une démangeaison incommode de toute la peau, qui avait paru la veille, s'était dissipée. Le 27, l'enfant était bien. Les pétéchies persistèrent jusqu'au 4 novembre suivant. (*Journal des progrès des sciences médicales*, 1827.)

III. — *Double empoisonnement par une infusion de feuilles de datura. — Guérison.*

Un mari et sa femme, se trouvant enrhumés, consultent un pharmacien qui leur donne, par erreur, 16 grammes de feuilles de datura pour celles d'erysimum. 4 grammes environ sont mis à infuser dans un litre d'eau environ. La femme prend un verre de cet infusé et se met au lit. Le mari en prend aussi un verre et va pour se coucher. Mais il trouve sa femme agitée, faisant des mouvements insolites, ayant le regard fixe, étonné, et ne répondant pas à ses questions. Elle ressentait un feu qui lui montait à la tête et une chaleur très vive dans l'estomac. Il sort pour chercher du secours ; mais, à peine a-t-il fait quelques pas pour gagner la porte de sa chambre, qu'il éprouve une faiblesse considérable dans les jambes, avec malaise général. Bientôt les forces lui manquent, et, pour descendre une vingtaine de marches, il est forcé de s'asseoir et de se laisser glisser sur l'escalier. Il n'a que le temps d'articuler quelques mots et tombe sans connaissance. Des vomissements réitérés, un état de torpeur continuelle, de l'agitation, la perte presque absolue des sens, une tendance très grande au sommeil, tels furent les symptômes qui se manifestèrent pendant huit heures chez le mari, et pendant treize heures chez la femme. Au bout de ce temps, ils reprirent connaissance. La femme éprouva une irritation gastrique assez intense qui persista pendant un mois (Devergie).

c. — Jusquiame.

Le genre *jusquiame* (*Hyoscyamus*) se distingue spécialement par son fruit qui est une *pyxide*, tandis que le fruit du datura est une *capsule* à déhiscence septifrage, et que celui de la belladone est une *baie*. De plus, les fleurs en sont un peu irrégulières et disposées en cymes scorpioïdes.

Ce genre comprend quelques espèces dont la plus importante est la *jusquiame noire* (*Hyosciamus niger*); vient ensuite la *jusquiame blanche* (*H. albus*).

La jusquiame noire, ainsi appelée parce que les fleurs qui en sont jaunâtres sont veinées de lignes brunes, est une plante annuelle qui croît sur les bords des chemins et sur les décombres. La tige, qui atteint une hauteur de 50 centimètres à 1 mètre, est droite et couverte de poils glanduleux. Les feuilles sont molles et pubescentes; les supérieures sont sessiles, les inférieures sont pétiolées ou amplexicaules. Les graines sont brunâtres, chagrinées et réniformes!

La jusquiame blanche, ainsi appelée parce qu'elle a des fleurs blanchâtres, est une plante annuelle de la région méditerranéenne que l'on rencontre aujourd'hui assez fréquemment dans les jardins. Toutes les feuilles de cette espèce sont pétiolées.

Le principe auquel les jusquiames doivent leur activité est l'*hyoscyamine* ou *duboisine*, substance qui a été isolée par Brandes en 1822, a été étudiée ensuite par Geiger et Hesse en 1832, puis par Vauquelin, Kletzinski et par divers chimistes de nos jours. Cette base à laquelle Kletzinski a attribué la formule $C^{15}H^{17}AzO$ est encore peu déterminée, parce qu'elle cristallise très difficilement. Néanmoins elle donne des sels cristallisables. Elle est très soluble dans l'eau, dans l'alcool, l'éther, le chloroforme et la benzine; enfin elle est volatilisable sous l'influence de la chaleur.

Suivant Ladenburg, l'hyoscamine, encore nommée *duboisine*, parce qu'elle se rencontre dans le *Duboisia myoporoides*, est isomère avec l'atropine et très rapprochée de cette dernière. Elle fond à 108°,5, et se distingue surtout par les propriétés de son chloraurate, qui ne fond pas dans l'eau bouillante.

EFFETS TOXIQUES.

La jusquiame tout entière est vénéneuse, mais à des degrés

variables suivant son âge et suivant la partie du végétal. D'après Schroff, la plante de deux ans est plus active que celle d'un an, et la racine l'est davantage que les tiges et les feuilles; enfin ce sont les semences qui sont le plus toxiques. Notons que les racines, qui sont très dangereuses en été, auraient été trouvées par Orfila presque inactives au printemps. C'est pour ces motifs qu'il est difficile de préciser le degré de toxicité d'un poids donné de cette plante ou des préparations qu'on en fait. Les semences produiraient un délire violent, après avoir été prises à la dose de 1 gramme.

Symptômes. — « Plusieurs religieux firent collation avec des racines de chicorée sauvage, auxquelles on avait mêlé, par mégarde, deux racines de jusquiame. Quelques heures après s'être couchés, ils éprouvèrent un malaise général, des douleurs d'entrailles, des vertiges, une ardeur brûlante dans la bouche et le gosier. A minuit, heure de matines, l'un des moines était tout à fait fou et si mal qu'on lui donna le viatique. Parmi les autres qui étaient allés au chœur, les uns ne pouvaient ni lire ni ouvrir les yeux; d'autres mêlaient à leurs prières des paroles désordonnées, se livraient à des actions ridicules; ils croyaient voir des fourmis courir sur leurs livres. Le matin, le frère tailleur ne pouvait enfiler son aiguille, il en voyait la pointe triple. Tous guérirent par l'usage de l'eau de genièvre. » (Wepfer, *Tractatus de cicuta aquatica.*)

On voit que les symptômes produits par la jusquiame présentent la plus grande analogie avec ceux de la belladone et du datura. On a signalé néanmoins quelques différences.

Ainsi l'hyoscyamine ne détermine que d'une manière exceptionnelle l'érythème, la rougeur scarlatiniforme à la peau; elle ne produit pas, comme l'atropine, un délire furieux, mais plutôt de la tendance au sommeil; elle ne détermine pas à un aussi haut degré la paralysie qu'on observe du côté des sphincters et de la vessie après l'administration de l'atropine à haute dose. Elle agit moins vite et moins énergiquement sur la pupille que l'atropine, mais, d'après les recherches de Clin, elle agit plus longtemps. Tandis que la belladone produit fréquemment la micropsie, la jusquiame produit *la mégalopsie*, c'est-à-dire la vue agrandie des objets. Suivant Schulze, la mégalopsie serait déterminée constamment par l'*Hyoscyamus physaloides* qu'on a appelé *microscope de Flore* ou *microscope végétal*. Les objets peuvent être vus doubles ou triples. Enfin la guérison est beaucoup plus fréquente que dans l'empoisonnement par le datura et la belladone.

La paralysie de la langue et l'impuissance ont été signalées parmi des suites de l'empoisonnement par la belladone ; mais en général on n'observe, pendant quelque temps, que la dilatation de la pupille et une démarche chancelante.

Lésions anatomiques. — Les cas mortels n'ayant été observés chez l'homme qu'à une époque ancienne, on ne possède pas d'autopsie. Orfila n'a observé aucune lésion chez un chien qu'il avait intoxiqué avec une dose énorme de jusquiame (60 grammes de décocté obtenu de 45 grammes de racine) ; néanmoins, chez un autre chien qui avait été tué par 8 grammes de suc concret évaporé au bain-marie, il trouva les poumons engorgés. L'œsophage avait été lié après l'ingestion du poison chez ces animaux dont le premier était mort en deux heures et demie, et le second en quatre heures.

Traitement. — Il est le même que celui de l'intoxication par la belladone et par le datura. D'après le cas cité précédemment, *les diurétiques* devraient être prescrits. On administrerait, par exemple, une infusion de 20 grammes de baies de genièvre dans un litre d'eau.

La méthode indiquée pour la recherche de l'atropine est applicable à la recherche de l'hyoscyamine.

Observations.

I. — *Empoisonnement multiple par la jusquiame. — Guérison.*

Au mois d'avril 1797, on porta, par mégarde, à bord de la corvette française *la Sardine*, une grande quantité de jusquiame blanche que des matelots avaient cueillie dans une des îles de Sapienzi, en Morée. On en mit à bouillir une partie dans la chaudière des matelots, et le reste dans celle de quelques maîtres de l'équipage. A quatre heures tout le monde dîna. Bientôt après, tous éprouvèrent des vertiges, des vomissements, des convulsions, des coliques, des selles copieuses. On tira le canon, on fit des ·signaux pour rappeler les embarcations. Le médecin, en arrivant à bord, remarqua que le deuxième canonnier faisait mille grimaces et des contorsions analogues à la danse de Saint-Guy. Il se fit apporter la plante et reconnut que c'était de la jusquiame blanche. Il soutint les évacuations par en haut et par en bas, administra des boissons vinaigrées. Ceux qui n'eurent pas d'évacuation restèrent quelque temps malades, et leur convalescence fut fort longue ; les autres se rétablirent bientôt. FODERÉ.

II. — *Empoisonnement par le fruit de la jusquiame.*

Un enfant mangea environ une once de semences non mûres de jusquiame, avec les capsules. Les principaux symptômes furent : congestion de la face, agitation violente, hallucinations visuelles et auditives, yeux brillants, pupilles largement dilatées, pouls très accéléré, respiration pénible ; en outre, le corps se couvrit d'une éruption tout à fait semblable à celle de la scarlatine, et la rougeur gagna même une partie de la muqueuse buccale.

La matière toxique fut rejetée heureusement après l'administration de quelques vomitifs, et l'enfant guérit ; mais les symptômes décrits plus haut ne cessèrent entièrement qu'au bout de vingt-quatre heures, et les pupilles restèrent dilatées pendant plusieurs jours. Une éruption analogue à celle de la varicelle apparut le quatrième jour, la peau se desquama ensuite abondamment. (Dr R. CRAIX, *Arch. gén. de méd.*, 1859, vol. I, p. 614.)

d. — **Tabac et nicotine.**

Le principal représentant du genre *tabac* ou *nicotiane* (*Nicotiana*) est le *N. Tabacum*, plante annuelle, originaire de l'Amérique méridionale, à feuille sessile, à corolle rosée, et qui atteint 2 mètres de hauteur. Cette plante a été introduite en France par Jean Nicot, en 1560. Une autre espèce qui possède toutes les propriétés de la précédente est le *N. rusticum* (*tabac des paysans*). Les feuilles en sont pétiolées, les fleurs ont une corolle jaune verdâtre à tube court.

Toutes les parties du tabac renferment une substance éminemment toxique appelée *nicotine* ($C^{10}H^{14}Az^2$) base tertiaire signalée par Vauquelin, en 1809, étudiée ensuite par Reimann et Posselt, Boutron et Henry, Barral, Schlösing. Cette substance, lorsqu'elle vient d'être préparée, se présente sous l'aspect d'un liquide incolore, clair comme de l'eau de roche ; mais elle brunit peu à peu lorsqu'elle est exposée à l'air; elle perd alors de son activité. La nicotine est très soluble dans l'eau, dans l'alcool, dans les essences et dans les huiles. L'odeur en est âcre et la saveur brûlante. Elle se comporte comme une base puissante, car elle neutralise tous les acides avec lesquels elle donne des sels, cristallisables pour la plupart, mais très déliquescents.

La teneur des tabacs en nicotine est variable suivant leur provenance. Ceux qui en contiennent le plus, et qui sont les plus mauvais, sont : le lot (près de 8 pour 100), le nord, le virginie, le kentucky (6 à 7 pour 100). Parmi ceux qui en contiennent le moins, on cite le maryland, l'alsace (2 à 3 pour 100). Mais, par la fermentation qu'on leur fait subir dans les manufactures, les tabacs perdent la moitié, les deux tiers même de l'alcaloïde qu'ils contenaient. La nicotine se trouve, dans le tabac fermenté, partiellement à l'état libre, partiellement à l'état d'acétate, tandis qu'elle existe à l'état de malate dans la plante fraîche.

La nicotine a été signalée par Melsens dans la fumée du tabac. On acquiert facilement la preuve de la présence de cette base dans la fumée par un moyen bien simple que j'ai imaginé et qui consiste à se servir d'une sorte de narguilhé, dans lequel on a mis une solution d'acide phospho-molybdique ; la nicotine contenue dans la fumée qui passe à travers cette solution est précipitée en jaune par ce réactif. On peut ensuite l'isoler de ce précipité.

Suivant Vohl et Eulenburg, la fumée de tabac ne contient aucune trace de nicotine, mais elle renferme de l'acide carbonique, de l'oxyde de carbone, du cyanure d'ammonium (1), ce que l'on sait déjà avant eux, puis plusieurs substances basiques telles que la *piccoline*, la *pyridine*, la *lutidine*, la *collidine* etc., que nous savions déjà exister dans le goudron de houille, dans l'*huile animale de Dippel* et dans l'*esprit de corne de cerf*

---

(1) L'oxyde de carbone et le cyanure d'ammonium ont été signalés également par Reveil dans la fumée du *Datura stramonium*.

des vieilles pharmacopées. De cette mamière, fumer du tabac ou de la râpure de corne de cerf serait chimiquement la même chose. Heubel admet la présence de la nicotine dans la fumée de tabac.

Indépendamment de la nicotine, de l'acide carbonique, de l'oxyde de carbone, du cyanure d'ammonium, de l'azote et de diverses substances basiliques azotées, la fumée du tabac contient une faible quantité d'un principe solide ayant l'aspect du camphre. Ce principe, qui est volatil, insoluble dans l'alcool et dans l'éther, a été appelé *nicotianine*. Il a été obtenu par Hermbstaedt en distillant des feuilles de tabac avec un peu d'eau.

EFFETS TOXIQUES.

Action de la nicotine et du tabac à haute dose. — Cette action a été étudiée expérimentalement par Cl. Bernard.

A petite dose, la nicotine ne paraît agir que sur le cœur dont les battements s'accélèrent ; à dose plus élevée, les mouvements respiratoires deviennent eux-mêmes plus rapides ; enfin, à des doses fortes, mais non capables d'entraîner la mort, on observe d'une manière nette les effets déjà signalés relativement à l'action que la belladone exerce sur la circulation.

Ainsi, lorsqu'on examine au microscope la membrane interdigitale d'une grenouille sous la peau de laquelle on a injecté de la nicotine, on remarque une déplétion du système artériel dont les vaisseaux se rétrécissent de manière à se vider complètement. On sait que lorsqu'on galvanise le sympathique, on détermine la contraction des vaisseaux ; c'est pourquoi la nicotine produisant le même résultat, Cl. Bernard a pensé que cette substance agissait sur le système vasculaire par l'intermédiaire du grand sympathique. D'ailleurs, d'autres faits viennent appuyer l'opinion de notre physiologiste.

Après avoir déposé trois gouttes de nicotine pure dans une plaie sous-cutanée faite à une cuisse chez une chienne adulte de forte taille à jeun, Cl. Bernard a observé, indépendamment de l'accélération des battements cardiaques et des mouvements respiratoires, une sorte d'aveuglement, le globe oculaire semblait renversé ; mais, en examinant de plus près, on voyait que c'était la troisième paupière qui était entièrement tendue et recouvrait les deux tiers internes et inférieurs de l'œil, de telle façon que l'animal n'y voyait pas. Ayant injecté sous la peau de la poitrine, chez un chien de forte taille, 10 gouttes de nicotine altérée par le temps et la lumière, dissoutes dans 1 gramme d'eau, j'ai observé moi-même des symptômes du même ordre, mais réellement effrayants. Il semblait qu'on eût arraché les yeux à ce chien, tellement ils étaient enfoncés dans l'orbite : la pupille, revêtue par la troisième paupière, ne se voyait plus, mais en écartant les voiles qui la recouvraient, on remarquait que l'iris était complètement effacé. Or, on observe les mêmes effets en galvanisant les ganglions ou les rameaux du sympathique tributaires de l'iris. Cet appareil symptomatique formidable dura moins d'une heure ; les battements cardiaques perdirent de leur fréquence et les yeux de l'animal revinrent peu à peu à l'état normal. Ce résultat tient à ce que la nicotine, principe volatilisable, s'élimine vite. C'est pourquoi nous pouvons nous intoxiquer chaque jour avec le tabac, les effets du principe actif de cette substance disparaissent rapidement par suite de son élimination.

Tels sont les principaux symptômes qu'on observe chez les animaux et qu'on peut observer également chez l'homme, notamment l'accélération des battements cardiaques et des mouvements respiratoires. Mais il en est d'autres que nous devons signaler, tels que la céphalalgie, les vertiges, les douleurs abdominales, les nausées, les vomissements (qui sont rares), la diarrhée (qui est très fréquente et très forte). Le visage devient pâle ; le corps, notamment le front et les mains, se couvre d'une sueur froide ; les mouvements volontaires sont difficiles ; les battements cardiaques et les mouvements respiratoires qui étaient rapides d'abord se ralentissent, et la mort a lieu le plus souvent par asphyxie avec ou sans convulsions.

Pour que la terminaison fatale arrive de cette manière, il faut que l'action de la substance toxique soit continuée, comme dans les cas où des imprudents ont fumé d'une manière si immodérée que la mort s'en est suivie. Mais, dans les cas où la nicotine a pénétré rapidement dans l'organisme en quantité suffisante pour donner la mort, celle-ci s'est produite en quelques minutes, même en quelques secondes, au milieu d'une défaillance subite.

La nicotine pure est toxique à des doses faibles : 2 centigrammes de cette substance tuent rapidement les oiseaux de petite taille; 5 à 10 centigrammes, lorsqu'elle est pure, peuvent tuer les chiens les plus forts.

Dans la plupart des empoisonnements par les lavements de tabac, la dose de cette substance était de 15 à 30 grammes. Mac Gregor a cité des cas où 2 grammes de tabac administrés sous cette forme avaient causé la mort. Le tabac à priser agit comme un émétique énergique aux doses de 30 à 40 centigrammes ; à des doses plus fortes il devient toxique. Celle de 1 scrupule (1^{gr},293) serait suffisante d'après Taylor pour amener la mort chez l'adulte.

Effets de l'usage prolongé du tabac. — Ces effets ont été sans doute exagérés. Ainsi, on a avancé que cet usage abrégeait la vie, ce qui n'est pas admissible, lorsqu'il n'est pas immodéré, car on a vu des personnes adonnées au tabac arriver à une vieillesse très avancée. Ce qu'il y a de certain, c'est que, chez les fumeurs, on observe assez souvent, indépendamment de la coloration noire des dents, des ulcérations bénignes, une stomatite plus ou moins intense que le borax et le chlorate de potasse font disparaître, et, ce qui est plus grave, des cancroïdes, notamment à la lèvre inférieure. Les palpitations sont fréquentes ainsi que la diarrhée; il est même des sujets qui ne peuvent fumer sans avoir des selles fluides, et nous devons nous rappeler ici cette rémarque de Trousseau, que certaines personnes habituellement constipées n'ont des selles qu'après avoir fumé une pipe. Ce dernier effet est dû, comme celui de la belladone, à l'action excitante produite par la nicotine sur les fibres lisses, par conséquent sur celles de l'intestin. Cette contraction se manifeste sans doute du côté de l'estomac, et ce dernier effet, joint à une hypersécrétion du suc gastrique, nous rend compte de l'influence regardée comme salutaire des fumigations de tabac après le repas. La sécrétion salivaire étant accrue par le tabac, celle du suc gastrique le serait également, d'après cette remarque de Cl. Bernard que les sécrétions sont liées entre elles par d'étroites sympathies qui font qu'elles s'appellent pour ainsi dire. Enfin nous rappellerons que Mackensie a attribué à l'usage du tabac l'amaurose, et, d'autres observateurs, l'apoplexie cérébrale. Ce dernier effet, s'il est réel, peut s'expliquer par l'augmentation de la pression artérielle due à la contraction des fibres lisses des vaisseaux sous l'influence de la nicotine.

Intoxication professionnelle. — Les ouvriers des manufactures de tabac sont exposés sans cesse aux émanations et aux poussières du tabac, d'où résulteraient des conséquences funestes sur lesquelles Cadet-Gassicourt et Patisier ont insisté. Mais d'autres, tels que Parent-Duchatelet et d'Arcet, ne leur reconnaîtraient aucun inconvénient appréciable. La vérité se trouve entre ces extrêmes. En effet, au début, il survient de la céphalalgie, des vertiges, des nausées, de l'inappétence, de la diarrhée, tous accidents qui disparaissent bientôt. Chez quelques ouvriers, on observerait de l'oppression, un aspect cachectique. L'oppression est déterminée sans doute par la respiration des poussières de tabac; quant à l'aspect cachectique, il serait dû, suivant Berruti, plutôt à la matière colorante du tabac qu'à une action directe de la nicotine, car on pourrait le faire disparaître par des lavages. Enfin, on a dit que les émanations du tabac, loin d'être funestes, seraient avantageuses dans la phthisie, qu'elles préviendraient les rhumatismes et les maladies épidémiques.

Lésions anatomiques. — Nous distinguerons trois cas, suivant que l'empoisonnement a été produit : 1° par la nicotine, 2° par le tabac en nature, 3° par la fumée du tabac.

1° Dans les circonstances telles que celle de l'affaire Bocarmé, où un homme succomba cinq minutes après l'ingestion de la nicotine à haute dose, on observe, du côté du tube digestif, des lésions rappelant celles que produisent les substances corrosives. En effet, la nicotine possède des propriétés irritantes comparables à celles des alcalis minéraux. Ainsi, à l'autopsie de la victime du comte de Bocarmé, on trouva la langue volumineuse et tuméfiée, d'un noir bleuâtre à sa face supérieure sur un côté seulement, celui où avait coulé la substance corrosive. La muqueuse de cet organe était ramollie et friable. Le reste de la muqueuse buccale était cautérisé et se détachait avec la plus grande facilité, il en était de même des muqueuses du pharynx et de l'œsophage. La muqueuse de la voûte palatine était blanche, celles du pharynx, de l'œsophage, ainsi que celle de l'estomac, étaient rouges et injectées. On remarquait dans le grand cul-de-sac et tout autour de l'ouverture pylorique de larges plaques livides, noirâtres, circonscrites, qui comprenaient les couches muqueuse et musculaire. Les vaisseaux du péritoine recouvrant l'estomac étaient remplis d'une masse coagulée, noire, ressemblant à du sang que l'on aurait traité par l'acide sulfurique ou par l'acide chlorhydrique concentré. Le duodénum était fortement injecté, mais il ne présentait pas les plaques livides qu'on observait dans l'estomac. Les poumons, sains d'ailleurs, étaient seulement un peu plus gorgés de sang qu'à l'état normal. Le cœur était également sain et rempli de sang. Ce liquide, ainsi que celui qui se trouvait dans les poumons, était partout noir et fluide.

On perçoit l'odeur de la nicotine en ouvrant les cadavres des sujets ou des animaux qui ont été empoisonnés par cette substance.

2° Dans les cas où l'intoxication a été produite par le tabac, le sang est également noir et fluide. A ce caractère qui est constant, il faut joindre l'hypérémie fréquente des méninges cérébro-spinales, du foie et des reins, puis d'autres caractères qui varient suivant la manière dont le tabac a été employé. A-t-il été ingéré dans l'estomac, la muqueuse de cet organe et celle de l'intestin sont rouges et présentent des suffusions, des taches ecchymotiques plus ou moins considérables. Le tabac a-t-il été pris en lavement, l'action irritante locale peut être assez faible pour que l'intestin ne présente aucune rougeur.

On peut percevoir l'odeur du tabac en ouvrant l'intestin d'une personne empoisonnée par cette substance administrée en lavement.

3° Les cas de mort chez les sujets ayant fumé du tabac d'une manière immodérée sont extrêmement rares. Cependant Hellwig a vu succomber deux frères dont l'un avait fumé dix-sept et l'autre dix-huit pipes allemandes. Ces pipes étaient sans doute plus grosses que celles de cet homme qui se rétablit après en avoir fumé vingt-cinq. D'après les calculs de Melsens, l'inspiration de la fumée provenant d'une demi-once de tabac suffirait pour amener la mort; en effet, ce chimiste a trouvé dans la fumée de 4 kilog. 5 de tabac de Virginie de qualité supérieure 30 grammes de nicotine, soit 1 décigramme de ce poison pour une demi-once ou 15 à 16 grammes de tabac. Mais la fumée ne pénètre qu'en faible quantité dans les voies respiratoires, et la nicotine qui se condense dans la bouche est rejetée en général avec la salive. Le calcul de Melsens n'offre donc qu'un intérêt théorique.

On ne possède pas de données sur les caractères nécropsiques observés chez les sujets ayant succombé à l'inhalation de la fumée du tabac. Mais des recherches très intéressantes de Gréhant viennent éclairer la question. Ce physiologiste, ayant intoxiqué des chiens en leur faisant respirer de la fumée de tabac à l'aide d'un appareil muni de soupapes, a trouvé, chez ces animaux, *le sang tout à fait rutilant*, tandis que, dans l'intoxication par la nicotine et par le tabac, le sang est complètement noir. Ce résultat curieux s'explique facilement. La mort n'avait pas été produite par la nicotine, mais par l'oxyde de carbone qui se produit dans la combustion du tabac. En effet, le sang présentait les caractères de l'hémoglobine oxycarbonée et les tissus étaient rouges comme dans l'empoisonnement par les vapeurs de charbon. Il est possible que le cyanure d'ammonium que l'on a cité parmi les produits de combustion du tabac ait agi dans cette circonstance. Nous savons en effet que les cyanures et l'acide cyanhydrique mélangés à l'air rendent le sang rutilant.

Il est probable qu'on ne percevrait pas l'odeur de la nicotine en ouvrant le cadavre des sujets intoxiqués par la fumée du tabac. On ne la perçoit pas chez les animaux qui ont succombé de cette manière.

Traitement. — Le traitement de l'intoxication par la nicotine ingérée dans l'estomac serait le même que celui de l'empoisonnement par les alcaloïdes des autres solanées vireuses. Mais il faut avoir présent à l'esprit que la nicotine tue avec une rapidité extrême, et que, si la mort n'a pas lieu en quelques minutes, elle n'arrivera probablement pas plus tard à cause de l'élimination rapide de ce poison. Il faudrait donc agir vite, *faire vomir immédiatement* ou retirer à l'aide d'une *pompe gastrique* la substance toxique contenue dans l'estomac. On prescrirait ensuite, pour neutraliser le poison, l'iodure de potassium ioduré, le tanin ou les substances qui contiennent ce principe, par exemple une infusion de café vert, de café torréfié, d'écorce de chêne ou de quinquina. On retirerait ensuite ces infusions à l'aide de la pompe gastrique. Suivant Berrutti et Vella, le tanin serait inefficace; mais, s'il est vrai que le tannate de nicotine se dissolve assez facilement dans l'acide chlorhydrique étendu, par conséquent dans celui du suc gastrique, il n'en est pas moins vrai que l'absorption du poison se trouve retardée, ce qui est d'une importance extrême. On a conseillé l'*usage des acides* (acide acétique), des sucs et fruits acides (suc de citron) dont les effets peuvent s'expliquer par la transformation de la nicotine, principe éminemment diffusible, en acétate, citrate, etc., de nicotine moins diffusible. On administrerait des lavements acides et l'on ferait des affusions froides sur la tête. On pratiquerait la *respiration artificielle* s'il était besoin.

Enfin, dans le but de chasser de l'organisme le poison qui aurait pénétré dans le sang et qui s'élimine d'ailleurs assez vite par les voies respiratoires, on administrerait des *diurétiques*, notamment les boissons alcooliques. Dans les expériences de Van Praag, les animaux empoisonnés par la nicotine ne mouraient pas lorsqu'ils urinaient beaucoup.

Tels sont les soins qu'il faudrait dispenser dans les cas d'intoxication par la nicotine en nature, cas peu fréquents, mais qui peuvent néanmoins se présenter accidentellement, par exemple lorsqu'un individu aurait avalé le liquide condensé dans le réservoir de certaines pipes. Dans les autres cas, ceux où le tabac aurait été porté dans l'estomac, on recourrait aux mêmes moyens, et lorsque tout danger immédiat aurait été conjuré, on prescrirait des boissons émollientes pour modérer l'irritation locale produite par la substance toxique.

Enfin, lorsque le poison aurait été pris en lavement, on le retirerait avec la pompe qui avait servi à l'introduire, puis on ferait dans le rectum des *injections au tanin* ou à l'*iodure de potassium ioduré*.

RECHERCHE DE LA NICOTINE.

Nous avons exposé et cité déjà plusieurs fois la méthode de Stas. La découverte et l'application de cette méthode sont liées intimement à l'histoire de l'empoisonnement par la nicotine. En effet, c'est en 1851, pendant le cours du procès intenté en Belgique contre le comte et la comtesse de Bocarmé, que Stas en fit le premier emploi dans les expertises. Le rapport dans lequel sont consignées les recherches de ce chimiste est remarquable à un autre point de vue; on y trouve spécifiée l'application méthodique de l'expérimentation sur les animaux dans le but de caractériser les poisons.

A l'aide de sa méthode, Stas a pu retirer des liquides contenus dans le tube digestif de Gustave Fougnies, ainsi que de divers organes tels que le foie et les poumons de cette victime. un alcaloïde huileux ayant une saveur piquante de tabac et présentant tous les caractères physiques et chimiques de la nicotine.

Plus tard, en 1858, Taylor retira, par le même procédé, de la nicotine du cadavre d'un sujet qui s'était suicidé. Cet auteur rapporte, dans son *Traité des poisons*, qu'il put extraire également cet alcaloïde de l'estomac et du contenu stomacal d'un lapin empoisonné par l'ingestion d'une seule goutte de cette substance. Il a pu aussi en reconnaître des traces dans le sang.

Quant à la durée de la période pendant laquelle on peut découvrir la nicotine dans les organes d'un sujet intoxiqué par ce poison, elle paraît devoir être très considérable, et même indéfinie, lorsque ces organes sont conservés avec des précautions suffisantes. Ainsi, au bout de sept ans, Melsens a constaté l'existence de la nicotine dans la langue de deux chiens qui avaient été empoisonnés par Stas, le 27 février 1851, avec 2 centimètres cubes de cette substance. Ces organes avaient été conservés dans des bocaux bien fermés et placés dans une caisse qu'on avait ensuite recouverte de terre.

Quelques-uns des caractères de la nicotine ont été indiqués page 411. Nous ajouterons que cet alcaloïde commence à répandre des fumées blanches à 100 degrés, qu'il entre en ébullition vers 245 degrés en éprouvant une décomposition partielle et laissant un résidu brun; qu'il se comporte comme une base puissante vis-à-vis des solutions des métaux proprement dits, tels que le plomb, le cuivre; qu'il précipite en blanc par le tanin et en brun kermès par l'iodure de potassium ioduré. La nicotine se distingue spécialement de la conicine, qui est également un alcaloïde liquide, en ce qu'elle ne coagule pas l'albumine, qu'elle ne rougit point par l'acide azotique, qu'elle n'éprouve rien à froid par l'eau de chlore, tandis que la solution aqueuse de conicine présente toutes ces réactions. Enfin, nous ferons remarquer que la solubilité égale de la nicotine dans l'eau et dans l'éther est caractéristique pour cet alcaloïde. La conicine est au contraire peu soluble dans l'eau.

Après avoir isolé, à l'état pur, la nicotine qu'il avait obtenue dans son expertise, Stas l'essaya sur les animaux. On savait déjà par l'observation et par les expériences de Henry et Boutron, d'Orfila, de Mêlier, de Claude Bernard (*Annales d'hygiène et de médecine légale*, 1845), que la nicotine administrée à haute dose amène une mort rapide, précédée souvent de convulsions (1). Après avoir déposé sur la langue de deux tarins et d'un pigeon une gouttelette de la nicotine qu'il avait retirée, Stas vit ces animaux éprouver des convulsions tétaniques violentes et succomber rapidement, de la même manière que les chiens sur la langue desquels on dépose de la nicotine extraite directement du tabac. Cet organe était tuméfié et cautérisé, la muqueuse s'en détachait avec facilité.

Observations.

I. — *Empoisonnement volontaire, suivi de mort, par le tabac.*

Au mois d'octobre 1855, un aliéné avala 30 ou 40 grammes de tabac. On le plaça tout de suite dans un bain tiède ; il était insensible et sans mouvement, dans la résolution la plus complète ; la respiration était faible, le pouls à peine perceptible.

Les pupilles étaient très contractées. Au bout d'une demi-heure, le patient eut des convulsions tétaniques violentes, des évacuations alvines abondantes qui renfermaient des débris de feuilles de tabac.

On se servit de la pompe stomacale, mais on ne produisit que peu de soulagement ; il y eut néanmoins un peu de rémission. Les pupilles se dilatèrent. Les accidents convulsifs revinrent de nouveau, s'accompagnant de vomissements et d'évacuations alvines muqueuses et sanguinolentes. La roideur tétanique avec trismus se prononça de plus en plus ; le pouls était toujours fréquent, filiforme, presque insensible ; les battements cardiaques irréguliers. Les pupilles se contractèrent de nouveau et devinrent insensibles. Ces accidents durèrent environ sept heures et le malade mourut dans une syncope.

Autopsie. — On fit l'autopsie quarante heures après la mort. La rigidité cadavérique était très prononcée ; la moelle allongée et la masse encéphalique étaient fortement congestionnées. Les poumons ne présentaient rien

---

(1) Les convulsions ont été souvent notées dans les cas d'empoisonnement chez l'homme. Une femme qui pour se guérir d'une constipation avait pris, sur l'avis d'un charlatan, un lavement préparé avec 30 grammes de tabac, éprouva d'affreuses convulsions et mourut en quinze minutes.

d'anormal. Le foie et les reins étaient congestionnés. La muqueuse de l'estomac offrait, sur toute sa surface, de nombreuses taches ecchymotiques : l'intestin était contracté, la muqueuse en était vivement injectée par places. La vessie était contractée et vide. Le sang était partout noir et fluide. (*Edinb. med. Journal*, 1855-1856, et TARDIEU, *Étude sur l'empoisonnement.*)

II. — *Empoisonnement accidentel par un lavement de tabac. Guérison.*

Une femme âgée de 45 ans, d'une forte constitution, souffrant d'une constipation opiniâtre qui avait résisté à divers moyens, consulta un empirique qui lui conseilla un lavement avec une poignée de feuilles de tabac. Sur l'avis de l'élève en pharmacie, que cette dose était trop forte, elle en mit seulement quatre ou cinq feuilles sèches. Aussitôt après, coliques atroces, bourdonnement dans les oreilles, vertiges, céphalalgie, nausées, et, cinq minutes plus tard, une syncope qui se prolongea depuis sept heures du matin jusqu'à deux heures de l'après-midi. Pendant ce temps, respiration gênée, pouls très lent, efforts continuels pour vomir, pupilles dilatées, peau froide et humide, borborygmes, ventre déprimé et contracté, urines complètement supprimées. On administra un lavement de guimauve et d'huile d'olive, et l'on appliqua un cataplasme émollient sur l'abdomen. L'état grave disparut ; mais, pendant plus de huit jours, la malade eut des coliques violentes, des vertiges, de la céphalalgie et une dilatation très marquée des pupilles. La constipation persista. (*Journal de chimie*, 1839.)

III. — *Empoisonnement accidentel, suivi de mort, par un lavement de tabac.*

On avait donné à une jeune fille un lavement préparé avec 4 à 5 grammes de feuilles de tabac dans une pinte d'eau. Au bout d'une demi-heure, cette jeune fille fut prise de défaillances avec nausées, et tomba dans un collapsus profond. Le visage était pâle, la peau couverte de sueur froide. Elle vomit à plusieurs reprises, eut de légères convulsions, et mourut une heure et demie après qu'elle eut pris le lavement. On trouva, à *l'autopsie*, le cœur vide et flasque ; l'estomac et l'intestin ne présentaient ni traces d'inflammation, ni rougeur. (*Med. Gaz.*, t. XLIV, p. 823.)

e. — Morelle et solanine.

Le genre *morelle* (*Solanum*) comprend diverses espèces dont les principales sont : la *morelle noire* (*S. nigrum*), la *douce-amère* (*S. dulcamara*), la *morelle tubéreuse* ou *pomme de terre* (*S. tuberosum*), la *morelle mélongène* ou *aubergine* (*S. melongena, esculentum*), la *morelle nudiflore* (*S. nudiflorum*).

Les trois premières de ces plantes sont les seules qui nous intéressent au point de vue toxicologique. Elles contiennent un principe actif, appelé *solanine*. Ce principe, qui a été découvert par Desfosses, en 1821, dans la pomme de terre, est obtenu le plus ordinairement des baies de morelle. Pour cela, on ajoute de l'ammoniaque au suc clarifié de ces baies; la solanine se dépose peu à peu sous forme d'une poudre grisâtre que l'on recueille et que l'on dissout dans l'alcool bouillant. La solution alcoolique, filtrée sur du noir animal, abandonne par le refroidissement l'alcaloïde sous forme de cristaux prismatiques.

Cette substance a une saveur amère et brûlante. Elle est très peu soluble dans l'eau, assez soluble dans l'alcool ordinaire et dans l'alcool amylique; mais, si les solutions sont un peu concentrées, si elles en renferment seulement un millième, elles se gélatinisent par le refroidissement, de sorte qu'on peut renverser sans crainte les vases qui les contiennent. Elle donne des sels qui sont très solubles et cristallisent facilement. Toutefois, sous l'influence des acides sulfurique et chlorhydrique étendus, ajoutés en excès, elle se dédouble facilement en *solanidine* et en glycose.

La solanine est donc un glucoside résultant de l'union de la glucose avec un alcaloïde, la *solanidine*, $C^{25}H^{41}AzO$. Cette constitution est remarquable, car la solanine constitue le premier alcali naturel rentrant dans le groupe des glucosides. Elle a pour formule $C^{43}H^{71}AzO^{16}$.

EFFETS TOXIQUES.

Les expériences entreprises dans le but d'étudier l'action de la solanine sont peu nombreuses et parfois contradictoires, parce qu'elles ont été souvent mal dirigées. Ainsi, de ce que, d'après Desfosses, 10 et même 40 centigrammes, introduits dans l'estomac chez des chiens et des chats, n'ont pas amené la mort, mais seulement des vomissements répétés suivis d'un assoupissement de un à deux jours, on ne peut conclure que la solanine soit pour ainsi dire inerte, si on la compare aux alcaloïdes des autres solanées vireuses. En effet, les chiens

et les chats vomissent avec une facilité déplorable. Il fallait
donc opérer sur les lapins qui ne vomissent pas. Or, Magendie,
Otto et Fraas ont vu que 5 à 10 centigrammes de solanine suffisent pour tuer ces animaux. D'un autre côté, Desfosses ayant
ingéré 12 milligrammes de cette substance a éprouvé des nausées, et Julius Clarus a noté sur lui-même des troubles cérébraux. Enfin, dans ses expériences sur les animaux, Schroff a
observé l'accélération de la circulation avec un pouls faible et
filiforme, les convulsions, la dilatation de la pupille. La solanine est donc toxique, mais elle l'est moins que l'atropine,
l'hyoscyamine et la nicotine.

Les effets des morelles sont variables, non seulement suivant
l'espèce, mais suivant la partie de la plante que l'on considère.
Toutes les parties de la morelle noire contiennent de la solanine, mais cette substance se trouve surtout dans les baies ;
aussi la plante tout entière, mais surtout les baies sont-elles
toxiques. La racine et les tiges de douce-amère ne contiennent
que des traces de solanine ; les baies paraissent en renfermer
davantage, c'est pourquoi les racines et les tiges de cette plante
sont pour ainsi dire inactives. Enfin, dans le *Solanum tuberosum*,
ou pomme de terre, les baies et les tubercules aériens contiennent seuls une quantité appréciable de solanine qui n'existe pas
dans les tubercules souterrains, si ce n'est dans les pousses
au commencement de la germination.

L'extrait obtenu avec le suc de la morelle est toxique, comme
Orfila s'en est assuré en le faisant ingérer à des chiens dont
l'œsophage était lié ensuite, ou en le déposant dans le tissu cellulaire sous-cutané. Le décocté et l'infusion des feuilles de cette
même plante possèdent des propriétés sédatives qui les font
employer en injections et en fomentation. Mais la plante elle-
même, cuite à l'eau et débarrassée ainsi de la totalité ou de la
majeure partie de la solanine qu'elle renfermait, paraît être alimentaire. C'est ainsi qu'on peut se rendre compte de la prétendue innocuité dont on a gratifié la morelle noire. S'il est vrai
qu'on ait pris cette plante en salade à l'île Bourbon, il faut

convenir qu'elle perd de son activité dans cette localité, mais il paraîtrait que c'est le *Solanum nudiflorum* qu'on mange dans ce pays.

Ces données présentent un grand intérêt. En même temps qu'elles démontrent la toxicité de la morelle, toxicité établie d'ailleurs par divers cas d'empoisonnements qu'ont rapportés Gmelin et Alibert, et par des observations plus récentes, elles viennent nous rendre compte des faits contradictoires qu'on a observés.

Les symptômes produits par cette plante présentent la plus grande analogie, voire même une similitude parfois complète, avec ceux que déterminent les autres solanées vireuses, comme on peut s'en convaincre en lisant les observations que nous citons plus loin. Quant aux lésions anatomiques internes, elles n'ont pu être étudiées chez l'homme, les autopsies n'ayant pas été faites. Mais nous dirons que Julius Clarus a trouvé constamment chez les lapins qu'il avait intoxiqués la rougeur et l'injection des enveloppes du cervelet, de la moelle épinière et spécialement de la moelle allongée, les cavités du cœur remplies d'un sang rouge cerise et coagulé. Enfin la substance corticale des reins était hypérémiée, ce qui peut nous rendre compte à un certain point de l'albuminurie qu'on a observée parfois chez l'homme dans l'intoxication par la morelle.

Traitement. — Le traitement de l'intoxication par la morelle est le même que celui de l'intoxication par la belladone, par le datura, par la jusquiame et par le tabac. On provoquera l'élimination du poison contenu dans le tube digestif à l'aide des *émétiques* et des *purgatifs doux;* on prescrira ensuite des *antidotes* tels que le tanin ou l'infusion des substances contenant ce principe, par exemple l'infusion d'écorce de chêne, de café, etc. Les *alcooliques* seront utiles ensuite pour favoriser la diurèse et relever l'organisme déprimé. On prescrira un régime émollient.

RECHERCHE DU POISON.

On connaît un certain nombre de cas d'empoisonnements graves et même mortels causés par la morelle noire; on n'en connaît pas de graves qui aient été produits par la morelle douce-amère, qui est si peu riche en solanine, ni par le *Solanum tuberosum*. On ne possède pas d'exemple d'intoxication mortelle chez l'homme par la solanine ingérée ou administrée en nature. Cette substance est d'ailleurs très rare.

Dans un cas d'empoisonnement par la morelle, on examinerait avec soin les débris végétaux contenus dans le tube digestif ou dans les déjections naturelles ou provoquées. On pourrait souvent reconnaître, de cette manière, la nature de la plante toxique, ce qui serait d'autant plus avantageux que la recherche de la solanine présente quelques difficultés. En effet, cette substance se décompose facilement sous l'influence des acides étendus en donnant de la solanidine, et la décomposition s'en effectue même partiellement dans l'estomac au contact de l'acide du suc gastrique.

Pour extraire la solanine des matières suspectes, on les fait macérer à froid avec une liqueur acidulée; il se forme alors un sel de solanine qui est facilement soluble, tandis que la solanine elle-même se dissout très peu dans l'eau. On filtre, on neutralise par la magnésie la liqueur filtrée; on concentre, puis on filtre de nouveau. Enfin la partie qui reste sur le filtre et qui contient la solanine est traitée par l'alcool bouillant. qui s'en empare et l'abandonne ensuite par évaporation.

La solanine se reconnaîtra ensuite aux caractères que nous avons signalés (page 430). Ajoutons que cette substance donne, avec l'acide sulfurique concentré et le bichromate de potasse, une coloration bleu fugace qui passe ensuite au vert. La solanidine et la strychnine donnent la même coloration, mais on ne peut confondre la strychnine avec ces deux substances.

Observations.

I. — *Empoisonnement de trois enfants par les baies de morelle. — Mort.*

Le 25 août 1838, trois enfants sortirent pour se livrer à leurs jeux. Le soir, en rentrant, ils demandent de l'eau pour apaiser leur soif et se couchent sans vouloir souper. Au milieu de la nuit, l'aîné, qui s'était plaint la veille d'un léger mal de tête, s'éveilla en poussant des gémissements avec violente céphalagie, vertiges, nausées, coliques, efforts inutiles pour aller à la selle. Bientôt il eut des vomissements copieux de matières glaireuses, puis d'un liquide épais, de couleur vert-noirâtre. Les pupilles étaient extrêmement dilatées : il distinguait à peine les objets environnants. Face vultueuse, sueurs abondantes sur tout le corps, soif inextinguible. La parole cessa d'être libre, la respiration devint stertoreuse ; il survint des convulsions et des raideurs tétaniques générales, et le malade expira à deux heures du matin, avant qu'on eût pu le secourir.

Pendant que cet enfant succombait, son frère âgé de cinq ans éprouvait des vertiges, des nausées, des coliques, des vomissements de matières alimentaires d'abord, puis vert-noirâtres. Le lendemain, à huit heures du matin, les docteurs Dufellay et Morisson furent appelés. Le malade, couché sur le dos, était dans un état de prostration interrompu de temps à autre par des mouvements convulsifs ; face gonflée, vultueuse ; pupilles alternativement dilatées et rétrécies ; peau brûlante et couverte de sueur ; pouls fréquent, un peu irrégulier ; soif très vive, mais les boissons n'étaient pas plus tôt avalées que vomies. Le soir, accidents plus graves ; coma plus profond. Le lendemain, 29, le coma, l'agitation convulsive et les cris plaintifs continuent.

La sœur de ces deux enfants était prise, en même temps, de symptômes semblables. Ce fut alors que, frappés de la similitude des accidents chez les trois malades, les médecins soupçonnèrent une cause identique. Après de nombreuses questions, ils apprirent que les deux aînés avaient cueilli et mangé en abondance d'une sorte de graine rouge, et en avaient donné à leur sœur. Ils s'assurent que c'était le fruit de la morelle noire. Les accidents se dissipèrent par une *médication énergique ;* mais, sous l'influence d'un régime alimentaire trop rapide (1), ces enfants eurent une rechute et succombèrent à une longue et douloureuse agonie. (*Journ. de chim. méd.*, 1839.)

II. — *Empoisonnement de deux enfants par les baies de morelle.*

Ces deux enfants, rentrés de la promenade, refusent de dîner et demandent à se coucher. Bientôt après ils éprouvent des coliques violentes : ils ne peuvent dormir. Agitation extraordinaire ; facies fortement congestionné, empreint d'égarement et d'anxiété ; yeux ouverts, humides et bril-

(1) Il est très probable que la médication dite *énergique* entrava la guérison. Il suffit qu'on ait répété le traitement déjà institué pour le second enfant, lequel avait consisté en applications de sang-sues, en frictions toutes les deux heures avec 2 grammes d'onguent napolitain sur les parties latérales du cou.

lants ; pupilles dilatées à leur *nec plus ultra*. Trismus ; agitation convulsive générale des plus intenses ; tremblements ; soubresauts violents ; cris perçants, comme dans l'hydrocéphalie ; taches rouges, scarlatineuses et irrégulières sur presque toute la surface cutanée ; chaleur sèche et brûlante ; pouls petit et très fréquent. L'intelligence paraît anéantie : les malades ne paraissent rien comprendre, profèrent de temps en temps des paroles mal articulées, comme celles d'un homme ivre, étendent souvent leurs mains comme pour saisir un objet, puis les reportent avidement à leur bouche, simulent les mouvements de mastication et de déglutition. La paume de leurs mains est colorée en bleu-verdâtre. La respiration est libre, mais rapide ; la déglutition s'opère quand on écarte fortement les mâchoires. Le ventre est météorisé au point qu'il semble se ballonner presque à vue d'œil. Du reste, point de vomissements ni de selles. Ces divers symptômes ont été constatés trois heures après l'accident. Un officier de santé avait déjà administré 15 centigrammes d'émétique, qui n'avait produit aucun effet, non plus que les titillations de la luette et de l'arrière-gorge, ni la répétition de l'émétique, de l'eau tiède. M. Hirtz, se rappelant alors que le calomel, chez les enfants, produisait souvent cet effet, prescrivit 5 centigrammes de ce médicament, de cinq en cinq minutes : après la troisième dose, il survint plusieurs vomissements de matières renfermant des débris verdâtres méconnaissables, et quelques évacuations alvines. Cette première indication remplie, il prescrivit du lait coupé, un bain tiède, une potion fortement chargée d'acétate d'ammoniaque et de sirop diacode. Bientôt les accidents s'amendèrent. Vers minuit, l'agitation se calma, les convulsions cessèrent, quelques selles eurent lieu, et, à deux heures du matin, les enfants sont tout à fait calmes et s'endorment. A la visite du matin, il les trouva levés, habillés, ayant recouvré l'usage de leurs sens, déjeunant de fort bon appétit, ne conservant qu'un peu de dilatation pupillaire et de l'incertitude dans leur marche. La parole était libre ; les taches rouges avaient disparu. C'est sur les renseignements d'un autre enfant qu'on sut qu'ils avaient mangé des baies de morelle, plante qui fut reconnue par un pharmacien. (HIRTZ, *Gaz. méd. de Strasbourg*, 1842.)

III. — *Double empoisonnement par les feuilles de morelles dont l'un suivi de mort.*

Le 10 août 1859, vers cinq heures du soir. Rose D. et Marie M. de Souillac (Lot), âgées de trois ans et demi, suivirent la veuve M. qui allait aux champs. La veuve M., voyant les enfants s'amuser tranquillement dans un coin, ne s'occupa nullement de ce qu'elles faisaient. Elles rentrèrent chacune chez leurs parents vers sept heures du soir.

Marie M. ne voulut rien manger du souper de la famille. Vers huit heures elle se plaignit du ventre et demanda à se coucher. Cette enfant, qui avait eu la diarrhée pendant quelques jours, était à cette époque bien remise. Sur les neuf heures, la douleur du ventre augmenta et il survint quelques nausées sans vomissements. Il s'y joignit de l'agitation et bientôt du délire. Ces symptômes s'aggravèrent, et, vers minuit, la petite malade pouvait à peine être maintenue dans son lit, délirant, bredouillant et cherchant à s'échapper des mains qui la retenaient. On se borna à quelques remèdes insignifiants pendant le reste de la nuit.

Lorsque je vis Marie M., elle était dans l'état le plus grave ; ventre excessivement développé et tendu, pouls très fréquent, à peine perceptible, respiration précipitée, face pâle, dilatation énorme des pupilles, agitation des membres, avec carphologie, abolition de l'intelligence.

Ayant été deux fois témoin d'accidents produits par une trop forte dose d'extrait de belladone, éclairé du reste par la similitude des symptômes observés chez Rose D., je n'eus pas de doute qu'elles ne fussent toutes les deux empoisonnées par une solanée vireuse. J'administrai 10 centigrammes de tartre stibié que j'avais sur moi et fis donner tout de suite des lavements avec de l'eau salée et du savon. Les vomissements sollicités par la titillation de la luette et par l'ingestion d'eau tiède mélangée d'huile ne purent s'effectuer ; il y eut seulement quelques déjections bilieuses par le bas. L'affaiblissement fit des progrès rapides, et l'enfant succomba vers sept heures, sans avoir pu prendre de l'opium que j'avais prescrit. L'autopsie ne me fut pas permise.

Rose D , qui jouissait précédemment d'une parfaite santé, fut prise des mêmes accidents, mais avec moins d'intensité. Elle passa toute la nuit très agitée et sans sommeil, avec des frayeurs, des hallucinations et de la carphologie (crocidisme). Ce fut elle que je visitai la première, vers cinq heures du matin.

Je la trouvai endormie depuis quelques instants. Le pouls était presque normal et la respiration très calme. N'ayant encore reçu aucun renseignement sur la cause de ces accidents, je crus à une attaque d'éclampsie sur son déclin ; je me bornai à prescrire des cataplasmes sinapisés promenés sur les extrémités inférieures et l'application éventuelle de quelques sangsues.

Revenu pres de Rose D., peu d'instants après ma première visite; je la trouvai réveillée et assise sur son lit, sa figure exprimait la frayeur et l'étonnement ; les pupilles étaient complètement dilatées et immobiles ; il y avait un reste de carphologie; elle commençait à reconnaître ses parents, ce qu'elle n'avait pas fait de toute la nuit. Pensant que le poison n'était plus dans l'estomac, je lui fis prendre quatre cuillerées d'huile d'olive avec de l'eau tiède et administrer des lavements purgatifs. Il y eut dans la matinée plusieurs déjections abondantes, mais sans traces de débris de morelle.

L'enfant se calma peu à peu et s'endormit. Ce sommeil se prolongeant très profond et d'une manière inquiétante, je prescrivis une tasse ordinaire de café qu'elle prit très bien. Le soir tout était rentré dans l'état normal, sauf les pupilles qui restèrent dilatées.

Cette enfant raconta à sa mère qu'elle et Marie avaient fait de la salade avec de l'herbe ; que, la trouvant mauvaise, elle en avait peu mangé, tandis que sa compagne en avait beaucoup pris... Je reconnus parfaitement cette plante à ses caractères botaniques ; elle portait en même temps des fleurs et des fruits encore verts. (MAGNE, *Gazette des hôpitaux*, 1859.)

f. — Mandragore.

Le genre *mandragore* (*Mandragora*) est voisin du genre *belladone*, dont il diffère principalement par les feuilles, qui sont toutes radicales.

Les principales espèces de ce genre sont :

1° La mandragore officinale (*M. officinarum, Atropa mandragora*), appelée encore parfois *mandragore femelle*, plante dont la baie est jaune, ovoïde et *allongée*.

2° La mandragore printanière (*M. vernalis*), appelée encore mandragore mâle, dont la baie *globuleuse* est beaucoup plus grosse que la précédente.

3° La mandragore à petits fruits (*M. microcarpa*), dont les baies sont petites et entièrement recouvertes par le calice.

Ces trois espèces habitent la région méditerranéenne de l'Europe.

EFFETS TOXIQUES.

La mandragore est vénéneuse par l'atropine qu'elle contient et par un principe volatil d'une odeur désagréable qui s'en dégage.

Dès l'antiquité la plus reculée on l'employait, comme aujourd'hui la belladone, la jusquiame, la morelle (1), pour apaiser la douleur. Hippocrate, Celse, Galien, se servaient, à cet effet, des feuilles et surtout de la racine. Au xvi° siècle, quelques chirurgiens en mélangeaient le suc avec celui de la morelle, de la jusquiame, de l'opium, de la laitue vireuse et de le ciguë, pour produire l'insensibilité, et réalisaient ainsi les premières données de l'anesthésie chirurgicale. Mais l'usage le plus fréquent est celui qu'en faisaient les magiciens et les sorciers du moyen âge. Ils composaient des philtres, des onguents dans lesquels entrait le suc de la racine. Ils employaient de préférence cette partie de la plante à cause de sa forme particulière. En effet, les racines de mandragore, notamment de la mandragore printanière (mandragore mâle), sont énormes et bifurquées de manière à présenter l'image des cuisses de l'homme, d'où les dénominations d'*anthropomorphon*, de *semi-homo*, qu'on leur a appliquées.

____

(1) Les feuilles de ces trois plantes font partie de l'onguent populéum.

Le principe volatil qui se dégage de la plante fraîche est dangereux, comme l'est d'ailleurs celui qui se dégage des autres solanées vireuses. Fodéré ayant laissé sur sa table, dans son cabinet, une belle plante de mandragore, éprouva, au bout d'un quart d'heure, des vertiges, de la faiblesse, à tel point qu'il pouvait à peine se soutenir. Ces symptômes se dissipèrent après qu'il eut ouvert la fenêtre et jeté la plante.

II. — DIGITALE ET DIGITALINE.

La principale espèce du genre *digitale*, de la famille des scrofulariées, est la digitale pourprée (*Digitalis purpurea*), plante bisannuelle ou vivace qui se plaît dans les terrains siliceux et granitiques tels que ceux de la Bretagne, où elle se trouve en grande quantité.

Cette plante (fig. 36) atteint une hauteur de 50 centimètres à un mètre, ou un peu plus. Les feuilles en sont ovales, oblongues, crénelées, brunâtres à leur face supérieure, blanchâtres et tomenteuses à leur face inférieure. Les fleurs, qui sont disposées en grappes, ont une corolle gantelée, d'un rose pourpre et tachetée à l'intérieur. Elles naissent de mai à août. Les fruits sont des capsules biloculaires, septicides, qui renferment un nombre de graines insérées sur des placentas très épais.

La poudre des feuilles de la digitale pourprée est jaune verdâtre. Elle s'altère avec le temps.

Digitaline. — Le principe toxique de la digitale porte le nom de *digitaline*. Ce principe existe dans toutes les parties de la plante, mais surtout dans les semences.

Jusqu'à ces derniers temps, la digitaline, telle que nous la connaissions depuis les recherches faites en 1843 par Homolle et Quévenne, se présentait sous l'aspect d'une substance jaunâtre, très peu soluble dans l'eau avec laquelle elle donnait une mousse abondante par l'agitation, possédant une amertume extrême, et n'étant pas susceptible de cristalliser. En un mot, c'était une substance mal définie, jouissant néanmoins de propriétés énergiques, puisqu'elle était cent fois plus active que la poudre de digitale. Indépendamment de cette digitaline, on avait signalé, dans la digitale, plusieurs autres principes, tels que le *digitalin*, la *digitalide*, la *digitalicrine*, la *digitalosine*, la *digitalirétine*, la *paradigitalirétine*, les *acides digitalique*, *digitaléique*, *antirrhinique*, substances dont plusieurs n'avaient qu'une existence problématique, ou n'étaient que des produits formés artificiellement dans l'extraction de la digitaline. De plus, les diverses digitalines qu'on avait la prétention d'isoler n'étaient pas comparables.

On voit qu'au milieu de ce chaos tout était à refaire. Les auteurs suivaient toujours le procédé classique d'extraction, et la science n'avançu pas. Il fallait donc le modifier.

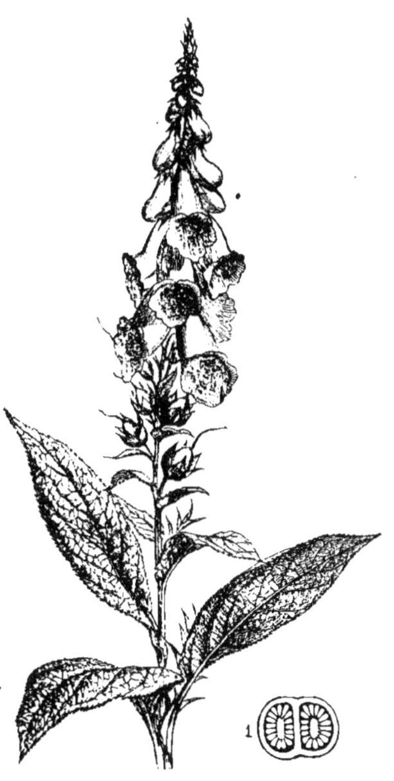

Fig. 38. — Digitale pourprée (*Digitalis purpurea*). — 1, section du fruit.

Suivant l'ancien procédé dû à Homolle et Quévenne, on recherchait la digitaline dans la macération aqueuse de la poudre de digitale et l'on rejetait le résidu provenant de ce traitement. Or, d'après les recherches de Nativelle, c'est précisément ce résidu qui renferme la presque totalité du principe actif amer et cristallisable, uni à un autre principe très amer également, mais qui ne cristallise pas. Le macéré aqueux renferme surtout un produit amorphe, très soluble dans l'eau, la *digitaléine*, tandis que la majeure partie de la digitaline se trouve dans le résidu qu'on perdait jusqu'ici.

S'appuyant sur cette donnée, Nativelle a substitué le traitement alcoolique au traitement aqueux. La teinture alcoolique de digitale est concentrée par évaporation, puis traitée par l'eau qui ne précipite pas la digitaléine qui est soluble, mais qui précipite deux substances presque insolubles : la digitaline et la *digitine*, qui sont éliminées par l'eau sous la forme d'un dépôt poisseux. Ce dépôt est traité par l'alcool bouillant qui dissout les deux principes et les abandonne, par le repos et le refroidissement, sous l'aspect de cristaux qui se forment surtout à la surface du liquide et contre les parois du vase contenant ce liquide. Il ne reste plus qu'à séparer la digitaline et la digitine. Pour cela, on traite le mélange cristallin par le chloroforme, qui ne dissout que la digitaline et la laisse déposer par évaporation. On la purifie ensuite par cristallisation dans l'alcool.

La digitaline pure se présente sous l'aspect d'une substance blanche, inodore, qui, examinée au microscope, se montre formée de petits cristaux lamellaires et prismatiques. Elle est presque complètement insoluble dans l'eau, à laquelle elle communique néanmoins une saveur très amère ; elle est peu soluble dans l'éther et dans la benzine, mais très soluble dans l'alcool et surtout dans le chloroforme. Elle fond sous l'influence de la chaleur en un liquide incolore qui brunit et se décompose, lorsque la température est trop élevée, en donnant des vapeurs blanches. De même que la digitaline d'Homolle et Quévenne, la digitaline de Nativelle développe une couleur verte au contact de l'acide chlorhydrique.

La digitaléine, substance qui existerait en grande quantité dans la digitaline allemande, serait active et toxique. Quant à la digitine, d'après des expériences que j'ai faites avec un échantillon de cette substance qui m'avait été remis par Nativelle, je la considère comme inactive.

Les diverses espèces de digitales autres que la digitale pourprée, telles que les *D. lutea, D. grandiflora, D. parviflora, D. ferruginea, D. lævigata,* renferment également de la digitaline. Les deux dernières espèces seraient même plus dangereuses que la digitale vulgaire.

EFFETS TOXIQUES.

Les empoisonnements par la digitale et la digitaline sont rares et en général accidentels. Ainsi on ne connaît qu'une trentaine de cas d'intoxication produite, soit par l'infusion, soit par le suc exprimé, soit par la poudre des feuilles de digitale, et tous furent le résultat d'une administration à trop haute dose ou d'une méprise. La mort eut lieu dans le tiers de ces cas. Il n'existe dans la science que quatre cas d'empoisonnement avérés par la digitaline, dont aucun ne fut mortel. Trois furent accidentels et un volontaire. Tardieu en cite un cinquième (*Affaire Couty de la Pommerais*) qui n'a pas été démontré scientifiquement.

On sait que les doses physiologiques et thérapeutiques de la poudre de feuilles de digitale de bonne qualité, c'est-à-dire de celles qui ont été bien conservées et qui n'ont pas plus de deux ans, sont de 10 à 20 centigrammes par jour. Ces doses correspondent à 1 ou 2 milligrammes de digitaline d'Homolle et Quévenne, à 1 ou 2 dixièmes de milligramme de digitaline de Nativelle. En effet, la digitale est environ cent fois moins active que la digitaline amorphe d'Homolle et Quévenne et mille fois moins active que la digitaline cristallisée de Nativelle (1). Des doses dix fois plus fortes que les précédentes peuvent produire

---

(1) J'ai vu 30 centigrammes de poudre de digitale administrés chaque jour produire, en quatre ou cinq jours, un commencement d'intoxication que 3 milligrammes de la digitaline ancienne d'Homolle et Quévenne étaient incapables de déterminer. La digitaline que M. Homolle prépare actuellement est plus active que l'ancienne, mais à un degré indéterminé. Elle se rapproche plus ou moins de la digitaline de Nativelle, qui est parfaitement définie.

sinon la mort, du moins des accidents très graves chez l'homme. Ainsi, 1 gramme de poudre de digitale en infusion a déterminé une intoxication légère; 2 gr. 5 pris de la même manière ont causé une intoxication mortelle. La teinture alcoolique de digitale s'administre aux doses de 10 à 40 gouttes; l'ingestion d'une seule cuillerée à café de cette même teinture a failli amener la mort chez une femme adulte.

Mais il est un point important, et parfaitement établi, sur lequel nous devons fixer l'attention avant d'entreprendre l'étude toxicologique de la digitale et de la digitaline. Ces substances sont des agents dont les effets s'accumulent, d'où il résulte que l'administration prolongée d'une dose journalière constante, et qui serait inoffensive pendant huit à dix jours par exemple, finit par produire des accidents analogues à ceux qui résultent de l'administration d'emblée d'une dose massive. C'est pourquoi, dans un traitement par la digitale, on doit, en général, diminuer les doses au lieu de les augmenter dans la suite.

Symptômes. — Le moment de l'apparition des effets toxiques est beaucoup plus rapproché que celui des effets physiologiques et thérapeutiques. Tandis que ces derniers ne se manifestent en général qu'au bout de vingt-quatre à quarante-huit heures, les effets toxiques peuvent débuter rapidement. Ils apparaissent parfois presque subitement, dans tous les cas, moins de six heures après l'ingestion de la digitaline ou d'une préparation soluble telle que la teinture alcoolique de cette plante, ou bien l'extrait dissous dans une potion. L'éclosion des accidents est de même assez rapide après l'ingestion du suc de digitale, moins rapide après l'ingestion de la poudre des feuilles de cette plante.

Afin de bien saisir les symptômes de l'empoisonnement par la digitale et la digitaline, il est nécessaire de se rappeler les effets de ces substances.

Ingérées aux doses physiologiques et thérapeutiques, c'est-à-dire : la digitale à celles de 10 à 20 centigrammes, la digitaline d'Homolle et Quévenne à celles de 1 à 2 milligrammes, enfin la digitaline de Nativelle aux doses de un quart à un tiers de milligr., ces substances sont d'abord bien tolérées par le tube digestif. Mais, si l'usage en est continué quelques jours, une semaine par exemple, elles peuvent déterminer de l'anorexie, des nausées, des vomissements. Lorsque les doses sont doubles ou triples des précédentes, ces accidents apparaissent dès le premier jour, ou dès les deux ou trois jours suivants. Aux vomissements fréquents, à la perte de l'appétit, se joignent des évacuations alvines accompagnées de coliques plus ou moins douloureuses. Ces symptômes se manifestent quel que soit le mode d'introduction de la substance active. Néanmoins il est remarquable que la digitale provoque les coliques et les évacuations alvines beaucoup plus vite et beaucoup plus facilement que la digitaline. Ce résultat dépend de l'action exercée par la poudre lors de sa migration dans les intestins, action qui est irritante, car cette poudre, de même que la vératrine, irrite fortement les muqueuses. Lorsqu'elle a été introduite, par exemple, dans les fosses nasales, elle provoque des éternuments violents.

Au bout d'un temps variable, qui est de vingt-quatre à quarante-huit heures après l'ingestion des doses indiquées, de dix à quinze heures après l'ingestion de doses doubles, on observe le *ralentissement* du pouls. La diminution des battements cardiaques s'accentue chaque jour lorsque l'on continue l'usage du médicament; le cœur ne bat plus, par exemple, que cinquante fois par minute après l'ingestion journalière de 10 centigrammes de poudre de digitale pendant une semaine; il ne bat plus que quarante, et même trente fois par minute, après l'ingestion de cette même substance aux doses de 30 à 40 centigrammes pendant quatre à cinq jours. Mais, ce qu'il y a de remarquable, c'est que la diminution du nombre des pulsations n'est souvent qu'apparente, les battements cardiaques étant *géminés* et même *trigéminés*. En prenant le tracé sphygmographique, on remarque un ou deux légers soulèvements entre les battements largement espacés : ce sont ces légers soulèvements qui marquent les petites systoles du cœur intermédiaires aux grandes systoles. Il y a plus, les petites pulsations peuvent acquérir de l'ampleur, devenir très évidentes, soit que la dose de la substance active ait été trop forte, soit que le patient se livre à la marche ou même qu'il éprouve quelque émotion. En même temps, on observe que les battements du cœur sont énergiques, ce qui a fait considérer par quelques-uns la digitale comme un *galvanisant* de cet organe. Enfin, sous l'influence des mêmes doses dites physiologiques, la tension artérielle augmente, d'où résulte une plus grande activité de l'excrétion urinaire.

Parmi les effets que nous venons de signaler, les plus importants sont ceux qu'on observe du côté de la circulation. Il est facile aujourd'hui de les expliquer. Nous savons que la digitale et la digitaline, appliquées à l'organisme à faible dose, excitent les systèmes nerveux et musculaire. De cette excitation résultent, d'une part, le ralentissement du cœur par suite de l'action exercée sur le pneumogastrique, d'autre part, l'accroissement d'énergie des battements cardiaques par suite de l'action exercée sur les ganglions automoteurs et sur les fibres musculaires de cet organe. Le calibre des vaisseaux diminue par suite de l'action exercée sur le sympathique et sur les fibres lisses ; il y a donc accroissement de la pression artérielle et, par conséquent, de l'excrétion urinaire. Enfin, les nausées, les vomissements, la contraction même de l'utérus, qu'on a voulu utiliser en thérapeutique, reconnaissent la même cause.

Lorsque la digitale et la digitaline ont été administrées à des doses toxiques, on observe d'abord une vive excitation, qui est de durée variable, et qui peut même passer inaperçue ; puis cette excitation est suivie de la paralysie des *éléments nerveux et musculaires.* Il résulte de cette double action, en premier lieu, *une exagération des effets physiologiques* que nous avons signalés ; en second lieu l'apparition d'*effets qui sont complètement opposés à ceux-ci*, et qu'il est facile de prévoir.

Ainsi les patients éprouvent des nausées, des vomissements excessivement pénibles et excessivement fréquents, une cé-

phalalgie violente, de l'épigastralgie et des coliques. Les battements cardiaques sont énergiques : ils sont rapides parce que
les petites pulsations que nous avons signalées précédemment
deviennent évidentes. L'anxiété précordiale est extrème. Puis
ces mèmes battements deviennent rares, parce que le muscle
cardiaque et les ganglions automoteurs, excités d'abord, se paralysent ensuite. L'excrétion urinaire, qui était activée aux doses
physiologiques de la digitale et de la digitaline, diminue, car
la pression artérielle s'abaisse lorsque les fibres lisses des vaisseaux se paralysent. Il survient alternativement des bouffées de
chaleur à la face et dans différentes parties du corps par suite
de la paralysie et de la contraction alternative de ces mèmes
fibres précédant la paralysie complète. D'autres fois les malades éprouvent de l'algidité; ils ont des sueurs froides, ce
qui a lieu lorsque le cœur est tellement atteint qu'il survient
un état syncopal. La respiration est suspirieuse, profonde et
inégale. Les pupilles sont dilatées par suite de l'excitation primitive des fibres radiées, puis de la paralysie des fibres circulaires de l'iris. Il existe des troubles remarquables de la vision
qui font que les objets paraissent colorés en bleu, quelquefois
en blanc. Le regard est fixe, la distinction des objets éloignés
est difficile. Au milieu de ce cortège de symptômes, les patients
conservent l'intelligence intacte; rarement ils ont du délire. Ils
ne peuvent rien ingérer qu'ils ne vomissent aussitôt : ils ont
souvent des déjections alvines abondantes, verdàtres et parfois
rougeàtres. Les urines peuvent être supprimées; il arrive
même que la vessie ne puisse se vider si elle était pleine. L'abattement est extrême et troublé parfois par des crampes et des
contractions spasmodiques. La circulation se ralentit peu à
peu; le pouls devient petit, irrégulier, misérable, *intermittent*.
Enfin, lorsque la terminaison doit être fatale, il survient du
hoquet, un état comateux, des évacuations involontaires et des
mouvements convulsifs précurseurs de la mort, qui arrive par
syncope avant l'arrêt des mouvements respiratoires. On a
même vu le cœur s'arrêter tout à coup, d'une manière inopinée,

comme dans une observation qui a été citée par Forget (de Strasbourg) et que nous rapporterons. — La mort est arrivée une fois vingt-deux heures après l'ingestion d'une forte décoction de digitale; une fois en cinq jours, après l'ingestion d'une infusion de digitale; une autre fois en dix jours, après l'ingestion de l'extrait de digitale; enfin, dans un quatrième cas, en treize jours, après l'ingestion du suc de cette plante.

Lorsque la terminaison n'a pas été funeste, la guérison arrive lentement. En général, le rétablissement n'est complet qu'au bout de quinze jours; il n'a lieu parfois qu'au bout de plusieurs semaines, comme dans le cas d'Hutchinson qui, ayant pris 420 gouttes de teinture de digitale en deux jours, ne fut guéri de son intoxication qu'au bout de deux mois. Dans cet intervalle, les patients conservent de la gastralgie, des troubles de la vue, de l'exophthalmie; ils ont parfois des vertiges; leur pouls est inégal; enfin on constate assez souvent un bruit de souffle anémique à la base du cœur et dans les gros vaisseaux.

D'après l'action si remarquable que la digitaline exerce sur le cœur, on a fait de cette substance un poison et un médicament *cardiaque*. J'ai insisté ailleurs sur ce fait qu'il n'y a pas de poison ni de médicament des organes, mais seulement des substances agissant sur les éléments anatomiques qui les composent. Or la digitale agit à la fois sur les nerfs et les muscles, c'est un poison et un médicament *névro-musculaires*. Que si le cœur est fortement influencé par la digitale, c'est que cet organe livre sans cesse passage au poison, et qu'il jouit d'ailleurs d'une riche innervation.

Lésions anatomiques. — Dans un cas d'empoisonnement mortel causé par l'ingestion d'une forte décoction de feuilles de digitale, on trouva les membranes du cerveau très injectées, la muqueuse stomacale rouge dans quelques parties seulement (Taylor). Dans un autre cas où la mort fut consécutive à l'ingestion du suc de digitale, il existait un peu de sérosité dans le péricarde, et l'estomac était phlogosé partiellement (Caussé d'Albi). Ce sont les deux seuls résultats nécropsiques que l'on possède, du moins à la suite d'empoisonnements observés chez l'homme. Un état inflammatoire variable des muqueuses stomacales et intestinales a été noté par Orfila dans ses expériences.

On a constaté, chez les animaux, que les cavités cardiaques étaient remplies de sang fluide qui était noir dans les cavités droites, et rouge dans les cavités gauches (Orfila, Mégevand). Chez des chevaux qu'ils avaient empoisonnés par la digitale administrée à haute dose, Bouley et Raynal ont trouvé des ecchymoses dans le péricarde et dans l'endocarde, une infiltration séreuse dans la trame musculaire du cœur, des indices d'endocardite dans les cavités gauches de cet organe.

Nous ne possédons aucune donnée précise sur les lésions consécutives à l'intoxication par la digitaline. Dans un cas où Tardieu « a pu lui-même procéder à l'autopsie d'une femme tuée par la digitaline » (il s'agit de la veuve de Pauw), cet expert n'aurait observé, à l'autopsie du cadavre exhumé treize jours après la mort, que quelques suffusions sanguines dans l'estomac, quelques points congestionnés disséminés par places dans toute la longueur de l'intestin. Mais, de l'aveu même de Tardieu, cet empoisonnement mortel produit par la digitaline, le seul qui existât, n'est pas scientifiquement démontré (1). Bouchardat et Sandras ont trouvé, il est vrai, l'estomac enflammé dans son grand cul-de-sac et la muqueuse de l'intestin grêle rougeâtre chez un chien à qui ils avaient lié l'œsophage après lui avoir fait prendre 5 centigrammes de digitaline amorphe; mais on n'a pas observé en général de lésions du côté de l'estomac, ni

_____

(1) La quatrième conclusion de Tardieu et Roussin dans l'affaire Couty de la Pommerais est formelle : « 4° Ces effets et cette action ont une grande ressemblance avec ceux de la digitaline, et, sans toutefois que nous puissions l'affirmer, de fortes présomptions nous portent à croire que c'est à un empoisonnement par la digitaline qu'a succombé la veuve de Pauw ». Il est dès lors difficile de comprendre, scientifiquement du moins, les citations suivantes que j'emprunte à ces auteurs : « la digitaline a été, au moins une fois, l'instrument choisi d'un meurtre prémédité »... « Il n'existe dans la science qu'un très petit nombre d'empoisonnements avérés par la digitaline : quatre terminés par la guérison, un par la mort; le dernier était l'œuvre d'un crime. »

de l'intestin chez les animaux, soit lorsque cette substance avait été déposée sous la peau, soit lorsqu'elle avait été introduite dans le tube digestif à dose toxique, mais non aussi massive. On cite, d'après des expériences sur les grenouilles, comme l'un des caractères distinctifs de l'empoisonnement digitalique la contraction du ventricule par opposition à la dilatation des oreillettes; mais, chez les chiens, on a trouvé le cœur tout entier en diastole et les cavités de cet organe remplies de sang.

En somme, les lésions anatomiques observées dans l'empoisonnement aigu par la digitaline manquent souvent et n'ont rien de caractéristique quand elles existent.

Il est infiniment probable que l'influence prolongée de la digitale déterminerait diverses altérations de la nutrition, notamment la dégénérescence graisseuse. Nous savons en effet que ces altérations sont produites par divers agents tels que les alcooliques, les arsenicaux, les antimoniaux, qui modèrent puissamment les combustions organiques; or la digitale modère de même la nutrition. D'ailleurs le bruit de souffle anémique que l'on constate souvent chez les convalescents d'une intoxication par la digitale indique déjà une altération de l'hématose.

Dans le but de soumettre cette opinion au contrôle de l'expérience, j'avais commencé, en 1870, des recherches que je n'ai pu continuer. Mégevand, avec qui je devais poursuivre ces recherches, a donné, en 1871, un commencement de solution à cette question intéressante (*Action de la digitale et de la digitaline*, thèse de Paris, 1872). Ayant administré à un chien de forte taille, chaque jour, 20 centigrammes de poudre de digitale, pendant trente-deux jours au bout desquels l'animal a succombé, l'expérimentateur que je viens de citer a été frappé de la teinte jaunâtre des colonnes charnues et des fibres musculaires qui forment les parois du cœur. Mais il n'a pu en faire l'examen histologique à cause d'événements semblables à ceux qui m'avaient empêché de continuer mes propres recherches. Toujours est-il que la démonstration serait suffisante, si l'on s'en tenait, comme jadis, à la simple apparence des organes à l'œil nu pour en spécifier les altérations.

Traitement. — *Les émétiques* ne sont utiles qu'au début de l'empoisonnement, lorsque la substance vénéneuse n'a pas encore provoqué les vomissements qu'elle va déterminer ensuite d'une manière si intense. Lorsque ces vomissements se sont établis, on les facilite par l'administration de l'eau tiède seule ou mieux chargée de tanin. Il est vrai que le tanin constitue un antidote faible, car il ne précipite pas en totalité le principe actif de la digitale dans une solution étendue; cet antidote est néanmoins utile. L'iodure de potassium ioduré est sans efficacité, puisqu'il ne précipite pas la digitaline. *Les lavements purgatifs* sont indiqués, surtout si la substance toxique ne produisait pas de la diarrhée, contrairement à ce que l'on observe en général.

Mais, lorsque le poison a pénétré dans le torrent circulatoire, qu'il produit les effets qui lui sont propres, il faut de même en provoquer l'élimination et combattre ces effets. La disparition de la digitaline du sein de l'économie doit être poursuivie avec d'autant plus d'énergie que cette substance paraît s'éliminer difficilement, qu'elle exerce une action à longue échéance, et que, se comportant en traître, elle a fait succomber parfois au milieu d'une syncope, sans que rien indiquât une aggravation des symptômes. La saignée que l'on a conseillée jadis, sans trop savoir pourquoi, aurait sans doute pour effet d'enlever une partie du poison, mais elle offre l'inconvénient d'augmenter la dépression de l'organisme. L'excrétion urinaire étant supprimée dans l'intoxication grave, il faut la ramener à l'aide d'agents choisis avec discernement. Le nitre ne vaudrait rien; c'est d'ailleurs un diurétique dont les effets ont été exagérés et qui présente l'immense inconvénient de ralentir la circulation en agissant sur les muscles, et partant, sur le cœur. Ce sont *les alcooliques* qui sont nettement indiqués; ils constituent des diurétiques très efficaces et présentent l'avantage de relever le système nerveux. On fera choix de *vin blanc* chargé d'acide carbonique dans le but de prévenir les vomissements qui ne sont plus nécessaires à cette période. L'acide carbonique est, comme on le sait, le principe actif de la potion antiémétique de Rivière; il est, de plus, diurétique. *Le café* sera utile également, car il excite les fibres lisses que la digitaline paralyse lorsqu'elle a été absorbée à dose toxique. Enfin on ne négligera pas, aux diverses périodes de l'intoxication, les lotions excitantes, les frictions, pour ranimer la circulation périphérique. Les sinapismes appliqués sur le creux épigastrique pourront calmer la douleur dont cette région est le siège. Les ferrugineux, notamment le protochlorure de fer, qui est éminemment absorbable et parfaitement toléré, seront prescrits dans l'état chloro-anémique qui succède fréquemment à l'intoxication par la digitale.

RECHERCHE DU POISON.

Nous avons vu que les lésions anatomiques déterminées par la digitale et par la digitaline ne présentaient rien de caractéristique et n'étaient nullement constantes. D'un autre côté, les symptômes de l'empoisonnement par ces substances peuvent être produits par d'autres agents toxiques. Ainsi l'*elléboréine*, la *convallamarine*, agissent sur le cœur comme la digitaline; il en est de même de la *saponine*, de la *sénégine*, de la *gratioline* (1). La *vératrine* provoque des vomissements excessivement fréquents, ralentit le cœur d'une manière considérable et produit la dilatation de la pupille. Nous savons que plusieurs substances déterminent cette même dilatation de l'orifice pupillaire. C'est pourquoi il serait possible, dans certains cas, de confondre l'empoisonnement par les solanées vireuses avec l'empoisonnement par la digitale, car celle-ci produit également des hallucinations, la sécheresse et la constriction de la gorge. Néanmoins, dans l'intoxication par la di-

(1) La gratioline détermine en outre la nymphomanie, le priapisme et les convulsions, de sorte qu'on pourrait croire à une intoxication par la cantharidine. Or les convulsions ne sont pas rares et le priapisme a été cité parfois dans l'intoxication par la digitale.

gitale, on n'observe paš des troubles cérébraux aussi remar
quables que dans l'intoxication par la belladone. Enfin l'empoisonnement par les champignons présente de l'analogie
avec l'empoisonnement par la digitale.

Pour toutes ces causes d'erreur, notre seule garantie véritablement scientifique réside dans l'isolement et dans l'identification du poison. Nous devons nous rappeler cet aphorisme
de Plenck : *Unicum certum signum dati veneni est notitia botanica inventi veneni vegetabilis et analysis chemica inventi
veneni mineralis;* et le compléter en ajoutant : *seu analysis
chemica inventi veneni vegetabilis.* En effet, si dans un cas
d'empoisonnement par la poudre des feuilles ou par le suc
exprimé de la digitale, il est souvent possible de retrouver
cette poudre ou des débris de la plante fraîche dans les matières des vomissements et des déjections, il n'en est pas
moins nécessaire de déterminer la nature chimique du principe toxique. Cette détermination serait d'ailleurs indispensable lorsque ce principe aurait été l'instrument du crime.

Extration de la digitaline et de la digitaléine. — La digitaline passe difficilement dans l'urine, car elle semble se décomposer dans le sang. Néanmoins, d'après Dragendorff, elle résisterait à la décomposition plus qu'on ne l'admet généralement. Il en serait de même de la digitaléine. En effet, ce
chimiste a pu retirer, au bout de quatre mois, de la digitaléine
du contenu stomacal d'un porc dans lequel se trouvaient deux ·
feuilles de digitale.

Les matières qui doivent être spécialement soumises à l'analyse sont les vomissements et les déjections alvines, ainsi que
l'estomac et les intestins.

Pour en extraire la digitaline, on peut suivre la méthode
de Stas, modifiée par Otto. En effet, la digitaline est enlevée
facilement par l'éther aux solutions acides. Elle pourrait se
trouver mélangée avec de la picrotoxine ou de la colchicine,
mais on distinguera facilement ces substances d'après leurs
caractères respectifs.

En effet, la picrotoxine est facilement soluble dans l'éther et se dissout dans 150 parties d'eau froide, tandis que la digitaline est beaucoup moins soluble dans l'éther et presque complètement insoluble dans l'eau. La picrotoxine est colorée en jaune par l'acide sulfurique *concentré*; elle réduit la liqueur cupro-potassique, parce qu'elle se comporte comme un glycoside. Quant à la colchicine, elle se distingue de la picrotoxine et de la digitaline en ce qu'elle est soluble en toute proportion dans l'eau. L'acide sulfurique la colore également en jaune comme la picrotoxine, mais l'acide nitrique pur, dépouillé de vapeurs nitreuses, la colore en rouge violet.

Dragendorff recommande également la méthode de Stas, mais avec des modifications qu'il lui a apportées et qu'il regarde comme préférables à celles d'Otto. Son procédé offrirait en outre l'avantage de séparer facilement la digitaline de la digitaléine. On acidule les matières avec l'acide sulfurique étendu. Cet acide décompose bien un peu de digitaline, mais cette décomposition est insignifiante, et il en reste toujours assez pour qu'on puisse la caractériser. Toutefois, si les matières ne renferment pas trop d'eau, il est préférable de remplacer l'acide sulfurique par l'acide acétique cristallisable et de les épuiser ensuite par l'eau. Puis (et c'est en ceci que se distingue le procédé de Dragendorff), on agite la solution acidulée avec le pétrole ou huile de naphte qui enlève un grand nombre de substances étrangères, et le résidu est traité par la benzine bouillante qui dissout la digitaline. Lorsque cette dernière a été complètement enlevée, après un certain nombre de traitements par la benzine, on agite finalement le liquide avec le chloroforme qui enlève la digitaline.

Enfin Homolle conseille d'opérer de la manière suivante (*Union méd.*, 1872) : Les matières vomies ou trouvées dans l'estomac sont jetées sur un filtre. La partie liquide triturée avec une certaine quantité d'hydrate de plomb est additionnée de son volume d'alcool à 95° centésimaux, filtrée et évaporée

à une basse température. Lorsqu'il se sépare, pendant l'évaporation, des flocons de matière grasse ou albuminoïde, ou
jette la liqueur sur un filtre préalablement mouillé d'eau distillée. Puis on continue l'évaporation lente, et, quand le liquide est à consistance de sirop épais, on le verse dans une
éprouvette ; on l'agite avec la moitié de son volume de chloroforme que l'on sépare au moyen d'une pipette. Ce traitement
est répété à deux ou trois reprises, et le chloroforme recueilli
est évaporé à l'air peu à peu et par doses successives dans une
capsule de porcelaine. On arrive ainsi à réunir sur une surface étroite le résidu qui, par une évaporation en masse, formerait une couche diffuse et si ténue qu'on ne pourrait la recueillir sans perte. Si l'on croyait que l'extrait chloroformique
renfermât encore de la matière grasse, un lavage à la benzine,
fait avec précaution, l'enlèverait sans toucher sensiblement à
la digitaline. La partie solide des matières tamisées restée sur
le filtre et les viscères divisés en minces fragments seraient
épuisés d'abord par l'alcool, puis les liqueurs filtrées et
réunies seraient agitées avec l'hydrate de plomb, et l'on conti-
nuerait comme précédemment.

On voit que, dans le procédé d'Homolle, la benzine est
employée comme moyen de purification, non comme moyen
d'isolement de la digitaline. Mais l'auteur recommande
d'effectuer avec précaution les lavages à la benzine, car cette
substance dissout, même à froid, une certaine quantité de
digitaline.

Données fournies par l'expérimentation sur les animaux. —
Dans l'étude de l'empoisonnement par la nicotine, nous avons
vu que Stas avait essayé sur les animaux l'alcaloïde qu'il avait
retiré du cadavre de la victime. Le chimiste belge était dans
son droit ; il avait isolé la nicotine à l'état pur ; la constatation
des effets toxiques de cette substance venait corroborer les
résultats de l'analyse chimique et donner à ces résultats un
nouveau caractère de certitude.

Telle n'a pas été la manière d'agir de Tardieu et Roussin

dans l'affaire Couty de la Pommerais. Ces experts ont fait un extrait alcoolique du grattage du parquet où étaient tombés les vomissements de la veuve Pauw ; ils ont fait également des extraits alcooliques de l'estomac et de la moitié des intestins de cette femme ; enfin ils ont préparé un extrait aqueux avec le résidu du traitement alcoolique de l'estomac et de cette même moitié des intestins ; puis ils les ont essayés sur les animaux. Mais, avant de signaler les résultats obtenus, il est nécessaire de citer les propositions qui, suivant Tardieu et Roussin, justifiaient ce procédé.

« Aucun corps organisé, ni ferment putride, ne se dissolvant dans l'alcool à 95°, nous n'hésitons pas à dire que les extraits alcooliques ne pouvaient renfermer aucun virus ni ferment putride capable de donner la mort par infection locale. L'expérience directe confirme entièrement ces observations, la viande la plus putride ne cède à l'eau ou à l'alcool aucun principe soluble capable de déterminer un empoisonnement quelconque, soit qu'on administre l'extrait de ces solutions intérieurement ou par la voie endermique. Théoriquement comme expérimentalement, cette présence de ferments ou de matières toxiques solubles existant dans une solution alcoolique de viandes putrides n'a pas le moindre fondement et ne représente qu'une fantaisie de l'imagination. »

Ainsi, théoriquement *comme expérimentalement*, la viande la plus putride ne céderait ni à l'eau ni à l'alcool aucun principe soluble capable de déterminer un empoisonnement quelconque. Quant aux preuves expérimentales, les auteurs que je viens de citer n'en donnent pas. Or, des recherches faites par Fagge et Stevensen (*On the application of physiological test for certain organic poisons and especially digitaline*) et par Homolle ont montré combien était grande l'erreur de Tardieu et de Roussin. En effet, Fagge et Stevenson ont constaté que des extraits alcooliques de matières vomies par des malades, ou trouvées dans l'estomac de cadavres d'homme ou de chien, ont produit des effets toxiques chez les grenouilles sur lesquelles ces extraits avaient été essayés (1). De son côté, Homolle (*Union médicale*, 10 octobre 1872) ayant essayé sur un cochon d'Inde l'extrait alcoolique de caillette de veau à demi putréfiée, a vu l'animal succomber en une heure dix minutes, sans avoir présenté de convulsions. La respiration était devenue suspirieuse, lente, pénible et convulsive, et les battements cardiaques insensibles.

D'ailleurs, la découverte des ptomaïnes est venue confirmer ces expériences et infirmer les propositions de Tardieu et Roussin.

Tardieu et Roussin n'avaient donc émis que des hypothèses ; c'est pourquoi, en se fondant sur ces prémisses erronées, ils commirent une première faute d'une gravité extrême. Ils en commirent bientôt une seconde aussi grave que la précédente. N'ayant pas trouvé de substance minérale toxique dans le cadavre de la veuve de Pauw ; ayant trouvé, au contraire, non chez cette dame, mais dans le domicile de l'inculpé, une assez grande quantité de digitaline au milieu d'environ 900 échantillons de substances chimiques et pharmaceutiques que ce

(1) Ces résultats furent vérifiés de la manière suivante.

1° On fit évaporer l'alcool affaibli d'une macération anatomique. Le résidu fut repris par l'alcool à 95° centés., et la solution évaporée à l'air libre, puis à l'étuve, pour chasser tout l'alcool. L'extrait obtenu fut administré à une grenouille (par injection sous-cutanée) ; celle-ci mourut après avoir présenté un ralentissement progressif des battements du cœur et une diminution considérable du pouvoir musculaire.

2° L'extrait toxique fut alors traité par le chloroforme, dans le but de savoir si l'on pouvait éliminer, au moyen de ce dissolvant, les matières vénéneuses dissoutes par l'alcool à 95° centés. La grenouille périt encore rapidement (introduction sous la peau de la cuisse de 15 milligr. de cet extrait mou). L'empoisonnement fut caractérisé par la production de secousses convulsives avec roideur tétanique, et par l'arrêt du cœur en contraction.

3° L'extrait alcoolique du contenu de la caillette de veau (commencement de putréfaction), l'extrait alcoolique des parois de l'estomac déjà putride (les liqueurs alcooliques avaient été traitées par le litharge), l'extrait alcoolique de bile de bœuf ayant été essayés sur des grenouilles, ces animaux succombèrent. On constata le ralentissement des battements du cœur et la dépression de la contractilité musculaire. Sous l'influence de l'extrait alcoolique des parois de l'estomac, il y eut une déformation du cœur analogue à celle qu'on observe sous l'influence des poisons dits cardiaques.

dernier possédait et était en droit de posséder, Tardieu et Roussin pensèrent à la possibilité d'un empoisonnement par cette substance. Puis, sans adopter aucune des méthodes conduisant à la découverte de la digitaline ou d'un autre poison organique (et le nombre des substances produisant des symptômes analogues à ceux que détermine la digitaline est considérable), sans même tirer parti de la dialyse, ainsi que divers chimistes tels que Grandeau, Lefort, Gautier de Claubry et Reveil le leur ont reproché plus tard (1), les experts précités firent des extraits alcooliques du grattage du parquet de la veuve de Pauw, de l'estomac et des intestins de cette dame, et les essayèrent sur les animaux dans les expériences qui suivent :

1° 5 grammes de l'extrait alcoolique des matières grattées à la surface et dans les interstices du plancher de la veuve de Pauw (partie souillée par les vomissements) furent introduits dans des incisions pratiquées à la partie interne des cuisses chez un chien vigoureux, de taille moyenne et jouissant de la meilleure santé. Cet animal succomba au bout de dix heures.

2° On fit avaler à un lapin 2 grammes du même extrait dans quelques centimètres cubes d'eau. L'animal succomba deux heures trois quarts après l'ingestion de l'extrait.

3° 4 grammes d'un extrait alcoolique provenant de la partie du parquet occupée par le lit et non atteinte par les vomissements ayant été administrés de la même manière à un lapin, on n'observa aucun symptôme d'intoxication.

4° 5 grammes d'un mélange des extraits provenant de l'estomac et de l'intestin de la veuve de Pauw ayant été introduits dans une incision pratiquée à la partie interne et supérieure de la cuisse droite d'un chien adulte, vigoureux et de taille moyenne, ce chien eut bien des vomissements et un ralentissement de la circulation, mais il était hors de danger au bout de six jours.

5° Il reste une cinquième expérience faite avec 4 grammes

(1) On trouve cependant insérée dans le rapport de Tardieu et Roussin cette ligne : « Un essai de purification par la dialyse n'a donné aucun bon résultat.

des extraits précédents sur un lapin qui mourut avec une rapidité qui « devait faire supposer qu'une complication accidentelle avait pu hâter l'action du poison ; » puis une sixième et une septième expérience, dont l'une fut faite sur une grenouille avec l'extrait alcoolique du grattage du parquet souillé par les vomissements de la veuve de Pauw, et l'autre sur une autre grenouille qui avait reçu de la digitaline et qui servait de terme de comparaison. Dans ces dernières expériences, les deux grenouilles moururent à peu près de la même manière. Enfin Tardieu et Roussin constatèrent également un ralentissement considérable avec irrégularité des battements cardiaques chez d'autres grenouilles, sous la peau desquelles ils avaient placé une petite quantité du même extrait et dont le cœur était à nu.

Tels sont les résultats qui ont fait dire à Tardieu et Roussin que la veuve de Pauw avait été « tuée par la digitaline », et qui ont contribué à une condamnation capitale. Or ces résultats n'ont absolument rien démontré. Entre l'expertise de Stas que nous avons citée au sujet de la nicotine, et celle de Tardieu et Roussin, la distance est incommensurable. Dans la première, nous voyons la science suivre une méthode rigoureuse et arriver à des résultats qui ont excité autant la conviction que la surprise et l'admiration ; dans la seconde, les prémisses mêmes sont dénuées de fondement.

Diverses objections ont été faites contre cette même expertise ; je ne les répéterai pas, mais je dirai que chaque jour, avec les progrès de la science, elles acquièrent plus de valeur au lieu de s'affaiblir. Ainsi rien ne justifie les experts de n'avoir pas mis en usage les moyens capables d'isoler le poison. Supposons, en effet, ce qui n'est pas prouvé, que les animaux en expérience aient succombé réellement sous l'influence de la digitaline contenue dans les extraits employés, cette substance se serait trouvée dans ces mêmes extraits en quantité plus que suffisante pour être isolée et caractérisée. En effet, d'après des expériences de Legroux, qui a injecté impunément chez les lapins un centigramme de digitaline dans le tissu cellulaire sous-cutané, les extraits auraient dû renfermer plus d'un centigramme de cette substance toxique.

Enfin, il est quelques remarques d'ordre physiologique que je voudrais omettre, mais que je suis obligé de signaler.

Les experts ont insisté sur l'irrégularité et l'intermittence du cœur observées chez les chiens qu'ils avaient mis en expérience. Or, tous les physiologistes savent combien les battements cardiaques chez le chien sont irréguliers et intermittents. C'est un fait d'observation vulgaire, dont Tardieu et Roussin auraient dû tenir compte, puisqu'il n'est nullement nécessaire d'administrer de la digitale pour le constater.

Les mêmes experts ont répété que les lapins ayant avalé les matières suspectes les avaient conservées jusqu'à la fin de l'expérience, *et n'avaient rien rendu par les vomissements*. Certes, il n'est pas un expérimentateur qui ne sache que les lapins et divers animaux, tels que les cabiais et chevaux, ne vomissent jamais. Déjà Claude Bernard, Mitscherlich et d'autres avaient appelé l'attention sur ce fait. Quand on a introduit de l'éther dans l'estomac chez un lapin, cet animal meurt asphyxié par suite de la compression exercée sur le diaphragme par l'éther qui, s'étant réduit en vapeur, dilate outre mesure l'estomac sans pouvoir s'échapper par l'orifice cardiaque. La remarque de Tardieu et de Roussin était donc malencontreuse; on peut même dire qu'elle constituait une faute. Les expertises judiciaires sont des actes solennels où la science doit se révéler non seulement dans la vérité, mais dans la splendeur.

De ce qui précède et de ce que nous avons déjà appris ailleurs, il faut conclure : 1° que l'expérimentation physiologique peut et doit être pratiquée pour s'assurer si une substance est ou n'est pas toxique; 2° *qu'en dehors de cette circonstance, elle n'a de valeur réelle que lorsqu'elle est pratiquée avec une substance déjà isolée et chimiquement caractérisée ;* qu'en d'autres termes, elle ne peut, à elle seule, dans l'état actuel de la science, établir l'identification d'une substance toxique.

Observations.

I. — Empoisonnement par une décoction de digitale. — Mort.

Un charlatan avait prescrit à un jeune ouvrier un décocté de six onces
environ de feuilles de digitale, lequel fut pris le matin à jeun. Bientôt
après, il survint du malaise, des vomissements, des douleurs abdominales
et quelques selles. Dans l'après-midi, le malade tomba dans un sommeil
léthargique. Il se réveilla vers minuit et fut pris de coliques et de convulsions générales. Le médecin qui le vit le lendemain matin le trouva dans
de violentes convulsions, les pupilles dilatées et insensibles, le pouls faible, lent et irrégulier. Le patient tomba ensuite dans le coma et mourut
vingt-deux heures après l'ingestion du poison. A l'autopsie, on trouva les
membranes du cerveau très injectées, la muqueuse stomacale rouge par
places (TAYLOR).

II. — Empoisonnement par la teinture de digitale. — Guérison.

Marie G..., 22 ans, domestique, est apportée à l'Hôtel-Dieu, le
4 février 1851, à huit heures du soir.

Cette jeune fille avait pris, le matin à sept heures, une forte cuillerée à
café de teinture de digitale en une seule fois. Jusqu'à midi elle n'avait
ressenti aucun trouble et avait mangé comme à son ordinaire, à huit heures du matin. Mais à midi et demi, elle avait été prise d'un nouveau malaise, et subitement de vomissements qui étaient accompagnés d'abord de
matières alimentaires et qui devinrent bientôt liquides et verdâtres. Ces
vomissements revinrent avec une certaine fréquence. La malade affirme
que dans la soirée elle a vomi plus de cinquante fois. Les matières rendues étaient liquides, glaireuses, d'un brun verdâtre. Douleur très vive à
la région épigastrique, céphalalgie intense fixée vers l'orbite droit, trouble
considérable de la vision, bourdonnement dans les oreilles; affaissement
considérable. Vers cinq heures, elle avait ressenti quelques mouvements
spasmodiques dans les cuisses et avait eu ensuite quelques frissons suivis
d'un peu de sueur, et, en même temps, des bouffées de chaleur se manifestant vers les oreilles et s'irradiant dans tout le corps. Il était presque
impossible de sentir le pouls. La nuit fut sans sommeil, les vomissements
continuaient et revenaient à chaque instant, provoqués par la moindre
ingestion du liquide. Les matières vomies étaient verdâtres et épaisses. Il
y eut également toute la nuit un engourdissement général.

Le 5 au matin, je la trouvai dans l'état suivant : pâleur considérable de
la face, rougeur marquée aux pommettes ; la pâleur offre une teinte livide
verdâtre; expression d'abattement et d'affaissement profond; plus de
céphalalgie ; vertiges et bourdonnements d'oreilles ; pas de surdité; vue
troublée. Elle distingue difficilement les objets et ne me reconnaît pas
lorsque je me place au pied de son lit. Les pupilles sont dilatées et immobiles ; sensation de malaise extrême qui siège à l'épigastre et détermine
fréquemment de profonds soupirs; nausées continuelles; l'intelligence est
nette, car la malade répond convenablement à nos questions. Pendant
mon interrogatoire, elle a deux vomissements formés de deux cuillerées
environ d'une matière verdâtre assez épaisse; l'épigastre est douloureux

à la pression; ventre non ballonné et indolent. Les battements du cœur sont énergiques et soulèvent la tête de l'observateur. L'impulsion est forte, sans vibration; pas de bruit de souffle. Le premier bruit est profond et sourd, le deuxième très éclatant; le pouls est à 44, irrégulier, intermittent. Pas de bruit dans les vaisseaux du cou, langue pâle sans enduit, soif très vive, appétence de boissons froides; pas d'appétit; pas de selles depuis hier; elle n'a pas uriné, la vessie dilatée forme au-dessus du pubis une saillie de deux travers de doigt, on est obligé de sonder la malade. La respiration est profonde, inégale; trois ou quatre inspirations sont suivies d'une expiration profonde et gémissante. La malade paraît accablée; c'est à grand'peine qu'on obtient d'elle un mouvement volontaire; elle est couchée sur le dos dans un affaissement profond. Sa peau est froide, surtout aux extrémités.

Le 6, pas de sommeil; trois ou quatre vomissements verdâtres pendant la nuit, léger délire sans agitation. Ce matin, la malade se trouve mieux; la face est plus colorée; la pâleur livide a diminué. Encore un vomissement toujours verdâtre, soif très vive; céphalalgie frontale intense, la vue n'est pas troublée. Les battements cardiaques sont toujours très violents et s'entendent dans toute la poitrine; pouls dur et résistant, 48 pulsations.

Le 7, pas de sommeil, délire assez violent la nuit, pas de vomissements; mais la céphalalgie persiste. Le matin, encore un vomissement, douleur vive à l'épigastre et dans l'abdomen, pouls à 38. La malade n'a pas uriné.

Le 8, délire assez violent dans la nuit pour qu'on ait été obligé d'attacher la malade, insomnie complète, plaintes continuelles; douleur vive à l'épigastre et à l'abdomen, pas de vomissements depuis hier, pas de selles depuis deux jours; soif intense. La face exprime l'abattement, elle est toujours pâle. Les yeux sont toujours fixes. Pupilles moins dilatées. Les battements du cœur ont perdu de leur force, ils sont irréguliers, on en compte tantôt 48, tantôt 60 par minute. La malade a pu uriner; elle a rendu une urine épaisse tenant en suspension des matières blanchâtres, assez denses, qu'on n'a pu examiner.

Le 9, pas de délire ni de vomissements; abdomen douloureux; pouls à 52. L'anxiété a diminué. La malade a pu uriner.

Le 10, un peu de sommeil, chaleur aux extrémités, céphalalgie légère; endolorissement général, pouls toujous inégal, mais revenu à 60.

Le 11, pas de sommeil ni de délire, la céphalalgie persiste; la langue est couverte d'un enduit blanchâtre.

Le 12, l'état de la malade s'améliore. mais on entend à la base du cœur un bruit de souffle doux, qui remonte dans l'aorte et dans les vaisseaux du cou.

Le 13, diarrhée très intense, le calme revient, mais les battements du cœur restent forts et énergiques, accompagnés d'un bruit de souffle au premier temps, et s'entendant même dans les artères. Le pouls reste fort, un peu inégal, intermittent, variant de 68 à 48. A partir du 21, il perd de son irrégularité et de son intermittence, mais il garde sa force. (OULMONT, *Union médicale*, 1851.)

III. — *Empoisonnement accidentel par la teinture de digitale. — Mort.*

Une fille de 36 ans, phthisique, entra à l'hôpital où elle fut traitée par la teinture de digitale administrée d'abord à la dose de 10 gouttes par jour.

On augmenta progressivement les doses du médicament; huit jours après elle en prenait 100 gouttes.

Dans la journée, des vomissements fréquents se montrèrent; puis, vers cinq heures, quelques mouvements convulsifs apparurent et la malade expira au milieu d'un accès spasmodique.

L'*autopsie* ne fournit aucun renseignement ; il n'y avait aucun désordre dans les organes. (Forget, *Gaz. méd. de Strasbourg*, 1848.)

IV. — *Empoisonnement par l'extrait de digitale.* — *Mort.*

Une femme de 38 ans se présenta à une consultation gratuite pour des suffocations et des palpitations du cœur. Le médecin lui conseilla 20 gouttes de teinture de digitale pourprée. Au lieu de 20 gouttes, on lui donna 20 grains d'extrait de digitale dans une potion de 150 grammes. Elle en prit d'abord une cuillerée, puis enfin trois cuillerées de suite. Elle tomba aussitôt en syncope et on la releva paralysée du côté gauche. Elle reprit ses sens quelque temps après et se plaignit d'une violente douleur de tête. Les vomissements se montrèrent immédiatement.

Appelé auprès d'elle, je trouvai la malade dans l'état suivant : peau chaude, pouls petit mais fréquent; visage rouge, yeux brillants et injectés, agités de mouvements convulsifs. Pupilles plutôt dilatées que contractées ; langue recouverte d'un enduit blanchâtre, et rouge sur les bords; agitation et loquacité extraordinaires.

Le malade se plaignait de douleurs vives à l'estomac et surtout d'une céphalalgie intense. Elle rendait toutes les cinq minutes de la bile d'abord, puis les boissons qu'on lui donnait pour apaiser sa soif. Les battements cardiaques étaient plus sourds et diminués d'intensité. — 'Elle succomba au dixième jour avec des phénomènes convulsifs très marqués. L'*autopsie* n'a pu être faite. (Cazenave, *Journal hebdomadaire*, 1832, t. VII.)

III. — ANTIMONIAUX.

Les *antimoniaux* sont représentés par l'*antimoine* et ses divers composés dont les plus importants sont : le *tartre stibié*, le *trisulfure d'antimoine*, l'*oxyde*, l'*oxychlorure* (*poudre d'Algaroth*). le *kermès mineral*, le *biantimoniate de potasse* (improprement appelé *oxyde blanc d'antimoine*), le *protochlorure*, vulgairement appelé *beurre d'antimoine*.

Le tartre stibié, $C^4H^4K(SbO)'+H^2O$, cristallise en octaèdres à base rhombe, qu'on peut obtenir très volumineux. Ces cristaux sont transparents d'abord, puis ils deviennent opaques. La saveur en est métallique et désagréable. Ce sel peut se dissoudre dans 1,9 d'eau bouillante et dans 14,5 d'eau froide. Les acides chlorhydrique, azotique et sulfurique le précipitent de ses solutions aqueuses, mais le précipité peut se dissoudre dans un excès de ces acides et dans l'acide tartrique. Le tartre stibié est également précipité par le tanin, ainsi que par les macérations et décoctions qui contiennent ce principe, telles, par exemple, celles de l'écorce de chêne ou de quinquina.

L'antimoine métallique (régule d'antimoine) est brillant, d'un blanc bleuâtre comme le zinc, fusible à 430 degrés, inaltérable dans l'air et dans l'eau, mais brûlant à l'air à la température d'un rouge vif et donnant des vapeurs blanches d'oxyde qui, en se condensant, forment ce qu'on appelle les *fleurs argentines* d'antimoine. Ce métal n'est pas toxique, ou ne l'est qu'à un très faible degré, parce qu'il ne peut se dissoudre que difficilement dans l'acide du suc gastrique, lors même qu'il est réduit en poudre. Rappelons à ce sujet que les pilules perpétuelles (*pilulæ æternæ*), usitées jadis, étaient formées de balles d'antimoine. Les *pocula emetica* dans lesquels on versait un vin acide très peu riche d'alcool, et riche par conséquent en bitartrate de potasse, communiquaient à ce vin des propriétés émétiques. En effet, il se formait une faible quantité de tartre stibié, ou tartrate double d'antimoine et de potasse que l'on prenait ainsi sans le savoir.

Le trisulfure d'antimoine Sb^2S^3, ou *stibine*, existe dans la nature et constitue le minerai de l'antimoine. Lorsqu'on le calcine à l'air, il se transforme en oxysulfure, puis en oxyde d'antimoine Sb^2O^3 ; lorsqu'on le traite par l'acide chlorhydrique, il donne de l'hydrogène sulfuré et du protochlorure d'antimoine que l'eau décompose et transforme en oxychlorure $(SbO)'Cl$ ou *chlorure d'antimonyle*, c'est-à-dire la poudre d'Algaroth. Le kermès est un oxysulfure d'antimoine qu'on obtient en chauffant fortement un mélange de sulfure d'antimoine et de carbonate de soude anhydre. Enfin, lorsqu'on oxyde l'antimoine par le nitre, on obtient du biantimoniate de potasse.

EFFETS TOXIQUES DES ANTIMONIAUX.

Le tartre stibié étant le plus important des composés de

l'antimoine, nous traiterons d'abord de l'empoisonnement par cette substance. Nous distinguerons deux formes dans cette intoxication : la forme *aiguë* et la forme *lente* ou *chronique*.

1° **Empoisonnement aigu par le tartre stibié.** — L'empoisonnement aigu par ce composé est rarement criminel ou suicide. On l'a observé, le plus souvent, après l'ingestion de cet agent à trop haute dose, où à la place d'un autre médicament, notamment chez les enfants qui sont aussi sensibles à l'action du tartre stibié qu'à celle de l'opium.

Les doses capables de produire des accidents graves et mortels varient non seulement suivant l'âge, mais suivant l'état du sujet. Il est bon de rappeler à cette occasion quelques notions préliminaires d'un intérêt pratique.

Ingéré aux doses de 5 à 10 centigrammes, dissous dans un à deux verres d'eau, par un sujet adulte à l'état sain. le tartre stibié provoque, au bout de 5 à 15 minutes, des nausées et des vomissements. Pris aux mêmes doses, mais dissous dans une grande quantité d'eau, dans une bouteille par exemple, il peut faire vomir sans doute, mais il détermine plutôt des effets purgatifs. Enfin, lorsqu'on a soin de l'administrer à des doses fractionnées et répétées, on arrive à pouvoir en faire prendre chaque jour des doses considérables, 50 centigrammes à 1 gramme, sans provoquer ni vomissements ni effets purgatifs. Il y a alors *tolérance* du médicament. Mais on observe, dans cette circonstance, des effets généraux tels que le ralentissement du pouls, l'abaissement de la température et une diminution de la myotilité ; on observe, en un mot, ce qu'on a appelé le contro-stimulisme. Les doses fortes ainsi administrées constituent les doses *rasoriennes* ou *contro-stimulantes*. Enfin, chez un sujet atteint de pneumonie, ou de certaines maladies du système nerveux, de chorée par exemple, on obtient d'emblée la tolérance et les effets contro-stimulants, c'est-à-dire, d'une part, l'absence de vomissements et de diarrhée, et, d'autre part, la diminution du pouls, l'abaissement de la température et un affaiblissement musculaire.

Suivant Taylor, les doses de 10 à 12 centigrammes ingérées en une fois, par un adulte à l'état sain, sont capables d'amener la mort. Au delà de ces doses minima se manifestent toujours des symptômes graves qui peuvent cependant être peu marqués, lorsqu'une certaine quantité du poison a été rejetée.

Aussitôt après l'ingestion de la substance toxique, le patient ressent une saveur métallique désagréable, puis surviennent des nausées, des vomissements abondants, des superpurgations, symptômes qui s'accompagnent de douleurs à l'épigastre. Ces accidents initiaux s'aggravent et sont suivis bientôt d'autres symptômes plus graves, de ceux qui résultent de la pénétration du poison dans la profondeur de l'organisme et qu'on prévoit déjà si l'on se rappelle que le tartre stibié est un médicament et un poison névro-musculaire qui excite d'abord légèrement, et d'une manière temporaire, les systèmes nerveux et musculaires, puis les paralyse d'une manière complète. Ainsi les mouvements cardiaques et respiratoires sont un instant rapides, puis ils se ralentissent de plus en plus lorsque le muscle cardiaque et les muscles dilatateurs de la poitrine se trouvent paralysés ainsi que les ganglions auto-moteurs. Les battements du cœur peuvent être plus rapides à certains moments, par suite de la paralysie du pneumogastrique, mais ils sont *toujours affaiblis*. Le pouls devient petit, misérable, insensible ; le sang, auquel l'organe central de la circulation ne peut plus communiquer un mouvement rapide, stagne dans les veines ; il y a de la cyanose, de la réfrigération (*algidité stibiée*). Les urines sont supprimées. Ajoutons à ces symptômes la prostration extrême, l'impossibilité des mouvements, le tremblement des lèvres et parfois des extrémités, les crampes, les vomissements et les selles diarrhéiques, et l'on aura une image de ce que produit le choléra. Le rapport entre les symptômes de l'intoxication stibiée et ceux de cette dernière maladie est consacré par l'expression de *choléra stibié*. Cet état grave a été observé surtout chez les enfants. Toutefois les selles, au lieu d'être presque incolores et riziformes, comme dans le choléra, peuvent devenir sanguinolentes et les vomissements peuvent être teintés de sang, ce qu'on observe surtout lorsque le poison a été pris en solution concentrée ou en poudre. Les patients éprouvent de la céphalalgie, des vertiges, la perte de connaissance ; ils ont du délire et parfois des convulsions toniques et cloniques. Enfin, la mort arrive *par arrêt de la circulation*, après un temps variable, qui peut être de huit à douze heures chez les enfants, et de un jour à six jours chez les adultes. — Dans certains cas, on n'a pas observé de vomissements, mais seulement quelques évacuations alvines et une prostration extrême, puis une mort soudaine par arrêt de la circulation.

Lorsque la terminaison fatale n'a pas lieu avant le premier ou le second jour, il survient, du côté de la peau, surtout dans les endroits où elle est fine, les accidents que l'on observe après l'application de la pommade stibiée. Ces accidents consistent en une éruption très analogue à celle de la variole (*stibialismus cutaneus; exanthema, ecthyma stibiatum, antimoniale ; pustula stibiata*). L'éruption qui se manifeste surtout aux parties génitales, aux cuisses, aux bras, au dos, consiste en des élevures de couleur rougeâtre, de volume variable, qui, d'acuminées qu'elles étaient d'abord, s'aplatissent, s'ombiliquent parfois, se remplissant de pus. Tantôt elles se dessèchent en croûtes brunes, tantôt, et le plus souvent, elles crèvent et laissent des plaies suppurantes, excavées, douloureuses, auxquelles succèdent des cicatrices indélébiles ; il peut même survenir une nécrose des os sous-jacents, par exemple au crâne, d'après Langermann. La formation de ces pustules stibiées est liée intimement à l'élimination de l'antimoine par la peau, car c'est à l'orifice des follicules sudoripares qu'elles prennent naissance. Les espaces tégumentaires compris entre elles, à leur période d'état, sont colorés en rouge. On n'observe pas la fièvre de suppuration comme dans la variole. — Le stibialisme cutané se produit facilement lorsqu'on frictionne la peau avec une pommade stibiée. La mort aurait été, dit-on, la conséquence de l'application d'une pommade semblable sur un cancer.

2° **Empoisonnement chronique par le tartre stibié.** — On connaît cette histoire imaginée par l'auteur du *Rabat-joie* de l'antimoine, par Jacques Perreau, de moines auxquels Basile Valentin aurait donné de l'antimoine pour s'engraisser, comme on l'a fait et comme on le fait encore pour les oies, avec du verre d'antimoine. Ces pauvres moines auraient succombé, d'où la dénomination d'*antimoine* appliquée au corps du délit. Rappelons-nous cependant cette histoire vraie ou fausse, car, de même que l'arsenic et le phosphore, l'antimoine, ou plutôt les composés antimoniaux, agissant sur la nutrition, peuvent produire la stéatose, comme l'ont prouvé les expériences de Saïkowsky (de Moscou). Quant aux autres symptômes que provoque l'administration prolongée du tartre stibié et des autres préparations antimoniales, ils consistent, d'après Taylor, en nausées, vomissements muqueux et bilieux, diarrhées séreuses, suivies souvent de constipation opiniâtre, pouls petit, fréquent, peau humide, froide, grande faiblesse musculaire, aphonie, épuisement. Tous ces symptômes sont l'exagération des effets physiologiques des antimoniaux et nous pouvons nous les expliquer, les coordonner, en réfléchissant que ces agents sont dépresseurs des systèmes nerveux et musculaire. L'éruption stibiée se manifeste dans ces cas. La durée de cette intoxication peut être longue, dépasser plusieurs mois, d'après Tardieu. La mort arrive par épuisement général, sans agonie ou après quelques convulsions. Des cas présumés d'intoxication chronique par le tartre stibié se seraient présentés en Angleterre (affaire Palmer et Pritchard).

Effets des autres antimoniaux. — Le trisulfure d'antimoine naturel, ou stibine, est une substance peu toxique, incapable du moins de déterminer une intoxication aiguë. Il en est de même du trisulfure obtenu artificiellement et du pentasulfure, ainsi que de l'oxyde, du kermès, du biantimoniate de potasse, toutes substances qui sont presque insolubles dans l'eau et se modifient difficilement dans le tube digestif, de manière à être absorbées. Elles s'y modifient cependant, car elles agissent bien comme substances médicamenteuses; mais, avec elles, on obtient en général d'emblée la tolérance, ce qu'on n'obtient pas avec le tartre stibié chez l'individu sain. Aussi, je le répète, c'est plutôt un empoisonnement lent, chronique, qui peut résulter de l'ingestion de ces substances, qu'un empoisonnement aigu et rapidement mortel. Si, lors de la lutte qui eut lieu du xv⁰ jusqu'au xvıı⁰ siècle entre les partisans des antimoniaux et leurs détracteurs, on a remarqué que ces substances étaient parfois éminemment toxiques, c'est qu'elles renfermaient de l'arsenic dont on ne savait pas les débarrasser. Quant au protochlorure d'antimoine, c'est une substance caustique qui sera étudiée parmi les poisons de ce groupe.

Lésions anatomiques. — Les lésions les plus importantes sont celles que l'on peut constater dans le tube digestif, surtout dans l'intoxication aiguë. Elles consistent en ces pustules que nous avons signalées à la surface cutanée, et qui siègent sur la muqueuse des premières voies, sur l'épiglotte, dans l'œsophage, l'estomac, l'intestin. On constate une rougeur, une injection du canal intestinal, parfois même une extravasation sanguine (Rayer), des ulcérations, des hémorrhagies (Trousseau). D'ailleurs nous avons dit précédemment que les selles étaient parfois sanguinolentes.

Les lésions autres que celles qui peuvent se rencontrer dans le tube digestif ne présentent rien de caractéristique. Elles peuvent même faire complètement défaut, comme dans les cas d'empoisonnements chroniques observés en Angleterre, de sorte que l'analyse chimique, ainsi que l'a fait remarquer Félizet, a pu seule éclairer la question. Nous dirons cependant que, d'après Meyerhofer, le sang est sombre et fluide, que les cavités cardiaques sont vides, qu'il y a infiltration séreuse et congestion des méninges, congestion et ramollissement du cerveau, mais que ces caractères n'ont pas été observés dans d'autres cas. Nous ajouterons que Magendie a insisté sur la congestion pulmonaire chez les animaux ayant succombé à l'intoxication par le tartre stibié injecté dans les veines.

Traitement. — Supposons le cas le plus ordinaire, celui d'un empoisonnement aigu par le tartre stibié.

Lorsque le poison se trouve encore dans le tube digestif, il faut favoriser *les vomissements* et *les évacuations* qu'il détermine d'ailleurs par lui-même. Pour cela, on titille la luette avec une barbe de plume huilée, on fait prendre de l'eau tiède et albumineuse, un lavement laxatif. On administre ensuite un antidote qui est ici préférable à l'albumine, c'est-à-dire le tanin, ou bien la décoction de quinquina gris ou simplement de l'écorce de chêne; il se forme un tannate d'antimoine insoluble, qu'il s'agit ensuite d'éliminer de nouveau par les vomissements ou par les déjections alvines.

Lorsque le tube digestif est débarrassé du poison, il reste à combattre les effets du tartre stibié qui a pénétré par absorption dans l'organisme. Les vomissements qui se produisent alors, comme dans le cas où le tartre stibié a été injecté dans le tissu cellulaire sous-cutané, ne sont pas utiles; ils augmentent plutôt la prostration. Aussi, faut-il les modérer par l'ingestion d'une eau glacée ou de la potion de Rivière (acide tartrique et bicarbonate de soude administrés séparément). Pour faire disparaître ce poison, il faut prescrire les diurétiques, notamment les alcooliques que préconisaient les médecins rasoriens, ou la boisson que préconisait Orfila dans cet empoisonnement, aussi bien que dans l'intoxication par l'arsenic; mais il faut éliminer de la boisson diurétique d'Orfila le nitre qui, en sa qualité d'agent dépresseur du système musculaire, ajouterait ses effets à ceux que produit déjà le tartre stibié. Enfin les boissons émollientes, les purgatifs doux, achèveront la guérison.

Dans le cas d'une intoxication chronique par le tartre stibié, ou par un composé antimonié quelconque, *les purgatifs* administrés de temps en temps sont utiles, comme dans l'intoxication par le plomb. En effet, de même que la plupart des métaux, l'antimoine s'éliminant en assez grande quantité par la bile, il faut s'opposer à ce que le poison déversé avec la bile dans le canal intestinal soit absorbé de nouveau.

RECHERCHE DE L'ANTIMOINE.

Deux questions importantes se présentent d'abord. L'antimoine existe-t-il normalement dans l'organisme ? Comment s'élimine-t-il et combien de temps peut-on le déceler dans les humeurs et dans les organes après l'ingestion d'un composé stibié ?

On peut répondre à la première question par la négative. En effet, aucune preuve n'a été donnée de l'existence normale de ce métal dans l'économie.

Quant à la seconde, elle a été résolue en partie surtout par les travaux de Millon et Laveran. Dans une série d'observations nombreuses où des malades avaient pris, une fois ou deux au plus, du tartre stibié à la dose de 10 centigrammes, laquelle s'élevait quelquefois, mais exceptionnellement, à 30 centigrammes, ces chimistes ont reconnu que l'antimoine se trouvait constamment dans les urines. L'élimination du métal a été tardive dans plusieurs cas ; de plus, après avoir cessé pendant un certain temps, elle commençait de nouveau. Millon et Laveran ont vu aussi l'antimoine disparaître et réapparaître dans les urines, suivre une véritable intermittence dans son élimination, et séjourner ainsi dans l'économie animale au delà de toute prévision.

Les intermittences qui se font remarquer dans l'élimination de l'antimoine sont plus longues à mesure qu'on s'éloigne davantage du moment de l'administration. L'intervalle qui ne dépasse pas un, deux ou trois jours au début, dure six à sept jours lorsque l'ingestion date de huit ou dix jours. Le séjour de l'antimoine est sensiblement prolongé lorsque la dose a été répétée deux fois. Dans cette circonstance, Millon et Laveran ont constaté la présence de ce métal dans l'urine après vingt-quatre jours. Il est probable que la durée de l'élimination serait plus longue encore après la cessation d'un traitement par le tartre stibié qui aurait été administré quelques jours de suite.

C'est surtout dans le foie qu'il faut rechercher l'antimoine. En effet, d'après les expériences de Danger et Flandin, cet organe parenchymateux en renfermerait cent fois plus que les urines après l'administration de l'émétique. La rate et les reins en retiennent également des quantités notables. Quant aux poumons, ils n'en contiendraient que des traces après une intoxication par le tartre stibié ; toutefois, lorsque les expérimentateurs que je viens de citer avaient empoisonné des chiens par l'hydrogène antimonié absorbé par les voies respiratoires, ils pouvaient retirer de l'antimoine des poumons, mais en quantité cinq cents fois moindre que celle qu'ils retiraient du foie. On recueillera donc spécialement les liquides contenus dans le tube digestif, ainsi que le sang, les organes parenchymateux, et on les soumettra à l'analyse.

Pour effectuer cette analyse, il faut d'abord se débarrasser des matières organiques au milieu desquelles se trouve la substance toxique. C'est ici le lieu d'indiquer, d'une manière générale, les moyens qu'on emploie pour détruire ces matières, moyens que nous rappellerons plus tard dans la recherche des poisons métalliques.

Procédés généraux de destruction des matières organiques. — Parmi ces procédés, dont une douzaine ont été employés ou simplement proposés, je citerai les suivants qui sont les plus importants :

1° *Procédé par la carbonisation directe.* — Les matières liquides, telles que l'urine, sont d'abord évaporées à siccité ; les matières solides sont desséchées, puis on porte le résidu au rouge dans un creuset ou dans une capsule avec accès libre de l'air. Il reste alors une cendre plus ou moins colorée, qui ne renferme plus que des substances minérales. — Ce procédé est avantageux dans la recherche des métaux alcalins, alcalino-terreux et terreux, ainsi que du fer, du chrome, etc. On ne peut l'employer pour la recherche de l'arsenic, de l'antimoine, du zinc, de l'étain, du mercure ni du plomb, dont les oxydes sont réductibles par le carbone et qui sont eux-mêmes volatilisables.

2° *Procédé de Danger et Flandin.* — Les matières liquides sont, de même, évaporées à siccité, les matières solides desséchées, et les résidus sont additionnés d'acide sulfurique concentré dans la proportion d'un sixième à un quart de leur poids. On chauffe dans une cornue lutée. Il reste, dans la cornue, une masse noire contenant du carbone et des matières minérales. Le résidu charbonneux est ensuite humecté d'acide azotique dans une capsule de porcelaine et desséché à une chaleur modérée capable de chasser l'acide azotique en excès, tout en ne décomposant pas les azotates qui ont pu se former. On épuise enfin par l'eau distillée le résidu charbonneux, après l'avoir broyé ; puis les eaux de lavage sont soumises aux réactions qui permettent de caractériser les métaux. Il faut avoir soin d'adapter à la cornue un ballon-récipient où viendraient se condenser les produits volatils qui pourraient se dégager. — Ce procédé est avantageux dans la recherche de la plupart des métaux. excepté ceux dont les sulfates sont insolubles, tels que le baryum, le plomb. Nous l'avons déjà cité au sujet de la recherche de l'arsenic. Mais, dans ce cas, comme les matières renferment nécessairement du chlorure de sodium qui se trouve répandu dans tout l'organisme, la précaution d'adapter à la cornue un ballon-récipient est indispensable pour recueillir le chlorure d'arsenic qui a pu se former ; c'est pourquoi le procédé spécial de Schneider et Fyfe est préférable au procédé de Danger et Flandin pour la recherche de l'arsenic.

3° *Procédé de Fresenius et Babo.* — Ce procédé, qui a été de même signalé très brièvement, au sujet de la recherche de l'arsenic, est fondé sur la destruction des matières préalablement divisées dans une fiole ou ballon à fond plat, avec leur poids d'acide chlorhydrique ; on fait bouillir en même temps qu'on ajoute peu à peu, et par pincées, du chlorate de potasse dans la proportion de 15 à 16 pour 100 du poids des substances organiques à analyser. Les matières organiques se détruisent ; il reste une liqueur jaunâtre qu'on filtre et dans laquelle se trouve le métal, soit à l'état de chlorure soluble (métaux alcalins et alcalino-terreux, cuivre, or, mercure, platine, cadmium, zinc, nickel, fer, chrome, etc., ou décomposable par l'eau (antimoine, bismuth) ou peu soluble (plomb), ou insoluble (argent).

Recherche spéciale de l'antimoine. — On peut suivre ce dernier procédé, en ayant soin de ne pas ajouter à la liqueur suspecte de l'eau qui transformerait le chlorure d'antimoine en oxychlorure insoluble. On plonge dans cette liqueur une lame d'étain. Au bout de vingt-quatre heures de contact avec ce métal, l'antimoine, s'il en existe dans la liqueur, s'est déposé en totalité sur l'étain ; on le détache, puis on le dissout dans de l'eau additionnée d'acide chlorhydrique. La liqueur nouvelle ainsi obtenue est réservée pour être essayée avec l'appareil de Marsh.

On pourrait également suivre le procédé de Danger et Flandin. Mais le sulfate d'antimoine étant très peu soluble, il serait difficile de le séparer de la masse charbonneuse. C'est pourquoi il est préférable de modifier ce procédé comme l'a indiqué Naquet. On fait, à froid, un mélange d'azotate de soude, d'acide sulfurique et des matières suspectes, dans la proportion de 25 grammes d'azotate de soude pour 39 grammes d'acide sulfurique et 100 grammes de chair. Quand le mélange est achevé, on le chauffe, on l'évapore à siccité ; en un mot, on en achève la carbonisation comme à l'ordinaire. Le charbon obtenu est pulvérisé, puis bouilli avec une dissolution d'acide tartrique. L'antimoniate de soude qu'il contient se transforme alors en tartrate double de soude et d'antimoine qui se dissout facilement dans l'eau ; on filtre et l'on réserve la liqueur pour être de même essayée, soit dans l'appareil de Marsh, soit dans l'appareil de Naquet.

Quand on veut se servir de l'appareil de Marsh, on opère exactement comme il a été indiqué dans la recherche de l'arsenic. Il se dégage de l'hydrogène antimonié qui est

décomposé par la chaleur et qui est combustible comme
l'hydrogène arsénié, mais qui brûle avec une flamme plus
éclairante. Il s'agit ensuite de s'assurer que les taches métalliques et l'anneau sont bien formés d'antimoine et non d'arsenic. Les caractères distinctifs de ces taches et anneaux ont
été signalés.

A l'aide de la méthode et de l'appareil de Naquet, on parvient rapidement à s'assurer si les liqueurs suspectes contiennent de l'arsenic et de l'antimoine seuls ou mélangés, et, ce
qui est mieux, à les séparer d'une manière complète.

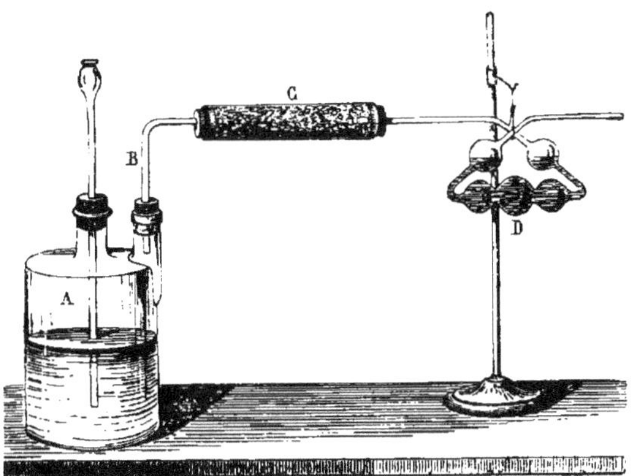

Fig. 39.

L'appareil en question (fig. 39) se compose d'un flacon A
muni d'un tube de dégagement B qui communique avec un
tube C de plus grand diamètre dans lequel on met de l'amiante.
Vient ensuite un tube à boules de Liebig D contenant une solution de nitrate d'argent.

Dans le flacon A on met de l'amalgame de sodium, puis la
liqueur suspecte. Il se dégage de l'hydrogène qui, se trouvant
à l'état naissant, se transforme en hydrogène antimonié ou
en hydrogène arsénié, ou enfin en ces deux gaz, si la liqueur
contient soit de l'antimoine, soit de l'arsenic, soit les deux à

la fois. Or, en traversant la dissolution d'azotate d'argent, les gaz se décomposent : l'un précipite de l'argent et laisse de l'acide arsénique dans la liqueur, l'autre donne lieu à un dépôt d'antimoniure d'argent insoluble. Lorsqu'on a continué l'opération pendant plusieurs heures, on démonte l'appareil, on verse le contenu du tube à boules sur un filtre et on lave bien le précipité. La liqueur filtrée peut ensuite être essayée dans l'appareil de Marsh pour y rechercher l'arsenic.

L'antimoniure d'argent est chauffé dans un creuset avec un mélange de carbonate et d'azotate de potasse ; il se forme de l'antimoniate de potasse. On épuise la masse par l'eau additionnée d'acide chlorhydrique ; on filtre et l'on obtient ainsi une liqueur qu'on peut essayer également par l'appareil de Marsh ou par les réactifs de l'antimoine.

Les composés d'antimoniaux solubles donnent, avec la potasse et la soude, un précipité blanc d'oxyde d'antimoine hydraté, soluble dans un excès de réactif ; avec l'ammoniaque et les carbonates alcalins, un précipité blanc de même nature, mais insoluble dans un excès de réactif ; avec le tanin, un précipité blanc ; avec l'acide sulfhydrique ou le sulfhydrate d'ammoniaque, un précipité *jaune rougeâtre*. Une lame de zinc, d'étain ou de fer plongée dans la solution d'un sel d'antimoine précipite ce métal à l'état d'une poudre noire.

Enfin, si le tartre stibié avait été ingéré à haute dose, on pourrait, le plus souvent, retirer des matières rendues par les vomissements ce sel en nature, le faire cristalliser et le reconnaître d'après les caractères indiqués précédemment.

Observations.

I. — *Empoisonnement par 1 gramme de tartre stibié. — Guérison.*

Un juif achète 30 grammes d'émétique pour de la crème de tartre, et en avale environ 1 gramme, le matin à jeun, dans de l'eau de chicorée. Peu après, douleur à la région épigastrique, syncopes, vomissements excessifs et répétés de matières bilieuses, coliques abdominales violentes, déjections alvines incessantes, aqueuses et très abondantes ; pouls petit, concentré ; figure pâle ; prostration des forces, crampes très douloureuses, se répétant

à chaque minute. Ce dernier symptôme est celui dont le malade se plaint
le plus. *D'abord décoction de quinquina pour boisson et en lavement; boisson
et lavement avec de l'eau de guimauve; potion opiacée qui paraît être très utile au
malade.* Ces accidents se calment au bout de cinq heures, et sont remplacés par une grande faiblesse. Les jours suivants, la digestion était difficile.
Cet effet secondaire céda à l'emploi d'un infusé de feuilles d'oranger et de
camomille, et à 60 centigrammes de thériaque administrés avant le repas.
(Barbier)

II. — *Empoisonnement par 3 grammes de tartre stibié. — Guérison.*

Une fille de 35 ans, grande, forte, bien réglée, à jeun depuis sept heures
du matin, prit, par suite de violents chagrins, le 4 février 1835, à cinq heures
du soir, 63 grains d'émétique qu'elle s'était procuré un à un, chez divers
pharmaciens. Bientôt, la salive affluant, le papier fut réduit en pulpe, et le
tout avalé sans effort. Une demi-heure après survinrent des vomissements
mucoso-bilieux, puis sanguinolents, qui se répétèrent coup sur coup et,
chaque fois, avec augmentation des douleurs. Le médecin appelé administra deux verres de décocté de quinquina rouge. Il y eut un soulagement
instantané et les vomissements cessèrent; mais les coliques qui s'étaient
manifestées quelque temps auparavant augmentèrent et furent alors suivies
de selles copieuses avec ténesme. La malade fut apportée à l'Hôtel-Dieu, à
neuf heures du soir. On lui administra des boissons oléagineuses, des lavements émollients. A cinq heures du matin, face vultueuse, animée, langue
rouge et pointue; soif moindre; pouls vif et dur; peau généralement plus
chaude qu'à l'état normal; épigastre douloureux, céphalalgie, courbature.
Traitement: *sangsues à l'épigastre, boisson gommeuse, lavements opiacés, diète.*
Ces mêmes moyens, les sangsues exceptées, sont continués pendant quelques jours. Les accidents disparaissent peu à peu, l'appétit revient et la
malade sort de l'hôpital en bon état, le 12 février. (*Clinique les Hôpitaux*, t. IV.)

III. — *Empoisonnement par 2 grammes de tartre stibié. — Mort.*

Un homme fortement constitué prit, un samedi au matin, par suite de
chagrins domestiques, 2 grammes d'émétique dans un peu de véhicule.
Vomissements, selles fréquentes, superpurgations. Transporté le dimanche
soir à l'Hôtel-Dieu, il offrait, le lundi matin, les symptômes suivants :
Douleurs violentes à la région épigastrique, difficulté à remuer la langue,
ivresse apparente, jactitation, pouls imperceptible. Dans la journée, le
ventre se météorisa, l'épigastre se tuméfia considérablement, devint plus
douloureux; délire dans l'après-midi. Le mardi soir, tous les accidents
s'aggravèrent, délire furieux, convulsions; mort dans la nuit.

Autopsie. — Membres très rigides, à demi fléchis. Un liquide visqueux et
blanc s'écoulait de la bouche quand on remuait le cadavre. A la partie antérieure de l'hémisphère du cerveau du côté gauche, ossification de la dure-
mère dans une étendue circulaire d'environ 40 millimètres ou 1 pouce et
demi de diamètre; opacité et augmentation de l'épaisseur de l'arachnoïde
qui double la face supérieure des deux hémisphères (1); rougeur uniforme

(1) Il est évident que ces altérations étaient indépendantes de l'empoisonnement en question.

avec inflammation récente de cette membrane, plus apparente du côté droit; anfractuosités du cerveau remplies d'un liquide séro-sanguinolent, en quantité plus grande à la base du crâne; substance cérébrale plus molle; quatre ou cinq cuillerées de sérosité transparente, incolore, dans les deux ventricules; poitrine saine. Péritoine d'une teinte généralement briquetée, estomac et intestin distendus par des gaz: muqueuse stomacale saine dans le grand cul-de-sac, rouge, tuméfiée, recouverte d'un enduit visqueux et facile à enlever dans le reste de son étendue. Celle du duodénum était dans le même état; les autres intestins n'offraient pas d'altération; peu de matières fécales. (RÉCAMIER.)

IV. — Empoisonnement par l'hémétique. — Guérison.

Au lieu de sulfate de magnésie, une dame prend dans de l'eau fraîche une cuiller à bouche de tartre stibié. Bientôt, il y eut des vomissements, de la diarrhée, de vives douleurs dans l'estomac, accompagnés d'une grande faiblesse. Le médecin, quatre heures après l'accident, trouve la malade baignée d'une sueur froide; le pouls est lent, filiforme; il y a de la difficulté dans la déglutition, des douleurs œsophagiennes et stomacales, des crampes dans les mollets, une saveur métallique dans la bouche. Les vomissements cessent, mais sont suivis de mucosités colorées par la bile; la diarrhée, après s'être calmée, se montre de nouveau.

On prescrit du blanc d'œuf, du lait et de la glace, puis 20 centigrammes de tanin toutes les cinq minutes, du café et 15 gouttes d'esprit de camphre éthéré. On applique des sinapismes sur l'épigastre et aux cuisses, on réchauffe les pieds et on tient la tête froide.

Enfin, le traitement est continué par un décocté de quinquina et par des émulsions opiacées, puis par des fomentations froides pour remédier aux douleurs stomacales.

Le lendemain, l'amélioration est marquée; deux jours après, la malade prend un peu de lait; le sommeil est bon, mais on observe une transpiration abondante. La guérison est bientôt assurée. Toutefois, les maux d'estomac et la faiblesse se prolongèrent encore pendant plus d'une semaine. (Dr LUNDBLAD, Rivista di medica, di chir. et terapeutica, 1874.)

Empoisonnement par les composés de bismuth.

Le bismuth est un métal d'un blanc grisâtre dont la densité est égale à 9,79, cassant et fusible à 247 degrés. Il cristallise en rhomboèdres qui se rapprochent extrêmement du cube.

Ce métal se rencontre à l'état natif; aussi était-il connu des anciens qui le confondaient avec l'étain et le plomb. On l'extrait en chauffant le minerai qui le contient dans des cylindres inclinés; le bismuth fond et s'écoule à l'extrémité inférieure des cylindres où on le recueille. Le métal ainsi obtenu contient presque toujours de l'arsenic dont il importe de le débarrasser en le faisant fondre avec une petite quantité de nitre dans un creuset ; l'arsenic passe alors à l'état d'arséniate de potasse, qu'on enlève par les lavages.

EFFETS TOXIQUES.

Effets toxiques. — On s'imagine généralement que le bismuth est un métal inoffensif, opinion qu'a fait prévaloir l'emploi journalier du sous-nitrate de bismuth à hautes doses, tant à l'intérieur qu'à l'extérieur. L'usage de ce sel vulgairement appelé *blanc de fard*, *magistère de bismuth*, était déjà très répandu au siècle dernier où on le préparait comme aujourd'hui en traitant par l'eau le nitrate acide de bismuth. On lui avait bien reconnu quelques dangers, mais on attribuait à cette époque, comme de nos jours, les effets nuisibles qu'il produisait à la présence d'un composé arsenical.

Mais, de ce que l'on peut ingérer sans inconvénient de fortes doses de sous-nitrate de bismuth, on ne peut conclure que ce métal soit inoffensif. En effet. si le blanc de fard, qui est insoluble, n'est pas toxique, c'est en vertu de l'adage *corpora non agunt nisi soluta*. Des effets sédatifs observés après l'administration du sous-nitrate de bismuth, effets analogues à ceux que produisent les antimoniaux, auraient dû mettre déjà sur la voie de la vérité. Bien qu'insoluble dans l'eau, ce sel peut se dissoudre dans le tube digestif en très petite quantité et être absorbé, puisqu'on a pu retrouver du bismuth dans le foie, dans le lait et dans l'urine. C'est cette petite quantité absorbée qui détermine l'apparition des effets signalés.

Pour résoudre complètement la question, il fallait employer un sel soluble de bismuth. Or, j'ai vu que le tartrate double de bismuthyle et de potassium, c'est-à-dire l'émétique de bismuth, était aussi toxique, plus toxique même que l'émétique d'antimoine ou émétique vulgaire. Mes expériences sont venues confirmer celles de Stephanowitsch, qui a reconnu que le citrate ammoniacal de bismuth tue les animaux sous la peau desquels on l'a injecté, et qu'il produit dans les reins, dans le foie et le cœur, des altérations de nutrition analogues aux altérations que détermine le phosphore ; celles de Dubinsky qui a reconnu que le bismuth, qui s'élimine d'ailleurs par les glandes salivaires, produit sur la muqueuse buccale des accidents analogues à ceux du mercurialisme ; celles de Lebedeff qui a prouvé que le glycogène diminuait dans le foie (ce qu'on observe également dans l'empoisonnement par l'arsenic) ; enfin celles de Meyer qui s'est assuré que l'administration prolongée de l'oxyde, du sous-nitrate et du nitrate acide de bismuth à faibles doses produisait, chez les animaux, de l'amaigrissement et une éruption vésiculeuse à la surface cutanée. Citons en outre, parmi les lésions que peut produire le bismuth, l'hypérémie pulmonaire qui a été constatée par Cloquet. Quant au nitrate acide, c'est une substance qui, introduite dans le tube digestif, produit des accidents propres aux agents de la classe des poisons corrosifs.

Traitement. — Dans un cas d'empoisonnement par un sel soluble de ce métal, tel que l'émétique de bismuth, on agirait comme dans l'intoxication par le tartre stibié.

RECHERCHE DU POISON.

Recherche du poison. — On détruirait par l'acide chlorhydrique et le chlorate de potasse les matières organiques (foie, sang, rein, etc.), puis, dans la liqueur suspecte préparée comme si l'on voulait y chercher l'arsenic ou l'antimoine, on ferait passer un courant d'acide sulfhydrique qui précipiterait le métal à l'état de sulfure de bismuth qui est noir (on sait que la coloration noire des selles après l'usage du sous-nitrate de bismuth est due à ce sulfure qui se forme dans l'intestin). Le précipité serait recueilli, dissous dans l'acide azotique pour être soumis aux réactions connues des sels de bismuth. On le transformerait en sous-nitrate et on le ramènerait même à l'état métallique, s'il était besoin, et si l'on avait à sa disposition une quantité suffisante de matière.

Les principaux caractères distinctifs des solutions de bismuth sont les suivants :

L'eau ajoutée en excès à ces solutions (excepté à quelques-unes, telles que celles de l'émétique de bismuth, du citrate ammoniacal de ce métal) produit des précipités de sels basiques. Ainsi le nitrate donne du sous-nitrate, le chlorure se transforme en oxychlorure. Ces précipités se dissolvent dans les acides correspondants.

Les alcalis et les carbonates alcalins donnent des précipités blancs qui se déshydratent et deviennent jaunes lorsqu'on porte les liqueurs à l'ébullition.

L'acide sulfhydrique et le sulfhydrate d'ammoniaque produisent un précipité noir de sulfure de bismuth, comme nous l'avons déjà dit ; le ferrocyanure de potassium, un précipité blanc insoluble dans l'acide chlorhydrique ; l'iodure de potassium, un précipité jaune brunâtre soluble dans un excès de réactif.

Le zinc, le cuivre, l'étain précipitent le bismuth de ses solutions. On obtient ainsi un dépôt noir formé par ce dernier métal réduit en poudre impalpable.

IV. — ACIDE CARBONIQUE.

L'*acide*, ou mieux l'*anhydrique carbonique*, CO_2, est un gaz incolore, inodore, d'une saveur piquante et aigrelette (lorsqu'il se trouve en contact avec l'eau) (1), non combustible, soluble dans son volume d'eau pure à la température ordinaire, beaucoup plus soluble dans une eau contenant des phosphates. C'est à la présence du phosphate de soude dans le sang qu'est due, en grande partie, la solubilité si facile de ce gaz dans le plasma qui n'en est jamais saturé à l'état normal, et qui s'en empare partout où il le trouve pour le transporter aux voies respiratoires qui l'éliminent.

L'acide carbonique existe en très faible quantité dans l'at-

(1) La saveur de l'acide carbonique anhydre est en réalité inconnue.

mosphère, dont il ne forme, en volume, que les 4 à 6 dix-mil-lièmes. Mais il se trouve en quantité plus ou moins considé-rable dans certaines dépressions du sol, dans des grottes, des vallées, des cratères de volcans éteints. On cite, à ce sujet, la grotte d'Aubenas dans le département de l'Ardèche, les grottes de Naples, de Pouzzoles, de Bolzena en Italie, celles de Pyrmont et du lac de Laacher en Allemagne, enfin celles qui se trouvent en grand nombre à l'île de Java. Dans cette dernière île, existe une vallée célèbre, celle de *Guepo-Upas*, ou vallée du Poison. Parmi les terrains volcaniques et ·les cratères de volcans éteints d'où se dégage de l'acide carbonique, on cite les solfatares l'Italie, les *estouffis* d'Auvergne, le volcan de Pasto, près Quito. Ce gaz se rencontre, soit à l'état de combi-naison, soit à l'état de liberté, dans plusieurs eaux minérales qui en renferment parfois plus de la moitié de leur volume à l'état libre.

L'acide carbonique se forme en grande quantité dans l'orga-nisme des animaux à sang chaud, car l'air expiré des voies pulmonaires en contient 4 pour 100. Enfin, ce même gaz se produit dans la fermentation alcoolique, dans la combustion lente ou rapide des matières carbonées, dans la fabrication de la chaux, etc.

EFFETS DE L'ACIDE CARBONIQUE.

Le séjour dans une atmosphère fortement chargée d'acide carbonique est rapidement mortel. D'après James, les chiens meurent au bout de trois minutes dans la grotte de Pouzzoles, les chats au bout de quatre minutes, l'homme y succomberait au bout de dix minutes. Il paraît même que, dans les temps reculés, des grottes semblables auraient servi de lieu d'expia-tion pour les criminels et de refuge suprême à des malheureux dans un but de suicide. Les parois de certaines de ces grottes sont, dit-on, couvertes de papillons et d'autres insectes privés de vie. Les oiseaux qui passent au-dessus de la vallée empoi-sonnée de Java tombent bientôt dans ce lieu maudit, dont les environs sont parsemés de squelettes. On connaît plusieurs accidents graves et même mortels survenus dans des caves et dans des cuves où s'effectuait la fermentation alcoolique, dans les fours à chaux d'où se dégage une grande quantité d'acide carbonique (1). Les habitants du voisinage peuvent même en éprouver de funestes effets, suivant une remarque ancienne de Fodéré.

Symptômes. — Les sujets qui se sont trouvés plongés tout à coup dans une atmosphère formée exclusivement, ou presque exclusivement d'acide carbonique, ont éprouvé une sensation d'étouffement. Pour expliquer ce résultat, on a invoqué soit l'impossibilité d'un échange gazeux dans les poumons qui éliminent eux-mêmes un air chargé de 4 pour 100 d'acide carbonique à l'état normal, soit une constriction spasmodique de la glotte due à l'action irritante de l'acide carbonique. Dans ce cas, la vie disparaît rapidement, non parce que l'acide carbonique s'accumule dans le sang, mais parce que l'oxygène ne pénètre plus dans ce liquide et que celui qui s'y trouvait auparavant s'y consume.

Lorsque l'acide carbonique est inspiré, mélangé en plus ou moins grandes proportions avec l'air atmosphérique, proportions dont les limites toxiques ont été établies par Paul Bert, comme nous le dirons bientôt, ce gaz s'emmagasine peu à peu dans le sang, d'où résultent des symptômes qui ont été étudiés par Herpin, Ozanam, Julius Clarus. Ces symptômes, qui consistent dans l'impossibilité des mouvements, la perte de la connaissance, le ralentissement de la circulation et de la respiration, l'abaissement de la température, la dilatation de la pupille, ont été assimilés par Ozanam (*Comptes rendus de l'Académie des sciences*, 1855) à ceux que produisent les anesthésiques.

Il s'agit maintenant d'étudier l'action intime exercée par cette substance.

---

(1) Les effets toxiques du mélange gazeux qui se dégage des fours à chaux doivent être attribués surtout à l'oxyde de carbone qui fait partie de ce mélange.

L'acide carbonique n'est pas seulement un gaz irrespirable, mais un agent toxique. — Deux opinions complètement opposées ont été émises et règnent encore au sujet de l'action de l'acide carbonique. Suivant les uns (Nysten, Bichat, Regnault et Reiset, etc.), cet acide serait un gaz inerte, simplement irrespirable à la façon de l'azote et de l'hydrogène ; suivant les autres (Collard de Martigny, Orfila, Seguin, Ollivier d'Angers, van Hasselt, Paul Bert), ce même gaz serait toxique.

La première opinion, celle qui a cours généralement, mais qui est reconnue aujourd'hui inexacte, s'appuyait sur diverses expériences, telles que les suivantes : Nysten ayant injecté dans les veines, chez les chiens, des quantités variables d'acide carbonique, avait vu la mort n'arriver que lorsque ce gaz ne pouvait être dissous en totalité dans le sang ; qu'on pouvait en injecter jusqu'à un litre par fractions de 50 centimètres cubes, sans donner lieu à de graves accidents, et que, dans tous les cas, ces accidents disparaissaient lorsqu'on saignait l'animal pour faire cesser la distension du cœur, cause de la mort ; qu'injecté dans l'artère carotide, ce même gaz ne produisait aucun effet sensible, à moins que la quantité n'en fût trop grande, car il déterminait alors une sorte d'apoplexie gazeuse par la distension mécanique de la pulpe cérébrale. De leur côté, Regnault et Reiset avaient fait vivre pendant plusieurs heures des chiens dans une atmosphère *suroxygénée*, contenant jusqu'à 23 p. 100 d'acide carbonique, d'où la conclusion que ce gaz était inerte.

Les partisans de la seconde opinion ne se sont pas contentés de critiquer les expériences précédentes, mais ils leur en ont opposé de nouvelles dont les conclusions s'imposent. Collard de Martigny a objecté que si l'acide carbonique injecté dans les veines n'est pas un poison, c'est qu'il est promptement éliminé par les voies respiratoires, car l'air expiré par les animaux contient alors un excès d'acide carbonique sur la quantité normale. D'un autre côté, si l'on se plonge, à l'exemple de cet expérimentateur, dans une atmosphère d'acide carbonique contenue dans un vase clos, la tête étant en dehors, on éprouve au bout de peu de temps, de vingt minutes par exemple, un abattement tel qu'on est obligé de cesser l'expérience. Des oiseaux placés dans de semblables conditions meurent bientôt frappés de paralysie. — Les grenouilles placées dans une atmosphère d'acide carbonique *meurent plus vite que lorsqu'elles sont plongées dans une atmosphère d'oxyde de carbone*, ce qui prouve d'une manière évidente que l'acide carbonique est toxique (1). — On sait que les tortues ont deux trachées; or si, à l'exemple de Landriani, on fait respirer à des tortues de l'acide carbonique par l'une des trachées, et de l'air par l'autre de ces conduits, on les voit mourir, tandis qu'elles continuent de vivre après la simple ligature de la première trachée. — Enfin il n'est pas jusqu'aux ferments, ainsi que le fait remarquer Paul Bert, qui ne soient tués par l'acide carboniqne; les fermentations s'arrêtent dans un liquide qui est en contact avec une atmosphère exclusivement formée de ce gaz.

Ces résultats prouvent la toxicité de l'acide carbonique. D'ailleurs l'opinion d'après laquelle ce corps gazeux serait simplement irrespirable ne peut plus être soutenue depuis les expériences de Paul Bert. Ce physiologiste a montré (*Bulletin de la Société philomathique*, 1864) que de jeunes rats âgés de trois ou quatre jours meurent, en une ou deux minutes, par arrêt du cœur, dans une atmosphère d'acide carbonique, tandis qu'ils vivent de 15 à 20 minutes dans l'azote ou dans l'hydrogène, leur cœur continuant de battre dans ces gaz après la cessation des mouvements respiratoires.

Depuis, dans ses recherches sur l'influence que les modifications de la pression barométrique exercent sur les phénomènes de la vie, Paul Bert a prouvé que les animaux qui meurent en vases clos et dans des conditions où l'oxygène ne leur manque pas y périssent après avoir formé une quantité d'acide carbonique qui est telle que, multipliée par le chiffre de la

(1) Nous avons appris que l'oxyde de carbone rend les globules impropres à l'hématose, qu'il produit le même effet qu'une saignée; et les grenouilles n'ont pas besoin d'une hématose considérable pour continuer de vivre.

pression barométrique, elle égale un nombre constant. Ce nombre, pour les petits oiseaux, est d'environ 24. Ces résultats sont applicables au cas où les animaux respirent un air chargé d'acide carbonique. Ainsi, à 6 atmosphères, les oiseaux périssent quand l'air contient 4 pour 100 d'acide carbonique; à 3 atmosphères, 8 pour 100 à 2 atmosphères, 12 pour 100. Au-dessous, il faut leur fournir de l'air suroxygéné, et l'on trouve ainsi, à 1 atmosphère, 24 pour 100 environ; à 1/2 atmosphère, 48 pour 100.

Le chiffre est notablement plus élevé pour les mammifères. Ainsi, pour les chiens, il est d'environ 40. C'est dans ce fait qu'on trouve l'explication de l'expérience de Regnault et Reiset.

Dans ces conditions, la mort est due à ce que l'acide carbonique du sang trouve, pour s'échapper au travers de la membrane pulmonaire, un obstacle de plus en plus fort dû à l'accumulation progressive du même gaz dans l'air extérieur. Il s'emmagasine dans le sang, et, au sein de ce liquide, il présente la même résistance au dégagement de l'acide qui se forme incessamment dans les tissus. Lorsque l'animal meurt, il est gorgé de l'acide carbonique qu'il a lui-même fabriqué, mais qu'il n'a pu exhaler au dehors.

Bert a trouvé, en analysant les gaz du sang, que le sang artériel d'un chien qui meurt de la sorte contient, pour 100 centimètres cubes de liquide, jusqu'à 130 centimètres cubes d'acide carbonique. Les tissus, les muscles surtout, en retiennent jusqu'à la moitié de leur volume. On en trouve parfois plus de 100 centimètres cubes dans 100 centimètres cubes d'urine.

Mais il ne faudrait pas dire, avec Longet, que l'acide carbonique en trop grande proportion dans l'air inspiré empêche le sang d'absorber de l'oxygène ». On trouve, en effet, dans le sang artériel, 18 ou 20 volumes d'oxygène à côté de 80 ou 100 volumes d'acide carbonique.

Lorsqu'on fait brusquement respirer à un animal un mélange d'oxygène et d'acide carbonique contenant 70 ou 80 pour 100 de ce dernier gaz. la mort a lieu très vite, avant que le sang artériel, et à plus forte raison, avant que les tissus aient eu le temps de se charger d'une aussi grande quantité de gaz toxique. Le cœur s'arrête alors de très bonne heure; il en est de même des mouvements respiratoires.

Dans l'asphyxie par strangulation, par submersion, ou dans l'air ordinaire confiné, la proportion d'acide carbonique dans le sang et dans les tissus est beaucoup moindre. Elle ne s'élève guère, dans le sang artériel, à plus de 70 pour 100. La mort est due, dans ce cas, non à un excès d'acide carbonique, mais à la privation d'oxygène.

Brown-Séquard a pensé que les convulsions qui précèdent la mort par asphyxie sont dues à l'excès d'acide carbonique, ce gaz étant selon lui un excitant des tissus musculaires et nerveux.

Mécanisme de la mort produite par l'acide carbonique. — Il résulte de ce qui précède que l'acide carbonique est toxique et qu'il ne le devient que lorsqu'il s'est emmagasiné dans l'économie en quantité suffisante. Il en est de cette substance comme des autres poisons dont les effets dépendent des doses administrées. En se fondant sur les chiffres cités par Bert, on pourrait calculer le poids de l'acide carbonique capable de tuer un chien. Admettons, en effet, que le volume du sang chez un chien soit d'un litre et demi, que les muscles de cet animal aient un poids approximatif de 10 kilogrammes, on trouverait que l'acide carbonique contenu dans son sang pèserait 3 gr. 84 et que celui qui serait contenu dans ses muscles pèserait 9 gr. 88. La somme de ces deux quantités paraît considérable sans doute, mais nous n'avons pas lieu de nous étonner, si nous nous rappelons que certaines substances, le nitrate de potasse, par exemple, ne sont toxiques qu'à la condition d'avoir été absorbées en grande quantité.

Maintenant comment agit l'acide carbonique qui se trouve en excès dans l'économie? Ce composé ne se fixe pas sur l'hémoglobine. En effet, l'hémoglobine demeure rutilante dans une atmosphère excessivement chargée d'acide carbonique, pourvu que cette atmosphère contienne une quantité suffisante d'oxygène, la proportion normale par exemple. D'ailleurs, chez les animaux qui sont morts par le seul fait de l'acide carbonique dans une atmosphère contenant de l'oxygène, le sang n'est pas aussi noir que chez ceux qui succombent dans un air dépouillé d'oxygène; dans le premier cas, l'hémoglobine n'est pas ou n'est guère réduite; dans le second, elle l'est presque complètement.

L'action de l'acide carbonique sur les globules étant écartée, il reste à considérer les effets de cette substance sur les systèmes nerveux et musculaire.

Après l'ingestion d'une eau gazeuse fortement chargée d'acide carbonique, on éprouve une excitation modérée, une ivresse légère; il en est de même lorsqu'on respire quelque temps une atmosphère chargée d'acide carbonique, comme dans les stations d'eaux minérales acidules. Mais cette excitation n'est que passagère; de sorte qu'il se manifeste bientôt, ainsi que l'a observé Ozanam, des symptômes analogues à ceux que déterminent les anesthésiques. Ces données nous apprennent déjà que l'acide carbonique agit sur le système nerveux en l'excitant d'abord et le paralysant ensuite.

Lorsqu'une grenouille est placée dans une atmosphère formée d'acide carbonique, alors qu'elle meurt plus rapidement que dans l'oxyde de carbone, ainsi que nous l'avons déjà dit, on peut constater que les excitants appliqués sur le système nerveux cessent peu à peu d'agir, et cela d'une manière plus rapide que lorsqu'une grenouille meurt dans un gaz inerte et même dans l'oxyde de carbone. Enfin les muscles cessent de se contracter sous l'influence des excitants directs. L'excitabilité nerveuse ne pouvant se manifester que par des mouvements réactionnels, et ceux-ci se trouvant abolis, on pourrait objecter que le système nerveux ne fût pas atteint et que les muscles seuls fussent paralysés; mais les faits d'anesthésie produits par l'acide carbonique, soit lorsqu'à l'exemple d'Ingenhousz, on plonge une plaie douloureuse dans une atmo-

sphère de ce gaz, soit lorsqu'on injecte ce même gaz dans le
vagin dans le cas d'épithélioma douloureux du col de l'utérus,
ces faits, dis-je, sont nettement établis. D'ailleurs, Paul Bert
leur a donné récemment une confirmation nouvelle. En effet,
ce physiologiste a démontré (*Comptes rendus de l'Académie
des sciences*, 17 mai 1873) que lorsqu'un animal respire dans
de l'oxygène confiné, il emmagasine de l'acide carbonique dans
son sang et dans ses tissus, et qu'il arrive un moment où il
devient complètement insensible, bien que la pression du cœur
soit restée normale, et que sa vie ne soit nullement en péril.

En se fondant sur ces diverses données, on peut donc avancer que *l'acide carbonique abolit à la fois les fonctions des nerfs
et des muscles*. Aussi dois-je apporter quelques rectifications à
ce que j'ai écrit précédemment à sujet.

Dans mes *Éléments de thérapeutique*, j'ai considéré, à
l'exemple de Brown-Séquard, l'acide carbonique comme un
excitateur musculaire, en prenant surtout en considération les
contractions utérines que provoque, d'après ce physiologiste,
l'injection de l'acide carbonique dans le vagin, les phénomènes
d'excitation qu'on observerait, d'après ce même physiologiste,
après l'injection de sang chargé d'acide carbonique dans une
artère quelconque, et les convulsions générales que produirait
une pareille injection poussée vers la tête. J'ai rappelé également, à l'appui de l'opinion d'après laquelle l'acide carbonique
serait un excitant, les recherches de Cyon, qui a attribué l'arrêt du cœur sous l'influence de ce gaz à une excitation produite
sur le pneumogastrique.

Mais, s'il en était ainsi, il deviendrait difficile de comprendre
les effets sédatifs de l'acide carbonique, ni les résultats obtenus
par Leven dans des recherches que nous devons prendre en
considération (*Comptes rendus de la Société de biologie*, 1869).
D'après cet expérimentateur, l'acide carbonique ne déterminerait jamais de convulsions ; ce gaz produirait au contraire
l'anesthésie, le ralentissement de la respiration et de la circulation, enfin l'arrêt du cœur, ce qui était conforme aux résul-

tats des recherches d'Ozanam. Ce même gaz modifierait les phénomènes chimiques de la nutrition, car on constaterait facilement la présence du sucre dans les extraits du sang et du foie d'animaux empoisonnés par l'acide carbonique. Enfin, les travaux de Paul Bert sont venus également modifier la question dans un sens défavorable à l'opinion d'après laquelle l'acide carbonique serait essentiellement excitant.

En effet, autre chose est d'injecter dans le torrent circulatoire du sang chargé d'acide carbonique et de faire respirer ce même gaz à des animaux. Dans le premier cas, le sang ne contient pas d'oxygène, car il a été chassé par le courant d'acide carbonique qu'on ferait passer dans le sang comme il le serait par tout autre gaz, tel que l'azote, l'hydrogène ; dans le second cas, le sang de l'animal qui contient toujours de l'oxygène reçoit simplement un excès d'acide carbonique. Dans toutes les expériences de Brown-Séquard, on voit simultanément l'oxygène diminuer et l'acide carbonique augmenter dans le sang : d'où il résulte qu'il est difficile de faire la part de chacune de ces circonstances. Or, les animaux empoisonnés lentement ou brusquement par l'acide carbonique ne présentent pas de convulsions ; les organes dans lesquels circule un sang beaucoup plus riche en acide carbonique que le sang des asphyxiés n'entrent pas non plus en contraction, ainsi que l'ont démontré des recherches de Laborde qui, après avoir injecté dans une artère crurale, chez des chiens, plusieurs centimètres cubes d'acide carbonique, n'a observé aucune espèce d'excitation dans le membre correspondant. Au contraire, on obtient des convulsions toutes les fois qu'on prive le sang d'oxygène, ou qu'on prive les organes de sang, en dehors de toute intervention de l'acide carbonique venu du dehors ou formé sur place.

Du reste, il ne faut pas attacher toujours une importance toxico-gnomonique à ce symptôme, les convulsions. Il existe, à la vérité, des agents convulsivants, tels que l'oxygène, la strychnine, la thébaïne, etc. ; on pourrait dire que ces agents déterminent les convulsions actives. Mais il existe des convulsions que nous appelons passives, malgré l'étrangeté du mot, chaque fois que les conditions physico-chimiques du fonctionnement des centres nerveux sont troublées *brusquement* (Paul Bert). Tel est le cas de l'asphyxie en vase clos, où les convulsions surviennent ou manquent, suivant que le vase est étroit ou vaste, que l'oxygène fait brusquement ou lentement défaut à la moelle épinière. Tel est celui de l'hémorrhagie mortelle : on observe des convulsions si la saignée est rapide, on n'en observe pas si elle est très prudemment ménagée. Tel est encore le cas de l'empoisonnement par l'oxyde de carbone, cette saignée des globules, où l'on peut éviter les convulsions en prenant des précautions suffisantes.

Dans toutes ces circonstances, dans toutes celles où l'on agit sur la moelle épinière, soit en supprimant la pression physique qu'exerce sur elle le sang (hémorrhagie), soit en lui enlevant l'oxygène nécessaire à son fonctionnement (asphyxie), on met l'organe en excitation violente lorsqu'on opère brusquement ces modifications, ou bien on détermine une mort calme en opérant avec une lenteur suffisante et progressive. Il ne faut donc pas dire : Il y a des convulsions dans l'asphyxie. La vérité est qu'on peut en avoir ou ne pas en avoir, à volonté.

Lésions anatomiques. — Le cadavre des sujets qui ont succombé sous l'influence de l'acide carbonique se conserve assez longtemps, comme dans l'intoxication par l'oxyde de carbone. Ainsi la coloration verte apparaît plus tard, et la putréfaction s'établit plus lentement. Orfila et Hildebrand ont d'ailleurs constaté que la chair musculaire restait intacte pendant un temps plus ou moins prolongé, lorsqu'elle se trouvait en contact avec l'acide carbonique. On sait, d'un autre côté, que dans les conserves par le procédé d'Appert, ce gaz n'exerce aucune influence fâcheuse. On a même invoqué, pour expliquer la conservation des cadavres sous l'influence de l'oxyde de carbone, la transformation de ce gaz en acide carbonique ; mais nous savons que cette transformation n'a pas lieu.

D'ailleurs, dans les cas de mort par asphyxie causée par la respiration de l'acide carbonique, ni le sang ni les tissus ne présentent la coloration rouge clair que leur communique l'oxyde de carbone. Le sang est plus ou moins noir et les tissus offrent une couleur sombre. Si le sang et les tissus étaient rouges, c'est que l'intoxication aurait été produite par l'oxyde de carbone mélangé avec l'acide carbonique.

Traitement. — Aussitôt que du sang oxygéné se trouve en contact avec les éléments anatomiques nerveux ou musculaires dont l'acide carbonique avait aboli le fonctionnement, les propriétés de ceux-ci reparaissent. Il faut donc faire respirer aussitôt de l'oxygène ou du moins un air aussi pur que possible. Bien que l'acide carbonique n'agisse pas sur le sang, le traitement sera donc le même que celui des poisons hématiques gazeux, tels que l'oxyde de carbone, le gaz d'éclairage, l'acide sulfhydrique, le méphitisme des fosses d'aisances et des égouts. On recourra en outre aux courants ascendants, comme dans l'intoxication par le chloroforme.

RECHERCHE DU POISON.

Nous sommes encore trop peu édifiés sur les circonstances qui peuvent amener une accumulation d'acide carbonique dans les liquides et dans les tissus de l'organisme. Aussi devrait-on se borner, dans un cas d'intoxication par l'acide carbonique, à rechercher simplement si ce gaz se trouverait en grand excès dans l'atmosphère où le patient était plongé avant sa mort.

Pour cela, on suivrait le procédé de Thénard, qui dosait l'acide carbonique dans l'air en faisant passer cet air à travers une solution de baryte. Il se formait du carbonate de baryte insoluble qui était recueilli, lavé, desséché et pesé. Pettenkofer a modifié ce procédé en employant une liqueur de baryte titrée et déterminant, en la saturant par une solution d'acide oxalique également titrée, la proportion de la base qui n'avait pas été précipitée par l'acide carbonique. Enfin, on suivrait plus avantageusement le procédé qui consiste à faire passer, à l'aide d'un aspirateur, dans un tube à boules contenant une solution de potasse, l'air préalablement desséché par la pierre ponce imbibée d'acide sulfurique. Le dosage de l'acide carbonique se ferait alors comme dans l'analyse élémentaire des substances organiques.

PROTOXYDE D'AZOTE.

Je traiterai brièvement de ce gaz qu'on a considéré, depuis Humphry Davy, comme un agent anesthésique et comme un agent toxique lorsqu'il était respiré en quantité trop considérable.

Des recherches récentes de Jolyet et Blanche (*Comptes rendus des séances de l'Académie des sciences*, 1873) tendent à faire considérer ce même gaz sous un point de vue tout à fait différent. On répétait chaque jour que le protoxyde d'azote, étant inspiré, produisait une sensation de bien-être, un délire gai, un rire continuel, d'où le nom de *gaz hilarant* qu'on lui avait donné. Mais on oubliait que divers expérimentateurs avaient constaté sur leur propre personne des effets tout opposés ; qu'ils avaient eu des bourdonnements d'oreilles, des vertiges, un malaise général, de la défaillance, des tremblements et même des convulsions avec pâleur du visage et rougeur des lèvres ; qu'en un mot ils avaient éprouvé des symptômes asphyxiques, et cela lors même que le gaz inspiré était parfaitement pur, c'est-à-dire dépouillé de vapeurs nitreuses. Or, il résulte des recherches de Jolyet et Blanche, que *le protoxyde d'azote est un gaz complètement inerte* au même titre que l'azote et l'hydrogène.

En effet, après avoir placé des animaux sous des cloches dans une atmosphère contenant 79 de protoxyde d'azote et 21 d'oxygène, les expérimentateurs ont vu ces animaux se comporter comme s'ils avaient été placés sous des cloches renfermant de l'air ordinaire, et mourir à peu près dans le même temps, dans ces deux atmosphères confinées, après avoir formé autant d'acide carbonique et épuisé autant d'oxygène. Ils ont fait respirer à des chiens des mélanges de protoxyde d'azote et d'oxygène, dans les proportions de l'air, pendant vingt à trente minutes, sans avoir pu constater, à aucun moment, un affaiblissement appréciable de la sensibilité : le nerf sciatique excité par un faible courant a toujours produit des signes d'une vive douleur. Chez les animaux respirant le protoxyde d'azote pur, ils ont constaté, en excitant le nerf sciatique à divers moments, que la sensibilité disparaissait, il est vrai, entre la troisième et la quatrième minute, mais que cette disparition n'avait lieu qu'au moment où l'animal offrait tous les signes de l'*asphyxie*. L'insensibilité, de même que les convulsions qu'on observe souvent dans les asphyxies rapides, n'était due par conséquent qu'au défaut d'oxygène.

Ces mêmes expérimentateurs ont constaté que la germination ne se fait pas dans une atmosphère de protoxyde d'azote. Davy avait déjà vu les plantes se faner au bout de trois jours dans une atmosphère semblable. Les choses se passent d'une manière analogue dans l'azote et dans l'hydrogène non mélangé avec l'oxygène.

Enfin le dégagement égal d'acide carbonique pendant le même temps, par les animaux plongés dans l'air ordinaire ou dans une atmosphère contenant 79 volumes de protoxyde d'azote et 21 d'oxygène, semble établir que le protoxyde d'azote ne se dédouble pas dans l'organisme en azote et en oxygène comme on l'a avancé sans preuve, mais qu'après avoir été absorbé, ce gaz s'élimine en nature. Il paraît donc résulter de ce qui précède que si le protoxyde d'azote a donné parfois naissance à des accidents, lorsqu'il a été respiré, on doit attribuer ces derniers plutôt aux impuretés du mélange gazeux qu'au protoxyde d'azote.

EFFETS DE L'AIR CONFINÉ.

Quand on séjourne dans un air qui ne se renouvelle pas, cet air subit les variations suivantes : 1° un certain volume d'oxygène disparaît et se trouve remplacé par un volume sensiblement égal d'acide carbonique (1) ; 2° des matières animales ou miasmatiques, qu'Orfila désignait par l'expression de *vapeurs animalisées*, dégagées des voies respiratoires et de la surface cutanée, vicient cette atmosphère; 3° l'état hygrométrique de cette même atmosphère s'élève.

Les deux premiers genres de variations sont les seuls qui nous intéressent.

On a cru d'abord que l'acide carbonique, qui se trouvait bientôt en excès dans l'air sur la quantité normale, jouait le principal rôle dans la production du malaise et des accidents graves et mortels qui sont la conséquence d'un séjour prolongé dans un air confiné. Ainsi on attribuait une grande valeur à la présence d'un centième et même d'un demi-centième d'acide carbonique dans l'air de dortoirs, de salles de spectacle, au lieu de la moyenne de 4 à 6 dix-millièmes qui se trouve normalement dans l'air ordinaire. Mais cette proportion d'un centième et même le double est incapable de causer des accidents graves. S'il en était autrement, l'insufflation bouche à bouche de l'air dans la poitrine d'un asphyxié serait dangereuse au lieu d'être éminemment salutaire, puisque l'air expiré contient en volume 4 pour 100 d'acide carbonique.

D'ailleurs, les expériences de Paul Bert nous ont appris que l'air soumis à la pression barométrique moyenne de 76 centimètres n'était toxique par l'acide carbonique que lorsque ce gaz s'y trouvait dans la proportion de 24 pour 100, celle de l'oxygène restant la même. Donc, comme nous l'avons déjà dit, *dans l'air ordinaire confiné, l'acide carbonique ne joue presque aucun rôle; tout dépend presque exclusivement de la disparition de l'oxygène.* Supposons, en effet, que l'oxygène disparaisse en totalité pour former de l'acide carbonique, l'air

---

(1) Il y aurait égalité parfaite entre ces deux volumes si tout l'oxygène qui est consumé était employé uniquement à former de l'acide carbonique, au lieu de contribuer à la formation de principes oxygénés tels que l'urée, l'acide urique, la créatine, etc.

ne pourra jamais contenir plus de 21 volumes de cet acide Mais, si l'on peut séjourner sans danger de mort dans une atmosphère riche en acide carbonique jusque dans la proportion maxima de 21 pour 100, à la condition que l'oxygène ne fasse pas défaut dans cet air, c'est-à-dire qu'il s'y trouve dans la proportion de 21 pour 100, il n'en est pas de même lorsque l'oxygène disparaît. On ne peut séjourner sans éprouver bientôt du malaise dans une atmosphère dont le tiers de l'oxygène a disparu. On succomberait dans l'air qui aurait perdu la moitié de ce principe vital. Il ne faut donc plus dire maintenant comme autrefois : une atmosphère contenant 5 pour 100 d'acide carbonique est dangereuse, celle qui en contiendrait 10 pour 100 serait mortelle; mais : une atmosphère ayant perdu 5 pour 100 d'oxygène serait dangereuse, celle qui en aurait perdu 10 à 12 pour 100 serait mortelle. De cette manière, nous pouvons nous expliquer pourquoi les ouvriers peuvent travailler assez longtemps dans la mine de Pallaouen (en Bretagne), laquelle contient 4 ou 5 pour 100 d'acide carbonique et 14 à 15 pour 100 d'oxygène, tandis que le séjour devient bientôt impossible dans la mine d'Huelgoat, où l'air renferme peu d'acide carbonique, mais seulement 10 pour 100 d'oxygène, ce dernier gaz étant enlevé à l'air par les pyrites. Ce n'est point à dire pour cela que l'acide carbonique ne soit pas dangereux lui aussi : nous avons insisté sur les effets toxiques de ce gaz; mais il faut qu'il s'emmagasine dans le sang en quantité suffisante pour agir.

L'influence de la disparition de l'oxygène dans l'air confiné ou non suffisamment renouvelé étant établie, il faut se rappeler qu'elle n'est pas la seule qui doive être prise en considération. L'air expiré renferme une grande quantité de matières volatiles d'une odeur plus ou moins désagréable et variable suivant l'âge, le sexe, l'état normal, l'état morbide et l'individualité. Ces vapeurs miasmatiques sont éminemment toxiques. Dumas et Péclet ont été presque suffoqués en voulant respirer les gaz expulsés par des cheminées d'appel de l'air d'une salle contenant une assemblée nombreuse. Un lapin qu'un architecte avait exposé, dans ces dernières années, à une bouche d'appel de la salle du Corps législatif, fut bientôt asphyxié, non par le défaut d'oxygène, ni par l'acide carbonique, mais par les miasmes dégagés de la salle de l'assemblée impériale.

Les symptômes qu'on éprouve dans l'air confiné, tels que ceux qu'ont ressentis les mineurs qui sont restés enfermés plusieurs heures dans des espaces plus ou moins restreints, consistent dans la difficulté de la respiration, la céphalalgie, l'impossibilité graduelle des mouvements, l'aphonie, parfois l'assoupissement, le délire avec ou sans convulsions, suivant les circonstances citées précédemment. L'insensibilité survient lorsque le sang artériel ne contient plus que de 2 à 3 pour 100 d'oxygène. La mort arrive après un temps variable, suivant les dimensions de l'espace confiné et le nombre des individus qui y sont renfermés. Nous citons plus bas une observation où la mort eut lieu en quelques heures. Il existe plusieurs autres exemples de l'influence délétère de l'air confiné et des miasmes qu'il contient. Après la bataille d'Austerlitz, sur trois cents hommes enfermés dans une cave, deux cent soixante y perdirent la vie. Des drames analogues se sont passés dans les navires remplis d'esclaves ou de passagers. Aux assises d'Oxford, plusieurs juges et assistants périrent presque subitement par les vapeurs miasmatiques qui s'exhalaient des criminels qu'on venait d'extraire de cachots infects (Galtier, d'après Plisson).

Lésions anatomiques. — On ne constate point, après la mort dans l'air confiné, pas plus que dans l'intoxication par l'acide carbonique, la coloration rouge ou rosée des téguments qu'on observe sur le cadavre des sujets intoxiqués par l'oxyde de carbone. Les cavités cardiaques et les vaisseaux renferment du sang noir et fluide.

Cette coloration du sang est due non à un excès d'acide carbonique dans ce liquide, mais à l'absence de l'oxygène. On sait en effet que l'acide carbonique n'a pas la propriété de rendre sombre l'hémoglobine, attendu que celle-ci demeure rutilante dans un air très riche en acide carbonique, mais suffisamment riche en oxygène.

Traitement. — Il faut exposer les patients au grand air, leur faire respirer l'*oxygène pur*, s'il est possible, et *exercer des frictions* sur leur corps. On prescrira ensuite des substances stimulantes et antimiasmatiques et antiseptiques, telles que les alcooliques, le quinquina ; on fera prendre des purgatifs.

Observations.

*Incarcération de 146 personnes dans un espace étroit et peu aéré.
Mort de 123 d'entre elles en moins de dix heures.*

Cent quarante-six personnes furent enfermées au fort William, à Calcutta, dans une pièce carrée de 7 mètres de côté, n'ayant d'autre ouverture que deux petites fenêtres donnant sur une galerie. Les premiers effets qui se manifestèrent furent une chaleur et des sueurs considérables ; puis les patients ressentirent une soif insupportable, de violentes douleurs dans la poitrine, une difficulté extrême de respirer, presque de la suffocation. Ces malheureux, pour être moins à l'étroit et se donner de l'air, ôtèrent leurs vêtements, agitèrent l'air avec leurs chapeaux, se mirent à genoux tous ensemble, se relevèrent simultanément et exécutèrent cette manœuvre trois fois en une heure. Chaque fois plusieurs d'entre eux, manquant de force, tombèrent et furent foulés aux pieds par leurs compagnons. Ils demandèrent de l'eau, on leur en donna, mais se disputant pour la posséder, les plus faibles furent renversés et succombèrent bientôt après. L'eau n'apaisa pas leur soif et moins encore les autres souffrances. Avant minuit, c'est-à-dire durant la quatrième heure de leur réclusion, ceux qui avaient pu respirer aux fenêtres un air moins infect, et qui vivaient encore, étaient plongés dans une stupidité léthargique ou dans un affreux délire. On se battit de nouveau pour avoir accès aux fenêtres. A deux heures du matin, il restait seulement cinquante individus en vie ; le nombre était encore trop grand pour que tous pussent respirer l'air frais ; aussi le combat se continua-t-il jusqu'à la pointe du jour. Le chef lui-même, après avoir résisté longtemps, tomba asphyxié. On le releva, on l'approcha de la fenêtre, et on lui donna du secours. Bientôt après, la prison fut ouverte et, de cent quarante-six hommes, il n'en restait que vingt-trois vivants.

QUATRIÈME CLASSE

POISONS MUSCULAIRES (1)

Les agents toxiques de cette classe sont divisés en deux
ordres : 1° ceux qui paralysent la fibre musculaire, c'est-à-dire
les *paralyso-musculaires*, lesquels sont les plus nombreux ;
2° ceux qui excitent les fibres musculaires, notamment les fibres
lisses, c'est-à-dire les *excito-musculaires*.

PREMIER ORDRE

PARALYSO-MUSCULAIRES

Les agents toxiques de cet ordre sont : l'*inée*, le *tanghin*,
l'*upas antiar*, la *vératrine*, etc. ; puis la plupart des sels métalliques, tels que le *sulfocyanure de potassium*, le *nitre*, les *sels
de baryum*, de *cuivre*, de *zinc*, de *plomb*, de *mercure*, etc. Ces
derniers agissent également à la longue sur le sang et la nutrition (p. 214).

Notions générales sur les poisons paralyso-musculaires.
— Le premier terme de cette série de poisons a été signalé par
Claude Bernard. Sans doute l'activité redoutable de plusieurs

---

(1) La plupart des poisons, peut-être tous, que Rabuteau place ici dans sa
quatrième classe, à côté du sulfocyanure de potassium, ne doivent pas être
considérés, à mon avis, comme des poisons musculaires. Il est douteux qu'on
connaisse actuellement une substance toxique agissant directement sur les
fibres musculaires pour en abolir l'irritabilité. Le sang est-il intoxiqué par l'inée
ou un sel métallique, le système nerveux est atteint, notamment le bulbe, et la
mort peut arriver par arrêt du cœur. Il ne faut donc accepter qu'avec une grande
réserve la classe des poisons musculaires. Lorsque ces poisons seront mieux
étudiés, ils viendront sans doute se ranger dans les classes précédentes (E. B.).

de ces substances toxiques était connue depuis longtemps, et même depuis un temps immémorial pour quelques-unes d'entre elles; mais on n'avait encore démêlé pour aucune de ces substances le mode d'action sur un élément anatomique déterminé. Or, après avoir présenté le curare comme le type des poisons qui paralysent les nerfs moteurs, notre grand physiologiste présenta le sulfocyanure de potassium comme le type des poisons qui détruisent l'irritabilité musculaire.

Aujourd'hui le nombre des termes de cette série est considérable. On sut bientôt que le sulfocyanure de potassium agissait moins en qualité de sulfocyanure qu'en qualité de sel de potassium; en effet, le sulfocyanure de sodium, qui renferme plus de sulfocyanure que son congénère, est moins actif que celui-ci. Depuis, j'ai fait un grand nombre d'expériences sur les sels de potassium, et j'ai démontré que tous les composés de ce métal, aussi bien que le nitre, qu'on avait déjà rangé dans cette série nouvelle de poisons, possèdent la propriété de paralyser la fibre musculaire. J'ai démontré également que les sels de calcium, de strontium, de baryum, de cuivre, de mercure et d'autres métaux exercent une action analogue. Le groupe des poisons organiques qui paralysent les muscles s'est établi également et a pris peu à peu de l'extension. A côté de la vératrine, dont le mode d'action a été élucidé par Kölliker et surtout par Prévost, sont venus se ranger successivement : le poison de l'inée, d'après les recherches de Pélikan, Fraser, Legros, Polaillon et Carville; le tanghin, d'après celles de Pélikan et Kölliker, de J. Chatin.

Tous les poisons musculaires amènent la mort primitivement par arrêt du cœur, très rarement par arrêt de la respiration, suite de la paralysie des muscles dilatateurs de la poitrine. C'est pourquoi plusieurs de ces agents ont été appelés d'abord *poisons du cœur* ou *poisons cardiaques*. Mais je répéterai, à ce sujet, ce que j'ai déjà soutenu, qu'il n'y a pas en réalité de médicaments ni de poisons cardiaques, mais seulement des substances agissant sur les éléments anatomiques de cet organe;

que si le cœur s'arrête rapidement, quelquefois d'une manière
soudaine, par exemple après l'injection dans les veines d'un
sel de potassium, de calcium, de baryum, etc., à des doses suffisantes, c'est en sa qualité d'organe musculaire recevant le
premier un sang intoxiqué.

Entre les poisons du système nerveux moteur et les poisons
qui paralysent les muscles, toutes substances dont l'effet commun est l'abolition du mouvement, il y a donc cette différence
que les premiers, tels que le curare, amènent la mort par
asphyxie, et les seconds, tels que l'inée, la vératrine, les sels
de baryum, amènent la mort par syncope. La vie, ainsi que l'a
fait remarquer Cl. Bernard, peut être entretenue par la respiration artificielle dans un organisme soumis à l'influence du
curare ; elle est abolie d'une manière définitive lorsque l'irritabilité des fibres musculaires, notamment de celles du cœur, a
été détruite par les poisons musculaires.

A cette différence dans la symptomatologie et dans le mode
de terminaison, il faut en ajouter une seconde qui présente un
grand intérêt. *Tous les poisons musculaires déterminent les
vomissements* avec la plus grande facilité, ce que l'on conçoit
facilement, si l'on se rappelle que l'interruption de la circulation, d'après les expériences de Schiff, a pour effet de provoquer ce symptôme. Vulpian a exprimé ce fait autrement en
disant que les poisons cardiaques produisent les vomissements.
Cette donnée est importante. En effet, tandis que les poisons
neurotiques, tels que le curare, la strychnine, les anesthésiques (1), les alcaloïdes de l'opium (à l'exception de la morphine) (2), ne déterminent pas les vomissements ; tandis que,

(1) Le chloroforme détermine souvent les vomissements lorsqu'il a été ingéré.
Il s'agit alors d'une irritation locale qui les explique et rend compte de ceux
qu'on observe parfois chez les sujets qu'on a anesthésiés, lorsqu'une petite quantité de cette substance a été avalée. C'est pour ce même motif que la poudre de
cantharides produit des nausées et des vomissements lorsqu'elle a été portée
dans l'estomac.

(2) On sait que la morphine a la propriété de relâcher le système musculaire.
La narcéine et la codéine ne possèdent cette propriété qu'à un faible degré ; la
thébaïne, la papavérine et la narcotine ne la possèdent pas.

parmi les névro-musculaires, que nous avons étudiés, nous voyons seuls les antimoniaux (1) et la digitale les provoquer d'une manière presque fatale, nous voyons, au contraire, tous les poisons musculaires, depuis l'inée jusqu'au mercure et autres métaux, les provoquer toujours lorsque ces agents toxiques ont été introduits dans l'économie à des doses suffisantes, lesquelles sont parfois excessivement faibles.

Il est un autre point sur lequel il est nécessaire de fixer l'attention. Souvent, au début de l'empoisonnement par les agents toxiques de cette classe, on observe des tremblements musculaires, voire même des mouvements convulsifs. Ces effets ont pu induire parfois en erreur, en faisant croire qu'il s'agissait de poisons tétanisants. Mais il n'en est rien, comme nous le verrons, par exemple, dans l'étude de la vératrine ; car, lorsqu'on a eu soin, avant l'empoisonnement, de sectionner les nerfs qui partent de la moelle épinière, ces mouvements convulsifs ne s'en manifestent pas moins. Il ne s'agit que d'un ébranlement initial dû au premier contact de la substance toxique, lequel ébranlement est bientôt suivi de la perte de la contractilité musculaire. Nous ajouterons que les muscles paralysés ne présentent aucune altération perceptible à l'aide du microscope, à moins que l'agent toxique, quelquefois irritant et même corrosif, comme le nitre, le sulfate de cuivre, le sublimé, etc., n'ait été appliqué en poudre ou en solution concentrée. En dehors de ces cas, on ne constate qu'une *altération fonctionnelle* sans altérations de structure.

Enfin, nous ajouterons qu'en général l'*intelligence conserve son intégrité* dans l'intoxication par les poisons musculaires.

I. — INÉE

OU POISON DES PAHOUINS.

On désigne par l'expression d'*Inée*, soit un poison sagit-

---

(1) Des recherches nouvelles faites sur les antimoniaux conduiraient peut-être à classer ces agents parmi les poisons musculaires.

taire usité par les *Fans* ou *Pahouins* qui forment une tribu du Gabon, soit le végétal qui fournit ce poison, et qui croît au Gabon, dans la Guinée, dans la Sénégambie et dans d'autres pays de l'Afrique, par exemple, dans le Mozambique près du Zambèze.

Ce végétal, qui a été appelé *Strophantus hispidus* par de

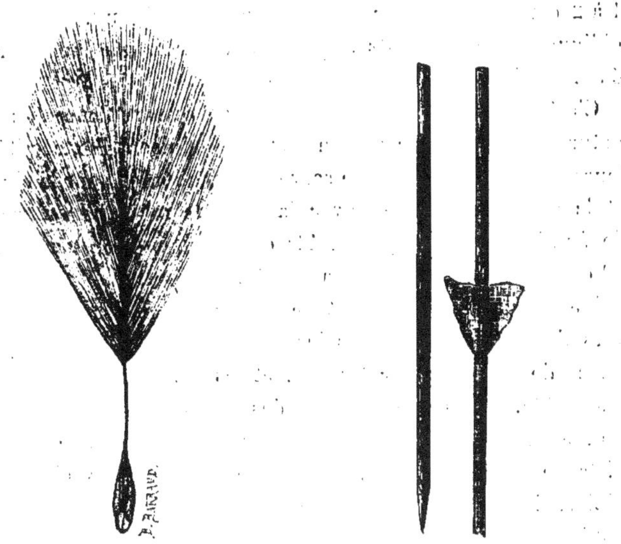

Fig. 40. — Une semence de l'Inée (*Stro-phantus hispidus*) représentée en grandeur naturelle.

Fig. 41. — Flèche employée par les Pahouins. — La partie supérieure de la flèche, qui est longue de 40 centimètres environ, est traversée par un fragment de feuille de palmier.

Candolle, et appartient à la famille des Apocynées, est une plante grimpante, à tige creuse et cylindrique qui s'élève jusqu'au sommet des arbres les plus élevés et retombe sur les arbres voisins en formant comme une treille. Les feuilles en sont opposées, ou plus rarement, verticillées; elles sont elliptiques et couvertes de poils longs et abondants, surtout sur les nervures et à la face inférieure. Les fleurs en sont d'un jaune pâle. Les fruits sont formés d'un ou de deux follicules cylindriques gros comme le pouce, longs de 30 à 40 centimètres et contenant chacun cent à deux cents graines. Ces semences, qui sont très nombreuses, sont ovales, comprimées, à bords tranchants (fig. 40); elles ont une longueur d'un centimètre à un centimètre et demi, une largeur de près d'un demi-centimètre et sont surmontées d'une tige qui se garnit, à une distance de 1 à 2 centimètres de l'acumen, de poils nombreux, rectilignes, obliquement ascendants et pouvant acquérir une longueur de 6 à 7 centimètres.

C'est avec les fruits et notamment avec les semences que les naturels préparent un poison dont ils enduisent l'extrémité de leurs flèches. Celles dont se servent les Pahouins pour la chasse et la guerre sont faites avec la nervure médiane ou rachis de feuilles de palmier (fig. 41) et présentent, en général, à 10 centimètres environ de la pointe, deux entailles opposées à peine visibles. Un fragment de feuille de palmier les traverse vers l'autre extrémité. Ils les portent dans un petit carquois formé de l'écorce de cet arbre, et les lancent avec une sorte d'arbalète. Celles des sauvages des bords du Zambèze ont une pointe en fer et portent également une entaille à une certaine distance de cette pointe. Ils s'en servent pour la chasse du gibier. Ces derniers, d'après le docteur Livingstone, quand ils ont blessé un animal avec leurs flèches dont l'extrémité se brise et reste dans la plaie, le poursuivent jusqu'à ce qu'il tombe, et, lorsqu'il est mort, ils enlèvent la partie qui entoure la blessure et mangent le reste.

Toutes les parties du végétal appelé inée paraissent être toxiques; mais les semences sont les parties les plus dangereuses. On sait du moins qu'elles le sont plus que les feuilles. Elles contiennent, sous un épisperme mince, une amande blanche, excessivement amère, donnant un suc huileux quand on l'écrase. Lorsqu'on les épuise par l'alcool, après les avoir broyées, on en retire 25 pour 100 d'un extrait qui renferme lui-même environ la moitié de son poids d'une huile fixe et inerte. Fraser aurait pu retirer de l'autre partie de l'extrait un principe actif, sur lequel il ne donne pas de renseignements, et qu'il a proposé d'appeler *strophantine*.

Les premières recherches sur l'action de l'inée datent de 1865. Elles furent faites, à Paris, par Pélikan (de Saint-Pétersbourg) avec un extrait hydro-alcoolique de semences qui avaient été apportées par Griffon du Bellay, et qui faisaient partie de l'exposition française au palais de l'Industrie (*Comptes rendus de l'Acad. des sciences*, 1865). Thomas Fraser étudia ensuite l'action de ce poison (*Proceedings of the Royal Society of Edinburgh*, 1869-1870); puis Legros fit des expériences avec des flèches venant des Pahouins (*Comptes rendus de la Société de biologie*, 1870); enfin, deux ans plus tard, Polaillon et Carville reprirent de nouveau l'étude du poison de l'inée avec lequel ils firent un très grand nombre d'expériences (*Archives de physiologie*, décembre 1872).

Symptômes. — Lorsqu'un animal à sang chaud a été blessé par une flèche enduite du poison de l'inée, et que l'arme reste dans la plaie, cet animal succombe rapidement. Ainsi, Legros ayant enfoncé dans la cuisse, chez des chiens et des lapins, des flèches de Pahouins, telles que celle qui est représentée plus haut, a vu mourir ces animaux en huit à dix minutes. Pendant ce temps, ils ont présenté divers symptômes dont j'ai été témoin, et qui furent les suivants : ralentissement et difficulté de la respiration, vomissements, prostration considérable; mais le symptôme le plus évident fut un ralentissement remarquable de la circulation tel, que le cœur s'est arrêté avant la cessation définitive des mouvements respiratoires. Des grenouilles ayant reçu ce même poison sous la peau, leur cœur s'arrêta rapidement en systole, ainsi que l'avaient constaté déjà Pélikan et Fraser dans leurs expériences faites avec des extraits hydro-alcooliques des semences de l'inée. Ces animaux, alors

que la circulation était complètement interrompue, continuèrent de sauter pendant quelques minutes, puis les mouvements
volontaires cessèrent tout à fait. Les cœurs lymphatiques continuaient de battre après l'arrêt du cœur sanguin.

Les résultats ont été les mêmes dans les recherches faites par
Polaillon et Carville avec l'extrait alcoolique des graines et
des feuilles de l'inée. Ces expérimentateurs ont vu que 3 millimètres d'extrait solide des semences, injectés dans les tissus
d'une patte de grenouille, amenaient l'arrêt du cœur en dix
minutes. Ils ont remarqué, en outre, que le moment de cet
arrêt variait suivant le mode d'application du poison; que, par
exemple, le cœur cessait de battre au bout de sept minutes chez
la grenouille, lorsque 3 milligrammes de l'extrait alcoolique
avaient été placés dans le péricarde; que le cœur ne s'arrêtait
qu'au bout de plusieurs heures, lorsque cette même dose avait
été introduite dans l'estomac. D'après ces mêmes expérimentateurs, le poison de l'inée est beaucoup plus actif chez les oiseaux, les chiens et les lapins que chez les animaux à sang
froid, tels que la grenouille, et surtout les escargots et les
crapauds. Il est toutefois remarquable que ces deux dernières
espèces d'animaux sont beaucoup plus sensibles à l'action de
l'inée qu'à celle de la digitaline. Les méduses ne paraissent rien
éprouver de la part de l'inée. Enfin, j'ajouterai que, chez les
chiens et les chats, Carville et Polaillon ont noté également la
difficulté de la respiration et les vomissements déjà observés
par Legros; que, de plus, ils ont signalé le tremblement musculaire précédant la paralysie, les gémissements et les cris
plaintifs qui précèdent souvent l'arrêt du cœur; qu'enfin, ils
ont vu que les battements cardiaques éprouvent, avant de
cesser, des alternatives de fréquence et de ralentissement.

Il s'agit maintenant de préciser le mode d'action de l'inée
et de démontrer que cet agent est un poison paralyso-musculaire.

Action de l'inée sur les muscles. — Pélikan, puis Fraser
et Legros, prenant surtout en considération l'arrêt du cœur

produit par l'inée, ont fait de cet agent un poison cardiaque.
Il est inutile d'insister sur la proposition que j'ai établie, et
qui sera surabondamment démontrée dans la suite, qu'il n'y a
pas de poisons cardiaques proprement dits, que la digitale elle-
même ne doit pas être considérée analytiquement comme un
poison du cœur, qu'il y a seulement des poisons agissant spécialement sur le cœur pour les motifs que j'ai signalés. Mais,
tandis que la digitale est un poison névro-musculaire, exerçant
son action sur les éléments nerveux et sur les fibres musculaires du cœur, l'inée est une substance agissant exclusivement
sur les éléments anatomiques musculaires de cet organe, au
même titre que sur les autres éléments musculaires striés ou
lisses de l'organisme.

Lorsqu'on applique la pince électrique sur le cœur ou sur les
autres muscles d'un animal qui vient de succomber sous l'influence de l'inée, on remarque que ces muscles ne se contractent plus, d'où il résulte que l'irritabilité musculaire est abolie.
Pour rendre ce résultat plus sensible, on opère de la manière
suivante : On applique sur une grenouille une ligature comprenant une cuisse tout entière à sa racine, moins le nerf sciatique, puis on injecte le poison en un point quelconque de
l'animal excepté dans le membre qui est lié, sur le dos par
exemple. Au bout d'un temps d'autant plus court que la substance toxique a été introduite en plus grande quantité, on
constate l'arrêt du cœur, puis la cessation de tout mouvement
volontaire. Si, à ce moment, ou peu de temps après, on cherche
à exciter par un moyen mécanique, ou par l'électricité, un
point quelconque de l'animal, on remarque des mouvements
réactionnels *seulement dans le membre préservé du poison*. Les
muscles de ce membre se contractent parfaitement lorsqu'on
applique l'électricité sur leurs fibres. Il en est de même lorsqu'on excite le nerf sciatique qui anime ce membre. Il résulte
de ces faits : 1° que les muscles, après avoir été mis en contact
avec le poison transporté par la circulation, perdent leur irritabilité ; 2° que le système nerveux sensitif n'est pas atteint ;

3° que le système nerveux moteur n'est pas atteint non plus. Chez un animal intoxiqué par l'inée, la section des pneumogastriques n'est pas suivie, ainsi que Fraser l'a constaté le premier, d'une accélération des battements cardiaques.

Non seulement les fibres musculaires striées sont paralysées par l'inée, mais les fibres lisses le sont également. En effet, si l'on applique la pince électrique sur les fibres de l'intestin chez un animal intoxiqué par ce poison, on voit que ces fibres ne se contractent plus. D'un autre côté, non seulement les systèmes nerveux sensitif et moteur ne sont pas atteints, mais il en est de même du grand sympathique. En effet, lorsque chez un animal mammifère tel qu'un lapin, on a arraché le ganglion cervical supérieur, à droite, par exemple, on observe, comme on le sait, une congestion de l'oreille droite et une contraction de la pupille du même côté; or, si l'on intoxique par l'inée ce même lapin ainsi opéré, on voit que lorsque le cœur va s'arrêter ou que l'animal se trouve au moins dans la période syncopale, que ni la vascularisation de l'oreille ni la contraction de la pupille du côté droit ne se modifient, ce qui prouve que le sympathique n'est pas influencé par le poison. Toutefois, la chaleur diminue dans l'oreille, ce qui tient au ralentissement de la circulation. Afin de mieux observer ces phénomènes, il faut soumettre les animaux à l'influence d'une faible dose de la substance toxique, de sorte que la mort arrive lentement.

Lésions anatomiques. — Ces lésions sont nulles ou très peu marquées. Polaillon et Carville ont trouvé parfois la muqueuse stomacale congestionnée et présentant quelques taches ecchymotiques dues sans doute aux efforts de vomissements; la muqueuse du tube intestinal était autant et plus congestionnée que celle de l'estomac, mais sans ecchymoses. Chez les grenouilles, le ventricule du cœur est en systole; chez les mammifères, les ventricules sont tantôt vides, tantôt remplis de sang; le ventricule droit en contient alors généralement plus que le gauche. Les oreillettes sont, au contraire, toujours gonflées de sang; les veines de la pie-mère et les sinus crâniens en sont remplis également. Ce liquide ne paraît pas altéré ; il se coagule comme à l'état normal. Les fibres musculaires ne présentent pas d'altérations visibles au microscope.

Traitement. — Il résulte d'expériences faites par Polaillon et Carville, que le curare ralentit la marche de l'intoxication par l'inée. Il semblerait donc, au premier abord, qu'il y eût un antagonisme entre le curare et l'inée; mais cet antagonisme n'existe pas, et ne peut exister, d'après la conception que nous avons acquise de ce conflit entre deux poisons (page 14 et ailleurs), puisque les deux substances en question n'agissent pas sur les mêmes éléments anatomiques d'une manière opposée. En effet, l'une abolit les mouvements par suite de la paralysie des nerfs moteurs; l'autre les abolit par suite de la paralysie des fibres musculaires. Si le curare ralentit l'empoisonnement par l'inée, c'est qu'il ralentit la circulation et, par conséquent, l'absorption de ce poison administré ensuite. D'un autre côté, on sait que le curare active l'excrétion urinaire et, par suite, l'élimination des substances toxiques par la voie rénale.

Nous ne savons pas encore quels seraient les meilleurs moyens à opposer aux effets de l'inée. Mais je présume que les alcooliques, qui sont en général très utiles dans l'intoxication par divers poisons musculaires tels que le nitre, rendraient des services par leur action excitante et surtout par leur action diurétique. Il est un médicament très agréable à prendre, que je préconiserai souvent dans l'empoisonnement par les agents de cette classe, c'est le vin de Champagne, ou, d'une manière générale, le vin blanc chargé d'acide carbonique. Ce bon médicament vaut mieux que la potion diurétique d'Orfila.

La méthode de Stas conduirait sans doute à la *recherche* du principe toxique de l'inée, lequel n'est pas encore caractérisé.

II. — TANGHIN

OU POISON D'ÉPREUVE DE MADAGASCAR.

A la même famille des Apocynées qui fournit l'*inée* que nous venons d'étudier, et qu'on peut considérer comme le type des poisons musculaires, appartient le *Tanghinia venenifera*, qui fournit un poison dont les effets sont non moins redoutables.

On désigne par l'expression de *Tanghin*, tantôt ce végétal toxique, tantôt le poison qu'il contient sans en spécifier la nature.

Le *Tanghin vénénifère* est un arbre à feuilles alternes, ovales très allongées, à fleurs ayant une corolle hypocratériforme, de couleur rosée, et un ovaire libre à deux loges. A ces fleurs succède un fruit fort semblable, après l'avortement habituel d'une de ses loges, à la drupe du pêcher, mais plus volumineuse que cette dernière. Cette drupe (fig. 42), qui mesure en-

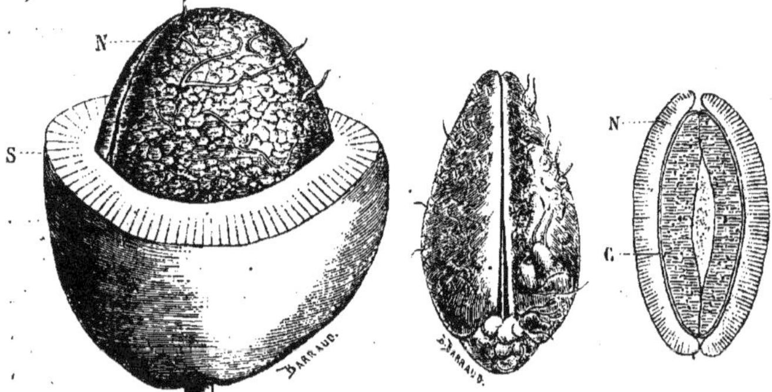

Fig. 42. — Fruit du tanghin (*Tanghinia venenifera*).

Fig. 43. — Noyau du fruit du tanghin.

Fig. 44. — Section du noyau N montrant les cotylédons C.

viron 7 centimètres en longueur sur 4 à 5 centimètres en largeur, présente un sarcocarpe S assez épais, jaune verdâtre, incolore, à saveur fort amère ; un noyau ligneux N (fig. 43), à surface rugueuse et sillonnée en sens divers par des filaments fibro-vasculaires qui se relèvent à la superficie ; enfin une graine dont l'amande dépourvue de périsperme est formée de deux cotylédons charnus représentés en C dans la figure 44 (1).

(1) Ces figures ont été dessinées, en grandeur naturelle, d'après celles qui sont contenues dans le travail de J. Chatin.

Toutes les parties du végétal paraissent être toxiques, les rameaux aussi bien que les feuilles ; les drupes le sont davantage, surtout lorsqu'elles sont mûres et qu'elles présentent une couleur rouge très prononcée. Enfin, dans ces drupes, c'est l'amande qui l'emporte en activité.

D'après O. Henry, cette amande contiendrait, indépendamment d'une huile fixe non toxique, deux matières : l'une blanche, cristalline, neutre et amère, qu'on pourrait extraire à l'aide de l'éther et qu'on a appelée *tanghicine;* l'autre, brune, non cristallisable, qu'on a appelée *tanghine.* Ces deux substances seraient les principes actifs. De son côté, J. Chatin a vérifié également que l'huile fixe n'était pas toxique, mais il n'a jamais pu obtenir la matière cristallisée de Henry en évaporant les teintures éthérées de l'amande débarrassée préalablement de la matière grasse ; il n'a obtenu qu'un résidu brunâtre, onctueux au toucher et d'une amertume prononcée. Traité par l'alcool chaud, ce résidu fut en partie dissous ; la solution alcoolique évaporée donne un nouveau résidu brunâtre et renfermant le principe actif, puisqu'il était toxique.

Enfin ce résidu ayant été traité par l'acide acétique étendu donna, par l'évaporation des liqueurs, une petite quantité de poudre blanchâtre assez soluble dans l'eau, beaucoup plus soluble dans l'alcool où elle laissa déposer de petits cristaux d'un blanc vitreux et appartenant au système diclinorhombique. Mais il fut impossible de caractériser cette substance que J. Chatin considère, jusqu'à nouvel ordre, comme étant un acide, ou peut-être un glycoside.

Le poison d'épreuve de Madagascar a été étudié d'abord par Ollivier d'Angers (*Journal de pharmacie,* t. X, 1824), puis par Pélikan et Kölliker (Wurtz, *Verhandl.* Bd. IX, 1858), enfin par Joannes Chatin (*Recherches pour servir à l'histoire botanique, chimique et physiologique du tanghin de Madagascar.* Thèse de pharmacie. Paris, 1873).

Usage du tanghin au Madagascar. — De même que les Gabonnais et beaucoup de peuplades sauvages de l'Afrique, les Malgaches croient aux sortilèges. Un malheur quelconque, la perte des bestiaux est pour eux l'œuvre d'un sorcier, et, comme il est très difficile de discerner le coupable, on soumet un certain nombre de personnes aux épreuves judiciaires ou *ordalies* (1). Mais ce ne sont pas seulement les prétendus sorciers qu'on soumet à ces épreuves, car il n'y a peut-être pas de pays où cette coutume barbare et absurde soit aussi répandue. En effet, dans une seule ordalie, il périt une fois six mille personnes, et de hauts personnages ont fait boire le tanghin à tous leurs esclaves parce que, leur digestion ayant été mauvaise, ils s'étaient crus empoisonnés. Les délits sont, aussi bien que les crimes, punis par le tanghin.

Quant à l'exécution du jugement, elle se fait en général de la manière suivante : L'accusé boit d'abord de l'eau de riz, puis il avale, sans les mâcher, trois morceaux de peau de poulet, de la dimension d'un dollar. Il prend ensuite le tanghin râpé et mêlé à du jus de bananier. Le *panozondoha,* ou juge de l'épreuve, place alors sa main sur la tête de l'accusé et prononce la formule de l'imprécation, appelant les châtiments les plus terribles sur la tête du coupable. Puis on lui fait prendre de nouveau de l'eau de riz. Les matières contenues dans l'estomac sont rejetées, et, si

____

(1) Le mot anglais *ordeal-poison* signifie *poison d'épreuve.*

l'examen y fait retrouver les trois morceaux de peau de poulet, le patient
est déclaré innocent; dans le cas contraire, rien ne saurait atténuer sa
disgrâce (Chatin, d'après Hooker).

Suivant Virey (*Journ. de pharm.*, 1822), quand un Malgache est con-
damné à boire le poison, on râpe des semences de la plante, puis on prend
des feuilles de longouze ou grand cardamome de Madagascar. On pile cès
feuilles pour en extraire quelques onces d'un suc aromatique; c'est dans
ce liquide qu'on mêle la semence râpée du tanghin. Ordinairement l'accusé boit avec assurance cette amère potion. Ce mélange d'une substance
aromatique et d'un poison nauséeux paraît avoir pour but d'en déguiser la
saveur ou d'en modifier l'action funeste. On pourrait présumer toutefois
que ces aromates servent, au contraire, à aiguiser l'énergie de la substance
toxique; en effet, des expériences anciennes d'Emmert sur les poisons
semblent prouver que l'action en est arrêtée par le moyen de poivre et
d'autres épices (1). D'autres fois, on fait simplement avaler à l'accusé une
infusion de l'amande broyée.

La mort n'arrive pas toujours. Si les accusés sont des personnages haut
placés, s'ils ont de la fortune, les juges font en sorte d'administrer un
breuvage non funeste. Ils ont soin également d'épargner les esclaves qu'ils
font vendre ensuite à leur profit. Si les accusés sont des plébéiens, ils succombent presque constamment.

Le poison agit quelquefois avec une rapidité telle que le patient meurt
avant la fin de l'épreuve; mais, le plus souvent, les choses ne se passent
pas de la sorte. Lorsque la culpabilité est établie, les assistants ne laissent
généralement pas au tanghin le temps d'achever son œuvre; ils se précipitent
sur la victime, la percent de leurs lances ou lui cassent la tête; fréquemment ils l'étranglent ou l'étouffent. Souvent ces malheureux sont jetés
dans une fosse où ils sont ensevelis encore vivants. Baker fut témoin d'une
de ces scènes horribles : il vit deux hommes creusant une fosse vers
laquelle la victime fut moitié portée, moitié traînée; on la lança dans sa
tombe, et tout aussitôt une grêle de pierres s'abattit sur cet infortuné qui
fut ensuite recouvert de terre. Souvent aussi les patients sont laissés sur
le lieu du supplice, à la merci de chiens à demi sauvages qui les mettent
en lambeaux.

Toutefois ces usages barbares ont presque disparu aujourd'hui. Le roi
Radaman les avait proscrits; bien qu'ils aient reparu plus tard, le tanghin a cessé d'être employé officiellement (Grandidier). D'ailleurs, quand
il s'agissait de petits larcins ou de contestation entre deux individus, le
plaignant et le prévenu n'étaient pas toujours tenus d'avaler le poison. Ils
étaient représentés chacun par un chien, et l'on faisait prendre le breuvage
toxique à ces deux animaux. La partie dont le champion succombait le
premier s'entendait condamner à une amende fixée par la loi.

(1) Les aromates favorisent la sécrétion du suc gastrique ; c'est dans ce fait
qu'il faut chercher l'explication des résultats signalés par Emmert. Supposons
qu'un animal ait avalé de la strychnine qui est très peu soluble, il sera empoisonné moins rapidement que s'il avait avalé du chlorhydrate de strychnine qui
est très soluble et facilement absorbable. Or, après l'ingestion de la strychnine,
il se forme, dans l'estomac, du chlorhydrate de cette base au contact de l'acide
chlorhydrique du suc gastrique (RABUTEAU).

Effets toxiques du tanghin d'après les expériences sur les animaux. —
Ces effets, ainsi que l'a constaté J. Chatin dans des expériences nombreuses, présentent une analogie complète et même une similitude remarquable avec ceux de l'inée. 5 milligrammes d'un extrait alcoolique provenant de noyaux et d'amandes, ayant été introduits sous la peau du dos
chez une grenouille, ont amené un arrêt complet du cœur en cinq minutes. 1 centigramme d'extrait aqueux d'amandes a déterminé, dans les
mêmes conditions, l'arrêt complet du cœur en huit minutes et la cessation
absolue des mouvements volontaires en treize minutes. La mort est arrivée, de même, rapidement, lorsque le poison avait été introduit dans l'estomac. Ainsi que dans l'intoxication par l'inée, les cœurs lymphatiques
continuèrent de battre après l'arrêt du cœur sanguin. Chez les chiens, l'injection du poison sous la peau détermina de la dypsnée, des vomissements, une prostration extrême, le ralentissement de la circulation, enfin
l'arrêt du cœur avant la cessation des mouvements respiratoires. Chez ces
animaux, l'intelligence conserva son intégrité jusqu'à la fin ; la sensibilité
persista, puisqu'on pouvait la constater tout le temps que les mouvements
volontaires étaient encore possibles. Le système nerveux reste donc intact
comme dans l'empoisonnement par l'inée. Mais, pour mieux démontrer
que le tanghin agit exclusivement sur les muscles, on peut opérer de la
manière suivante : On lie l'artère iliaque gauche, ou une cuisse tout entière, moins le nerf sciatique, chez une grenouille, puis on intoxique cet
animal avec un extrait de tanghin placé sous la peau du dos. Bientôt le
cœur s'arrête et l'on constate que les muscles perdent leur irritabilité
dans toutes les parties du corps qui ont pu recevoir le poison transporté
par la circulation, excepté dans le membre qui a été préservé par la ligature. On peut faire contracter ces muscles en appliquant la pince électrique, non seulement directement sur eux, mais sur un point quelconque
de l'animal aussi bien que sur le nerf sciatique qui se rend dans le
membre préservé. Cette expérience prouve que le système nerveux sensitif et le système nerveux moteur ont conservé leurs propriétés, tandis
que le système musculaire est atteint.

On peut donc dire que le tanghin est un poison musculaire. Déjà Kölliker et Pélikan, expérimentant avec un extrait alcoolique des rameaux et
des feuilles de tanghin, avaient mis hors de doute la paralysie du cœur,
puis celle des muscles ; mais ils s'étaient trompés en plaçant en seconde
ligne, c'est-à-dire entre la cessation des battements cardiaques et celle des
mouvements volontaires, la paralysie des nerfs moteurs du centre à la périphérie. Cette paralysie n'existe pas.

Les *lésions anatomiques* sont nulles en général. On a constaté cependant
la rougeur des muqueuses de l'estomac et de l'intestin. Les cavités cardiaques ont été trouvées remplies de sang.

III. — UPAS ANTIAR.

L'expression d'*upas* sert à désigner des poisons usités dans les îles de la
Malaisie, surtout dans les îles orientales, par exemple dans le groupe qui
s'étend de Bali à Timor, dans les îles Célèbes et jusqu'aux Philippines. Ils

paraissent moins répandus aux îles de Bornéo, de Sumatra et de Java, si ce n'est dans la partie orientale de cette dernière.

On connaît deux espèces d'upas :

1° L'*Upas radja*, qui est le plus redouté, comme l'indique le mot radja (terrible, effroyable). On l'appelle encore *Upas tieuté* ou *tjettek*. Ce poison est le suc desséché du *Strychnos tieuté* (Leschenault), plante grimpante qui s'applique aux arbres les plus élevés, notamment aux Rubiacées qui croissent dans les forêts presque impénétrables de Java.

Ce suc, qui est brunâtre lorsqu'il est frais, ressemble assez à l'opium lorsqu'il est desséché. La saveur en est amère. Il renferme, d'après les analyses de Pelletier et Caventou, de la strychnine et de la brucine qui en sont les seules parties actives. Horsfield et Mayer se sont assurés que le poison des flèches agissait exactement comme l'extrait fraîchement préparé du strychnos tieuté, de sorte que les ingrédients qu'on y mélange, avant d'en enduire les flèches, ne servent qu'à donner au poison plus de consistance et de ténacité.

Les effets toxiques de l'Upas radja ou tieuté sont identiques avec ceux de Strychniques étudiés précédemment (page 276).

2° L'*Upas antiar* ou *antjar*, qui est le suc laiteux de l'*Antiaris toxicaria* (Leschenault), grand arbre de la famille des Artocarpées. Cet arbre, qu'on appelle *bohon upas* dans le langage malais, *ipo* aux îles Célèbes, a un tronc droit, blanc et lisse, des branches nombreuses, des feuilles caduques, ovales et coriaces, d'un vert pâle; des fleurs monoïques, les mâles longuement pédiculées, les femelles à pédoncule court, à un seul ovaire auquel succède un fruit drupacé ayant les dimensions d'une prune et renfermant une seule graine.

C'est avec le suc laiteux de l'écorce du tronc et des branches de l'*Antiaris toxicaria* que les naturels de la Malaisie préparent un poison dont ils enduisent l'extrémité de leurs flèches. Ils obtiennent ce suc, soit en pratiquant des incisions sur l'écorce, soit en y introduisant un roseau de bambou taillé en pointe; ils le mélangent avec du sang-dragon, du galanga (1), du poivre, avec différentes parties d'une sorte d'arum appelé *njampoo*, avec du suc d'oignon, etc., et en font ainsi une composition dans laquelle ces divers ingrédients donnent plus de consistance au suc laiteux et en favorisent peut-être l'action.

Antiarine. — On appelle ainsi le principe toxique de l'*Upas antior*. Ce principe, dont Mulder a fait une étude particulière, après l'avoir retiré du suc laiteux de l'*Antiaris toxicaria*, est une substance non azotée, ayant pour formule $C^{14}H^{40}O^3$, d'une saveur amère, neutre, non volatile, fusible à 225 degrés, décomposable à 245 degrés, peu soluble dans l'eau froide; facilement soluble dans l'eau chaude, dans l'alcool, presque insoluble dans l'éther, et cristallisant en lamelles nacrées d'un blanc d'argent. La solubilité dans l'eau en est favorisée par les alcalis et par les acides faibles, par le sucre, ainsi que par les matières extractives. L'Antiarine obtenue par Pelletier et Caventou, bien qu'étant active, n'était pas identique avec celle

---

(1) Le *Galanga* est le rhizome du *Maranta galanga* et de l'*Helenia chinensis*, de la famille des Scitaminées ou Amomées. Ce rhizome, dont on distingue deux sortes : le *grand galanga*, ou celui de l'Inde ou de Java, et le *petit galanga*, ou celui de la Chine, est de couleur jaune et a une saveur qui rappelle celle du gingembre.

de Mulder; elle contenait sans doute d'autres substances lui donnant la propriété de précipiter par le tannin, tandis que l'Antiarine de Mulder ne donne pas de précipité avec ce réactif.

Suivant de Vry et Ludwig, l'antiarine est une substance neutre, qui ne se combine ni aux acides ni aux bases. Elle réduit le nitrate d'argent ammoniacal, surtout à chaud; l'acide sulfurique la dissout, en prenant une coloration jaune brun. Les acides étendus et bouillants la dédoublent en une matière résineuse jaune et un sucre réducteur qui est le glucose ordinaire. L'antiarine est donc un glucoside.

Symptômes. — Les effets de l'*Upas antiar* ont été étudiés par Leschenault, Delille, Magendie, Andral fils, Mulder, Pelletier et Caventou, van Hasselt, Kolliker, Pélikan, Cl. Bernard.

Lorsqu'on a blessé un oiseau avec une flèche empoisonnée par l'*Upas antiar*, on le voit bientôt éprouver quelques mouvements convulsifs et mourir en trois minutes, et parfois en moins de temps. Il en est de même lorsqu'on a piqué les animaux avec un instrument chargé de 2 ou 3 centigrammes de ce poison, ou lorsqu'on en a déposé une solution dans une incision pratiquée à la peau. Des lapins ont succombé en quatre minutes, des chats en quinze minutes, des chiens à peu près dans le même temps. La mort arrive beaucoup plus rapidement après que l'*Upas antiar* a été introduit dans la plèvre ou injecté dans les veines.

Lorsque les animaux succombent très rapidement, on n'observe que les mouvements convulsifs déjà signalés, puis l'arrêt du cœur; lorsqu'ils ne succombent qu'au bout de quelques minutes, on observe d'autres symptômes, tels que des nausées, des vomissements et des selles; en même temps, les contractions du cœur deviennent irrégulières, intermittentes, *très faibles* et cessent ensuite.

Ces symptômes nous sont déjà connus; ce sont ceux que produisent l'Inée et le Tanghin. Toutefois, les mouvements convulsifs ayant frappé divers observateurs tels que Delille et Magendie, ceux-ci ont fait de l'*Upas antiar* un poison de la moelle épinière. Van Hasselt l'a considéré également ment comme tel, mais en admettant néanmoins que ce poison n'était pas réellement un agent tétanisant. Plus tard, Kolliker et Pélikan, prenant surtout en considération l'arrêt du cœur, puis la perte de l'irritabilité musculaire, ont établi mieux que leurs devanciers le mode d'action de l'*Upas antiar*. Enfin Cl. Bernard a constaté que l'upas antiar abolit rapidement l'irritabilité du cœur, ce qu'avait déjà vu Brodie, puis celle des autres muscles, tandis que les nerfs conservent encore leurs propriétés assez longtemps après la mort.

Lésions anatomiques. — A l'autopsie des animaux intoxiqués par l'*Upas antiar*, on a trouvé le cœur rempli de sang rouge, ce qui prouve que la mort n'avait pas eu lieu par asphyxie comme sous l'influence des Strychniques, du moins chez les animaux à sang chaud. Toutefois, dans les cas où la mort avait eu lieu rapidement, comme après l'injection dans les veines, alors que les mouvements convulsifs avaient dominé la scène, on a trouvé les vaisseaux sanguins remplis d'un sang noir. Cette coloration était due à l'asphyxie qui s'était produite dans ces cas, et peut-être à une action exercée par le poison sur le liquide sanguin. Il existait, dans ces mêmes circonstances, une hypérémie des méninges du cerveau et de la moelle épinière.

Traitement. — Le sel commun, vanté par les Indiens, a été trouvé inefficace par Delille et Magendie, qui ont conseillé le traitement de l'intoxication par les Strychniques, d'après l'opinion qu'ils avaient conçue des effets de ce poison. Horsfield a conseillé les vomitifs, moyen excellent sans doute lorsque la substance toxique aurait été ingérée. Dans un cas d'empoisonnement par l'*Upas antiar*, lequel ne se présentera sans doute jamais dans les pays civilisés, je présume que *les alcooliques* rendraient des services comme agents à la fois excitants et éliminateurs de la substance toxique.

IV. — VÉRATRINE

ET VÉGÉTAUX CONTENANT CETTE SUBSTANCE.

La *vératrine*, qui a été découverte par Pelletier et Caventou dans le *Veratrum album* et par Meissner dans la *Cévadille*, se présente sous l'aspect d'une poudre blanche, cristalline, fusible à 115°, presque insoluble dans l'eau, facilement soluble dans l'alcool amylique, l'éther, le chloroforme, moins soluble dans la benzine. Elle donne avec les acides des sels qui cristallisent difficilement et se dissolvent dans l'eau d'où ils sont précipités par les alcalis et (à chaud seulement) par les carbonates alcalins. La vératrine a une saveur âcre et piquante. Introduite dans les fosses nasales, elle détermine de violents éternuements.

La réaction caractéristique de la vératrine est la coloration rouge qu'elle développe peu à peu dans l'acide chlorhydrique bouillant. Aucun autre alcaloïde, suivant Dragendorff, ne présente une réaction semblable avec l'acide chlorhydrique.

L'acide sulfurique concentré donne avec la vératrine une solution jaune qui passe, au bout de cinq minutes, à l'orangé, puis au rouge sanguin, enfin au rouge carmin le plus pur; cette dernière coloration persiste longtemps.

Origine de la vératrine. — Cette substance existe dans divers végétaux de la famille des Colchicacées ou Mélanthacées appartenant aux genres *Veratrum* et *Schœnocaulon*, tels que :

Le *Veratrum album* que nous avons déjà cité (*Veratre blanc*, *varatre*, à tort *Ellébore blanc*), dont les fleurs verdâtres au dehors, blanches au dedans, naissent en juillet et août, et dont la partie usitée en thérapeutique est le rhizome connu en pharmacie sous la dénomination impropre de *racine d'ellébore blanc*. Cette plante croît dans les montagnes, notamment dans les Alpes, dans les pâturages montagneux de la Suisse, de la Provence, du Piémont, dans l'Autriche, la Grèce, la Sibérie. La racine d'ellébore blanc qu'on trouve dans les officines vient en général de la Suisse.

Le *V. nigrum* (*Vératre noir*), dont le périanthe est noir et les dimensions moindres que celles du vératre blanc. Ce végétal croît en France, dans le sud de l'Allemagne, dans la Sibérie. On le cultive parfois dans les jardins.

Le *V. lobelianum* que l'on trouve dans les Alpes.

Le *V. viride* de l'Amérique du Nord (1).

Le *V. sabadilla*, dont les fruits et les semences sont connues sous le nom de *Cévadille des Antilles*.

Enfin le genre *Schœnocaulon*, qui contient des herbes communes dans l'Amérique du Nord et au Mexique, renferme le *Schænocaulon officinale* ou *Sabadilla officinalis*, dont les fruits, qui ressemblent assez à un grain d'orge (en espagnol *cebada*) ou à un grain d'avoine enveloppé de sa balle, sont connus sous le nom de *Cévadille du Mexique*. Ce sont les semences de ce fruit qui fournissent presque toute la vératrine du commerce. Elles sont brunes en dehors, blanches en dedans et ressemblent extérieurement (van Hasselt) à des excréments de souris. Elles sont inodores, mais elles ont un goût excessivement âcre et amer.

Toutes les parties des plantes que nous venons de citer contiennent de la vératrine ; mais cette substance existe surtout dans les semences du *Sabadilla officinalis*, c'est-à-dire dans la cévadille du Mexique ; les capsules en renferment beaucoup

---

(1) On a dit que les *Veratrum lubelianum* et *viride* ne contenaient pas de la vératrine, mais de la *jervine*, ce qui n'est pas démontré. D'un autre côté, les médecins de l'Amérique du Nord regardent la vératrine contenue dans le *Veratrum viride* comme différente de la vératrine vulgaire. Mais il est probable que c'est la même substance obtenue à l'état impur. D'ailleurs Schroff a constaté que les teintures des rhizomes des *Veratrum album* et *viride* possédaient des propriétés identiques.

moins. Les parties des vératres qui en contiennent le plus sont
l'écorce des radicelles qui partent des rhizomes, puis l'écorce
et la substance centrale de ces mêmes rhizomes; la partie li-
gneuse en est pour ainsi dire dépourvue.

Enfin, indépendamment de la vératrine, il existe dans la cévadille un second alcaloïde, la *sabadilline* signalée par Couerbe,
puis un troisième, la *sabatrine*. Ces deux derniers ont été étudiés récemment par Weigelin. Suivant ce chimiste, la sabadilline aurait pour formule $C^{41}H^{66}Az^{2}O^{31}$, et serait très peu soluble
dans l'éther (Couerbe l'avait considérée comme insoluble dans
ce liquide); la sabatrine aurait pour formule $C^{51}H^{86}Az^{2}O^{17}$.

Étudiée d'abord par Magendie et Andral, la vératrine a été
l'objet des travaux de divers expérimentateurs, parmi lesquels
il convient de citer Leonides van Praag (*Virchow's Archiv*, VII),
Faivre et Leblanc (*Comptes rendus de l'Acad. des sc.*, 1854),
Schroff (*Praag. Viertelj. LXIV*), Kölliker (*Virchow's Archiv*, X);
enfin Prévost (*Journal de Ch. Robin*, 1868).

EFFETS TOXIQUES.

L'empoisonnement par la vératrine et par les végétaux qui
contiennent cette substance est presque constamment accidentel. On l'a observé, le plus souvent, soit après l'ingestion de
la poudre de vératre blanc à la place du poivre, du galanga,
soit après l'ingestion de cette même poudre ou de la teinture
de vératre blanc comme substances médicamenteuses prises à
trop haute dose. Il est bon de rappeler que de mauvais plai-
sants ont parfois ajouté cette poudre à de la bière ou à d'autres
boissons, et que certains individus, dans le but de se faire
exempter du service militaire, ont pris cette même drogue afin
de faire croire à une affection cardiaque. Enfin l'application
externe des poudres de vératre blanc et de cévadille ou de
leurs décoctions, comme parasiticides, ont été également la
cause d'accidents lorsque la peau était dénudée, et même lorsqu'elle était primitivement intacte, attendu qu'elle cesse bientôt

de l'être sous l'influence de l'irritation produite par ces substances.

D'après Taylor, la vératrine pure serait toxique pour l'homme dès la dose de 3 milligrammes, ce qui nous paraît exagéré, puisqu'on peut la prendre facilement à cette dose et même à celle de 10 milligrammes en un jour, *mais en plusieurs fois*. Toujours est-il qu'à la dose de 3 milligrammes administrée d'emblée, elle peut provoquer des vomissements abondants, et qu'il faut, pour les éviter, fractionner les doses, ne donner par exemple que des pilules en contenant 1 milligramme et même moins. La poudre serait toxique dès la dose de 30 à 40 centigrammes. Helmot a vu un scrupule de cette poudre ($1^{gr},218$) déterminer une intoxication mortelle chez un homme.

Symptômes. — Appliquée sur la peau humide, la vératrine provoque, au bout d'un quart d'heure, une sensation de chaleur et de picotement qui peut s'étendre au delà des points sur lesquels elle a été déposée. Appliquée sur les muqueuses, elle les irrite vivement. Ainsi la moindre quantité introduite dans les fosses nasales ou dans la cavité buccale produit un éternuement des plus violents, un flux nasal et une salivation abondante.

La vératrine cause avec la plus grande facilité des nausées, des vomissements et des superpurgations, accompagnées de coliques, lorsqu'elle a été introduite dans le tube digestif. Pour expliquer ces effets, on peut invoquer, dans ce cas, une action topique, mais il est remarquable qu'on peut observer ces mêmes effets, quel qu'ait été le mode d'administration de l'agent toxique. Ces accidents sont dus aux contractures des plans musculeux de l'abdomen et de l'estomac lorsqu'il y a des vomissements sous l'influence de doses moyennes; ils sont dus aux contractures à la fois de l'abdomen et du tube intestinal, lorsqu'il y a vomissements et diarrhée sous l'influence de doses trop fortes. En effet, ce qui domine dans l'étude physiologique et toxique de la vératrine, comme nous le verrons dans un instant, ce sont les modifications que cette substance apporte dans la contractilité musculaire qu'elle excite d'abord et qu'elle paralyse ensuite.

A ces effets initiaux, lesquels peuvent persister longtemps, succèdent d'autres effets beaucoup plus graves. Les patients éprouvent parfois des convulsions ; mais des symptômes constants et pathognomoniques, qui se manifestent précédés ou non de ces convulsions, consistent en une faiblesse extrême, des sueurs glaciales, un ralentissement considérable de la circulation, des défaillances ; les battements cardiaques deviennent faibles, intermittents ; enfin le cœur finit par s'arrêter, en général, avant la cessation des mouvements respiratoires qui deviennent eux-mêmes de plus en plus difficiles. Lorsque la dose du poison a été suffisante, la mort arrive assez rapidement, en douze heures par exemple.

Action sur le système musculaire. — D'après les expériences de Prévost, les effets de la vératrine sur ce système peuvent être divisés en trois périodes, savoir :

1° Une période d'*excitation* pendant laquelle l'animal sur lequel on expérimente présente un malaise général, une notable accélération des mouvements respiratoires et des battements cardiaques.

2° Une période de *contraction* ou de contracture qui avait été observée déjà par van Praag, par Kölliker, mais qui avait été mal interprétée.

3° Une période de *résolution* déjà nettement indiquée et bien décrite par Kölliker qui a surtout insisté sur les phénomènes d'inertie générale et sur la perte d'excitabilité musculaire que présentent les animaux soumis à l'action du poison.

Les phénomènes d'excitation observés pendant la première période se remarquent au début d'un grand nombre d'empoisonnements produits par diverses substances telles que le sulfocyanure de potassium que nous étudierons bientôt ; ils sont le résultat de la première impression exercée sur l'organisme par le contact de la substance étrangère. Ces phénomènes n'offrent donc rien de caractéristique.

Mais il n'en est pas de même de ceux qu'on observe pendant la seconde et la troisième périodes.

On sait que le tracé des contractions musculaires normales offre une courbe brusquement ascendante et brusquement descendante. Or, dès le moment que les muscles sont pénétrés par la vératrine, leur contraction présente une modification remarquable. A une courbe brusquement ascendante succède une courbe lentement descendante, de sorte que la contraction ne cesse qu'en cinq ou six secondes, et qu'en faisant passer, par un nerf sciatique par exemple, un courant interrompu à un intervalle moindre que six secondes, on peut obtenir du tétanos dans le membre correspondant, une contraction nouvelle se produisant avant la fin de celle qui précède. Ces contractures spasmodiques qui surviennent spontanément et par accès, qui ont été observées chez les grenouilles et chez les poissons, non chez les oiseaux (van Praag), ni chez l'homme, ont été assimilées à tort à un véritable tétanos, et ont induit en erreur certains thérapeutistes qui ont pensé que la vératrine se rapprochait de la strychnine. Or, 'la différence entre l'action de ces deux substances est complète.

En effet, si l'on détruit la moelle épinière chez une grenouille vératrinisée, ou si l'on sépare du système central les troncs nerveux qui se rendent à un membre, on voit les contractures se produire néanmoins dans ce membre, tandis que les convulsions ne s'y produiraient pas si l'animal avait été strychnisé. On peut opérer autrement. On isole de la circulation un membre à l'aide d'une ligature comprenant tout, excepté les troncs nerveux qui l'animent, puis on empoisonne l'animal par la vératrine injectée dans le tronc; or, on remarque que le poison, qui n'a pu aller imbiber les muscles de ce membre, ne produit aucun effet, tandis que dans les mêmes circonstances la strychnine produirait des convulsions dans ce même membre. La vératrine n'agit donc point sur la moelle allongée, ni sur la moelle spinale, comme le pensait Kölliker, mais uniquement sur le système musculaire. Il faut remarquer toutefois que, chez une grenouille vératrinisée, lorsque la moelle épinière est détruite, les spasmes naissent isolément, qu'ils sont limités aux parties excitées, au lieu d'être généraux comme lorsque la moelle est conservée.

Le centre encéphalique n'a pas plus d'action que la moelle sur la marche de l'empoisonnement par la vératrine. En effet, d'après les expériences de Prévost, l'ablation de l'encéphale ne modifie en aucune façon les phénomènes de contracture spasmodique.

A l'épuisement des contractures spasmodiques succède le phénomène le plus caractéristique de l'empoisonnement par la vératrine : la paralysie musculaire. Le muscle seul est atteint, non le nerf, ni même la plaque motrice terminale comme dans l'empoisonnement par le curare. En effet, si l'on paralyse les nerfs moteurs par le curare, l'excitabilité nerveuse n'existe plus, mais le muscle peut se contracter encore sous l'influence de divers excitants : tandis que si l'on injecte alors de la vératrine, l'excitabilité musculaire se réveille d'abord, mais elle disparaît ensuite complètement.

Les battements cardiaques se ralentissent sous l'influence de la vératrine, par suite de la paralysie qui s'étend à cet organe. Cette action est une des plus importantes à noter, car c'est elle qui peut rapidement amener la mort chez les animaux à sang chaud qui meurent alors par asphyxie. Cette terminaison n'arrive pas chez les batraciens dont la respiration cutanée peut suppléer à la respiration pulmonaire. Chez ces derniers, la mort arrive par arrêt du cœur.

L'étude que nous venons de faire de la vératrine nous a montré cette substance comme l'un des types des poisons musculaires. Mais la vératrine qui, au début, provoque de la douleur sur les points où elle est appliquée, finit par émousser la sensibilité, d'où son emploi en applications topiques dans les névralgies. Elle agit donc sur le système nerveux, du moins sur le système nerveux sensitif qu'elle excite d'abord et qu'elle paralyse ensuite. Elle paraît également paralyser le système nerveux moteur. Mais ce point, tout rationnel qu'il soit, n'est pas nettement établi ; de sorte que ce qui domine dans l'action de ce poison, que ce qui est la cause directe de la mort qu'il détermine, c'est la paralysie des muscles, notamment celle du muscle cardiaque.

Lésions anatomiques. — On confondait jadis les lésions produites par les vératres et le colchique, et cette confusion se trouvait légitimée par la croyance à la présence simultanée de la vératrine et de la colchicine dans ces diverses plantes. Mais nous savons aujourd'hui que ce dernier alcaloïde n'existe pas dans le *Veratrum album*, ni dans les autres végétaux du même genre. Aussi les lésions propres à l'intoxication par la vératrine sont-elles peu déterminées. On admet, en général, qu'elles sont analogues à celles que produisent le colchique et la colchicine, c'est-à-dire qu'elles consistent principalement en une hypérémie violente de la muqueuse du tube digestif. Mais, si cette hypérémie existe, elle n'est jamais aussi prononcée que dans l'empoisonnement par la colchicine ; on n'observe ni cette diarrhée muqueuse et sanguinolente, ni cet écoulement de sang presque pur qui constituent des symptômes remarquables et même caractéristiques de ce dernier empoisonnement. D'ailleurs la desquamation de la muqueuse gastro-intestinale est beaucoup moins prononcée. Je reviendrai sur ce sujet dans l'étude du mécanisme de la mort par la colchicine, et chercherai à établir la raison de cette différence dans les lésions produites par cet alcaloïde et la vératrine, malgré une certaine similitude des symptômes.

Traitement. — On a conseillé divers antidotes de la vératrine, tels que le *tanin*, l'*iodure de potassium ioduré* qui donnent avec cet alcaloïde des précipités insolubles ou, du moins, très peu solubles. Après l'administration de ces antidotes, ou même immédiatement, on provoquera *les vomissements et les selles*, ou bien, si ces accidents ont déjà eu lieu, on les facilitera jusqu'à ce qu'on puisse supposer que le tube digestif ne renferme plus de matière toxique. Pour arriver à ce but, on rejettera autant que possible les éméto-cathartiques violents; on administrera, à l'exemple de Vicat, une grande quantité d'eau tiède avec de l'huile.

Le traitement devient beaucoup plus difficile lorsque le poison s'est diffusé par absorption de l'organisme. On ne peut plus le neutraliser; on ne peut songer qu'à en faciliter l'élimination. D'un autre côté, les agents antagonistes des poisons musculaires, notamment de ceux qui exciteraient les fibres musculaires striées, n'existent pas, ou du moins ne sont pas connus. Néanmoins, de même que dans l'intoxication par le nitre, nous conseillerions, dans une intoxication d'ailleurs difficile à traiter comme celle-ci, les *boissons alcooliques* rendues aussi adoucissantes que possible, c'est-à-dire édulcorées à l'aide du sirop de glycose (1) au lieu du sirop de sucre ordinaire. Les boissons émollientes, telles que l'infusion de mauve miellée, viendraient ensuite continuer la diurèse que produit l'alcool et calmer l'irritation gastro-intestinale.

RECHERCHE DU POISON.

Dans les cas où l'empoisonnement aurait été consécutif à l'ingestion de la poudre des semences de cévadille ou des rhizomes des vératres, notamment de l'ellébore blanc, on pourrait retrouver ces matières dans les vomissements. La poudre des semences de cévadille est d'un brun foncé, d'une odeur piquante; elle apparaît au microscope comme une poudre jaunâtre et cristalline; la teinture d'iode la colore en jaune, la potasse en brun. Celle du vératre blanc est d'un blanc grisâtre, d'une odeur piquante; elle apparaît au microscope comme une poudre blanche et cristalline; la teinture d'iode la colore en bleu noir, ce qui indique qu'elle contient beaucoup d'amidon.

Mais, si l'empoisonnement avait été produit par les *teintures de veratrum album ou viride* qui sont usitées en médecine, ou

(1) Le sucre de canne se dissout difficilement dans les liqueurs alcoolique, et nullement dans l'alcool absolu.

par la vératrine en nature, il faudrait rechercher cet alcaloïde dans les vomissements et les déjections, ainsi que dans le tube digestif, le sang, l'urine et le foie.

On suivrait, dans ce but, la méthode de Stas. Toutefois, au lieu d'employer l'éther, il serait préférable de faire usage du chloroforme dans lequel la vératrine est encore plus soluble que dans l'éther. Husemann a pu extraire cet alcaloïde des organes d'un lapin qui était mort deux heures après en avoir reçu un demi-centigramme.

On retirerait, par cette méthode, la sabadilline et la sabatrine. Il serait ensuite facile de séparer ces substances en se fondant sur leurs différences de solubilité dans l'eau et dans l'éther. La vératrine exige au moins 1000 parties d'eau pour se dissoudre, la sabadilline 150 parties, la sabatrine 40 parties seulement. L'éther dissout facilement la sabatrine et la vératrine, mais la sabadilline est presque insoluble dans ce liquide. Enfin nous rappellerons que la sabadilline cristallise facilement, qu'il en est de même de la vératrine lorsqu'on ajoute de l'eau à sa solution alcoolique (Merk), et que la sabatrine est incristallisable. Quant aux caractères chimiques de ces substances, notamment de la vératrine et de la sabadilline, ils sont tellement semblables, qu'en dehors de leurs caractères physiques, on ne peut guère les distinguer que par leur différence d'action sur les animaux. Nous savons que la sabadilline et la sabatrine sont beaucoup moins toxiques que la vératrine.

I. — *Empoisonnement par la poudre de vératre blanc. — Guérison.*

Un tailleur, sa femme et ses ouvriers, ayant mangé de la soupe qu'on avait poivrée avec de la poudre de vératre blanc en place de poivre, furent pris, bientôt après, d'un froid général, d'une sueur glacée, d'une faiblesse extrême. Ils étaient insensibles, et leur pouls à peine appréciable. Au bout de deux heures, l'aîné des enfants, âgé de moins de quatre ans, vomit copieusement avec des efforts considérables, et bientôt après aussi les autres individus. Vicat leur fit prendre une grande quantité d'eau tiède avec de l'huile, et, peu de temps après, du thé de mauve miellé. Grand soulagement et rétablissement complet (Orfila).

II. — *Empoisonnement par la cévadille*. — *Guérison*.

Une femme atteinte d'une fièvre intermittente prit, par inadvertance, 8 grammes et même plus de cévadille mêlée avec le quinquina. Deux heures après, douleurs atroces, convulsions très violentes, suivies de malaise, de tremblements spasmodiques graves. Peau froide, pas de pouls, yeux tournés, visage pâle couvert d'une sueur froide; ventre très distendu. On administra un émétique. Vomissement d'une bonne partie du poison. Les boissons lactées, ainsi que les lavements réitérés, calmèrent en douze heures les douleurs abdominales, dissipèrent la tuméfaction du ventre, amendèrent les convulsions et les tremblements spasmodiques. Le pouls reparut, la respiration devint naturelle, et la malade fut à la fois guérie de ces accidents et de sa fièvre (Bréra).

V. — POISONS MUSCULAIRES DIVERS

D'ORIGINE ORGANIQUE.

Nous venons d'étudier les principaux poisons végétaux qui paralysent la fibre musculaire. Il en existe sans doute plusieurs autres; mais, comme l'étude en est à peine ébauchée, je n'en dirai rien. Je traiterai seulement de quelques agents dont l'action paralysante est déjà reconnue, savoir du *venin* ou *poison du crapaud*, ainsi que du *corrovval* et du *vao* des serpents et des vipères; puis je traiterai de l'empoisonnement par les *champignons*. L'étude des effets des champignons vénéneux est loin d'être faite; néanmoins comme les symptômes que ces poisons déterminent ont beauconp de rapports avec ceux que produisent les poisons musculaires, j'ai cru devoir les ranger parmi les agents toxiques de cette classe.

I. — **Venin ou poison du crapaud.**

Les diverses espèces de crapauds, dont les principales sont : le *Bufo vulgaris*, le *Bufo viridis* et les crapauds de grande taille de l'Amérique, sécrètent une humeur laiteuse, ou d'un blanc jaunâtre, épaisse, à réaction acide, qui est fournie par des glandes situées sur le dos et spécialement autour du cou. Quand ces animaux sont surpris, ils amassent de l'air dans les poumons, de manière à distendre leur peau et à faire suinter cette humeur. En même temps, ils lancent une urine que l'on considère généralement comme irritante et dangereuse, sans que l'on possède de preuves à ce sujet. Mais il n'existe pas la même incertitude au sujet du liquide fourni par les glandes cutanées : ce dernier est éminemment toxique.

Avant de faire connaître les effets de ce poison, il est nécessaire de rappeler les différences et les rapports qui existent entre les venins et les poisons.

L'humeur toxique sécrétée par un crapaud est un venin (p. 2). Mais, si j'ai séparé les venins des poisons proprement dits, ce n'est que pour satisfaire à l'usage, car les venins agissant comme les poisons proportionnellement à la dose, et paraissant s'éliminer comme ceux-ci, il n'y a entre eux de différence essentielle que leur origine. Or, de même que les poisons minéraux et les poisons retirés des végétaux sont confondus dans une même étude, de même les poisons sécrétés par les animaux, ou les venins, doivent sinon aujourd'hui, du moins dans un temps peu éloigné, être confondus avec les premiers dans un même ensemble. L'argument tiré de l'origine pour séparer les poisons des venins n'a en effet aucune valeur scientifique. Il en est de même d'un autre argument qu'on invoque habituellement en faveur de cette séparation. On dit, par exemple, que les venins sont des corps très peu stables, qui participent de la nature des ferments, se détruisent comme eux sous l'influence de la chaleur, sont altérables dans l'alcool ou insolubles dans ce liquide. Mais voici que, d'après des recherches de Cl. Bernard, le venin du crapaud résiste à l'action de la chaleur, du moins à celle de l'eau bouillante, et qu'il est soluble dans l'alcool ; de sorte qu'il se comporte comme divers poisons d'origine végétale. Par conséquent, pour ces divers motifs, de même que la cantharidine, qui était considérée autrefois comme un venin à cause de son origine animale, est rangée aujourd'hui parmi les poisons, de même le venin du crapaud doit être assimilé aux poisons proprement dits.

Effets toxiques. — Ces effets sont peu connus d'après l'observation chez l'homme. On m'a conté cependant qu'un berger, ayant avalé un crapaud pour une gageure d'eau-de-vie, succomba dans les vingt-quatre heures : son ventre s'était météorisé. J'ai appris également qu'un enfant, ayant une blessure à un doigt, ayant introduit la main dans un trou de mur où se trouvait un crapaud, mourut des suites du contact du venin avec le doigt blessé. Ces données, que je ne présente nullement comme authentiques, sont du moins très vraisemblables. En effet, il résulte des expériences faites par Cloez et Gratiolet (*Comptes rendus de l'Acad. des sc.*, 1851), par Vulpian (*Société de biologie*, 1854), par Cl. Bernard et autres, que le poison du crapaud, étant inoculé sous la peau de divers animaux (chat, lapin, chèvre, chien, cochon d'Inde, oiseaux, grenouille, triton, etc.), les tue rapidement, quelquefois en moins de cinq à six minutes. Les chiens meurent en une heure environ. Si, par exemple, ainsi qu'il résulte des expériences de Vulpian, on introduit sous la peau d'une cuisse, chez un chien, le venin retiré des deux groupes pustuleux parotidiens d'un crapaud commun, on voit cet animal manifester d'abord de la douleur et de l'agitation. Puis, au bout d'une demi-heure, il éprouve des vomissements répétés de matières spumeuses. Enfin, une heure environ après l'introduction du venin sous la peau, il commence à chanceler, fait quelques pas et tombe bientôt ; il étend convulsivement les pattes et meurt en poussant quelques cris. — Après la mort, on retrouve dans la plaie la plus grande partie du venin, ce qui prouve l'activité redoutable de cette substance toxique. Les symptômes sont à peu près les mêmes chez les cochons d'Inde ; toutefois ces animaux éprouvent des convulsions. Ce même venin introduit soit dans la bouche, soit sous la peau, chez les grenouilles et les tritons, a fait succomber ces batraciens dans l'intervalle d'une à quatre heures. On remarque également chez les grenouilles des convulsions, ou plutôt des contractions fibrillaires. Enfin, ce même poison est redoutable pour le crapaud lui-même lorsqu'il lui a été inoculé. Toutefois cette horrible bête meurt un peu plus tard que les animaux précédents. Cette circonstance ne constitue pas d'ailleurs un fait isolé, car le crapaud résiste mieux que la plupart des autres vertébrés à divers poisons soit musculaires tels que l'inée, le tanghin, l'upas antiar, soit névro-musculaires tels que la digitaline.

Les symptômes consistent en des vomissements, de la diarrhée, une abolition graduelle des mouvements volontaires, puis dans l'arrêt de la respiration et des battements cardiaques. Il est bon de noter que, sous l'influence de ce poison, ainsi que l'a fait remarquer Cl. Bernard, les muscles volontaires sont paralysés les premiers, tandis que le cœur ne s'arrête qu'à une période avancée de l'empoisonnement. On constate, aussitôt après la mort, la perte de l'irritabilité des muscles et du cœur ; de plus, la réaction des muscles est devenue acide d'alcaline qu'elle est à l'état normal.

Traitement. — On est peu fixé sur ce sujet. Toutefois, dans les cas où le poison aurait été introduit par une plaie, la succion et le lavage de cette plaie, comme dans les cas de blessures anatomiques, devraient être employés immédiatement. Les alcooliques paraîtraient devoir être utiles pour favoriser l'élimination du poison qui se serait diffusé dans l'organisme. Enfin, si le poison avait été ingéré, les vomitifs et les purgatifs seraient administrés le plus tôt possible.

Poison musculaire sagittaire. — Certaines peuplades de l'Amérique du Sud enduisent l'extrémité de leurs flèches d'un poison différent des poisons sagittaires que nous avons déjà étudiés, tels que le curare, l'inée, l'upas antiar et l'upas tieuté (ce dernier n'est qu'une préparation strychnique). Cl. Bernard, à qui Boussingault avait remis de ces flèches, est tenté de croire que la substance toxique dont elles sont enduites est un venin fourni par les crapauds qui abondent dans le pays où elles sont fabriquées. En effet, chez les animaux qu'il avait blessés avec ces flèches, Cl. Bernard a vu les mouvements volontaires et les battements cardiaques cesser bientôt. Le cœur était immobile et rigide, les muscles étaient contracturés et complètement insensibles à l'action du galvanisme, leur réaction était devenue acide.

II. — Corovval et vao.

Enfin nous citerons deux autres poisons, le *corovval* et le *vao*, dont les propriétés ont été étudiées par Mitchell (de Philadelphie) et par Cl. Bernard. Ces deux poisons jouissent de propriétés analogues : ils négligent, pour ainsi dire, le système nerveux et dirigent toute leur énergie vers le système musculaire. Ils agissent plus rapidement sur les éléments du cœur que sur ceux des autres muscles. Une faible dose de corovval introduite sous la peau foudroie un oiseau presque à l'instant même. Un lapin ne succombe, dans cette circonstance, qu'au bout de quelques minutes. Une grenouille peut vivre assez longtemps après l'inoculation de l'agent toxique ; ce qui ne doit pas nous étonner, attendu qu'elle peut survivre plusieurs heures à l'arrachement du cœur.

III. — Venins des serpents et des vipères.

A. Gautier a étudié les phénomènes qui se manifestent chez les petits oiseaux mordus par un cobra : étonnement, stupeur, coma, affaiblissement, mouvements convulsifs, mort vers la douzième minute.

Le venin agit chimiquement, car l'action est proportionnelle à la dose. Ce n'est pas un ferment, car on peut l'humecter d'eau et le chauffer ensuite pendant trois heures à 125°, sans détruire la toxicité. Ce n'est pas non plus une substance albuminoïde, car elle serait coagulée dans l'expérience ci-dessus.

Le venin n'est pas neutralisé par le tanin, le perchlorure de fer, le nitrate d'argent, les essences, l'ammoniaque et les carbonates alcalins ; seuls les alcalis caustiques ont la propriété de détruire ses propriétés toxiques.

Ingéré dans l'estomac, l'innocuité du poison est remarquable. Il y a donc deux catégories de venins : les uns, ceux des serpents, sont neutres, et l'ammoniaque n'a que peu d'action ; les autres, ceux des insectes, sont acides, et l'ammoniaque peut les neutraliser.

Outre des corps neutres, les venins renferment des substances de nature alcaloïdique qui sont sécrétées, comme les venins, par des glandes analogues aux glandes salivaires. Gautier a été conduit, par le rapprochement, à rechercher dans la salive humaine la présence des alcaloïdes. Suivant lui, ces alcaloïdes existent et sont toxiques, mais la salive humaine est sept à huit mille fois moins active que celle du serpent.

Tout le monde sait que la morsure de la vipère est dangereuse et peut même déterminer la mort.

Suivant le Dr Fredet, dans le traitement de la morsure de la vipère, il faut remplir deux indications :

1° Empêcher le passage du venin dans le torrent circulatoire, si on est appelé à temps, par l'application de une ou plusieurs ligatures ;

2° Enlever le venin de la plaie ou le détruire sur place.

Dans le premier cas, la succion peut être appliquée, bien qu'elle ne soit pas sans danger (Cormier, Viaud, Grand-Marais). Il y a longtemps que Marc-Aurèle Severin a dit : « qu'on suce, sur ma foi, et je réponds de tout. »

Le mieux cependant est d'agrandir la plaie, de la laver et de la cautériser, non avec l'ammoniaque, mais avec le cautère actuel ou avec un alcali caustique, comme la potasse caustique, ou avec le chlorure de zinc et le beurre d'antimoine. On a aussi préconisé, comme traitement, l'emploi des alcooliques, associés au jaborandi, comme sudorifique et sialagogue (Le Roy de Méricourt).

Lorsque la morsure n'est pas mortelle, ce qui est le cas ordinaire, on observe néanmoins constamment des accidents généraux plus ou moins graves et très persistants : faiblesse générale, atonie musculaire, syncopes, anémie, phénomènes gastralgiques, coloration ecchymotique de la plaie.

Observations.

I. — *Piqûre d'une vipère.* — *Mort.*

Le 15 avril 1872, un cultivateur de Saint-Amand-Talleude, âgé de 45 ans, fort et vigoureux, couché dans sa vigne, éprouve sur la poitrine une sensation de froid et est piqué au niveau du sein gauche par une vipère. Il essaye de se cautériser avec des allumettes. Pâle et couvert d'une sueur froide, il se transporte chez un médecin, qui agrandit la blessure et fait opérer une succion énergique par la femme même du blessé; on donne de l'ammoniaque, *intus et extra.*

Les forces diminuent, les extrémités se refroidissent, les vomissements continuent et il se déclare une hémorrhagie intestinale. Douze heures après la morsure, le malade succombe. On observe sur tout le corps un engorgement œdémateux généralisé, et, par place, de nombreuses taches ecchymotiques.

Dans le même canton, quelques années auparavant, un moissonneur est piqué par une vipère au niveau des malléoles; il meurt au bout de deux heures. Un autre cultivateur mourut également douze heures après avoir été mordu (Fleury).

II. -- *Morsure de vipère au pouce.* — *Mort.*

En 1873, un homme de 60 ans est piqué au pouce par une vipère en déposant une bouteille de vin dans une petite fosse creusée dans une vigne, sur le coteau de Chanturge, près Clermond-Ferrant.

Malgré les soins du D͏r Fredet, le malade succombe le cinquième jour de la blessure.

III. — *Piqûres sur les enfants.* — *Mort.*

Ces accidents paraissent plus redoutables chez les enfants que chez les adultes, comme en témoignent les deux observations suivantes.

Au mois de juillet 1873, dans la commune d'Eygurande, le jeune Désiré Poisson, âgé de 9 ans, s'endort sous un chêne. Tout à coup, il se met à pousser des cris. On le déshabille et on trouve sous sa chemise une énorme vipère qui venait de le mordre. Trois heures après l'accident, l'enfant succombe.

La même année, dans le canton de Lezoux, Jeannette Brousse, âgée de 11 ans, glanait dans un champ de blé. Elle était pieds nus; en marchant, elle mit le pied sur une vipère. Le reptile, se redressant, la mordit à la malléole externe de la jambe gauche, en deux points différents. Transportée chez ses parents, l'enfant fut soignée par un médecin appelé en toute hâte, mais elle succombait deux heures après l'accident.

IV. — Champignons.

La classe des *Champignons* contient un nombre extrêmement considérable de genres et d'espèces qu'on a répartis en
différents groupes.

L'un des modes de subdivision les plus importants, qui a
servi de base à presque tous les travaux modernes, est celui du
botaniste suédois Fries (*Systema mycologicum*. Griphiswaldiæ,
1821-1829). Ce savant a réparti les champignons en cinq ordres,
savoir :

1° Les Coniomycètes, ou champignons pulvérulents (de κόνις,
poussière et μύκης, champignon), dans lesquels il rangeait les
végétaux parasites qui produisent ce qu'on appelle vulgairement le *charbon*, la *carie* de diverses Graminées, et qui appartiennent aux genres *Ustilago, Tilletia*, etc. Cet ordre correspond
à celui des Myxosporés de Payer (1).

2° Les Hyphomycètes, ou champignons filamenteux (de ὕφος,
fil, tissu) dont les moisissures nous offrent des exemples vulgaires : par exemple les taches blanches du pain sont produites par le *Mucor mucedo*, par le *Bothrytis grisea;* les taches
noires, par le *Rhizopus nigricans;* les taches vertes, par l'*Aspergillus glaucus*, le *Penicillium glaucum ;* les taches orangées
qu'on a observées parfois, notamment en 1871 (*Annales d'hy-*

(1) Payer, qui était professeur à la Faculté des sciences de Paris, divisait les
champignons de la manière suivante :

Premier ordre : Les Arthrosporés, dans lesquels plusieurs articles d'un fila-
ment se désagrégent pour former autant de spores distinctes. Ex. : *Trichophyte,
Microspore, Achorion, Oïdium, Aspergillus, Penicillium*, etc.

Deuxième ordre : Les Trichosporés, dans lesquels le dernier article d'un fila-
ment se désarticule seul pour constituer une spore. Ex. : *Bothrytis, Uredo, Puc-
cinie*, etc.

Troisième ordre : Les Thécasporés, dont les spores se développent à l'intérieur
d'une utricule spéciale appelée *thèque*. Ex. : *Mucors, Pezizes, Truffes, Morilles*.

Quatrième ordre : Les Basidiosporés, dans lesquels des utricules appelées
basides portent des spores qui sont au nombre de quatre (tétraspores). Ex. :
Agarics, Russules, Chanterelles, Bolets, etc.

Cinquième ordre : Les Myxosporés, dans lesquels les spores se développent au
milieu d'un mucilage qui se dessèche dans la suite. Ex. : *Ustilago.*

giène publ. et de méd. lég., 1873, t. XL), étaient dues à l'*Oïdium aurantiacum* et, plus souvent, au *Thamnidium aurantiacum*. — Cet ordre correspond aux Arthrosporés et aux Trichosporés de Payer.

3° Les Pyrénomycètes (de πυρήν, noyau), appelés ainsi parce que leurs corps reproducteurs se forment dans des conceptacles où existe un tissu cellulaire mou ressemblant à un noyau. —Cet ordre correspond aux *Scléromycètes* de Brongniart, ou champignons dont le mycélium est scléroïde ou, comme on dit, est un sclerotium tel que celui qui constitue l'ergot du seigle. Il rentre dans les Thécasporés de Payer.

4° Les Hyménomycètes, chez lesquels les spores, qui sont à découvert, sont portées par des basides qui reposent elles-mêmes sur une couche fructifère appelée *hyménium* (de ὑμήν, membrane). Cet ordre est représenté par la plupart des Basidiosporés et par quelques Thécasporés de Payer, tels que les *Pezizes*, les *Morilles*, etc.

5° Les Gastromycètes, ou champignons ventrus (de γαστήρ, ventre), ordre qui contient quelques Basidiosporés de Payer, par exemple le *Lycoperdon* ou *Vesse-loup* et divers Thécasporés, les *Truffes*, par exemple.

Tels sont les principaux modes de subdivision des champignons. L'étude de plusieurs des genres et espèces de ces végétaux présente un intérêt immense, non seulement au point de vue toxicologique, mais au point de vue pathologique. Ainsi la teigne tonsurante est produite par le *Trichophyton tonsurans* qui se développe dans l'intérieur des cheveux et des poils; la mentagre est produite par le *Microsporon mentagrophytes* qui se développe à l'extérieur des poils, dans la profondeur des follicules pileux ; le pityriasis versicolor est dû au *Microsporon furfur*, la teigne faveuse à l'*Achorion Schœleinii;* la pellagre est attribuée aujourd'hui à la consommation de maïs renfermant l'*Ustilago carbo.* Mais ces champignons ne sont pas considérés comme agents vénéneux ; ce sont des parasites qui vivent sur les animaux de la même manière que ceux qui se développent sur le pain, tels que les moisissures qui d'ailleurs ne sont pas dangereuses, ce qui est admis du moins même pour le champignon orangé ou *Thamnidium aurantiacum*. Nous laisserons donc de côté ces végétaux pour ne nous occuper que de ceux qui produisent fréquemment des empoisonnements.

Champignons vénéneux proprement dits. — Ces végétaux appartiennent à l'ordre des HYMÉNOMYCÈTES.

Cet ordre contient sept genres, savoir : les genres *Agaric, Bolet, Russule, Cantharelle, Polypore, Hydne, Helvellé*. Nous ne considérerons que les deux premiers qui sont les plus intéressants.

1° Le genre *Agaric* (*Agaricus*) est caractérisé par des lamelles rayonnantes situées au-dessous du chapeau. Ce sont ces lamelles qui sont tapissées par la couche fructifère ou *hymenium* qui porte les basides chargées de spores et visibles seulement au microscope. Parmi les Agarics, les uns sont inoffensifs tels que l'*Agaric comestible* (*Agaricus campestris*), dont les nombreuses variétés sont cultivées sous le nom de *Champignons de couche ;* l'*Agaric délicieux* (*A. deliciosus*), qui croît dans le midi de la France ; le *Mousseron* (*A. albellus*); le *Palomet* (*A. palomet*); l'*Oronge vraie* (*A. aurantiacus*); etc. D'autres sont éminemment dangereux, tels que le *Lactaire* (*A. lactifluus*) qui laisse suinter, lorsqu'on l'exprime, un suc laiteux et très âcre; l'*Agaric mouche* (*A. muscarius* ou *Amanita muscaria*) appelé encore *Fausse oronge ;* l'*Agaric bulbeux* ou *Amanite bulbeuse* (*Agaricus bulbosus, Amanita bulbosa*) appelée encore *Oronge ciguë*, qui a une odeur vireuse de viande putréfiée et une saveur désagréable; l'*Agaric meurtrier* (*A. necator*), qu'on pourrait confondre avec l'Agaric délicieux, mais qu'on en distingue facilement par l'âcreté et l'odeur nauséabonde qui s'en écoule lorsqu'on l'incise.

2° Le genre *Bolet* (*Boletus*) qui diffère du genre Agaric en ce que l'hyménium ne tapisse plus des lames, mais des tubes cylindriques ou polyédriques placés verticalement au-dessous du chapeau. Il est un bolet très estimé, le *Bolet comestible* (*B. edulis*) appelé encore *Cep*. Il en est d'autres qui sont très dangereux tels que le *Bolet pernicieux* (*B. perniciosus* ou *luridus*), et le *Bolet azuré* (*B. cyanescens*). On peut distinguer facilement ces deux espèces vénéneuses de la première espèce en ce que leur chair devient bleue à l'air lorsqu'on les a incisés, tandis que celle du bolet comestible reste blanche.

Je viens de citer les principaux champignons tant alimentaires que toxiques. Mais, ce qu'il faut se rappeler au point de vue pratique, c'est que *la plupart des empoisonnements par les champignons vénéneux, peut-être les neuf dixièmes, sont occasionnés par les Agarics qu'on appelle souvent Amanites, notamment par l'Amanita muscaria ou Fausse oronge.* On se défie d'autant moins de ce végétal toxique, que ni la saveur ni l'odeur ne le trahissent comme la plupart des autres champignons vénéneux. Aussi est-il nécessaire de savoir le distinguer de l'*Oronge vraie* ou *Agaricus aurantiacus* avec lequel on pourrait le confondre. La Fausse oronge se distingue de l'Oronge vraie en ce que la surface de son chapeau, au lieu d'être sèche comme celle de l'Oronge vraie, est *visqueuse*, de sorte que ce chapeau est parsemé de *taches blanches*, qui sont des débris de la volve restés adhérents.

Composition chimique des champignons. — Du principe toxique des champignons vénéneux. — Malgré les analyses des divers chimistes tels que Vauquelin, Bouillon-Lagrange, Braconnot, Schlossberger, Dopping, Lefort et autres, la composition chimique des champignons est encore peu connue. On sait toutefois que ces végétaux contiennent une grande quantité d'eau (environ 90 pour 100), qu'ils contiennent également une forte proportion d'azote (3 à 7 pour 100) contenu dans la fungine qui a été isolée par Braconnot, puis des acides malique, citrique, fumarique, de la mannite, une matière extractive odorante et des sels. A ces diverses substances vient s'associer, dans les champignons vénéneux, un principe toxique. Paulet a reconnu, en étudiant l'amanite : 1° que le poison réside dans le suc de ce végétal; 2° que ce poison n'est pas volatil, car l'eau distillée des champignons vénéneux est inoffensive;

d'ailleurs ces mêmes champignons ne cessent pas d'être dangereux par la dessiccation; 3° que l'eau simple, ou mieux l'eau salée ou additionnée d'acide chlorhydrique, ainsi que le vinaigre, l'alcool, l'éther, dans lesquels on fait macérer ou bouillir, leur enlèvent ce principe actif, tandis que le macéré et le décocté sont toxiques (1). Enfin, j'ajouterai que le poison *paraît* s'éliminer sans avoir subi aucune métamorphose dans l'organisme. En effet, suivant Paulet, les Ostiaques et les Kamtschadales composeraient avec la fausse oronge une liqueur fermentée ayant la propriété de provoquer la gaieté, des hallucinations et le délire de l'ivresse. Les riches en feraient leurs délices, et le menu peuple à qui ce luxe est impossible s'enivrerait à son tour en buvant, sans plus de dégoût, les urines de ceux qui auraient avalé le précieux nectar.

Le principe toxique, la *muscarine*, a été retiré de la fausse oronge par Koppe et Schmiedeberg. Il est accompagné d'un autre corps, nommé d'abord *amanitane*, corps gras qui n'est autre chose que la névrine.

La muscarine est l'*alcali aldéhyde*, correspondant à la névrine :

$$C^5H^{15}AzO^2 - H^2 = C^5H^{13}AzO^2$$
$$\underbrace{\phantom{C^5H^{15}AzO^2}}_{\text{Névrine.}} \qquad \underbrace{\phantom{C^5H^{13}AzO^2}}_{\text{Muscarine.}}$$

Aussi, peut-on la préparer non seulement au moyen de ia fausse oronge, mais encore en oxydant simplement la névrine par l'acide azotique.

La muscarine est très soluble dans l'eau et dans l'alcool, à peine soluble dans le chloroforme, insoluble dans l'éther. Elle est en cristaux irréguliers, déliquescents, absorbant l'acide carbonique de l'air pour donner un sel à réaction alcaline.

(1) Le naturaliste Fréd. Gérard a fait, en 1851, sur lui-même et sur sa famille, sous les yeux d'une Commission du Conseil d'hygiène publique, des expériences qui ont démontré la possibilité de débarrasser de leur principe toxique des champignons vénéneux. Le procédé employé par Gérard consiste à faire macérer, pendant deux heures, les champignons dans le double de leur poids d'eau additionnée de deux à trois cuillerées de vinaigre et de deux cuillerées de sel marin par litre, puis à les épuiser à l'eau froide et finalement avec de l'eau qu'on porte à l'ébullition pendant une demi-heure.

Ses sels sont neutres, très solubles, précipitent les sels de fer et de cuivre.

Elle est très toxique : il suffit de $\frac{1}{40}$ à $\frac{1}{50}$ de milligramme pour paralyser le cœur des grenouilles. Comme l'extrait desséché perd ses propriétés vénéneuses, il est probable que la muscarine s'altère par oxydation et se transforme en *bétaïne* ou *oxynévrine*, corps non toxique qu'on rencontre dans les mélasses, le suc de la betterave et même l'urine humaine.

D'après Schmiedeberg et Harnack, des propriétés toxiques, analogues à celle de la muscarine, se retrouvent dans certaines bases triméthylammoniées, non oxygénées, comme l'*hydrate d'isoamyltriméthylammonium* et l'*hydrate de valyltriméthylammonium* : quelques milligrammes de ces bases, en injection hypodermique, font périr un chat et arrêtent les battements du cœur.

EFFETS TOXIQUES.

L'empoisonnement par les champignons paraît avoir été jusqu'ici constamment accidentel, à l'exception d'un cas cité par Galtier, dans lequel une femme servit à ses enfants un plat de champignons qu'elle savait être vénéneux. Deux de ces enfants sur trois succombèrent, et la criminelle fut condamnée. Nous n'imputerons point à ce genre d'intoxication le cas mentionné par Taylor où l'arsenic fut ajouté à des champignons non toxiques, dans le but de dissimuler l'empoisonnement véritable.

Symptômes. — Une ou deux heures après l'ingestion des champignons vénéneux, *mais le plus souvent au bout de six à douze heures*, et même le lendemain seulement, les patients ressentent les premières atteintes de la substance toxique. Ils éprouvent de l'anxiété, de la soif, des nausées et des vomissements, des douleurs dans les entrailles, des déjections alvines abondantes, fétides, souvent noirâtres et sanguinolentes. Les vomissements peuvent manquer, mais en général ils ont lieu et sont remarquables par leur persistance. En même temps on voit survenir des symptômes beaucoup plus inquiétants et dont la gravité va en s'accentuant, à moins que le végétal toxique n'ait été expulsé assez rapidement, de manière que le principe actif n'ait été porté par absorption dans le sang qu'en minime quantité. Le pouls devient faible, la chaleur diminue, les extrémités se refroidissent considérablement et même deviennent violettes; la langue, les lèvres deviennent également froides et violettes ; les patients ont des sueurs glaciales et sont dans la prostration. Pendant ce temps, les vomissements et les évacuations persistent, la soif continue d'être intense, les malades ont de l'indifférence pour ce qui les entoure ; leur vue est affaiblie, ils voient parfois les objets colorés en bleu, parfois aussi ils ont des vertiges. Enfin la réfrigération, le ralentissement et la petitesse du pouls deviennent de plus en plus considérables, et la mort arrive en général au bout d'un à trois jours, tantôt l'intelligence demeurant intacte, tantôt les idées étant incohérentes ou délirantes. On observe parfois des convulsions.

Lorsque les patients ne succombent pas, ils ont une convalescence longue et pénible qui peut durer des jours et même des mois, et qui est marquée par de la faiblesse, de la pâleur, des troubles digestifs.

Les symptômes de l'empoisonnement par les champignons, tels qu'ils ont été observés chez l'homme, présentent, comme on le voit, une grande analogie avec ceux qui produisent les poisons musculaires que nous avons déjà étudiés, tels que l'inée, le tanghin, l'upas antiar, la vératrine. Il en est de même des symptômes qui ont été observés dans les expériences faites sur les animaux. Ainsi, Krambholtz a noté, chez plusieurs vertébrés qu'il avait empoisonnés avec l'*Amanita muscaria* ou *fausse oronge*, d'abord de l'inquiétude, un tremblement général, la dilatation de la pupille, puis l'obtusion des sens, la difficulté et la lenteur des mouvements respiratoires, une agitation convulsive des muscles du cou et des paupières, un état paralytique remarquable des membres postérieurs sur lequel il a insisté. Ce dernier symptôme mérite de fixer notre attention.

On l'observe, dans l'intoxication par les poisons musculaires organiques déjà cités, et je l'ai remarqué un grand nombre de fois dans les diverses expériences que j'ai faites sur les animaux avec les poisons musculaires métalliques. J'ajouterai que ce même symptôme présente à mes yeux une si grande importance qu'il a contribué pour une large part à me faire ranger, jusqu'à nouvel ordre, les champignons vénéneux parmi les agents qui exercent principalement leur action sur les muscles. Toutefois, je répéterai ce que j'ai déjà dit, qu'il ne s'agit ici que d'une hypothèse probable que l'expérience seule, exécutée d'après les méthodes actuelles, permettra de transformer, s'il y a lieu, en réalité.

Lésions anatomiques. — La rigidité cadavérique, très prononcée dans les premières heures qui suivent la mort, est remplacée ensuite par un relâchement complet qui paraît s'établir plus rapidement que d'ordinaire. Le corps présente souvent des taches bleuâtres ou violacées ; le ventre est tantôt contracté, tantôt ballonné par des gaz fétides qui distendent l'estomac et l'intestin. Ces derniers organes renferment souvent des débris de champignons et un liquide verdâtre ou noirâtre. Les muqueuses de ces mêmes organes présentent des taches livides, violacées, des arborisations, des corrosions et même des plaques gangreneuses. La rate et le foie sont souvent engorgés. Les poumons sont congestionnés ; les cavités droites du cœur, ainsi que les gros troncs veineux, sont remplis de sang noir demi-fluide ou contenant des caillots gélatiniformes ; les cavités gauches ont été trouvées vides. Les méninges sont également congestionnées, et la substance cérébrale est comme sablée ou pointillée. Les membres de la Société médicale de Bordeaux, dont parle Foderé, ont noté des taches inflammatoires et gangreneuses sur les méninges et la plupart des séreuses, sur la plèvre, le péritoine ; ils les ont observées chez une femme, dans la vessie, dans l'utérus et sur le fœtus que cet organe contenait. Le sang était très fluide chez cette femme et presque coagulé chez les autres sujets.

Traitement. — On ne connaît aucun antidote assuré du principe actif des champignons vénéneux. Notons toutefois que Chansarel dit avoir expérimenté avec succès chez le chien, et avoir employé avec avantage chez l'homme, une solution de 2 grammes de tanin ou le décocté de 16 grammes de noix de galle dans 1 litre d'eau additionnée de mucilage. Quant à l'*eau iodée*, elle n'a donné aucun résultat favorable. Enfin il faudrait se garder de faire ingérer du *vinaigre* ou de l'*eau salée*, car ces liquides qui dissolvent le principe toxique ne le neutralisent nullement, mais en favorisent au contraire l'absorption. En effet, Paulet a observé que les animaux à qui il avait fait prendre des champignons vénéneux avec du vinaigre succombaient plus vite que ceux à qui il avait simplement fait avaler une quantité égale de ces mêmes végétaux.

La médication consiste donc uniquement, au début, dans l'élimination du poison. Pour cela, il faut recourir à l'*ipécacuanha*, ou mieux à l'*éméto-cathartique vulgaire* constitué par une solution mixte de tartre stibié et de sulfate de soude. Il est arrivé parfois que les vomitifs n'ont réussi en aucune façon. Dans un cas où l'émétique administré à haute dose n'avait produit aucun effet, un lavement de tabac administré ensuite provoqua des vomissements et des évacuations alvines. Après les vomitifs, les *purgatifs* occupent le premier rang pour hâter l'expulsion des débris des champignons qui séjournent quelquefois plusieurs jours dans le tube digestif. Lorsque la peau est froide, qu'il y a de la stupeur, on doit prescrire les alcooliques qui ont pour double effet de relever l'organisme. Nous savons d'ailleurs que ce poison s'élimine par les urines; aussi les anciens avaient-ils raison de recommander les diurétiques dans l'empoisonnement par les champignons. Toutefois, pour que les alcooliques soient réellement utiles, il faut que l'estomac ne renferme plus de débris du végétal toxique, sans quoi ces liquides en dissoudraient le principe actif et favoriseraient d'abord l'absorption de ce même principe.

La chimie ayant démontré qu'il existe un alcaloïde vénéneux dans les champignons, notamment dans la fausse oronge, on pourra recourir à la recherche de ce poison, en suivant les indications de Koppe et de Schmiedeberg ; mais il faut se rappeler que le rendement sera toujours extrêmement facile ; car suivant Rückert, un kilo d'extrait concentré d'*Agaricus muscarius* ne fournit guère que 8 décigrammes de sulfate de muscarine.

Il ne faut pas négliger de recourir aux caractères botanique du végétal toxique qui a été ingéré.

Une première donnée importante est fournie par la résistance que les spores des champignons présentent à l'action de la chaleur et même au travail digestif. On sait, en effet, que les spores de diverses espèces de ces végétaux demeurent non seulement intactes, mais qu'elles conservent la faculté de germer après avoir supporté la température de 100 et même 110 degrés. Ainsi, d'après Thore, ainsi que le fait remarquer Duchartre, on sème avec succès, dans le département des Landes, l'*Agaricus Palomet* et le *Boletus edulis*, en arrosant le sol, dans un bosquet de chêne, avec de l'eau dans laquelle on a fait bouillir ces champignons. D'un autre côté, Boudier (*Des champignons au point de vue de leurs caractères usuels, chimiques et toxicologiques*, Paris, 1866) s'est assuré que les spores et même le tissu des champignons résistent à la digestion. Ses expériences ont été faites avec l'*Agaricus campestris*, le *Lactarius deliciosus*, le *Russula emetica*, les *Amanita bulbosa* et *muscaria* et le *Boletus edulis*.

On examinera donc avec soin, à l'aide du microscope, les matières des vomissements et les déjections alvines, ainsi que le contenu du tube digestif, s'il y a autopsie. Mais, après ces premières recherches qui ne peuvent fournir que des indications il est vrai tout à fait provisoires, il reste un travail difficile, lequel consiste à déterminer si le champignon ingéré appartenait à une espèce vénéneuse. Un mycologue seul serait capable d'éclairer la justice à ce sujet s'il s'agissait de champignons peu communs; mais, dans les cas ordinaires, il est possible d'arriver à la vérité. Je renvoie à ce sujet aux ouvrages spéciaux ayant trait à la mycologie.

Enfin, on devra se rappeler qu'un poison minéral ou autre peut avoir été mélangé avec des champignons même inoffensifs, dans le but de tromper la justice.

Observations.

I. — *Double empoisonnement par l'amanite bulbeuse (oronge ciguë,*
agaric bulbeux. — Mort.

La baronne B..., âgée de 40 ans, et sa fille, âgée de 20 ans, cueillent l'agaric bulbeux et en font presque exclusivement leur dîner. Quelques heures après, la demoiselle éprouve des vertiges comme si elle eût pris de l'opium. On lui donne du café. A huit heures du matin, le médecin la trouve dans un bain, assistée par sa mère, laquelle commençait à ressentir les mêmes accidents; pas de traces de champignons dans les évacuations. Potion stibiée à prendre d'abord par cuillerées et ensuite en lavage. Persistance des vomissements; évacuations alvines plus rares; langue ni sèche, ni froide; soif peu intense, ventre ni tendu, ni douloureux; température du corps et des extrémités ordinaire, physionomie peu altérée; pouls normal. La mère avait uriné plusieurs fois; mais chez la fille, l'émission de l'urine était suspendue depuis l'accident. L'intelligence était nette, leur état n'offrait en apparence rien de bien grave.

A six heures du soir, soif très vive, ne pouvant être momentanément modérée que par des boissons abondantes, froides; vomissements plus rares, mais plus fatigants, suivis de prostration, de défaillance; refroidissement des extrémités, sensibilité obtuse; engourdissement douloureux aux membres inférieurs et aux lombes; regard incertain; lèvres et langue froides; indifférence complète l'une à l'égard de l'autre. A onze heures, trente sangsues à l'anus; boissons glacées; huile d'amandes douces. Pas d'amélioration, mais un peu de calme apparent, souvent interrompu par des gémissements, des vomissements et une soif intense. Dans la matinée, environ trente-six heures après l'accident, les vomissements se calment chez la mère, mais elle n'en souffre pas moins et demande qu'on la fasse vomir. La demoiselle est plus calme et continue de vomir. Dans la journée, les accidents s'aggravent et l'indifférence est encore plus complète; soif intense; vue affaiblie; idées incohérentes; faciès hippocratique. Chez la fille, yeux turgescents, vue trouble, circulation ralentie sans cesser d'être régulière; mort. Le soir, la mère a les yeux caves, les lèvres et la langue froides, violacées, le teint olivâtre comme dans le choléra, le pouls à

peine sensible, les battements du cœur affaiblis sans cesser d'être réguliers; symptômes qui se prolongent jusqu'à six heures du matin, terme
de la mort.

Les moyens usités furent : une potion stibiée, puis le sirop d'éther, un
infusé aromatique, du lait, une solution de blanc d'œuf, des vins de Bordeaux et de Frontignan, liquides qui furent vomis immédiatement. Les
frictions sèches avec l'alcool camphré, l'insolation ne purent amener de
réaction. La potion antiémétique de Rivière avec addition de dix gouttes
de laudanum parut plus nuisible qu'utile. La glace à l'intérieur et les
fomentations émollientes parurent produire un peu de calme. Une bonne
qui avait goûté quelques parcelles de champignons crus vomit huit à dix
fois, au bout de seize heures seulement, et ne fut pas sérieusement indis-
posée; l'autre, qui en avait goûté après la cuisson, n'éprouva d'accidents
qu'au bout de quarante-huit heures et donna de vives inquiétudes.
(Lionnet, *Gaz. des hôpitaux*, 1840.)

II. — *Empoisonnement multiple par la fausse oronge.*

Plusieurs soldats français mangèrent, à deux lieues de Pololsk, en
Russie, des champignons que l'on croit être de la fausse oronge. Quatre
d'entre eux ayant refusé le traitement auquel furent soumis leurs camarades éprouvèrent les accidents suivants : anxiété, suffocation, soif
ardente, tranchées très intenses; pouls petit, irrégulier; sueurs froides
générales; altération des traits; teinte violacée du nez et des lèvres, tremblement général; météorisme abdominal; déjections fécales très fétides;
assoupissements; couleur livide des extrémités; délire jusqu'aux derniers moments. L'un d'eux succomba quelques heures après son entrée à
l'hôpital, et les autres dans la nuit.

Autopsie. — Chez le premier malade, évacuation de matières muqueuses,
verdâtres, noirâtres; abdomen météorisé; l'estomac et les intestins, distendus par des gaz fétides, offrent, à leur surface interne, des points gan-
gréneux, avec trace d'inflammation; un peu de liquide noirâtre; muqueuse
de l'intestin grêle détruite en quelques points. Chez le deuxième, on trouve
à peu près les mêmes altérations, le foie prodigieusement gonflé, la vésicule remplie de bile épaisse, de couleur foncée. Chez le troisième et le
quatrième, mêmes altérations que chez le premier, mais plus marquées;
larges taches gangréneuses dans l'estomac et dans les intestins. (Vadrot,
Thèse de Paris, 1814.)

VI. — SELS DE POTASSIUM.

Après le lithium dont le poids atomique est 7 et qui est peu
actif; après le sodium et le magnésium dont les poids atomiques sont 23 et 24 et dont l'activité est très faible, surtout celle
du sodium, vient le potassium (poids at. 39) avec lequel commence la série des métaux dont les sels agissent presque tous,

sinon tous, comme poisons musculaires, lorsqu'ils ont pénétré dans l'organisme à des doses suffisantes.

Différence d'activité des sels de sodium et des sels de potassium. — On sait que les propriétés chimiques des combinaisons de même genre de ces deux métaux présentent la plus grande analogie. Mais il n'en est pas de même de leur activité sur les êtres vivants, du moins sur les animaux. Déjà divers expérimentateurs, parmi lesquels il convient de citer Blake d'une part, et, d'autre part, Bouchardat et Stuart Cooper, avaient reconnu depuis longtemps que les sels de potassium étaient, toutes choses égales d'ailleurs, beaucoup plus actifs que ceux de sodium. Plus tard, les recherches de Grandeau, puis quelques-unes que je fis presque à la même époque (1), établirent cette même différence d'action. Enfin, dans la suite, j'ai exécuté de nombreuses expériences qui ont confirmé le fait général déjà reconnu et qui m'ont conduit à établir que tous les sels de potassium étaient des poisons musculaires, au même titre que le sulfocyanure de potassium, déjà étudié par Claude Bernard et par divers expérimentateurs.

Les résultats consignés dans le tableau suivant démontrent, d'une manière suffisante, la différence d'activité dont il est question. J'ai fait mes expériences en dissolvant les sels dans 40 grammes d'eau et les injectant rapidement, en dix à quinze secondes au plus. Grandeau a employé des solutions plus concentrées que les miennes.

Dans toutes les expériences où j'ai injecté des sels de potassium dans les veines chez les chiens, et elles sont plus nombreuses que ne l'indiquent le tableau où j'ai réuni seulement celles qui étaient parallèles à d'autres faites avec divers composés du sodium, dans toutes ces expériences, dis-je, j'ai vu les animaux succomber avec une rapidité prodigieuse. Je ne connais pas de genre de mort plus rapide que celui-ci. A peine le sel a-t-il pénétré dans le torrent circulatoire, aux doses de

(1) *Étude expérimentale sur les effets physiologiques des fluorures et des composés métalliques en général.* Thèse inaugurale, Paris, 1867.

ANIMAL en expérience.	SEL ESSAYÉ.	DOSE injectée dans les veines.	EFFET.
		Grammes.	
Chienne .	Sulfate de soude............	7	Nul (Rabuteau).
Chien ...	Id.	14	Nul (1) (Rabuteau).
Chien ...	Sulfate de potasse.........	1	Mort (Rabuteau).
Chien ...	Phosphate de soude........	8	Nul (2) (Rabuteau).
Chien ...	Phosphate de potasse......	1.5	Mort (Rabuteau).
Chien ..	Azotate de soude............	5	Nul (3) (Jovitzu Demètre et Rabuteau).
Chienne .	—	10	Nul d'abord (Jovitzu Demètre et Rabuteau).
Chien ...	Azotate de potasse.........	1	Mort.
Lapin ...	Azotate de soude...........	2.21	Nul (Grandeau).
Lapin ...	Azotate de potasse.........	1.3	Mort (Grandeau).
Chien ...	Azotite de soude............	2.5	Nul (Rabuteau).
Chien ...	Azotite de potasse	1	Mort (Rabuteau).
Chien ...	Iodure de sodium..........	5	Nul (Rabuteau et Warlam).
Chien ...	Iodure de potassium.......	2	Mort (Rabuteau et Warlam).
Chien ...	Carbonate de soude.......	7.08	Effet passager (Grandeau).
Chien ...	Carbonate de potasse.....	1.5	Mort (Grandeau).
Chien ...	Bicarbonate de potasse....	1	Mort (Rabuteau et Boghoss-Constant).
Chien ...	Cyanoferrure de sodium ...	2	Nul (Rabuteau et Massul).
Chien ...	Cyanoferrure de potassium.	1	Mort (Rabuteau et Massul).
Chien ...	Arséniate de soude........	2	Effet immédiat nul (4) (Rabuteau).
Chien ...	Arséniate de potasse.......	1	Mort (Rabuteau).

(1) Il y eut simplement de la constipation. Les purgatifs salins injectés dans le sang constipent (voy. mes *Eléments de thérapeutique*).

(2) Même observation.

(3) L'animal est mort au bout de quatre jours (voyez plus loin les effets de l'*azotate de soude*).

(4) L'animal est mort trois quarts d'heure plus tard.

1 à 2 grammes, que l'animal se plaint, a des bâillements et pousse parfois des cris semblables aux cris de terreur; puis, le cœur s'arrête, alors que l'on peut encore observer le plus souvent quelques mouvements respiratoires. En ouvrant la poitrine, on trouve le cœur en diastole rempli d'un sang qui est rutilant dans les cavités gauches.

Ce genre de mort, par arrêt primitif du cœur, nous est déjà connu par l'étude des poisons musculaires organiques dont nous avons traité, et nous le rencontrerons dans l'étude des autres poisons musculaires métalliques, aussi bien que dans celle des divers composés de potassium.

I. — Sulfocyanure de potassium.

Ce composé, dont la formule est KCyS, cristallise en longs prismes incolores, anhydres, mais très déliquescents, d'une saveur salée et fraîche analogue à celle du nitre, très solubles non seulement dans l'eau, mais dans l'alcool. On l'obtient facilement en calcinant dans un creuset un mélange de ferrocyanure de potassium, de carbonate de potasse et de soufre. Ce sel paraît exister en très faible quantité dans la salive. Toujours est-il qu'on peut provoquer dans ce liquide, évaporé s'il est besoin, les réactions des sulfocyanures.

EFFETS TOXIQUES.

On ne connaît pas d'empoisonnement produit par le sulfocyanure de potassium chez l'homme. Néanmoins ce composé nous intéresse à cause des recherches dont il a été l'objet de la part de divers expérimentateurs parmi lesquels nous devons citer Cl. Bernard d'abord, puis Pélikan (de Saint-Pétersbourg), Setschenow, Ollivier et Bergeron, Legros et Dubreuil.

Symptômes. — Introduit dans le tube digestif chez les animaux, à faibles doses et en solutions aqueuses, telles que celles de 4 à 5 grammes chez les chiens de taille ordinaire, le sulfocyanure de potassium produit peu de chose, parce que, bien qu'il soit rapidement absorbé, il s'élimite vite. On ne constate qu'un léger ralentissement de la circulation. A haute dose, il produit de la prostration et fait mourir les animaux dans la réfrigération et la syncope lorsqu'il est absorbé en totalité; mais, s'il chemine le long du tube digestif en produisant des effets purgatifs, de manière qu'une faible quantité soit absorbée, on retombe dans le premier cas.

Appliqué sur un tissu dénudé, ou injecté dans le tissu cellulaire sous-cutané, le sulfocyanure de potassium excite une douleur violente. Cette douleur n'est pas produite exclusivement par le sulfocyanure; elle se manifeste sous l'influence de tout autre sel de potassium; et la meilleure preuve qu'elle ne caractérise pas le genre sulfocyanure, c'est qu'elle est infiniment moindre si l'on remplace le sel précédent par le sulfocyanure de sodium. — L'injection du sulfocyanure de potassium dans les veines chez les animaux ne produit pas de douleur; il en est de même d'ailleurs des injections d'autres sels métalliques.

Une fois absorbé en quantité suffisante, le sulfocyanure de potassium exerce une action spéciale et élective sur le système musculaire qu'il paralyse et rend impropre à se contracter sous l'influence soit de la volonté, soit des agents électriques. On peut constater facilement cette action en injectant le sel dans un membre. Mais il est préférable d'opérer comme Cl. Bernard. Sous la peau d'une grenouille chez laquelle on a isolé le train postérieur par une ligature en masse appliquée sur toutes les parties comprises au niveau du sacrum, les nerfs lombaires exceptés, on introduit une petite quantité d'une solution concentrée de sulfocyanure de potassium dans l'eau. Au bout de quelques instants, l'excitation mécanique portée sur la peau de la partie antérieure de l'animal ne détermine aucun mouvement dans cette partie, mais il éveille, dans le train postérieur, des mouvements réflexes. Il en est de même lorsqu'on a empêché, par une ligature des vaisseaux, l'arrivée du sang dans un membre; une excitation portée en un point quelconque de l'animal ne provoque des mouvements que dans le membre préservé du poison. Ces expériences démontrent que la sensibilité est conservée et qu'il y a paralysie du mouvement. Or il est facile de se convaincre que l'abolition du mouvement n'est pas produite, comme sous l'influence du curare, par la paralysie des nerfs moteurs, mais qu'elle résulte de la cessation de la contractilité musculaire. En effet, en appliquant l'électricité sur les muscles de la partie antérieure du corps atteinte par le poison, ils ne se contractent plus, tandis que ceux du train postérieur ont conservé leurs propriétés.

Ces données nous expliquent d'une manière complète le mécanisme de la mort produite par le sulfocyanure de potassium. Cette substance est-elle injectée rapidement dans le sang à des doses suffisantes, par exemple à celles de 1 gramme et même moins chez un chien, le cœur, en sa qualité de muscle strié, cesse de battre aussitôt par suite de la paralysie qu'il éprouve au contact du poison auquel il livre passage. Le sulfocyanure a-t-il pénétré peu à peu à dose mortelle dans la profondeur de l'organisme, il y a paralysie du système musculaire tout entier; les mouvements deviennent difficiles, puis impossibles; le train postérieur surtout est atteint; la circulation se fait lentement; il se produit de la réfrigération, de la cyanose; enfin le cœur s'arrête.

En somme, le sulfocyanure de potassium mis en contact avec le tissu musculaire en détruit l'irritabilité, et, contrairement à ce qui arrive pour le curare qui tue les animaux à sang chaud par asphyxie, le sulfocyanure de potassium les tue par syncope.

Mais il est un fait qui a été signalé par Pélikan, puis par Setschenow, et qui a été observé ensuite par Legros et Dubreuil, savoir que la paralysie musculaire est souvent précédée de convulsions qui pourraient faire croire à un poison tétanique. Ces mêmes convulsions qui peuvent succéder à un état paralytique observé d'abord, mais incomplet, se manifestent rapidement lorsque le sulfocyanure de potassium est appliqué directement sur l'encéphale : elles peuvent être observées plus tard lorsque le sulfocyanure a été introduit à fortes doses dans les voies digestives. Elles paraissent dues, dans ce cas, à une action exercée par ce sel sur le système nerveux après sa pénétration dans le torrent circulatoire, mais il me paraît plus rationnel de l'attribuer à l'ébranlement primitif déterminé par le contact de l'agent toxique, comme dans le cas des poisons paralyso-musculaires que nous avons déjà étudiés. Ollivier et Bergeron ont signalé également quelques convulsions, ainsi qu'une roideur mélangée à la paralysie.

Lésions anatomiques. — Lorsqu'on ouvre les animaux qui viennent de succomber à l'intoxication par le sulfocyanure de potassium, on trouve le cœur au repos et dans la diastole. Il est rempli de sang fluide qui est rutilant dans les cavités gauches. Ollivier et Bergeron ont attribué au sulfocyanure de potassium la propriété de faire disparaître les stries des muscles de la vie de relation et de détruire les globules rouges. Mais l'absence de striation et l'état granuleux qu'ils ont signalés dans les muscles étaient probablement des altérations cadavériques qu'on n'observe pas chez les animaux empoisonnés par le sulfocyanure de potassium, ni au moment de la mort, ni quelques instants après ; de plus, ces altérations n'arrivent pas plus vite chez les animaux intoxiqués par cette substance que chez ceux qui ont succombé à une mort violente. Toutefois, l'application sur les muscles des cristaux ou d'une solution concentrée de sulfocyanure de potassium peut les altérer. On sait d'ailleurs que d'autres sels de potassium, tels que le chlorure de ce métal, agissent comme des caustiques lorsqu'ils sont appliqués sur un tissu.

Traitement. — Le traitement de l'intoxication par le sulfocyanure de potassium serait le même que celui de l'intoxication par l'azotate de potasse (voyez plus loin, page 549).

RECHERCHE DU POISON.

Je me bornerai à mentionner les caractères distinctifs des sulfocyanures, me proposant d'indiquer plus loin les caractères des sels de potassium considérés d'une manière générale.

Les sulfocyanures sont, pour la plupart, solubles dans l'eau. Nous avons dit que le sulfocyanure de potassium est non seulement soluble dans ce liquide, mais déliquescent. Il en est de même des autres sulfocyanures alcalins.

La propriété la plus remarquable que possèdent ces composés est de donner, dans les dissolutions des sels ferriques, par exemple dans celles de perchlorure de fer, une coloration *rouge sang* intense. Il suffit d'une minime quantité de sulfocyanure pour produire cette coloration. L'acide méconique, les formiates et les acétates donnent la même réaction ; mais les sulfocyanures produisent un précipité blanc dans les solutions de cuivre, tandis que l'acide méconique donne, dans ces mêmes solutions, notamment dans l'acétate de cuivre, un précipité vert jaunâtre. Les formiates et les acétates produisent, dans les sels ferriques, une coloration moins intense que celle qui est déterminée par les sulfocyanures ; de plus, ces deux genres de sels ne donnent pas de précipité dans les solutions de cuivre.

Dans un cas d'expertise, on recueillerait les liquides contenus dans le tube digestif, on ferait digérer dans l'eau les parois de l'estomac et des intestins et l'on filtrerait. On provoquerait ensuite facilement les réactions des sulfocyanures dans les liquides filtrés et acidulés par l'acide chlorhydrique. Les reins éliminant rapidement le sulfocyanure de potassium qui aurait été absorbé, les urines présenteraient les mêmes réactions.

II. — Bicarbonate de potasse.

Les carbonates neutres alcalins seront étudiés plus tard parmi les poisons caustiques, tels que la potasse, la soude, l'ammoniaque, à cause de leur action corrosive. En effet, le carbonate de potasse est éminemment caustique.

Les bicarbonates de ·ces bases ne sont pas corrosifs. Mais tandis que le bicarbonate de soude qui existe en grande quantité dans le sang, qui communique à ce liquide son alcalinité, n'est point toxique ou ne le devient qu'à des doses très fortes, lors même qu'on l'injecte dans le torrent circulatoire, le bicarbonate de potasse est au contraire un poison musculaire aussi actif que le sulfocyanure de potassium. En effet, dans la suite de recherches que l'un de mes élèves, Boghoss Constant (de Smyrne) et moi, avons entreprises sur les effets des alcalins (1),

(1) Consultez *Comptes rendus des séances de l'Académie des sciences*, 18 juillet 1870, et Boghoss Constant, *Thèse inaugurale*, Paris, 1870.

nous avons reconnu que l'injection de 1 gramme seulement de bicarbonate de potasse dans une veine d'une patte postérieure chez un chien détermine instantanément la mort de cet animal. Le cœur est dans la diastole et rempli de sang fluide qui est rouge dans les cavités gauches, ce qui prouve que l'animal est mort non par asphyxie, mais par syncope. La respiration cesse après l'arrêt des battements cardiaques. Le bicarbonate de potasse, de même que tous les sels de potassium, agit donc comme poison musculaire. D'ailleurs, lorsqu'on verse une solution de ce sel sur les muscles d'un animal qui vient de succomber à une mort violente, on voit que l'irritabilité de ces organes cesse aussitôt, tandis que les muscles voisins, non touchés par la solution, peuvent se contracter sous l'influence d'une excitation électrique ou mécanique.

De l'usage prolongé du bicarbonate de potasse et des alcalins en général. — J'ai appelé l'attention (p. 31) sur ce fait que la plupart des sels métalliques, administrés à doses faibles et continues, produisent une altération du sang d'où résulte un état anémique plus ou moins prononcé. Bien que certaines combinaisons du potassium, par exemple le chlorure de ce métal, se comportent à peu de chose près comme les sels de sodium qui sont peu actifs, il est remarquable que l'usage prolongé des alcalins, tels que le bicarbonate de potasse et même le bicarbonate de soude, détermine des accidents dont la gravité peut devenir considérable. Par suite de la neutralisation du suc gastrique il se produit d'abord un trouble de la digestion qui amène l'amaigrissement. Ce trouble se manifeste lorsque les alcalins sont pris aux doses supérieures à celles de 5 à 6 grammes par jour. Au delà de ces doses, les urines deviennent alcalines, ce qui prouve que l'alcalinité du sang est déjà exagérée. Puis le sang perd une partie de ses globules, les tissus se décolorent, les forces diminuent et deviennent languissantes; il se produit même parfois de l'hydropisie. On voit que ces résultats sont complètement opposés à ceux qu'indiquait une théorie d'après laquelle les alcalins devaient être des médicaments activant d'une manière puissante la nutrition.

Je ne connais pas d'exemple d'empoisonnement aigu produit chez l'homme par le bicarbonate de potasse ni par le bicarbonate de soude. D'après ce que l'expérience a appris des effets du bicarbonate de potasse sur le système musculaire, on prévoit que les symptômes de l'intoxication par cette substance seraient analogues à ceux du sulfocyanure de potassium, du nitre et des divers sels de potassium en général. L'empoisonnement aigu par le bicarbonate de soude exigerait des doses considérables de ce sel ingérées en une fois. L'empoisonnement chronique par cette même substance n'a pas été rare à Vichy, Trousseau est garant de cette assertion ; mais on ne parle guère de ce genre d'empoisonnement. Quant aux carbonates neutres, tels que le carbonate de potasse, les effets en seront étudiés, ainsi que je l'ai dit, avec ceux des poisons corrosifs.

III. — Azotate de potasse.

L'azotate ou nitrate de potasse, appelé encore *nitre*, *salpêtre*, cristallise en prismes à six pans, cannelés et terminés par des pyramides. Il se présente parfois sous la forme de rhomboèdres. Ce sel fond à 300 degrés et donne, par le refroidissement, une masse à cassure vitreuse (*cristal minéral*). Il produit un abaissement de la température en se dissolvant dans l'eau. La saveur en est fraîche, salée, piquante et légèrement amère.

EFFETS TOXIQUES.

L'empoisonnement par le nitre est le plus souvent accidentel. Dans presque tous les cas, il a été consécutif à l'ingestion de cette substance à la place du sulfate de soude, du sulfate de magnésie ou d'autres purgatifs salins. On l'a observé après l'administration du nitre en lavement.

La dose toxique minima de l'azotate de potasse porté dans l'estomac paraît être de 15 grammes chez l'adulte.

Symptômes. — Ingéré aux doses de 5 à 10 grammes en une fois, dans un verre d'eau, le nitre est rapidement absorbé et ne produit aucun phénomène sérieux. Il ne trouble même en aucune façon l'appétit. Il ralentit légèrement le pouls et augmente légèrement l'excrétion urinaire, beaucoup moins qu'on ne l'a dit, en s'éliminant par les reins. A ces mêmes doses, il détermine parfois de la constipation ; mais, lorsque tout n'est pas absorbé, qu'une certaine quantité de nitre chemine le long du tube digestif, on peut observer de la diarrhée. Ce dernier résultat est celui qui a lieu le plus souvent après l'ingestion de ce sel à la dose d'une quinzaine de grammes dans deux ou trois verres d'eau ; on se trouve alors dans les mêmes conditions que celles où l'on serait après l'ingestion d'une même quantité de chlorure de potassium, sel qu'on a administré parfois et à tort comme purgatif.

Mais, lorsque la solution est plus concentrée ou que les doses sont plus fortes, on commence à observer les effets toxiques de cette substance. Ces effets consistent d'abord en nausées, en vomissements plus ou moins violents, quelquefois teintés de sang. Les patients éprouvent des douleurs violentes à l'épigastre et dans les entrailles ; ils ont des selles qui peuvent être parfois sanguinolentes. Enfin, lorsque l'azotate de potasse, au lieu de cheminer ainsi le long de l'intestin, en produisant des effets purgatifs, est au contraire absorbé en majeure partie ou en totatité, on voit apparaître des symptômes qui sont beaucoup plus graves, et que nous prévoyons déjà d'après l'étude que nous avons faite du sulfocyanure de potassium.

Ces symptômes consistent en un ralentissement considérable de la circulation, des défaillances, des syncopes, en une paralysie des membres, surtout des membres abdominaux. La voix s'éteint, la respiration devient difficile par suite de la paralysie des muscles dilatateurs de la poitrine, le corps se refroidit, se couvre de sueurs glaciales, se cyanose par suite de la stase du sang que le cœur ne peut mettre en mouvement ; enfin cet organe finit par s'arrêter. Dans cette occurrence, les urines, au

lieu d'être copieuses, comme on pourrait le croire, sont supprimées. Ce dernier symptôme est d'ailleurs général toutes les
fois que la circulation est considérablement ralentie. Nous
savons, en effet, que la digitale, ce diurétique à faible dose,
devient un anurétique à haute dose lorsque les battements
cardiaques sont faibles et lents, et que la pression artérielle est
diminuée par suite de la paralysie des fibres lisses des vaisseaux.

Si la mort n'arrive pas, la convalescence est marquée par
une faiblesse générale qui peut durer plusieurs jours, par des
tremblements convulsifs, des tressaillements, des accidents
choréiformes. Ces accidents, surtout le ralentissement du pouls,
la faiblesse musculaire, symptômes auxquels il faut ajouter la
somnolence, la pâleur du visage, constituent l'*intoxication
chronique* par le nitre qui a été signalée à la suite de l'usage
prolongé de ce médicament administré aux doses médicinales.
La faiblesse musculaire est due au sel de potassium, la pâleur
à une altération du sang produite par le genre nitrate. Martin-
Solon a vu en effet la fibrine diminuer sous l'influence de
l'azote; Löffler a constaté, d'autre part, que le nitre produisait
à la longue un état anémique et hydrémique caractérisé par
la pâleur des hématies, par l'accroissement des globules blancs
et par l'augmentation de l'eau, résultats qui ont été signalés
également par Bouchardat.

Nous verrons d'ailleurs plus loin que le nitrate de soude
modifie de même le sang et qu'il peut produire l'albuminurie.

Lésions anatomiques. — Lorsque le nitre a été ingéré en
solutions étendues, les muqueuses de l'estomac et de l'intestin
sont en général intactes; mais, après l'ingestion de solutions
concentrées, ces mêmes muqueuses peuvent être rouges, enflammées, détachées par places et baignées par un liquide sanguinolent. C'est pourquoi Orfila, qui portait dans l'estomac des
animaux le nitre en poudre ou en solutions saturées, regardait
cette substance comme essentiellement corrosive. Mais l'opinion
d'Orfila était exagérée, comme l'ont démontré les recherches
de Rognetta et celles qui ont été faites plus récemment par Jo-

vitzu Demètre (de Valachie) et par moi. Le nitre ne tue point à la manière d'une substance corrosive, mais par le même mécanisme que celui que nous avons vu dans l'étude du sulfocyanure de potassium.

Le cœur est flasque, les cavités de cet organe contiennent en général du sang fluide ; le cœur gauche, du sang rouge, le cœur droit, du sang un peu moins foncé que d'ordinaire, ce qui prouve d'abord que la mort n'a pas eu lieu par asphyxie sous l'influence du nitre, et, en second lieu, que cet agent possède, comme le sulfate, le chlorure et divers sels de potassium et de sodium, la propriété de rendre les globules sanguins plus rutilants. Les poumons ne présentent rien de particulier ; cependant ils peuvent être congestionnés par suite de la stase du sang dans le cœur.

Traitement. — Les accidents graves et même mortels que nous venons de signaler peuvent se manifester après l'ingestion de 30 et même de 15 grammes de nitre pris en une fois. Or, on a administré parfois cette substance à la dose formidable de 60 grammes dans les vingt-quatre heures, mais alors le médicament était pris à doses fractionnées pendant ce temps. Les résultats différents observés dans ces circonstances opposées dépendaient de ce que le nitre a la propriété de s'éliminer rapidement, de sorte que les reins avaient déjà débarrassé l'organisme de la majeure partie de celui qui avait été ingéré en premier lieu, lorsqu'une nouvelle dose était absorbée.

Il faut donc provoquer l'élimination du poison, soit par *les vomissements*, s'ils n'ont pas eu lieu, soit à l'aide d'un *purgatif huileux*, soit en activant l'*excrétion urinaire*. Mais, après l'ingestion de doses dangereuses et fatales, les reins ne fonctionnent plus pour ainsi dire ; il y a anurie. Dans ce cas l'*ingestion de l'alcool*, ce puissant diurétique, est nettement indiquée. Ce liquide agit en outre en relevant l'organisme. Les bons effets de l'alcool ont d'ailleurs été observés par Rognetta, dans l'intoxication par l'azotate de potasse. Tandis que 2 grammes de nitre dissous dans 100 grammes d'eau environ, puis ingérés dans l'estomac des lapins, tuaient ces animaux en trente ou quarante heures, Rognetta a vu cette même dose dissoute dans 100 grammes de vin ne pas entraîner la mort de ces animaux. Des résultats du même ordre ont été observés après l'injection du nitrate de potasse dans le tissu cellulaire sous-cutané.

Enfin, après avoir rempli les indications propres à favoriser l'élimination de la substance toxique, on prescrira les émollients, on *fera des frictions* sur le corps pour ranimer la circulation périphérique, on réchauffera le patient. L'*électricité* est indiquée dans les cas de paralysie ou simplement de faiblesse musculaire consécutive soit à l'intoxication aiguë, soit à l'intoxication chronique.

RECHERCHE DU NITRE ET DES SELS DE POTASSE EN GÉNÉRAL.

Cinq à dix minutes après l'ingestion de l'azotate de potasse, on peut déjà constater la présence de ce sel dans l'urine, dans la salive, dans le mucus nasal et le mucus bronchique, en un mot dans les divers liquides de l'organisme ainsi que dans les tissus. Il en est donc de ce sel comme des chlorates, des iodures, des bromures qui se diffusent rapidement dans l'économie et qui s'éliminent spécialement par les reins.

Dans un cas d'empoisonnement, l'expert portera donc ses investigations non seulement sur les matières des vomissements, ainsi que sur les déjections, le contenu du tube digestif et le sang, mais sur l'urine qui pourrait être contenue dans la vessie.

Recherche des azotates en général. — Rien n'est plus facile que de caractériser un azotate déjà isolé ou dissous dans l'eau pure. Parmi les principales réactions qui permettent d'arriver à ce résultat, on cite les suivantes. Supposons qu'il s'agisse d'un azotate alcalin.

1° Traité à chaud par l'acide sulfurique concentré, il laisse dégager des vapeurs acides qui ont la propriété de jaunir les tuyaux de plume et la peau, de colorer en brun les sels ferreux.

2° Chauffé avec de l'acide sulfurique et du cuivre, il donne lieu à un dégagement de vapeurs rutilantes ou vapeurs nitreuses. (Les azotites donnent lieu à ce dégagement, même à froid, sous l'influence de l'acide sulfurique seul.)

3° Les azotates soumis à l'influence des agents réducteurs, tels que l'hydrogène naissant, par exemple lorsqu'on ajoute de l'amalgame de sodium à leur solution aqueuse, se transforment en azotites ou nitrites que l'on peut reconnaître à leurs caractères distinctifs (1).

(1) *Recherche des azotites ou nitrites.* — Bien que les azotites n'aient pas encore donné lieu à des empoisonnements chez l'homme, il peut être utile de savoir les reconnaître, d'autant plus qu'ils s'éliminent facilement par les reins et par les glandes salivaires (page 198). J'indiquerai le procédé suivant que j'ai suivi dans mes recherches sur les effets et le mode d'élimination des azotites de potasse et de soude. (*Gaz. hebdom. de médecine et de chirurgie*, 1870.)

On sait que les azotites sont décomposés à froid dans de l'eau simplement aiguisée d'acide sulfurique et qu'il se produit alors un dégagement de vapeurs nitreuses. On sait, d'un autre côté, que l'acide sulfurique très étendu ne décompose pas l'iodure de potassium pur, tandis que les vapeurs nitreuses détruisent ce sel avec une facilité extrême, en mettant de l'iode en liberté.

Il résulte de ces données que, si l'on a fait dissoudre une petite quantité d'iodure de potassium dans de l'eau contenant des traces d'un azotite et additionnée d'eau d'amidon, on obtiendra une coloration bleu violet, lorsqu'on ajoutera à ce mélange quelques gouttes d'eau aiguisée par l'acide sulfurique. On peut reconnaître, de cette façon, 1/100 000ᵉ d'azotite de potasse dans l'eau, et même 1/1 000 000ᵉ d'après Fresenius.

Il est impossible d'atteindre ce degré de précision quand les azotites sont dissous dans l'urine, surtout dans l'urine du chien. Voici les résultats auxquels je suis arrivé en essayant les urines de l'homme :

1° Lorsque, après avoir ajouté quelques gouttes d'eau d'amidon à ces urines, je verse un peu d'une solution d'iodure de potassium, puis quelques gouttes d'eau acidulée par l'acide sulfurique, il ne se produit rien.

2° Si les urines contiennent 1/5 000ᵉ d'azotite de soude, on obtient une coloration bleu violet très intense.

3° Si elles contiennent 1/10 000ᵉ d'azotite, la coloration est très belle.

4° Lorsqu'elles ne renferment que 1/20 000ᵉ du même sel, la coloration n'apparaît pas immédiatement, mais elle devient manifeste au bout de quelques secondes.

5° Enfin, lorsque l'azotite n'y entre que dans la proportion de 1/25 000ᵉ, on peut encore déceler la présence de ce sel. En effet, on voit apparaître dans la liqueur un léger nuage violet, une demi-minute après l'addition de l'eau acidulée.

On arrive aux mêmes résultats en employant l'azotite de potasse. Cependant, les réactions ne sont peut-être pas aussi nettes qu'avec l'azotite de soude, lorsque le sel se trouve en très faible quantité dans le liquide soumis à l'examen. En effet, le poids atomique du potassium étant plus élevé que le poids atomique du

4° Quand on porte à l'ébullition le mélange d'un azotate et d'acide chlorhydrique, on obtient une liqueur qui possède la propriété de dissoudre l'or, de transformer le protochlorure de fer en perchlorure, de décolorer la dissolution d'indigo. C'est sur ce dernier résultat qu'est fondé un procédé d'une sensibilité extrême qui permet de reconnaître des traces d'un azotate, et qui est le suivant :

Lorsqu'on fait bouillir de l'eau colorée avec une petite quantité de dissolution sulfurique d'indigo et additionnée d'acide chlorhydrique, la liqueur reste bleue ; or, si l'on ajoute à cette liqueur une parcelle d'un azotate, aussitôt il se dégage du chlore qui décolore l'indigo. On peut déceler de cette manière presque un millionième d'azotate de potasse dissous dans l'eau pure. Mais ce procédé si précis ne peut être mis en usage lorsque la solution aqueuse de l'azotate renferme des matières organiques, car la décoloration de l'indigo se produit sous l'influence de ces matières et de l'acide chlorhydrique. Il faut donc séparer ces matières.

Or, si l'on consulte les auteurs, on ne trouve l'indication d'aucun procédé pratique, non seulement pour l'analyse qualitative, mais pour l'analyse quintitative des nitrates mélangés avec les matières organiques. On se borne à dire, quand il s'agit, par exemple, de l'empoisonnement par le nitrate de potasse, que l'on sépare les liquides des solides, qu'on lave ceux-ci avec l'eau distillée, que l'on réunit les liqueurs filtrées, qu'enfin on en isole et purifie le nitre par des cristallisations successives. Ce procédé est bon sans doute quand le sel en question se trouve en grande quantité dans les liquides et dans les organes soumis à l'analyse, mais il est insuffisant, à cause des pertes inévitables, quand ce même sel se trouve en faible quantité ; il ne peut conduire d'ailleurs à un dosage exact. C'est pourquoi je crois devoir proposer le procédé suivant, que j'ai employé avec avantage.

sodium, un poids donné d'azotite de potasse laisse dégager, sous l'influence de l'acide sulfurique, moins de vapeurs nitreuses qu'un poids égal d'azotite de soude.

Procédé de l'auteur. — Ce procédé est fondé sur l'insolubilité de l'azotate de potasse dans l'alcool absolu.

Supposons qu'il s'agisse de rechercher le nitre dans l'urine. On traite ce liquide par le sous-acétate de plomb, jusqu'à ce qu'il ne se forme plus de précipité; on fait bouillir et l'on filtre. La liqueur filtrée se trouve ainsi débarrassée de l'albumine s'il en existait dans l'urine, des sulfates, des phosphates, de l'acide urique et des urates, enfin de la majeure partie des chlorures, car le chlorure de plomb est très peu soluble dans l'eau. Elle ne contient plus, outre ce chlorure, que de l'urée, de la créatine, des acétates de soude et de magnésie provenant des phosphates et sulfates de soude et de magnésie existant naturellement dans l'urine, de l'acétate de plomb en excès, enfin quelques matières étrangères. On ajoute de la soude ou du carbonate de soude pour précipiter l'excès de plomb; on filtre de nouveau, on verse de l'acide acétique en quantité suffisante pour neutraliser la soude ou le carbonate de soude qui a pu être employé en excès, et l'on évapore à siccité au bain-marie. Le résidu est traité en dernier lieu par l'alcool absolu qui dissout l'urée, la créatine et l'acétate de soude : *l'azotate de potasse, insoluble dans l'alcool absolu, se trouve par consé-quent isolé* (1). Une ou deux cristallisations dans l'eau distillée suffisent pour le purifier.

Au lieu d'employer immédiatement l'alcool ordinaire, on peut traiter d'abord par l'alcool amylique bouillant qui enlève une partie de l'urée et diverses matières colorantes. On reprend ensuite par l'alcool éthylique absolu.

Lors même que le résidu laissé par l'alcool ne serait pas pur, on pourrait effectuer le dosage de l'acide azotique, dans ce résidu, par le procédé bien connu des chimistes, dans lequel l'acide azotique de l'azotate est transformé en bioxyde d'azote à l'aide du protochlorure de fer et de l'acide chlorhydrique. Le

____

(1) Si l'urine renfermait de la glycose, cette substance serait précipitée, au moins en partie, à l'état de glycosate de plomb ; d'ailleurs si elle n'était pas pré-cipitée, l'alcool absolu, dans lequel elle est soluble, la séparerait de l'azotate.

bioxyde d'azote, recueilli dans une éprouvette, est transformé à son tour, au contact de l'oxygène et de l'eau, en acide azotique dont on détermine la quantité au moyen d'une liqueur alcaline titrée.

Pour séparer le nitre des organes, on les réduirait en menus fragments; puis on les laverait à l'eau distillée, et les liqueurs de lavages, réunies et filtrées, seraient traitées comme précédemment.

Un procédé très sensible, qui permet de retrouver des traces d'acide nitrique ou de nitrate, est le suivant :

On met dans un tube bouché par un bout 15 à 20 gouttes de sulfate d'aniline en solution saturée à froid, on ajoute environ 2 centimètres cubes d'acide sulfurique *pur*. A la liqueur limpide et incolore, on ajoute le liquide à examiner goutte à goutte, l'urine par exemple; pour peu qu'il y ait de l'acide nitrique, il se développe des stries rouges et tout le liquide prend une coloration rouge plus ou moins foncée.

Recherche de la base. — L'organisme contient divers sels de potassium ; mais la quantité de ces composés est très faible relativement à celle des composés du sodium qui existent normalement dans l'économie. Par conséquent, si l'on trouve à la fois les caractères des azotates dans les matières soumises à l'analyse et un excès de potasse, on peut conclure qu'il y a eu introduction d'azotate de potasse dans l'organisme.

Lorsque ce sel est isolé, selon la méthode que j'ai indiquée, il est facile de le caractériser et de doser le potassium qu'il contient. En effet, les solutions de ce métal ne précipitent point par les réactifs ordinaires tels que les alcalis, les carbonates alcalins, l'acide sulfhydrique, le sulfhydrate d'ammoniaque, les ferrocyanures alcalins, mais ils donnent un précipité blanc avec l'acide tartrique (employé en excès), avec les acides perchlorique et hydrofluosilicique, avec le bichlorure de platine. Le précipité formé par le sel de platine est jaune; il se produit même dans les liqueurs étendues; toutefois, si l'eau se trouve en grand excès, il ne peut pas se former, mais l'addition de l'alcool le fait apparaître. Le chloroplatinate de potassium ayant une composition nettement déterminée, on peut, en le recueillant et le pesant après dessiccation, doser avec une exactitude suffisante le poids du potassium contenu dans la liqueur d'où il s'est précipité.

Lorsque l'on veut simplement caractériser et doser le potassium contenu dans les matières, sans s'occuper de la forme sous laquelle il se trouve, on dessèche et l'on incinère ces mêmes matières; on traite ensuite le résidu par l'eau et l'on filtre. Les liqueurs filtrées sont concentrées, s'il est besoin, par évaporation avant d'être soumises à l'analyse qualitative et quantitative.

Observation.

Empoisonnement par 30 grammes d'azotate de potasse. — Mort.

Un soldat, âgé de 20 ans, de forte constitution, de tempérament sanguin, venait depuis quelques jours à la visite pour des accès de fièvre qui avaient rapidement cédé au sulfate de quinine. Le 22 septembre 1872, il me dit qu'il n'avait plus de fièvre, mais que l'appétit ne revenait pas. Je lui prescrivis de prendre 4 grammes de poudre de quinquina dans son quart de vin.

Dans la même journée, à deux heures de l'après-midi, on vint me chercher pour cet homme que je trouvai dans l'état suivant : Décubitus dorsal, insensibilité complète, peau froide, visqueuse, cyanosée, pouls irrégulier, presque insensible; résolution musculaire interrompue de temps en temps par de brusques contractions des muscles pectoraux qui restent quelques secondes contracturés, pendant que le malade soulève la tête et ouvre la bouche pour appeler l'air qui lui manque. Les yeux sont fixes, les pupilles légèrement dilatées et immobiles.

Dans le cas particulier de cet homme, qui quittait à peine le dépôt du régiment situé dans un pays très sain (Coléah), et n'avait encore habité qu'Alger, où l'on ne prend pas d'accès pernicieux, l'idée d'un empoisonnement me vint de suite et j'interrogeai ses camarades qui me dirent qu'à dix heures du matin il avait envoyé acheter, chez un pharmacien de la ville, 10 centimes de sel de nitre qu'il avait pris en deux fois dans un demi-litre d'eau. Il s'était alors couché et avait dormi jusqu'à midi environ, heure à laquelle il s'était réveillé, courant dans la chambre en proie à un délire furieux; on l'avait à grand'peine remis sur son lit, puis il s'était peu à peu calmé, et était tombé dans l'état d'hyposthénisation complète où je l'avais trouvé. Il était à la dernière extrémité, le pouls était de moins en moins sensible, il venait d'avoir devant moi deux syncopes dont je l'avais tiré avec peine. Je le fis frictionner vigoureusement, envelopper dans des couvertures et envoyer à l'hôpital du Dey, où il mourut deux heures après son arrivée.

A l'*autopsie*, faite vingt-quatre heures après la mort, on trouva tous les signes de l'asphyxie : sang noir et poisseux remplissant le cœur droit ; pas de caillots sanguins ; très forte congestion des deux poumons volumineux, ne s'affaissant pas, dont le tissu semblait hépatisé, quoique crépitant encore et surnageant faiblement. Les ramifications bronchiques étaient remplies d'écume ; la muqueuse était normale, de même que celles de toutes les voies digestives. Le foie, la rate, les reins ne présentaient rien d'anormal, pas plus que le cerveau dont les sinus étaient gorgés de sang noir et poisseux.

Le sang et les urines renfermaient du nitrate de potasse.

La quantité de ce sel délivrée par le pharmacien a été évaluée par lui-même à 30 grammes, dose, selon lui, tout à fait inoffensive et qu'il s'est offert à avaler quand on le voudrait (1). (MOUTON, *Union méd.*, 1872, n° 38, p. 472.)

APPENDICE

A L'ÉTUDE DE L'AZOTATE DE POTASSE

De l'Azotate de soude.

L'*azotate* ou *nitrate de soude*, appelé encore *nitre cubique*, bien qu'il cristallise en rhomboèdres, présente des propriétés chimiques complètement analogues à celles de l'azotate de potasse. Il se distingue toutefois de ce dernier en ce qu'il est plus hygrométrique ; c'est pourquoi on ne l'emploie pas dans la fabrication de la poudre ni des moxas. Ce sel est presque complètement insoluble dans l'alcool absolu.

EFFETS TOXIQUES DE L'AZOTATE DE SOUDE PRIS A HAUTE DOSE.

L'azotate de potasse s'est révélé à nous comme un poison musculaire, à l'instar de tous les sels de potassium introduits dans l'économie en quantité suffisante. Mais, pour que l'étude en fût complète, il importait de savoir si ce même composé n'était pas toxique comme sel du genre azotate.

(1) Il importe de relever l'erreur du pharmacien en question, laquelle est encore partagée par beaucoup de personnes. Sans doute, on peut prendre 30 grammes de nitre *en un jour* et dans un litre d'eau ; j'ai pris moi-même plusieurs fois 5 grammes de ce sel en un verre d'eau ; mais après l'ingestion de 30 grammes de nitre en une fois, la mort arrive s'il n'y a pas d'effets purgatifs c'est-à-dire si le sel est absorbé.

Pour résoudre cette question, il fallait expérimenter sur l'azotate de soude. Puisque les sels de sodium sont pour ainsi dire inoffensifs, si le nitrate de soude produit des accidents, c'est que le genre *nitrate* ou *azotate* est dangereux par lui-même.

Or, tandis que l'injection de 15 à 20 grammes de sulfate de soude dans les veines, chez un chien de taille ordinaire, est inoffensive, celle de 10 grammes d'azotate de soude, si elle ne produit rien d'abord, amène néanmoins la mort de l'animal en quelques jours. Après une opération semblable, j'ai vu un chien s'affaiblir constamment. Le troisième jour, cet animal se tenait difficilement sur ses pattes postérieures ; en même temps, les battements cardiaques étaient affaiblis. Le quatrième jour, il gisait sur le sol, les battements cardiaques étaient si faibles, qu'il était presque impossible de les sentir à la main. La respiration seule s'effectuait comme d'ordinaire. L'animal se refroidit ensuite de plus en plus ; il devint si algide, qu'on l'aurait cru atteint de choléra s'il avait eu de la diarrhée, tandis que les selles étaient au contraire supprimées (1).

L'autopsie montra les poumons tout à fait sains. La plèvre ne contenait pas de liquide ; le péricarde renfermait 4 à 5 centimètres cubes de sérosité contenant de l'albumine. Les cavités cardiaques renfermaient, à gauche, du sang d'un beau rouge ; à droite, du sang moins noir que d'ordinaire. L'animal n'était donc pas mort asphyxié ; d'ailleurs, il n'y avait pas d'écume dans la trachée. L'estomac était sain ; il contenait des aliments non digérés qui s'y trouvaient depuis un grand nombre d'heures. L'intestin grêle, de même que le rectum, renfermait des matières d'une dureté remarquable. Je trouvai dans la vessie 4 ou 5 centimètres cubes d'une urine albumineuse, mais dépourvue de sucre. J'avais déjà constaté la présence de l'albumine dans les urines de cet animal avant sa mort.

____

(1) L'azotate de soude est un sel qui purge lorsqu'il se trouve dans l'intestin et qui constipe, comme tous les purgatifs salins, lorsqu'il se trouve dans le torrent circulatoire.

Cette expérience prouve, d'une manière évidente, que les azotates sont toxiques par eux-mêmes, puisque, les sels de sodium étant inactifs pour ainsi dire lorsqu'ils appartiennent à un genre non toxique, l'azotate de soude peut déterminer la mort. Ils agissent à la longue sur le sang, dont ils modifient les matières albuminoïdes, car l'albuminurie constatée dans l'expérience précédente n'était liée à aucune altération des reins dont les tubuli ne furent trouvés ni graisseux ni desquamés. Ainsi pouvons-nous comprendre les doubles effets produits par le nitrate de potasse. Tandis que l'azotate de soude ne tue que lentement, l'azotate de potasse tue rapidement *comme sel de potassium*, lorsqu'il a pénétré en quantité suffisante dans l'organisme pour arrêter le cœur; il peut tuer lentement ou déterminer du moins une convalescence assez prolongée, lorsqu'il n'a pas amené la mort après son ingestion à forte dose en une fois.

RECHERCHE DE L'AZOTATE DE SOUDE.

En somme, il résulte de l'étude du nitrate de soude et du nitrate de potasse : 1° que le nitrate de soude est toxique et à haute dose comme sel du genre nitrate ou azotate et qu'il modifie surtout le sang; 2° que le nitrate de potasse est toxique à la fois comme sel de ce genre et comme sel de potassium, de sorte qu'il n'est pas seulement un poison musculaire, mais un poison hématique. C'est par l'action exercée à la longue sur le sang que l'on peut expliquer l'état anémique et hydrémique signalé par Löffler, la diminution de la fibrine observée par Martin-Solon chez les sujets soumis à l'action prolongée du nitrate de potasse.

La recherche du composé est complètement analogue à celle de l'azotate de potasse. On distinguera ce sel de son congénère, en ce qu'il ne précipite point par le chlorure de platine, car le chloroplatinate de sodium est soluble; en ce qu'il précipite par le biméta-antimoniate de potasse; en ce qu'il colore la flamme en jaune et que la flamme donne alors au

spectroscope, dans le jaune, une belle raie brillante caractéristique.

IV. — Sels de potassium divers.

Il ne peut être ici question des sels appartenant à un genre
toxique par lui-même, tels que l'arséniate, l'arsénite, le cyanure de potassium, mais de ceux qui appartiennent à un genre
non toxique ou très peu actif, tels que le sulfate, le chlorure, le
chlorate, etc.

Sulfate de potasse. — Ce sel, qu'on appelait autrefois *sel
duobus, arcanum duplicatum,* a été employé comme purgatif et
a produit fréquemment des empoisonnements, surtout en Angleterre. Sans doute, lorsqu'il est administré aux doses de 15 à
20 grammes dans deux à trois verres d'eau, il peut produire
des effets purgatifs au même titre que le sulfate de soude ; mais,
si ces effets ne se manifestent pas, si le sel est porté par l'absorption dans l'économie, il agit alors comme un poison musculaire au même titre que le nitre.

Dans un cas d'empoisonnement, on reconnaîtrait, comme il
a été dit précédemment (p. 557), que le poison ingéré était un
sel de potassium ; on reconnaîtrait que ce même sel était un
sulfate au précipité abondant de sulfate de baryte obtenu en versant la solution d'un sel de baryum dans les humeurs et les
eaux de lavage des organes préalablement filtrées. Le précipité
obtenu serait mélangé d'une certaine quantité de phosphate et
de carbonate de baryte provenant des phosphates et carbonates
alcalins existant dans l'organisme ; on s'en débarrasserait en
traitant par l'acide azotique ou par l'acide chlorhydrique le
précipité mixte ainsi obtenu. Le sulfate de baryte resterait seul
indissous.

Chlorure de potassium. — Ingéré à faible dose, le chlorure
de potassium est absorbé et, de même que le chlorure de sodium, il active la nutrition ; mais il se distingue de ce dernier
en ce qu'il ralentit le pouls. Ingéré à hautes doses, par exemple

à celles de 15 à 20 grammes, il se comporte comme le sulfate de potasse.

On reconnaîtrait la présence de ce sel au précipité abondant qu'on obtiendrait avec l'azotate d'argent dans les liqueurs suspectes. Mais, comme le chlorure de sodium existe normalement dans l'économie en grande quantité, on ne serait certain que le poison ingéré était du chlorure de potassium que si l'on trouvait en même temps un excès notable de potasse sur la quantité qui se trouve également d'une manière normale dans nos tissus et dans nos humeurs. Cette quantité est d'ailleurs faible.

Chlorate de potasse. — Il existe plusieurs cas d'empoisonnement par ce sel, et ces cas ont été mortels. Ils résultent ordinairement de l'ingestion de ce sel à la place du sulfate de magnésie. Le genre chlorate n'étant pas très dangereux par lui-même, puisque le chlorate de soude peut être pris sans danger à des doses considérables, c'est le potassium qui a produit l'intoxication.

Rien n'est plus facile que de reconnaître la présence d'un chlorate. Une liqueur qui n'en contient qu'un dix-millième, étant très faiblement colorée préalablement à l'aide de quelques gouttes d'une dissolution sulfurique d'indigo, se décolore rapidement lorsqu'on y verse une solution d'acide sulfurique. Le dosage s'effectuerait en précipitant les chlorures à l'aide du nitrate d'argent, filtrant, évaporant à siccité la liqueur filtrée et chauffant le résidu au rouge afin de transformer le chlorate en chlorure; puis on précipiterait celui-ci à l'état de chlorure d'argent qu'on recueillerait et qu'on pèserait après l'avoir fait fondre.

Voici un procédé très sensible pour reconnaître des traces de chlorate de potassium dans un liquide, l'urine, par exemple.

On verse, dans un tube bouché par un bout, 1 centimètre cube environ d'une solution saturée de sulfate d'aniline et on ajoute 2 centimètres cubes environ d'acide sulfurique pur. Le mélange, limpide et incolore, est-il additionné de liquide chloraté, il se développe une belle coloration bleue, qui persiste plus ou moins longtemps.

Les *sulfures de potassium*, étant avant tout des poisons corrosifs, seront étudiés parmi les agents toxiques de cette classe.

Empoisonnement de quatre enfants par le chlorate de potasse à Port-d'Envaux.
Mort.

Les enfants David, Cousin, Guérin et Salmont succombent à une intoxication résultant de l'ingestion d'un remède que les sœurs de Port-d'Envaux délivrent dans le but de guérir les maux de gorge.

Ce remède est formé de 15 grammes de chlorate de potassium pour 500 grammes d'infusion de tilleul. La supérieure reconnaît que ce médicament est pour un adulte et que la dose est réduite de moitié pour les enfants ; mais on ne sait si cette règle a été suivie, alors qu'il s'agit d'enfants âgés de 2 à 3 ans.

Or, l'expérience démontre que des enfants peuvent succomber à la suite d'une dose assez minime.

1re *Observation* (Dr Jacobi). — Enfants de moins de 1 an ; 1gr,75 de chlorate de potassium. — Mort en quelques heures.

2e *Observation* (Jacobi). — Enfants de 3 ans ; 5gr,30 de chlorate en vingt-quatre heures. — Mort le lendemain.

3e *Observation* (Kaufmann). — Enfant de 2 ans et demi ; 14 à 15 grammes de chlorate. — Mort en sept heures.

Les quatre enfants de Port-d'Envaux, ayant pris 8 grammes environ de chlorate, leur mort n'a donc rien d'extraordinaire à cette dose, d'autant plus que le médicament a été absorbé coup sur coup, à des intervalles de quelques minutes.

A l'autopsie, l'estomac du jeune David présente, dans toute sa partie supérieure, une coloration lie de vin et ardoisée ; on aperçoit dans le cul-de-sac une large tache ecchymotique de 5 centimètres de large et de 11 centimètres de longueur. Des lésions analogues existent dans les premières portions de l'intestin.

Les résultats fournis à l'analyse chimique par Brouardel et l'Hote indiquent dans les viscères la présence du chlorate de potassium (*Annales d'hygiène publique*, t. VI, 3e série, 283 ; 1881).

VII. — SELS DE CALCIUM, DE STRONTIUM ET DE BARYUM.

(MÉTAUX ALCALINO-TERREUX)

Ces trois métaux possèdent des propriétés chimiques tellement analogues, que celles de l'un d'entre eux étant étudiées, on connaît, d'une manière presque complète, celles des deux autres. Ils possèdent également des propriétés toxiques semblables. Mais l'énergie de ces mêmes propriétés varie considérablement pour chacun d'eux. Ainsi, tandis que les combinaisons solubles du calcium agissent à peu près avec la même intensité que celles du potassium, les combinaisons du strontium sont déjà très actives et celles du baryum sont éminemment toxiques (p. 14).

Dans l'étude des effets exercés sur l'organisme par les sels de ces trois métaux (la chaux, la strontiane et la baryte devant être rangées parmi les poisons corrosifs), je traiterai rapidement des sels du calcium et du strontium, et plus longuement de ceux du baryum dont certaines combinaisons telles que le chlorure, l'acétate, le carbonate, etc., ont causé des empoisonnements excessivement graves et souvent mortels.

I. — Sels de calcium.

Chlorure de calcium. — Ce sel est connu à l'état cristallisé et à l'état anhydre.

Lorsqu'il est cristallisé, il se présente sous l'aspect de prismes hexagonaux terminés par des pyramides, contenant six molécules, soit 49,12 pour 100 d'eau de cristallisation. Il a alors pour formule $CaCl^2 + 6H^2O$. Il se dissout dans l'eau en produisant un abaissement de température, de la même manière que le chlorure de potassium et le chlorure de magnésium cristallisé.

Le chlorure de calcium anhydre se présente tantôt sous l'aspect d'une masse poreuse et fistuleuse, ce qui arrive lorsqu'on lui a fait subir la fusion aqueuse et qu'il a perdu ainsi toute son eau de cristallisation (*chlorure de calcium desséché*), tantôt il se présente sous l'aspect d'une masse vitreuse, incolore et plus ou moins opaque, ce qui arrive lorsqu'on lui a fait subir la fusion ignée (*chlorure de calcium fondu*). Sous ces deux états ou variétés, il a une grande avidité pour l'eau, dont il s'empare en produisant cette fois une élévation de température; aussi l'emploie-t-on chaque jour dans les laboratoires, soit pour dessécher les gaz, soit pour enlever à divers liquides qu'il n'attaque pas les traces d'eau que ces liquides peuvent retenir. Notons cette grande avidité pour l'eau, car j'aurai à la rappeler lorsque je traiterai de nouveau de ce sel en même temps que du chlorure de zinc dans l'étude des poisons corrosifs.

Les expériences suivantes, que j'ai faites avec L. Ducoudray, établissent l'analogie qui existe entre les effets du chlorure de calcium étendu d'eau et ceux du chlorure de potassium.

« 1° Nous avons injecté, en une demi-minute, dans une veine d'une patte postérieure, chez un chien de taille ordinaire, 50 centigrammes de chlorure de calcium préalablement fondu, afin d'en avoir un poids exact, et dissous ensuite dans 40 grammes d'eau distillée. Après cette injection, nous n'avons constaté qu'un léger ralentissement et une légère faiblesse des battements cardiaques, pendant quelques minutes, et la santé de l'animal a continué d'être parfaite. Nous ajouterons cependant, qu'aussitôt après l'injection, les battements cardiaques étaient affaiblis.

« 2° Un gramme de chlorure de calcium, dissous dans 40 grammes d'eau, a été injecté de la même manière chez un autre chien. Les effets signalés précédemment ont été plus marqués; de plus, l'animal a éprouvé quelques vomissements; puis il a repris rapidement ses allures habituelles.

« 4° 1^{gr},50 du même sel, injectés lentement, en une minute, chez un troisième chien, ont produit des effets plus marqués encore. Le ralentissement du cœur a été considérable; il y a eu même un état syncopal. L'animal a éprouvé des vomissements plus abondants et un commencement de diarrhée. La marche était chancelante et comme hyénoïde.

« 4° 1^{gr},50 de chlorure de calcium sont injectés comme précédemment, mais rapidement, en dix secondes environ, chez un quatrième chien de taille ordinaire. Aussitôt après l'opération, l'animal pousse des cris; son cœur s'arrête. Il exécute néanmoins, pendant environ une minute, cinq ou six inspirations profondes. Quand elles ne se reproduisent plus, on l'ouvre et l'on trouve le cœur complètement au repos, dans la diastole; les auricules seules se contractent encore. Le cœur gauche contient un sang tout à fait rutilant, le cœur droit un sang peut-être un peu moins noir que d'ordinaire. Ce liquide est partout fluide; il se coagule bien néanmoins au bout de quelques minutes. Les globules demeurent plus intacts que d'ordinaire. On savait déjà que le chlorure de calcium, de même que le chlorure de sodium et certains sels de sodium, de magnésium et de potassium, possèdent la propriété de retarder l'altération des globules rouges.

» 5° Enfin 3 grammes du même sel ont produit une mort foudroyante. Les mouvements respiratoires se sont arrêtés de même après ceux du cœur, mais plus rapidement que dans l'expérience précédente.

» Si l'on opère avec le chlorure de potassium, on observe presque identiquement les mêmes effets, lorsqu'on injecte des quantités de ce sel contenant des poids de potassium égaux aux poids de calcium contenus dans le chlorure de ce métal. Ainsi 1 gramme de chlorure de potassium injecté rapidement dans les veines, chez un chien, dans 40 grammes d'eau, tue cet animal en arrêtant le cœur. Or, la formule du chlorure de potassium étant KCl et celle du chlorure de calcium CaCl^2, on trouve que 1 gramme de chlorure de potassium contient autant de métal que 1^{gr},476 de chlorure de calcium contient de calcium. Ces deux métaux présentent donc à peu près la même activité lorsqu'ils sont injectés dans le sang en quantités à peu près égales.

« La mort est produite, dans les deux cas, par arrêt du cœur. Ce résultat tient à ce que les sels de calcium, de même que les sels de potassium et de tous les métaux employés à doses suffisantes, excepté ceux de sodium et de lithium, sont des poisons musculaires. Quand on trempe des muscles dans les solutions de chlorure de potassium ou de calcium, de carbonate de potasse, etc., d'après les recherches de l'un de nous, ces muscles cessent de se contracter sous l'influence des irritants quelconques, tandis que d'autres muscles placés dans les mêmes conditions, mais trempés dans l'eau pure, se contractent encore pendant un certain temps lorsqu'on les prend chez un animal qui vient d'éprouver une mort rapide. Nous ajouterons qu'aussitôt après leur contact avec le chlorure de calcium les muscles se contractent d'abord vivement, puis qu'ils deviennent complètement inertes. Ce fait nous explique l'accélération primitive des battements cardiaques observée dans nos premières expériences (*Comptes rendus des séances de l'Acad. des sciences*, 10 février 1873).

Ingéré à haute dose dans une quantité d'eau suffisante, le chlorure de calcium produit des évacuations alvines. Il se comporte alors comme les chlorures de sodium et de potassium, qui sont également purgatifs lorsqu'on les emploie, le premier aux doses de 20 à 40 grammes dans deux ou trois verres d'eau, et le second aux doses de 15 à 20 grammes au plus. Mais, de même que le chlorure de potassium, le chlorure de calcium est un purgatif dangereux dont il faudrait éviter l'administration. En effet, s'il est absorbé, il produit des vertiges, du tremblement dans tous les membres, une prostration générale; il rend le pouls petit et spasmodique. Ces accidents, qui ont été observés par Richter, s'expliquent très bien d'après les résultats de nos expériences qui prouvent que les sels solubles de calcium sont, à haute dose, des poisons musculaires au même titre que le nitre, qui, absorbé en trop grande quantité, détermine un ralentissement considérable du pouls et amène la mort par syncope. Giacomini rapporte qu'un chien meurt après avoir avalé 14 grammes de chlorure de calcium, et que l'on trouve à l'autopsie la muqueuse stomacale engorgée de sang noir en quelques points et enduite d'une mucosité gluante.

Nous avons choisi pour nos recherches le chlorure de calcium, parce que ce sel est celui qui a été le plus employé en médecine. D'ailleurs, après l'ingestion du carbonate de chaux, il se forme du chlorure de calcium au contact de l'acide chlorhydrique du suc gastrique, et c'est ce chlorure qui, au contact des carbonates et phosphates alcalins contenus dans le sang, contribue soit à la formation de la coquille des œufs chez les oiseaux qui avalent par instinct des grains de carbonate calcaire, soit à la formation de leur squelette. Nous aurions pu faire choix également de l'*azotate de chaux*, qui est très soluble et déliquescent.

Indépendamment des effets qu'il produit comme poison musculaire, lorsqu'il est introduit à haute dose dans l'économie, le chlorure de calcium révèle des propriétés irritantes et caustiques qui deviennent très manifestes, lorsqu'il a été injecté sous la peau ou appliqué d'une manière quelconque sur un tissu, soit à l'état solide, soit en solution même peu concentrée. Je traiterai de ces dernières propriétés dans l'étude des chlorures corrosifs, après celle des chlorures d'antimoine et de zinc.

Fluorure de calcium. — Le fluorure de calcium, appelé encore *fluorine*, *spath fluor*, est un sel que l'on rencontre surtout dans les roches anciennes, par conséquent dans les pays montagneux formés de ces roches, telles que les Alpes et les Pyrénées. Il cristallise en cubes et présente des nuances variées qui le font rechercher pour en faire des objets d'art. Il existe dans l'émail des dents, dans les os qui en contiennent 1 à 2 pour 1000. Le *spath fluor* est réputé insoluble dans l'eau; néanmoins ce liquide peut en dissoudre la 26 millième partie de son poids. Il est soluble dans l'acide fluorhydrique et dans l'acide chlorhydrique concentré. L'eau le précipite presque en totalité dans cette solution.

Cet agent paraît dénué de toute activité à cause de sa très faible solubilité. En effet, ayant mêlé pendant plusieurs jours, à la nourriture d'un chien, soit du fluorure naturel réduit en poudre, soit ce sel obtenu par précipitation, je n'ai rien observé de particulier dans ces deux cas (1).

Cependant Maumené a émis l'opinion que le goître était produit par les fluorures, par conséquent par le fluorure de calcium qui est le minerai de fluor le plus répandu dans la nature. Ce chimiste a fondé son opinion sur ce fait, qu'ayant nourri une chienne, pendant cinq mois, avec des aliments auxquels il mélangeait du fluorure de potassium, il avait vu apparaître chez cet animal un gonflement général du cou, très saillant, plus en avant qu'en arrière. Mais cette chienne ayant été perdue et retrouvée trois ans plus tard, l'examen microscopique de la tumeur ne fit pas découvrir les caractères précis nécessaires pour entraîner la conviction.

De mon côté, ayant nourri pendant trente-deux jours une chienne avec des aliments additionnés de fluorure de sodium (12 grammes environ de ce sel avaient été absorbés pendant cette période), je n'ai observé aucun développement anomal du corps thyroïde.

Sulfate de chaux. — Ce composé est peu soluble dans l'eau, qui n'en prend que 3 parties pour 1000 aux températures de 10 degrés et de 100 degrés (Lassaigne). Néanmoins, l'eau qui en est saturée est complètement impotable. Le sulfate de chaux hydraté, ou gypse, était considéré par les anciens comme un poison mécanique jouant un rôle considérable. Ainsi Dioscoride, Ambroise Paré, Boerhaave, lui attribuaient la propriété de rendre l'estomac dur comme la pierre et de produire ainsi des troubles digestifs extrêmement graves : *Nil gypso magis funestum est, vasa resorbentia obturat*, disait Boerhaave.

Il est possible que le sulfate de chaux ait la propriété d'encroûter les vaisseaux et même les tissus organiques de la même manière qu'il encroûte et durcit les aliments herbacés que l'on fait cuire dans les eaux (improprement appelées *séléniteuses*) qui en contiennent. Mais on ne possède pas de données précises à ce sujet. — Le sulfate de chaux n'existe pas dans le tissu osseux.

Phosphate tricalcique. — Le phosphate de chaux ordinaire ou phosphate tricalcique, ingéré en faible quantité, est absorbé après s'être dissous dans l'acide chlorhydrique du suc gastrique; ingéré à haute dose, ce même sel chemine le long du tube digestif en *produisant de la constipation*.

Recherche du calcium. — Cette question sera étudiée en même temps que la recherche du baryum.

II. — Sels de strontium.

Les composés naturels du strontium sont : le carbonate, appelé encore *strontianite*, du nom du cap Strontian, en Écosse, où il a été trouvé d'abord; puis le sulfate, désigné en minéralogie sous le nom de *célestine* à

(1) *Étude expérimentale sur les effets physiologiques des fluorures et des composés métalliques en général.* Thèse inaugurale, Paris, 1867.

cause des beaux reflets bleus ou bleuâtres que présentent souvent les cristaux de ce sel. Le sulfate se rencontre surtout dans les marnes vertes situées au-dessus du gypse : j'ai pu en recueillir dans ces dernières années divers échantillons dans des excursions géologiques faites aux environs de Paris, sous la direction de l'un de mes maîtres, Hébert, professeur de géologie à la Faculté des sciences de Paris. Le carbonate, outre ses gisements naturels, se rencontre en faible quantité dans quelques sources.

C'est à l'aide du carbonate qui forme une pierre dont la dureté égale celle du calcaire le plus compacte, et à l'aide du sulfate qui correspond au gypse, qu'on obtient les diverses combinaisons du strontium. Il suffit pour cela de dissoudre le carbonate dans les acides ou de transformer, à l'aide d'une chaleur rouge et du charbon mélangé intimement, le sulfate en sulfure qui est soluble et qui se transforme en d'autres sels avec les divers acides, en même temps qu'il donne lieu à un dégagement d'acide sulfhydrique. On obtient ainsi, par exemple, de l'azotate de strontium qui, chauffé fortement, donne de la strontiane.

EFFETS TOXIQUES.

Le sulfate de strontiane introduit, même à haute dose, dans le tube digestif, est inerte, ce qui tient à son insolubilité, qui est telle qu'il faut 4000 parties d'eau pour en dissoudre une partie. Néanmoins ce composé peut produire soit des effets absorbants, soit parfois des effets purgatifs en se comportant alors comme un purgatif mécanique. Le carbonate est peu actif, attendu qu'il ne peut agir sur l'organisme qu'après s'être dissous dans l'acide chlorhydrique du suc gastrique et avoir été absorbé à l'état de chlorure de strontium. Or, cette dissolution est faible.

Mais il n'en est pas de même des combinaisons solubles du strontium, telles que le chlorure, le nitrate, etc. Injecté dans les veines chez un chien, à la dose de 1 gramme, le chlorure de strontium produit une mort instantanée par arrêt du cœur. Ce résultat, qui a déjà été observé par Blake il y a plus de trente ans, est du même ordre que ceux que nous avons observés après l'injection des sels de calcium et de potassium. Dans diverses expériences faites antérieurement par Pelletier, Blumenbach et surtout Gmelin, soit avec le nitrate, soit avec le chlorure de strontium, il y eut de la diarrhée, un ralentissement considérable des battements cardiaques et la paralysie des extrémités. Ayant porté dans l'estomac, chez un lapin, 1ᵍʳ,5 de fluorure de strontium, qui est très peu soluble dans le suc gastrique, j'ai vu cet animal avoir une respiration moins ample, éprouver de la diarrhée, du refroidissement, de la paralysie et succomber dix jours plus tard (1).

Action sur les muscles. — Ces données m'ont fait penser que les sels de strontium devaient être des poisons musculaires au même titre que les

(1) La mort ne doit pas être attribuée au fluor, car un chien chez qui j'avais injecté dans les veines 1 gramme de fluorure de sodium, qui contient plus de fluor que 1ᵍʳ,5 de fluorure de strontium, n'a été souffrant que pendant une heure, puis s'est rétabli complètement.

sels de calcium et de potassium. Dans cette supposition, j'ai fait sur des grenouilles, avec l'azotate et le chlorure de strontium, diverses expériences dont j'ai communiqué les résultats à la Société de biologie (*Comptes rendus de cette Société*, 1873).

Lorsqu'on a injecté sous la peau, chez ces animaux, 1 centigramme de l'un de ces deux sels dissous dans 5 centigrammes d'eau (1), on n'observe d'abord qu'une agitation passagère due sans doute à la douleur résultant de l'injection (2), puis on remarque une gêne légère des mouvements, laquelle est très peu appréciable. Après l'injection de 2 ou 3 centigrammes de ces mêmes sels dissous dans 10 ou 15 centigrammes d'eau, on voit, au bout de dix à quinze minutes, les mouvements devenir déjà moins faciles et les battements cardiaques se ralentir. Le cœur s'arrête ensuite en diastole au bout de vingt minutes à une demi-heure. A ce moment, l'animal peut encore exécuter quelques faibles mouvements, soit spontanés, soit provoqués par un excitant; mais, au bout de trois quarts d'heure à une heure, la pince électrique appliquée sur les muscles eux-mêmes ne provoque plus aucun mouvement. Enfin, après l'injection de 5 à 6 centigrammes des mêmes sels dissous dans 25 à 30 centigrammes d'eau, le cœur s'arrête au bout de quinze à vingt minutes, puis bientôt tout mouvement est impossible.

L'abolition de la contractilité musculaire sous l'influence des sels de strontium est donc nettement établie, puisque dans l'empoisonnement par ces substances, les excitants appliqués directement sur les muscles ne peuvent les faire contracter. L'expérience suivante prouve que, dans ce même empoisonnement, les propriétés des nerfs sont conservées.

On fait, sur une grenouille, la ligature d'une cuisse à sa racine, comprenant tout, moins le nerf sciatique; puis on introduit, sous la peau de cet animal, une dose toxique d'un sel de strontium dissous dans l'eau. La paralysie du muscle cardiaque et des autres muscles s'établit bientôt; les mouvements volontaires deviennent difficiles, puis impossibles, excepté dans le membre préservé par la ligature. La pince électrique, appliquée sur le nerf sciatique qui anime les muscles de ce membre, provoque des mouvements aussi bien que lorsqu'on excite directement ces mêmes muscles, tandis qu'elle ne produit rien ailleurs. Il résulte de ces faits : 1° que *les sels de strontium paralysent les muscles;* 2° qu'ils n'agissent pas sur les nerfs sensitifs, ni sur les nerfs moteurs.

Tels sont les faits principaux qu'on observe lorsqu'on expérimente chez les grenouilles. Mais il est certains faits secondaires qui dépendent de l'imbibition si facile chez ces animaux. Je dois en dire un mot, ne fût-ce que pour avertir ceux qui voudraient répéter ces expériences, et les prévenir de circonstances semblables qu'ils pourraient rencontrer dans l'étude des divers poisons, notamment les poisons musculaires.

(1) Les solutions de strontium et surtout celles de baryum produisent de la douleur lorsqu'elles sont mises en contact avec une plaie ou avec la peau dépouillée de son épiderme. Ce résultat ne doit pas nous étonner, puisque le sel marin détermine la même chose, toutefois à un moindre degré.

(2) Je suppose ces deux sels complètement privés de leur eau de cristallisation afin d'en avoir toujours un poids exact. Le chlorure de strontium cristallise avec 6 molécules d'eau, et l'azotate avec 5 molécules de ce liquide.

Lorsque l'injection est pratiquée sous la peau du dos ou de l'abdomen d'une grenouille, ce qu'on remarque en premier lieu, c'est l'arrêt du cœur, parce que l'imbibition vient en aide à la circulation générale qui porte l'agent toxique à cet organe. Lorsqu'elle est pratiquée dans les flancs, à l'origine des pattes postérieures, ce qu'on observe d'abord, c'est la difficulté des mouvements, puis la paralysie des membres postérieurs ; l'animal ne peut plus sauter, il marche comme un crapaud ; tandis que, dans le premier cas, il peut sauter encore *lors même que le cœur est arrêté.* Si l'injection est pratiquée d'un côté seulement, à droite par exemple, c'est le membre droit, antérieur ou postérieur, suivant le lieu de l'injection, qui se paralyse le premier ; par exemple, lorsque l'injection a été faite au flanc droit, la patte postérieure de ce côté est déjà traînante lorsque les mouvements dans la patte postérieure gauche sont encore intacts. Il y a plus, lorsque la paralysie est complète dans les cuisses, les muscles des jambes peuvent se contracter parfois d'une manière notable, parce que la circulation seule peut transporter le poison à l'extrémité des membres, l'imbibition ne pouvant se propager jusqu'à cette distance. Ces particularités sont importantes à noter dans l'étude des effets produits par les poisons musculaires, surtout si l'on opérait de telle façon que le cœur s'arrêtât rapidement : dans ce cas, la circulation se trouvant empêchée et l'imbibition ne pouvant s'effectuer à de grandes distances, on pourrait ne pas observer la paralysie générale du système musculaire.

Lésions anatomiques. — Aucun empoisonnement par les sels de strontium n'ayant été observé chez l'homme, et les expériences faites sur les animaux avec ces mêmes sels étant peu nombreuses, nous ne sommes pas édifié à ce sujet. Toutefois, à cause de l'analogie et même de la similitude remarquable qui existe, à l'intensité près, entre les symptômes produits par les sels de strontium et de baryum, on peut admettre que cette même analogie existe au point de vue des lésions qui sont d'ailleurs très peu apparentes (1).

Recherche du strontium. — Je traiterai de cette question dans la recherche des sels de baryum.

III. — Sels de baryum.

Le baryum se trouve dans la nature à l'état de sulfate et de carbonate.

Le sulfate , appelé encore *baryte sulfatée* (Hauy) , *spath pesant*, et en minéralogie *barytine* (de βαρύς, lourd), à cause

____

(1) Chez l'animal que j'avais intoxiqué avec le fluorure de strontium et qui était mort au bout de dix jours, je n'ai trouvé qu'une légère congestion des poumons. L'estomac ne présentait rien de particulier ; les tubuli des reins étaient intacts. L'intestin grêle seulement était rempli d'un liquide jaune verdâtre contenant une quantité prodigieuse de cellules et de noyaux d'épithélium. Cet animal avait eu une diarrhée persistante.

de sa densité considérable qui est comprise entre 3,2 et 3,4, se trouve dans la nature très rarement à l'état pur, mais mélangé le plus souvent avec du sulfate de chaux, du sulfate de strontiane et de l'oxyde de fer.

Le carbonate, dont le nom minéralogique est *withérite*, en l'honneur du docteur Withering qui le découvrit dans une mine de plomb du Shropshire, se trouve de même rarement à l'état pur; il est souvent associé avec du sulfate de baryte et du carbonate de chaux. On s'en sert en Angleterre comme *mort-aux-rats*.

C'est à l'aide de ces deux substances qu'on obtient les diverses combinaisons du baryum par les procédés qui ont été indiqués dans l'étude des sels de strontium (page 569).

Le sulfate de baryte est employé dans l'industrie des papiers peints. On s'en est servi quelquefois pour falsifier la céruse, dont il égale la blancheur lorsqu'il a été obtenu par précipitation. Ce sel, à cause de son insolubilité dans l'eau et dans les acides même les plus énergiques, ne possède aucune propriété toxique. Orfila en a fait prendre à des animaux jusqu'à 24 grammes, et j'en ai administré moi-même à des chiens 2 ou 3 grammes dans des expériences que je n'ai pas continuées. Je les avais entreprises pour m'assurer si le sulfate de baryte posséderait des propriétés anticathartiques, analogues à celles du phosphate de chaux et du sous-nitrate de bismuth. Mais il n'en est pas de même des sels solubles de baryum ainsi que du carbonate qui peut se transformer peu à peu dans l'estomac en chlorure qui est facilement absorbable et éminemment toxique.

On connaît déjà plusieurs cas d'empoisonnement par les sels de baryum. Dans l'un de ces cas, cité par Wilson, l'empoisonnement fut suicide; dans les autres, il eut lieu accidentellement, soit par l'ingestion du chlorure de baryum à trop haute dose, dans un but thérapeutique, ou de ce même sel qu'on avait confondu avec du sulfate, soit après l'ingestion du carbonate de baryte à la place de la craie, de la farine ou du sucre en poudre. Trois empoisonnements eurent lieu en 1872; l'un fut produit par le nitrate de baryte (*Journ. de pharm.*, juillet 1872), les deux autres, que nous rapporterons plus loin, furent produits par l'acétate de baryte.

EFFETS TOXIQUES.

Symptômes. — Après l'ingestion d'un sel soluble de baryum, on éprouve une saveur styptique excessivement désagréable, des nausées auxquelles succèdent des vomissements qui sont quelquefois presque immédiats, mais qui, d'autres fois, sont plus ou moins tardifs. Puis apparaissent d'autres symptômes que nous avons déjà observés dans l'intoxication par les poisons musculaires précédemment étudiés.

Les patients ressentent bientôt un malaise indéfinissable, une faiblesse générale. Cette faiblesse devient telle qu'au bout de quelques minutes, lorsque la dose absorbée a été assez considérable, ils ne peuvent se tenir debout. La face pâlit, les battements cardiaques se ralentissent, ou bien ils sont plus rapides, mais ils sont *toujours affaiblis*, à tel point qu'il est parfois difficile de les percevoir à l'aide de la main appliquée sur la poitrine. La respiration est d'abord accélérée, ainsi que nous l'avons déjà vu dans d'autres empoisonnements, comme si le nombre des mouvements respiratoires devait compenser la faiblesse de ces mêmes mouvements. Plus tard, la dyspnée devient extrême. Consécutivement aux troubles de la circulation et de la respiration, la chaleur diminue, la peau se couvre d'une sueur froide. Enfin la faiblesse générale du début est bientôt suivie d'une paralysie véritable. Cette paralysie, qui se fait sentir en premier lieu aux membres postérieurs (1), progresse des extrémités aux muscles du tronc, en atteignant d'abord les muscles abdominaux, puis ceux du thorax et ceux du cou. Les

____

(1) Après l'introduction des sels métalliques et des divers poisons musculaires dans l'organisme, toutefois à doses non toxiques, on voit les animaux éprouver une démarche hyénoïde. J'ai observé ce fait une centaine de fois.

patients restent alors immobiles, ne pouvant même prononcer une parole, les paupières à moitié abaissées, les pupilles dilatées (elles conservent parfois leur diamètre ordinaire). Les sphincters se relàchent, de sorte qu'aux vomissements qui ne peuvent plus avoir lieu à cause de la paralysie des muscles abdominaux, succèdent des selles involontaires. Enfin la circulation se ralentit, la respiration devient de plus en plus difficile, et la mort arrive dans l'espace de quelques heures, soit par syncope, soit par asphyxie. On l'a vue survenir une heure après l'ingestion de 30 grammes de chlorure de baryum, douze heures après l'ingestion de 10 grammes environ d'acétate de baryte. L'intelligence reste intacte jusqu'au dernier moment.

Indépendamment des symptômes précédents, on a signalé tantôt des fourmillements dans les membres, tantôt des crampes, des tremblements musculaires et même des convulsions. Ces accidents ont été observés surtout dans l'intoxication par le carbonate de baryte, ainsi qu'on les a notés dans le cas d'un empoisonnement, non suivi de mort, par plusieurs grammes de cette substance. Je les ai constatés moi-même chez les animaux. Ayant mêlé du carbonate de baryte à la nourriture d'un rat, j'ai vu cet animal éprouver, le troisième jour, de la contracture et de la paralysie. C'étaient surtout les membres postérieurs qui étaient atteints. Enfin, il mourut après avoir éprouvé quelques convulsions. Il avait ingéré, pendant ce temps, environ 5 centigrammes du sel de baryum. Un lapin dans l'estomac duquel j'avais porté, à l'aide d'une sonde, 50 centigrammes de chlorure de baryum dissous dans 40 grammes d'eau, éprouva d'abord de l'affaissement et de la difficulté de la respiration, puis il succomba au milieu de convulsions, un quart d'heure après l'ingestion du poison. Ayant injecté, dans une veine d'une patte postérieure, chez un chien, un peu plus de 25 centigrammes de chlorure de baryum dissous dans 25 grammes d'eau, l'animal éprouva des convulsions, poussa des cris et succomba en une minute. Ce que j'observai en outre de remarquable, ce furent des contractions fibrillaires sur le tronc et les membres, lesquelles contractions ne cessèrent tout à fait qu'au bout de quarante-cinq minutes (*Société de biologie*, décembre 1868). Toutefois, les convulsions sont rares chez l'homme. Elles ne sont pas signalées dans les observations que je rapporterai, et Christison ne les a pas citées dans le cas d'un empoisonnement par le chlorure de baryum, où il a noté seulement une débilité musculaire excessive et une paralysie ayant duré vingt-quatre heures.

Tels sont les symptômes de l'intoxication aiguë. Dans les cas non mortels, la guérison s'est effectuée lentement. Les patients ont éprouvé, pendant des jours et des semaines, d'autres symptômes tels que les suivants : faiblesse générale, décoloration des tissus, amaigrissement, insomnie, céphalalgie, palpitations et bruit de souffle doux au cœur. Ces accidents étaient le résultat d'une altération du sang par les sels de baryum, altération que nous avons signalée (page 218), qui est produite par un grand nombre de sels métalliques, et dont nous avons déjà rencontré un exemple dans l'étude des alcalins (page 548).

Lésions anatomiques. — Les muqueuses de l'estomac et du duodénum ont été trouvées d'un rouge plus ou moins foncé. Cette altération n'est pas constante ; elle dépend surtout de la nature et du degré de concentration des sels de baryum. Lorsque les solutions étaient neutres et très étendues, on n'a presque rien observé, et je n'ai rien remarqué moi-même dans ce cas.

Les poumons sont fortement congestionnés; ils présentent parfois des noyaux apoplectiques. Le cœur est mou. Les cavités de cet organe sont remplies d'un sang noir et fluide lorsque la mort a eu lieu par asphyxie, ainsi qu'il arrive le plus souvent après l'ingestion des sels de baryum ; ces mêmes cavités sont remplies d'un sang rouge à gauche, lorsque la mort a eu lieu rapidement par syncope, ainsi qu'il arrive après l'injection de ces mêmes sels dans les veines. Les sinus cérébraux et rachidiens sont gorgés de sang. Les méninges cérébro-spinales sont fortement injectées ; elles présentent parfois des arborisations remarquables. Le cerveau, le cervelet et la moelle épinière peuvent également présenter un état congestif plus ou moins prononcé ; mais, en général, ces organes n'offrent rien de particulier.

Mécanisme de la mort produite par les sels de baryum. — Action sur les muscles. — Diverses opinions ont été émises sur le mode d'action de ces agents toxiques. Brodie (*Philosophical transactions*, 1813) admettait que le chlorure de baryum agissait sur le cœur ; car, ayant pratiqué la respiration artificielle chez un animal qu'il avait empoisonné avec le chlorure de baryum, il n'en avait pas moins observé l'arrêt de la circulation. Il admettait en outre que ce composé agissait sur le cerveau. Blake, s'appuyant sur l'arrêt instantané du cœur après l'injection des composés barytiques dans les veines, avait considéré ces composés comme les plus puissants des poisons cardiaques. Suivant Orfila, le chlorure de baryum ne tuait promptement les chiens qu'en coagulant le sang et en agissant sur le système nerveux. Enfin Onsum (de Christiania), ayant expérimenté avec le carbonate et le chlorure de baryum, et ayant trouvé, dans les poumons, des infarctus hémorrhagiques ou des ecchymoses miliaires et, dans l'artère pulmonaire, de petits coagulums fibrineux pénétrés, dit-il, de corpuscules inorganiques, a pensé que l'empoisonnement barytique consistait essentiellement en une obstruction des artères pulmonaires, telle que celle qu'on peut observer après l'introduction de substances insolubles dans les veines jugulaires.

Mais, s'il est vrai qu'on puisse constater, dans cet empoisonnement, la présence du baryum dans les poumons, ainsi que dans d'autres organes, dans le foie par exemple, on ne peut expliquer par ce fait seul l'intoxication par les combinaisons de ce métal. Quant à l'hypothèse émise par Orfila, elle n'a pas été vérifiée. D'un autre côté, s'il est certain que les sels de baryum, injectés dans les veines à des doses même assez faibles, produisent l'arrêt immédiat du cœur, les sels de potassium et ceux de tous les métaux dont le poids atomique est un peu élevé, ou dont la chaleur spécifique est faible, produisent le même effet; or, nous savons que les sels de potassium, dont quelques-uns ont été considérés comme des poisons cardiaques, ne sont en réalité que des poisons musculaires.

Il en est de même des solutions de baryum, ainsi que le démontrent diverses expériences que j'ai fait connaître naguère, et qui sont complètement analogues à celles que j'avais entreprises avec les sels de strontium. Les résultats de ces expériences peuvent se résumer ainsi :

Lorsqu'on a injecté sous la peau, chez une grenouille, 1 centigramme de chlorure de baryum (préalablement rendu anhydre afin d'en avoir un poids exact) dissous dans 15 centigrammes d'eau, on observe d'abord une vive excitation produite par la douleur que cause l'injection; puis, au bout de dix minutes, on remarque que les mouvements sont déjà moins faciles. Si l'injection a été pratiquée d'un côté du tronc, vers l'origine d'une patte postérieure, on remarque que l'animal traîne la patte correspondant à ce côté; si l'injection a été pratiquée des deux côtés, les deux pattes se paralysent à la fois; l'animal ne peut plus sauter ni se retourner lorsqu'on le place sur le dos. La circulation se ralentit ensuite en même temps que la paralysie gagne le corps tout entier. Enfin le cœur cesse de battre. L'arrêt de cet organe a lieu plus rapidement lorsque le poison a été placé sous la peau de l'abdomen, dans le voisinage du thorax, ou sous la peau du dos dans le voisinage des racines des membres antérieurs; ceux-ci se paralysent, dans ce cas, avant les membres postérieurs. Enfin, une goutte de la solution étant déposée sur le cœur lui-même, cet organe s'arrête immédiatement.

Lorsqu'on a introduit sous la peau une dose double ou triple de chlorure de baryum, on observe les mêmes symptômes, avec cette différence qu'ils se manifestent plus rapidement et qu'ils sont plus accentués. Si l'injection a été pratiquée sous la peau du tronc, on voit le cœur s'arrêter au bout d'un quart d'heure. A ce moment, la grenouille, bien qu'elle puisse être considérée comme n'ayant plus de moteur central de la circulation, peut encore exécuter des mouvements soit spontanés, soit provoqués par un excitant; l'électricité appliquée sur le cœur ne fait plus contracter cet organe, mais elle fait encore contracter les autres muscles lorsqu'on l'applique soit sur les muscles eux-mêmes, soit sur les nerfs moteurs, soit enfin sur un point quelconque de l'animal. Mais bientôt, au bout d'une demi-heure par exemple, l'électricité ni les autres excitants ne font plus rien; la vie a complètement cessé. Enfin, lorsque le chlorure de baryum a été injecté sous la peau d'une patte postérieure, même à des doses qui seraient mortelles si l'opération avait été pratiquée sur le tronc, on voit la patte se paralyser presque immédiatement; le cœur se ralentit ensuite, mais la mort n'arrive pas ou n'arrive que difficilement; dans ce cas, le poison introduit sous la peau loin du cœur arrive plus lentement à cet organe et semble s'éliminer peu à peu.

Ces expériences établissent, en premier lieu, que le chlorure de baryum est plus actif, à doses égales, que le chlorure de strontium; ce que j'avais déjà démontré (*Société de biologie*, 1868); en second lieu, que les effets du sel de baryum sont tout à fait comparables à ceux du sel de strontium. Il me reste maintenant à démontrer que les combinaisons barytiques, qui abolissent les mouvements, n'agissent que sur les muscles.

Sur une grenouille, j'embrasse à l'aide d'une ligature une cuisse tout entière à son origine, moins le nerf sciatique, puis j'injecte, sous la peau du dos, 2 à 3 centigrammes de chlorure de baryum dissous dans 10 à 15 centigrammes d'eau. L'animal manifeste d'abord de la douleur, et l'empoisonnement suit la marche déjà indiquée, c'est-à-dire que le cœur et les muscles qui peuvent se trouver mis en contact avec le poison par l'intermédiaire de la circulation se paralysent peu à peu. Au bout d'une demi-heure, les battements cardiaques sont abolis; l'électricité appliquée sur les membres ou sur les nerfs moteurs ne produit rien ou peu de chose, *excepté dans la patte qui a été préservée du poison par la ligature*. Lorsqu'on applique la pince électrique soit sur les muscles de cette patte, soit sur le nerf sciatique qui l'anime, ou même lorsqu'on applique cet appareil en un point quelconque du corps de l'animal ; là même où les mouvements sont impossibles, on voit la patte préservée entrer en contraction. On peut observer ces phénomènes pendant une à deux heures après la mort de l'animal. Au bout de ce temps, l'électricité ne fait rien nulle part. Il résulte de ces faits : 1° que *les sels de baryum abolissent la contractilité musculaire ;* 2° qu'ils laissent intactes les propriétés du système nerveux.

Ces données nous rendent compte du mécanisme de l'empoisonnement aigu par les combinaisons barytiques. Ces agents sont-ils injectés dans le sang, le cœur qui les reçoit le premier est vivement influencé et s'arrête aussitôt. Sont-ils introduits par l'injection hypodermique, les muscles situés dans le voisinage sont les premiers atteints, puis la paralysie s'étend au cœur et aux autres muscles. Enfin ces mêmes agents ont-ils été introduits dans l'estomac, on observe une paralysie générale, et la mort arrive soit par asphyxie, soit par syncope.

Traitement. — Après avoir provoqué *les vomissements,* ou plutôt immédiatement, on doit administrer *des antidotes* tels que les sulfates de soude, de magnésie, qui transforment les sels solubles de baryum en sulfate insoluble. Si l'on n'avait rien autre chose à sa disposition, on ferait avaler de l'eau dans laquelle on aurait délayé *des cendres.* Les sels toxiques seraient alors transformés en carbonates qui sont beaucoup moins vénéneux, et qui ne le sont même en aucune manière lorsque le contenu du tube digestif est alcalin. Après l'ingestion du sulfate de soude ou du sulfate de magnésie, on ferait vomir. Ces mêmes antidotes seraient administrés de nouveau, afin de produire des effets cathartiques, en même temps qu'on les ferait prendre en lavements purgatifs. Tout danger immédiat étant passé, on recourrait aux boissons et aux lavements émollients. On agirait de la même manière dans l'empoisonnement par les combinaisons du strontium.

Le traitement est bien simple, comme on le voit, lorsqu'on est appelé à temps, et que le poison n'a pas été absorbé, ou qu'il n'a pénétré dans le torrent circulatoire qu'en faible quantité. Mais, si la quantité qui a été portée par absorption dans le sang est déjà considérable, le traitement est difficile. Il ne peut plus être question d'antidote; ce qu'il faudrait, ce serait l'administration d'une substance antagoniste, ou l'emploi d'agents capables d'éliminer le poison. Or, ainsi que je l'ai déjà dit, nous ne possédons aucune substance antagoniste des poisons paralyso-musculaires, à l'exception de l'ergot de seigle qui d'ailleurs n'agit guère que sur les fibres lisses. Quant aux agents éliminateurs, il n'y a que l'eau, l'infusion de café et l'alcool dont l'emploi paraisse être rationnel dans cet empoisonnement. On retirerait sans doute quelque avantage de l'administration de ces agents dans une intoxication où la thérapeutique a été en général impuissante lorsque le poison avait pénétré dans l'organisme en quantité suffisante pour être mortelle. Afin de remédier autant que possible à l'asphyxie, on recourrait à *la respiration artificielle*, ou bien l'on ferait respirer de *l'oxygène pur*.

RECHERCHE DU BARYUM, DU STRONTIUM ET DU CALCIUM.

Les combinaisons des métaux alcalins ne sont pas seulement analogues au point de vue de leurs effets toxiques; elles le sont encore davantage au point de vue de leurs propriétés chimiques. Les analogies sont même telles notamment entre les solutions de baryum et de strontium, que longtemps les chimistes ne surent distinguer ces dernières solutions d'une manière précise. Toutefois, si les caractères chimiques communs sont nombreux, il en est de spéciaux à l'aide desquels on ne peut plus confondre les combinaisons de ces métaux.

Parmi les caractères chimiques communs, nous trouvons ceux-ci :

Les solutions des métaux alcalino-terreux précipitent en blanc avec les carbonates alcalins, avec la potasse et avec la soude (ce qui les distingue des solutions des métaux alcalins); elles ne donnent pas de précipité avec l'ammoniaque, ni avec l'acide sulfhydrique, ni avec le sulfhydrate d'ammoniaque, ni avec le ferrocyanure et le ferricyanure de potassium (caractères qui, considérés collectivement, et même parfois isolément, suffisent à les distinguer des solutions de tous les autres métaux, autres que les métaux alcalins).

Parmi les principaux caractères différentiels des solutions de ces trois métaux, nous citerons les suivants :

L'*acide hydrofluosilicique*, qui précipite les sels de baryum, ne précipite pas les sels de strontium, ni ceux de calcium ;

Les *chromates de potasse*, qui précipitent immédiatement les sels de baryum, ne précipitent que lentement les sels de strontium et pas du tout ceux de calcium ;

L'*acide sulfurique* et les *sulfates solubles* donnent, avec les sels de baryte, un précipité de sulfate de baryte complètement insoluble dans l'eau ; avec les sels de strontium, un précipité soluble seulement dans au moins 4000 parties d'eau ; avec les sels de calcium, un précipité de sulfate de chaux soluble dans 333 parties d'eau. C'est pourquoi les solutions de strontium, et à plus forte raison les solutions de calcium, ne précipitent pas immédiatement, ou ne précipitent pas du tout avec l'acide sulfurique et les sulfates alcalins lorsqu'elles sont suffisamment étendues, tandis que les *solutions de sulfate de strontiane et surtout celles de sulfate de chaux donnent un précipité avec les sels de baryum.*

Les caractères communs et différentiels des combinaisons des métaux alcalino-terreux étant connus, nous allons indiquer la marche à suivre pour constater la présence de ces mêmes métaux dans une expertise.

Recherche dans les matières organiques. — On pourrait

retrouver parfois dans ces matières des fragments blancs formés de sulfates ou de phosphates, ou même de carbonates de ces métaux qui auraient pris naissance au contact des sulfates, des phosphates et des carbonates alcalins naturellement contenus dans l'organisme. On les recueillerait et les mettrait de côté pour les soumettre à une étude spéciale. On rechercherait ensuite les métaux alcalino-terreux dans les viscères, le contenu du tube digestif et les humeurs, notamment dans l'urine.

On emploierait le procédé de carbonisation directe. Les azotates, carbonates, acétates et autres sels à acides organiques de baryum, de strontium, de calcium, seraient ramenés à l'état d'oxydes. Les sulfates seraient transformés plus ou moins en sulfures sous l'influence de la chaleur et du carbone des matières organiques. Les phosphates, les chlorures, les bromures et les iodures ne changeraient pas de nature. On traiterait ensuite les cendres par l'acide chlorhydrique qui dissoudrait les oxydes et les phosphates, puis par l'eau distillée, et l'on filtrerait. Ce qui resterait sur le filtre serait formé de sulfates non décomposés par la chaleur (ou de matières étrangères insolubles dans l'acide chlorhydrique étendu, telles que la silice, l'alumine, etc., qui pourraient s'y trouver d'une manière exceptionnelle. Le résidu serait recueilli et mélangé intimement avec du charbon, ou mieux avec de l'huile et de l'amidon, puis on le porterait au rouge dans un creuset de platine. Cette fois, les sulfates de baryte, de strontiane, de chaux seraient transformés complètement en sulfures qu'on dissoudrait dans l'acide chlorhydrique. La solution des chlorures ainsi obtenus serait ajoutée à la liqueur filtrée en premier lieu.

On dose le baryum et le strontium à l'état de sulfates à cause de l'insolubilité absolue du premier et de la solubilité très faible du second. On dose le calcium à l'état de carbonate qu'on dessèche à une température supérieure à 100 degrés. Si l'on chauffait trop fortement, une partie du carbonate pourrait se décomposer et donner de la chaux. Dans ce cas, on arroserait le résidu avec une solution de carbonate d'ammoniaque et l'on chaufferait de nouveau avec précaution, de manière à ne pas dépasser 300 degrés, température à laquelle le carbonate de chaux se décompose.

Observations.

I. — *Empoisonnement par l'acétate de baryte délivré à la place du sulfovinate de soude. — Mort.*

Le mercredi 17 juillet 1872, j'ai été appelé chez M. T..., négociant à Verdun, qui se plaignait depuis la veille d'une douleur assez vive occupant la jointure du pied droit. J'ai, en effet, trouvé cette articulation très gonflée; la peau qui l'entoure était chaude, rouge et tendue; les mouvements en étaient très limités. Mais, comme ces accidents n'avaient éveillé aucune réaction générale, je me contentai d'engager T... à garder le lit un jour ou deux, à recouvrir la partie douloureuse d'un cataplasme émollient et à prendre, le lendemain, un léger purgatif salin :

Sulfovinate de soude................. 30 grammes.
Sirop de groseille.................... 60   —
Eau q. s. pour dissoudre.

à boire en trois fois, à une demi-heure ou trois quarts d'heure d'intervalle, et ne pas prendre la dernière dose si les deux premières amenaient une évacuation suffisante (1).

Je ne devais plus rendre de visite à M. T..., et j'avais déjà oublié son indisposition quand, le lendemain 18, vers huit heures du matin, on est venu me prévenir qu'il se trouvait plus souffrant, et qu'il désirait me voir.

Je me serais rendu chez lui dans la matinée seulement, convaincu que j'étais du peu de gravité de son indisposition, si, au bout d'une demi-heure environ, la même personne n'était venue derechef me prier, cette fois, d'y aller aussi vite que possible, car le danger paraissait pressant à son entourage.

Je trouvai, en effet, T... dans un état très alarmant. Il était étendu sur le lit dans le décubitus dorsal, privé de tout mouvement volontaire. Le faciès était pâle, les traits tirés, les paupières un peu abaissées, les pupilles normales.

La peau était froide, recouverte d'une sueur profuse; la voix éteinte et la parole incomplète; le pouls très petit, très fréquent (de 125 à 130 pulsations); les bruits du cœur sourds et profonds. La respiration était incomplète et très fréquente, le bruit respiratoire presque insensible. La langue

(1) Le sulfovinate de soude purge assez rapidement; il est d'une innocuité remarquable.

froide, un peu noire, avait conservé tous ses mouvements; le malade se plaignait seulement de ressentir dans la bouche un goût détestable. L'épigastre, le ventre étaient insensibles à la pression ; pas de coliques ; borborygmes et nausées; efforts de vomissements. Selles involontaires. Urines claires et abondantes.

Les symptômes que j'avais notés la veille du côté de l'articulation avaient complètement disparu. Un instant, je songeai à la possibilité d'une métastase goutteuse, à ce que les anciens appelaient *une goutte remontée*. Chacun sait que, dans ces cas d'une gravité extrême, il y a quelque analogie avec les accidents que j'observais dans le moment. Mais ce doute ne fit que me traverser l'esprit. Devant les affirmations réitérées des personnes présentes, c'était bien à un empoisonnement que nous avions affaire, car c'était immédiatement après avoir goûté le liquide, soi-disant purgatif, que ces accidents si sérieux s'étaient manifestés. A mon arrivée, il y avait une heure environ que T... avait ingéré, avec beaucoup de difficulté et en s'y reprenant à plusieurs fois, à peine le tiers de la potion prescrite, et déjà il y avait eu plusieurs vomissements très abondants, sans caractères particuliers ; mais ce qui l'avait surtout très épouvanté, c'est la résolution musculaire si complète dont il avait été atteint dès le début.

En présence d'un état si grave, et ignorant quelle pouvait être la substance toxique qui l'avait produit, je crus devoir courir au plus pressé; j'essayai donc de soutenir la vie qui semblait s'épuiser. Le malade avait vomi très abondamment; il avait été à la selle ; je n'osai recourir à un vomitif dans cette occurrence. Je fis pratiquer des frictions irritantes le long du rachis, et sur le reste du corps. J'employai le calorique sous toutes les formes. Je fis appliquer des sinapismes. J'administrai du bouillon, une potion tonique, du vin chaud. Mais tous ces moyens restèrent sans résultats.

A onze heures, deux de mes confrères eurent l'obligeance de voir le malade avec moi, et voulurent bien m'aider de leurs conseils. On lui fit prendre une forte infusion de café; on lui fit administrer un lavement purgatif, tout en continuant les moyens que j'avais mis en usage dès le début. Mais, pour eux comme pour moi, les symptômes observés ne purent nous faire soupçonner la nature du poison ingéré. C'est dans la soirée seulement que M. C..., pharmacien qui avait délivré la potion, nous fit connaître que probablement l'empoisonnement était dû à de l'*acétate de baryte*. Mais l'état de T... s'était toujours aggravé; il ne fallait plus songer alors à employer un antidote quelconque. A chaque instant la circulation s'était troublée davantage, la respiration était devenue encore plus anxieuse, plus incomplète et plus précipitée. L'asphyxie générale marchait à grands pas ; aussi, vers les sept heures du soir, douze heures environ après avoir ingéré la substance toxique, T... succombait en pleine intelligence, sans avoir pu faire le moindre mouvement, couché sur le dos, comme je l'avais trouvé à mon arrivée.

A *l'autopsie*, faite judiciairement moins de vingt-quatre heures après la mort, on a trouvé le cerveau et ses enveloppes surtout fortement congestionnés.

La moelle n'a pu être examinée, ce qui est très regrettable, car d'après les symptômes observés, c'est sur elle que l'action de la substance toxique

a réellement porté. Le cœur était mou, ses cavités pleines d'un sang
noir très fluide. (C'est peut-être cette action de la baryte sur le sang
qui l'a fait classer, par quelques auteurs, parmi les substances alté-
rantes) (1).

Les poumons étaient gorgés d'une grande quantité de sang noir, hépa-
tisés, et, à leur centre, il existait un foyer apoplectique du volume d'un
petit œuf. La muqueuse gastrique offrait çà et là quelques petites plaques
d'une couleur rouge foncé, ou gris ardoisé, qui tranchait sur la couleur
générale et normale de cette membrane ; lésions plus en rapport avec la
gastrite chronique qu'avec l'action d'une substance toxique irritante. Le
système circulatoire de l'estomac était augmenté de capacité et comme
variqueux. Enfin le duodénum présentait aussi quelques rougeurs, mais
le reste de l'intestin était intact.

Le péritoine offrait des traces légères d'inflammation ; à sa surface on
constatait un petit pointillé rouge avec un commencement d'exsudation,
et cependant, durant la vie, je n'avais remarqué aucun accident du côté
de l'abdomen. (LAGARDE, *Union médicale*, octobre 1872, p. 537.)

II. — *Empoisonnement par 2 grammes environ d'acétate de baryte.*
Guérison.

Convaincu de l'innocuité complète du sulfovinate de soude, ne pouvant
supposer qu'il y avait eu erreur commise, et désirant surtout rassurer
mon malade à mon arrivée près de lui, je goûtai la potion purgative incri-
minée. J'y avais à peine trempé les lèvres et avalé environ 8 à 10 grammes
du liquide que le doute chez moi ne fut plus possible : il y avait bien eu
substitution d'un médicament à un autre ; il pouvait y avoir intoxication,
car le mélange avait une saveur styptique horriblement désagréable qui
m'a poursuivi pendant plus de vingt-quatre heures.

Préoccupé très vivement de l'accident si malheureux dont j'étais témoin,
je n'ai pas songé un seul instant au danger que je pouvais courir, quand,
vers midi, c'est-à-dire trois ou quatre heures après avoir goûté la potion,
j'ai été surpris tout à coup par un malaise indéfinissable, une faiblesse
générale ; ma tête me paraissait si légère que j'aurais pu la croire vide ;
j'éprouvais dans les membres supérieurs et sous la peau du crâne et de la
face, qui me faisait l'effet d'être parcheminée, des fourmillements et des
picotements très désagréables. Je fus obligé de me coucher ; on me fit
prendre une tasse de café noir, puis je m'assoupis. Une demi-heure après,
je me sentis plus à l'aise, et je repris ma place auprès de mon confrère
Pàris, qui avait eu la bonté de ne pas quitter T... Le mieux ne s'est pas
maintenu. Vers deux heures, j'ai eu quelques borborygmes, une selle semi-
liquide ; ma faiblesse devenant inquiétante, sur l'avis du docteur Pàris, je
rentrai chez moi : il était environ trois heures.

En arrivant, ma pâleur cadavérique frappe chacun (2). Je me couche

(1) Cette appréciation de M. Lagarde n'est pas conforme à la note de la page
suivante. Dans cette note, notre confrère considère au contraire les sels de
baryum sous leur vrai point de vue.

(2) Cette pâleur a quelque chose de spécial dans l'intoxication par les combi-

tout habillé; je m'assoupis comme la première fois, et, quinze ou vingt minutes après, je me réveille de même. Mais, cette fois, je suis encore plus affaibli; j'ai peine à soulever le bras gauche pour saisir le cordon de ma sonnette. Effrayé par un état dont je ne puis me rendre parfaitement compte, j'appelle à mon aide mon excellent confrère et ami Pâris, qui avait bien voulu me remplacer auprès de T... Mes idées sont nettes, le pouls est à 65 (5 pulsations de moins qu'à l'état normal chez moi), la peau est fraîche, la respiration très peu gênée, la sensibilité générale intacte. Mais ce sentiment de vide dans la tête et les fourmillements dont j'ai déjà parlé ont augmenté. Au même moment, je m'aperçois que le bras gauche est devenu lourd; ce n'est qu'avec peine que je lui imprime quelques mouvements de totalité; l'épaule seule semble agir; la main et l'avant-bras sont paralysés. Il était alors environ quatre heures du soir; il y avait huit heures que j'avais ingéré la substance toxique.

Très alarmé d'un état que je voyais s'aggraver de plus en plus à chaque instant, j'ai voulu quitter le lit et je me suis promené dans ma chambre; mais, au bout de moins d'une heure, j'ai senti la jambe droite fléchir, puis la jambe gauche; vers les six heures, c'est à peine s'il m'est encore possible de me soutenir dans un fauteuil, et, en ce moment, la résolution musculaire des quatre membres était aussi complète que possible.

A sept heures surviennent quelques nausées, puis, tout à coup, je suis surpris par un vomissement très abondant de bile et de matières brunâtres, provenant sans doute du chocolat que j'avais pris le matin.

A neuf heures, nouveau vomissement, et jusqu'à cinq heures du matin, le 19, j'en ai eu de semblables assez régulièrement chaque heure. Après le premier vomissement, la résolution musculaire a gagné les muscles de la partie postérieure du tronc; je me suis affaissé dans mon fauteuil et j'ai dû me faire coucher.

A partir de ce moment, la paralysie a gagné rapidement en allant toujours de bas en haut, d'abord les muscles abdominaux, puis ceux qui prennent des attaches au thorax, ceux du cou, et enfin elle a atteint jusqu'aux sphincters de la vessie et du rectum, sur lesquels la volonté a de l'empire, ainsi que chacun le sait. Dès lors, je ne pouvais ni tousser, ni cracher, ni articuler des mots composés de plus de deux syllabes (l'expiration me faisait défaut), ni remuer la tête posée sur l'oreiller. La respiration s'entravait petit à petit, et j'avais une incontinence de l'urine et des matières fécales presque complète.

En même temps le pouls était resté assez régulier, mais il s'était notablement ralenti (56 pulsations au lieu de 70). Dans des cas analogues, Lisfranc dit l'avoir vu tomber à 25 (1). Un instant il a offert une irrégu-

naisons solubles du baryum. Déjà elle s'était montrée de la sorte, et m'avait péniblement surpris, chez le pharmacien C..., qui, comme moi, avait goûté, mais en plus grande quantité, le liquide suspect. Il avait heureusement vomi presque aussitôt, et les symptômes d'intoxication avaient été assez légers, mais en tous points analogues à ceux que j'ai éprouvés.

(1) Le docteur Rabuteau a démontré que les sels de potasse, par leur action sur la fibre musculaire, ralentissent le pouls. A hautes doses, ce sont des poisons musculaires qui tuent en arrêtant le cœur. Il y a là quelques analogies d'action

larité assez prononcée, mais heureusement cet accident n'a pas duré. La peau était fraîche et même froide, un peu moite.

La sensibilité et l'intelligence n'ont subi aucune atteinte : je me sentais mourir.

En somme, l'empoisonnement dont j'ai été victime, par suite d'une imprudence que je ne commettrai plus à l'avenir, ne m'a fait éprouver que fort peu de douleurs physiques. Je n'aurais même pas souffert du tout si je n'avais été en proie à des vomissements fréquents et rendus très pénibles à cause de la paralysie des agents qui favorisent sa production, et encore n'ont-ils pas duré plus de dix heures.

A part le goût détestable que m'avait laissé, dans tout l'intérieur de la bouche, la substance toxique que j'avais avalée, je n'ai ressenti aucune douleur à l'épigastre ni dans l'abdomen; je n'ai eu qu'une selle semi-liquide vers une heure de relevée, le 18; puis elles se sont supprimées, car je ne puis appeler des selles le peu de matières fécales qui s'échappaient du rectum par suite de la paralysie passagère de son sphincter. Pendant quarante-huit heures, j'ai été tourmenté par une soif très vive que je ne pouvais étancher qu'en gardant toujours dans la bouche un petit morceau de glace.

La résolution musculaire, qui a été le symptôme le plus saillant de l'intoxication dont j'ai été atteint, a commencé à se manifester vers trois heures de l'après-midi, c'est-à-dire six ou sept heures après l'ingestion du liquide soi-disant purgatif. A minuit, elle était aussi générale et aussi complète que possible. Elle a persisté ainsi pendant vingt-quatre heures; puis elle a cédé progressivement, mais assez rapidement, en commençant par les extrémités et suivant, par conséquent, en se dissipant, la même marche qu'au début. A partir de l'instant où j'ai retrouvé quelques légers mouvements des pieds et des mains, en moins de vingt heures, j'ai eu assez de force d'abord pour me soutenir dans un fauteuil, m'asseoir dans mon lit; puis, peu de temps après, pour faire quelques pas dans ma chambre.

Les fourmillements si incommodes dont j'ai déjà parlé n'ont disparu qu'en dernier lieu. L'appétit n'a pas tardé à reparaître; la soif a diminué et, en même temps, l'excrétion de l'urine est devenue très considérable; pendant quarante-huit heures, ce liquide a contenu en suspension une grande quantité de mucus. Le sphincter de la vessie avait recouvré ses fonctions assez lentement, comparativement aux autres muscles.

Les forces générales sont restées languissantes pendant plus d'un mois après l'accident. La décoloration des tissus, l'amaigrissement, ont persisté longtemps aussi, et c'est à peine si, depuis dix jours, le sommeil est redevenu aussi profond et aussi réparateur qu'avant. (LAGARDE, *Union méd.*, *loc. cit.*).

VIII. — CUIVRE.

Le cuivre se rencontre dans la nature, parfois à l'état natif, mais le pus souvent à l'état de sulfure simple (*pyrite cuivreuse*)

avec les sels de baryte, qui eux aussi sont des poisons musculaires. (*Note de M. Lagarde.*)

ou de sulfure double de cuivre et de fer, de carbonate (*azurite*, *malachite*). La question du *cuivre normal* dans l'organisme sera élucidée plus loin, lorsque nous traiterons de la recherche de ce métal dans les expertises.

Les principales combinaisons de cuivre sont : 1° le *sous-oxyde* ou *oxydule de cuivre*, Cu^2O, qui est rouge : c'est cet oxyde qui prend naissance lorsqu'on traite une solution de glycose par le tartrate cupro-potassique (liqueurs de Fehling, de Frommherz, de Barreswill); 2° le *bioxyde*, qui est noir lorsqu'il est anhydre, et qui est bleu lorsqu'il est hydraté. Il se dissout alors très facilement dans l'ammoniaque, avec laquelle il donne une liqueur d'un beau bleu (*bleu céleste*) : les pharmaciens la mettent parfois dans de grands vases à l'étalage extérieur de leurs officines ; le cuivre se dissout même peu à peu dans l'ammoniaque exposée à l'air ; 3° la substance qui se forme sur le cuivre abandonné à l'air humide, par exemple sur le bronze des statues, qu'on a appelée improprement *vert-de-gris*, et qui est un hydrocarbonate basique de cuivre. Cette couche mince, qui recouvre le bronze, préserve d'une oxydation ultérieure le métal sous-jacent; 4° divers sels dont les plus importants sont : le *sulfate de cuivre* (*vitriol bleu, couperose bleue*, l'*acétate neutre* (*verdet, cristaux de Vénus*), l'*acétate bibasique* (*vert-de-gris*), qui se forme lorsqu'on expose le marc de raisin sur les plaques de cuivre; 5° enfin les composés salins qui prennent naissance dans les ustensiles de cuivre, au contact des sels acides contenus naturellement dans les végétaux; puis les sels de couleur verte, qui se forment lorsque ce métal reste exposé à l'air au contact des matières grasses, et auxquels le vulgaire donne encore improprement le nom de vert-de-gris.

L'empoisonnement par le cuivre, ou plus exactement par les combinaisons de ce métal, est rarement criminel et suicide; il est presque toujours accidentel ou professionnel.

Dans un grand nombre de cas, cet empoisonnement résulte de l'usage d'aliments conservés à froid dans des vases de cuivre, ou préparés dans ces mêmes vases, lorsqu'il s'agit d'aliments gras. D'autres fois, des accidents plus ou moins graves ont été observés après l'ingestion de liqueurs ou de fruits colorés par des sels de cuivre, tels que le sulfate qu'on a mis dans l'absinthe, des monnaies de bronze qu'on a laissé séjourner dans des prunes à l'eau-de-vie, dans du vinaigre où l'on faisait confire des cornichons, pour donner à ces fruits une couleur verte. Enfin ces mêmes accidents ont été la suite d'un usage dangereux, qui a été mis en pratique notamment en Hollande, en Belgique et dans le nord de la France, usage qui consistait à ajouter du sulfate de cuivre, soit aux farines avariées pour en permettre la panification, soit même à la pâte de bonne qualité pour donner au pain plus de blancheur. Le cuivre qu'on peut trouver dans les céréales développées sur un terrain naturellement cuivreux par la présence de pyrites est incapable de produire des accidents. Il en est de même de celui qui provient de l'addition de sulfate de cuivre aux céréales avant l'ensemencement, afin de prévenir le développement du charbon et de la carie (*Ustilago carbo et caries*). Enfin l'intoxication professionnelle s'observe chez les ouvriers qui sont exposés aux poussières cuivreuses, notamment dans les fabriques de verdet.

EFFETS TOXIQUES.

Le cuivre métallique n'est pas vénéneux par lui-même ; il ne le devient que lorsqu'il se trouve dans une combinaison déjà soluble ou pouvant se dissoudre dans le tube digestif. Ainsi, des monnaies de bronze ont pu être ingérées et séjourner même plusieurs heures dans l'estomac et dans le canal intestinal, sans produire d'accident. Drouart et Lefortier, ayant fait prendre à des chiens 8 et 32 grammes de cuivre pur réduit par l'hydrogène, n'ont rien observé de particulier chez ces animaux, si ce n'est que leurs selles étaient parfois colorées en vert.

Les oxydes, les carbonates, le phosphate de cuivre, sont

toxiques, mais beaucoup moins rapidement que les préparations solubles, telles que le sulfate, le nitrate et les acétates.
En effet, les oxydes et les carbonates peuvent se transformer
peu à peu dans l'estomac, soit en bichlorure qui est très actif,
soit en protochlorure qui, bien que très faiblement soluble,
est néanmoins dangereux, d'après les recherches d'Orfila.
Quant au phosphate, il se dissout au contact de l'acide chlorhydrique du suc gastrique et pénètre ainsi dans le torrent circulatoire.

Les sels solubles de cuivre peuvent tuer un chien à la dose
de 30 centigrammes en deux heures. Ces mêmes sels, pris par
l'homme aux doses de 20 à 50 centigrammes, dans un demi-
verre à un verre d'eau, déterminent presque sûrement des vomissements, ce qui les a fait employer assez fréquemment,
notamment le sulfate, comme agents émétiques d'une grande
efficacité. La dose de 50 centigrammes, si elle n'était pas rejetée
en majeure partie, serait déjà dangereuse. Les accidents pourraient devenir très graves, si la quantité du sel ingéré était de
50 centigrammes à 1 gramme.

Toutefois, d'après le Dr Galippe, les combinaisons cuivriques
sont loin d'être aussi dangereuses qu'on l'a cru jusqu'ici.

Ce savant a donné à un chien, à la dose de 50 centigrammes,
de l'acétate neutre de cuivre pendant cent vingt-quatre jours,
Il y a eu parfois des vomissements et de la diarrhée, mais
l'animal a conservé son appétit pendant toute la durée de
l'expérience. A l'autopsie, on a trouvé dans le foie, qui pesait
260 grammes, 0^{gr},31 de cuivre, correspondant à 1^{gr},121 de sulfate de cuivre.

Un autre chien, ayant absorbé en une seule fois 5 grammes
d'acétate neutre, n'eut pas de vomissement et n'a pas été
empoisonné.

Un chien qui absorba jusqu'à 15 grammes d'acétate basique
de cuivre (*vert-de-gris*) en vingt-deux jours, ne fut pas notablement indisposé.

D'après le Dr Galippe, le sulfate de cuivre, qui est le sel le plus employé dans les tentatives criminelles, ne paraît pas plus susceptible que les autres composés cuivriques de produire un empoisonnement mortel. En effet, il a pu faire absorber à un chien 98 grammes de ce sel en cent cinquante jours ; à l'autopsie, le foie, qui pesait 300 grammes, contenait $0^{gr},223$ de cuivre, soit $0^{gr},87$ de sulfate de cuivre.

Les autres sels de cuivre : sulfate ammoniacal, lactate, citrate, tartrate, malate, oléate, oxalate, protochlorure de cuivre, ont donné des résultats analogues à l'expérimentation. Dans aucun cas, il n'y a eu empoisonnement mortel et le sel n'a jamais produit que des vomissements. De toutes ses expériences, le Dr Galippe tire cette conclusion importante au point de vue toxicologique : *le cuivre ne peut produire d'empoisonnement mortel.*

D'ailleurs, en ingérant des aliments contenant des sels de cuivre en assez forte proportion, leur saveur est tellement repoussante, que toute tentative criminelle, faite dans ces conditions, ne pourrait aboutir.

L'empoisonnement lent par les sels cuivriques ne paraît donc pas possible. Quant à l'empoisonnement aigu, sauf le cas de suicide, il ne peut guère se réaliser, en raison de la saveur horrible des composés cuivriques et de leurs propriétés de produire des vomissements.

Dans *leurs recherches sur l'action physiologique du cuivre et de ses composés,* Burg et Ducom sont arrivés aux mêmes conclusions.

Nous distinguerons deux formes dans l'intoxication par le cuivre : 1° la *forme aiguë,* celle qui est consécutive à l'ingestion d'un sel soluble de cuivre en quantité supérieure à celles que nous venons d'indiquer, à moins que les vomissements n'aient rejeté presque immédiatement la majeure partie du poison ; 2° la *forme lente,* qui peut résulter sans doute de l'ingestion prolongée d'un composé de cuivre à dose faible, mais qu'on observe spécialement chez les ouvriers travaillant au cuivre, et qu'on pourrait appeler *intoxication professionnelle.*

Symptômes de l'intoxication aiguë. — Une saveur styptique nauséeuse se fait d'abord sentir et s'accompagne d'expulsion continuelle ; puis elle est suivie bientôt de vomissements verdâtres et de selles de la même couleur. La saveur qu'accusent les malades, ainsi que les crachotements, sont pour ainsi dire caractéristiques. Ces accidents persistent pendant toute la durée de l'intoxication, et même longtemps après la disparition des symptômes aigus. La saveur que ressentent les patients est si désagréable, que la simple vue d'un objet de cuivre suffit pour ramener les nausées. Il survient de la céphalalgie et des coliques violentes et persistantes ; les vomissements, d'abord verdâtres, peuvent devenir sanguinolents ; il en est de même de la diarrhée, surtout si le sel de cuivre a été pris en solution concentrée, car on sait que les caustiques cuivriques ont la propriété de produire des eschares avec suintement de sang. Puis, consécutivement à la pénétration du poison dans le sang et dans les humeurs de l'économie, il survient des crampes, un affaiblissement musculaire considérable. Le cœur, qui livre passage à la substance toxique, se trouve atteint ; d'où la petitesse et le ralentissement du pouls, précédés en général d'une accélération des battements cardiaques, mêlés de palpitations dues à la première impression du poison. Le ralentissement est bientôt si considérable qu'il survient des lipothymies, des syncopes. La respiration se ralentit également ; le corps se couvre d'une sueur froide et visqueuse ; les urines sont rares ou supprimées. La paralysie des mouvements, la prostration, deviennent considérables ; enfin la mort arrive en moyenne dans l'espace de dix heures par arrêt du cœur, comme dans l'intoxication par la plupart des poisons musculaires. Si elle n'arrive que plus tard, il survient fréquemment de l'ictère ; d'ailleurs la coloration jaune de la peau, si elle n'a pas lieu pendant la vie, se produit après la mort. Drouart a vu, chez des chiens, la sclérotique et les urines devenir jaunes safranées, et, après la mort, les tissus offrir une coloration ictérique.

La marche de l'intoxication n'est pas aussi rapide après l'ingestion d'aliments renfermant des composés cuivreux. Ce n'est, en général, que quelque temps après le repas, une demi-heure, une heure et même davantage, que les premiers effets du poison commencent à se manifester. On a vu des malades se réveiller pendant la nuit en éprouvant une violente céphalalgie, une anxiété générale, des coliques intenses, des crampes dans les membres, symptômes auxquels s'ajoutaient ceux que nous avons cités précédemment. La mort peut arriver ensuite en quelques heures, mais elle a lieu rarement dans cette forme d'empoisonnement.

Quelquefois les malades se rétablissent promptement de l'intoxication par le cuivre; d'autres fois ils souffrent, pendant un ou deux septénaires, de coliques, de selles diarrhéiques, d'une grande irritabilité du tube digestif, de vomissements, d'épigastralgie, enfin de tremblement et de paralysie musculaire.

Tels sont les symptômes de l'intoxication aiguë par le cuivre chez l'homme. Ces symptômes sont analogues à ceux qui ont été constatés chez les animaux par Pécholier et Saintpierre (*Montpellier médical*, 1864) et par Neebe (*Canstatt's Jahresbericht*, V, 1857). Pécholier et Saintpierre ayant administré à des lapins du verdet (acétate neutre de cuivre) ont vu ces animaux succomber en douze et quatorze heures sous l'influence de 16 et 20 centigrammes de ce sel, après avoir éprouvé un affaiblissement, un collapsus profond et un ralentissement de la circulation, l'abaissement de la température. Sous l'influence de doses moins fortes, ils constatèrent une accélération de la circulation, mais les battements cardiaques étaient *faibles*. Il en fut de même chez un chien, qui éprouva en outre des vomissements et des selles diarrhéiques. Enfin Neebe, dans des expériences qu'il fit sous la direction de Falck, sur des pigeons et sur des lapins, avec l'acétate, le butyrate et le malate de cuivre, observa un tremblement musculaire, le prolapsus de la tête, l'abaissement de la température animale, le ralentissement de la circulation et de la respiration, puis l'arrêt du cœur précédant l'arrêt des mouvements respiratoires.

Lésions anatomiques. — On peut rencontrer, sur tout le trajet du tube intestinal, des rougeurs, des taches ecchymotiques noirâtres, voire même des extravasations de sang. Ces lésions sont d'autant plus prononcées que le sel de cuivre ingéré se trouvait en solution plus concentrée, ou qu'il était lui-même plus irritant, tel, par exemple, le sulfate de cuivre dont les cristaux sont employés comme caustiques. Toutefois on observe rarement des ulcérations et, plus rarement encore, des perforations. Ces dernières, quand on les a rencontrées, siégeaient dans le rectum. La coloration rouge est le résultat de l'action irritante des sels de cuivre ; on peut observer, lorsque la mort a été rapide, une coloration bleue, qui est celle des solutions de ce métal. Les matières contenues dans le tube digestif sont parfois colorées en vert ; il peut en être de même des tissus. La peau présente souvent une teinte ictérique fortement prononcée.

Le mésentère, les épiploons, participent fréquemment à l'inflammation dont le tube intestinal est le siège. Les poumons ont été trouvés congestionnés. Dans les expériences qu'ils ont faites sur les animaux, Pécholier et Saintpierre ont trouvé du sang fluide dans le cœur, le foie injecté, les reins hypérémiés.

Symptômes de l'intoxication lente. — Cette forme, qu'on pourrait appeler *intoxication professionnelle*, parce qu'on ne l'observe en réalité que chez les ouvriers qui travaillent au cuivre, a été étudiée avec soin par divers auteurs, en particulier par Corrigan, qui est l'un de ceux qui se sont le plus occupés des effets du cuivre sur l'organisme (*Dublin Hosp. Gazette* et *Bull. gén. de thérap.* 1854).

La peau et les cheveux présentent une coloration verte (la peau est pâle, terreuse, jaunâtre chez les saturnins) ; les gencives sont rétractées et présentent un liséré rouge pourpre (le liséré est ardoisé chez les saturnins) ; les dents sont vacillantes. Des selles diarrhéiques, de couleur verte, alternent avec la constipation, les coliques s'irradient dans tout l'abdomen et s'accroissent par la pression, tandis que, dans l'empoisonnement chronique par le plomb, la constipation est la règle, les douleurs

abdominales sont fixes et diminuent par la pression. Il existe
un affaiblissement musculaire plus ou moins prononcé, mais on
ne remarque pas ces paralysies localisées que l'on rencontre si
fréquemment dans l'intoxication saturnine. On observe une toux
catarrhale sans que l'on découvre cependant à l'auscultation
aucune lésion pulmonaire qui l'explique. Enfin, il existe cet
état anémique sur lequel j'ai appelé l'attention, et que nous
avons déjà rencontré, notamment dans l'intoxication par les
sels de baryum.

Mécanisme de la mort produite par le cuivre. — Action sur
les fibres musculaires. — Moreau (*Société de biologie*, 1855),
ayant placé dans le péritoine, chez des grenouilles, de petits
cristaux de sulfate de cuivre, et ayant constaté l'arrêt du cœur
quelque temps après, considéra cette substance comme un
poison cardiaque. Il remarqua, il est vrai, mais sans y rattacher
l'intérêt qu'elle méritait, la paralysie des membres inférieurs.
Or, de même que dans l'intoxication par les sels de baryum et
autres métaux que nous avons déjà étudiés, la paralysie musculaire est le fait capital, l'arrêt du cœur n'étant que le corollaire
de ce résultat primitif. Des expériences récentes, que j'ai faites
avec divers sels de cuivre, notamment avec le bichlorure de ce
métal, ont mis en évidence cette paralysie. Ainsi, ayant injecté,
à l'aide d'une seringue de Pravaz, sous la peau chez des grenouilles, 1 centigramme et demi à 3 centigrammes de ce sel
dissous dans 15 à 30 centigrammes d'eau, j'ai constaté, en premier lieu, une excitation due sans doute à la douleur produite
par la substance injectée, puis bientôt la difficulté des mouvements. Les pattes postérieures d'abord furent affectées. Lorsque
le poison avait été injecté d'un côté du dos ou dans un flanc,
c'était la patte correspondante à ce côté qui était paralysée la
première, parce que le sel de cuivre s'y trouvait transporté, non
seulement par la circulation, mais par l'imbibition. En même
temps les battements cardiaques se ralentirent et cessèrent au
bout d'un temps variable, d'une demi-heure à une heure par
exemple. Chez d'autres grenouilles, avant d'injecter le chlorure

de cuivre sous la peau, j'ai préservé du poison un membre postérieur, en liant ce membre à son origine, moins le nerf sciatique. J'ai pu alors constater, de même que dans l'intoxication par les sels de strontium et de baryum, l'action paralysante exercée par le cuivre sur les fibres musculaires. Lorsque les muscles qui avaient été mis en contact avec le poison par la circulation ne se contractaient plus sous l'influence d'un excitant quelconque, je pouvais observer des contractions dans le membre préservé de la substance toxique, chaque fois que j'appliquais la pince électrique sur un point quelconque du corps de l'animal, aussi bien que sur le membre préservé et sur le nerf sciatique correspondant. Les propriétés des nerfs sensitifs et moteurs étaient donc conservées; celles des muscles mis en contact avec le poison étaient seules abolies. J'ajouterai toutefois que la marche de l'empoisonnement fut moins rapide et moins remarquable que dans l'intoxication par les sels de baryum, ce qu'il était facile de prévoir d'après la loi atomique ou thermique.

Traitement. — Les moyens que l'on doit employer dans l'intoxication par le cuivre varient suivant que cette intoxication est *aiguë* ou *chronique*.

Dans le premier cas, *on favorise les vomissements et les selles* par des agents appropriés : boissons tièdes, lavements émollients, afin de hâter l'expulsion de la substance toxique. On fait prendre des substances capables de neutraliser le poison qui peut se trouver encore dans le tube digestif. L'*albumine* paraît être jusqu'ici le meilleur antidote; elle forme, avec les sels de cuivre, un albuminate insoluble. Mais le précipité d'albuminate étant soluble dans un excès des solutions de cuivre, il faut avoir soin de faire ingérer l'albumine en grande quantité. D'autres antidotes ont été conseillés, tels que les sulfures alcalins et le sulfure de fer hydraté (Navier), diverses bases minérales, telles que la magnésie (Boucher), les solutions alcalines, dans le but de précipiter le cuivre, soit à l'état de sulfure, soit à l'état d'oxyde. On a conseillé également la *limaille de fer* (Dumas,

Milne-Edwards, Payen), les *limailles de zinc* (Dumas, Sandras, Bouchardat), *d'argent* (Horby) dans le but de précipiter le cuivre à l'état métallique.

Le *ferrocyanure de potassium* a été proconisé parce qu'il donne avec les sels de cuivre un ferrocyanure insoluble. Enfin le *sucre*, proposé par Marcelin Duval, a été considéré comme un antidote précieux, capable de réduire les composés de cuivre dans l'organisme comme dans un verre à expérience. Mais malheureusement, ni le sucre de canne qui se transforme en glycose dans l'estomac, ni, ce qui serait préférable, les sucres de lait et de raisin, ni le miel, ne peuvent produire cet effet d'une manière suffisamment rapide pour être efficace. Aussi, après avoir favorisé l'expulsion des substances cuivreuses introduites dans le tube digestif, administrerons-nous l'albumine de préférence à tous les agents que nous venons d'énumérer. La limaille de fer pourra être employée également avec quelque avantage. En effet, Milne-Edwards et Dumas ayant fait prendre à un chien 60 centigrammes de verdet, puis de la limaille de fer, et lui ayant lié l'œsophage, n'ont vu cet animal mourir que le septième jour. L'action du poison avait donc été retardée. Quand les premiers accidents de l'intoxication aiguë auront été conjurés, on prescrira un régime doux, des lavements émollients, les *opiacés*, s'il y a lieu, pour calmer les coliques. Enfin, pour favoriser l'expulsion du poison qui a pénétré dans la profondeur de l'organisme, on emploiera les moyens qui sont spécialement recommandés dans l'intoxication chronique.

Dans celle-ci, il faut de toute nécessité éliminer les molécules toxiques qui imprègnent les éléments anatomiques. Or, parmi les agents éliminateurs aptes à produire ce résultat, se trouvent les *bromures*, les *carbonates alcalins* ou les *fruits et végétaux tempérants*, qui donnent naissance à des carbonates alcalins dans l'économie. Les bromures agissent de deux manières : d'abord, ils calment la douleur; en second lieu, ils forment, avec les sels de cuivre, un bromure soluble qui peut s'éliminer par les urines à l'état de bromure double de cuivre et de métal alcalin. Ainsi le bromure de potassium donne, avec le sulfate de cuivre, un bromure double de cuivre et de potassium facilement dialysable. Ces agents remplacent ici les iodures alcalins qui ont été préconisés par Natalis Guillot et Melsens dans l'intoxication par le cuivre. Corrigan, qui a employé les iodures dans ce dernier empoisonnement, n'a pas réussi et ne pouvait réussir. En effet, quand on verse une solution d'un iodure alcalin dans la solution d'un sel de cuivre, on obtient un précipité d'iode et de protoiodure de cuivre insoluble. Mais il n'en est pas de même des bromures. J'ai remarqué que, lorsqu'on traite une solution de sulfate de cuivre par une solution de bromure de potassium, le mélange de ces deux solutions, qui était bleu, devient vert peu à peu, ce qui prouve qu'il se forme une double décomposition d'où résulte le deuto-bromure de cuivre, qui est vert et qui est très soluble.

Les *carbonates alcalins*, notamment le bicarbonate de soude, rendent des services signalés dans cette même affection. Il en est de même de la cure au raisin qui n'est en réalité qu'une cure au bicarbonate de potasse. Ces médicaments favorisent l'élimination du métal par les urines. On sait, en effet, d'après Sainte-Claire Deville, que le bicarbonate de soude peut former une solution soluble avec le carbonate de cuivre qui est naturellement insoluble.

Un homme qui souffrait d'une intoxication chronique grave vint à Dijon à l'époque des vendanges. Il mangea du raisin en abondance et se trouva guéri d'une manière rapide de ses coliques, de son affaissement général. Son amaigrissement et son état cachectique disparurent ensuite peu à peu. La guérison fut le résultat de l'élimination du cuivre, soit par les urines, soit par les selles que la crème de tartre contenue dans le raisin avait déterminées. En effet, l'élimination des métaux s'opère surtout par la bile qui les déverse dans l'intestin où ils peuvent être résorbés à l'état de combinaisons peu connues encore, mais dialysables; aussi est-il nécessaire de s'opposer à cette nouvelle absorption par les purgatifs et par les lavements qui doivent être employés aussi bien dans l'intoxication lente que dans l'intoxication aiguë.

Suivant Blandet, les ouvriers qui travaillent au cuivre devraient faire usage du lait et de l'albumine comme moyen prophylactique.

RECHERCHE DU CUIVRE.

Une première question se présente d'abord : le cuivre existe-t-il normalement dans l'organisme?

Sarzeau, en 1828, puis Boutigny, en 1833, avaient retiré ce métal de plusieurs végétaux, du blé, du quinquina, etc., sans admettre pour cela qu'il existât normalement dans ces végétaux. Ainsi, Boutigny conclut de son travail que les aliments n'en contenaient que lorsqu'ils avaient été préparés dans des vases de cuivre, et que les plantes n'en renfermaient également que lorsqu'elles s'étaient développées sur un sol cuivreux, ce qui fut vérifié d'autre part par Vever. En effet, ce dernier a retiré du cuivre des végétaux qui s'étaient développés dans un terrain rendu accidentellement cuivreux par le sulfate de cuivre, comme dans l'opération qu'on appelle improprement le *chaulage*, faite dans le but de détruire l'*Ustilago carbo* et l'*Ustilago caries*. Il n'en a pas obtenu dans le cas contraire.

Depuis, la question du cuivre normal dans l'organisme animal a été fréquemment agitée. Les uns (Devergie, Orfila, etc.) se sont prononcés pour l'affirmative; les autres (Christison, Chevreul, Danger et Flandin) se sont déclarés au contraire pour la négative. Les recherches avaient été faites sur des cadavres d'hommes et d'animaux vertébrés. Enfin, plus récemment, Blasius ayant incinéré et analysé, avec une patience digne d'un meilleur sort, les reins, le foie, la rate, le sang de divers animaux, de l'homme, et mêmes de jeunes animaux tout entiers, a fixé jusqu'à la sixième et septième décimale la quantité de cuivre qu'il aurait trouvé dans ces divers organes et humeurs. Il conclut de ses recherches que ce métal se trouvait normalement dans l'organisme, ce qui résulterait d'ailleurs d'autres analyses faites par Ulex, Bibra, etc. Mais Lossen, qui a répété les expériences d'Ulex, n'est pas arrivé aux mêmes résultats et a insisté sur la cause qui avait induit en erreur Ulex et Blasius. Cette cause, c'est l'emploi général dans les laboratoires des supports de cuivre et des lampes à gaz qui sont formées du même métal. Ayant incinéré, dans une capsule de platine, 125 grammes de sang de bœuf avec une lampe de Bunsen, sur un support de laiton, il trouva du cuivre dans les cendres, tandis que, dans un autre cas, s'étant servi d'une lampe de *verre* et d'un *support de fer*, il ne trouva pas de cuivre. Comme Ulex s'était servi d'une lampe de cuivre, et que Blasius ne dit pas qu'il n'a pas fait usage de la même lampe, on ne peut attribuer aucune valeur scientifique aux recherches de ces chimistes.

Suivant Galippe, le cuivre existe normalement dans une foule de produits naturels ou artificiels : les céréales, la farine, le pain, et autres substances alimentaires ; le cacao et le chocolat, les extraits pharmaceutiques. Il a dressé le tableau suivant :

Cuivre par kilogr. :

Blé	0,005	à	0,010
Seigle	0,005		
Avoine	0,0085		
Orge	0,0105		
Riz	0,0016		
Son (moyenne)	0,014		
Farine (moyenne)	0,0084		
Pain	0,0043		
Cacao (naturel)	0,01	à	0,02
Cacao (torréfié)	0,014	à	0,017
Chocolat	0,006	à	0,020

Duclaux a même trouvé normalement dans les cacaos des quantités de cuivre variant de 0,009 à 0,035 par kilog.

Galippe tire de ses expériences les conclusions suivantes :

1° Le cuivre existe normalement, en quantité plus ou moins considérable, dans la plupart des végétaux, notamment dans les céréales et dans certains produits alimentaires.

2° Il existe constamment dans le pain, sans qu'il y ait été introduit par la fabrication.

3° Il y a nécessité pour les experts à tenir compte de ces faits dans les expertises chimico-légales.

D'après les recherches de Harless, le cuivre existe dans le sang de divers animaux inférieurs, tels que les céphalopodes, les mollusques acéphales, les ascidies ; mais il est vrai également que, si ce métal a été trouvé parfois chez les animaux supérieurs, les quantités qu'on y a pu déceler étaient toujours minimes, et que c'est seulement dans le foie et dans la bile qu'il a été possible d'en signaler la présence accidentelle. On sait que le foie est l'organe où vont se localiser les substances délétères, telles que l'arsenic, le plomb, l'antimoine, le bismuth, pour s'éliminer ensuite par la bile. Le cuivre se trouve dans le même cas après son introduction dans l'organisme. On conçoit que cette introduction accidentelle ait lieu, en se rappelant que plusieurs eaux minérales peuvent contenir du cuivre, ainsi que diverses plantes, le blé, par exemple, et les mollusques comestibles. Enfin rappelons-nous que des poussières cuivreuses peuvent se dégager des becs de gaz d'éclairage, se répandre dans l'air et pénétrer ainsi dans les voies respiratoires (1).

Ces données étant nettement établies, voici comment on peut opérer dans la recherche du cuivre à la suite d'un empoisonnement.

Les matières des vomissements, le tube digestif, le foie sont incinérés dans une capsule de platine, puis les cendres sont traitées par l'acide azotique ou par l'eau régale. D'autres conseillent de détruire les matières organiques par l'acide sulfurique et l'acide azotique. Les liqueurs suspectes provenant de ces opérations sont filtrées après avoir été presque neutralisées, afin de ne pas percer le filtre, ou mieux elles sont évaporées

---

(1) L'extrémité des becs de gaz d'éclairage est généralement recouverte d'une poussière blanche qui est formée par du sulfate de cuivre anhydre provenant de la combustion, en présence du cuivre, de l'acide sulfhydrique qui se trouve en petite quantité dans le gaz d'éclairage.

jusqu'à consistance de sirop épais, puis le résidu est additionné d'eau distillée. La solution aqueuse ainsi obtenue est filtrée et traitée par les réactifs du cuivre.

Rien n'est plus facile que de reconnaître la présence de ce métal. L'ammoniaque produit, dans les solutions de cuivre, un précipité bleuâtre qui se dissout dans un excès du réactif en donnant une liqueur d'un beau bleu (bleu céleste). Le ferrocyanure de potassium y forme un précipité brun marron ; l'acide sulfhydrique, le sulfhydrate d'ammoniaque et les sulfures alcalins, un précipité brun noir ; l'arsénite de potasse, un précipité vert (vert de Scheele). Les réactions de l'ammoniaque, du ferrocyanure de potassium et de l'arsénite de potasse sont caractéristiques.

Enfin, j'ajouterai qu'on a proposé le phosphore pour rechercher le cuivre dans un liquide. On plonge, fixés à un fil de platine, de petits cylindres de phosphore dans la solution à examiner, laquelle ne doit pas être neutre, mais alcaline ou acide. Si la liqueur contient du cuivre, ce métal se dépose sur le phosphore sous l'aspect d'une poudre noire. On retire les cylindres de phosphore, on les lave et l'on dissout dans l'acide nitrique le cuivre qui a pu se déposer. On continue ainsi jusqu'à ce que les fragments de phosphore ne se recouvrent plus d'une couche noire.

On présenterait, comme *pièce à conviction*, la couche métallique qui se dépose sur un fil de platine plongé dans une solution de cuivre.

Observations.

I. — *Empoisonnement par l'ingestion d'aliments préparés dans un vase de cuivre. — Guérison.*

Le 9 juillet 1791, Marisot Deslandes fut appelé pour soigner vingt et un moines jacobins de Paris que l'on disait empoisonnés. Tous avaient des douleurs violentes, des coliques, de la fièvre. Chez tous, les premiers accidents furent un grand mal de tête accompagné de faiblesse excessive générale, des douleurs sourdes sur le devant des cuisses et, chez quelques-uns, des crampes dans les mollets. Les premiers attaqués avaient éprouvé en outre une vive douleur dans l'estomac, de l'anxiété précordiale, des tremblements dans les membres. Il apprit que le vendredi et le samedi les malades avaient mangé, à dîner, de la raie cuite dans une chaudière; que le cuisinier, après avoir retiré une partie de l'eau, y avait ajouté du vinaigre, afin de raffermir le poisson, et avait laissé séjourner le tout quelque temps hors du feu. Il administra d'abord du lait coupé avec quatre parties d'eau, de l'eau gommeuse, du bouillon léger de viande, des lavements émollients et, quatre ou cinq jours après, des minoratifs doux, la casse, la manne dissoutes dans du petit-lait, et ensuite du séné. Tous les malades se rétablirent en peu de temps. — Un étranger qui avait dîné au couvent, et à qui on avait donné de l'émétique, fut très mal. Il n'était pas encore rétabli au mois de septembre. (DROUART.)

II. — *Empoisonnement par des aliments conservés dans un vase de cuivre. Mort.*

Une femme et sa fille mangent de la choucroute que leur domestique avait laissée une couple d'heures dans un vase de cuivre ayant perdu de son brillant. Peu de temps après dîner, douleurs d'estomac, nausées, anxiétés, éructations, vomissements de matières vertes, amères, aigres, astringentes, puis douleurs abdominales avec diarrhée; ensuite convulsions intermittentes qui devinrent bientôt continues; enfin insensibilité. La fille succomba en douze heures, et la mère une heure après.

Autopsie. — Peau jaune en différents endroits, surtout à la face, livide en d'autres. La muqueuse de l'estomac et des intestins offrait çà et là des traces d'inflammation; elle était même gangrenée près du pylore et du cardia; le duodénum, le jéjunum et même le pharynx étaient dans le même état. Sang du cœur et des gros vaisseaux noir, fluide, épais. (VILBERG.)

III. — *Empoisonnement par l'acétate de cuivre. — Guérison.*

Le 4 février 1843, à neuf heures du matin, P... déclare à la mairie qu'il vient de s'empoisonner avec du vert-de-gris mêlé à du vin. Il est pris, au bout de quelques minutes, de vomissements dans lesquels un pharmacien présent reconnaît, ainsi que dans un reste de liquide que le malade portait dans une bouteille, une énorme quantité d'acétate de cuivre. Transporté à l'hôpital, on lui fait boire une grande quantité d'eau albumineuse, jusqu'à onze heures du matin, heure à laquelle on peut administrer le protosulfure de fer hydraté.

Avant l'administration de cette préparation ferrugineuse, le malade offrait l'état suivant : vomissements fréquents, diarrhée, coliques violentes, ventre météorisé, pouls petit, sueurs froides, céphalalgie, altération des facultés intellectuelles. *Deux cuillerées de protosulfure de fer toutes les demi-heures ; eau albumineuse pour boisson; lavements émollients ; sinapismes aux jambes.* Le soir, à neuf heures, commencement de réaction ; vomissements, diarrhée, ventre moins douloureux. *Bain ; protosulfure de fer toutes les heures.* Le 5, nuit assez calme. Le malade n'a pas vomi depuis plusieurs heures; diarrhée, pouls à 90, plein; douleurs à l'épigastre, ventre tendu. *Vingt sangsues sur l'abdomen; bain; boisson albumineuse; lavements émollients.* Le 6, amélioration marquée; plus de vomissements, deux selles pendant la nuit, ventre sensible à la pression, pouls à 75. *Bain; eau gommée, lavement, bouillon léger.* Le 7, le malade ne souffre presque plus. Il quitte l'hôpital bien portant, après y avoir été retenu quelques jours par mesure de police. (*Gazette méd.*, 1844.)

IX. — ZINC.

Le zinc se rencontre dans la nature à l'état de sulfure (blende), de carbonate (calamine), et parfois à l'état de silicate.

Bien que ce métal fût connu des anciens qui employaient la calamine à la fabrication du laiton, le zinc paraît avoir été ignoré au moyen âge, car Paracelse l'a décrit plus tard comme un métal particulier à l'époque où il fut importé de la Chine. Ce ne fut que vers le milieu du xviiie siècle que l'on découvrit en Europe les moyens propres à l'extraire de ses minerais.

Les principales combinaisons du zinc sont : 1° L'*oxyde*, vulgairement appelé *fleurs de zinc, lana philosophica, pompholix, nihilum album.* On l'obtient en oxydant directement le métal à l'air. Quand on maintient en fusion, au contact de l'air, du zinc dans un creuset, on voit se former, à la surface du métal en fusion, des toiles légères et jaunes qui deviennent blanches par le refroidissement. 2° Le *sous-oxyde*, qu'on obtient en calcinant l'oxalate de zinc, *mais qui se forme sur le zinc exposé à l'air humide* et le recouvre d'un enduit protecteur empêchant l'oxydation du métal sous-jacent; c'est pourquoi les toitures de zinc se conservent presque indéfiniment. Toutefois ce sous-oxyde, admis par Berzelius, a été nié par Proust, Davy et Vogel, qui le considèrent comme un simple mélange de métal et d'oxyde. C'est probablement un sous-carbonate de zinc. 3° Le *sulfate*, appelé vulgairement *vitriol blanc, couperose blanche*, sel très employé en médecine. 4° Le *chlorure*, qui est fusible et très déliquescent. On l'appelait autrefois *beurre de zinc*, par comparaison avec le beurre d'antimoine (chlorure d'antimoine); il constitue le principe actif de la pâte de Canquoin. 5° L'*acétate de zinc*, qui cristallise très bien et se forme dans le vase de zinc contenant du vinaigre ou du vin qui est toujours acide à cause d'un peu d'acide acétique qui s'est formé aux dépens de l'alcool, et surtout à cause du bitartrate ou tartrate acide de potasse : il peut se former, dans ce cas, du tartrate de zinc. 6° Le *lactate de zinc*, qui cristallise plus facilement encore que l'acétate, et qu'on a employé en médecine dans l'épilepsie, à l'instar du valérianate de zinc.

Le zinc n'est pas toxique par lui-même ; il ne le devient que lorsqu'il se trouve en solution. C'est pourquoi l'oxyde de ce métal, qui est insoluble dans l'eau, ne donne jamais lieu à une intoxication rapidement grave. Lors même qu'il a été ingéré aux doses de plusieurs grammes, il n'agit qu'à la longue, à mesure qu'il se dissout dans le suc gastrique. Néanmoins il détermine parfois, peu de temps après son ingestion, des nausées et des vomissements. Il est remarquable que ces accidents sont aussi fréquents lorsqu'il a été pris à faibles doses, par exemple à celles de 20 à 50 centigrammes, attendu que sa dissolution dans l'acide chlorhydrique du suc gastrique paraît s'effectuer aussi bien et même mieux dans ce cas.

Les combinaisons solubles du zinc, telles que le sulfate, le chlorure, l'acétate, etc., sont au contraire des poisons actifs. Bien qu'elles soient moins redoutables que les combinaisons du baryum et d'autres métaux, puisqu'on a administré souvent et que l'on administre encore le sulfate de zinc comme vomitif aux doses de 20 à 30 centigrammes, elles n'en ont pas moins donné lieu à des empoisonnements, soit accidentels, soit suicides, et même criminels. L'empoisonnement accidentel a été observé assez fréquemment après l'ingestion du sulfate de zinc comme purgatif pris, par erreur, à la place du sulfate de soude ou du sulfate de magnésie.

L'eau qui séjourne dans des vases de zinc n'acquiert point généralement de propriétés délétères ; en effet le zinc se recouvre bientôt d'une couche de sous-oxyde (suivant d'autres de sous-carbonate) qui adhère fortement au métal et qui est lui-même insoluble. Cette eau ne deviendrait dangereuse que si l'on ingérait en même temps le sous-oxyde qui se serait détaché d'une manière quelconque, ou si le zinc était en même temps arsenical. Mais il n'en est pas de même des liqueurs ou des matières alimentaires acides ou pouvant le devenir, qu'on aurait conservées dans des ustensiles formés de ce métal. Du vin, de la bière, des aliments, ayant séjourné dans des vases de zinc, ont produit des nausées, des vomissements, des coliques et de la diarrhée.

Les doses des sels solubles de zinc capables de donner la mort n'ont pas été déterminées d'une manière rigoureuse, attendu que ce qui est réellement toxique, ce n'est pas la quantité ingérée, mais celle qui a pu être portée par absorption dans l'économie. Ainsi, tandis que, d'après Foderé, 30 centigrammes de sulfate de zinc ont produit des accidents graves, on a vu ce même sel, ingéré aux doses de 30 à 60 grammes dissous dans l'eau, ne pas amener la mort. Dans ce dernier cas, la presque totalité du poison avait été rejetée par les vomissements.

EFFETS TOXIQUES.

Nous distinguerons, de même que dans l'étude des effets du cuivre, deux formes d'intoxication produites par le zinc : une forme *aiguë* et une forme *lente* ou *chronique*.

Symptômes de l'intoxication aiguë. — Peu de temps après l'ingestion d'une combinaison soluble de zinc, par exemple de sulfate de ce métal dissous dans l'eau, il survient des accidents qui sont très analogues à ceux que nous avons signalés dans l'intoxication aiguë par le cuivre. Les patients ressentent une saveur styptique, moins désagréable toutefois que celle qui est consécutive à l'ingestion d'un sel de cuivre; ils éprouvent une forte constriction à la gorge. Quelquefois les vomissements peuvent être tardifs; ils sont alors dus non à une action locale exercée immédiatement sur l'estomac, mais à une action générale propre à tous les poisons musculaires, lesquels ont la propriété de produire des effets émétiques. Les vomissements peuvent devenir sanguinolents; il peut même survenir une hématémèse. Outre les vomissements, qui sont accompagnés d'une douleur brûlante, on observe de la diarrhée. En même temps, à mesure que le sel est porté par absorption dans l'organisme, les patients ressentent une grande faiblesse ; ils se tiennent difficilement debout; ils éprouvent souvent des crampes; les battements cardiaques sont ralentis; la face est pâle ; les extrémités se refroidissent. Enfin la mort arrive, en général, dans l'intervalle de dix à trente heures ; on l'a vue survenir plus rapidement chez les enfants, dans l'intervalle de huit à douze heures.

Les divers sels solubles de zinc agissent presque identiquement comme le sulfate; il en est même ainsi d'un agent éminemment caustique, du chlorure de zinc, lorsqu'il se trouve dissous dans une grande quantité d'eau. C'est pourquoi, bien que cet agent doive être rappelé plus tard parmi les poisons corrosifs, j'ai cru devoir le citer ici, attendu qu'il se comporte surtout comme un poison musculaire, lorsqu'il a été ingéré dans une solution étendue. D'après les expériences de Falck, les lapins succombent dans l'espace de quelques heures après l'ingestion, dans l'estomac, de 1 à 2 grammes d'acétate de zinc. Ayant injecté dans la trachée, chez un chat à jeun, 50 centigrammes d'acétate de zinc dissous dans 20 grammes d'eau, j'ai vu cet animal souffrir peu de temps après et éprouver de temps en temps de violents efforts de vomissements. Les battements cardiaques me paraissaient plus forts, mais ils étaient ralentis ainsi que les mouvements respiratoires. Bientôt, à la suite de quelques efforts de vomissements plus énergiques que les précédents, la respiration se ralentit davantage, l'animal fit de profondes inspirations et mourut sans éprouver de convulsions, vingt-cinq minutes après le début de l'expérience.

Lésions anatomiques. — Après l'ingestion des sels de zinc dans le tube digestif, on a trouvé les muqueuses de l'estomac et des deux premières portions de l'intestin grêle ramollies, enflammées et même ecchymosées. D'autres fois, elles étaient comme tannées, ridées et épaissies. L'aspect blanc et ridé que présente la muqueuse buccale est considéré par van Hasselt comme un signe caractéristique de l'ingestion du sulfate de zinc.

Intoxication lente ou chronique. — Cette forme a été observée parfois chez les sujets qui avaient été soumis à un traitement prolongé par certaines préparations de zinc, notamment par l'oxyde, par le valérianate de ce métal, qu'on employait jadis dans l'épilepsie. On peut l'observer fréquemment chez les ouvriers des usines où l'on extrait le zinc de ses minerais, chez ceux qui sont occupés à la préparation du blanc de zinc, à la fabrication du laiton, des fils de fer galvanisés (fils recouverts de zinc).

Les accidents consécutifs à l'usage prolongé de l'oxyde de zinc ont consisté dans la constipation, l'amaigrissement et un état anémique plus ou moins prononcé (Nasse et Pereira), avec diminution probable de la fibrine. Cette cachexie zincique s'est distinguée des autres cachexies métalliques telles que celles que produisent le baryum, le cuivre et celles que nous signalerons plus tard dans l'étude du plomb et du mercure, par une bénignité relative et par une guérison rapide. Une affection de cette nature causée par l'ingestion journalière, pendant cinq mois, de plus d'un gramme d'oxyde de zinc (en tout 6 onces ou 190 grammes environ), disparut en très peu de temps par la cessation du remède, par l'usage des purgatifs, puis des toniques (Husemann).

Il n'en est pas de même de l'intoxication professionnelle : celle-ci est plus grave, parce que les minerais de zinc et le zinc commercial renferment toujours de l'arsenic. Il s'agit par conséquent d'une intoxication mixte, les ouvriers respirant et recevant sur le corps des poussières d'oxyde de zinc et d'acide arsénieux. C'est pourquoi, indépendamment de la douleur et de la roideur dans la musculature, ces ouvriers éprouvent les divers symptômes que nous avons notés dans l'arsenicisme professionnel, parmi lesquels nous signalerons la perte de l'appétit, les vomissements, un flux salivaire, les coliques, la diarrhée, la céphalalgie, la toux, l'oppression de la poitrine, etc., symptômes auxquels il faut joindre une saveur métallique, le gonflement des amygdales et des glandes sous-maxillaires. On observe également de l'érythème, des éruptions et même des ulcérations aux régions axillaires, inguinales, inguino-scrotales et sur le scrotum. Le contact accidentel de ces dernières régions avec les mains chargées de poussières toxiques contribue, sans doute pour une large part, au développement de ces accidents.

Mécanisme de l'intoxication par les sels de zinc. — Action sur les muscles. — L'étude que nous venons de faire de cette intoxication nous a dévoilé une analogie considérable entre les effets des sels de zinc et ceux des sels des métaux déjà étudiés, tels que le cuivre, le baryum. Cette analogie se poursuit et devient plus évidente encore lorsque, sans nous borner à l'observation des symptômes, nous cherchons à pénétrer le mode d'action de ces mêmes agents.

Lorsqu'on injecte un sel de zinc dans les veines chez les chiens, aux doses de 1 à 2 grammes (il est préférable d'injecter un sel aussi neutre que possible), l'animal succombe aussitôt par arrêt du cœur. Si l'on injecte seulement une faible quantité de ce sel l'animal paraît simplement fatigué, surtout dans le train postérieur ; le cœur bat plus lentement. Tels sont les effets qu'on observe après l'introduction, soit de l'acétate, soit du lactate de zinc, dans les veines chez les chiens. Ils sont comparables à ceux des métaux précités. En répétant sur les grenouilles avec ces mêmes sels, ou avec le sulfate de zinc, les expériences que j'ai faites avec les sels de strontium, de baryum, de cuivre, on observe également des résultats tout à fait comparables, c'est-à-dire la paralysie musculaire avec conservation des propriétés du système nerveux. Les sels de zinc sont donc des poisons musculaires. Sans doute ces mêmes agents, qui étaient classés par Orfila parmi les poisons irritants, peuvent, lorsqu'ils sont en solution concentrée, produire des effets irritants et corrosifs ; mais ce qui fait succomber après l'introduction des sels de zinc dans l'économie, ce n'est pas l'irritation, c'est l'action dépressive exercée sur le système musculaire.

L'activité du zinc est à peu près la même que celle du cuivre. Les intoxications chroniques par ces deux métaux sont également comparables, à moins que le zinc ne contienne de l'arsenic.

Traitement. — Si les vomissements ne s'étaient pas déjà produits, on les provoquerait, soit en touchant la luette avec une barbe de plume huilée, soit en faisant ingérer de l'eau tiède. Toutefois, il est à craindre, par ce dernier moyen, de favoriser l'absorption du poison. L'emploi de la *pompe gastrique* serait avantageux. Après avoir provoqué les vomissements, on neutraliserait le poison qui pourrait se trouver encore dans les premières voies digestives en administrant de *l'eau albumineuse ou des carbonates alcalins.* L'albumine doit être employée en excès, car l'albuminate de zinc est soluble dans l'excès d'un sel soluble de ce métal. Les carbonates alcalins donneraient lieu à un précipité de carbonate basique de zinc. Au lieu des alcalins, on a conseillé la magnésie hydratée qui serait également utile. Après l'administration de ces antidotes on ferait vomir de nouveau. On recourrait ensuite aux *purgatifs huileux* aux *lavements émollients,* aux boissons adoucissantes employées en abondance afin d'achever l'élimination du poison. Enfin une alimentation légère, puis tonique, compléterait la guérison.

RECHERCHE DU ZINC.

On a prétendu que le zinc existait normalement dans l'organisme en quantité infinitésimale. En un mot, on a agité la question du *zinc normal.* Mais, pour qu'il en fût ainsi, il faudrait que les aliments continssent presque toujours ce métal comme ils renferment presque toujours du fer.

Or, les expériences très minutieuses de Bellamy et Lechartier de Rennes tendent à démontrer qu'il en est ainsi. Ces chimistes ont trouvé du zinc daas le foie de l'homme (0,020 pour un foie de 1,780 grammes); dans celui du veau ; dans la chair de bœuf, dans les œufs de poule; dans le blé, l'orge, le maïs, les haricots, les vesces d'hiver. G. Fleury a également constaté la présence du zinc dans le foie d'une femme arabe et dans celui d'un soldat, mort d'une affection cardiaque. Comme le cuivre, le zinc pourrait donc exister normalement dans l'économie, mais en quantité excessivement faible, et il faut en trouver des quantités notables pour conclure à un empoisonnement.

Ainsi conçue, la question se trouve résolue. De fait, les cendres de certains végétaux ont donné à l'analyse des quantités notables de zinc. Une violette qu'on appelle en Prusse *Viola calaminaria* (violette calamine) et qui ne paraît être qu'une variété de la pensée ou *viola tricolor*, contient du zinc en quantité très appréciable. Cette fleur est propre aux terrains calaminaires, c'est-à-dire à ceux qui contiennent du carbonate de zinc ; on se laisserait même guider par elle dans la recherche des minerais de zinc.

Dans un cas d'expertise, on rechercherait surtout le zinc dans les vomissements et dans le contenu du tube digestif qui seraient alors plus ou moins acides, car la plupart des sels de zinc, tels que le sulfate et le chlorure, bien que satisfaisant à la composition des sels neutres, présentent comme le sulfate de cuivre, une réaction acide. On rechercherait également le métal dans les viscères, dans le foie par exemple, ainsi que dans les urines s'il y avait lieu. Toutefois le zinc passe assez difficilement dans ce liquide. En effet, Michaelis, dans ses expériences sur les animaux, n'a pu retrouver ce métal dans les urines que le cinquième jour de l'administration de diverses combinaisons de zinc. Il apparaît plus rapidement dans la bile et dans le lait. Leewald l'a trouvé dans ce liquide quarante-huit heures après l'administration de 1 gramme d'oxyde de zinc. Quant à la durée de l'élimination, elle est assez considérable. En effet, Ritter a retrouvé des quantités très appréciables de ce métal dans les urines d'une femme traitée par le valérianate de zinc, quinze jours encore après que le médicament avait été supprimé.

Le meilleur procédé de destruction des matières organiques qu'on puisse employer est celui de Frescenius et Babo. Le procédé de Danger et Flandin est bon sans doute ; quant à la carbonisation directe, elle doit être rejetée dans la crainte que le métal réduit ne se volatilise. Toutefois il faut avoir soin de ne pas évaporer à siccité la solution de chlorure de zinc formé pendant la destruction des matières par le chlorate de potasse et l'acide chlorhydrique, car le chlorure de zinc est lui-même volatilisable à une température un peu élevée. On s'arrête lorsqu'on juge que le chlore et la majeure partie de l'acide en excès ont disparu. On fait passer ensuite un courant d'acide sulfhydrique dans la liqueur étendue d'un peu d'eau distillée, afin de la débarrasser de divers métaux étrangers qu'elle pourrait contenir, tels que l'antimoine, le bismuth, le plomb, le cuivre, le cadmium, etc., qui sont précipitables par l'hydrogène sulfuré dans une liqueur un peu acide (le cadmium est précipitable dans une liqueur même très acide) ; le zinc, au contraire, n'est précipité par l'hydrogène sulfuré que lorsqu'il se trouve à l'état de sel à acide organique faible, par exemple à l'état d'acétate. On filtre, puis on ajoute, à la liqueur filtrée, de l'acétate d'ammoniaque ou de l'acétate de soude qui font passer l'acide chlorhydrique à l'état de chlorure d'ammonium ou de sodium, tandis que le zinc se transforme lui-même en acétate. L'hydrogène sulfuré peut être employé ensuite pour précipiter le sulfure de zinc, mais il est préférable de se servir de sulfhydrate d'ammoniaque (1). Le précipité de sulfure de zinc est recueilli sur un filtre et lavé, non avec de l'eau distillée, mais avec une solution d'acide sulfhydrique, car le sulfure de zinc se transforme facilement à l'air en sulfate.

____

(1) Le sulfhydrate d'ammoniaque peut même être employé immédiatement lorsque la liqueur n'est pas trop acide. Si elle était très acide, il faudrait la saturer préalablement par l'ammoniaque.

Le sulfure est ensuite dissous dans l'acide nitrique dont il faut éviter d'employer un excès; puis, la solution d'azotate de zinc est soumise aux réactions suivantes qui caractérisent les sels de ce métal :

Avec la potasse, la soude, l'ammoniaque, le carbonate d'ammoniaque, les bicarbonates de potasse et de soude : précipité blanc soluble dans un excès de réactif.

Avec le ferro-cyanure de potassium (1), le sulfhydrate d'ammoniaque et les monosulfures alcalins : précipité blanc.

En un mot, avec tous les réactifs principaux (l'acide sulfhydrique donne également un précipité blanc dans les solutions à acide faible comme nous l'avons dit), on obtient un précipité de couleur blanche, ce qui caractérise nettement les sels de ce métal. Il n'y a d'exception que pour le ferricyanure de potassium qui donne un précipité jaune sale, soluble dans l'acide chlorhydrique, tandis que le précipité blanc formé par le ferrocyanure est insoluble dans cet acide.

On dose le zinc à l'état d'oxyde, obtenu soit en calcinant le carbonate, soit en chauffant fortement le sulfure dans un creuset avec accès libre de l'air. 100 parties d'oxyde correspondent à 80,26 parties de métal et à 354,13 parties de sulfate de zinc cristallisé. On peut aussi doser le zinc à l'état de sulfure.

Observations.

I. — *Empoisonnement par l'ingestion de 60 grammes environ de sulfate de zinc. — Guérison.*

Une jeune femme avale d'un trait, pour de la limonade, 2 onces de sulfate de zinc dissous dans 250 grammes d'eau, et ne s'aperçoit de son erreur qu'à la dernière gorgée, qu'elle rejette. Aussitôt après, saveur excessivement acerbe, avec sensation de constriction à la gorge, de strangulation; chaleur brûlante à la région épigastrique; visage pâle, défait, œil éteint, pouls convulsif, extrémités froides. Des vomissements se déclarent

______

(1) Le précipité formé par le ferrocyanure de potassium est légèrement coloré en bleu si la solution est très acide.

et sont facilités par l'administration de beaucoup d'eau tiède. On donne ensuite une eau alcaline sucrée en boisson et en gargarismes; les vomissements cessent, la chaleur brûlante de l'estomac cède peu à peu et disparaît complètement au bout de deux heures. Enfin, sous l'influence du lait, du bouillon, de l'eau de guimauve, des lavements et des bains pour calmer l'agacement, la malade revient à la santé (BUCHAN).

II. — Empoisonnement par le chlorure de zinc. — Mort.

Un homme maladif, atteint d'un catarrhe chronique de l'estomac, avala deux cuillerées d'une solution concentrée de chlorure de zinc. La mort arriva au bout de huit heures, après des accidents cholériformes : vomissements violents, diarrhée, crampes dans les mollets, affaissement extrême. Il n'y eut pas de trouble de l'intelligence. A l'autopsie, la bouche et le pharynx n'étaient pas sensiblement altérés. Les muqueuses de l'estomac, du duodénum et du jéjunum étaient comme tannées, épaissies, ridées, jaunâtres; dans quelques points seulement, elles étaient ramollies et injectées. Le cœur renfermait du sang liquide. (CUBITT, *Archives of medicine*, t. I, 1858, et *Archives générales de médecine*, 1859, vol. II, p. 103.)

X. — CADMIUM.

Le zinc se trouve associé dans la nature à deux métaux qui présentent avec lui les plus grandes analogies chimiques : l'*indium* et le *cadmium*. Les mêmes analogies paraissent exister dans leurs effets sur l'organisme, avec cette différence que l'activité n'est pas la même pour chacun d'eux. Le sulfate de cadmium a même été employé au même titre que le sulfate de zinc comme agent topique, mais à des doses plus faibles. Nous ne nous occuperons que du cadmium (1).

(1) L'indium a été découvert, en 1863, par Reich et Richter, à l'aide de l'analyse spectrale. Il est d'un blanc d'argent, malléable et fusible à la même température que le plomb. On l'a appelé *indium*, parce que des deux raies brillantes que présente son spectre, l'une, qui est intense, se trouve dans l'indigo, l'autre, qui est moins intense, se trouve dans le violet. Ses propriétés chimiques sont complètement analogues à celles du zinc et du cadmium ; ainsi, il donne lieu à un dégagement d'hydrogène lorsqu'on le traite par l'acide sulfurique étendu ou par l'acide chlorhydrique. Son chlorure est déliquescent et son sulfure est d'une belle couleur jaune comme celle du sulfure de cadmium.

Ce métal se rencontre spécialement dans les blendes de Freiberg : 100 kilogrammes de ce minerai en contiennent 25 à 40 grammes. Lorsqu'on traite les blendes, l'indium passe avec le zinc dont il est facile de le séparer, ainsi que du cadmium, en se fondant sur ce que son oxyde hydraté est insoluble dans l'ammoniaque.

Ce métal, signalé d'abord par Stromeyer, en 1817, fut décrit pour la première fois, en 1818, par Hermann qui le rencontra dans un oxyde de zinc de Silésie. Il se trouve dans les poussières (*tuthies* ou *cadmies*) qui s'amassent à la partie supérieure des fourneaux où l'on traite les minerais de zinc cadmifères. On l'obtient facilement en réduisant la tuthie par le charbon : le cadmium, plus volatil que le zinc, distille le premier.

Le cadmium est d'un blanc légèrement bleuâtre, ductile, mou et malléable. Il fond facilement et cristallise en octaèdres. Les propriétés chimiques, de même que les propriétés physiques, en sont très analogues à celles du zinc dont il diffère surtout en ce que son sulfure est d'un beau jaune, comme le sulfure d'indium, tandis que le sulfure de zinc est blanc lorsqu'il est obtenu par précipitation à l'état pur.

Effets du cadmium. — L'analogie qui existe entre les propriétés physico-chimiques du zinc et du cadmium se poursuit dans l'action que les combinaisons de ces métaux exercent sur l'organisme. Toutefois le cadmium, dont le poids atomique est plus élevé que celui du zinc, est plus toxique que ce dernier.

Ainsi, même à très faibles doses, l'oxyde et surtout le sulfate de cadmium déterminent des nausées et des vomissements (Burdach, Rosenbaum, Schubarth, Duflos, Göppert). Le sulfate de cadmium produirait ces effets dès la dose d'un demi-grain ($2^{centigr},5$). On trouve dans la *Presse médicale belge* (1858), d'après Sovet, un exemple d'intoxication de trois individus par l'inhalation d'une poudre qui était employée pour blanchir l'argenterie, et qui contenait du cadmium. Les symptômes principaux furent des selles, des vomissements, des étourdissements, de la gêne de la respiration, une sensation de constriction à la gorge, des crampes douloureuses.

J'ai vérifié moi-même les effets toxiques du cadmium. Après avoir injecté lentement dans la trachée, chez un chien, 35 centigrammes d'acétate de métal dissous dans 20 grammes d'eau, j'ai observé les symptômes suivants : Au bout d'une heure, ralentissement considérable de la circulation et de la respiration ; puis bientôt violents efforts de vomissement et rejet de matières spumeuses légèrement jaunâtres. Les vomissements furent suivis de selles glaireuses jaunâtres et un peu sanguinolentes. L'animal se plaignait sans cesse ; il ne trouvait de repos nulle part, son abdomen se contractait comme s'il éprouvait des coliques violentes. La circulation et la respiration se ralentirent davantage, la température s'abaissa, et il y eut du tremblement. Un peu plus tard, la respiration s'accéléra, les battements cardiaques devinrent plus rapides, mais ils étaient affaiblis. Enfin l'animal succomba dans la nuit.

A l'autopsie, les poumons présentaient des ecchymoses nombreuses siégeant surtout vers la base. La muqueuse stomacale était rouge et injectée dans la région de la grande courbure ; il en était de même de la muqueuse intestinale qui était ecchymosée dans presque toute son étendue jusqu'au gros intestin. L'intestin grêle contenait des mucosités sanguinolentes qui, examinées au microscope, renfermaient une grande quantité de cellules et de noyaux d'épithélium. Le cerveau ne présentait pas d'altération ; je trouvai quelques hémorrhagies dans la pulpe de la moelle épinière. La vessie était pleine d'une urine qui, traitée par la chaleur, se prit en une masse presque solide, par suite de la grande quantité d'albumine qu'elle contenait.

Je n'ai pu trouver du cadmium ni dans l'urine ni dans la bile. Il aurait fallu pour cela que la vie eût persisté plus longtemps, s'il en est des sels de cadmium comme des sels de zinc qui, d'après les expériences de Michaelis, passent très lentement dans les liquides précités.

Recherche du cadmium. — On suivrait, pour rechercher ce métal, exactement la marche indiquée au sujet du zinc. On précipiterait le cadmium à l'état de sulfure qui est d'un beau jaune. Ce sulfure serait ensuite transformé en oxyde qu'on recueillerait et qu'on pèserait après l'avoir chauffé dans un creuset. A 100 parties d'oxyde de cadmium correspondent 87,5 parties de métal.

XI. — ÉTAIN.

L'étain était connu dès l'antiquité la plus reculée. Il en est fait mention dans le Pentateuque. Les Romains le retiraient des îles Cassitérides (κασσίτηρος, étain), où il se trouvait, comme aujourd'hui, principalement à l'état d'anhydride stannique, SnO^2, appelé en minéralogie *cassitérite.* Depuis la conquête des Gaules, ce métal a servi presque exclusivement pour la confection des ustensiles de ménage, jusqu'à l'époque où fut introduite la fabrication de la vaisselle de faïence.

L'étain du commerce n'est jamais pur; il contient toujours de l'arsenic. Celui de Banca et de Malacca, qui est presque pur, en renferme encore des traces. Indépendamment de l'arsenic, on trouve, dans l'étain commercial, de petites quantités de fer, de plomb, de cuivre, d'antimoine et même de tungstène.

L'étain pur est inoffensif. On l'a employé en poudre comme tænifuge, aux doses de 15 à 30 grammes. Si l'on a cité des cas d'accidents pouvant être rapportés à l'ingestion de ce métal, c'est qu'il renfermait sans doute des quantités appréciables d'arsenic.

Mais, si l'on peut considérer l'étain pur comme inoffensif, on ne peut avancer que les combinaisons de ce métal ne soient pas dangereuses. Il est plus vrai de dire que l'étain n'est pas toxique, parce qu'il s'en dissout très peu au contact de l'acide chlorhydrique du suc gastrique. D'après les expériences d'Orfila faites sur les chiens, l'oxyde d'étain, qui peut se dissoudre mieux que le métal dans les acides, tue ces animaux aux doses de 4 à

8 grammes. Le protochlorure d'étain, ingéré à la dose de
1 gramme, les ferait succomber en trois jours, et, aux doses de
6 à 7 grammes, en douze à seize heures. Appliqué sur le tissu
cellulaire, il agit comme une substance caustique. Ce même sel
paraît se former lorsque l'étain se trouve en contact avec les
chlorures à une température un peu élevée, par exemple, au
contact du chlorure de sodium.

EFFETS TOXIQUES.

On connaît peu d'exemples d'intoxication aiguë par les préparations stanniques chez l'homme. On n'en cite même que trois.
Dans l'un de ces cas, la mort eut lieu après l'ingestion d'une
demi-cuillerée à café d'une solution concentrée de chlorure
stanneux (Christison). Les deux autres, qui ne furent pas mortels, sont les suivants.

Une cuisinière avait salé par erreur le pot-au-feu avec du
protochlorure d'étain et en avait garni les salières. Les convives,
trouvant la soupe et le bouilli d'un goût désagréable, ajoutèrent du sel des salières. Ceux qui ne prirent que quelques cuillerées de potage eurent seulement des coliques ; ceux qui prirent
de la soupe et du bouilli éprouvèrent des coliques plus fortes et
de la diarrhée. Tous se rétablirent par l'usage de boissons
lactées et mucilagineuses (Orfila).

Un homme de soixante ans avait fait dessécher du sel humide
sur un poêle, dans une assiette d'étain. Il essuya ensuite cette
assiette avec du pain et du rôti qu'il mangea. Il éprouva bientôt
alternativement du frisson et de la chaleur, une céphalalgie oc-
cipitale et frontale, la perte de l'appétit et des douleurs violentes
dans la région épigastrique. L'estomac était gonflé et douloureux à la pression. La langue était recouverte d'un enduit
épais, jaunâtre ; les selles étaient retenues. Le pouls était accéléré, la peau chaude et sèche. Mais les symptômes les plus caractéristiques furent une salivation fétide, une coloration grisâtre des gencives et de petits abcès sanieux siégeant sur le bord

de la langue et sur la paroi intérieure des joues. La gastrite fut combattue par les antiphlogistiques et l'extrait de belladone; la constipation, par l'huile de ricin: la salivation, par le chlorure de chaux. Le malade était rétabli dès le sixième jour. (*Canstatt's Jahresbericht*, 1851, Bd. IV. S. 269.)

Les effets toxiques du chlorure stanneux ont été vérifiés par Orfila dans diverses expériences faites sur les animaux. Cette substance, ingérée dans l'estomac, a déterminé des vomissements répétés, un abattement progressif, puis l'arrêt de la circulation précédé ou non de mouvements convulsifs. Lorsque le poison avait été injecté dans les veines aux doses de 4 à 30 centigrammes chez les chiens, on observa également une prostration considérable, puis l'insensibilité, la gêne de la respiration, des mouvements convulsifs et tétaniques, et la mort en un quart d'heure à une demi-heure. A l'autopsie, la muqueuse de l'estomac était rouge, noirâtre, ulcérée même en quelques points, lorsque le protochlorure d'étain avait été porté dans cet organe. Les poumons étaient sains; mais lorsque le poison avait été injecté dans le sang, ces organes étaient congestionnés d'autant plus fortement que la mort avait été plus tardive.

Les observations précédentes et les expériences d'Orfila suffisent pour établir l'action toxique des composés solubles de l'étain. La prostration qu'ils déterminent est due à leur action sur le système musculaire qu'ils dépriment. Si parfois le pouls est plus rapide, les battements cardiaques sont néanmoins très affaiblis. Les ulcérations que le protochlorure d'étain peut déterminer sont dues à l'action caustique que possède ce sel à l'instar de plusieurs autres, tels que le sublimé corrosif, le chlorure de zinc, le protochlorure ou beurre d'antimoine. La diarrhée produite chez les sujets qui avaient ingéré le protochlorure d'étain avec un potage s'explique de même que l'action de l'émétique en lavage; le sel avait cheminé avec le liquide dans le tube digestif en produisant des effets purgatifs, aussi les accidents ont-ils été peu marqués. Dans la dernière observation,

le sel a été absorbé au contraire dans l'estomac ; il n'a pas déterminé de diarrhée, mais il a produit une stomatite et une salivation *stannique* qu'on peut rapprocher d'autres salivations
bien connues, telles que la salivation mercurielle et plusieurs
que j'ai observées, pour ma part, dans des recherches sur les
effets toxiques de divers métaux et qu'on pourrrait appeler salivations *métalliques*.

Traitement. — Si l'on jugeait que les vomissements qui se
produisent en général sous l'influence de la substance toxique
n'eussent pas débarrassé suffisamment l'estomac, on les provoquerait de nouveau, puis on prescrirait le *lait*, les *boissons albu-*
mineuses qui forment avec le poison des combinaisons insolubles. L'innocuité relative du protochlorure d'étain ingéré
dans l'estomac avec du lait a été constatée d'ailleurs directement
par Orfila.

RECHERCHE DE L'ÉTAIN.

On détruit les matières organiques par le chlorate de potasse
et l'acide chlorhydrique. L'étain se retrouve dans le liquide à
l'état de chlorure stannique. Il faut se servir d'une cornue, car
ce chlorure est volatil. On fait passer, dans la liqueur suspecte
ainsi obtenue, un courant d'hydrogène sulfuré qui donne peu à
peu un précipité couleur jaune pâle de bisulfure d'étain. Ce précipité est soluble dans l'acide chlorhydrique, ce qui le distingue
du sulfure jaune d'arsenic qui n'est pas soluble dans cet acide.

Pour doser l'étain, on grille le bisulfure dans un creuset, en
ayant soin d'ajouter vers la fin un peu de carbonate d'ammoniaque. Le résidu est formé d'acide stannique SnO^2, que l'on
recueille et que l'on pèse. A 100 parties d'acide correspondent
78,38 parties d'étain.

XII. — PLOMB.

Ce métal, que les alchimistes avaient dédié à Saturne, et
qu'ils représentaient par le signe de cette planète, se rencontre

dans la nature surtout à l'état de sulfure (*galène*), quelquefois à l'état de séléniure, de tellurure, de carbonate, de phosphate, d'arséniate, de molybdate, etc. L'argent s'y trouve souvent associé, comme dans la galène dite *argentifère*.

Les principales combinaisons du plomb sont : 1° le *protoxyde* qu'on obtient facilement en chauffant le métal à l'air, ou en calcinant l'azotate ou le carbonate de plomb. On lui donne le nom de *litharge* lorsqu'il a été fondu, de *massicot* lorsqu'il n'a pas éprouvé la fusion; 2° les divers *miniums*, qui sont des plombates d'oxyde de plomb et qui présentent une coloration rouge plus ou moins foncée; 3° le *carbonate*, vulgairement appelé *céruse*, *blanc de plomb* et très improprement *blanc d'argent;* 4° les divers *acétates*, dont les plus importants sont l'*acétate neutre* (sucre de Saturne), l'*acétate tribasique* dont la dissolution porte le nom d'*extrait de Saturne;* 5° le *chlorure*, qui est blanc, et qui, lorsqu'il est fondu, peut se couper au couteau comme de la corne (plomb corné); 6° l'*iodure de plomb*, qui est d'un beau jaune; 7° divers sels oxygénés tels que le *chromate*, l'*azotate*, le *sulfate*, etc.

Ces combinaisons, à l'exception du carbonate, du chromate et du sulfate, sont plus ou moins solubles dans l'eau (les acétates et l'azotate sont très solubles); mais toutes peuvent se dissoudre plus ou moins facilement dans les acides. Ainsi le sulfate de plomb se dissout dans l'acide chlorhydrique bouillant, dans l'acide sulfurique concentré et même dans certains acides végétaux, tels que l'acide tartrique.

De l'eau mise en contact avec le plomb. — L'eau distillée et *privée d'air*, soit par l'ébullition ordinaire, soit par l'ébullition dans le vide de la machine pneumatique, n'attaque pas le plomb. L'eau distillée et *aérée* attaque ce métal; il se forme de l'oxyde de plomb qui s'y dissout en petite quantité (1) et lui communique une réaction alcaline; ou bien, si l'eau contient de l'acide carbonique, l'oxyde passe à l'état de carbonate inso-

---

(1) Une partie d'oxyde de plomb se dissout dans 7000 parties d'eau distillée.

luble. Enfin l'eau vulgaire attaque ou n'attaque pas le plomb suivant la nature des substances qu'elle peut contenir. J'indiquerai les cas les plus importants qui peuvent se présenter.

Si l'eau renferme des acides pouvant former avec le plomb des combinaisons plus ou moins solubles, si elle contient, par exemple, des acides chlorhydrique ou acétique, il est évident qu'elle devient rapidement toxique. Si elle renferme de l'acide sulfurique, de l'acide carbonique, il se forme à la surface du métal une couche de sulfate, de carbonate de plomb qui ne se dissout pas; toutefois, si l'enduit de carbonate se trouvait détaché, divisé et mis en suspension dans l'eau, l'ingestion de ce liquide causerait des accidents. — L'eau chargée de sulfates de potasse, de soude, d'ammoniaque, de magnésie, de chaux, d'alumine, de chlorures de calcium, d'ammonium, d'acétates de potasse ou de soude, attaque ce métal; il se forme des plombites de potasse et de soude. — Enfin l'eau contenant du phosphate de soude, du *bicarbonate de chaux*, du *chlorure de sodium, n'attaque pas le plomb.*

Ces données présentent un grand intérêt pratique. D'une part elles nous rendent compte des accidents produits par l'usage d'une eau pure et aérée conservée dans des vases de plomb, telle que l'eau provenant de la condensation de la vapeur sur les navires, lorsqu'on la recueillait dans des récipients de ce métal. D'autre part, elles nous rendent compte de l'innocuité de la plupart des eaux de source, lors même qu'elles ont traversé des tuyaux de plomb, puisque ces eaux qui renferment surtout du bicarbonate de chaux et du chlorure de sodium n'attaquent pas ce métal. C'est pourquoi les conduites de plomb des eaux de Versailles sont aujourd'hui presque aussi intactes que le jour où elles furent établies sous Louis XIV. Enfin ces mêmes données nous rendent compte des accidents produits par l'usage de certaines eaux de source, par exemple de celles qui renferment du sulfate de magnésie, du chlorure de calcium, lorsqu'elles avaient été amenées par des tuyaux de plomb. Telle est sans doute l'explication des accidents qui frappèrent à Claremont la famille d'Orléans, en 1849. Sur trente-huit personnes, treize furent atteintes de coliques saturnines ; l'eau était amenée par des conduites de plomb. Au contraire les eaux chargées de bicarbonate de chaux, telles que celles d'Arcueil qui alimentent le réservoir du Panthéon et la fontaine Saint-Michel à Paris, peuvent traverser des tuyaux de ce métal sans acquérir aucune propriété toxique.

Des boissons et de diverses substances mises en contact avec le plomb. — Le vin qui est toujours acide, soit par le bitartrate de potasse, soit par une petite quantité d'acide acétique, acquiert rapidement des propriétés délétères lorsqu'il est mis en contact avec le plomb. On a signalé des accidents graves, et même un cas de mort, après l'ingestion d'un vin conservé dans une bouteille au fond de laquelle se trouvaient des grains de ce métal. La bière, le cidre, le poiré, attaquent également le plomb. Des vins dulcifiés avec la litharge, des cidres clarifiés avec des sels de plomb ont donné lieu à de nombreuses intoxications. Des condamnations judiciaires, et la pensée que la science était à même de reconnaître les plus faibles quantités de plomb dans une boisson suspecte, ont fait abandonner cette habitude frauduleuse.

Les aliments préparés ou conservés dans des vases de plomb ou d'un alliage de ce métal avec l'étain, ou dans des vases étamés non avec de l'étain pur, mais avec un étain plus ou moins riche en plomb, ont également donné lieu à des empoisonnements. Aussi devrait-on proscrire des débits de vin et certains restaurants non seulement les ustensiles de plomb, mais les ustensiles formés de ce métal et d'étain. Un tel alliage renfermant seulement 15 pour 100 de plomb n'est pas inoffensif comme on l'a cru jadis, puisque celui qui n'en contient que 5 pour 100 peut devenir dangereux dans certaines circonstances. On sait d'ailleurs qu'un liquide acide, le vin par exemple, ne doit jamais être conservé dans un vase formé d'étain même complètement pur.

On livrait autrefois les tabacs de qualité supérieure dans des boîtes de plomb. Un tabac renfermé dans de semblables boîtes a donné à l'analyse près de 1 pour 100 de plomb dans les parties voisines de l'enveloppe, ce qui nous explique les empoisonnements auxquels l'usage de produits ainsi conservés a donné lieu.

EFFETS TOXIQUES.

Nous traiterons : 1° de l'*intoxication aiguë* ; 2° de l'*intoxication chronique*.

1° Intoxication aiguë. — Cette forme d'empoisonnement par le plomb est infiniment moins commune que l'intoxication chronique ; elle est presque toujours accidentelle, très rarement criminelle ou suicide. Elle est, en général, consécutive à l'ingestion, soit de la solution d'acétate tribasique ou extrait de Saturne, soit de l'acétate neutre (1).

Symptômes. — Aussitôt après l'ingestion de ces solutions, ou de celle d'une autre combinaison plombique, du nitrate par exemple, les patients éprouvent à la gorge une saveur métallique d'abord sucrée, puis styptique et excessivement désagréable, avec sensation pénible de constriction à la gorge. Cette constriction est telle qu'il est souvent impossible d'articuler une parole. Il survient une douleur brûlante dans la bouche, dans l'œsophage et dans l'estomac, puis des nausées et des vomissemets. Ceux-ci ne sont pas très abondants ; ils peuvent même faire défaut. Les matières rejetées sont blanchâtres, laiteuses, parce qu'elles renferment du chlorure du plomb qui est blanc ; ce chlorure s'est formé au contact de l'acide chlorhydrique et des chlorures alcalins contenus dans l'estomac. Elles peuvent ensuite offrir un aspect jaunâtre par suite de la présence de la bile, et même devenir sanguinolentes. La douleur se propage

(1) C'est à cette forme d'intoxication que se rattache celle qui a été produite par l'ingestion de vin chargé de plomb, et l'empoisonnement (non mortel), cité par Ritter, de cinq personnes qui avaient mangé d'un civet de lièvre mariné pendant trois jours dans un mélange de vin et de vinaigre. On isola dix-sept grains de plomb du corps de l'animal. L'analyse chimique du restant des aliments et des matières vomies décela des traces notables de plomb.

dans l'abdomen qui, en général, se rétracte fortement ; les coliques s'accompagnent le plus souvent de diarrhée, moins fréquemment de constipation. J'insiste sur ce point qui établit entre l'intoxication par le plomb et celle qui est produite par les métaux déjà étudiés, une analogie plus grande qu'on ne le croirait d'abord. En effet, il est remarquable que, dans l'empoisonnement aigu ou rapide par les solutions de plomb, la diarrhée remplace en général la constipation qui forme l'un des symptômes les plus constants de l'empoisonnement chronique par ce métal. Les selles sont noires par suite de la présence de sulfure de plomb ayant pris naissance au contact de l'acide sulfhydrique et du sulfhydrate d'ammoniaque qui font partie des gaz intestinaux.

Si le poison ingéré n'a pas été rendu par les vomissements, ou s'il n'a pas été neutralisé par les antidotes que nous citerons plus tard dans le traitement de cette intoxication, il survient d'autres symptômes consécutifs à la préparation du sel de plomb dans la profondeur de l'organisme. En effet, bien que les préparations saturnines soient très astringentes, bien qu'elles forment avec les matières albuminoïdes un albuminate peu absorbable, le chlorure de plomb qui se forme également, et qui est d'ailleurs assez soluble, s'absorbe peu à peu. Parmi les symptômes, nous signalerons un ralentissement considérable de la circulation, qui a été parfois tel que le nombre des battements cardiaques est descendu à 40 par minute, la faiblesse du pouls, l'altération des traits, la pâleur, la réfrigération, les crampes dans les membres inférieurs, la paralysie des extrémités, l'anesthésie, l'abattement général, la stupeur, le coma. Enfin, la mort arrive précédée ou non de convulsions, en général dans l'espace de trente-six heures, d'autres fois plus tard. Lorsqu'elle n'a pas lieu, les patients éprouvent, pendant un temps plus ou moins long, les symptômes de l'intoxication chronique.

Lésions anatomiques. — Le corps est d'un jaune pâle, le ventre dur et rétracté. Les gencives présentent un liséré bleuâtre ; toutefois, cette coloration est beaucoup moins fréquente que dans l'empoisonnement lent. Les muqueuses des premières voies sont recouvertes d'un enduit tout à fait blanc, ou d'un blanc jaunâtre, formé, soit de chlorure, soit d'albuminate de plomb. Au-dessous de cette couche, on peut parfois ne pas constater d'altération, mais on trouve en général les muqueuses ramollies, présentant de la rougeur et même des extravasations. On a trouvé, chez les animaux, les poumons tantôt sains, tantôt ecchymosés, la moelle épinière et le cerveau injectés.

Les tubuli des reins ont été trouvés altérés, ce qui explique l'albuminurie saturnine sur laquelle A. Ollivier a appelé l'attention. J'ai pu constater moi-même la présence de l'albumine dans les urines d'un chien à qui j'avais fait prendre 20 centigrammes d'acétate de plomb. Mais l'albuminurie fut passagère, et je ne trouvai, dans les urines de cet animal, ni un excès de cellules épithéliales qui existent toujours en petite quantité dans les urines normales, ni aucune altération particulière des cellules que j'observai. Ce résultat semblerait indiquer que l'albuminurie en question était due à une altération du plasma par le plomb, sans qu'il y eût aucune altération préalable des tubuli.

2° **Intoxication lente ou chronique.** — Cette forme est la plus commune. Elle peut être consécutive à l'empoisonnement aigu, mais on l'observe chaque jour, sans qu'il y ait eu ingestion préalable d'aucune préparation saturnine, chez les ouvriers qui sont occupés à la métallurgie du plomb, ainsi que chez les plombiers, les fondeurs, les étameurs, les broyeurs de céruse, les peintres, les restaurateurs de tableaux, les fabricants de cartes-porcelaines, les vernisseurs, potiers, émailleurs, imprimeurs (1), etc. Il faut néanmoins, pour que l'intoxication se produise, que le poison soit absorbé. Or, l'absorption s'en effectue peu à peu, soit par les voies respiratoires, dans une atmosphère chargée de molécules plombiques, soit par la bouche lorsque les ouvriers prennent des aliments sans s'être préalablement lavé les mains imprégnées de ces mêmes molécules, soit

(1) L'alliage des caractères d'imprimerie est formé de plomb et d'antimoine.

enfin par la salive qui s'en charge également. On a invoqué aussi l'absorption cutanée; mais nous savons que cette absorption est très faible, qu'elle est, dans tous les cas, infinitésimale. Toutefois, quand il s'agit d'une substance toxique comme le plomb, il faut tenir compte de toutes les circonstances de sa pénétration dans l'organisme. Or, les molécules plombiques étant déposées sur la peau, surtout lorsqu'elle est en sueur, se dissolvent peu à peu dans l'acide de la sueur et sont ainsi lentement absorbées. D'ailleurs, Tanquerel des Planches a remarqué que les accidents saturnins étaient plus communs en été qu'en hiver. Enfin l'intoxication chronique a été produite assez fréquemment jadis, ainsi que nous l'avons déjà dit et que nous le rappellerons bientôt, par l'ingestion de vins dulcifiés avec la litharge, de bière, de cidre et d'eau renfermant du plomb.

Caractères extérieurs de l'intoxication saturnine chronique. — On peut les résumer ainsi : coloration caractéristique de la peau (*livor saturninus*); odeur particulière de l'haleine et goût particulier (*fœtor, gustus saturninus*); état particulier de la bouche, des dents et des gencives (*livor oris saturninus, dentes saturninæ et gingiva saturnina*); enfin aspect cachectique général (*macies et infirmitas saturnina*).

La coloration de la peau chez les saturnins est particulière à cette intoxication. Elle est jaune pâle et terreuse. On l'observe surtout au visage et aux sclérotiques. On ne peut la confondre avec la teinte de l'ictère, lors même que cette affection se développe chez les saturnins, ni avec de la fièvre intermittente, et moins encore avec celle des sujets atteints de carcinome; en effet, chez ceux-ci, la teinte est jaune paille. Les organes internes des saturnins, leur urine, offrent souvent une coloration rappelant celle de la peau. L'odeur de l'haleine et le goût particulier chez les saturnins sont dus à la présence de molécules plombiques dans les liquides qui humectent les muqueuses des premières voies; le goût est douceâtre et styptique. La muqueuse buccale présente des taches et des lignes obscures qui sont plus tard ardoisées. On observe autour des dents un liséré également ardoisé. Tantôt les gencives sont rétractées, de sorte que les dents paraissent allongées; tantôt elles sont saignantes et même ulcérées. Les dents sont d'un jaune obscur à leur collet, d'un jaune clair tirant sur le jaune et le vert à leur couronne; elles se carient plus tard. Ce sont surtout les incisives et les canines qui sont altérées.

Organopathies. — Les individus qui présentent ces caractères extérieurs peuvent encore vaquer à leurs occupations pendant un temps plus ou moins long; puis tout à coup, ils éprouvent des symptômes que Tanquerel des Planches et Grisolle ont rangés sous quatre chefs : 1° coliques; 2° douleurs des membres (arthralgie saturnine); 3° paralysies; 4° accidents cérébraux (encéphalopathie saturnine). La fréquence de ces symptômes peut être exprimée, d'après Tanquerel, par les chiffres 12, 8, 2, 1.

La *colique saturnine*, dans laquelle le ventre est le plus souvent fortement rétracté, s'accompagne ordinairement d'une constipation opiniâtre, de hoquet, de nausées, de vomissements bilieux. Différentes hypothèses ont été émises pour l'expliquer. On a dit qu'elle était due à une inflammation intestinale (Bordeu, Broussais, etc), à la constipation (Gardane), à une pneumatose intestinale (Desbois), à une contraction spasmodique des muscles de l'abdomen (Grisolle), à une contraction de ces mêmes muscles et du diaphragme (Giacomini, Briquet), etc. Ce que je crois rationnel de dire à ce sujet, c'est que la colique saturnine est due à l'imprégnation par les molécules plombiques des élements anatomiques nerveux de l'intestin, puis de ceux du milieu de l'abdomen par imbibition, à travers les intestins mis en contact avec ces parois.

L'*arthralgie saturnine* (du mot ἄρθρον, membre) ne se fait pas sentir seulement dans les membres (surtout les membres inférieurs), mais fréquemment dans les masses des muscles lombaires et thoraciques. Elle s'explique, comme la colique saturnine, par le dépôt de molécules plombiques. D'ailleurs l'analyse chimique a démontré la présence du plomb dans les muscles des membres. Les articulations sont également le siège de douleurs plus ou moins vives. Certains médecins croient même que, par le mot arthralgie, on ne désigne que les douleurs siégeant dans les articulations.

Aux organopathies précédentes succède la *paralysie* du mouvement et de la sensibilité. Ce sont surtout les muscles extenseurs des membres qui sont atteints ; d'autres muscles peuvent être affectés également tels que ceux de la langue, du larynx, du thorax. Les patients marchent le corps courbé en avant ; ils ont souvent du tremblement des lèvres, parfois de l'aphonie, et, dans le cas de paralysie des muscles intercostaux, ils peuvent mourir asphyxiés.

Enfin l'*encéphalopathie saturnine* se traduit par différents troubles fonctionnels que Grisolle a ramenés à trois formes principales : la forme *délirante*, la forme *convulsive* ou *épileptique*, la forme *comateuse*.

Action du plomb sur les muscles. — Le ralentissement de la circulation, la faiblesse du pouls, la paralysie des extrémités, l'abattement général, qu'on observe dans l'intoxication saturnine aiguë, ainsi que la paralysie remarquable de l'intoxication chronique, auraient dû faire présumer que le plomb était un poison musculaire. Afin de contrôler cette opinion que je n'ai trouvée spécifiée nulle part, et qui m'a été suggérée à la suite de mes recherches sur les effets de plusieurs poisons métalliques, j'ai entrepris quelques expériences en injectant sous la peau, chez les grenouilles, divers sels de plomb. J'ai obtenu des résultats qui me permettent d'avancer que le plomb est un poison musculaire ; mais ces résultats ont été beaucoup moins nets que ceux que j'avais obtenus avec les sels de strontium, de baryum, de cuivre, de mercure, etc. ; ils ont été, en outre, assez tardifs, double circonstance qui dépend sans doute de ce que les sels de plomb se diffusent difficilement dans l'organisme. Ainsi, lorsqu'on a injecté sous la peau, chez une grenouille, 2 à 3 centigrammes d'azotate de plomb dissous dans quelques centigrammes d'eau distillée, ce n'est qu'au bout de deux à trois heures que l'on constate une paralysie déjà évidente du système musculaire, un ralentissement et une faiblesse notables des mouvements du cœur, qui ne cesse de se contracter qu'au bout de plusieurs heures.

Traitement. — Nous considérons d'abord le traitement de l'intoxication aiguë, puis en second lieu celui de l'intoxication chronique.

Traitement de l'intoxication aiguë. — *Les vomitifs végétaux*, tels que l'*ipéca* conseillé par V. Hasselt, sont préférables au sulfate de zinc conseillé par Taylor. L'ingestion d'eau tiède suffit parfois pour provoquer ou ramener des vomissements tardifs ou insuffisants. Mais, ce qu'il y a de préférable, c'est l'ingestion immédiate *d'eau chargée d'un antidote*, ainsi que l'emploi de *la pompe gastrique*, si les vomissements ne s'effectuent pas ou se font mal.

Parmi ces antidotes, on conseille surtout *le sulfate de soude* et *le sulfate de magnésie* qui donnent lieu à la formation d'un sulfate de plomb insoluble. D'un autre côté, ces mêmes sels, employés en excès, provoquent également des effets purgatifs qui sont éminemment salutaires. Le phosphate de soude, proposé par Christison, ne présente aucun avantage sur les sulfates de soude ou de magnésie ; d'ailleurs le phosphate de plomb est moins inoffensif que le sulfate de ce métal. L'alun doit être rejeté à cause de ses effets trop astringents et même irritants lorsqu'il est ingéré en solution non suffisamment étendue. Le sesquisulfure de fer hydraté, conseillé par Bouchardat, n'est pas aussi rapidement efficace que les sels précédents. Enfin, il existe deux antidotes très utiles que nous avons déjà cités ailleurs, que nous rappellerons dans l'empoisonnement par le sublimé ; ces antidotes sont l'*albumine* et le *lait* (caséine). Après l'ingestion d'une eau albumineuse, il se forme un albuminate de plomb insoluble ; de même, après l'ingestion du lait, il se forme un coagulum dans lequel le sel de plomb est englobé. On provoque ensuite le rejet de ces substances.

Traitement de l'intoxication chronique. — Diverses méthodes ont été employées, qui sont :

1° La *méthode antiphlogistique* préconisée par Dehaen, Hoffmann, Bordeu, Astruc, Broussais et autres, dans laquelle on employait la saignée, les sangsues, les boissons délayantes, les purgatifs doux. Tanquerel a considéré cette méthode comme peu efficace. Toutefois les purgatifs et les boissons abondantes sont utiles comme agents éliminateurs.

2° La *méthode calmante ou narcotique*, qui a été employée par Tronchin, Stoll, Brachet, Bricheteau, Martin-Solon et autres. Sans doute l'opium calme la douleur, mais il accroît la constipation, et Tanquerel a remarqué qu'il prolongeait parfois la durée de la maladie.

3° La *méthode chimique* dans laquelle on voulait neutraliser le poison en administrant les sulfureux à l'intérieur (Rayer, Chevallier), l'alun (Kappeler), la limonade sulfurique (Gendrin). On voulait également faire de cette méthode un moyen préservatif en faisant boire chaque jour aux ouvriers travaillant au plomb une certaine quantité de limonade sulfurique. Mais Tanquerel l'a vu échouer comme moyen prophylactique ; il ne lui a pas reconnu d'avantage dans l'intoxication confirmée, et j'ai entendu l'un de mes maîtres, Grisolle, qui avait essayé cette même méthode, en parler avec défaveur. D'ailleurs il n'y a pas d'antidote du poison qui se trouve dans l'organisme : que si l'on a la prétention de le transformer dans le sein de l'économie en sulfate qui est insoluble, et par conséquent difficilement éliminable, le but est peu rationnel.

4° La *méthode éliminatrice*, dont l'origine remonte à l'antiquité. En effet Celse administrait les vomitifs dans l'empoisonnement par la céruse que les anciens connaissaient déjà ; Dioscoride, Paul d'Égine, Aetius, prescrivaient les éméto-cathartiques ; plus tard Avicenne employait les diurétiques. Les divers éléments de cette méthode se trouvent réunis dans le *Traitement* dit *de la Charité*, qui fut institué à Paris, en 1602, par des religieux italiens qu'avait appelés Marie de Médicis, et qui fon-

dèrent l'hôpital de ce nom. En effet, ce traitement repose sur
l'emploi des éméto-cathartiques, des sudorifiques et diurétiques,
et en outre sur l'emploi des opiacés, ou plutôt de la thériaque
qui constipe moins que l'opium brut.

Le traitement de la Charité est aujourd'hui reconnu aussi
éminemment rationnel qu'il est efficace. En effet le plomb s'élimine surtout avec la bile, il peut être résorbé de nouveau, mais
alors les purgatifs l'entraînent au dehors; il s'élimine partiellement par la peau, les sudorifiques viennent alors favoriser
cette élimination. C'est principalement pour ce motif que les
bains sulfureux sont utiles dans cette intoxication, attendu qu'ils
transforment en sulfure noir insoluble les composés de plomb
que les lavages et les frictions entraînent facilement.

J'ai cité également l'usage des iodures et des bromures alcalins, ainsi que l'emploi de l'eau intus et extra, comme moyens
éliminateurs des molécules plombiques.

Ayant eu l'occasion de traiter plusieurs individus atteints
d'intoxication saturnine, j'ai employé avec avantage l'iodure de
potassium. J'ai pu constater que les accidents disparaissaient
rapidement sous l'influence de ce médicament, administré journellement à la dose de 5 à 6 grammes (BOURGOIN).

RECHERCHE DU PLOMB.

Une question semblable à celles que nous avons rencontrées
dans l'étude de plusieurs substances toxiques se présente
d'abord. Le plomb existe-t-il normalement dans l'organisme?

Devergie, Orfila et quelques autres sont pour l'affirmative:
Danger et Flandin, Chevreul et d'autres également sont pour la
négative, c'est-à-dire que si l'on rencontre le plomb dans l'organisme de l'homme, c'est que ce métal y a été introduit accidentellement, ou que les réactifs employés dans les analyses
contenaient une certaine quantité de ce même métal. Chevreul
a d'ailleurs appelé l'attention sur une cause d'erreur à laquelle
on n'avait pas pensé : l'acide sulfurique pur, débarrassé com-

plètement, à l'aide de la distillation, du sulfate de plomb qui se trouve dans l'acide ordinaire du commerce et qui provient des chambres de plomb où on le prépare, peut de nouveau contenir une faible quantité de ce sel après avoir été conservé dans un vase de cristal. On sait en effet que le cristal renferme du silicate de plomb.

L'opinion de ces derniers chimistes est la vraie. D'ailleurs le plomb n'a été rencontré ni dans les végétaux, ni, comme le sodium, dans l'atmosphère, ni même dans les eaux courantes. Dragendorff admet que les animaux qui n'ingèrent que des végétaux et des eaux courantes n'en doivent pas contenir. L'organisme de l'homme qui fait usage d'eau ou d'aliments conservés dans les vases plombifères peut au contraire en renfermer. Mais il n'en est pas de même des habitants qui ne font usage que d'eaux de sources et qui n'emploient que des ustensiles de ménage en fonte ou en poteries non vernies avec le plomb. Pour ma part, j'ai eu l'occasion de me convaincre de l'absence totale du plomb dans les viscères d'une enfant de vingt mois.

Recherche dans les matières organiques. — On sait que le plomb s'élimine lentement de l'économie par la bile, par les urines et par la sueur. Celui qui est déversé dans l'intestin avec la bile peut être réabsorbé partiellement, à moins qu'on ne recoure aux purgatifs. L. Orfila a pu constater, même au bout de huit mois, la présence du plomb chez des animaux à qui il avait fait prendre de l'acétate de ce métal. Les organes dans lesquels on l'a retrouvé facilement sont le foie, les poumons, les reins, les muscles et les os. Dans un cas d'intoxication, surtout lorsque la mort n'a pas été rapide, on doit donc rechercher le poison, non seulement dans les vomissements, dans les selles, dans le contenu du tube digestif, mais dans les urines si l'on a pu en recueillir, et dans les organes précités.

On détruit les matières organiques par le chlorate de potasse et l'acide chlorhydrique. Le plomb se retrouve dans la liqueur à l'état de chlorure qui, bien que peu soluble dans l'eau pure, se dissout facilement dans l'eau additionnée d'acide chlorhydrique, surtout lorsque les liqueurs sont chaudes. Ce métal peut se trouver également à l'état de sulfate qui est insoluble dans l'eau, mais qui se dissout dans l'acide chlorhydrique. On filtre donc à chaud. On doit s'assurer toutefois qu'il ne reste pas de chlorure ni de sulfate sur le filtre ; s'il en restait, c'està-dire si le résidu lavé noircissait au contact de l'acide sulfhydrique, on le traiterait par l'acide chlorhydrique bouillant et l'on filtrerait sur l'amiante.

Les liqueurs acides réunies sont portées à l'ébullition, afin de chasser une partie de l'acide chlorhydrique. On ajoute ensuite de l'eau distillée et l'on fait passer un courant d'hydrogène sulfuré jusqu'à saturation ; le plomb est alors précipité à l'état de sulfure, que l'on recueille et que l'on calcine avec de l'azotate d'ammoniaque dans un creuset. Le résidu est repris ensuite par l'eau bouillante acidulée avec de l'acide azotique. On obtient finalement une solution d'azotate que l'on soumet aux réactions des sels de plomb.

Au lieu de procéder comme il vient d'être dit, on pourrait détruire les matières organiques en les chauffant avec un mélange d'acide sulfurique et d'acide nitrique (2 parties du premier acide pour partie du second). Le plomb se trouverait à l'état de sulfate dans le résidu charbonneux qui serait broyé et traité par l'acide tartrique qui a la propriété de dissoudre le sulfate de plomb. En faisant passer un courant d'acide sulfhydrique dans la solution on obtiendrait, comme précédemment, du sulfure de plomb que l'on transformerait en azotate, lequel serait soumis de même aux réactions des sels de plomb, dont les principales sont les suivantes :

Avec la *potasse et la soude :* précipité blanc d'oxyde de plomb hydraté, soluble dans un excès de réactif (caractère distinctif des solutions de bismuth dont l'oxyde ne se dissout pas dans un excès de potasse ou de soude).

Avec les *carbonates alcalins*, le *ferrocyanure* et le *cyanure de potassium*, l'*acide sulfurique* et les *sulfates solubles :* précipités blancs.

Avec l'*acide sulfhydrique*, le *sulfhydrate d'ammoniaque* et les autres *sulfures alcalins ;* précipité noir de sulfure de plomb.

Avec les *chromates de potasse*, l'*iodure de potassium :* précipités jaunes de chromate de plomb soluble dans la potasse, et d'iodure de plomb soluble dans l'eau bouillante qui le laisse déposer par le refroidissement sous forme de belles paillettes d'un jaune d'or.

Une lame de zinc plongée dans la solution d'un sel de plomb se recouvre d'abord d'une couche noire de plomb pulvérulent, puis de paillettes de ce métal.

Comme pièce de conviction, on pourra présenter, soit le sulfure, soit le sulfate de plomb, soit enfin un globule métallique obtenu en chauffant au chalumeau un mélange formé de carbonate de soude anhydre et du chlorure obtenu à l'aide du sulfure précipité par l'acide sulfhydrique.

Observations.

L'empoisonnement chronique par le plomb se rencontrant chaque jour dans la pratique, je me dispenserai d'en citer des observations. Je rapporterai seulement quelques exemples d'intoxication aiguë, cette dernière forme d'empoisonnement étant celle qui nous intéresse le plus en toxicologie.

I. — *Empoisonnement par l'acétate neutre de plomb.* — *Guérison.*

Une femme âgée de 24 ans, faible, délicate, ayant des chagrins d'amour, prend, dans le but de se suicider, pour 20 centimes de sucre de plomb (quantité indéterminée). Aussitôt vomissements, douleurs d'estomac et des intestins. Elle sent ses jambes engourdies et crie qu'elle va mourir ; elle perd connaissance. Transportée à l'hôpital, une demi-heure après, elle était dans un état de faiblesse extrême ; visage pâle ; yeux cernés de noir ; lèvres livides et crispées : peau chaude, humide ; pouls faible, filiforme ; hoquet. La nature du poison étant connue, on ingéra dans l'estomac, à l'aide de la pompe gastrique, un demi-litre environ d'un infusé préparé avec 15 grammes de roses de Provins, un litre et demi d'eau, 50 grammes de sucre et quelques gouttes d'acide sulfurique, dans le but de transformer le sel de plomb en sulfate insoluble. Après avoir retiré le liquide, on fit coucher la malade, et l'on appliqua des fomentations chaudes aux jambes et aux pieds. Ces moyens rappelèrent la patiente de la mort à la vie. Une heure après, 30 grammes d'huile de ricin produisirent des selles abondantes. Le lendemain, il se déclara une forte fièvre, une douleur intense au creux de l'estomac (mixture saline, sangsues, vésicatoires à la région du cœur) (1). La malade éprouva un grand soulagement et quitta plus tard l'hôpital bien portante. (BOYRENSON, *Gazette médicale*, 1839.)

II. — *Empoisonnement par l'extrait de Saturne*. — *Mort*.

Le 23 avril 1816, B... but une fiole remplie d'extrait de Saturne. Il devint d'abord extrêmement pâle, se plaignit de constipation, d'anorexie, d'une grande faiblesse dans les extremités, d'un abattement général. Le 24, ces symptômes s'aggravèrent. Le 25 au matin, il eut des coliques qui allèrent en augmentant, avec sensation d'étranglement et de contraction du ventre, des nausées, de fortes convulsions, des sueurs froides et visqueuses, de l'aphonie, du trismus. Le malade put à peine prendre des boissons à cause du relâchement des mâchoires, et succomba le 26, à 6 heures et demie du soir.

Autopsie. — Corps d'un jaune pâle; ventre dur et très contracté; estomac fortement phlogosé. Les vaisseaux de cet organe sont très congestionnés, et la muqueuse en est macérée çà et là, surtout vers le pylore. La partie inférieure de l'œsophage, le duodénum et le jéjunum, les portions ascendante et transverse du côlon, le pancréas, une portion du mésentère, la rate, la surface du foie, étaient également enflammées. La vésicule renfermait beaucoup de bile. (*Gazette de Santé*, 1820.)

III. — *Empoisonnement par l'extrait de Saturne*. — *Guérison*.

Une jeune femme prit un matin, à jeun, un verre à bordeaux d'un liquide qui devait, d'après l'ordonnance d'un médecin, être ingéré comme vomitif. A peine la solution était-elle avalée, que cette femme ressentit une violente constriction à la gorge. Ses traits se contractèrent horriblement; ses yeux étaient proéminents. Une personne qui était présente, et se trouvait effrayée de ces symptômes, avait beau questionner cette femme, celle-ci ne pouvait prononcer aucune parole, elle indiquait seulement par signes qu'elle ressentait dans la gorge quelque chose qui l'étranglait et la faisait horriblement souffrir. On courut chez le pharmacien. Celui-ci reconnut aussitôt l'erreur qu'il avait commise en donnant un flacon contenant de l'extrait de Saturne, et se rendit chez la malade pour provoquer le plus tôt possible les vomissements. Les matières rendues étaient d'abord colorées en jaune; elles furent ensuite mêlées de pellicules blanches (2), puis elles devinrent sanguinolentes. La patiente continua de souffrir à la gorge, pendant près de trois semaines, d'une constriction suf-

(1) On ne comprend guère l'emploi des sangsues ni des vésicatoires appliqués sur cette région.

(2) Cette coloration blanche est due au chlorure de plomb, ainsi que nous l'avons dit précédemment (page 625).

fisante pour rendre la déglutition difficile; elle éprouva en même temps des coliques et un affaiblissement musculaire. Après chaque bain sulfureux qu'elle prit dans l'intervalle, sa peau tout entière devint noirâtre, ce qui prouvait l'élimination, par la surface cutanée, du plomb qui avait été absorbé. (Rabuteau.)

IV. — Empoisonnement par le chlorure de plomb. — Mort.

En 1874, dans une propriété de Seine-et-Marne, vingt-six personnes furent gravement malades; on crut d'abord à une épidémie de fièvre typhoïde, mais on reconnut bientôt qu'il s'agissait d'un empoisonnement par un sel de plomb. Les malades furent traités en conséquence, et deux seulement succombèrent.

Le plomb se trouvait dans la saumure qui servait à conserver le beurre dans la propriété; en effet, ce liquide contenait, à l'état de dissolution, du sucre, du salpêtre, de l'acétate de soude et du chlorure de plomb, dernier sel résultant de la réaction de l'acétate de plomb sur le chlorure de sodium.

En calculant le plomb à l'état d'acétate, on trouva dans un litre de six échantillons de saumure 2^{gr},3 à 7^{gr},5 de ce sel.

Le beurre, bien pressé, retenait encore une quantité appréciable de plomb. Du reste, pour les usages culinaires, cet aliment aurait été employé tel qu'il était extrait de la saumure, sans avoir été pressé.

A l'autopsie des deux victimes, Bergeron et L'Hôte ont trouvé une proportion notable de plomb dans les intestins, le foie et le cerveau. (*Journal de Pharmacie et de Chimie*, t. XX, p. 109, 4e série.)

<h2 style="text-align:center">XIII. — MERCURE.</h2>

Le mercure (ὑδράργυρος, *hydrargyre, argent vif*) se trouve dans la nature à l'état natif, mais surtout en combinaison avec le soufre. On l'exploite à Almaden, en Espagne; à Idria, en Styrie; dans le duché des Deux-Ponts; mais c'est en Amérique qu'il est le plus répandu, comme si la nature avait voulu placer à côté de l'or le mercure qui sert à l'extraire. Ce métal, dont la densité est de 13,59, se solidifie à 40 degrés au-dessous de zéro, et bout à 350 degrés; mais il est remarquable que, de même que les autres substances liquides, il émet des vapeurs aux températures les plus basses. Ce point est important à noter.

Les principaux composés du mercure sont, parmi les insolubles ou très peu solubles :

Le *bisulfure* (*cinabre* lorsqu'il est en masses, *vermillon* lorsqu'il est en poudre fine) qui est le minerai exclusif de ce métal. Cette substance est connue de toute antiquité : les dames romaines se servaient du vermillon comme cosmétique, à cause de sa belle couleur rouge. — Le *bioxyde* (*oxyde rouge* ou *jaune* ou *précipité*, suivant son mode de préparation) qui est très peu soluble dans l'eau, mais qui s'y dissout néanmoins en quantité suffisante pour que l'eau verdisse le sirop de violette. — Les *iodures*, savoir : le protoiodure qui est vert, et le biiodure qui est d'un rouge vif : ce dernier est soluble dans la solution d'un iodure alcalin et la liqueur devient claire comme de l'eau de roche. — Le *protochlorure*, ou *calomel, mercure doux*, qui est blanc, qui ne se dissout que dans 12,000 parties d'eau bouillante, et qui est insoluble dans l'eau froide, ainsi que dans l'alcool et dans l'éther. — Le *protobromure* qui est également blanc, insoluble dans l'eau.

Parmi les principaux composés solubles, nous citerons :

Le *bichlorure* et le *bibromure* qui sont très lourds, qui cristallisent en aiguilles d'un blanc satiné, solubles dans l'eau, dans l'alcool et dans l'éther. — Les *azotates mercureux et mercurique;* toutefois l'azotate mercurique est décomposé par l'eau ; il donne un azotate acide qui reste en dissolution et un azotate basique qui est jaune (*turbith nitreux*). — Les *sulfates mercureux* et *mercurique;* mais ce dernier est décomposé par l'eau froide dans laquelle il donne un précipité jaune de sulfate basique (*turbith minéral*), tandis que la liqueur devient acide. C'est le sulfate mercurique qu'on emploie pour faire fonctionner les piles dites au bisulfate de mercure imaginées par Marié-Davy. — Le *cyanure* de *mercure*, substance qui agit plutôt comme poison donnant naissance à de l'acide cyanhydrique que comme poison mercuriel, ainsi qu'il a été déjà dit et que je le rappellerai dans la suite.

La distinction que nous venons d'établir entre les composés mercuriels solubles et ceux qui sont insolubles est pratique non seulement au point de vue chimique, mais au point de vue

toxicologique. En effet, tandis que les préparations mercurielles solubles peuvent donner lieu à un empoisonnement suraigu,
parfois rapidement mortel, tel que celui qu'on observe après
l'ingestion du sublimé, les préparations insolubles ne donnent
lieu, en général, qu'à un empoisonnement aigu, tel que celui
qu'on observe après l'administration prolongée du calomel, du
protoiodure de mercure, après les frictions avec les onguents
mercuriels ; mais la mort n'en est pas en général la conséquence,
parce que l'attention est éveillée le plus souvent en temps
opportun. Enfin les vapeurs de mercure causent une intoxication chronique chez les ouvriers qui sont occupés à l'extraction
de ce métal, ainsi que chez les doreurs au trempé, les étameurs
de glaces, etc.

EFFETS TOXIQUES.

Nous considérerons trois formes dans l'empoisonnement par
les mercuriaux : 1° l'*intoxication aiguë*; 2° l'*intoxication subaiguë*; 3° l'*intoxication chronique* qu'on pourrait appeler *professionnelle*.

Symptômes de l'intoxication aiguë. — Nous supposerons
que l'empoisonnement soit consécutif à l'ingestion du bichlorure de mercure ou sublimé.

Les patients éprouvent une saveur métallique horriblement
désagréable, avec sensation de constriction à la gorge et de
brûlure qui se propage le long de l'œsophage, dans l'estomac
et dans les intestins. La langue se tuméfie. Il survient presque
immédiatement, ou au bout de quelques minutes, des vomissements qui sont d'abord muqueux, puis bilieux, verdâtres et
enfin sanguinolents. Ces vomissements sont accompagnés ou
suivis plus tard d'évacuations alvines qui sont de même bilieuses
et sanguinolentes, et répandent une odeur fétide. La face est
pâle, grippée et exprime l'abattement. Puis, consécutivement
à la pénétration du poison dans le torrent circulatoire, le
pouls devient irrégulier; il est en général rapide, mais il est
faible, petit, à peine perceptible. La chaleur diminue; la peau

se recouvre d'une sueur froide. Les urines sont supprimées. Ces symptômes vont en s'aggravant de plus en plus. Ainsi, non seulement la langue, mais les lèvres et les parois buccales se gonflent et deviennent luisantes; les gencives sont tuméfiées et saignantes; la tuméfaction de la gorge peut être portée au point que la respiration, dont l'ampleur est déjà diminuée par le fait du poison musculaire, devient très difficile et que les malades peuvent périr suffoqués. Il y a en même temps une salivation abondante. La douleur à l'épigastre et à l'abdomen, les vomissements et les selles continuent : la prostration est extrême, la voix est éteinte, les lèvres sont pendantes, les paupières s'abaissent; les malades sont privés du mouvement, puis de la sensibilité surtout dans les membres postérieurs. A la faiblesse des battements cardiaques se joint un ralentissement considérable de ces mêmes battements; il survient un état syncopal. Enfin les patients succombent en gardant, le plus souvent presque jusqu'à la fin, l'intégrité de leur intelligence. La mort arrive ainsi dans l'espace de quelques heures. Elle serait arrivée dans l'espace de deux heures (Christison), et même d'une demi-heure (Welch); mais, souvent, les patients succombent en vingt-quatre à trente-six heures et, plus souvent encore, au bout de trois à six jours, parfois au bout de dix à quinze jours. Lorsque la terminaison fatale est ainsi reculée, on observe quelquefois, dans l'intervalle, un simulacre d'appareil fébrile; mais ce qui domine la scène c'est toujours la prostration, le collapsus, la petitesse du pouls, en même temps que les vomissements et les selles persistent. On peut observer une coloration ictérique de la peau. Les urines, quand elles ne sont pas supprimées, sont fréquemment albumineuses.

L'intoxication suraiguë a été observée non seulement après l'ingestion des préparations solubles de mercure, mais après l'application du nitrate acide de mercure sur la peau. Vidal (*Gazette des hôpitaux*, 1864) a rapporté un cas intéressant d'empoisonnement mortel consécutif à de larges frictions faites sur la peau avec cette substance dangereuse. Indépendamment de la vive inflammation qui fut produite sur les téguments, et qu'on ne pouvait considérer comme la cause de la mort, on constata les symptômes énumérés précédemment tels que les vomissements, les coliques, les selles abondantes, le gonflement et le saignement des gencives, l'extinction de la voix, le collapsus, la faiblesse du pouls, enfin la mort sans agonie. Il n'y eut de différence qu'en ce que les selles et les vomissements ne furent pas sanguinolents. Ces symptômes résultaient de la pénétration du mercure dans l'organisme par la peau qui était ulcérée. L'absorption du poison fut démontrée par les recherches de Flandin qui trouva du mercure dans le foie. La mort était arrivée le neuvième jour.

Symptômes de l'intoxication subaiguë. — Cette forme, qui était commune à l'époque où l'on administrait les mercuriaux sans méthode et même sans retenue, est rare aujourd'hui. On l'observe parfois chez les sujets soumis à un traitement, soit interne, soit externe, par le mercure (protoiodure, sublimé, calomel, frictions mercurielles, etc., dans la syphilis, la péritonite, les affections parasitaires, etc.

Dans cette forme d'intoxication qui ne se manifeste presque jamais avant vingt-quatre heures, mais en général au bout de deux ou trois jours ou davantage, suivant le mode d'administration du médicament mercuriel, on observe, à un degré moins prononcé, la plupart des symptômes de l'intoxication aiguë. Ainsi les patients ressentent une saveur métallique désagréable, ils ont de la diarrhée, et sinon des vomissements, du moins un état nauséeux, la perte de l'appétit. Ils sont pâles, abattus; ils ont parfois du hoquet; on peut constater bientôt un bruit de souffle en même temps que des palpitations. Les urines ne sont pas supprimées, néanmoins elles sont rares, irrégulières; elles peuvent contenir de l'albumine.

Mais les accidents les plus remarquables, ceux qui éveillent d'abord l'attention, ce sont la *stomatite* et la *salivation mercurielles*.

Après un temps variable suivant la nature de la préparation

employée à trop haute dose ou trop longtemps, on voit survenir des symptômes morbides du côté de la bouche. Les gencives se gonflent, deviennent chaudes et douloureuses. Elles se
couvrent d'une pellicule blanche qui apparaît d'abord sur les
gencives inférieures, puis s'étend sur les supérieures et sur les
parois buccales. Les muqueuses palatine et pharyngienne deviennent plus rouges. La langue augmente de volume et se recouvre d'un enduit muqueux. Les lèvres, les joues, le voile du
palais, les amygdales, les ganglions lymphatiques, se gonflent
également. Les dents sont agacées, elles peuvent s'ébranler et
finir par tomber. Aussi la mastication, ainsi que la déglutition,
deviennent-elles difficiles. L'haleine des malades répand une
odeur fétide. Enfin, l'un des accidents les plus caractéristiques
c'est la sécrétion, faible d'abord, puis excessivement abondante,
d'une salive ayant la fétidité de l'haleine. On a dit que le mercure produisait directement l'hypersécrétion des glandes salivaires. Sans doute, après l'ingestion du sublimé corrosif, comme
dans l'intoxication aiguë, il survient un flux salivaire; mais,
dans le cas particulier que nous considérons, il n'en est pas
ainsi; l'hypersécrétion des glandes salivaires n'est pas un symptôme initial, elle succède à la stomatite. La salivation mercurielle n'est donc que la conséquence de la phlegmasie de la
muqueuse buccale, laquelle est déterminée par l'élimination
des molécules mercurielles. La quantité de salive rendue est
variable; on l'a vue s'élever, dit-on, jusqu'à 8 kilogrammes!
Tandis que la densité de ce liquide est, à l'état normal, de 1,008
environ, elle s'élève au début à 1,059 par suite de la présence
de l'albumine, et s'abaisse plus tard à la densité normale et
même au-dessous. Il est rare qu'elle continue d'être élevée.

Ces accidents se manifestent plus vite chez la femme que
chez l'homme, et pendant l'hiver que l'été; aussi sont-ils plus
communs dans les pays froids que dans les pays chauds. Mais,
ce qu'il importe de se rappeler, c'est que leur intensité et l'époque de leur apparition varient d'une manière notable suivant
le traitement. On peut poser en principe que le mercure métal-

lique d'abord, puis les préparations mercurielles insolubles, les déterminent beaucoup plus rapidement que les préparations solubles. Ainsi, on les a vus se manifester trois heures après une fumigation au cinabre, moins d'un jour après des frictions avec l'onguent napolitain. Ils apparaissent en général deux à trois jours après l'administration du calomel à des doses fractionnées, comme d'après la méthode de Law qui faisait prendre, toutes les heures, 5 centigrammes de calomel dans les cas de péritonites puerpérales, d'iritis, etc. Ils se manifestent plus tard lorsque le calomel est administré à des doses plus fortes, à celles de 10 à 15 centigrammes, par exemple, lorsqu'on veut obtenir des effets pugatifs ; ils n'apparaissent même que si les doses sont répétées à des intervalles peu éloignés. Le protoiodure, pris aux doses de 10 à 15 centigrammes par jour, peut déterminer la salivation au bout de quatre à cinq jours. Enfin le sublimé corrosif, qui est soluble, la produit moins facilement que les substances précédentes. On l'administre, il est vrai, à des doses moindres, mais la règle signalée n'en est pas moins reconnue exacte.

La durée du ptyalisme mercuriel est, en général, de deux à trois semaines lorsqu'il est abandonné à lui-même après l'éloignement de la cause qui l'a fait naître. Dans certains cas, on a vu survenir la gangrène des parties molles de la bouche, la nécrose des maxillaires, et même l'ankylose de la mâchoire inférieure, enfin la mort par pyohémie et par consomption. — Nous savons que le traitement consiste dans l'emploi des chlorates alcalins.

Dans l'intoxication subaiguë, on observe souvent un appareil fébrile, tandis que, dans l'intoxication aiguë, les patients n'ont jamais la fièvre proprement dite. Ils ont quelquefois la peau chaude, la chaleur centrale se portant vers la périphérie comme si les vaisseaux étaient paralysés; mais ils éprouvent le plus souvent une réfrigération considérable.

A côté de la salivation mercurielle vient se ranger le ptyalisme pancréatique mercuriel, *ptyalismus mercurialis pancrea-*

ticus de Dieterich, qui a été observé et signalé de nouveau par Bergeron. Les patients éprouvent une douleur sourde et brûlante dans la région du pancréas; il leur semble que quelque chose se vide dans cette région. On a observé également une conjonctivite mercurielle, non l'iritis. Quand cette dernière s'est présentée, les sujets étaient atteints de syphilis; il s'agissait d'iritis syphilitique.

Enfin, nous rappellerons, en dernier lieu, les affections de la peau que peut déterminer l'usage du mercure. Ces affections sont extrêmement rares après l'administration interne du mercure sous diverses formes pharmaceutiques, mais on a pu les observer assez souvent à la suite de l'application externe de pommades et onguents mercuriels. Elles consistent surtout en une roséole particulière, l'érythème, l'urticaire, mais surtout dans l'eczéma dit mercuriel. On a attribué parfois à l'usage du mercure la chute des cheveux, mais cet accident devait être attribué plutôt à la syphilis, état morbide le plus commun parmi ceux où l'on administre les mercuriaux. Je connais telle personne qui, dans l'espace de dix ans, a pris (et j'en suis certain) huit à neuf cents pilules de protoiodure à 5 centigrammes, et jamais ses cheveux ne sont tombés. Combien y en a-t-il qui ont pris plus de cinq cents de ces mêmes pilules? Leurs cheveux ont pu tomber au début sous l'influence de la syphilis; le crâne a même pu être dénudé parfois; néanmoins ils ont recouvré plus tard leur chevelure primitive. En somme, tout en constituant une arme terrible, le mercure est un médicament admirable et même inoffensif entre les mains de celui qui sait le manier.

Symptômes de l'intoxication lente ou chronique. — Cette forme, qui constitue l'*hydrargyrose* proprement dite, à laquelle on pourrait donner la dénomination d'*intoxication profession- nelle*, est commune chez les ouvriers occupés à l'extraction du mercure, chez les étameurs de glaces, les doreurs au trempé, les constructeurs de baromètres et de thermomètres, les apprêteurs de peau, les chapeliers. En 1856, parmi 516 ouvriers de l'usine d'Idria, 122 en furent atteints. Les animaux qui paissent dans le voisinage des fourneaux d'Idria, et les poissons de la rivière d'Iderza deviennent souffrants sous l'influence des vapeurs de mercure qui s'en dégagent.

En effet, le mercure se diffuse beaucoup plus facilement qu'on ne l'admettait naguère, ainsi qu'il résulte des recherches de Merget (*Comptes rendus de l'Académie des sciences*, décembre 1871 et janvier 1872). Ce physicien a démontré que le mercure se vaporise, non seulement à la température ordinaire, et même à 15 degrés au-dessous de zéro, comme l'avait vu Victor Regnault, mais que ce métal émet des vapeurs à toutes les températures, lors même qu'il est solidifié, c'est-à-dire à une température plus basse que 39 à 40 degrés au-dessous de zéro. Ce même physicien, se fondant sur des formules de Clausius, a calculé que les molécules de mercure se dégageaient de la surface libre du métal avec une vitesse initiale de 180 mètres par seconde, et il a estimé qu'elles pouvaient, dans un espace libre, être projetées jusqu'à 1700 mètres de distance. Il a indiqué en outre un moyen aussi précis que remarquable pour reconnaître la présence du mercure dans l'atmosphère des ateliers où l'on emploie ce métal, ainsi que sur la peau, sur les cheveux et sur les vêtements des ouvriers qui y sont occupés. Il suffit, par exemple, d'approcher d'un papier sensibilisé à l'aide d'un sel d'iridium une partie du corps, telle que la main, lors même qu'on n'a séjourné que quelques heures dans ces ateliers, pour qu'elle y donne un dessin noir dû à l'action du mercure qui se dégage de la main sur le sel d'iridium. Aussi les ouvriers absorbent-ils le métal toxique à la fois par les voies respiratoires et par la peau.

Mais le symptôme le plus remarquable consiste en un tremblement particulier auquel on a donné la dénomination de *tremblement mercuriel*, qui n'arrive en général qu'à la suite d'une intoxication déjà ancienne, mais qu'on a vu débuter rapidement dans certains cas. Ainsi, d'après Krünitz, en 1803, à la suite d'un incendie qui avait éclaté dans une mine d'Idria,

près de neuf cents personnes furent atteintes de ce tremblement.

Cette affection a été décrite avec concision par Mérat, en 1818.
« Il en résulte, dit-il, pour beaucoup d'entre eux (il s'agit des
doreurs exposés aux vapeurs mercurielles), un tremblement
presque convulsif qui se manifeste particulièrement aux bras,
les rend vacillants, surtout s'il faut faire quelques efforts musculaires ; le tremblement peut devenir général et être si violent
qu'on est obligé de faire manger ces gens, car leurs mouvements désordonnés sont si prompts qu'ils se meurtrissent la
figure en voulant porter à leur bouche. Cependant ce tremblement n'est pas par lui-même fort dangereux, mais il a le grave
inconvénient d'empêcher ces artisans de travailler, et réduit
ceux qui n'ont pas d'autre fortune que leurs bras à être dans
la misère la plus profonde. » En effet, ce sont les membres supérieurs qui sont les premiers atteints, qui sont en premier
lieu le siège d'abord d'un frémissement léger et, plus tard, de
secousses rapides et étendues. Les membres inférieurs sont
atteints en second lieu. Il faut ajouter que la tête, les lèvres et
la langue sont souvent affectées, que la parole est embarrassée
et qu'il y a du bégayement ; que les tremblements sont d'autant
plus marqués que le patient veut exécuter des mouvements, ou
que ses membres sont tendus, tandis qu'il y a simplement de la
trémulation lorsqu'ils sont appuyés ; qu'enfin les tremblements
sont à peine accusés pendant le repos et qu'ils cessent pendant
le sommeil.

Cette même affection s'accompagne d'une faiblesse et même
parfois d'une parésie musculaire presque complète. Elle peut
cesser au début, par le simple éloignement de la cause qui l'a
déterminée ; mais, lorsqu'elle dure déjà depuis longtemps, il
faut recourir à un traitement éliminateur, par exemple à l'emploi de l'iodure de potassium, sans quoi la durée peut se prolonger indéfiniment, et la maladie se transformer en une infir-
mité incurable.

Enfin, nous rappellerons que les urines peuvent contenir de

l'albumine, que la phthisie est fréquente dans l'hydrargyrose chronique, que l'avortement est de même fréquent, et que les enfants des parents ainsi mercurialisés sont chétifs et sujets à la scrofule et à la tuberculose.

Lésions anatomiques. — Nous aurons spécialement en vue celles qu'on observe dans l'intoxication aiguë.

La bouche et l'œsophage peuvent exceptionnellement se trouver presque à l'état sain, ce qui arrive lorsque la mort a été rapide et que le poison n'a fait qu'effleurer les parois de ces organes, ou bien lorsqu'il a été avalé, mélangé avec des substances inertes. Dans les autres cas, la muqueuse est rouge, ramollie et même ulcérée.

On remarque, à la surface interne de l'estomac et de l'intestin, une rougeur ardoisée, des arborisations, des ecchymoses plus ou moins étendues, des ulcérations. Taylor a observé une fois la perforation de l'estomac. Il est remarquable que plusieurs de ces altérations, notamment la rougeur et les ecchymoses de l'estomac et de l'intestin, peuvent exister lors même que le poison n'a pas été ingéré. C'est ce qui a été observé par Vidal dans une intoxication mortelle consécutive à des frictions avec l'azotate acide de mercure. Les poumons paraissent sains dans certains cas; dans d'autres, ils sont œdémateux. Le péritoine et le péricarde renferment souvent une grande quantité de sérosité. Le cœur est flasque. Le sang est noir et fluide; on a dit cependant qu'il était coagulé.

Mais il existe certaines altérations qui offrent un grand intérêt, et qui ont attiré naguère l'attention des expérimentateurs et des cliniciens. Ce sont celles que présentent le foie et les reins lorsque la mort n'est arrivée qu'au bout de quelques jours. Dans les cas où elle est arrivée rapidement, ces organes peuvent être simplement congestionnés et les tubuli se trouver plus ou moins desquamés; mais lorsque la terminaison fatale a été quelque peu tardive, on observe une dégénérescence graisseuse de ces mêmes organes. Cette stéatose, qui doit être rapprochée de celle que nous avons déjà signalée dans l'empoison-

nement par le phosphore et par l'arsenic, a été étudiée par
Hénocque (*Société anatomique*, 1868) dans un cas d'empoisonnement dont l'observation sera citée plus loin. A l'œil nu,
la surface du foie était lisse et brillante ; à la coupe, cet
organe, qui était friable, offrait la consistance pâteuse, l'aspect jaunâtre et décoloré du foie gras ; la surface de section
était lisse et graisseuse. A l'examen microscopique, on voyait
nager dans la préparation un grand nombre de gouttelettes de
graisse, et les cellules hépatiques étaient plus ou moins com-

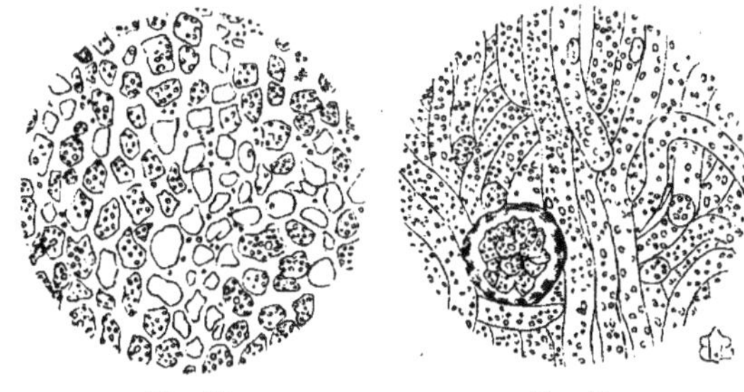

Fig. 40.   Fig. 41.

blées de granulations de même nature (fig. 40). Dans toutes le
noyau avait disparu. Les reins ont présenté des altérations
de même ordre. Ils étaient décolorés, jaunâtres. On a trouvé,
dans certains points, le parenchyme complètement détruit et
remplacé par des gouttelettes de graisse ; dans d'autres, les tubuli existaient encore (fig. 40), mais ils étaient desquamés et
leurs parois étaient infiltrées de granulations graisseuses. Les
cellules épithéliales des tubuli, quand elles n'avaient pas disparu, étaient de même remplies de granulations ou de gouttelettes de graisse. Les glomérules étaient également détruits ou,
du moins, profondément altérés. On en a retrouvé parfois des
traces, sous forme de masses arrondies, comme on le voit en un
point de la figure 41.

Mécanisme de l'intoxication par le mercure. — Action sur
les muscles, sur le sang et sur le système nerveux. —Moreau,

que j'ai déjà cité au sujet de l'empoisonnement par le cuivre (page 595), a publié également, ou plutôt n'a fait qu'énoncer les résultats de quelques expériences faites avec divers sels de mercure (*Société de biologie*, 1855). Ayant introduit du sulfate, du bichlorure de mercure chez des grenouilles, et ayant constaté, quelque temps après, l'arrêt du cœur, il considéra ces composés mercuriels comme des poisons cardiaques, sans spécifier s'ils agissaient sur les nerfs ou sur le tissu musculaire du cœur.

Mais je répéterai, à ce sujet, ce que j'ai dit maintes fois, qu'il n'y a pas en réalité de poisons cardiaques spéciaux, mais des poisons agissant sur les éléments anatomiques de cet organe. Or, des recherches que j'ai faites récemment m'ont prouvé que, dans l'intoxication aiguë par le mercure, l'arrêt du cœur était le résultat d'une action générale exercée sur le système musculaire (*Société de biologie*, 1873). Je vais indiquer les résultats de ces recherches, en ayant soin de mettre en relief l'influence des doses et l'influence de l'imbibition chez les grenouilles, animaux que j'ai employés dans mes expériences. De cette manière, ceux qui voudront étudier cette question, qui ne laisse pas d'être difficile, arriveront aux mêmes résultats que moi.

Si l'on injecte, sous la peau du dos, chez une grenouille, 1 centigramme de bichlorure de mercure dissous dans 15 à 20 centigrammes d'eau, on observe d'abord une excitation due sans doute à la douleur; puis, après quelques minutes, l'animal est comme fatigué. Le cœur se ralentit. Il ne bat que très faiblement au bout d'une demi-heure, et il est complètement arrêté au bout d'une heure. Pendant ce temps, dont la durée que je viens de fixer n'est pas constante, mais varie suivant la température du jour où l'on expérimente, les mouvements des membres deviennent de plus en plus difficiles, néanmoins les muscles répondent à l'excitation électrique portée sur eux ou sur les nerfs qui les animent, mais ils sont devenus de moins en moins excitables. Enfin, lorsque le cœur est définitivement arrêté et que l'électricité ne le fait plus contracter, les muscles

du tronc et des membres se contractent encore sous l'influence
de cet agent appliqué, ainsi que je viens de le dire, directement
sur eux ou sur leurs nerfs, et cela pendant trois ou quatre
heures et même davantage, de sorte que leur mort définitive
résulte beaucoup moins du poison que de l'arrêt du cœur,
comme chez une grenouille chez laquelle on aurait fait une ligature de l'aorte.

Cette expérience semblerait démontrer que le bichlorure de
mercure fût un poison presque spécial, sinon spécial du cœur;
mais l'interprétation serait fausse. Il ne s'agit que d'un cas
analogue à ceux qui se présentent lorsqu'on introduit une forte
dose d'un poison musculaire dans l'organisme, ou qu'on fait
en sorte qu'une dose relativement peu forte soit portée rapidement au cœur, comme dans le cas des injections veineuses des
sels métalliques, de ceux de potassium, par exemple. Le bichlorure de mercure s'est trouvé porté assez rapidement au
cœur de la grenouille par la circulation aidée d'ailleurs par
l'imbibition, dont il faut tenir compte chez cet animal, surtout
lorsque les substances avec lesquelles on expérimente sont injectées sous la peau du dos ou de l'abdomen.

En effet, si l'on diminue la dose et le lieu d'application du
poison, si l'on injecte, par exemple, une solution contenant
seulement 5 milligrammes de sublimé sous la peau dans les
flancs, vers la racine des membres postérieurs, on observe des
symptômes du même ordre que ceux qui ont été signalés dans
la première expérience, mais le cœur se paralyse *moins vite* et
la paralysie des membres devient plus accentuée. Ce n'est qu'au
bout d'une heure à deux heures que le cœur est arrêté, et les
membres, surtout les postérieurs, ne répondent que très faiblement à l'excitation électrique. Ces résultats sont très frappants
lorsqu'on a eu soin de préserver du poison l'un des membres
postérieurs à l'aide d'une ligature comprenant tout, moins le
nerf sciatique. Lorsque le cœur est définitivement arrêté et a
cessé d'être excitable, que les trois autres membres, surtout le
postérieur qui n'a pas été préservé du poison, ne se contractent

plus ou ne se contractent que faiblement sous l'influence de l'électricité, ce même agent appliqué directement sur le membre préservé ou sur le nerf sciatique mis à nu lui fait exécuter des mouvements rapides et énergiques. Dans cette expérience le bichlorure a été porté moins rapidement au cœur, cet organe a été paralysé moins vite et a pu distribuer plus facilement la substance toxique aux muscles des membres qui ont pu ainsi en mieux ressentir l'action.

Mais on pourrait objecter que le bichlorure de mercure eût coagulé le sang dans les vaisseaux et que l'arrêt de la circulation eût été la cause de l'arrêt du cœur. Je n'ai pu observer aucune coagulation dans les vaisseaux sous l'influence des doses précitées injectées sous la peau ; d'ailleurs cette coagulation ne pouvait avoir lieu dans ces conditions, puisque l'albuminate de mercure qui aurait pu se former est soluble dans un excès du plasma sanguin. Cette objection serait surtout spécieuse dans les expériences où l'on se serait servi de sels de mercure en poudre. Pour éviter toute cause d'erreur, j'ai préparé une solution d'iodure double de mercure et de sodium qui ne coagule pas l'albumine (voyez la note de la page 653), et j'ai fait l'expérience suivante qui va démontrer, d'une manière évidente, l'action exercée sur les muscles par les sels de mercure en solutions étendues. Je me suis servi de l'iodure double de mercure et de sodium à la place de l'iodure double de mercure et de potassium, parce que les sels de potassium sont eux-mêmes des poisons musculaires.

J'ai pratiqué, sur une grenouille, la ligature d'un membre postérieur à son origine, comprenant tout moins le nerf sciatique, puis j'ai injecté sous la peau des flancs 20 centigrammes (10 centigrammes de chaque côté) d'eau distillée contenant 3 milligrammes de biiodure de mercure dissous dans une quantité suffisante d'iodure de sodium.

Dix minutes après l'injection de cette solution qui est plus diffusible que celle du bichlorure, la grenouille éprouve un commencement de paralysie. Elle ne peut plus se retourner lorsqu'on la place sur le dos. Au bout d'une demi-heure, l'animal n'exécute plus aucun mouvement spontané. Lorsqu'on l'excite par les piqûres ou à l'aide de l'électricité, les membres qui ont pu recevoir le poison se contractent, mais très faiblement; tandis que celui qui a été préservé du poison par la ligature exécute des mouvements rapides et énergiques. Le cœur bat encore, mais les mouvements en sont affaiblis. Une heure après le début de l'expérience, le membre préservé reste seu sensible à l'excitation électrique; le cœur est presque arrêté: il ne bat plus une demi-heure plus tard. Enfin pendant trois à quatre heures après l'arrêt du cœur, je puis encore provoquer des contractions dans le membre préservé en appliquant l'électricité sur les muscles ou sur le nerf sciatique.

En résumé : *les sels de mercure abolissent la contractilité musculaire et respectent les propriétés des nerfs moteurs.* Sous l'influence de fortes doses, le cœur s'arrête le premier par suite de la paralysie de ses fibres musculaires, tandis que les autres muscles ne recevant pas, ou ne recevant que difficilement le poison, se trouvent peu affectés. Sous l'influence de doses faibles, le cœur s'arrête tardivement, et l'on observe peu à peu la paralysie totale des muscles des membres qui ont pu recevoir le poison, tandis que ceux qui en ont été préservés se contractent vivement sous l'influence des divers excitants.

Telle est la marche de l'intoxication aiguë. On voit que les sels de mercure agissent comme les sels de baryum, avec cette différence que, tout en étant plus toxiques que ceux-ci, ils agissent beaucoup moins vite, sans doute parce qu'ils sont moins diffusibles. Mais dans les intoxications subaiguë et chronique, le mercure modifie le sang, ainsi que je l'ai déjà dit, et exerce à la longue une action sur le système nerveux.

On a dit que les sels de mercure, après leur pénétration dans le sang, circulaient dans ce liquide à l'état d'albuminate soluble dans l'excès de l'albumine du plasma; mais il ne s'agit que d'une hypothèse difficilement applicable au mercure métallique absorbé par la surface cutanée. On ne sait pas en réalité ce que devient, par exemple, le bichlorure de mercure de mercure dans le sang; on sait seulement que cet agent, de même que les autres composés mercuriels, diminue le nombre des globules rouges et produit par conséquent l'anémie. Il y a peut-être, ainsi que je l'ai avancé ailleurs, substitution du mercure au fer dans l'édifice de l'hémoglobine qui s'écroule ensuite. On sait également que le plasma se modifie consécutivement au trouble de l'hématose et par suite, consécutivement au trouble de la nutrition que détermine le mercure, les épithéliums des tubuli subissent une dégénérescence graisseuse, d'où résulte l'albuminurie. On ne sait pas si, dans l'intoxication par le mercure, les urines peuvent contenir de l'albumine avant que les tubuli soient altérés, ainsi que nous l'avons vu dans l'intoxication par le plomb (page 625). Le fait paraît néanmoins probable; l'albuminurie serait, dans ce cas, secondaire à l'altération primitive du plasma.

Enfin le système nerveux se trouve finalement atteint de même que dans l'intoxication saturnine, ainsi que le prouvent d'ailleurs les troubles de l'intelligence. Les symptômes nerveux ne se remarquent pas, ou plutôt on ne les observe presque jamais dans l'intoxication aiguë, ni même dans l'intoxication subaiguë, car le fait des poisons musculaires est de laisser intacte l'intelligence dans l'empoisonnement rapide. Mais, à la longue, le système nerveux peut être affecté, et l'on comprend parfaitement qu'il en soit ainsi, soit par suite de son contact avec les molécules toxiques, soit à la fois par suite de ce contact et de l'état anémique et cachectique si fréquent dans les intoxications métalliques.

Traitement. — Lorsque l'empoisonnement résulte de l'ingestion d'une préparation mercurielle soluble, du sublimé par exemple, ou des azotates de mercure, on administre immédiatement un *antidote*, puis on fait vomir, et l'on recommence cette double opération.

L'antidote le plus recommandable est *l'eau albumineuse*

(Chaussier, Orfila), c'est-à-dire celle dans laquelle on a battu du blanc d'œufs. Il se forme, dans l'estomac, un albuminate de mercure non corrosif et insoluble dans l'eau (1). Cet albuminate

(1) L'albumine de l'œuf étant fréquemment employée comme antidote dans les intoxications métalliques, j'ai fait diverses recherches dans le but de préciser les cas où l'administration de cette substance peut être avantageuse. Ces cas sont ceux dans lesquels il y a eu ingestion d'un sel métallique ayant la propriété de coaguler l'albumine. Plusieurs des résultats que je vais indiquer étaient déjà connus, mais il en est un plus grand nombre qui sont nouveaux ou qui, du moins, n'avaient pas été signalés.

Mes recherches ont été faites, dans la plupart des cas, avec les solutions des chlorures, les sulfates, les azotates et acétates des divers métaux, ou bien seulement avec les azotates et acétates quand le chlorure (argent) ou le sulfate (plomb) étaient insolubles. Je me suis servi de solutions aussi neutres ou aussi peu acides que possible. En effet, l'azotate d'uranium étant·très acide, on conçoit qu'il doive coaguler l'albumine ; l'acétate de ce métal est également un peu acide, mais la coagulation par ce sel ne peut être attribuée à l'acide acétique.

1º L'*albumine n'est pas coagulée* par les solutions précitées des sels de sodium, de potassium, d'ammonium, de rubidium, de thallium, de lithium, de baryum, de strontium, de calcium, de magnésium, de nickel, de cobalt, des sels de protoxyde ou sels au minium de fer, de manganèse, de chrome. Il est remarquable, par exemple, que le protochlorure de fer ne coagule en aucune façon l'albumine.

2º L'*albumine est coagulée et le précipité de l'albuminate est soluble dans un excès* d'une solution de perchlorure de fer neutre et des solutions des sels d'aluminium, de cuivre, d'étain, de platine, de cadmium, de zinc (le précipité se dissout très facilement dans un excès d'acétate de zinc, moins facilement dans un excès de chlorure de ce métal). Le précipité est insoluble (sels d'aluminium), ou peu soluble (sels de zinc), ou facilement soluble (protochlorure d'étain) dans un excès d'albumine, lorsqu'il s'agit de ces sels ainsi que du bichlorure de mercure.

3º L'*albumine est coagulée et le précipité est insoluble dans un excès* des solutions des sels d'argent, de plomb, d'uranium, de palladium, d'or, d'iridium (le précipité formé par le bichlorure de mercure est insoluble dans un excès de bichlorure, mais nous savons qu'il peut se dissoudre dans un grand excès d'albumine).

4º Enfin j'ai remarqué que tels métaux, dont les solutions précipitent l'albumine, ne la *coagulent pas ou ne la coagulent qu'au bout de quelque temps*, lorsque ces mêmes métaux se trouvent à l'état de *sel double contenant un métal alcalin*. Ainsi l'hyposulfite d'argent et de soude, l'iodure double de mercure et de potassium ou de sodium, le chlorure double d'iridium et de potassium ne coagulent pas l'albumine ; le chlorure double de palladium et de sodium ne donne lieu à un précipité qu'au bout de quelques secondes.

Ces dernières données présentent un intérêt qui ne peut échapper à personne. En effet, tandis que l'administration de l'albumine est rationnelle et salutaire après l'ingestion du sublimé, l'administration de cette même substance serait peu utile dans les cas où il y aurait eu ingestion d'iodure double de mercure et de potassium. Elle ne contribuerait pour ainsi dire qu'à la dilution du poison ; toutefois, elle pourrait en rendre l'absorption moins rapide (*Société de biologie*, 1873).

peut se dissoudre, il est vrai, dans un excès d'albumine, ce qui a fait rejeter par quelques-uns l'emploi de cet antidote, mais il faut remarquer que la dissolution s'en effectue difficilement et lentement; que ce qu'il faut, avant tout, c'est neutraliser autant que possible, et d'une manière immédiate, le poison dont on provoque ensuite l'expulsion par les vomissements. Le *lait* est également avantageux par la caséine, que le sublimé et les azotates de mercure coagulent facilement. Enfin le *gluten*, ou bien une poignée de farine délayée dans l'eau, peut remplacer l'albumine. Enfin, si l'on n'avait aucune de ces substances à sa disposition, on ferait avaler de l'eau tiède dans laquelle on aurait délayé une *poignée de cendres*. Il se formerait alors, dans l'estomac, un carbonate de mercure insoluble. La magnésie serait également avantageuse; elle transformerait les sels de mercure en oxydes.

L'acide sulfhydrique et les sulfures alcalins donnant avec les sels de mercure des sulfures insolubles, on pourrait faire avaler une *eau sulfureuse*, telle que l'eau d'Enghien.

On sait que divers métaux, le mercure lui-même mis, en contact avec le sublimé transforment celui-ci en protochlorure ou calomel. Aussi a-t-on proposé divers antidotes métalliques : le *mercure*, la *limaille de fer* (Edwards et Dumas), la *limaille de fer et d'or* (antidote galvanique de Buckler), la *limaille de fer et d'argent* (Horsley).

Enfin j'ajouterai que le *charbon de bois* a été proposé par Bertrand comme substance absorbante, et que Bouchardat a recommandé spécialement le *sulfure de fer hydraté* comme antidote du précipité rouge ou bioxyde de mercure.

Les purgatifs émollients seront administrés ensuite.

Après avoir dispensé ces premiers soins, il faut provoquer l'élimination du poison qui a pu être absorbé. C'est presque exclusivement vers ce but que doit être dirigée l'attention dans les cas d'intoxication chronique ou l'hydrargyrose.

Les agents éliminateurs les plus avantageux sont les *purgatifs*, ainsi que les *iodures* et les *bromures alcalins*. Les purgatifs chassent le poison déversé avec la bile dans l'intestin ; les iodures et les bromures alcalins le vont chercher jusque dans la profondeur de l'organisme, forment avec lui une combinaison (iodure double de mercure et de potassium ou de sodium) éminemment soluble, ne coagulant pas l'albumine, et facilement éliminable. J'ajouterai seulement que les résultats des expériences et observations cliniques de Natalis Guillot et Melsens ont continué d'être vérifiés de jour en jour, et récemment par Mayençon et Bergeret. Je renverrai également à ce que j'ai dit de l'emploi des chlorates alcalins dans l'intoxication par le mercure, notamment de l'usage des médicaments dans la stomatite mercurielle. Les bains sulfureux sont avantageux ; Rayer a vu d'ailleurs la peau noircir chez les sujets mercurialisés qui prenaient ces bains. Le sulfure noir qui se forme est enlevé par les frictions et les lavages.

Je viens d'indiquer les moyens éliminateurs les plus recommandables. Il en est d'autres qui peuvent rendre des services : les *sudorifiques* et les *diurétiques*. Je citerai en outre un procédé original qui a été proposé par Poey, et dont on ne s'est pas occupé. Ce procédé consiste à placer le malade dans une baignoire métallique, de zinc par exemple, de lui faire tenir à la main l'électrode positive d'une pile, tandis que la baignoire est en communication avec le pôle négatif : suivant l'auteur de cette méthode, le mercure quitterait l'organisme et irait se porter sur le métal de la baignoire. Toujours est-il que ce moyen est infiniment plus rationel que l'administration, soit de l'or métallique proposé par Fallope comme un *attrahens mercurii vivi*, soit de l'oxyde d'or proposé par Lallemand.

L'*opium*, qui a été employé dans l'intoxication mercurielle, ne peut combattre que certains symptômes tels que l'éréthisme, non la maladie elle-même. L'*électrothérapie* est avantageuse pour combattre la paralysie. Un régime fortifiant, l'exercice, les ferrugineux, achèveront la guérison. Ces moyens sont les plus aptes à faire disparaître la cachexie mercurielle.

Enfin Merget (*loc. cit.*) a proposé le chlorure de chaux pour purifier l'air des ateliers où se répandent des vapeurs de mercure, le chlore qui se dégage du chlorure de chaux donnant naissance à du chlorure de mercure qui se précipite. Meyer (*Comptes rendus de l'Acad. des sc.,* 1873) a proposé de répandre de l'ammoniaque liquide dans les ateliers. Il a annoncé les bons résultats de cette pratique sans en donner l'explication.

RECHERCHE DU MERCURE.

Nous avons appris que le mercure s'élimine surtout par la bile, et que c'est dans les fèces qu'on en retrouve le plus après l'administration non seulement du calomel, mais des préparations solubles. Donc, on soumettra à l'analyse principalement les fèces, les urines et la salive, pendant la vie ; la bile, le foie et les autres organes parenchymateux, ainsi que le sang, après la mort.

On recourra au procédé de destruction par le chlorate de potasse et l'acide chlorhydrique (page 471). Le mercure se trouvera dans la liqueur, soit à l'état de bichlorure, soit à l'état de chlorure double de mercure et de potassium. Cette liqueur sera évaporée à siccité à une douce chaleur, et le résidu repris par l'eau distillée. On fera passer ensuite, dans la solution aqueuse filtrée, un courant d'hydrogène sulfuré qui donnera un précipité blanc sale, puis jaune rougeâtre, et enfin noir de sulfure de mercure. Ce précipité sera dissous dans l'eau régale, la solution évaporée à siccité et le résidu traité par l'eau distillée (1). On obtiendra ainsi, sous un petit volume, une solution contenant le mercure à l'état de bichlorure. Il sera facile de reconnaître la présence du sel mercurique aux caractères suivants, qui sont les principaux.

Avec la potasse et la soude : précipité rouge qui devient jaune ensuite.

---

(1) Il est bon d'ajouter à l'eau un peu d'acide chlorhydrique, pour dissoudre le sulfate basique de mercure engendré par l'action de l'eau sur le sulfate mercurique qui aurait pu se former pendant le traitement du sulfure de mercure par l'eau régale.

Avec l'ammoniaque : précipité blanc de chloramidure de mercure.

Avec l'iodure de potassium ou l'iodure de sodium : précipité rouge vif (biiodure de mercure), qui se dissout dans un excès d'iodure alcalin (iodure double de mercure et de potassium).

Avec l'acide sulfhydrique : précipité déjà indiqué.

Avec le sulfhydrate d'ammoniaque : précipité noir insoluble dans un excès de réactif.

Avec le protochlorure d'étain : précipité blanc, qui noircit par suite de la réduction du sel mercurique. Il paraît que cette réaction est sensible à 1/40 000 et même à 1/50 000.

Une lame ou un fil de cuivre plongé dans la solution d'un sel de mercure se recouvre d'un dépôt de ce métal.

Extraction du mercure par l'électrolyse. — Les réactions précédentes, excepté les deux dernières, sont insuffisantes pour déceler la présence de traces de mercure; à plus forte raison est-il difficile de recueillir un précipité par l'acide sulfhydrique dans la liqueur provenant de l'action réciproque du chlorate de potasse et de l'acide chlorhydrique, lorsque les matières soumises à l'analyse ne contiennent que de minimes quantités d'un composé mercuriel. Aussi est-il préférable de retirer de cette même liqueur le mercure par l'électrolyse.

On se sert, pour cela, d'une pile de Smithson, qu'on plonge dans la solution mercurielle acide. Cette pile est formée d'une lame de cuivre autour de laquelle est enroulée une lame d'or très mince. Le mercure se dépose sur la lame d'or.

On enlève cette lame d'or; puis, après l'avoir enroulée sur elle-même, on l'introduit dans un tube de verre effilé par un bout, et l'on chauffe sur une lampe à alcool ou à gaz. Le mercure se volatilise et vient se condenser dans la partie effilée du tube, que l'on a soin de tenir de manière que les vapeurs mercurielles aillent s'y condenser. On obtient ainsi une colonne de mercure semblable à celle d'un thermomètre. On conserve ce tube comme pièce de conviction.

Mayençon et Bergeret ont proposé récemment un procédé très

simple pour retirer le mercure par électrolyse et pour le caractériser (*Journal de Ch. Robin*, 1873). Supposons qu'on veuille reconnaître la présence d'une solution de ce métal dans l'urine. On fait plonger dans ce liquide, pendant une heure environ, un couple formé d'un clou de fer et d'un fil de platine. Le mercure se dépose sur le platine pendant ce temps. On retire le fil, le lave dans l'eau distillée, le dessèche, non en l'essuyant, mais en l'agitant à l'air, puis on l'expose à des vapeurs de chlore. Le mercure passe à l'état de bichlorure. Or, si l'on applique légèrement ce fil chargé de bichlorure sur une feuille de papier non collé, préalablement trempé dans une solution d'iodure de potassium au centième et très peu humide, on voit apparaître des traits rouges aux points touchés par le fil. Cette coloration rouge est celle du biiodure de mercure qui s'est formé. On la voit disparaître sous l'influence d'un très léger excès d'iodure de potassium, par exemple sous l'influence d'une goutte de la solution de ce sel, parce qu'il se forme alors un iodure double qui est incolore et très soluble.

Au lieu d'employer la pile de Smithson ou le couple proposé par Mayençon et Bergeret, on peut se servir de l'appareil de Danger et Flandin. Cet appareil (fig. 47) est composé d'un support S, d'un ballon A destiné à contenir la liqueur suspecte, d'une sorte d'entonnoir B, effilé à son extrémité inférieure et destiné à contenir de l'eau pure ou mieux additionnée d'une très faible quantité d'acide chlorhydrique. Un fil d'or, mis en communication avec le pôle positif d'une pile, pénètre dans l'entonnoir par la partie supérieure; un autre fil de même métal, mis en communication avec le pôle négatif, y pénètre inférieurement par la partie effilée.

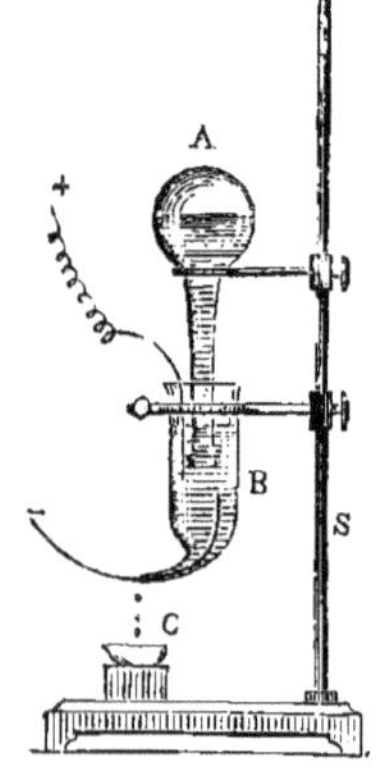
Fig. 47. — Appareil de Danger et Flandin.

Lorsqu'on a renversé le ballon A de manière que son col plonge dans l'eau de l'entonnoir B, celle-ci s'écoulant goutte à

goutte par la pointe effilée autour du fil d'or pour tomber dans
la cuvette C, l'extrémité du col du ballon se trouve mise à découvert au bout d'un certain temps ; de l'air y pénètre alors comme
dans une bouteille que l'on débouche renversée, et le liquide
du ballon passe ainsi alternativement et peu à peu dans l'entonnoir B. Le sel mercuriel est décomposé par l'électricité ; le mercure se dépose sur le fil négatif. Quand on s'aperçoit que l'opération est terminée, c'est-à-dire que tout le liquide du ballon a
passé dans l'entonnoir B, et que le dépôt du mercure sur le fil
d'or n'augmente plus, on retire ce fil et on le place, comme nous
l'avons dit précédemment pour la lame d'or de la pile de
Smithson, dans un tube de verre effilé. On chauffe de manière
que le mercure volatilisé aille se condenser dans la partie effilée
du tube, où il forme une colonne très visible à l'œil nu ou mieux
armé d'une loupe.

Observations.

I. — *Empoisonnement par 8 grammes de sublimé.* — *Mort en quatre jours.*

Le 10 février 1843, à 10 heures du matin, S. W., âgé de 38 ans, bien
constitué, introduit dans sa bouche 8 grammes de sublimé corrosif, en
gros fragments qu'il brise sous ses dents et avale, après quoi il boit une
pinte d'eau. Un médecin appelé immédiatement lui administre quatre
œufs. Il survient des vomissements et l'on trouve, dans la cuvette, un
fragment de sublimé du volume de la moitié d'une noisette. Le malade,
reçu à l'hôpital de Guy, offre l'état suivant : affaiblissement notable ;
extrémités froides ; circulation à peine perceptible ; respiration normale ;
gonflement de la langue et des lèvres ; sensation de constriction à l'œsophage ; connaissance parfaite. On lui donne immédiatement plusieurs
blancs d'œufs. A 2 heures de l'après-midi, gonflement très marqué et vive
sensibilité des lèvres et des gencives ; salivation commençante ; douleurs
dans la direction de l'œsophage et s'étendant jusqu'à l'estomac ; mouvement de déglutition excessivement douloureux ; plusieurs vomissements
de matières jaunâtres mêlées de sang ; légères douleurs abdominales ;
spasmes des extrémités inférieures ; genoux rapprochés du ventre ;
pouls petit, à peine perceptible ; langue blanche et si gonflée qu'elle ne
peut être sortie de la bouche ; température de la peau élevée. Dans la
journée, le malade boit deux pintes de lait et l'albumine de vingt-quatre
œufs.

Le 11 février, pendant la nuit, plusieurs accès violents de hoquet,
avec vive sensibilité à la région épigastrique ; violente céphalalgie: déglutition plus difficile ; lèvre inférieure considérablement enflée et excoriée

sur le côté; pouls petit, filant, à peine perceptible; plusieurs vomissements et déjections verdâtres; pieds froids ; coloration jaune générale de
la peau.

Le 12, même état. Le gonflement des lèvres a un peu diminué. Le malade a vomi un peu de matières verdâtres, et rendu des selles de couleur
foncée, mêlées de sang. Extrémités chaudes.

Le 13, déglutition un peu plus facile; sensation de brûlure dans l'œsophage; pouls petit, à peine perceptible; pas une seule goutte d'urine
depuis son entrée; un peu de sommeil pendant la nuit; hoquet; selles
fréquentes et sanguinolentes, ou mêlées de sang et de mucus; peu de douleurs abdominales; nausées persistantes; lèvres presque revenues à leur
état normal; langue toujours aussi volumineuse et couverte d'une couenne
blanche. A 4 heures de l'après-midi, pouls toujours à peine perceptible ;
délire. On est forcé d'attacher le malade.

Le 14, à 6 heures du matin, respiration stertoreuse; état très grave ;
paupière supérieure et lèvre inférieure pendantes. A midi, forte constriction de l'œsophage; parole impossible, quoique le malade conserve un peu
sa connaissance; ni urines ni garde-robes depuis la veille au soir; respiration stertoreuse; mort à 3 heures.

Autopsie vingt-deux heures après la mort. — Rigidité générale, sans
traces de décomposition. Le péritoine, qui est normal, contient une once
de sérosité citrine; on observe, sur la grande courbure de l'estomac, à
quatre pouces du pylore, une plaque inflammatoire de l'étendue de la
paume de la main. La muqueuse stomacale est fortement injectée et présente partout des signes d'inflammation, sans couleur ardoisée, comme
cela s'observe souvent à la suite de cet empoisonnement; elle n'offre ni
érosions ni ulcérations. Le duodénum et le jéjunum sont à l'état normal.
La muqueuse de tiers inférieur de l'iléon est enflammée; il existe plusieurs
taches inflammatoires près du cæcum, une forte inflammation du gros intestin, avec quelques ulcérations du diamètre d'un petit pois. Le foie est
volumineux et congestionné; la vésicule contractée renferme très peu de
bile. Rate congestionnée, de volume ordinaire; pancréas normal. Les
reins sont un peu congestionnés; on observe, dans la substance corticale,
de petits points rouges. La vessie, qui est fortement contractée, et dont la
muqueuse est un peu injectée, contient environ 15 grammes d'une urine
trouble. La muqueuse œsophagienne présente une rougeur prononcée,
sans autre altération. Les poumons sont fermes, lourds, œdémateux. La
muqueuse bronchique, enflammée dans toute son étendue, renferme
beaucoup de mucus écumeux. Les glandes bronchiques sont légèrement
développées. Le péricarde renferme 45 grammes d'un liquide couleur
paille. Le cœur, moins volumineux que d'habitude, n'offre pas d'altérations. (*Gazette médicale*, 1844.)

Empoisonnement par le sublimé corrosif. — Stéatose généralisée du foie et des
reins. — Accidents urémiques. — Mort au bout de dix-sept jours.

Une femme, âgée de 26 ans, enceinte de trois mois, avala une solution
de sublimé corrosif contenant la dose de six bains. Elle aurait donc pris au
moins une soixantaine de grammes de poison. Presque immédiatement

après, elle éprouva une violente douleur épigastrique, et fut prise de vomissements abondants qui se répétèrent cent cinquante à deux cents fois et mélangés d'un peu de sang.

Le lendemain matin, 26 mai, on apportait la malade à l'hôpital Lariboisière, où elle fut admise dans le service de M. Richard.

Au moment de son entrée, la malade se plaint de douleurs vives au creux de l'estomac, avec sentiment de cuisson et de brûlure tout le long de l'œsophage. Les vomissements ne sont pas arrêtés; ceux que nous voyons sont bilieux, verdâtres. Elle a de la céphalalgie et se plaint de coliques, mais il n'y a pas de diarrhée. Elle n'a pas uriné depuis la veille ; cependant la vessie n'est pas distendue et le cathétérisme n'en fait sortir qu'une goutte d'urine.

Le facies est altéré, les traits sont tirés et les yeux caves; le pouls est petit et dur, il marque 90. La langue est épaisse, blanche; il y a expuition presque continuelle de crachats grisâtres ; l'haleine est fétide. La muqueuse buccale est gangrenée en plusieurs points; il y a en outre une gingivite intense avec saveur métallique très prononcée.

Les vomissements ayant été très abondants, on n'administre pas de nouveau vomitif, mais seulement de l'eau albumineuse et une potion au chlorate de potasse. Les vomissements et les selles persistent, mais ces symptômes sont moindres qu'auparavant.

Le lendemain matin, l'état général paraît bon ; la face n'est plus altérée, le pouls bat 75 fois par minute; les douleurs d'estomac et les vomissements ont disparu; mais il y a anurie complète jusqu'au 30 mai, où la malade évacua spontanément un demi-verre d'une urine très foncée, non sanguinolente, mais contenant une grande quantité d'albumine. L'analyse chimique y décela la présence d'un sel mercuriel. A partir de ce moment, la malade ne rendit chaque jour que quelques gouttes d'urine.

Cependant elle allait toujours de mieux en mieux, son état général était excellent, les eschares de la bouche et du pharynx étaient tombées, l'appétit était revenu, les digestions se faisaient assez bien, et tout faisait prévoir une guérison prochaine, lorsque le samedi soir, 6 juin, la scène changea brusquement. La malade fut reprise tout à coup de nausées, de vomissements verdâtres; elle ne pouvait plus supporter les potages ; elle se plaignait d'une douleur vive dans le ventre et au niveau des hypochondres. Le pouls battait 100 fois par minute; la face était profondément altérée.

Le 7 juin, l'état est aggravé; pouls petit, filiforme, à 120 ; respiration anxieuse. Il y a une douleur vive au niveau du foie, qui déborde légèrement les fausses côtes. Les vomissements verdâtres persistent; la malade ne peut absolument rien supporter. Il y aussi quelques coliques et un peu de diarrhée jaunâtre. Il y a toujours absence de ballonnement du ventre. — A onze heures, la malade expulse un fœtus d'environ trois mois, macéré, et paraissant mort depuis plusieurs jours. Une demi-heure après, la délivrance est faite sans accident ; le délivre paraît complet.

6 juin. — Les symptômes s'aggravent de plus en plus. Le pouls est devenu presque imperceptible; il y a du délire pendant la nuit; la malade paraît insensible à ce qui se passe autour d'elle, cependant elle répond encore aux questions qu'on lui fait. Au moment où on la découvre, il se

répand une odeur urineuse infecte, quoiqu'elle n'ait pas uriné dans son lit. Depuis l'avortement, il y a une mixtion d'environ 100 grammes d'urine, contenant encore de l'albumine en grande quantité et du mercure. Le ventre est toujours aplati.

9 juin. — Les vomissements ont cessé, mais l'état général s'est aggravé. Il y a eu du délire et de l'agitation pendant toute la nuit, et la malade est dans le coma. Elle ne répond plus aux questions qu'on lui adresse ; cependant, lorsqu'on appuie au niveau du foie, elle accuse encore de la douleur en poussant quelques gémissements plaintifs. Il est presque impossible de compter le pouls, tellement il est petit et fréquent. La respiration est embarassée. La langue est sèche, fendillée, noirâtre, les dents recouvertes d'un enduit fuligineux ; l'haleine répand une odeur infecte. Il y a d'ailleurs, tout autour de la malade, une odeur urineuse repoussante.

10 juin. — Aggravation de tous les symptômes, coma absolu, prostration profonde, yeux excavés, entourés d'un cercle bleuâtre.

11 juin. — Mort à midi.

Autopsie trente-six heures après la mort. — L'estomac contient environ un verre d'une matière liquide, jaunâtre, analogue aux selles rendues pendant la vie. — Arborisations et rougeur très vive, surtout par places, et occupant toute la grande courbure de l'estomac. Il existe au niveau de la grande courbure une perforation et, autour de cette perforation, une ulcération profonde des tuniques de l'estomac. L'intestin grêle et le gros intestin sont rouges et arborisés, mais ne présentent pas d'ulcérations. L'utérus contient une matière grisâtre ramollie. Il n'y a aucune trace d'inflammation dans les annexes de cet organe. Le cerveau est complètement sain.

Le foie et les reins sont le siège d'altérations remarquables. Le premier organe présente à la coupe une consistance pâteuse, un aspect jaunâtre, décoloré ; la surface de section est lisse et graisseuse ; en un mot, on remarque tous les caractères de la dégénérescence graisseuse, ainsi que l'a démontré d'ailleurs l'examen histologique fait avec soin. Les reins sont tuméfiés, mous, lisses. Après décortication, ils présentent des taches jaunâtres par places, variant comme étendue entre quelques millimètres carrés et quelques centimètres carrés. A la coupe, ils sont décolorés, jaunâtres. Dans certains endroits, les tubuli et les glomérules de Malpighi existent encore, mais ils sont atteints de stéatose ; dans d'autres endroits, tout le parenchyme est détruit et l'on ne trouve plus que des gouttelettes graisseuses (HÉNOCQUE, *Société anatomique*, juillet 1868).

Empoisonnement par deux douches vaginales de sublimé corrosif. — Mort.

A une jeune femme de 17 ans, primipare, sur le point d'accoucher, une sage-femme administra deux douches vaginales à 1/500e de chlorure mercurique. A la suite de ces injections, il y eut expulsion d'un mucus sanguinolent, et, au bout de quelques heures, il y eut des douleurs abdominales, de la diarrhée, une élévation de température, en même temps que se développèrent les caractères des empoisonnements mercuriels. Après l'accouchement d'un enfant vivant, la malade mourut dans le coma, la nuit qui suivit le jour où elle avait pris les douches.

Fleischmann, auquel on doit cette observation, ajoute que l'autopsie démontre que la mort doit être attribuée à l'emploi du sublimé et que ce poison, pénétrant dans l'utérus, a dû être absorbé par une lésion superficielle formée au début des douleurs de l'enfantement. Il en conclut que le sublimé doit être limité à la désinfection des parties externes, ainsi qu'au lavage des mains et des instruments (*The Therapeutic Gazette*, 1887).

Empoisonnement par le sublimé. — Mort.

Une jeune fille de 9 à 10 ans, bien constituée, atteinte de la teigne, est d'abord traitée par les ferrugineux, les lotions phéniquées et glycérinées; puis par des lotions au sublimé, prescrites par le Dr Murray-Leloir : douleurs intenses, oreilles gonflées, ampoules sur la tête rasée; la face est bouffie, les paupières œdématiées, les gencives gonflées, ainsi que les glandes parotides et sous-maxillaires, ce qui détermine un écoulement de salive par la bouche. On administre un peu d'acétate de morphine. Trois jours après, les symptômes disparaissent presque complètement et on administre du café à la petite malade; mais vingt-quatre heures après, la malade perd connaissance et ne peut être rappelée à la vie.

A la suite de ce cas malheureux, le Dr Tilbury Fox publie une lettre dans laquelle il annonce qu'il s'est servi souvent du sublimé dans le traitement de la teigne, sans avoir eu aucun accident; mais il pense qu'il vaut mieux recourir à une autre médication, afin d'éviter le retour de semblables accidents.

XIV. — SELS D'ALUMINIUM.

EMPOISONNEMENT PAR L'ALUN.

L'aluminium est un métal à la fois brillant et léger qui a été obtenu, pour la première fois, en 1827, par Wöhler, en décomposant le chlorure d'aluminium par le potassium. On l'isole facilement aujourd'hui, grâce aux travaux de Sainte-Claire Deville, en décomposant par le sodium le chlorure double d'aluminium et de sodium.

État naturel. — L'aluminium est, après le calcium, le métal le plus répandu dans la nature. Son oxyde, l'alumine, joue en effet un grand rôle dans la formation de l'écorce solide du globe.

L'alumine se trouve parfois à l'état pur et constitue les *corindons hyalins, harmophanes* et *grunulaires*. Parmi les corindons hyalins se trouvent le *saphir blanc*, le *saphir oriental*, le *saphir indigo*, le *rubis oriental*, l'*améthyste orientale*, la *topaze orientale*, l'*émeraude orientale*, suivant que ces pierres sont incolores ou colorées en bleu d'azur, indigo, rouge cramoisi, en violet, en jaune ou en vert. L'émeraude orientale ne doit pas être confondue avec l'émeraude proprement dite, qui, de même que l'*euclase*, est un silicate double d'aluminium et de glucynium. Le corindon est la substance la plus dure que l'on connaisse après le diamant. Sa poudre constitue l'*émeri*, auquel on a attribué, comme au verre pilé, des empoisonnements mécaniques dont l'étude doit être renvoyée à celle des corps étrangers dans les ouvrages de pathologie chirurgicale. Les combinaisons de l'alumine avec la magnésie constituent les *spinelles*, telles que le *rubis spinelle* qui contient, outre la magnésie, un peu d'oxydes de fer et de chrome. Les *kaolins*, les *argiles* sont des silicates d'alumine hydratés contenant un peu de potasse et d'oxyde de fer qui leur donnent de la fusibilité. Les kaolins proviennent de la décomposition des *feldspaths*, qui sont des silicates doubles d'alumine et de potasse (*feldspath orthose*), ou de soude (*feldspath albite*), ou de chaux (*feldspath labrador*). Les *marnes* sont des argiles contenant du carbonate de chaux ; les *ocres* sont des argiles contenant du sesquioxyde de fer en quantité notable. Le *bol blanc* qu'on employait jadis en médecine n'est qu'une marne desséchée ; le *bol d'Arménie*, ou *bol oriental*, n'est qu'une argile ocreuse ; la *terre sigillée* ou *scellée de Lemnos* est une terre alumineuse rosée. Ces substances sont inusitées aujourd'hui, si ce n'est la terre sigillée qui entre dans la confection d'hyacinthe, médicament absorbant et stomachique dont l'emploi est presque complètement abandonné.

Malgré sa profusion dans le règne minéral, l'*aluminium n'existe pas normalement dans l'organisme animal*. On l'a rencontré, il est vrai, dans quelques os fossiles, mais il est incontestable qu'il y avait pénétré par infiltration. L'absence de ce métal dans l'économie de l'homme et des animaux s'explique par ce fait que les végétaux n'en contiennent pas, si ce n'est peut-être quelques lycopodes, quelques champignons, et dans le

vin, qui en contient par litre quelques milligrammes, à l'état
salin. Enfin on comprend également que les végétaux n'en renferment pas non plus, puisque les eaux de sources et de rivières,
en courant sur des lits d'argile, n'enlèvent ni alumine ni silicates d'alumine, qui sont insolubles. Il n'y a que l'alumine
hydratée, récemment obtenue par précipitation dans un verre à
expériences, qui puisse se dissoudre dans l'eau en quantité
extrêmement faible.

J'ai cru devoir entrer dans ces détails sur l'état naturel de
l'aluminium, parce que les notions que je viens d'indiquer intéressent le chimiste expert. En effet, il pourrait se faire que
l'analyse indiquât la présence de l'alumine dans les matières
examinées; or il est nécessaire d'être prévenu que cette alumine pourrait provenir soit de la terre lors de l'exhumation, soit
de l'ingestion d'argile ou d'une terre argileuse, comme il arrive
parfois chez les enfants, soit de l'ingestion d'une préparation
contenant du bol d'Arménie ou de la terre sigillée.

EFFETS TOXIQUES DES SELS D'ALUMINIUM.

L'aluminium métallique n'est pas dangereux; en effet, ce
corps simple, lorsqu'il est pur, résiste beaucoup plus qu'on ne
le croyait autrefois à l'action des substances qui attaquent en
général les métaux. Ainsi, l'eau est sans action sur lui à une
température quelconque; l'hydrogène sulfuré et l'acide sulfurique ne l'attaquent pas; l'acide azotique ne le dissout que très
difficilement et sous l'influence de la chaleur. Néanmoins, l'aluminium présente un inconvénient qui est très grave. Ce métal
est dissous par l'acide chlorhydrique et par les chlorures alcalins; il se forme alors du chlorure d'aluminium, lequel se décompose dans l'eau en donnant de l'alumine et régénérant l'acide
chlorhydrique (Le chlorure d'aluminium ne demeure indécomposable dans l'eau que lorsqu'elle renferme une assez grande
quantité d'acide chlorhydrique). Il résulte de ces faits que l'on
ne peut recourir à l'emploi de l'aluminium pour fabriquer de la

vaisselle, car celle-ci se détruirait à la longue sous l'influence du sel marin, de sorte que l'on finirait par l'avaler à l'état d'alumine.

Une autre question se pose alors. L'alumine est-elle dangereuse? Cette substance, lors même qu'elle est hydratée, ne se dissolvant que dans des proportions très minimes non seulement dans l'eau pure, mais dans l'eau acidulée par l'acide chlorhydrique, se comporte de la même manière dans le suc gastrique; elle ne peut donc être absorbée qu'en quantité infinitésimale, si toutefois l'absorption est possible. Or, cette absorption est problématique, et même, suivant Lehmann (*Lehrbuch der physiologischen Chemie*, I, S. 458), elle n'a pas lieu. Introduite dans le canal intestinal, elle s'unit avec les substances organiques, et en particulier avec les matériaux de la bile, pour former des combinaisons insolubles. Elle agit comme une substance absorbante. Elle est considérée comme telle dans la pharmacopée autrichienne, et employée aux doses de 10 à 60 centigrammes dans les diarrhées opiniâtres, particulièrement chez les enfants D'ailleurs, l'ingestion de l'argile n'est pas suivie d'accidents notables.

Il nous reste alors à considérer les effets des principaux sels d'aluminium, qui sont les sulfates et l'alun ordinaire.

1° **Sulfate d'alumine.** — On connaît trois sulfates d'alumine, savoir :

1° Le *sulfate neutre*, $Al^2(SO^4)^3 + 18H^2O$ (1), ou (Al^2O^3), $3SO^3 + 18HO$ (2), qui cristallise en lames minces, élastiques et nacrées, très solubles dans l'eau et à peine solubles dans l'alcool. La saveur en est sucrée et astringente, et la réaction acide, bien qu'il satisfasse à la composition des sels neutres. On le prépare en traitant par l'acide sulfurique un kaolin aussi peu ferrugineux que possible.

2° Le *sulfate bibasique* $(Al^2O^3)^3$, $3SO^3$, qu'on obtient en faisant digérer une solution concentrée du premier sel avec l'alumine hydratée.

(1) Formule unitaire et en poids atomiques.
(2) Formule dualistique et en équivalents.

3° Le *sulfate tribasique* $(Al^2O^3)^3$, $3SO^3$, qui se précipite lorsqu'on ajoute une petite quantité d'ammoniaque à la solution du sulfate neutre. Ce sel est insoluble. On le rencontre parfois dans la nature.

Le sulfate basique d'alumine, introduit dans le tube digestif, paraît n'être pas absorbé et demeurer presque inactif. En effet, Lehmann(*loc. cit.*)ayant pris en quarante-huit heures 3 grammes de ce sel, et ayant recueilli son urine éliminée pendant ce temps, ne put reconnaître dans ce liquide la présence de l'alumine, mais il en trouva dans les cendres des fèces. Pendant les premiers jours qui suivirent cette expérience, les excréments solides étaient presque inodores.

Effets du sulfate neutre d'alumine. — Il est probable que ce composé ne serait pas absorbé davantage que le sulfate bibasique. On ne possède toutefois aucune donnée à ce sujet. D'ailleurs ce sel, qui a été introduit dans la thérapeutique par Homolle, n'est pas administré à l'intérieur.

Mais, lorsqu'il est injecté dans le sang, même à des doses relativement faibles, le sulfate neutre d'alumine tue rapidement les animaux, ainsi que me l'ont démontré les deux expériences suivantes, qui sont, à ma connaissance, les seules que l'on possède. Je les ai faites autrefois dans le but de comparer l'activité du sulfate d'alumine avec celle du sulfate de glucynium ou de glucyne, dont je parlerai plus loin.

Ayant injecté dans une veine d'une patte postérieure, chez un chien de taille ordinaire, 3 grammes de sulfate d'alumine dissous dans 20 grammes d'eau distillée, j'ai vu l'animal succomber immédiatement par l'arrêt presque instantané du cœur. J'avais ainsi la preuve que ce sel se comportait comme la plupart des composés métalliques.

Dans une autre expérience, j'ai injecté, de la même manière, $1^{gr},5$ du même sel, dissous également dans 20 grammes d'eau distillée. L'injection a été pratiquée en vingt secondes environ. Le cœur s'est ralenti immédiatement et les battements en sont devenus à peine perceptibles à l'oreille appliquée sur la poitrine de l'animal, et ils ont même cessé, tandis que les mouvements respiratoires s'effectuaient encore, quoique péniblement. Puis ceux-ci ont cessé bientôt, au bout d'une minute, tandis que les battements cardiaques sont redevenus perceptibles. Mais ils étaient excessivement faibles, et ils se sont arrêtés à leur tour complètement au bout de deux à trois minutes. A l'autopsie qui fut pratiquée aussitôt, le cœur se présenta rempli de sang fluide, rouge à gauche et moins rutilant à droite, comme à l'état normal. Les cavités droites étaient excessivement distendues, de sorte que le sang s'en élança avec force lorsqu'elles furent ouvertes. Les veines caves et le système de la veine porte étaient également très distendus, le foie et la rate d'un brun noir offraient une hypérémie considérable; les reins, au contraire, étaient anémiés; quant aux poumons, ils étaient peu congestionnés. Cette anémie des reins et la déplétion du système artériel, en opposition avec l'hypérémie du foie et de la rate et la réplétion du système veineux, s'explique par l'impuissance dont le cœur s'est trouvé atteint par suite de la paralysie de ses fibres sous l'influence du poison. De fait, la pince électrique ne provoquait aucune contraction de cet organe. Les muscles du tronc et des membres pouvaient encore se contracter sous l'influence de cet appareil, surtout lorsqu'on excitait les nerfs qui les animent, les nerfs sciatiques par exemple, mais les contractions paraissaient moins fortes que d'ordinaire. D'ailleurs, en versant une solution de sulfate d'alumine sur certains muscles et de l'eau pure sur d'autres muscles de même nom, les contractions cessaient bientôt dans les premiers, tandis qu'elles étaient manifestes dans les seconds lorsqu'on les touchait les uns et les autres avec la pince électrique. En trempant les nerfs dans une solution de ce même sel et les excitant ensuite, les muscles correspondants se contractaient encore. Cette substance s'est donc révélée comme possédant la propriété d'abolir la contractilité musculaire en respectant les propriétés des nerfs moteurs; en d'autres termes, *le sulfate d'alumine serait un poison mus-*

culaire. Toutefois ces résultats demandent à être confirmés par d'autres recherches.

2° **Alun ordinaire.** — L'alun ordinaire est le sulfate double d'alumine et de potasse. Il cristallise en octaèdres (on peut également l'obtenir cristallisé en cubes comme l'alun de Rome) contenant 24 molécules d'eau. Lorsqu'on le chauffe, il fond d'abord dans son eau de cristallisation qu'il perd ensuite, puis il se boursoufle et donne pour résidu l'*alun calciné* des pharmacies.

Ce composé est le type d'une série de sulfates doubles d'un métal monoatomique tels que le potassium, le sodium, l'ammonium, le rubidium, etc., et d'un métal tétratomique tels que l'aluminium, le fer, le manganèse, le chrome.

$K^2SO^4 + Al^2(SO^4)^3 + 24H^2O$..... Alun ordinaire ou de potasse.
$Na^2SO^4 +$ — — ..... Alun de soude.
$(AzH^4)2SO^4 +$ — — ..... Alun ammoniacal.
$Rb^2SO^4 +$ — — ..... Alun de rubidium.
$K^2SO^4 + F^2(SO^4)^3 + 24H^2O$ ..... Alun de fer et de potasse.
$Na^2SO^4 +$ — — ..... Alun de fer et de soude.
$K^2SO^4 + Mn^2SO^4)^3 + 24H^2O$...... Alun de manganèse et de potasse.
$K^2SO^4 + Cr^2(SO^4)^3 + 24H^2O$, etc. Alun de chrome et de potasse, etc.

On voit, par ce qui précède, que cette série est nombreuse, et qu'il existe même des aluns ne renfermant pas un atome d'aluminium. Tous sont solubles, astringents et cristallisent en octaèdres contenant 24 molécules d'eau. Les cristaux de l'alun de chrome sont splendides. Ils ont une belle couleur bleu violet et l'on peut les obtenir très volumineux.

Mais, de tous ces composés, le premier est le seul qui nous intéresse à cause des empoisonnements auxquels il peut donner lieu. Toutefois, malgré les usages nombreux qu'on fait de l'alun dans l'industrie et dans la médecine, l'intoxication par cette substance est extrêmement rare. Il n'en existe même dans la science que deux cas authentiques suivis de mort : le premier cité par Taylor. sans en donner le moindre détail; le second, qui est récent, et dont l'observation est rapportée plus loin. Tardieu a cité un autre exemple dans son *Étude médico-*

légale sur l'empoisonnement (page 216); mais l'alun a paru agir, dans ce cas, plutôt comme cause déterminante qu'effective, chez un enfant qui était en proie à une diarrhée presque continuelle, et qui était tombé dans une véritable étisie.

On a ajouté autrefois, particulièrement en Angleterre, de l'alun à la farine, comme on y a ajouté également du sulfate de cuivre. Le pain contenant de l'alun est indigeste. Suivant Snow, le rachitisme serait l'une des conséquences de l'usage d'un aliment ainsi falsifié, le phosphate calcaire contenu dans la farine se transformant en sulfate de chaux inapte à la nutrition du système osseux. Mais ce qui doit nous occuper ici, c'est l'intoxication aiguë produite par l'alun.

Symptômes. — Aussitôt après l'ingestion de l'alun en solution aqueuse, ou partiellement en suspension dans l'eau qui ne l'a pas dissous entièrement, les victimes, jusqu'ici heureusement peu nombreuses, ont éprouvé une sensation de douleur vive et brûlante dans la bouche, le pharynx et l'estomac ; puis il est survenu des vomissements plus ou moins abondants et des évacuations alvines avec coliques violentes, malaise général et anxiété. Il faut remarquer toutefois que les vomissements et les selles n'ont pas toujours lieu, ce qui constitue un élément grave dans l'intoxication, ainsi que nous le verrons dans l'observation qui sera citée plus loin. Le patient n'eut qu'un seul vomissement sanguinolent. Lorsque le tube digestif a été débarrassé du poison, il ne reste, en général, que de l'épigastralgie et des coliques qui disparaissent au bout de deux à trois jours. Mais, dans le cas opposé, ou lorsque le poison a pu être absorbé, on a remarqué une prostration considérable, la petitesse du pouls qui, accéléré d'abord, est devenu intermittent et filiforme ; des lipothymies, de la réfrigération ; enfin la mort est arrivée au bout de quelques heures.

L'empoisonnement par l'alun a présenté une marche semblable chez les animaux dans les expériences faites par Orfila et par Devergie. Orfila, se fondant sur des expériences où des chiens, ayant reçu des doses assez fortes d'alun, s'étaient très bien rétablis, avait cru devoir considérer l'alun comme une substance très peu active. Mais il modifia son opinion à la suite d'autres expériences où, les vomissements n'ayant pas eu lieu, les animaux succombèrent après avoir eu des selles et éprouvé une faiblesse générale.

Les doses d'alun capables d'amener la mort sont peu déterminées. Nous savons néanmoins que 30 grammes suffisent chez l'homme.

Lésions anatomiques. — La seule autopsie que l'on possède, à la suite d'empoisonnement chez l'homme, est celle qui est consignée dans l'observation citée plus bas. Je renvoie donc à cette observation. Mais il est utile de faire remarquer que des lésions presque identiques ont été observées par Devergie, dans une expérience faite sur un chien, auquel il avait fait prendre 60 grammes d'alun calciné dissous dans 180 grammes d'eau, et qui succomba au bout de huit heures. « La surface interne de l'estomac était d'un blanc grisâtre ; celle de l'estomac était blanche dans les quatre cinquièmes supérieurs de son étendue et jaune dans le reste. La membrane muqueuse était comme chagrinée. Elle était ramollie à tel point que les frictions faites avec la pulpe des doigts suffisaient pour la détacher. Elle paraissait désorganisée dans la presque totalité de son étendue ; lorsqu'on l'enlevait, on apercevait une coloration rouge brique de la tunique musculeuse. » Enfin, j'ajouterai que, suivant Devergie, l'alun calciné en partie, suspendu dans l'eau froide, est un mélange beaucoup plus délétère que s'il avait été préparé à l'eau chaude et entièrement dissous.

Mécanisme de l'intoxication par l'alun. — Je viens d'exposer, d'après les quelques données que l'on possède, les caractères de l'empoisonnement par l'alun. Il s'agit maintenant de nous rendre compte de la manière dont la mort arrive dans cet empoisonnement.

Tardieu et d'autres avant lui ont rangé l'alun parmi les poisons irritants ou corrosifs. Sans doute cette substance possède une réaction très acide ; elle est douée de propriétés irritantes, ainsi que le démontrent les lésions anatomiques; mais divers agents tels que le sulfate de cuivre, le sulfate de zinc, le sublimé, possèdent également des propriétés irritantes, et néanmoins, dans l'intoxication aiguë par les solutions de ces substances, la mort est consécutive à l'action dépressive exercée sur le système musculaire, action mise en évidence par l'expérience aussi bien que par l'observation chimique. N'en serait-il pas de même de l'alun? Cette supposition est infiniment probable. En effet, ce sel résulte de l'union de deux autres : du sulfate de potasse, qui est un poison musculaire, et du sulfate d'alumine, qui paraît devoir être considéré comme un poison de la même classe, d'après les expériences que j'ai rapportées. D'ailleurs l'alun est absorbable dans le tube digestif; on l'a retrouvé dans divers organes chez le sujet de l'observation citée plus bas; il diffère en cela du sulfate d'alumine qui, d'après Lehmann, ne serait pas absorbé après son ingestion dans l'estomac. S'il en est ainsi, on explique facilement, par l'action dépressive exercée sur le système musculaire, les principaux symptômes de l'empoisonnement par l'alun, tels que la prostration, la réfrigération, la petitesse du pouls, les lipothymies et la mort, qui arrive en quelques heures, l'intelligence restant intacte pendant ce temps, de même que dans l'intoxication par les poisons musculaires en général.

3° **Acétate d'alumine.** — Ce sel, qui est très soluble dans l'eau et incristallisable, possède une saveur extrêmement astringente. On l'obtient en décomposant le sulfate d'alumine par l'acétate de plomb. Il est employé en grand dans la teinture, où il est connu sous la dénomination de *mordant rouge des indienneurs*.

Malgré l'emploi journalier de l'acétate d'alumine, on ne connaît aucun exemple d'empoisonnement par cette substance.

Traitement. — On a conseillé, comme antidotes, *la magnésie hydratée*, une solution faible de *carbonate d'ammoniaque* (Taylor); *la magnésie calcinée* et *le lait* (van Hasselt). La magnésie et le carbonate d'ammoniaque ont pour effet de précipiter l'alumine, et de se transformer en sulfates de magnésie et d'ammoniaque ; quant à la caséine du lait, elle forme avec les sels d'aluminium un coagulum insoluble. A la place du lait, on peut faire ingérer des blancs d'œufs délayés dans l'eau, car l'albumine précipite ces mêmes sels. Mais le précipité se dissolvant dans un excès d'une solution soit de sulfate d'alumine, soit d'alun, soit d'acétate, il faut avoir soin de faire prendre l'antidote en quantité suffisante.

Il va de soi qu'on doit provoquer les *vomissements* soit avant, soit après l'administration de ces substances.

RECHERCHE DU POISON.

Il faut se rappeler que l'aluminium n'existe pas normalement dans l'organisme. Quant à la recherche de ce métal dans un cas d'empoisonnement par les sels d'alumine, elle peut s'effectuer facilement de la manière suivante :

On traite les matières suspectes par le mélange d'acide chlorhydrique et de chlorate de potasse. On peut aussi détruire les matières organiques par la carbonisation directe ; les composés d'aluminium se retrouvent dans les cendres à l'état d'alumine. On traite ces cendres par l'acide chlorhydrique bouillant ou par l'eau régale qui dissout l'alumine et donne du chlorure d'aluminium.

On verse de l'ammoniaque dans la solution, et l'on obtient ainsi un précipité d'alumine. Ce précipité est mélangé avec de l'oxyde de fer provenant de ce métal qui existe normalement dans l'économie. Pour séparer ces deux oxydes, on traite le mélange par la potasse, ou bien on le porte au rouge dans un creuset après l'avoir mélangé avec du carbonate de soude anhydre. L'alumine passe à l'état d'aluminate de potasse ou de soude, tandis que l'oxyde de fer reste intact. On traite par l'eau bouillante qui dissout l'aluminate ; enfin la solution filtrée, neutralisée par l'acide chlorhydrique, donne un précipité d'alumine qui se dissout dans un excès de cet acide.

Cette solution doit présenter les caractères suivants :

Avec la potasse et la soude : précipité blanc d'alumine hydratée, soluble dans un excès de réactif.

Avec l'ammoniaque, les carbonates alcalins, le sulfhydrate d'ammoniaque : précipité blanc d'alumine hydratée, insoluble dans un excès de ces réactifs. (L'acide sulfhydrique ne précipite pas les sels d'alumine, et l'acide tartrique empêche les précipités avec les réactifs précités.)

L'alumine humectée de quelques gouttes d'azotate de cobalt, puis fortement calcinée, prend une belle coloration bleue (bleu Thénard).

L'alumine est dosée en nature après avoir été calcinée.

Si l'on trouvait de l'alumine dans les matières soumises à l'examen, et si l'on obtenait un précipité anomal de sulfate de baryte en traitant par le chlorure de baryum la solution provenant du traitement par l'acide chlorhydrique et le chlorate de potasse, on pourrait affirmer que les matières suspectes contenaient du sulfate d'alumine. Si l'on trouvait en même temps un excès de potasse dans les cendres provenant de la carbonisation directe, on pourrait affirmer que ces mêmes matières contenaient de l'alun ordinaire. Il pourrait se faire que le sel d'aluminium ingéré fût l'acétate. Pour reconnaître la présence de ce sel, on traiterait par l'eau distillée les matières suspectes, puis on évaporerait à siccité les liqueurs filtrées, après les avoir additionnées de carbonate de soude. Le résidu contiendrait de l'acétate de soude qu'on enlèverait à l'aide de l'alcool absolu dans lequel cet acétate est très soluble à chaud. L'alcool l'abandonnerait par le refroidissement et par l'évaporation. Il devrait présenter les caractères des acétates, dont les principaux sont : 1° de donner lieu à un dégagement soit d'acide acétique, soit d'éther acétique, reconnaissables à leurs odeurs lorsqu'on traite à chaud les acétates, soit par l'acide sulfurique seul, soit par cet acide et l'alcool; 2° de donner naissance à du cacodyle, qui a une odeur caractéristique et qui se forme lorsqu'on chauffe les acétates à 200 degrés avec de la potasse et de l'acide arsénique; 3° de communiquer à une solution faible de perchlorure de fer une coloration d'un rouge foncé.

La recherche de l'alun dans le pain n'offrirait aucune difficulté. Pour retrouver l'alumine et la potasse, on suivrait le procédé de la carbonisation directe. Enfin, pour constater la présence des *sulfates* de ces bases, on traiterait ce pain par l'eau bouillante, et l'on traiterait par le chlorure de baryum la liqueur filtrée.

Observation.

Empoisonnement par 30 grammes d'alun. — Mort.

Le 15 mai 1872, le nommé N. M..., âgé de 57 ans, envoya son fils chercher du sel d'Epsom (sulf. de magnésie) chez un pharmacien, et en ingéra, vers minuit, environ 30 grammes en une prise, et dissous dans un gobelet d'eau froide. Huit heures plus tard il succombait après d'atroces souffrances.

Voici les symptômes qui ont suivi l'absorption du prétendu sel d'Epsom : d'abord sensation de resserrement et de brûlure dans la bouche, la gorge et l'estomac; nausées incessantes suivies d'un seul vomissement sanguinolent; pas de selles; malaise extrême; puis angoisses insupportables; pouls petit, accéléré, respiration fréquente; lipothymies répétées; intelligence et sens intacts.

Le malade, attribuant tous ces troubles à une action du sel purgatif qu'il croyait avoir ingéré, ne réclama les soins de son médecin que le matin. Celui-ci le vit à sept heures et reconnut de suite l'existence d'un empoisonnement; mais, en l'absence de renseignements précis, il ne put découvrir la nature de la substance ingérée et se borna à prescrire un demi-flacon de limonade Rogé, une forte infusion de café, des lavements ricinés et des cataplasmes sur le ventre. Le malade se trouvait déjà à ce moment dans un état désespéré : pouls intermittent, filiforme; peau froide. La déglutition des liquides était presque impossible. Il succomba bientôt après.

Autopsie faite le lendemain de la mort. — Pas de rigidité cadavérique; coloration bleuâtre des veines sous-cutanées des cuisses; peau de la face palmaire des doigts ratatinée.

Inflammation de toute la surface du péritoine, dont la cavité renferme une quantité notable de sérosité brunâtre. Le grand épiploon est injecté; les veines mésaraïques sont distendues par du sang noir, durci; quelques exsudations sanguines, d'un rouge vermeil, s'observent sous la tunique péritonéale de l'intestin grêle.

L'estomac est rétracté, de couleur grisâtre à l'extérieur. Les veines de cet organe sont remplies de sang noir, solidifié, friable, comme si une substance fortement acide ou astringente avait agi sur ce liquide. La muqueuse en est grise, ratatinée, désorganisée, chagrinée vers le pylore. Il contient un liquide brunâtre, attaquant le poli du scalpel à la manière des acides, et mélangé d'une poudre grise, abondante près de l'orifice pylorique. Le duodénum est également rétracté, de couleur grisâtre à l'extérieur, de couleur ardoisée à l'intérieur. Il renferme, dans sa première portion, de la poudre grise sus-mentionnée. L'intestin grêle est notablement injecté ; on constate, dans sa première moitié, deux plaques gangréneuses, ovalaires, l'une de 10, l'autre de 15 centimètres dans leur plus grand diamètre. Aucune altération bien marquée n'existe dans le gros intestin. Des matières fécales, d'un brun verdâtre, demi-solides, se trouvent dans le côlon ascendant.

Le foie est peu volumineux, gris jaunâtre. Le parenchyme est de même couleur et exsangue. La rate est petite et contractée. Les deux reins sont fortement injectés ; la vessie est vide. Les cavités pleurales renferment une grande quantité de sérosité sanguinolente. Les poumons ne présentent pas d'altération. Les cavités du cœur contiennent des caillots mous, de couleur gelée de groseille.

Un enduit jaune-grisâtre recouvre la muqueuse de la bouche, du pharynx et de l'œsophage. L'épiderme de ces parties se détache avec facilité. La langue et la luette sont gonflées. Un épanchement en nappe de sang coagulé se remarque entre la partie supérieure de la trachée et de l'œsophage et en avant du cartilage thyroïde.

Les sinus cérébraux sont exsangues ; les veines méningées contiennent peu de sang. Consistance prononcée de la substance nerveuse qui est saine. (HICQUET, *Annal. d'hyg. publ. et de méd. lég.*, 1873, t. XXXIX, p. 912.)

XV. — GLUCYNIUM.

A côté de l'aluminium viennent se grouper trois métaux qui sont : le *glucynium*, le *zirconium* et le *thorium*. En effet, les combinaisons de ces métaux présentent de si grands rapports avec celles de l'aluminium, que, lorsqu'on a étudié les unes, on connaît les autres pour ainsi dire (1). Il existe pourtant quelques différences essentielles qui tendent à les distinguer au point de vue chimique. Ainsi l'aluminium ne forme pas de carbonate, et lui seul jusqu'ici a donné des aluns ; la glucyne et l'alumine se dissolvent dans les alcalis en donnant des aluminates et des glucyniates, tandis que la zircone et la thorine sont insolubles dans ces mêmes bases.

Je m'occuperai seulement du glycinium, laissant de côté le zirconium et le thorium, dont les effets sont inconnus.

Le glucynium, glucinium ou glycinium, est appelé ainsi (de γλυκύς, doux) à cause de la saveur douce et sucrée de ses sels. On l'a encore désigné

(1) Les formules de l'alumine, de la glucyne, de la zircone et de la thorine sont respectivement Al^2O^3. Gl^2O^3, Zr^2O^2, Th^2O^3.

sous le nom de bérylium, parce qu'il se rencontre dans' le béryl, aigue-marine ou émeraude, qui est un silicate double d'alumine et de glucyne. L'émeraude impure est assez répandue pour qu'on en fasse des pavés dans certaines localités, par exemple, dit-on, à Limoges. Ce métal a été découvert par Wœhler, qui l'a obtenu en décomposant son chlorure par le potassium ; mais son oxyde, la glucyne, était connue de Vauquelin, dès l'année 1797.

Effets du sulfate de glucynium. — Dans le but de comparer l'action de ce sulfate avec celle du sulfate d'alumine, j'ai préparé moi-même une petite quantité de ce sel qu'on ne trouve pas dans le commerce. Pour cela, j'ai traité la glucyne par l'acide sulfurique. Le sulfate de glucynium $Gl^2(SO^4)^3 + 12H^2O$ présente une composition tout à fait analogue à celle du sulfate d'alumine ; il cristallise de même avec 12 molécules d'eau et possède une réaction acide. La saveur en est astringente et sucrée, sans arrière-goût métallique.

L'expérience suivante donne une idée des effets de ce composé.

25 grammes d'une solution aqueuse de sulfate de glucyne, contenant $5^{gr},65$ de sel supposé anhydre, ou 0,501 de métal, sont injectés, chez une chienne de taille ordinaire, dans une veine d'une patte postérieure. L'injection dure quarante à cinquante secondes. Aussitôt qu'elle est détachée, la chienne court dans le laboratoire. Elle mange comme d'ordinaire une demi-heure après l'opération. Mais, le lendemain, je la trouve couchée dans sa cabane ; elle n'a pas de fièvre, mais elle est abattue. Elle a vomi les aliments pris la veille, et a un peu de diarrhée. Elle refuse de manger. Le soir, elle est plus faible encore. La circulation et la respiration sont ralenties ; je remarque quelques convulsions. Enfin, le surlendemain, trente-six heures environ après l'injection, je la trouve morte et rigide.

Les poumons sont normaux ; les cavités cardiaques sont remplies d'un sang diffluent à moitié coagulé. Le système veineux est également rempli de sang ; les sinus rachidiens ainsi que les sinus cérébraux sont distendus. L'encéphale et la moelle ne présentent pas d'altérations perceptibles à la vue simple. La muqueuse stomacale est rouge dans la région de la grande courbure ; l'intestin présente des traces manifestes d'entérite en différents points de son étendue, mais surtout vers l'appendice cæcal. La vessie est vide.

Ce qui frappe dans cette expérience, c'est la lenteur avec laquelle les effets du sulfate de glucynium se sont déclarés. Il reste donc acquis que le glucynium est un métal dont l'activité est moindre que celle de l'aluminium, et dont les effets toxiques immédiats le cèdent à ceux du potassium. Il suffit, en effet, de se rappeler que les sels neutres de potassium causent une mort foudroyante, lorsqu'ils sont injectés chez les chiens à des doses cinq fois moindres que celles du sulfate de glucynium qui a été employé dans ce cas.

Recherche du glucynium. — Cette recherche, ou plutôt celle de la glucyne, se ferait comme celle de l'alumine. On distinguerait la glucyne à la propriété qu'elle possède de se dissoudre peu à peu dans le carbonate d'ammoniaque employé en excès. On pourrait se fonder sur cette propriété pour la séparer de l'alumine. Le dosage s'en effectuerait en évaporant la solution de glucyne dans le carbonate d'ammoniaque et calcinant le résidu (Rabuteau).

DEUXIÈME ORDRE

EXCITO-MUSCULAIRES

Le groupe des poisons possédant la propriété d'exciter le système musculaire est peu étendu et peu défini. Sans doute diverses substances telles que la caféine, la quinine, provoquent les contractions des fibres lisses lorsqu'elles sont administrées à faibles doses et au début de leur application à l'organisme ; de même, la belladone, la digitaline ont pour premier effet d'exciter les fibres lisses ; mais toutes ces substances paralysent ensuite ces mêmes fibres, ainsi que les fibres striées, ce qui a lieu très rapidement lorsqu'elles sont administrées à doses toxiques.

Un agent toxique véritablement excito-musculaire serait celui qui, à toute période de son action sur l'organisme, aurait pour effet d'exciter la contractilité musculaire. Or, on ne connaît jusqu'ici que l'ergot de seigle qui possède cette propriété. Et comme cette substance n'agit manifestement que sur les fibres lisses, il en résulte qu'un agent excitateur de la contractilité des fibres est encore à trouver. La découverte d'un tel agent nous fournirait un moyen capable de combattre les effets des poisons paralyso-musculaires, et serait l'une des plus précieuses, car si la vie peut souvent être entretenue à l'aide de la respiration artificielle dans l'empoisonnement par les substances qui paralysent les nerfs moteurs tels que le curare, la fève du Calabar, la mort arrive fatalement, quoi que nous fassions, lorsque les organes musculaires, notamment le cœur, sont fortement atteints, comme dans l'empoisonnement par l'inée, par le nitre, etc. Dans ces cas, la condition véritablement essentielle pour obtenir la guérison réside dans l'élimination du poison qui imprègne les fibres musculaires.

L'empoisonnement chronique par l'ergot de seigle, c'est-à-dire l'ergotisme, se trouvant décrit dans les ouvrages de pathologie, je renvoie également aux traités spéciaux pour l'étude de cette question.

CINQUIÈME CLASSE

POISONS IRRITANTS OU CORROSIFS

La classe des *Poisons irritants* ou *corrosifs* est nombreuse.
Nous y trouvons : 1° les ACIDES ingérés dans un état suffisant
de concentration, tels que les *acides sulfurique, azotique, chlorhydrique, fluorhydrique, oxalique, tartrique,* etc., ainsi que les
métalloïdes halogènes qui sont le *chlore,* le *brome,* et l'*iode ;*
2° des BASES, dont les principales sont : la *potasse,* le *soude,*
l'*ammoniaque ;* 3° les SULFURES ALCALINS.

Indépendamment de ces substances, nous citerons, dans
l'étude des poisons irritants ou corrosifs, d'autres agents qui
possèdent des propriétés du même ordre ou qui établissent un
passage d'un groupe à un autre. Ainsi, à l'étude des acides se
rattache celles des nitrates acides de mercure et de bismuth,
du nitrate d'argent, du bioxalate de potasse, etc. (1). Les hypochlorites de potasse et de soude possèdent, à un degré plus ou
moins élevé, les propriétés irritantes et corrosives de la potasse,
de la soude et du chlore. Enfin, certains de ces agents peuvent
exercer une action d'un ordre différent. Ainsi, les sulfures
alcalins tuent parfois autant par l'acide sulfhydrique auquel
ils donnent naissance que par leur alcalinité.

I. — ACIDE SULFURIQUE

L'acide sulfurique concentré et pur, en équivalents $S^2H^2O^8$,
en atomes H^2SO^4, est un liquide incolore, oléagineux, ayant une

---

(1) L'acide oxalique et les oxalates se présenteront également comme des poisons hématiques.

densité égale à 1,84 et bouillant à 325 degrés. On l'appelle vulgairement *huile de vitriol*, dénomination qui rappelle son aspect oléagineux et son ancien mode de préparation. En effet, on l'obtenait jadis exclusivement par la distillation du sulfate de fer au *vitriol vert*. C'est d'ailleurs ce procédé que l'on suit encore aujourd'hui pour préparer l'acide sulfurique fumant, appelé encore acide de Nordhausen $(SO^3)^2H^2O$ ou $H^2S^2O^7$.

Indépendamment de l'acide sulfurique fumant, qui n'est guere connu que des chimistes, et de l'acide sulfurique concentré, dont l'usage est si fréquent dans les arts, il faut citer, parmi les poisons corrosifs du même genre, l'acide sulfurique étendu (eau à dérocher), la dissolution sulfurique d'indigo employée par les blanchisseuses, enfin la liqueur de Haller et l'eau de Rabel, deux substances phamaceutiques qui ont donné lieu à des empoisonnements. La liqueur de Haller est formée de parties égales d'acide sulfurique concentré et d'alcool, mais elle contient une certaine quantité d'acide sulfovinique provenant de l'action réciproque de ces deux substances. L'eau de Rabel est formée d'une partie d'acide sulfurique et de trois parties d'alcool. Elle contient également de l'acide sulfovinique.

Mélangé avec l'eau, l'acide sulfurique, surtout celui de Nordhausen, produit une grande élévation de température. Cette notion est importante ; elle peut souvent faire éviter une erreur funeste ; d'un autre côté, on se rappellera certaines précautions qu'il faut prendre lorsqu'on se trouve en face, d'une intoxication par l'acide sulfurique concentré qui vient d'être ingurgité.

C'est à cause de son affinité pour l'eau que l'acide sulfurique carbonise les matières organiques avec lesquelles il se trouve en contact. Un morceau de bois trempé dans cet acide devient noir. Toutefois, ce n'est pas la masse du bois tout entière qui noircit, c'est seulement la matière incrustante, car la cellulose pure ne brunit pas sous l'influence de l'acide sulfurique, qui la transforme au contraire en un sucre appelé sucre de chiffons, lequel est identique avec la glycose.

L'empoisonnement par l'acide sulfurique, pris à l'intérieur, est parfois accidentel, rarement criminel, le plus souvent suicide. Ce dernier mode d'intoxication a été plus fréquent en Prusse que dans les autres pays. D'après Casper, il formait, dans ces dernières années, les neuf dixièmes des empoisonnements suicides à Berlin. Les empoisonnements criminels ont été perpétrés surtout chez les enfants auxquels on a voulu faire avaler de force cette substance corrosive, parfois chez les adultes en état d'ivresse. À ce mode d'attentat contre la vie viennent se joindre les cas où l'acide sulfurique a été projeté sur le visage. Les intoxications accidentelles ont été le résultat d'erreurs telles que les suivantes : un sujet avale de l'acide sulfurique qu'il a pris pour de l'eau-de-vie, de la bière ou même de l'eau simple ; un autre le prend pour de l'huile de ricin. La liqueur de Haller et l'eau de Rabel ont été avalées par cuillerées à bouche, au lieu d'être prises par gouttes dans un excipient approprié ; enfin, il existe dans la science un cas où une femme se servit d'acide sulfurique au lieu d'huile de lin pour un lavement.

Les doses d'acide sulfurique capables de produire des accidents graves et mortels dépendent essentiellement de l'état de concentration du poison. La dose minima qui ait amené la mort chez un enfant s'élevait à 40 gouttes, soit à un gramme et demi environ (les gouttes d'acide sulfurique sont petites). Cette substance avait été prise pour de l'huile de ricin. La dose de 4 grammes peut être considérée comme très dangereuse chez l'adulte et capable d'amener la mort, sinon immédiatement, du moins dans un temps plus ou moins éloigné, par les désordres qu'elle peut produire dans les premières voies digestives, c'est-à-dire dans l'œsophage et dans l'estomac. Celle de 15 grammes peut amener la mort dans l'espace de quelques heures, de douze, par exemple, ou bien au bout de quatre à cinq jours. On a cité des cas où la guérison a eu lieu après l'ingestion d'une à deux onces (30 à 60 grammes), et même trois onces d'acide sulfurique du commerce (Biett) ; mais il est infiniment probable qu'il y a erreur matérielle, ou que l'acide avait été rejeté aussitôt en majeure partie, ou qu'il n'était pas concentré. Nous savons, en effet, que l'acide sulfurique très dilué n'est pas caustique, qu'on en fait des gargarismes détersifs, une limonade dite sulfurique qu'on a employée à tort dans l'intoxication saturnine.

EFFETS TOXIQUES.

Appliqué sur la peau et les muqueuses, l'acide sulfurique les désorganise rapidement. Les cellules épithéliales deviennent plus grandes et arrondies ; il se produit des taches blanches, ou d'un blanc grisâtre, qui brunissent bientôt, de sorte que l'eschare qui résulte de cette application est presque noire. Si l'acide pénètre plus profondément, les fibres lamineuses deviennent granuleuses, puis elles se dissolvent et se convertissent en une sorte de gelée. Les capillaires sont détruits. Les matières albuminoïdes sont coagulées si l'acide est suffisamment fort ; elles ne le sont pas s'il est affaibli, mais elles se transforment à la longue en acide ulmique. Injecté dans le tissu cellulaire sous-cutané et dans les masses musculaires, l'acide sulfurique de Nordhausen ne produit par de suppuration. Ce fait remarquable a été constaté par Nélaton et Th. Anger, qui ont vu que 5 à 20 gouttes d'acide sulfurique de Nordhausen injectées, chez des chiens, sous la peau ou dans la masse sacro-lombaire, produisent une saponification de la graisse à la place de laquelle on trouve des cristaux d'acide margarique. Il y a une destruction des nerfs et du tissu lamineux, une momification des fibres musculaires, qui offrent une coloration grisâtre et qui ne sont nullement isolées des fibres saines et rouges avec lesquelles elles se continuent. Les muscles semblent comme disséqués ; leurs enveloppes aponévrotiques ont disparu. Les limites de l'eschare se remarquent au changement de coloration, qui est grisâtre du côté des fibres altérées, et rouge du côté des fibres saines.

Symptômes. — Aussitôt après l'ingestion de l'acide sulfurique concentré, une douleur atroce se fait sentir à la gorge,
le long de l'œsophage et dans l'estomac. Le patient éprouve de
la toux, de la constriction à la gorge, des vomissements ordinairement colorés en brun-rougeâtre, qui bouillonnent sur
le carreau en décomposant les carbonates calcaires qu'ils tou-
chent. Les vomissements, bien que le plus souvent immédiats,
peuvent n'avoir lieu qu'après une demi-heure ou trois quarts
d'heure, ou même manquer tout à fait, ce qui arrive surtout
lorsque l'acide est très concentré, que les fibres de l'estomac
sont déjà attaquées, ou bien lorsqu'il y a perforation de cet
organe. Ceux qui sont tardifs ont une couleur brun-chocolat
par suite de la présence de sang qui est altéré par l'acide. La
douleur à l'épigastre est intense, continue; elle fait souvent
pousser des cris aux plus stoïques qui avaient voulu jusque-là
résister à leurs souffrances. Elle se propage parfois à la poitrine.
La face est pâle; il y a des tremblements musculaires qui
décomposent la face; le pouls est très petit. Les urines sont
rares ou supprimées et les extrémités se refroidissent, symptômes qui sont liés au ralentissement de la circulation ou à sa
suppression par suite de la coagulation du sang dans les vaisseaux, laquelle est plus fréquente qu'on ne pense et a été citée,
notamment par Grisolle, dans les artères iliaques et hypogas-
triques, par Bouchardat dans la crurale. Il survient des sueurs
froides. Il y a de la dyspnée, lors même que le poison n'a pas
pénétré dans les voies respiratoires. Le ventre est généralement indolent. Il n'existe pas de diarrhée; s'il survient quelques selles, elles sont solides, plombées ou d'un gris obscur.
On peut dire que ce qu'il y a de caractéristique, c'est la constipation, alors même que l'acide n'a pas pénétré dans le tube
intestinal et qu'il y a eu obstruction du pylore.

Au milieu de tous ces symptômes, les fonctions du cerveau
demeurent intactes. Cependant le refroidissement devient général, l'affaiblissement est extrême, et la mort arrive dans l'espace de quelques heures ou de quatre à cinq jours en moyenne.

Taylor cite un cas observé par Rapp, dans lequel un homme aurait succombé en trois quarts d'heure, après avoir avalé plus de 100 grammes d'acide sulfurique. Le terme fatal peut être amené par un œdème de la glotte qui détermine l'asphyxie, ou par une perforation de l'estomac qui détermine une péritonite suraiguë. Si la mort n'a pas lieu rapidement, elle peut arriver après un temps plus ou moins long, au bout de plusieurs semaines ou même de plusieurs mois, par suite d'accidents consécutifs graves, parmi lesquels nous citerons les hémorrhagies consécutives à la chute d'eschares dans l'estomac; la destruction d'artères, de la coronaire, par exemple; le rétrécissement de l'œsophage; une dyspepsie incurable qui fait périr les patients dans le plus profond marasme. Nous avons signalé la constipation, qui est souvent opiniâtre. Cet accident peut s'expliquer, surtout dans les premiers jours qui suivent l'ingestion du poison, par la formation, dans le sang, de sulfate de soude qui empêche les courants exosmotiques dirigés vers l'intestin. J'ai démontré, en effet, que le sulfate de soude et les purgatifs salins, introduits dans le sang, constipent au lieu de purger.

Lésions anatomiques. — Ces lésions sont divisées en externes et internes.

Les premières peuvent faire défaut, surtout lorsqu'il s'agit d'empoisonnement suicide; elles existent si l'acide rejeté par les vomissements a coulé sur les lèvres et d'autres parties de la face ou du corps; mais on les observe surtout dans l'empoisonnement criminel, lorsque la victime a résisté pour se soustraire à l'ingestion de la substance corrosive. Cette circonstance est importante à noter au point de vue médico-légal.

On a observé autour de la bouche, sur le cou, sur la poitrine, les taches et les eschares déjà signalées. Rappelons-nous que ces taches sont d'abord d'un blanc grisâtre, et qu'elles sont brunes au bout de quelques heures, de dix à douze, par exemple. Si les paupières ont été atteintes, elles sont le siège d'un gonflement prononcé; si c'est le globe oculaire, il survient une ophtalmie intense, la destruction même complète de l'œil. La cicatrisation des plaies produites par l'acide sulfurique s'opère lentement.

Les lésions internes s'observent dans la cavité buccale, dans l'œsophage et dans l'estomac, et même en dehors de ce dernier organe. Les muqueuses touchées par le poison présentent les marques d'une cautérisation plus ou moins énergique, qui est plus profonde là où l'acide a séjourné plus longtemps, par exemple au-dessus du cardia, où l'on observe fréquemment des rétrécissements consécutifs, ainsi qu'au niveau de la grande courbure de l'estomac. Lorsque l'action a été faible, l'épithélium est blanc, racorni ; il se détache facilement de la muqueuse sous-jacente qui est rouge. Si l'action a été plus prononcée, on observe des eschares brunes entourées d'un cercle inflammatoire. Les muqueuses peuvent se détacher par lambeaux, comme on l'a observé pendant la vie. On trouve dans l'estomac un liquide couleur de café. Cet organe peut être réduit presque en bouillie, ou bien être perforé ; la cavité péritonéale contient alors un liquide noirâtre. Les artères, les veines voisines renferment du sang coagulé. Les organes situés dans le voisinage de l'estomac, le foie, par exemple, présentent des modifications dans leur couleur et dans leur consistance ; ils sont plus durs par suite de la coagulation de l'albumine. On a trouvé parfois les poumons carbonisés.

Le sang est épais, rouge cerise. Casper l'aurait trouvé acide. On a observé des coagulums dans le cœur, dans l'aorte et dans les gros vaisseaux (Bouchardat, Grisolle). Il est certain que la coagulation du sang dans les vaisseaux de l'estomac est due à l'action directe de l'acide.

Traitement. — On conseille de *faire vomir* le plus vite possible, et, pour cela, d'administrer de l'eau en grande quantité. Mais, si l'acide est concentré, il se produit dans l'estomac, au contact de l'eau, une brusque élévation de température qui peut aller à 80 degrés. L'ingestion de l'eau en grande quantité ne serait réellement efficace que lorsque l'acide aurait été pris seulement à la dose de quelques grammes.

Ce qu'il y a de mieux à faire, qu'il y ait eu déjà des vomissements ou que ces symptômes salutaires ne se soient pas produits, c'est d'administrer au plus vite des substances antacides. On accordera la préférence à la *magnésie hydratée.* L'hydrocarbonate de magnésie, la craie, les carbonates alcalins, sont loin d'être aussi avantageux que la magnésie ; en effet, ils donnent lieu à un dégagement d'acide carbonique qui gonfle l'estomac et en peut favoriser la perforation ou la rupture. D'un autre côté, l'acide sulfurique attaque lentement le carbonate de chaux. Cependant, si l'on n'avait rien à sa disposition, on prendrait *quelques poignées de cendres* qu'on délayerait dans de l'eau, et qu'on ferait avaler immédiatement. Les cendres renferment du carbonate de potasse qui neutraliserait le poison. Le sulfate de magnésie et le sulfate de potasse qui se sont formés dans l'estomac, au contact de l'acide avec la magnésie ou avec les cendres, peuvent être rejetés ensuite par les vomissements, ou bien ils se rendent dans le tube intestinal où ils peuvent produire des effets purgatifs.

Après ce traitement purement chimique ou antidotique, on dispensera au patient d'autres soins.

L'état inflammatoire de la bouche et de la gorge sera mitigé par les *collutoires* et par les *gargarismes émollients ;* celui de l'estomac, par des boissons émollientes, par des potions gommeuses, par des cataplasmes calmants, et même par l'application de ventouses et de sangsues. Il faut éviter de charger l'estomac de médicaments. La diète doit être absolue au début ; on ne doit permettre ensuite, pendant plusieurs jours, que les aliments de consistance molle. On comprendra ces précautions si l'on se rappelle que les eschares de l'estomac peuvent, en se détachant trop tôt, donner lieu à des hémorrhagies.

RECHERCHE DU POISON.

L'acide sulfurique qui a été ingéré et n'a pas été rendu par les vomissements a pu se transformer partiellement ou totale-

ment en sulfates, soit sous l'influence des antidotes, soit peu
à peu au contact des liquides alcalins contenus dans l'organisme. Ce dernier résultat a lieu surtout dans le cadavre, à
cause de l'imbibition qui se produit en dehors de la vie. Deux
cas peuvent donc se présenter : ou bien il existe encore de
l'acide sulfurique libre dans les organes, notamment dans le
tube digestif, ou bien il n'en existe plus.

1° Dans le cas le plus fréquent, celui où il existe de l'acide
à l'état libre dans les vomissements ou dans les autres ma-.
tières soumises à l'examen, on a proposé, entre autres moyens
qui ont peu de valeur, de traiter ces matières et organes par
l'alcool. Ce liquide enlèverait et abandonnerait ensuite par
l'évaporation l'acide sulfurique qu'on doserait à l'état de sulfate de baryte. Mais on sait que l'acide sulfurique et l'alcool
mélangés ensemble donnent peu à peu naissance à de l'acide
sulfovinique, lequel ne précipite pas les sels de baryum. Cette
manière d'opérer est donc insuffisante.

Tardieu et Roussin ont proposé le procédé suivant, qui est
fondé sur la solubilité du sulfate de quinine dans l'alcool et
qui paraît être avantageux. Toutefois ces auteurs ne disent pas
s'ils l'ont essayé, ni, par conséquent, quel degré de précision
ce même procédé comporte. Les matières sont mises à digérer
pendant plusieurs heures avec de l'eau distillée ; on filtre ensuite, et les liqueurs filtrées sont additionnées de quinine. S'il
existe de l'acide sulfurique dans ces liqueurs, il se forme du
sulfate de quinine. On évapore jusqu'à consistance d'extrait
demi-fluide, et l'on traite le résidu par l'alcool absolu qui dissout le sulfate de quinine, non les sulfates naturels contenus
dans l'organisme, ni ceux qui auraient pu résulter d'un antidote qui aurait été ingéré, tel que la magnésie. La liqueur
alcoolique abandonnée à l'évaporation laisse déposer le sulfate
de quinine. Ce sel peut ensuite être transformé en sulfate de
baryte, dont le poids sert à déterminer celui de l'acide sulfurique libre qui se trouvait dans les matières soumises à
l'analyse.

La dissolution sulfurique d'indigo se reconnaîtrait facilement, d'abord à sa couleur, puis aux propriétés de l'indigotine. On pourrait isoler cette dernière en neutralisant l'acide, puis on la distinguerait à la propriété qu'elle possède de se transformer, sous l'influence des agents réducteurs, en indigo blanc soluble, et de devenir ensuite indigo bleu insoluble sous l'influence des agents oxydants, par la simple agitation au contact de l'oxygène de l'air.

2° Il n'existe plus d'acide à l'état libre. On rencontre alors une difficulté, car l'organisme contient des sulfates en quantité notable. J'ai trouvé, pour ma part, après avoir effectué le dosage de ces sels dans plus de cinquante échantillons d'urine normale, que la quantité d'acide sulfurique éliminée chaque jour à l'état de sulfates par la voie rénale avait été comprise entre $2^{gr},103$ et $3^{gr},785$. Vogel a trouvé comme moyenne le nombre $2^{gr},094$, proportion inférieure à celles que je viens de citer.

Afin de tourner la difficulté, on dose les sulfates dans un poids donné des organes et des matières et résidus alimentaires trouvés dans le tube digestif du sujet qu'on présume avoir été intoxiqué; puis on répète la même opération avec un poids égal des organes et des matières trouvées dans le tube digestif d'un sujet dont la mort a été naturelle. Si la différence des résultats obtenus dans ces deux cas est considérable, si d'ailleurs on a constaté les lésions anatomiques que produit l'acide sulfurique, on est en droit de conclure qu'il y a eu intoxication par cet acide.

Quant au dosage de sulfates, il s'effectue facilement en incinérant les matières avec du nitre pur, après les avoir ramenées préalablement à un état complet de siccité, en traitant par l'eau le résidu de l'incinération, filtrant ensuite, et précipitant par le chlorure de baryum.

Si l'on voulait s'assurer de la présence de l'acide sulfurique dans les taches que portent souvent les vêtements de la victime, on traiterait celles-ci par l'eau distillée, et l'on précipiterait par le chlorure de baryum. Nous rappellerons que les taches produites sur les vêtements de drap sont rouges ; que celles qui sont produites sur les tissus blancs de fil ou de coton sont incolores lorsque ces tissus ont été ramenés, par suite de lavages répétés, à l'état de cellulose presque pure ; que, dans les autres cas, elles sont noires. Les parties touchées par l'acide sont onctueuses et se déchirent facilement.

Observations.

I. — *Empoisonnement suicide par l'acide sulfurique. — Perforation de l'estomac. — Mort en dix-sept heures.*

Un homme âgé de 30 ans, d'une constitution robuste, est transporté à l'hôpital Saint-Louis, quatre ou cinq heures après avoir avalé de l'acide sulfurique. A son entrée, il est sans connaissance et vomit des matières noires. On remarque une cautérisation peu étendue et superficielle de la lèvre inférieure. Des symptômes de péritonite suraiguë se déclarent très promptement, et le malade meurt après douze heures seulement de séjour à l'hôpital.

A l'autopsie, on constate les altérations suivantes : Dans la bouche, l'épithélium est blanc, opaque, et s'enlève facilement par lambeaux d'une étendue considérable. Dans l'œsophage, la membrane muqueuse, endurcie, racornie, forme des plis rugueux et commence à se colorer en noir vers la partie inférieure de ce conduit. La muqueuse de l'estomac présente des lésions analogues ; seulement la couleur noire, plus prononcée au niveau des replis de cette tunique, s'étend à toute leur épaisseur. De plus, on observe une large perforation dans le grand cul-de-sac. Dans une étendue de 2 mètres environ, les valvules semi-lunaires de l'intestin grêle sont comme parcheminées, et, dans les points correspondants, les vaisseaux sont très apparents, sans doute à cause de la coloration du sang. Dans la partie inférieure du tube digestif, les altérations sont de moins en moins caractérisées. La cavité péritonéale renferme un liquide qui ressemble tout à fait à du pus. (BODINIER, *Bull. de la Soc. anatomique,* 1844.)

II. — *Empoisonnement suicide par 40 grammes d'acide sulfurique. — Mort le seizième jour.*

Un homme, âgé de 26 ans, avale, le 11 mars, 40 grammes d'acide sulfurique. Il est pris de vomissements ; on lui donne de l'eau de magnésie. Le 13, il entre à l'hôpital, offrant tous les signes de l'empoisonnement par les acides concentrés, et rejetant par la bouche des lambeaux noirâtres, irréguliers, frangés. On ne tarde pas à constater l'existence d'une pleuro-pneumonie ; le ventre devient fort douloureux, et le malade meurt le 27 mars.

On constate, à l'autopsie, que la plus grande partie de la muqueuse buccale est dépouillée de son épithélium. Dans la partie moyenne de l'œsophage, la muqueuse est détruite en entier, les plis musculaires sont à nu ; ce canal semble élargi en ce point. L'estomac offre une altération analogue sans taches ecchymotiques : çà et là on trouve encore quelques îlots de membrane muqueuse ; on aperçoit à la surface interne de l'organe de nombreux et petits orifices vasculaires par lesquels suintait le sang. La région pylorique offre quelques mamelons à saillies lenticulaires, polypiformes, altérations dont on a présenté plusieurs exemples et que l'on a rattachées à l'abus des liqueurs alcooliques. Le poumon offre un état grenu et de petites ondulations plastiques fibrineuses éparses çà et là ; ce que l'on ne trouve pas ordinairement. (BARTH, *Bull. de la Soc. anat.*, 1853, t. XXXIII, p. 103.)

III. — *Projection d'acide sulfurique sur un homme dans le but de le défigurer et de l'estropier. — Accidents variables. — Mort* (1).

Le 17 décembre 1847, M. et E. L., sa femme, furent accusés d'avoir, le 17 octobre, mutilé, défiguré et estropié A. C., en jetant sur lui de l'acide sulfurique.

C., transporté à l'infirmerie à 2 heures du matin (l'attentat avait eu lieu vers minuit), présentait l'état suivant : Peau du côté gauche de la face enlevée en partie et offrant une couleur blanche ; paupières des deux yeux très enflammées et très gonflées. L'œil gauche paraissait fortement attaqué ; l'œil droit était sain. Lèvres tuméfiées à l'intérieur et de couleur blanche. Le dos de la main gauche, et jusque dans l'intervalle des doigts, offrait des excoriations blanchâtres de forme allongée. Dans l'espace de .quinze heures, toutes les taches blanches devinrent brunes. La douleur que le malade ressentait à la figure et aux yeux, qui, d'abord, était des plus violentes, se calma peu à peu sous l'influence d'applications appropriées. Comme au moment de la visite, douze heures après l'accident, la douleur de l'œil gauche s'étendait à toute la tête et faisait craindre une violente ophthalmie, on fit une saignée du bras qui fut répétée le lendemain. Le soulagement fut très marqué ; toutefois l'inflammation et la désorganisation de l'œil continuèrent et se terminèrent, au bout de peu de temps, par la rupture de la cornée et la sortie de l'humeur aqueuse et du cristallin. Le 22 octobre, vers la fin du cinquième jour, le malade paraissait aller très bien, lorsqu'il fut pris tout à coup d'un frisson violent. Le lendemain, il se plaignit de douleurs très vives au pli du bras droit dans le point où l'on avait pratiqué la saignée. L'inflammation s'étendit rapidement autour de la petite plaie ; le gonflement s'empara du bras et augmenta progressivement pendant les trois jours suivants. Une fièvre très forte, puis de la difficulté de respirer avec quelques autres symptômes d'inflammation des organes pulmonaires, vinrent encore aggraver l'état

(1) Cette observation présente un véritable intérêt, bien que la mort ait été attribuée au résultat de la blessure de la veine par l'opération de la saignée.

du malade, qui déclina graduellement et mourut le 30 octobre au matin.

Autopsie (31 octobre). — Veine du bras droit fortement enflammée dans le point où elle avait été divisée par la lancette. L'inflammation s'étendait en haut jusqu'aux veines du bras et de l'épaule, et en bas jusqu'aux petites veines de l'avant-bras; les vaisseaux étaient presque complètement remplis de matière purulente. Grosses veines de la partie supérieure de la poitrine dans leur état normal. Cœur sain; un peu de sérosité dans la cavité du péricarde; plèvre costale et pulmonaire enflammée et recouverte en arrière d'une production pseudo-membraneuse. Liquide séro-purulent dans les deux cavités thoraciques. Les deux poumons, surtout les lobes supérieurs et inférieurs, fortement enflammés, offraient une hépatisation rouge et une grande quantité de tubercules disséminés en masses irrégulières, dont quelques-unes avaient le volume d'un œuf de pigeon, et dont la totalité pouvait égaler à peu près le tiers du volume total des poumons. Toute la partie antérieure de l'œil gauche était détruite; l'humeur aqueuse et le cristallin s'étaient échappées; l'organe entier était complètement désorganisé. Sérosité en grande quantité dans le crâne, tant à la surface du cerveau que dans ses cavités. Le cerveau était sain.

Les experts Turner et Christian reconnurent la présence de l'acide sulfurique dans un morceau de chapeau, dans une portion d'un col noir, dans un morceau de la manche d'un habit brun qui avait été rongé par cet acide, tous objets que portait A. C. lors de l'attentat exercé sur lui (*Annales d'hygiène*, t. II).

II. — ACIDE AZOTIQUE

L'acide azotique ou nitrique, vulgairement appelé *eau-forte*, est connu depuis longtemps.

Geber, alchimiste arabe à la fin du viiiᵉ siècle, en décrit la préparation de la manière suivante : « Prenez une livre de vitriol de Chypre, une livre et demie de salpêtre, et un quart d'alun de Jameni; soumettez le tout à la distillation, pour en retirer une liqueur qui a une grande force de dissolution Höfer, *Histoire de la chimie*).

On voit qu'à une époque déjà reculée, on savait obtenir l'acide azotique aussi facilement qu'aujourd'hui. En effet, le procédé actuel ne diffère du procédé antique qu'en ce que le vitriol de Chypre, ou sulfate de cuivre, et l'alun sont remplacés par un autre sulfate, par l'acide sulfurique qui est du sulfate d'hydrogène.

Plus tard, Albert le Grand (1198-1259) décrit également avec la plus grande exactitude la préparation de l'acide azotique qu'il appelle *eau prime*. Il remarque que cette eau dissout l'argent et que la solution obtenue produit sur la peau des taches noires et que la solution obtenue produit sur la peau des taches noires qui s'enlèvent difficilement : *tingit cutem hominis nigro colore et difficulter mobili*. Il s'agit des taches noires bien connues qui sont produites sur la peau par le nitrate d'argent, et qui ne disparaissent qu'avec la chute de l'épiderme.

Il existe deux variétés d'acide nitrique ; l'acide *fumant*, appelé encore acide monohydraté, $HAzO^3$ (en équivalents Az^5HO), et l'acide ordinaire qu'on appelle encore acide quadrihydraté (en équivalents $AzO^5,4HO$).

L'acide nitrique fumant se présente sous l'aspect d'un liquide coloré en rouge et répandant des vapeurs rutilantes. Cet acide possède des propriétés extrêmement corrosives qu'on utilise en médecine. Il a une densité égale à 1,51 et commence à bouillir à 86 degrés. Mais, à mesure que l'ébullition s'opère, il laisse dégager des vapeurs nitreuses ainsi que de l'oxygène, et se transforme en un acide stable qui bout intégralement à 123 degrés.

Cette seconde variété d'acide est l'acide nitrique ordinaire et pur du commerce. Il se présente sous l'aspect d'un liquide incolore ayant une densité égale à 1,42. Il se colore peu à peu en rouge lorsqu'il est exposé à une vive lumière, et même lorsqu'il est exposé à une lumière diffuse un peu vive.

Bien que l'acide azotique soit fréquemment employé dans les arts, notamment dans la gravure sur métaux, l'empoisonnement par cette substance est beaucoup moins fréquent que l'empoisonnement par l'acide sulfurique. Tartra n'a pu en rassembler que cinquante-six cas observés pendant quatre siècles, jusqu'à l'an X (1802). La statistique de l'empoisonnement criminel en France pour la période de 1851 à 1863 ne présente, sur 617 cas d'intoxication, que 3 cas où l'acide azotique a servi à l'accomplissement du forfait. Notons néanmoins que, si l'empoisonnement criminel par l'eau-forte et très peu fréquent, il n'en est pas tout à fait de même de l'empoisonnement suicide.

La quantité la plus faible d'acide nitrique qui ait donné la mort a été, suivant Taylor, de 3 grammes et demi. Il s'agissait d'un sujet de treize ans, qui succomba en trente-six heures. Dans d'autres cas, 8 grammes ont amené la mort chez des adultes, tandis que l'ingestion de 15 grammes et même plus a été suivie parfois de guérison. Ces résultats différents dépendent évidemment du degré de concentration du poison ingéré, et de la quantité qui a pu être rejetée par les vomissements.

EFFETS DE L'ACIDE AZOTIQUE.

Lésions anatomiques. — Ces lésions présentent la plus grande analogie avec celles que produit l'acide sulfurique, mais elles sont moins profondes que ces dernières. De plus, les parties corrodées par l'acide nitrique présentent en général une coloration jaune orangée, tandis que les taches et les eschares produites par l'acide sulfurique sont d'abord d'un blanc grisâtre, et deviennent ensuite plus ou moins noires.

On peut observer dans le voisinage des lèvres, sur la face, la poitrine, les doigts, etc., en un mot dans toutes les parties que l'acide nitrique a pu toucher accidentellement, des taches jaunes que ni la potasse ni l'ammoniaque ne font disparaître. Cette coloration est due à la formation d'acide xanthoprotéique. Les muqueuses de la bouche, de la langue, du pharynx offrent une couleur citrine; l'épithélium s'en détache facilement. On a vu parfois l'épithélium de la muqueuse de l'œsophage et cette muqueuse elle-même se détacher sous la forme d'un long tube. Elle est parfois réduite en une matière pultacée, savonneuse. L'estomac renferme un liquide épais, jaunâtre, parfois sanguinolent. La muqueuse de cet organe est ramollie, parsemée de taches noirâtres, d'ecchymoses entourées d'une auréole jaunâtre. L'estomac est rarement perforé; cependant Tartra a signalé la perforation deux fois sur 56 cas d'empoisonnement par l'acide nitrique. Les lésions s'étendent rarement à l'intestin grêle; celles qu'on peut y observer, notamment dans le duodénum, sont analogues à celles des premières voies digestives. On observe parfois des adhérences de l'estomac avec les organes circonvoisins, avec le foie, la rate. Enfin il peut exister une inflammation violente des poumons.

Le sang est habituellement fluide et noir dans le cœur, à moins que l'acide nitrique n'ait pas été administré seul (Tardieu).

Lorsque la mort n'a pas lieu rapidement, elle peut, comme après l'empoisonnement par l'acide sulfurique, survenir au bout de plusieurs semaines et même de plusieurs mois, par suite d'une gastrite chronique, d'une dyspepsie opiniâtre, de rétrécissement du tube digestif, d'exfoliation de cet organe.

Chez une femme qui mourut quatre-vingt-seize jours après avoir avalé environ 50 grammes d'acide nitrique, on trouva que le canal intestinal n'avait dans toute sa longueur que le calibre d'un tuyau de plume.

Une autre femme qui avait pris, en l'an IX, une cuillerée d'eau-forte, et fut soignée pour cela au grand hospice de l'Humanité (Hôtel-Dieu), croyait sentir dans le fond de la gorge la présence d'un corps étranger qui la fatiguait sans cesse, gênait la déglutition et la respiration. Le vingtième jour de son empoisonnement, elle éprouva un pressant besoin d'aller à la selle et rendit, après beaucoup d'efforts, un long paquet membraneux d'une seule pièce, replié et roulé sur lui-même. Ce paquet ayant été bien lavé, étendu et développé, représenta la forme de l'œsophage et de l'estomac avec toutes leurs dimensions. C'était la membrane interne de ces organes qui avait été soulevée et décollée dans tous ses points à la fois. Elle avait 3 ou 4 millimètres d'épaisseur et une couleur brune très marquée. Les portions correspondantes au grand et au petit cul-de-sac de l'estomac étaient amincies et percées de plusieurs trous. A la suite de cette exfoliation, la sensibilité de l'estomac devint exquise pendant quelques jours, puis les aliments purent être tolérés; néanmoins cette femme finit par succomber. On trouva,

à l'autopsie, les orifices cardiaques et pyloriques très sensiblement rétrécis et l'estomac singulièrement diminué de capacité.
La muqueuse de cet organe était lisse, tachetée et nuancée de
rouge plus ou moins vif. Le canal intestinal ne parut pas beaucoup rétréci.

L'exfoliation des voies digestives est rarement aussi remarquable. Elle s'effectue le plus souvent d'une manière insensible,
comme celle de l'épiderme qui a été mis en contact avec l'acide
nitrique.

Traitement. — Le traitement de l'intoxication par l'acide
nitrique est le même que celui de l'intoxication par l'acide
sulfurique.

RECHERCHE DE L'ACIDE AZOTIQUE.

L'effervescence que les matières des vomissements produisent
au contact des carbonates alcalins, ou simplement au contact
du sol sur lequel ces matières peuvent être tombées, la réaction acide que présente le contenu de l'estomac, apprennent
déjà que la substance toxique appartient au groupe des poisons
acides. L'odeur nitreuse que ces mêmes matières répandent
en général fait présumer également qu'il s'agit de l'acide azotique, et cette présomption se trouve corroborée par les taches
et les eschares jaunes que produit cette substance corrosive.
Mais il faut des caractères plus précis; il faut démontrer
l'existence de cet acide dans les matières soumises à l'expertise.
En effet, l'acide azotique n'est pas la seule substance qui puisse
colorer les organes en jaune ; l'acide picrique ou trinitrophé-
nique les colore de la même manière.

Pour déceler la présence de l'acide azotique, on met dans un
tube 15 à 20 gouttes de sulfate d'aniline, en solution saturée ;
on ajoute 1 ou 2 centimètres cubes d'acide sulfurique pur ;
à la liqueur incolore, on ajoute alors quelques gouttes du
liquide à examiner : pour peu qu'il y ait des traces d'acide
nitrique, il se développe des stries rouges et tout le mélange

prend une coloration rouge. Cette réaction s'applique également aux nitrates.

Après avoir constaté l'acidité anormale des liquides et des organes qu'on veut soumettre à l'analyse, on les neutralise par du carbonate de chaux pur réduit en poudre ; on évapore et l'on traite le résidu par l'alcool, qui dissout l'azotate de chaux formé. La solution alcoolique est évaporée de même, et le résidu qu'elle donne est repris par l'eau distillée qui s'empare de l'azotate de chaux et laisse les matières grasses que l'alcool avait enlevées. L'azotate ainsi obtenu est facile à caractériser.

Au lieu d'employer le carbonate de chaux, Tardieu et Roussin conseillent d'opérer comme dans la recherche de l'acide sulfurique (page 687), c'est-à-dire de saturer par l'hydrate de quinine l'eau dans laquelle on a fait digérer les vomissements et les organes préalablement divisés. On évapore la liqueur aqueuse et l'on traite le résidu par l'alcool qui dissout l'azotate de quinine. Cette solution est elle-même évaporée, et le résidu est repris par l'eau distillée qui s'empare du sel de quinine et le laisse déposer à l'état cristallin. On peut ensuite transformer ce même sel en azotate de potasse ou de soude, en le décomposant par une solution de potasse ou de soude.

Comme l'organisme ne contient, à l'état normal, ni acide azotique ni azotates, je proposerai, pour avoir un dosage exact de l'acide azotique libre, ou déjà entré en combinaisons diverses dans l'organisme, par exemple, à l'état d'azotate de soude, de magnésie, de chaux, etc., le procédé que j'ai décrit (page 556) pour la recherche et le dosage du nitre, lequel procédé est applicable à la recherche et au dosage du nitrate de soude.

1° Les matières soumises à l'examen sont mises à digérer pendant quelque temps avec de l'eau distillée, puis elles sont jetées sur un filtre. Le résidu laissé sur le filtre est lavé à l'eau pour le débarrasser des traces d'acide azotique et d'azotates qu'il pourrait retenir.

2° On réunit les liqueurs, on les additionne de carbonate de soude qui neutralise l'acide libre et transforme les azotates de magnésie, de chaux, etc., s'il en existe, en azotate de soude. On filtre de nouveau et l'on obtient ainsi une liqueur qui contient *à l'état d'azotate de soude* tout l'acide azotique libre ou entré primitivement en d'autres combinaisons. On isole l'azotate qui se trouve mélangé avec plusieurs matières solubles dans l'eau, en traitant par le sous-acétate de plomb et par l'alcool, comme il a été dit au sujet de la recherche du nitrate de potasse.

Une fois que le nitrate de soude est isolé, il est facile de le reconnaître aux diverses propriétés que possèdent les nitrates (page 553), par exemple à la décoloration de la dissolution sulfurique d'indigo additionnée d'un peu d'acide chlorhydrique. Lorsque la quantité du sel dont on est en possession est suffisante pour qu'il soit possible d'en retirer de l'acide azotique, on le traite par l'acide sulfurique dans une cornue et l'on observe alors les vapeurs rutilantes produites au début de la réaction. Le liquide recueilli est caractérisé ensuite par la propriété qu'il possède de donner avec l'acide chlorhydrique une liqueur pouvant dissoudre l'or, de dégager des vapeurs rutilantes avec les métaux ordinaires, tels que le cuivre, le zinc ; de rougir la brucine ; de colorer en jaune la soie, etc. Un cristal de sulfate ferreux étant mis dans de l'acide sulfurique contenant une très faible quantité d'acide azotique, ou d'un azotate, s'entoure d'une auréole rouge pourpre. On provoquera cette réaction, qui est très sensible, soit avec l'acide retiré de l'azotate, soit avec l'azotate lui-même.

I. — *Empoisonnement par l'acide nitrique.* — *Guérison.*

M., âgé de 56 ans, après avoir mangé une grande quantité de haricots, avala une quantité indéterminée d'eau-forte.

Aussitôt, douleurs brûlantes à la gorge, le long de l'œsophage et à l'épigastre ; puis dégagement de gaz, rapports violents et précipités par la bouche et les narines. Quelques instants après, vomissements de matières alimentaires colorées en rouge et faisant effervescence sur le pavé. Il se rend à pied, peu de temps après l'accident, à 4 heures de l'après-midi, au grand hospice de l'Humanité. Les vomissements étaient alors rares et les matières rejetées liquides et noirâtres. On lui donna une boisson copieuse de décoction de graine de lin émulsionnée. A six heures du soir, frissons de temps à autre ; froid à l'extérieur ; difficulté de parler ; respiration assez facile ; pouls petit, serré ; douleur vive à la gorge et à l'estomac, croissant au moindre contact ; déglutition pénible, intérieur de la bouche et surface de la langue de couleur blanch une peu terne ; constipation, impossibilité d'uriner dans les premiers instants ; prostration des forces. Le lendemain, 22 messidor, la violence des symptômes est très modérée ; l'amélioration est très sensible. *Sangsues à l'anus, boissons et juleps antispasmodiques.* Peu à peu les accidents disparurent et, malgré quelques récidives inattendues, l'exfoliation de l'œsophage et de l'estomac eut lieu dans un temps assez court, et le malade était entièrement rétabli trois mois après l'accident.

II. — *Empoisonnement par deux cuillerées d'acide nitrique.* — *Mort en vingt heures.*

Un jeune homme de 16 ans avale, à deux reprises différentes, environ une cuillerée chaque fois d'acide nitrique. Aussitôt, coliques violentes, vomissements de matières noirâtres glaireuses ; le malade se contraint, garde un silence opiniâtre avec tout le monde et surtout avec ses parents. Conduit à l'hôpital, deux heures après, on lui donne sur-le-champ et abondamment du lait, du petit-lait, une chopine d'huile d'amandes douces et des lavements émollients. Le pouls était fréquent, petit, dur, presque imperceptible, le visage plombé, les lèvres pâles, les vomissements très répétés. Ces accidents durèrent toute la nuit, et le malade ne cessa de rendre par la bouche des flots de matières noirâtres. Le pouls devint excessivement petit, la peau froide ; les urines étaient suspendues ; la constipation résista aux lavements. Le patient succomba vingt heures après l'accident.

Autopsie. — Ventre très distendu, ballonné, résonnant comme un tambour ; bord libre des lèvres épaissi et un peu jaune ; cou tuméfié et comme emphysémateux ; membres couverts d'ecchymoses très étendues ; visage hideux, livide ; muqueuse du larynx et de la trachée-artère extrêmement rouge, brune et enflammée ; une assez grande quantité de sérosité sanguinolente est épanchée dans la plèvre. Une petite ouverture étant faite à l'abdomen, il s'en échappe, avec sifflement, une énorme quantité de gaz très fétide ; la cavité abdominale renferme environ 2 litres d'un liquide ressemblant à de la purée délayée, d'un jaune sale, d'une odeur infecte ; sur ce liquide surnage une couche d'huile. Les viscères abdominaux sont rouges, enflammés ; le gros intestin, très rétréci, renferme des matières fécales fort dures. La surface du foie paraît jaune, grasse, onctueuse ; la muqueuse linguale est jaune, dure, épaissie ; celle des amygdales et de la base de la langue est plus altérée et s'enlève plus facilement ; la muqueuse du pharynx et de l'œsophage d'un très beau jaune, sèche, de 5 millimètres d'épaisseur, était sillonnée longitudinalement. Estomac racorni, revenu sur lui-même ; sa membrane interne, tachée de jaune rougeâtre et de points noirs, se décollait difficilement; les vaisseaux épanouis dans l'épaisseur des parois de cet organe étaient gorgés d'un sang noir coagulé; son petit cul-de-sac présentait une ouverture de 190 millimètres de diamètre, dont le contour arrondi était fort mince, comme usé et facile à déchirer. C'est par ce trou que s'étaient épanchées dans l'abdomen les boissons huileuses et lactées qu'on avait données au malade. Le duodénum, généralement taché en jaune à son intérieur, contenait une mucosité d'un jaune verdâtre, de la consistance d'une bouillie. (GALLIER, *Traité de toxicologie.*)

III. — *Introduction de l'acide nitrique dans l'oreille. — Mort après six mois.*

C. O., âgée de 40 ans, bien constituée, était adonnée à l'ivrognerie. Pendant qu'elle dormait en état d'ivresse, son mari lui versa dans l'oreille droite une certaine quantité d'acide nitrique, pour la corriger, dit-il, de ce vice. Ce côté de la face et du cou prit immédiatement une couleur jaune qu'on ne put enlever par des lavages. Au bout de six jours, une eschare membraneuse épaisse se détacha du conduit auditif. Cette élimination fut suivie le lendemain d'une hémorrhagie d'environ 20 onces (625 grammes) de sang. Le jour suivant, la malade perdit complètement l'usage du bras droit et devint tellement faible que son mari, craignant pour ses jours, tenta de se suicider en se coupant la gorge. Le Dr Morisson, appelé le huitième jour, trouva la malade dans l'état suivant : Plusieurs ulcérations à la surface de l'oreille, surtout dans la conque; le lobule semblait complètement insensible. Une partie de la face et du cou étaient également ulcérées. Un écoulement ichoreux peu abondant sortait du méat externe. L'ouïe était complètement abolie; le pouls petit, faible, intermittent, 88 pulsations sans autre appareil fébrile; la température plus basse qu'à l'état normal. Pas de céphalalgie, ni de stupeur, ni de vertiges. Respiration stertoreuse. L'affaiblissement seul paraissait devoir attirer l'attention. Le tamponnement de l'oreille, les lotions astringentes ne purent arrêter l'hémorrhagie qui se reproduisit tous les jours, pendant environ un mois, avec assez d'abondance. Elle cessa au bout de ce temps, mais la débilité avait fait des progrès.

Quinze jours après le début de la maladie, toute la moitié droite du corps était complètement paralysée et agitée de mouvements convulsifs fréquents, même pendant que la malade était dans son lit. La paralysie, qui s'était établie peu à peu ainsi que les tremblements, persistèrent pendant six semaines au bout desquelles il y eut une amélioration marquée, tant sous ce rapport que sous celui de l'état général. La malade alla voir son mari à l'hôpital, appuyée sur deux personnes. A son retour, elle était épuisée et tomba dans un état de prostration générale. Il survint un peu de toux avec expectoration mucoso-purulente, des sueurs nocturnes, et la patiente succomba six semaines après sa visite à l'hôpital. Le côté paralysé avait été libre de tremblements et soumis à l'empire de la volonté plusieurs semaines avant sa mort. La parole et les facultés intellectuelles étaient restées toujours intactes.

Autopsie. — Émaciation générale considérable. La partie inférieure de l'oreille droite détruite; une cicatrice recouvre la portion restante; conduit auditif externe plus large que dans l'état normal ; la dure-mère de la partie correspondante au conduit auditif était de couleur foncée dans l'étendue d'une pièce de 10 centimes, elle n'était ni épaissie ni adhérente. Un caillot sanguin, du volume d'un pois, bouchait exactement le conduit auditif. Pas d'épanchement de sérosité, ni de pus, ni de lymphe dans le cerveau, ni entre ses membranes. La portion du cerveau correspondante au rocher offrait un peu de ramollissement sur lequel même on pouvait élever des doutes. Le rocher était entièrement carié. Le nerf de la septième paire du côté droit, comparé à celui du côté opposé, semblait atrophié. La tête, la poitrine, étaient d'ailleurs saines. (*Arch. génér. de méd.*, t. II.)

III. — AZOTATES CORROSIFS DIVERS

La plupart des sels métalliques appliqués sur les tissus à l'état pulvérulent, ou en solutions concentrées, révèlent des propriétés corrosives. C'est pour cela qu'Orfila a rangé parmi les poisons irritants ces divers agents, ceux-là mêmes, tels que l'azotate de potasse, qui peuvent être pris en solution quelque peu étendue sans qu'on observe aucun des effets irritants auxquels Orfila croyait devoir attribuer la mort lorsque les doses du sel ingéré étaient suffisantes. Sans doute, le nitre et d'autres azotates ingérés en poudre ou en solutions concentrées, irritent le tube digestif ; mais nous savons que, même dans ces cas, la cause de la mort réside dans l'action exercée sur le système musculaire par le sel de potassium qui s'est diffusé dans l'organisme.

Donc, nous restreindrons considérablement le nombre des azotates métalliques réellement corrosifs, c'est-à-dire de ces agents qui révèlent encore des propriétés corrosives lorsqu'ils se trouvent dilués. Or, parmi ces composés, ceux qui nous intéressent le plus sont : 1° l'*azotate d'argent* ; 2° l'*azotate acide de mercure* ; 3° *azotate de bismuth,* qu'il ne faut pas confondre avec le *sous-azotate* ou *sous-nitrate* de ce métal.

1. — Azotate d'argent.

L'empoisonnement par l'azotate ou nitrate d'argent est rare. Il a été parfois suicide, mais il est le plus souvent accidentel.

Avant d'indiquer les symptômes de cet empoisonnement, il est utile de rappeler les effets topiques du nitrate d'argent et les modifications que ce sel éprouve au contact des tissus et des liquides de l'organisme.

Une solution d'azotate d'argent, un crayon de ce sel humecté d'eau, étant appliqué sur la peau, la noircit par suite du dépôt d'argent réduit et très divisé. On sait en effet que les métaux en poudre impalpable sont bruns ou noirs. L'épiderme noirci, ou mortifié, tombe quelques jours plus tard. Appliqué sur une muqueuse sèche, le nitrate d'argent produit le même effet ; mais, lorsque la muqueuse est naturellement humide, tous les liquides de l'organisme contenant du chlorure de sodium, le point de contact blanchit et prend ensuite un aspect violacé, par suite de la formation de chlorure d'argent qui est blanc, mais qui devient violet à la lumière. Enfin, après l'application sur une plaie, une eschare blanche apparaît qui est formée de chlorure et d'albuminate d'argent, car on sait que l'albumine se trouve en plus ou moins grande quantité dans les liquides qui humectent les plaies.

D'après ces données, on comprend ce que devient le nitrate d'argent qui a été ingéré. Une partie se transforme en chlorure et en albuminate d'argent au contact de l'acide chlorhydrique, des chlorures alcalins et des matières albuminoïdes du suc gastrique : une autre partie reste en nature, à moins que les chlorures ne se trouvent en quantité suffisante pour la décomposer. C'est cette partie qui agit sur les parois stomacales par ses propriétés irritantes. Enfin une certaine quantité d'argent est absorbée à l'état de chlorure ou d'albuminate et, sans doute à l'état d'azotate non décomposé, lorsque celui-ci s'est trouvé en excès. En effet, on peut déceler, après l'empoisonnement aigu, la présence de l'argent dans le sang et dans le foie. Toutefois le poison se retrouve en majeure partie à l'état de chlorure blanc ou de sulfure noir dans le contenu intestinal.

EFFETS TOXIQUES.

Symptômes et lésions anatomiques. — Les symptômes consécutifs à l'ingestion du nitrate d'argent sont très peu connus. Je renvoie à ce sujet, aux deux observations citées plus loin, où l'on verra que les patients ont éprouvé, outre les vomissements et la douleur à l'épigastre, des accidents nerveux tels que : immobilité, mouvements convulsifs de la face, perte de l'intelligence. Les pupilles furent dilatées. Ces effets résultaient évidemment de la pénétration du poison dans le sein de l'organisme : ils sont d'ailleurs assez conformes aux données que nous possédons sur les effets physiologiques des sels d'argent.

Les téguments externes, tels que la muqueuse et la peau du pourtour de la bouche, du menton, des doigts, etc., qui ont pu être mis en contact avec le nitrate d'argent, se colorent en noir peu de temps après ce contact. Les lésions anatomiques internes ne sont guère connues que par les expériences faites sur les animaux. La muqueuse gastrique présente des taches blanches dues au dépôt de chlorure d'argent, des eschares grisâtres, semblables à celles que produit le crayon de nitrate d'argent sur les plaies et fréquentes surtout dans le voisinage du pylore; cette muqueuse peut même se trouver réduite en une sorte de bouillie. Au-dessous, la couche musculeuse est rouge cerise. La muqueuse intestinale est colorée en noir par le sulfure d'argent.

Traitement. — Les vomissements se produisant en général avec la plus grande facilité après l'ingestion du nitrate d'argent, l'indication principale est de *neutraliser* le poison ingéré. Pour cela, on fait prendre de l'*eau albumineuse tiède et salée* qui a pour effet de former un albuminate et un chlorure d'argent insolubles, et de favoriser les vomissements. Au lieu de l'albumine, on peut prescrire *le lait*. La *magnésie, le bicarbonate de soude* pourraient être administrés à la place du sel marin, mais seulement dans les cas où l'on n'aurait pas ce dernier à sa disposition. *Les purgatifs huileux* seront prescrits dans la suite.

L'argent n'existe pas normalement dans l'organisme. Cependant on a dit qu'il pouvait s'y trouver en quantités infinitésimales qui y auraient été introduites avec le sel marin. On conçoit la possibilité de ce fait (que je ne crois point pour ma part), en se rappelant que l'argent se trouve parfois dans la nature à l'état de chlorure appelé en minéralogie *kérargyre* (argent corne, lune cornée), et que ce sel est légèrement soluble dans le chlorure de sodium. Les eaux des mers baignant une mine de kérargyre pourraient dissoudre ce minerai et fournir du sel qui en renfermerait des traces.

Mais il est une question importante au point de vue de l'expertise ; c'est celle du séjour prolongé de l'organisme chez un sujet soumis à un traitement par le nitrate d'argent. Cette question a été déjà suffisamment traitée.

Dans un empoisonnement par l'azotate d'argent, on trouvera soit dans les vomissements, soit dans les premières portions du tube digestif, une substance blanche formée de chlorure d'argent ; on pourra trouver dans les dernières portions du tube digestif une substance noire formée de sulfure d'argent. On les mettra de côté. Puis on recueillera avec soin les vomissements et le contenu du tube digestif. Il sera bon également de prendre le foie, les reins et les urines, bien que l'argent passe difficilement dans ce liquide. Les matières liquides seront évaporées à siccité.

Le procédé de destruction par le chlorate de potasse et l'acide chlorhydrique (page 471) présente un grave inconvénient qui provient de la faible solubilité du chlorure d'argent dans l'acide chlorhydrique et dans le chlorure de potassium ; néanmoins on peut l'employer. On séparerait le chlorure d'argent qui se serait déposé, puis on ferait passer un courant d'acide sulfhydrique dans la liqueur filtrée, pour précipiter le chlorure resté en solution. Le sulfure obtenu serait dissous dans l'acide azotique et transformé de nouveau en chlorure qui serait réuni à celui qu'on aurait recueilli auparavant. Enfin ce sel serait ramené à l'état métallique en le chauffant fortement dans un creuset avec du carbonate de potasse ou de soude anhydre.

Observations.

I. — *Empoisonnement par une solution de nitrate d'argent. — Guérison.*

Le 23 juin 1829, Éd. L..., âgé de 21 ans, est transporté, à une heure et demie du matin, à l'hôpital Saint-Louis dans l'état suivant : perte de connaissance, insensibilité générale, membres supérieurs et muscles de la face agités de mouvements convulsifs, yeux tournés en haut, pupilles dilatées, insensibles à la lumière ; mâchoires fortement contractées ; pouls plein, 70 pulsations. Le commissaire de police apportait dans une fiole le restant de liqueur avec laquelle le malade avait voulu s'empoisonner. L'aspect de cette liqueur, et surtout les larges taches que le malade avait sur les doigts, ne laissèrent aucun doute sur la nature de l'empoisonnement. *Tous les demi-quarts d'heure, un verre de soluté de sel commun (2 grammes par verre).* A trois heures du matin, amélioration sensible ; les muscles de la face n'étaient plus agités, les contractions des mâchoires avaient cessé, les pupilles étaient moins dilatées. On continue l'administration de l'eau salée. A six heures, insensibilité dans les membres inférieurs, sensibilité obtuse dans les supérieurs, face fortement injectée, douleurs épigastriques très fortes. A huit heures, mêmes symptômes, rien autre de particulier ; sensibilité un peu moins obtuse. Le malade, interrogé sur la quantité de poison qu'il a avalée, ne pouvant parler, indique par un signe le nombre 8. *L'eau salée est remplacée par les boissons émollientes.* A midi, la sensibilité a reparu dans toutes les parties du corps ; le malade dit avoir pris 8 gros (32 grammes) de nitrate d'argent fondu dans du cassis. A trois heures de l'après-midi, coma profond, difficile à décrire ; perte de l'intelligence et de la sensibilité générale, pouls à 90 pulsations. Cet état se prolonge jusqu'à trois heures, et le malade passe une nuit assez bonne. Le lendemain 24, à huit heures du matin, même attaque ; à midi, l'état est satisfaisant ; néanmoins le malade se plaint de douleurs épigastriques, mais l'intelligence et la sensibilité ont reparu. Vers le soir, il peut se lever sur son séant et boire sans le secours de personne. Le 25, à huit heures du matin, nouvelle crise, mais bien moins forte ; le soir il s'entretient avec ses camarades. Les jours suivants, le malade va de mieux en mieux ; il éprouve seulement des douleurs épigastriques un peu fortes jusqu'au 29, jour de sa sortie de l'hôpital.

Le patient, avant son entrée à l'hôpital, avait été gorgé de magnésie et avait éprouvé quelques vomissements. Le 24, après avoir pris un verre de tisane d'orge, vers cinq heures du soir, il eut aussi des vomissements abondants de matières blanches, ressemblant à du lait caillé (1), lesquelles

---

(1) Ces matières étaient constituées sans doute par du chlorure d'argent mélangé avec de la magnésie.

furent malheureusement jetées par l'infirmier. Les draps et les rideaux étaient salis par de larges taches blanches qui noircissent à l'air, dont deux, traitées par l'ammoniaque et le soluté ammoniacal, donnèrent 0^{gr},05 de chlorure d'argent sec. (POMMARÈDE, *Revue médicale*, 1829.)

Le procédé de destruction des matières organiques par la carbonisation directe est avantageux. On chauffe fortement les cendres avec du carbonate de potasse et l'on obtient de l'argent métallique.

II. — Azotate acide de mercure.

Lorsqu'on dissout le mercure dans l'acide azotique en excès, on obtient une liqueur sirupeuse très acide qui, abandonnée à elle-même, finit par laisser déposer des cristaux d'un sel ayant pour formule $HgAz^2O^6 + H^2O$. On prépare, pour les usages médicaux, une liqueur semblable en dissolvant, à chaud, une partie de mercure dans deux parties d'acide azotique, et réduisant par l'ébullition le mélange aux trois quarts de son volume primitif. La solution ainsi obtenue renferme un excès d'acide azotique. C'est à ce degré de concentration qu'on doit l'employer, car, additionnée d'eau, elle donne un précipité jaune de nitrate basique de mercure appelé *turbith nitreux*, et n'agit plus guère que par l'acide azotique dilué qu'elle renferme. Enfin, on se sert dans l'industrie, notamment dans celle des décorateurs sur porcelaine, d'une solution acide de ce même sel à laquelle on ajoute une certaine quantité d'acide chlorhydrique.

L'empoisonnement par le nitrate acide de mercure administré à l'intérieur est rare, et en général suicide. J'ai rappelé (p. 639) le cas d'intoxication aiguë observée par Vidal à la suite de frictions effectuées sur le corps avec cette substance corrosive qui avait été absorbée par la peau ulcérée. On a observé des symptômes d'intoxication à la suite de cautérisations pratiquées avec cette même substance sur le col de l'utérus.

Le nitrate acide de mercure étant appliqué sur la peau, la colore en jaune (acide azotique), et si le contact est prolongé pendant quelques minutes, il la désorganise. Il produit une eschare rouge brunâtre (sels de mercure) ; le sublimé produit une eschare de même couleur, tuméfiée et saillante au-dessus des parties restées saines. On a observé, d'une manière tranchée, ces deux colorations distinctes, lorsqu'une partie du caustique ayant coulé autour de la plaie avait produit des lignes jaunes s'irradiant vers un centre rouge brunâtre.

Introduit dans le tube digestif, le nitrate acide de mercure produit des effets analogues à ceux que détermine l'acide nitrique, ainsi que le démontre l'observation citée plus bas. Tardieu, se fondant sur cette observation, dit même que l'empoisonnement par le nitrate acide de mercure ne diffère ni dans les symptômes, ni dans les lésions, de l'empoisonnement par l'acide nitrique. Toutefois, un examen attentif fait découvrir plutôt une intoxication mercurielle aiguë entée sur une intoxication par un agent corrosif. Ainsi l'arrivée si rapide de la mort ne peut s'expliquer par un obstacle matériel apporté à la respiration, tandis qu'elle s'explique très bien dans l'hypothèse d'un empoisonnement aigu par le mercure, lequel a déterminé la prostration extrême, la lenteur du pouls dès le début, enfin la mort sans convulsions.

Le *traitement* est celui de l'empoisonnement par les acides et par les sels mercuriels, tels que le sublimé. On doit administrer, pour neutraliser le poison qui n'aurait pas été rejeté, les alcalins, tels que la magnésie, puis de l'eau chargée d'albumine.

La *recherche* du poison n'offre pas de difficulté. Elle s'effectue d'après les procédés que nous avons indiqués pour la recherche de l'acide azotique et du mercure.

Observation.

Empoisonnement suicide par le nitrate acide de mercure. — Mort rapide.

Le nommé D..., âgé de 30 ans, bien constitué, fut amené à l'hôpital Saint-Louis le 21 novembre, vers trois heures et demie du soir. Cet homme avait avalé un verre environ d'une liqueur qui fut trouvée composée de nitrate très acide de mercure étendu dans le tiers de son volume d'eau et d'une certaine quantité d'acide chlorhydrique.

Aussitôt il fut pris de vomissements et se mit à pousser des cris en demandant du secours. Les matières qu'il rendit alors bouillonnaient sur le carreau. Les personnes accourues lui firent boire un mélange d'eau albumineuse et de lait, et le conduisirent à l'hôpital trois quarts d'heure environ après l'accident.

A son arrivée à l'hôpital, le malade ne peut se soutenir, et c'est à grand'peine qu'il se met sur son séant. Face décolorée, lèvres violettes, peau froide, surtout aux extrémités, et couverte de sueur. Pouls lent, irrégulier, facile à déprimer. De temps en temps, le malade tousse et expectore une petite quantité de spume sanguinolente. Sa voix est enrouée, presque éteinte, et il articule avec peine quelques mots. La respiration est très fréquente et stertoreuse. Les muscles dilatateurs de la poitrine se contractent avec force et, à l'auscultation, on perçoit, dans les bronches et la trachée, un gros râle muqueux accompagné de sifflement.

Le malade vomit immédiatement de l'eau albumineuse qu'on lui fait avaler avec difficulté; car la déglutition est presque impossible. Si, de nouveau, on veut le faire boire, un gargouillement se produit dans le pharynx, la toux survient et le liquide est rejeté par la bouche.

Les facultés intellectuelles ne paraissent pas troublées. Quand on demande au malade quel est le siège de sa souffrance, il porte la main à l'épigastre et à la gorge. Le ventre n'est pas ballonné, mais la pression y détermine de la douleur. Quelques instants après l'entrée, une diarrhée abondante de matières fécales et sanguinolentes se déclare. En même temps qu'on essaye de faire parvenir de l'eau albumineuse et magnésienne dans l'estomac, on s'efforce de ramener la chaleur à la peau par des linges échauffés, des frictions et des sinapismes aux extrémités. Malgré l'emploi de ces moyens, la respiration devient de plus en plus gênée, le pouls s'éteint, et le malade, ayant conservé toute sa connaissance jusqu'au dernier instant, expire sans convulsions, vers cinq heures, c'est-à-dire deux heures un quart après l'ingestion du poison.

Autopsie quarante heures après la mort. — Rigidité cadavérique très prononcée. Il n'existe pas de coloration verdâtre à l'abdomen. Les lèvres et les mains ne présentent pas de coloration jaune. Face pâle; injection très marquée aux yeux; lèvres violacées.

L'intérieur de la bouche est d'un gris sale. La muqueuse qui revêt l'épiglotte, les piliers du voile du palais, la luette, est soulevée par une infiltration considérable; l'épithélium qui la recouvre est d'un gris violacé et se détache avec la plus grande facilité; au-dessous, la muqueuse est d'un rouge livide. Les cordes vocales elles-mêmes ont perdu presque totalement leur épithélium.

Tout le larynx est tapissé par une écume séro-sanguinolente qui se répand en grande quantité dans le canal aérien jusqu'à ses dernières ramifications. La muqueuse de la trachée et des bronches est d'un rouge vif et pointillé; mais la consistance n'en paraît point altérée. Les poumons, parfaitement sains et crépitants dans leur partie antérieure, sont gorgés d'un sang noir et visqueux dans les deux tiers postérieurs de leur épaisseur. Le tissu en est ferme et résistant. Les plèvres sont saines. Le cœur et les gros vaisseaux artériels et veineux sont remplis d'un sang noir et fluide.

Le pharynx présente un épithélium grisâtre qui se détache avec facilité par larges plaques. La muqueuse qu'il revêt est rouge, mais elle a conservé sa consistance normale. Au-dessous, le tissu cellulaire est légèrement injecté. L'épithélium et la muqueuse de l'œsophage offrent les mêmes altérations. Les viscères contenus dans la cavité abdominale présentent à leur surface péritonéale une teinte très rouge, très foncée sur l'estomac, et qui perd de son intensité à mesure qu'on s'éloigne de cet organe. Le péritoine ne contient ni sérosité ni fausses membranes.

La surface interne de l'estomac est recouverte d'une substance grumeleuse, friable, répandue au milieu d'un liquide onctueux et sanguinolent, dont le ventricule contenait environ une once et demie. La muqueuse offre partout une disposition pathologique semblable ; elle est d'un rouge brique très prononcé, inégale, rugueuse, mamelonnée. La consistance n'en est pas la même dans les différents points de son étendue. A la grande courbure, elle est considérablement ramollie, et dans certains points même réduite à une matière pulpeuse. Ailleurs, elle offre les mêmes caractères à un degré moindre. Le tissu sous-muqueux est ecchymosé, surtout dans les points où la muqueuse est le plus ramollie. Les autres tuniques participent à cette infiltration sanguine. A partir du pylore, la cavité intestinale contient une mucosité sanguinolente qui, dans le gros intestin, se trouve mêlée à une petite quantité de matières fécales. La muqueuse duodénale est d'un rouge lie de vin également répartie ; la consistance en est diminuée. Les altérations présentent un degré moins prononcé à mesure qu'on s'approche de l'extrémité inférieure du tube digestif. Les autres organes n'offrent rien d'important à noter. (Observation de FAUVEL, rapportée par TARDIEU, dans son *Étude méd.-lég. sur l'empoisonnement.*)

III. — Azotate de bismuth.

Il ne faut pas confondre l'*azotate neutre de bismuth* avec le *sous-nitrate* dont nous avons déjà traité. En effet, tandis que le sous-nitrate de bismuth peut être ingéré sans danger à de hautes doses, lorsqu'il est pur, le composé dont il est question est toxique même à faibles doses.

Ce sel porte la dénomination d'azotate ou nitrate *neutre* de bismuth, parce qu'il satisfait à la composition des sels neutres ; mais, de même que beaucoup d'autres sels dits neutres, tels que les sulfates de cuivre, de fer, d'alumine, il possède une réaction acide. Mis dans l'eau, il se décompose en donnant un précipité de sous-nitrate, et la liqueur tient en dissolution du nitrate acide. *Cette liqueur est corrosive ;* elle participe des propriétés de l'acide azotique étendu d'eau, et de celles des composés solubles de bismuth, notamment de l'émétique de ce métal.

Les effets de l'azotate de bismuth ne sont connus que par les expériences sur les animaux, notamment par celles d'Orfila. Ce sel, ingéré en poudre aux doses de 6 à 8 grammes chez les chiens, les a tués en douze à quarante-quatre heures. Ce même sel, pulvérisé et déposé à la dose de 4 à 6 grammes sur le tissu cellulaire chez ces mêmes animaux, a déterminé la mort en vingt à quarante-huit heures. Dans le premier cas, il y avait eu des vomissements, de la gêne de la respiration et de l'abattement ; la muqueuse gastro-intestinale ulcérée se détachait par lambeaux ;

les poumons étaient fortement congestionnés. Dans le second cas, il y eut une inflammation locale et de même un grand abattement. Orfila a conclu de ces expériences que le nitrate de bismuth agit comme un irritant local, qu'il est absorbé et qu'il exerce une action spéciale sur le système nerveux. Il faudrait ajouter qu'il y a également une action exercée sur le système musculaire, laquelle explique la prostration dans laquelle les animaux sont tombés.

Le *traitement* doit consister dans l'administration de l'eau albumineuse, du lait, de la magnésie ou de carbonates alcalins dilués.

La *recherche* du poison serait facile. On retrouverait dans les vomissements et dans les premières portions du tube digestif, une matière blanche formée de sous-nitrate provenant du nitrate décomposé par les liquides avec lesquels ce dernier se serait trouvé. Nous avons indiqué précédemment (p. 471) le procédé employé pour la détermination et le dosage du bismuth. La recherche de l'acide azotique et du nitrate nous est connue également.

IV. — ACIDE FLUORHYDRIQUE

L'acide fluorhydrique, HFl, découvert par Scheele qui l'appela *acide fluorique*, a été étudié plus tard, en 1810, par Gay-Lussac et Thenard. Il est vrai que Schwankhardt, de Nuremberg, savait déjà, en 1670, qu'on pouvait graver un verre avec du spath fluor (fluorure de calcium) et de l'huile de vitriol (acide sulfurique), mais la raison de ce fait était inconnue.

Cet acide, lorsqu'il est pur et anhydre, se présente sous l'aspect d'un liquide incolore, non congelable, bouillant à 20°. On l'obtient en recevant, dans un récipient de plomb placé dans un mélange réfrigérant, les vapeurs qui se dégagent lorsqu'on chauffe dans une cornue de plomb un mélange de fluorure de calcium et d'acide sulfurique concentré. L'acide fluorhydrique ordinaire du commerce renferme de l'eau dans les mêmes proportions que l'acide chlorhydrique; il correspond à la formule $HFl + 4H^2O$, et distille intégralement à 120 degrés. Il a pour densité 1,15.

EFFETS DE L'ACIDE FLUORHYDRIQUE.

L'acide fluorhydrique même étendu est l'un des liquides les plus corrosifs que l'on connaisse. Il attaque le verre; aussi faut-il le conserver dans des vases de plomb, de platine, d'argent ou de gutta-percha. Ses vapeurs produisent sur les voies respiratoires une irritation intense qui fit succomber le chimiste belge Louyet, au milieu des recherches qu'il faisait pour isoler le fluor (1). L'acide fluorhydrique liquide appliqué sur la peau détermine une vive douleur et produit des ulcérations qui guérissent lentement, ainsi que l'ont constaté Gay-Lussac, Thénard, Gruber, fait que j'ai pu vérifier moi-même (*Étude expérimentale sur les effets des fluorures et des composés métalliques en général*, thèse de Paris, 1867). Un contre-maître d'une fabrique de produits chimiques portait un vase rempli d'acide fluorhydrique dont une petite quantité coula sur un de ses doigts. Il éprouva aussitôt une forte douleur que ne purent calmer des lotions avec la potasse, la soude et l'ammoniaque.

Cette douleur, comparable à celle que produit la brûlure la plus vive, persista avec la même intensité pendant trois jours, et détermina une fièvre aiguë avec insomnie. Il se produisit une ulcération profonde qui mit près d'un mois à se cicatriser, et laissa une dépression à la place qu'elle occupait. Un chat ayant renversé un vase renfermant de l'acide fluorhydrique, une certaine quantité de ce liquide avait atteint l'animal à la cuisse ; il s'ensuivit une ulcération qui s'étendit en largeur et en profondeur, et ne guérit que péniblement à la longue. Le liquide en question était l'acide ordinaire, celui qui a pour formule $HFl + 4H^2O$.

J'ai observé des effets du même ordre dans l'expérience suivante : Je versai trois gouttes d'acide fluorhydrique sur le derme non dénudé d'un chien, et une goutte sur le derme dénudé d'une chienne. Ces animaux éprouvèrent de la fièvre, leur museau devint brûlant ; mais les suites de la cautérisation ne

(1) Le fluor a été isolé récemment par M. Moissan en soumettant à l'électrolyse de l'acide fluorhydrique, rendu conducteur au moyen d'un peu de fluorhydrate de fluorure de potassium. Il se dégage au pôle positif en gaz incolore, dont l'odeur pénétrante et désagréable se rapproche de celle du chlore. Ce gaz, qui est doué de propriétés très énergiques et irritantes, vient se placer à côté du chlore, comme l'avait prévu la théorie.

furent pas les mêmes pour tous les deux. Chez le chien, l'acide
s'étant étalé en surface, j'essuyai la peau presque aussitôt, et il
ne se forma qu'une légère induration, puis une eschare sèche
qui tomba au bout de huit jours. Chez la chienne, au contraire,
la goutte d'acide que j'avais portée, à l'aide d'une baguette de
plomb, sur la partie dénudée, produisit une ulcération un peu
plus large qu'une pièce de 50 centimes, laquelle mit près de
trois semaines à se cicatriser. Le pourtour de cette ulcération
était induré, et au centre il se forma, à plusieurs reprises, une
eschare molle qui tombait ensuite. Cette eschare était séparée
des parties indurées par une rainure circulaire au fond de laquelle se trouvait un pus verdâtre. J'ai examiné ce pus au microscope et n'y ai rien trouvé de particulier. Il contenait des
leucocytes en abondance, comme dans les plaies ordinaires, et
quelques débris de fibres élastiques et musculaires.

Bien qu'il soit excessivement corrosif, l'acide fluorhydrique
n'exerce pour ainsi dire aucune action sur les tissus épermiques
condensés, tels que les ongles, les cornes, etc., ainsi que je
m'en suis assuré. J'ai fait macérer, pendant huit jours, des
ongles de chien dans cet acide; or, les cellules épidermiques,
examinées au microscope, ne parurent nullement altérées;
elles étaient au contraire devenues très visibles, par la disparition de la substance amorphe qui les entoure et qui pourrait
être détruite de cette manière aussi bien et peut-être mieux que
par la potasse et la soude. Ces tissus se laissent donc pénétrer
peu à peu par l'acide fluorhydrique sans subir de désorganisation.

Je citerai encore l'expérience suivante où l'imbibition graduelle des tissus épidermiques est mise en évidence. Je me
suis versé sur l'ongle d'un pouce et sur l'ongle d'un doigt
médius, une goutte d'acide fluorhydrique concentré que j'y
laissai séjourner pendant une demi-heure. L'action locale fut
nulle. Mais, trois heures après, je commençai à sentir sous
l'ongle du doigt médius une douleur légèrement brûlante qui
persista jusqu'au lendemain. Je ne sentais encore rien au pouce

dont l'ongle était plus épais ; ce n'est que vingt heures après l'application de l'acide fluorhydrique que j'éprouvai une douleur semblable à la précédente.

L'intoxication par l'acide fluorhydrique est très rare. Je ne puis en citer qu'un seul cas, lequel a été rapporté par King. Un homme, ayant bu 15 grammes de ce liquide corrosif, éprouva des nausées, des vomissements, eut des sueurs froides et visqueuses sur tout le corps ; son pouls devint petit et ses pupilles se contractèrent. Il succomba au bout de trente-cinq minutes. On trouva, à l'autopsie, les méninges congestionnées, ainsi que les poumons et la muqueuse trachéale et bronchique. Le sang avait une réaction acide. La muqueuse buccale était blanche ; cette muqueuse et celles de l'épiglotte et de l'œsophage étaient dépouillées de leur épithélium. L'estomac contenait un liquide noirâtre ; la surface interne de cet organe était noire par places (*The Lancet, Revue des sc. méd.*, 1873).

La mort, suivant l'opinion de King, aurait été la suite de l'occlusion de la glotte par des lambeaux de muqueuse. Mais, sans recourir à cette explication qui peut être vraie, il suffit de se rappeler que la vie est incompatible avec l'acidité du sang.

RECHERCHE DE L'ACIDE FLUORHYDRIQUE.

Dans le cas où la mort aurait été le résultat de l'inspiration de vapeurs d'acide fluorhydrique, il serait difficile de constater la présence de cet acide dans les parties enflammées. Mais il n'en serait pas de même si l'empoisonnement avait été consécutif à l'ingestion de l'acide fluorhydrique liquide.

Les matières soumises à l'examen seraient mises à digérer avec de l'eau distillée, puis jetées sur un filtre. On verserait ensuite dans les liqueurs filtrées une solution de chlorure de calcium qui donnerait un précipité de fluorure de calcium que l'on recueillerait et caractériserait facilement. En effet, chauffé avec de l'acide sulfurique dans un vase de plomb, le fluorure de calcium donne lieu à un dégagement de vapeurs attaquant le verre ; chauffé avec de l'acide sulfurique et de la silice, il donne du fluorure de silicium qui, étant dirigé dans l'eau, se décompose en silice et en acide hydro-fluosilicique.

Le fluorure de calcium obtenu par précipitation à l'aide du chlorure de calcium n'est pas pur ; il est en général mélangé avec du phosphate, du sulfate, du carbonate de chaux provenant des phosphates, sulfates et carbonates alcalins contenus dans l'économie. Pour l'obtenir à l'état pur, on traite le précipité mixte par l'eau bouillante qui dissout le sulfate de chaux, puis par l'acide chlorhydrique *étendu* qui dissout le phosphate de chaux, décompose le carbonate de chaux, mais n'enlève que des traces négligeables de fluorure de calcium. Ce dernier sel est recueilli, pesé et caractérisé comme il a été dit. A 1 de fluorure de calcium correspondent 0,2564 d'acide fluorhydrique (Rabuteau).

V. — FLUORURE D'ARGENT ET FLUORURES DIVERS

Fluorure d'argent. — Tandis que le chlorure, le bromure et l'iodure d'argent sont insolubles dans l'eau, le fluorure d'argent est, au contraire, très soluble dans ce liquide. Ce caractère est distinctif, et doit être rapproché de cet autre caractère non moins remarquable, savoir que le fluorure de calcium est insoluble, tandis que le chlorure, le bromure et l'iodure de calcium sont non seulement très solubles, mais déliquescents.

Le fluorure d'argent cristallise en prismes volumineux qui retiennent quatre molécules d'eau. Il a pour formule $AgFl + 4H^2O$. Mais il devient anhydre par la simple dessiccation dans le vide, et se présente alors sous l'aspect d'une poudre jaune, déliquescente. Le sel anhydre est indécomposable par la chaleur ; le sel hydraté se décompose, sous l'influence de cet agent, en donnant de l'acide fluorhydrique, de l'oxygène et un résidu d'argent pur.

Afin d'étudier les effets corrosifs de ce composé, j'ai fait expérience suivante :

Deux incisions cutanées sont pratiquées sur la peau du dos chez un chat : l'une a une étendue d'un centimètre et demi, et ne reçoit rien ; l'autre n'a qu'une étendue d'un centimètre et reçoit une goutte d'une solution de fluorure d'argent. La première plaie se cicatrise comme les plaies ordinaires, avec formation d'une eschare sèche qui tombe au bout de dix jours. Il n'en est pas ainsi de la seconde.

Le fluorure d'argent appliqué sur cette plaie récente la noircit comme de l'encre de Chine. Cette coloration disparaît le lendemain, et du pus se forme dans l'ulcération qui est entourée, comme dans le cas de l'acide fluorhydrique, d'un cercle induré. Le troisième jour, une eschare molle et noire en recouvre le centre ; une rainure circulaire, remplie d'un pus verdâtre, la sépare de l'induration périphérique. Ce pus renferme une grande quantité de leucoytes. Une nouvelle goutte de fluorure d'argent est versée autour de l'eschare ; la plaie blanchit un peu au lieu de noircir comme la première fois. Le lendemain je la trouve agrandie et humectée d'un liquide séro-purulent. Ce liquide, examiné au microscope, présente des leucocytes en grand nombre et quelques rares fibres élastiques et musculaires. Le lendemain, une eschare molle et noire recouvre, comme la première, le centre de l'ulcération ; elle tient à peine aux bords et tombe au bout de deux jours. Une troisième lui succède pour tomber de même, et laisse le centre un peu humide. Ces eschares n'étaient formées que par le pus qui s'était concrété à l'air. Enfin la plaie finit par se dessécher, après s'être étendue en envahissant la partie indurée qui l'entourait. La dernière eschare ne tombe que le vingtième jour après la seconde application du fluorure d'argent.

Fluorures divers.

Le *florure d'argent* que nous venons d'étudier, les *fluorures alcalins* et le *fluorure d'antimoine* sont les seuls composés de ce genre qui soient très solubles. La fluorure d'antimoine se distingue des chlorures de ce métal en ce qu'il n'est pas décomposé par l'eau. Le fluorure de mercure est, au contraire, décomposé par ce liquide. Les fluorures sont insolubles ou très peu solubles dans l'eau pure ; néanmoins ils se dissolvent plus ou moins dans l'acide fluorhydrique et dans l'acide chlorhydrique.

D'après ces données, on voit que les fluorures alcalins sont les seuls qui doivent être pris en considération. Toutefois, je dirai un mot du fluorure de baryum qui révèle des propriétés toxiques, bien qu'il soit très peu soluble.

Parmi les fluorures alcalins, celui d'ammonium, appelé encore *fluorhydrate d'ammoniaque*, est corrosif. D'ailleurs, il attaque assez rapidement le verre, parce qu'il se décompose peu à peu à l'air en ammoniaque et en acide fluorhydrique qui se dégagent.

Le *fluorure de potassium* appliqué sur un tissu, soit en poudre, soit en solution concentrée, est plus corrosif que le chlorure de potassium appliqué en poudre sur une plaie.

Le *fluorure de sodium* possède des propriétés analogues à celles du fluorure de potassium.

Ces trois sels étant portés dans l'estomac des lapins les tuent à des doses plus faibles que celles du chlorure de potassium, de sorte que le fluorure de potassium, bien qu'étant un poison musculaire comme tous les sels de potassium employés à haute dose, révèle néanmoins des propriétés toxiques dues au fluor. D'ailleurs, tandis qu'après l'injection du chlorure, du bromure et l'iodure de sodium, dans les veines des chiens, aux doses de 2 grammes et même de 5 grammes dissous dans 40 grammes d'eau distillée, ne produit aucun effet sur la santé générale de ces animaux, l'injection du fluorure de sodium, à la dose de 1 grammed'ans la même quantité d'eau, provoque, pendant quelques heures, un mouvement fébrile très accentué, des plaintes et de la salivation. Le fluorure d'ammonium est plus toxique que le fluorure de sodium. En effet il tue un chien au bout d'une demi-heure, après avoir été injecté dans les veines de cet animal à la dose minime de 40 centigrammes. J'ai trouvé, dans ce cas, les reins congestionnés, les intestins contenant une matière fluide, glaireuse, un peu jaunâtre, dans laquelle j'ai observé au microscope une quantité prodigieuse de cellules et de noyaux épithéliaux de la muqueuse desquamée. Ces résultats tiennent sans doute à l'instabilité du fluorure d'ammonium, laquelle doit être accrue par l'alcalinité du sang où il donne naissance à de l'acide fluorhydrique et à de l'ammoniaque.

Parmi les fluorures insolubles ou très peu solubles, j'ai déjà traité du *fluorure de calcium* (page 558). Les *fluorures de zinc* et *de plomb*, qui sont très peu solubles, ne produisent rien sur les chiens à la dose de 50 centigrammes. Le *fluorure de strontium* est peu soluble dans l'eau, mais il se dissout mieux dans l'eau acidulée par l'acide chlorhydrique. Porté dans l'estomac d'un lapin, avec 30 grammes d'eau, il a déterminé chez cet animal du malaise et de la diarrhée. Le *fluorure de baryum* est chimiquement analogue au fluorure de strontium, mais il est beaucoup plus toxique que ce dernier, moins par le fluor que par le baryum. Après avoir porté de même dans l'estomac, chez un lapin, 2 grammes de fluorure de baryum mis en suspension dans 30 grammes d'eau, j'ai vu les mouvements, surtout ceux des membres postérieurs, devenir difficiles et même impossibles. Puis, tout d'un coup, l'animal a poussé des cris, a eu des convulsions, de l'opisthotonos ; sa respiration s'est arrêtée à la suite de quelques inspirations profondes, puis il est mort vingt-cinq minutes après l'ingestion de la substance toxique.

VI. — CHLORE

ET COMPOSÉS DIVERS DE CE MÉTALLOÏDE

Les composés du chlore dont nous traiterons après avoir étudié les effets de ce corps simple, sont : 1° les *hypochlorites* ou plutôt les *chlorures de chaux, de potasse* et *de soude ;* 2° l'*acide chlorhydrique ;* 3° divers *chlorures corrosifs.*

I. — Chlore.

Ce corps simple a été découvert en 1774 (1) par Scheele, l'illustre chimiste et modeste apothicaire de Kœping, en Suède.

On avait apporté à Scheele une pierre qu'on appelait *magnésie noire.* Il la traita par les réactifs connus alors, par conséquent par l'esprit de sel marin (appelé plus tard *acide muriatique,* puis *acide chlorhydrique*), et obtint un gaz nouveau auquel il donna le nom d'*acide marin déphlogistiqué.* La pierre noire soumise à l'essai était du bioxyde de manganèse naturel qui renferme en général un peu de carbonate de baryte, de sorte que le chimiste suédois fit en même temps une triple découverte : celle du chlore et de deux oxydes métalliques différents. Ce même gaz, qui fut appelé par Lavoisier *acide muriatique oxygéné,* fut reconnu comme corps simple par Gay-Lussac et Thenard, en 1809, et reçut enfin, quelques années plus tard, la dénomination de *chlore,* qui lui fut appliquée par Ampère.

(1) Avant la découverte de Scheele, le chlore paraît avoir été entrevu par Glauber, au xvi⁰ siècle. « En distillant de l'esprit de sel sur des chaux métalliques (aujourd'hui oxydes métalliques), Glauber obtenait un esprit couleur de feu qui passait dans le récipient et dissolvait les métaux et presque tous les minéraux. Il l'appelait *esprit de sel rectifié.* Avec ce produit, on peut, dit-il, faire de belles choses en médecine, alchimie et beaucoup d'arts. Lorsqu'on le fait digérer quelque temps avec de l'esprit de vin concentré, on remarque qu'il se forme, à la surface de la liqueur, une espèce de couche huileuse qui est l'huile de vin (*oleum vini*), très agréable, et un excellent cordial. » (Hœfer, *Histoire de la chimie,* Paris, 1843.)

Le chlore (de χλωρος, vert ou jaune pâle) est un gaz jaune
verdâtre, d'une densité égale à 2,44, non permanent, liqué-
fiable sous la pression de 5 atmosphères à la température ordinaire, peu soluble dans l'eau qui en prend 3 fois son volume
à 8 degrés; il est moins soluble aux températures situées au-
dessus et au-dessous de 8 degrés. La solution aqueuse (eau de
chlore) perd rapidement tout son gaz lorsqu'on la fait bouillir,
ou lorsqu'on y fait passer un courant d'air. On prépare généralement le chlore par le procédé qui a servi à le découvrir,
c'est-à-dire en traitant l'acide chlorhydrique par le bioxyde de
manganèse.

Ce corps simple possède diverses propriétés qui le rendent
précieux, soit dans l'industrie, soit dans la médecine : ce sont,
d'une part, ses propriétés décolorantes, d'autre part, ses propriétés désinfectantes et antiseptiques.

EFFETS TOXIQUES.

L'intoxication par le chlore a été jusqu'ici toujours accidentelle. On l'a observée dans les fabriques de papier où l'on blanchit la pâte à l'aide de cet agent décolorant; mais ceux qui en
ont été le plus souvent les victimes, ce sont les chimistes. On
connaît déjà au moins cinq cas mortels, parmi lesquels on cite
ceux du chimiste Pelletier, à Bayonne, du chimiste Roë, à
Dublin. Quant au nombre de ceux qui ont éprouvé les symptômes à des degrés variables, il est très considérable. Moi-
même, au commencement de mes études chimiques, à l'ancien
lycée de Colmar, ayant séjourné quelque temps dans une atmosphère de chlore, j'ai éprouvé une céphalalgie et des vomissements si intenses, un malaise si considérable que je dus m'aliter
et crus pouvoir jurer de ne jamais faire de la chimie. Mais,
le lendemain, tout avait disparu et mes résolutions en même
temps.

Symptômes. — Les sujets qui ont respiré du gaz chlore pur,
ou mélangé avec une faible quantité d'air, ont éprouvé aussitôt

une dyspnée très prononcée accompagnée de douleur dans la poitrine et dans la gorge, ainsi qu'une toux plus ou moins violente et des éternuments. Leur visage était contracté. Puis il est survenu du coryza, de l'angine avec hypersécrétion de la muqueuse nasale; d'autres fois une laryngite, une bronchite avec expectoration sanguinolente; enfin, dans certains cas, une pneumonie grave et même mortelle. Le chlore respiré pénètre dans le torrent circulatoire, ainsi que l'a démontré l'autopsie du chimiste Roë. En effet, on perçut, à l'ouverture du crâne, l'odeur caractéristique de ce gaz toxique. Il résulte de cette pénétration dans la profondeur de l'économie, des effets généraux qui consistent dans la céphalalgie, les vomissements, un collapsus profond au milieu duquel la mort arrive plus ou moins rapidement.

Ces graves symptômes ne se produisent pas, en général, lorsqu'on a respiré seulement de l'air chargé de chlore dans une proportion peu considérable. Mais, dans ce cas, il survient, indépendamment de la toux, et cela parfois au bout d'un quart d'heure à une demi-heure, et même davantage, un malaise considérable, ainsi que la céphalalgie, et les vomissements déjà signalés; l'action locale sur les voies respiratoires est peu intense, et c'est pour cela que l'on croit pouvoir séjourner impunément dans une atmosphère médiocrement chargée du gaz toxique.

Enfin, les ouvriers occupés à la préparation du chlorure de chaux, au blanchiment de la pâte de papier par le chlore, et qui respirent forcément une atmosphère renfermant toujours une certaine quantité de ce gaz, éprouvent souvent de la gastralgie, du pyrosis, de l'amaigrissement. Toutefois, il est remarquable qu'ils perdent peu leurs forces, qu'ils peuvent travailler à leur état pendant vingt, trente, et quarante ans et atteindre même un âge très avancé. Ils seraient, en outre, préservés de maladies épidémiques. Ces résultats ne doivent pas nous étonner d'après ce que nous savons des propriétés hygiéniques du chlore, qui est antimiasmatique, désinfectant et antiseptique.

Lésions anatomiques. — Ces lésions n'ont pas encore été décrites d'une manière satisfaisante. Les données les plus précises que l'on possède sont celles qui ont été fournies par les expériences sur les animaux.

On a constaté, après la mort par l'inhalation du chlore, une inflammation des poumons et l'on a cité, d'autre part, une coloration jaune clair des lobes inférieurs parsemés de taches noires et comme desséchés (Baumhauer). Des pseudo-membranes ont été trouvées dans les bronches lorsque l'action du gaz toxique avait été prolongée (Hébréart). — Chez les animaux qui avaient succombé après l'ingestion de l'eau de chlore, Orfila a trouvé la muqueuse stomacale rouge dans toute son étendue, ainsi que de petites ulcérations dans le grand cul-de-sac, lesquelles étaient bordées d'une auréole jaune. Les muqueuses du duodénum et du jéjunum étaient tapissées par une couche jaune assez épaisse.

Traitement. — Dans les cas d'intoxication aiguë par le chlore introduit dans les voies respiratoires, on a conseillé de faire respirer divers antidotes tels que le *gaz ammoniac*, l'*acide sulfhydrique*. L'ammoniaque forme avec le chlore du chlorhydrate d'ammoniaque inoffensif; l'acide sulfhydrique donne, avec ce même gaz, du soufre et de l'acide chlorhydrique dont les vapeurs sont moins irritantes que celles du chlore. Mais on n'a pas toujours eu à se louer de ces agents qui sont eux-mêmes toxiques. On les emploiera néanmoins si l'on veut, mais seulement au début de l'intoxication, et l'on aura soin de les faire respirer avec mesure, non à l'état pur, mais mélangées avec l'air, par exemple, en approchant des premières voies une éponge imbibée d'une solution aqueuse d'ammoniaque (ammoniaque liquide) ou d'acide sulfhydrique. L'ammoniaque respirée en trop grande quantité augmenterait l'irritation, ainsi que nous le verrons dans l'étude de cet agent corrosif; l'hydrogène sulfuré agirait comme un poison hématique dont nous avons étudié les effets.

Suivant Husemann, tous ces moyens, bien qu'on puisse se

les procurer facilement dans les laboratoires, doivent être remplacés par *l'inhalation de vapeur d'eau tiède*. Cette vapeur ne possède, il est vrai, aucune propriété antidotique, mais elle agit très favorablement en diluant le gaz qui se trouve dans les alvéoles pulmonaires, en modérant l'irritation, en faisant disparaître la toux. On fait prendre en même temps *du lait* pour diminuer l'irritation du pharynx. La laryngite, la bronchite, la pneumonie *a chloro* sont traitées suivant les règles ordinaires.

Si l'empoisonnement était produit par l'ingestion de l'eau de chlore, on ferait prendre de *l'eau albumineuse tiède simple ou additionnée de lait;* on ferait vomir; on administrerait ensuite de la magnésie. Le chlore est englobé par l'albumine et par la caséine qui se coagulent; il est neutralisé par la magnésie.

RECHERCHE DU CHLORE.

Nous verrons plus loin que l'iode et le brome ingérés ne se retrouvent pas en nature dans les urines, mais qu'ils passent dans ce liquide à l'état d'iodure et de bromure (de sodium?). Il en est de même du chlore qu'on ne retrouve pas en nature dans l'urine. Ce métalloïde détruit les matières organiques, en leur enlevant probablement de l'hydrogène et formant ainsi de l'acide chlorhydrique, lequel passe à l'état de chlorure de sodium. C'est ce qui arrive après l'ingestion de l'eau chlorée. Mais, lorsque le gaz a été respiré, son passage à l'état de chlorure dans le sang ne s'effectue pas aussi facilement, puisqu'à l'ouverture du crâne du chimiste Roë, de Dublin, on sentit une forte odeur de chlore.

Cette odeur perçue à l'ouverture du crâne, et, à son défaut, celle qu'on pourrait percevoir en expulsant le contenu gazeux des voies respiratoires, enfin cette même odeur dont serait pénétrée l'atmosphère dans laquelle le poison aurait été respiré, suffiraient pour indiquer le genre d'intoxication, sans qu'il fût nécessaire de caractériser chimiquement le gaz délétère. Toutefois on aurait soin d'en spécifier la nature à l'aide de moyens tels que les suivants :

Un papier amidonné et imprégné d'une solution d'iodure de potassium bleuirait au contact des gaz dégagés des voies respiratoires ; il bleuirait également lorsqu'on le suspendrait dans l'atmosphère de la pièce où aurait lieu l'empoisonnement, si celle-ci en renfermait encore.

En faisant passer, à l'aide d'un aspirateur, dans de l'eau, soit les gaz des voies respiratoires, soit l'air de l'atmosphère en question, cette eau donnerait, avec le nitrate d'argent, un précipité blanc caillebotté de chlorure d'argent, devenant violet à la lumière, insoluble dans l'acide nitrique et instantanément soluble dans l'ammoniaque. Si l'on avait coloré préalablement cette eau avec une ou deux gouttes d'une dissolution sulfurique d'indigo, on la verrait se décolorer par le passage du chlore contenu dans les voies respiratoires et dans l'air.

Dans un cas d'empoisonnement par l'eau chlorée (dont on ne connaît aucun exemple chez l'homme), on reconnaîtrait la nature de ce liquide en recueillant les vomissements et le contenu stomacal, le filtrant et y ajoutant un peu d'amidon et une solution d'iodure de potassium : le chlore mettrait en liberté de l'iode qui colorerait l'amidon en bleu.

II. — Hypochlorites.

Les *hypochlorites* sont des sels qui dégagent à l'air une odeur de chlore et qui sont tous solubles dans l'eau. Ils ont pour formule générale $M'ClO$ ou $M''Cl^2O^2$, celle de l'acide hypochloreux étant $HClO$.

Les composés les plus importants de ce genre sont les *hypochlorites de chaux, de soude et de potasse*. Ceux que l'on trouve dans le commerce sont impurs ; ce sont des mélanges d'hypochlorites et de chlorures de calcium, de sodium et de potassium, ainsi que de carbonates et d'oxydes de ces métaux. Aussi les expressions illogiques de *chlorures de chaux, de soude et de potasse*, par lesquelles on les désigne, doivent-elles être conservées, parce qu'elles s'appliquent à des mélanges mal définis.

Le *chlorure de chaux* se présente sous l'aspect d'une substance blanche, pulvérulente et répandant une odeur de chlore. On l'obtient en faisant arriver un courant de chlore sur de la chaux éteinte. Cette substance est formée d'un mélange d'hypochlorite de chaux $CaCl^2O^2$ et de chlorure de calcium $CaCl^2$ avec une certaine quantité de chaux libre et de carbonate de chaux. Quand on la traite par l'eau, l'hypochlorite et le chlorure de calcium se dissolvent, la chaux reste en majeure partie indissoute et se précipite avec le carbonate de chaux.

Le *chlorure de soude* s'obtient en versant une solution de carbonate de soude dans une solution de chlorure de chaux. Il se fait une double décomposition, d'où il résultela précipitation de carbonate calcaire et la formation de chlorure de soude. La solution de chlorure de chaux se trouve ainsi remplacée par une solution de ce chlorure, $NaClO + NaCl$, laquelle est vulgairement appelée *eau de Labarraque*, du nom du pharmacien de Paris qui en a vulgarisé l'usage. Elle contient une certaine quantité de soude libre et de carbonate de soude qui, employé en excès, n'a pas été décomposé.

Le *chlorure de potasse* s'obtient d'une manière analogue, en mélangeant deux solutions, l'une de chlorure de chaux et l'autre de carbonate de potasse. La liqueur ainsi obtenue est appelée *eau de Javel*, du nom d'un village situé sur les bords de la Seine, à l'ouest de l'ancien Paris, et compris aujourd'hui dans l'enceinte de la capitale. L'eau de Javel dont se servent les blanchisseuses n'est, le plus souvent, qu'une solution de chlorure de chaux. Cette circonstance est importante à noter, ainsi que nous le verrons plus loin. L'eau de Javel contient une certaine quantité de potasse libre et de carbonate de potasse.

EFFETS TOXIQUES.

Afin de bien comprendre les effets des hypochlorites, il faut se rappeler d'abord que, sous l'influence des acides les plus faibles, ces sels laissent dégager du chlore, dont ils sont une source permanente et abondante, jusqu'à ce qu'ils soient totalement détruits. Ainsi, au contact de l'acide carbonique de l'air et de celui qui est contenu dans l'eau, ils donnent du chlore libre, ce qui explique leurs propriétés désinfectantes et décolorantes. Introduits dans l'estomac, ils en dégagent également jusqu'à ce que l'acide du suc gastrique soit saturé par leur base. Ces composés, après leur ingestion dans l'estomac, ne sont donc pas absorbés totalement en nature, puisqu'ils donnent naissance à une certaine quantité de chlore libre et d'un chlorure nouveau. D'un autre côté, la portion qui est absorbée en nature ne reste pas identique avec elle-même dans l'organisme ; elle se réduit en passant à l'état de chlorure, ainsi que l'a démontré Kletzinsky (*Canstatt's Jahresbericht*, 1858). En effet, ce chimiste ayant ingéré chaque jour, pendant deux semaines, 4 grammes environ de chlorure de soude, alors qu'il suivait un régime identique qu'il avait adopté quelques jours avant d'entreprendre l'expérience, a reconnu dans ses urines une augmentation de 2 à 3 grammes de chlorure de sodium. Déjà Orfila avait trouvé un excès considérable de chlorures dans les urines des animaux auxquels il avait fait prendre des hypochlorites.

Ces données sont importantes. Mais il en est d'autres qu'il faut introduire dans la question, si l'on veut saisir la cause de la différence d'action des divers hypochlorites, différence qui est telle que l'empoisonnement par la solution du chlorure de chaux vulgaire ressemble très peu à l'empoisonnement par le chlorure de potasse.

Un patient, qui a ingéré une solution de chlorure de chaux, a reçu un mélange complexe de trois substances, savoir : 1° de l'hypochlorite de chaux; 2° du chlorure de calcium; 3° de la chaux libre, qui existe toujours en certaine quantité dans le chlorure de chaux commercial; et, à ce mélange, vient s'ajouter : 4° du chlore mis en liberté sous l'influence de l'acide du suc gastrique. Or l'hypochlorite de chaux est peu caustique; le chlorure de calcium est un sel peu dangereux (p. 565) lorsqu'il se trouve en solution, à moins que la dose n'en soit très forte; la chaux libre ne peut se trouver dans la solution qu'en très faible quantité, puisque l'eau n'en dissout que 2 à 3 pour 1000; reste enfin le chlore libre dont l'action irritante vient s'ajouter à celle de l'hypochlorite. Il résulte des données que l'empoisonnement par la solution de chlorure de chaux revient en définitive presque uniquement à l'empoisonnement par le chlore libre.

Un patient, qui a ingéré une solution de chlorure de soude ou de chlorure de potasse, a reçu un mélange de quatre substances, savoir : 1° de l'hypochlorite de soude ou de potasse; 2° du chlorure du sodium ou de potassium; 3° de la soude ou de la potasse libre; 4° des carbonates de ces bases, mélange auquel vient s'ajouter : 5° du chlore libre qui s'est dégagé sous l'influence de l'acide du suc gastrique. Les hypochlorites alcalins et le chlore auquel ils donnent naissance agissent comme dans l'empoisonnement par le chlorure de chaux, mais *la soude, la potasse et leurs carbonates sont des agents éminemment corrosifs.* Il résulte de ces données que l'empoisonnement par le chlorure de soude et par le chlorure de potasse, c'est-à-dire par l'eau de Labarraque et par la vraie eau de Javel, présente la gravité exceptionnelle de l'empoisonnement par la soude et par la potasse, lequel sera étudié plus tard. De fait, les symptômes observés dans ces intoxications présentent les plus grandes analogies, et les suites funestes en sont les mêmes; mais il existe, du moins au début, des caractères distinctifs qui ne permettent pas de les confondre entièrement.

Effets du chlorure de chaux. — Après l'ingestion d'une solution de cette substance, les patients éprouvent une sensa-

tion de chaleur ou de brûlure dans le pharynx, dans l'œsophage et dans l'estomac. Leur haleine répand l'odeur du chlore.
Ils ont une salivation abondante et souvent des vomissements,
ainsi que de la diarrhée. Enfin, il peut survenir des convulsions,
la perte de connaissance. Les lèvres et les parois buccales
présentent un aspect blanchâtre. On est très peu ,édifié sur les
lésions qui peuvent exister dans l'œsophage, dans l'estomac
et dans l'intestin. — Une solution contenant 2 grammes de
chlorure de chaux n'altère pas la santé d'un lapin à qui on l'a
fait avaler (Schuchard).

Effets du chlorure de soude et du chlorure de potasse. —
Les solutions de ces composés produisent d'abord les mêmes
effets que ceux que détermine une solution de chlorure de
chaux, mais elles produisent en outre les symptômes et les
lésions graves que nous aurons à signaler dans l'étude de l'empoisonnement par les bases alcalines fixes, c'est-à-dire par la
potasse et par la soude, ainsi que l'ont démontré l'expérience
sur les animaux et divers cas d'empoisonnement. C'est pourquoi l'observation II, qui sera citée plus loin, pourrait aussi
bien être placée à la suite de l'empoisonnement par les bases
alcalines.

Traitement. — Il faut provoquer *les vomissements* par les
moyens mécaniques ou par l'eau tiède albumineuse ou huileuse.
Suivant Devergie, les boissons albumineuses seraient avantageuses parce que l'albumine formerait avec le chlore un composé insoluble. On a conseillé *la magnésie*, qui possède la propriété de neutraliser le chlore devenu libre dans l'estomac. La
thérapeutique serait assez facile, s'il s'agissait d'un empoisonnement par le chlorure de chaux; mais elle serait difficile s'il
s'agissait d'un empoisonnement par les chlorures alcalins. En
effet, le danger vient, dans ce cas, surtout de la présence de la
soude ou de la potasse, ou de leurs carbonates dans, l'estomac. Or, pour neutraliser ces bases ou leurs carbonates, on ne
peut recourir aux acides qui sont si utiles dans l'intoxication
par les alcalis, parce qu'ils produiraient ici un dégagement de

torrents de chlore dans le tube digestif. Il faut donc s'attacher spécialement à provoquer *le rejet du poison*. On calmera ensuite l'irritation gastro-intestinale par les moyens ordinaires.

RECHERCHE DES HYPOCHLORITES.

Les solutions aqueuses des hypochlorites décolorent peu à peu la teinture de tournesol; elles la décolorent immédiatement lorsqu'on ajoute un acide qui met en liberté une grande quantité de chlore. Ces mêmes solutions décolorent instantanément la dissolution sulfurique d'indigo, ce qui se comprend, puisque, dans ce cas, le chlore se trouve mis en liberté par l'acide sulfurique. Cette décoloration du tournesol et de la dissolution sulfurique d'indigo est produite également par les hypobromites. On distinguerait facilement les solutions de ces deux genres de sels par un moyen que nous emploierons dans la recherche des bromures. Ce moyen consisterait à ajouter de la potasse aux solutions, à évaporer à siccité, chauffer au rouge le résidu dans une capsule de porcelaine, traiter le résidu par l'eau distillée, filtrer et reconnaître ensuite dans les liqueurs la présence d'un chlorure ou d'un bromure par les moyens ordinaires.

C'est seulement dans les matières des vomissements et dans le contenu du tube digestif qu'on pourrait connaître la présence des hypochlorites. En effet, ces sels, lorsqu'ils ont été absorbés, se transforment dans l'économie en chlorures qu'on retrouve dans les urines, ainsi que l'a démontré Kletzinsky. On recueillerait donc ces matières ainsi que le contenu de l'estomac et de l'intestin; on ajouterait s'il était besoin, pour leur donner plus de fluidité, de l'eau distillée, récemment bouillie et refroidie, puis on filtrerait, et l'on soumettrait la liqueur limpide ainsi obtenue aux réactions indiquées précédemment.

I. — Empoisonnement par l'eau de Javel (1). — Guérison.

A..., âgée de 17 ans, prit, à neuf heures du matin, un plein verre d'eau de Javel. Elle n'éprouva aucun accident pendant un quart d'heure : mais, s'étant placée sur un lit, elle eut immédiatement des convulsions qui durèrent, dit-elle, une demi-heure, perdit ensuite connaissance jusqu'à deux heures du soir. Transportée alors à l'hôpital, elle offrit les lésions et les symptômes suivants : muqueuse des lèvres, de la langue et des parois buccales sèche et blanchâtre; déglutition pénible; douleur très vive et sensation de chaleur dans le pharynx et dans toute l'étendue de l'œsophage; la pression éveille de la douleur au larynx, à la région cervicale antérieure, aux régions épigastrique et ombilicale. Céphalalgie légère. Peau chaude, un peu moite; pouls régulier (76 à 78). Pas de selles; urines faciles. On administre de l'émétique et un lavement; on fait prendre de l'eau albumineuse pour boisson. La malade eut plusieurs vomissements abondants, contenant une grande quantité de flocons d'albumine coagulée; elle n'eut pas de selles. Les symptômes s'amendèrent; il ne resta qu'un peu de sensibilité à l'abdomen, surtout dans la direction du côlon, qui fut combattue par l'application de vingt sangsues et par l'emploi des boissons et des lavements émollients. Le rétablissement fut complet, le troisième jour de l'empoisonnement. (GALTIER, *Traité de toxicologie.*)

*II. — Empoisonnement accidentel par l'eau de Javel chez une enfant de 8 ans.
— Rétrécissement de l'œsophage. — Mort après trois mois et demi.*

La jeune M... V., âgée de 8 ans, ayant avalé, vers le commencement de juillet 1863, une quantité assez considérable d'eau de Javel, éprouva, à dater de ce moment, des vomissements spontanés, muqueux, puis alimentaires, mêlés de quelques stries de sang. Pendant quinze jours, cette enfant refusa tout aliment solide et ne but que du lait et de l'eau. Elle éprouvait, à la base du cou, en avant, une douleur très vive qui s'accroissait par l'ingestion de la plus faible quantité de liquide. Plus tard, l'appétit revient; mais la déglutition était pénible ou impossible. Enfin la petite malade, qui avait éprouvé un amaigrissement considérable, fut reçue à l'hôpital dans le service de Roger au commencement de septembre.

L'enfant ne mange presque plus : aussitôt qu'elle veut avaler quelques cuillerées de liquide, elle éprouve une douleur violente au niveau de la fourchette sternale, et rejette immédiatement ce qu'elle vient d'avaler. Elle éprouve, pendant quinze jours environ, de la fièvre et un peu de toux; on entend çà et là quelques râles muqueux, sous-crépitants, humides. L'intelligence est nette, le ventre est souple; il n'existe pas de diarrhée. On essaye de faire prendre à la malade quelques toniques, du vin de Bordeaux, du vin de quinquina, du lait. Elle n'avale ces liquides qu'au prix des plus grands efforts, et en rejette la plus grande partie. Au bout de trois semaines, il semble que la déglutition soit moins difficile; néanmoins celle des aliments solides continue d'être impossible.

(1) Il est très probable qu'il s'agissait d'une solution de chlorure de chaux.

Le 1er octobre, les parents reprennent leur enfant; mais, le 9 du même mois, ils la ramènent à l'hôpital parce qu'elle ne peut rien prendre', L'amaigrissement est devenu effrayant; la malade est en proie à des sueurs considérables; les selles sont liquides et très peu abondantes; les urines sont foncées et un peu albumineuses. La palpation la plus attentive ne provoque aucune douleur dans la région du cou et de l'estomac, et ne permet pas d'y constater la moindre tumeur. L'enfant est dans un grand abattement; ses yeux sont excavés et entourés d'un cercle noir. Le soir, il existe de la fièvre. On essaye de nourrir la malade avec des lavements de bouillon, mais elle ne peut les garder. Aussi ne tarde-t-elle pas à arriver au dernier degré du marasme, et succombe le 17 octobre, ayant conservé jusqu'au dernier moment son intelligence.

Autopsie. — La maigreur est extrême. Les muscles sont flasques, mous, mais ils ne sont pas atteints de dégénérescence graisseuse. Tous les organes, autres que l'œsophage, sont sains; toutefois l'estomac offre une faible capacité. La muqueuse de cet organe, les orifices cardiaque et pylorique sont sains.

L'œsophage est rétréci à partir de 2 centimètres de son origine jusqu'à 3 centimètres de l'orifice cardiaque. La circonférence extérieure de ce canal mesure à peine 2 centimètres et demi, et le calibre est tellement diminué qu'il permet à peine l'introduction d'un stylet de trousse. Les parois, qui sont très développées, ont une épaisseur d'un demi-centimètre, crient sous les ciseaux et offrent une consistance fibreuse. Au-dessus du point où commence le rétrécissement, on observe une légère dilatation; la muqueuse de la partie dilatée présente çà et là des taches blanches, vestiges d'anciennes ulcérations cicatrisées, entourées par un tissu cicatriciel dur et résistant. De même, dans toute l'étendue du rétrécissement, on remarque des brides presque annulaires, dont la disposition rappelle celle des anneaux de la trachée et des bronches. Ces brides sont blanchâtres, dures, résistantes; elles circonscrivent des espaces au niveau desquels la muqueuse est légèrement exulcérée. Au-dessous de la partie rétrécie, la muqueuse est saine. L'examen microscopique démontre que les parois qui circonscrivent le rétrécissement sont constituées uniquement par du tissu fibreux. (Observation de L. MARTINEAU, rapportée par TARDIEU.)

III. — *Empoisonnement par l'eau de Javel.* — *Guérison.*

Le 14 octobre 1876, un ouvrier, rouleur de barriques à Bordeaux, but par erreur deux tiers environ d'un verre d'eau de Javel. Il se contenta d'abord de boire de l'eau fraîche; mais de vives douleurs stomacales le forcèrent de recourir aux soins du Dr Carles.

Le front était couvert de sueurs froides; les mains et les jambes refroidies; la respiration, gênée par un hoquet continuel, était difficile; quelques nausées, mais pas de vomissements.

Le Dr Carles administre au patient 10 grammes de sulfite de soude dissous dans 250 grammes d'eau tiède. Cinq minutes après l'administration des médicaments, le hoquet avait cessé et la respiration avait repris son rythme habituel. On fit prendre alors, à plusieurs reprises, de l'ipéca, ce qui donne lieu à des vomissements répétés. Au bout de deux jours, le malade était à peu près guéri ; le fond de la bouche était décoloré et blanchâtre.

Ainsi, dans cet empoisonnement par deux tiers de verre d'eau de Javel, l'emploi du sulfite de soude, suivi de vomitifs, a constitué un traitement très efficace pour neutraliser le poison.

L'on savait déjà que les sulfites et les hyposulfites, sont des *antichlores ;* d'ailleurs, l'industrie en consomme journellement à ce titre de grandes quantités. (*Journal de Pharmacie et de Chimie*, T. XXIII, 126, 4ᵉ série.)

III. — Acide chlorhydrique.

On distingue l'acide chlorhydrique *gazeux*, l'acide chlorhydrique *liquide* et l'acide chlorhydrique *liquéfié*.

Le premier est un gaz incolore, apparaissant dans l'air humide sous forme de vapeurs blanches et suffocantes. Une atmosphère qui n'en contient que $\frac{1}{1500}$ de son volume exerce encore une action irritante sur la muqueuse nasale et sur la gorge.

L'acide chlorhydrique liquide est la solution de ce gaz dans l'eau, qui en prend à 0 degré jusqu'à 480 fois son volume. Il correspond à la formule $HCl + 4H^2O$ et constitue l'acide commercial, qui se présente sous l'aspect d'un liquide incolore lorsqu'il est pur, et sous l'aspect d'un liquide présentant une coloration jaunâtre plus ou moins foncée lorsqu'il est impur. Il fume à l'air. On observe des vapeurs blanches très denses, lorsqu'on approche l'une de l'autre deux baguettes humectées, l'une d'acide chlorhydrique et l'autre d'ammoniaque, parce qu'il se forme alors du chlorhydrate d'ammoniaque ou chlorure d'ammonium.

L'acide chlorhydrique liquide est l'acide gazeux qu'on a fait passer à l'état liquide par la pression seule, ou mieux par la pression et le refroidissement combinés. Ce gaz se liquéfie sous la pression de 40 atmosphères, à la température de 10 degrés (Faraday).

Les alchimistes obtenaient l'acide chlorhydrique en chauffant ensemble du sel marin et du vitriol vert (sulfate de fer). Ils lui donnaient la dénomination d'*esprit de sel*, que le vulgaire lui applique encore. Le procédé actuel ne diffère point, pour ainsi dire, du procédé ancien : on fait chauffer du sel marin avec de l'acide sulfurique; or, on sait que le sulfate de fer donne, par la chaleur, de·l'acide sulfurique. Mais cet acide peut être remplacé par d'autres, par l'acide phosphorique, par exemple, et même par la silice, qui est un acide faible mais fixe. C'est pourquoi, lorsqu'on projette du sel marin sur les poteries grossières pendant la cuisson, il se dégage de l'acide chlorhydrique en même temps que la silice contenue dans l'argile des poteries donne un vernis de silicate de soude qui les recouvre. C'est de cette manière qu'on explique la formation de l'acide chlorhydrique dans certains volcans; les matières siliceuses réagissant sur le chlorure de sodium avec lequel elles peuvent se rencontrer. Pour obtenir l'acide chlorhydrique liquide du commerce, on recueille dans l'eau le gaz qui se dégage dans la préparation du sulfate de soude par l'acide sulfurique et le chlorure de sodium.

EFFETS TOXIQUES.

L'empoisonnement par l'acide chlorhydrique est rare, bien que cet acide soit assez fréquemment employé dans les arts et dans la médecine. Ce résultat tient sans doute aux vapeurs qui s'en dégagent et qui réveillent l'attention ou le soupçon. On ne connaît que six ou sept cas d'empoisonnement par ce liquide corrosif, et tous ont été suivis de mort dans un espace qui a varié entre dix-huit heures et cinquante-cinq jours.

La dose toxique minima d'acide chlorhydrique concentré qui ait été ingérée a été de 15 grammes, et, dans ce cas, la mort arriva au bout de dix-huit heures, bien qu'il y eût eu des vomissements. Des doses plus fortes ont amené la mort un peu plus tard. Ce n'est point à dire qu'il doive toujours en être ainsi : tout dépend, comme dans les empoisonnements en général, de la dose qui a séjourné plus ou moins longtemps dans le tube digestif, ou qui est restée définitivement dans l'organisme.

Symptômes. — De même que dans l'empoisonnement par les acides étudiés précédemment, les patients éprouvent d'abord une douleur brûlante à la gorge, laquelle douleur se propage à l'épigastre. Puis il survient, en général peu de temps après l'ingestion du liquide corrosif, des nausées, des vomissements qui bouillonnent sur le carreau, qui sont jaunâtres, verdâtres, mais le plus souvent bruns, *couleur de café*. Cette dernière coloration a lieu lorsque l'estomac se trouve ulcéré, qu'il y a rupture de capillaires ou de vaisseaux de plus gros calibre. Elle est due à l'action de l'acide chlorhydrique sur les globules sanguins. C'est cette même coloration qu'on observe dans les vomissements caractéristiques, couleur de café, qu'éprouvent les sujets atteints de carcinome stomacal ; elle résulte de l'action de l'acide chlorhydrique, qui existe normalement dans le suc gastrique, sur le sang fourni par le carcinome ulcéré. On peut retrouver dans les vomissements des lambeaux de membranes muqueuses. L'haleine des malades est extrêmement acide, elle est parfois fumante et, dans ce cas, elle donne des vapeurs blanches abondantes lorsqu'on approche des premières voies une éponge ou un linge légèrement imprégnés d'ammoniaque. La déglutition est difficile à cause de la tuméfaction de la gorge ; il y a de la suffocation, de l'enrouement ; la voix est basse et rauque. Souvent l'ingestion des liquides rend les vomissements plus intenses. En même temps le pouls devient petit tout en étant fréquent ; la respiration est fréquente et plaintive ; la peau est froide et se couvre d'une sueur visqueuse ; il existe parfois des mouvements convulsifs. Enfin la mort arrive, l'intelligence demeurant intacte, si ce n'est aux derniers moments où il peut y avoir du délire.

Telle est la marche de l'intoxication rapide, dans laquelle on n'a jamais observé de perforation de l'estomac, ni par conséquent de péritonite aiguë, comme on en a observé assez souvent dans l'empoisonnement par l'acide nitrique, et surtout après l'ingestion de l'acide sulfurique. Mais, dans les cas où les patients ont succombé tardivement, on a trouvé des lésions dans l'estomac. Les vomissements noirâtres ont continué; l'ingestion de tout aliment les provoquait; ils étaient couleur de café; le dépérissement, le marasme s'accentuaient de plus en plus; il y avait une fièvre lente; les selles étaient brunes et contenaient des eschares; enfin la mort était arrivée lentement, ou d'une manière plus ou moins soudaine, lorsque l'estomac s'était perforé à la suite d'une désorganisation progressive.

Lésions anatomiques. — On n'observe pas de taches ni d'eschares autour de la bouche, ni sur les lèvres, à moins que l'acide n'ait baigné longtemps ces parties. La surface de la langue, la cavité buccale, surtout le fond de cette cavité présentent au contraire un aspect blanc grisâtre; la muqueuse en est ramollie, détruite en certains points; elle forme parfois une sorte de bouillie. Cet aspect est bien connu; c'est celui qu'on observe lorsqu'on cautérise la bouche avec un pinceau imbibé d'acide chlorhydrique fumant dans les cas de muguet, de stomatite ulcéro-membraneuse. L'œsophage est en général plutôt rouge que grisâtre; on l'a vu présenter, vers ses deux extrémités, une coloration noirâtre. La muqueuse stomacale est ramollie, facile à détacher; elle présente tantôt une coloration rouge plus ou moins uniforme, tantôt des taches pseudo-mélaniques, des eschares noires; mais elle n'est jamais carbonisée comme dans l'empoisonnement par l'acide sulfurique, c'est pourquoi l'estomac n'a jamais été trouvé perforé dans les cas où la mort était arrivée rapidement. Ce n'est point à dire que la perforation ne puisse avoir lieu; au contraire, on a trouvé parfois des perforations multiples lorsque la mort était arrivée au bout de plusieurs jours, et que l'estomac s'était désorganisé peu à peu. Les intestins ne présentent pas d'altération. Les eschares qu'on a remarquées dans les selles brunes des patients intoxiqués depuis quelque temps par l'acide chlorhydrique, provenaient assurément de l'estomae.

Traitement. — Le traitement de l'empoisonnement par l'acide chlorhydrique est le même que celui de l'empoisonnement par les acides sulfurique et azotique.

RECHERCHE DE L'ACIDE CHLORHYDRIQUE.

L'acide chlorhydrique existe normalement dans le suc gastrique, qui en contient environ 3 pour 1000 d'après les analyses de Schmidt. D'un autre côté, les divers liquides et tissus de l'organisme renferment du chlorure de sodium, et l'acide chlorhydrique qui aurait séjourné dans le tube digestif d'un cadavre peut s'être transformé en majeure partie en ce même sel sous l'influence du bicarbonate de soude contenu dans le sang où l'acide aurait pénétré par absorption pendant la vie, et par imbibition après la mort.

Il résulte de ces données une difficulté que nous n'avons pas rencontrée dans la recherche de l'acide azotique ni des azotates, puisque ces substances n'existent pas normalement dans l'économie. Cette difficulté s'était déjà présentée au sujet de la recherche de l'acide sulfurique, puisqu'il existe des sulfates dans l'organisme.

Les lésions anatomiques et la réaction acide des matières suspectes indiqueront suffisamment qu'il s'agit, dans l'espèce, d'un empoisonnement par un acide. Mais pour être certain que le poison était de l'acide chlorhydrique, il faut l'isoler.

1° Le procédé le plus simple consiste à soumettre à la distillation les matières liquides ou semi-fluides, c'est-à-dire les vomissements et le contenu de l'estomac et de l'intestin. Le liquide recueilli dans le récipient est ensuite additionné d'azotate d'argent, pour précipiter l'acide chlorhydrique à l'état de chlorure d'argent qu'on pèse après qu'il a été desséché et fondu. A 1 de chlorure d'argent correspondent 0,25435 d'acide chlorhydrique. Une faible quantité de sel marin pourrait avoir été entraînée mécaniquement dans le récipient ; on prélèvera donc, avant d'ajouter le nitrate d'argent, une petite quantité du liquide recueilli dans le récipient, on l'évaporera à siccité et l'on pourra reconnaître dans le résidu la présence du sel marin. Ce résidu pourrait également être représenté par du chlorhydrate d'ammoniaque provenant de l'acide chlorhydrique et des matières organiques ayant subi un commencement de décomposition.

Ce procédé est bon lorsque l'acide se trouve en quantité notable dans les matières liquides soumises à l'examen, et si l'on a soin, comme je le recommande, de faire passer en même temps dans ces matières un courant d'air, ou d'acide carbonique, ou d'hydrogène, qui favorise le départ de l'acide chlorhydrique. Orfila ayant soumis à l'ébullition simple divers liquides tels que le café, le bouillon, le vin, la bière, après les avoir préalablement additionnés d'un peu d'acide chlorhydrique, a retrouvé, dans le récipient de l'appareil distillatoire, une liqueur rendue fortement acide par l'acide chlorhydrique qu'elle contenait. Mais, si l'acide se trouve en faible quantité au milieu de débris d'organe, tels que ceux du tube digestif préalablement divisé, il se dégage très difficilement. Dans ce cas, il faudrait laver ces matières et soumettre à la distillation le liquide du lavage. D'ailleurs il est fort heureux qu'on ne soit pas obligé de rechercher l'acide chlorhydrique dans les organes centraux, tels que le foie, la rate, les reins, ni dans l'urine, car ces organes et ce liquide ne contiennent pas d'acide chlorhydrique libre après un empoisonnement par cet acide ingéré dans le tube digestif.

2° Tardieu a adopté le procédé suivant, qu'il n'hésite pas à recommander aux chimistes experts.

« Les organes internes et produits de vomissements sont « divisés en petits fragments, et réduits en une bouillie claire « que l'on divise en deux parties parfaitement égales. L'une de « ces portions est saturée par un grand excès de carbonate de « soude exempt de chlorure, et mise à évaporer au bain-marie « jusqu'à dessiccation à peu près complète. L'autre portion acide « est soumise à la même évaporation sans saturation préa- « lable. Les deux produits qui en résultent sont calcinés sépa- « rément dans deux creusets de porcelaine jusqu'à complète « carbonisation. Chaque masse charbonneuse est épuisée par

« un égal volume d'eau distillée, et les liqueurs qui en ré-
« sultent soumises à la filtration. Chaque solution est alors for-
« tement acidulée par l'acide azotique pur et additionné d'un
« excès d'azotate d'argent. Il se forme constamment, dans ce
« cas, un précipité dans chaque solution, attendu que les li-
« quides alimentaires et les organes renferment des chlorures
« à l'état normal. Les deux précipités sont séparément recueillis
« sur de petits filtres de papiers Berzelius, lavés jusqu'à épui-
« sement, desséchés, calcinés avec leur filtre dans de petites
« nacelles de porcelaine, puis finalement pesés à la balance
« de précision. Si la quantité de chlorure d'argent est sensi-
« blement la même dans les deux cas, l'expert aura la preuve
« certaine qu'il n'existait pas d'acide chlorhydrique libre
« dans les organes et les vomissements. Si la portion saturée
« par le carbonate de soude a fourni une quantité de chlo-
« rure d'argent beaucoup plus considérable que la portion non
« saturée, il sera évident que cet excédent de chlore constaté
« par l'analyse ne peut être mis sur le compte des chlorures
« naturels de l'économie et des aliments et qu'il provient
« d'une source étrangère. » (*Étude médico-légale sur l'empoisonnement.*)

Ce procédé donne certainement de bons résultats lorsque
l'acide se trouve en grande quantité dans les matières. Dans
ce cas, la portion saturée par le carbonate de soude fournit
une quantité de chlorure d'argent *beaucoup* plus considérable
que la portion saturée. Mais le premier procédé est également
recommandable dans ce même cas, et il offre même plus de
certitude. D'un autre côté, on ne peut affirmer que l'excédent
de chlore constaté par l'analyse de la portion saturée par le
carbonate de soude ne puisse être mis, du moins partiellement,
sur le compte des chlorures naturels de l'économie et des aliments. Il se présente, en effet, une objection qui avait été déjà
faite jadis à cette méthode employée pour démontrer l'existence
de l'acide chlorhydrique dans le suc gastrique. Les partisans
de la présence normale de l'acide lactique dans ce liquide et

les partisans de la présence du phosphate acide de chaux (qui n'existe certainement pas normalement dans le suc gastrique, mais qu'on peut y retrouver après l'ingestion de phosphate de chaux tribasique, surtout dans le suc gastrique des chiens quand ils ont mangé des os), ces partisans, dis-je, ont objecté que l'acide lactique et le phosphate de chaux décomposaient, pendant l'évaporation et la calcination, une partie des chlorures naturels, d'où résulterait l'excédent de chlore trouvé dans la portion qui avait été préalablement traitée par le carbonate de soude.

Pour ces motifs, si l'on veut faire une analyse rigoureuse, surtout lorsqu'on ne dispose que d'une faible quantité de matière, ou que l'acide chlorhydrique s'y trouve en très faible quantité, il faut adopter le procédé que je vais citer en dernier lieu. Ce procédé est celui que Schmidt a mis en usage pour démontrer la présence de l'acide chlorhydrique dans le suc gastrique.

3° Schmidt, voulant s'assurer si l'acidité du suc gastrique était due à l'acide chlorhydrique, neutralisa une portion de cet acide avec un alcali et y dosa tout le chlore qu'elle contenait ; l'autre portion fut évaporée à siccité complète, puis il dosa également le chlore qui s'y trouvait ; il fit, en troisième lieu, la détermination de toutes les bases que ces deux portions renfermaient. Or, il trouva que l'excès de chlore contenu dans la première portion *était supérieur* à la quantité nécessaire pour transformer toutes les bases en chlorures. Il s'était donc dégagé un composé volatil chloré pendant l'évaporation de la seconde portion, et ce composé qui lui donnait de l'acidité ne pouvait être que l'acide chlorhydrique.

Bouis conseille un procédé qui est basé sur le fait suivant : si l'on fait un mélange d'azotate de potassium et d'acide chlorhydrique, il y a formation d'eau régale, pour peu qu'on élève la température, tandis que le même effet n'a pas lieu en chauffant une dissolution d'azotate et de chlorure de sodium. En remplaçant l'azotate par le chlorate, le phénomène est encore plus sensible.

Ceci posé, on procédera de la manière suivante à la recherche d'une faible quantité d'acide chlorhydrique.

On passe les matières suspectes à travers un linge et du papier, préalablement lavés à l'acide acétique; on met dans le liquide filtré une mince lame d'or et l'on ajoute quelques fragments de chlorate de potassium; on maintient seul le mélange au bain-marie pendant une heure ou deux : pour peu qu'il y ait des traces d'acide chlorhydrique libre, l'or sera attaqué et le protochlorure d'étain indiquera immédiatement s'il y a du métal dissous. Si les liqueurs sont trop étendues, on pourra les évaporer au bain-marie en présence de l'or et du chlorate.

En appliquant ce procédé, auquel on ne pourrait reprocher que la trop grande sensibilité, s'il est vrai que l'acide chlorhydrique libre existe normalement dans le suc gastrique, Bouis a pu caractériser quelques centigrammes dans une grande quantité d'eau.

L'expérience démontre d'ailleurs que des dissolutions de chlorure de sodium et de chlorate de potassium ou d'azotate de potassium n'ont aucune action sur l'or, même à chaud et en présence des acides acétique et lactique. Avant de faire l'essai, il est entendu qu'on doit s'assurer que les liquides suspects ne contiennent ni acide sulfurique ni acide azotique libres.

Observations.

I. — *Empoisonnement par 15 grammes d'acide chlorhydrique. — Mort.*

Une femme de 63 ans avale une demi-once d'acide chlorhydrique concentré. Elle entre à l'hôpital trois quarts d'heure après. Les symptômes prédominants sont une odeur brûlante à la gorge et à l'estomac, la faiblesse du pouls, une sueur froide et visqueuse, des nausées et des vomissements de matières brunes mélangées de sang et de lambeaux de membrane. L'abattement est extrême. La gorge est tuméfiée, la déglutition est impossible. L'intelligence reste intacte jusqu'à la mort, qui arrive au bout de dix-huit heures.

A l'autopsie, on trouve la membrane muqueuse de la bouche et du pharynx blanche, ramollie et détruite par places, par l'action corrosive de l'acide. La face interne de l'œsophage est rouge, enflammée; l'estomac, dans la partie voisine du pylore, est dépouillé de la membrane muqueuse, et l'on y voit une eschare noire. Dans le reste de son étendue, la muqueuse est ramollie et marquée de lignes noires. Il n'existe pas de perforation. (TARDIEU, d'après TAYLOR, *Etude médico-légale sur l'empoisonnement.*)

II. — *Empoisonnement par 60 grammes d'acide chlorhydrique.* — *Mort.*

Un Indien, âgé de 28 ans, étant ivre, avale environ 60 grammes d'un liquide qu'on a reconnu pour de l'acide chlorhydrique. Il éprouve aussitôt des vomissements abondants qui bouillonnent sur le sol. Douze heures après l'ingestion du liquide corrosif, il est vu à la maison de santé de Pondichéry par le Dr Collas qui le trouve assis, la tête renversée en arrière, mais sans convulsions, la respiration fréquente et plaintive. Il n'existe aucune tache autour de la bouche; la cavité buccale est saine; toutefois, on remarque, sur la ligne médiane de la langue, un sillon où elle est dépouillée de son épiderme. Cette absence de lésions dans l'intérieur de la bouche s'explique par l'habitude qu'ont les Indiens de boire à la régalade. La peau est froide, le pouls très petit et très fréquent. La région épigastrique est douloureuse; il n'y a pas de diarrhée; les vomissements ont cessé vers la dix-neuvième heure; il se produit, à ce moment, une amélioration apparente, mais de courte durée; en effet, au bout de quelque temps, l'agonie commence, et la mort arrive vingt-quatre heures après l'ingestion de la substance toxique.

Autopsie treize heures après la mort. — La rigidité cadavérique est très prononcée. Les gencives, la voûte palatine sont pâles, mais n'offrent pas de lésions; l'épithélium de la langue et du voile du palais s'enlèvent avec la plus grande facilité. L'œsophage présente un état de corrugation fort remarquable. Les plis longitudinaux en sont saillants et semblent constituer, par leur juxtaposition en séries linéaires et parallèles, de petits mamelons rougeâtres extrêmement secs et très rudes au toucher. Ce conduit offre une coloration noirâtre vers ses extrémités supérieure et inférieure, sans que toutefois il y ait carbonisation. L'estomac est distendu par des gaz. Il contient environ 200 grammes d'un liquide putride, boueux, d'un jaune sombre. Un détritus noir flotte dans ce liquide. Sur toute l'étendue de l'organe, excepté à 8 ou 10 centimètres du pylore, l'épithélium de la muqueuse est complètement carbonisé (1). Dans la partie non brûlée, la muqueuse a une couleur lie de vin sombre. Le duodénum et le reste de l'intestin ne présentent pas d'altérations. — Les quatre cavités du cœur, les grosses artères de la poitrine, l'aorte abdominale et les bronches sont remplies par un coagulum rouge, dur, parfaitement modelé sur les cavités qui les contiennent. (COLLAS, *Annales d'hyg. publ. et de méd. lég.*, 1858.)

(1) Les éléments épithéliaux résistent mieux que cela aux acides, notamment à l'action de l'acide chlorhydrique. La coloration noire était due sans doute à du sang extravasé dans les parties sous-jacentes.

IV. — Chlorures corrosifs divers.

Je répéterai, au sujet des chlorures, ce que j'ai dit au sujet des azotates, c'est-à-dire que la plupart des chlorures révèlent des propriétés irritantes et même corrosives lorsqu'ils sont en poudre ou en solution concentrée. Ainsi le chlorure de potassium possède lui-même des propriétés de cet ordre, qu'on a voulu utiliser jadis en appliquant ce sel en poudre sur les tumeurs carcinomateuses. Mais il ne sera question ici que des chlorures les plus importants, tels que ceux *d'antimoine de zinc*, à la suite desquels je citerai le *chlorure de calcium*. Quant au sublimé, l'étude en a été mieux placée parmi celles des composés mercuriels en général.

1. Protochlorure d'antimoine. — Ce composé, $SbCl^3$, qu'on prépare généralement en traitant le sulfure d'antimoine par l'acide chlorhydrique, se présente sous l'aspect d'une masse butyreuse (beurre d'antimoine), fusible à 72° et volatilisable à 230°. On peut l'obtenir cristallisé en tétraèdres. Il est soluble sans décomposition dans une petite quantité d'eau, mais il se décompose lorsqu'on étend cette solution, en donnant de l'acide chlorhydrique, de l'oxychlorure d'antimoine ou chlorure d'antimonyle, $(SbO)'Cl$, qu'on appelait autrefois *poudre d'Algaroth*.

$$SbCl^3 + H^2O = 2HCl + (SbO)Cl.$$

Le protochlorure d'antimoine est un caustique énergique et très douloureux. Appliqué sur la peau ou sur les plaies, il agit rapidement en produisant des eschares blanches, molles, larges et profondes. Les accidents que ce composé détermine après son injection dans le tube digestif sont essentiellement des effets caustiques. Ceux qui sont propres aux antimoniaux ordinaires, tels que le tartre stibié, passent inaperçus ou ne se manifestent que lorsque la dose a été très faible ou très diluée. En effet, le protochlorure d'antimoine agit dans ce cas de trois manières : 1° par lui-même lorsqu'il n'est pas décomposé tota-

lement au contact des liquides contenus dans le tube digestif;
2° par l'acide chlorhydrique qui prend naissance dans cette
décomposition; 3° par l'oxychlorure d'antimoine qui possède,
à un certain degré, des propriétés éméto-cathartiques malgré
son insolubilité dans l'eau pure, car il peut se dissoudre dans
une liqueur acide.

Les cas d'empoisonnement par le protochlorure d'antimoine
sont rares, bien que cette substance soit employée dans la
médecine et dans les arts, notamment chez les armuriers, qui
s'en servent pour bronzer les canons de fusil. Néanmoins,
Pearson, Haughton, Banks et Mann ont décrit chacun un cas
d'empoisonnement par ce composé. Dans l'un de ces cas, l'intoxication fut suicide; dans les autres, elle fut le résultat d'une
erreur.

Les symptômes observés furent spécialement ceux que produisent les acides minéraux, notamment l'acide chlorhydrique.
Dans le cas d'empoisonnement mortel, cité par Mann, où le
patient avait ingéré dans un but de suicide deux à trois onces
(60 à 90 grammes) de la liqueur qui sert à bronzer les armes,
la bouche, la gorge, l'œsophage et l'estomac étaient ramollis et
même carbonisés en certains points.

Le *traitement* doit consister, en premier lieu, à faire ingérer
de l'eau chargée d'hydrate de magnésie, afin de décomposer le
chlorure d'antimoine en oxychlorure et en acide chlorhydrique
qui se trouve ensuite saturé par la magnésie; en second lieu, ·
à provoquer le vomissement avec une barbe de plume huilée.
On prescrit ensuite une médication émolliente, comme dans
l'empoisonnement par l'acide sulfurique et par les autres poisons
corrosifs.

La *recherche* du poison ne présente pas de difficulté. On
peut trouver, dans le tube digestif, de l'oxychlorure d'antimoine sous la forme d'une poudre blanche. La présence de
l'antimoine et de l'acide chlorhydrique dans les vomissements
et dans le tube digestif doit être déterminée par les procédés
que nous avons fait connaître.

2. Chlorure de zinc. — Ingéré en solution très étendue, le chlorure de zinc est peu caustique; il se comporte à peu près comme le sulfate dans les mêmes circonstances (page 609). Mais, appliqué à l'état solide, ou en solution concentrée, à un point quelconque de l'organisme, il produit des eschares profondes qui sont spongieuses dans les parties inférieures, mais qui se dessèchent dans les parties exposées à l'air. On n'est pas fixé sur les symptômes que produirait cet agent caustique introduit en solution concentrée dans le tube digestif. L'observation que j'ai citée (page 613) ne rentre pas dans ce cas.

Dans un cas d'intoxication par cette substance, on pourrait administrer, comme antidote, de la magnésie hydratée délayée dans l'eau. Mais je préférerais de beaucoup le carbonate de soude. Il se formerait ainsi du chlorure de sodium et du carbonate de zinc. Il va de soi qu'on provoquerait le plus tôt possible les vomissements, s'ils n'avaient déjà eu lieu soit avant, soit après l'ingestion de l'antidote. Le carbonate de soude devrait, à cause de sa légère causticité, être dissous dans une grande quantité d'eau. Le bicarbonate semblerait préférable à ce point de vue; mais le bicarbonate de zinc qui se formerait alors étant soluble, on n'obtiendrait pas l'effet proposé en administrant le carbonate, qui donnerait un carbonate de zinc insoluble.

La présence, d'une part, d'un excès de chlore dans les matières organiques soumises à l'examen et, d'autre part, la présence du zinc déterminée comme il a été dit antérieurement indiqueraient un empoisonnement par le chlorure de ce métal.

Empoisonnement par le chlorure de zinc. — Mort.

Dans le relevé d'une vingtaine de cas d'empoisonnement par le chlorure de zinc, Scheyron signale deux cas mortels, déterminés pour la plupart par l'ingestion de la solution Burnett. Nous rapporterons seulement le cas relaté par Letheby.

Une mère fait prendre par erreur à sa petite fille une certaine quantité de la solution William Burnett. La gorge de l'enfant est gonflée, douloureuse ; on observe un vomissement formé d'une matière écumeuse, puis survient un engourdissement qui ralentit le pouls et la respiration. L'enfant meurt dix heures après l'attaque.

A l'autopsie, l'estomac est dur, comme tanné ; il renferme un liquide qui ressemble à du lait caillé, d'une réaction très acide. Le liquide primitif, conservé par la mère, a donné à l'analyse 52 p. 100 de chlorure de zinc.

A la suite de cette observation, Letheby fait observer :

1° Que le chlorure de zinc coagule l'albumine ;

2° Qu'il agit sur les animaux comme excitant et caustique, en coagulant les tissus, en occasionnant de violentes douleurs, suivies de vomissements ; en accélérant le pouls, paralysant l'action des muscles, refroidissant les surfaces, dilatant la pupille et amenant l'engourdissement (1).

3. Chlorure de calcium. — L'étude de ce sel a déjà été faite (page 555) au point de vue de ses effets sur le système nerveux qu'il paralyse au même titre que les sels de potassium. Mais ce composé possède des propriétés plus corrosives que celles que possède le chlorure de potassium appliqué en poudre ou en solution concentrée sur un tissu dénudé.

Dans une expérience où j'injectais dans une veine d'une patte postérieure, chez un chien, une solution de 1 gramme seulement de chlorure de calcium dans 40 grammes d'eau, la veine fut transpercée par la canule, de sorte qu'une certaine quantité de cette solution s'infiltra dans les tissus circonvoisins. Il m'était arrivé parfois de semblables accidents dans les nombreuses injections que j'ai faites de divers sels de sodium en solution dix ou quinze fois plus concentrées, et, les jours suivants, je n'avais rien remarqué d'anomal aux plaies faites pour découvrir la veine. Ces plaies s'étaient cicatrisées très vite. Mais il n'en fut pas de même dans le cas où le chlorure de calcium se répandit dans les tissus. Le lendemain, il existait une forte tuméfaction autour du point où l'injection avait été faite ; cette tuméfaction assez étendue fut remplacée ensuite par une plaie vive, dont la base était formée par le tissu musculaire mis à nu comme si l'on eût enlevé la peau et le tissu cellulaire sous-cutané à l'aide d'un emporte-pièce. Le diamètre de cette plaie diminua chaque jour et la cicatrisation en fut complète au bout de quinze jours.

Le chlorure de calcium avait donc révélé des propriétés caustiques très remarquables. Je fis alors les deux expériences suivantes sur un même chien.

J'injectai, à l'aide d'une seringue de Pravaz, dans le tissu cellulaire sous-cutané de la partie externe de la cuisse gauche, 25 centigrammes de chlorure de calcium dissous dans 1 centimètre cube d'eau distillée, et, de la même manière, à la partie externe de la cuisse droite 1 gramme du même sel dissous dans 3 centimètres cubes d'eau. Les deux membres postérieurs de cet animal devinrent le siège d'une tuméfaction prononcée à laquelle succédèrent, de chaque côté, de larges plaies vives, celle de gauche étant toutefois moins étendue que celle de droite qui avait un diamètre vertical de 7 centimètres environ sur un diamètre latéral de 5 centimètres. La cicatrisation de ces plaies s'effectua par conséquent plus

(1) Scheyron, *Soc. de médecine légale*, t. IX, p. 83, 1886.

lentement que dans la première observation ; elle ne fut complète qu'au bout d'un mois.

Ces expériences méritent d'être poursuivies. Peut-être pourrait-on obtenir avec le chlorure de calcium les mêmes résultats qu'avec le chlorure de zinc, en en faisant une pâte analogue à la pâte de Canquoin. S'il en était ainsi, le sel calcaire serait préférable au sel de zinc, attendu que, le calcium étant beaucoup moins toxique que le zinc, on aurait moins à redouter les effets consécutifs à l'absorption de ce caustique nouveau.

VII. — IODE

ET COMPOSÉS DIVERS DE CE MÉTALLOIDE.

Les combinaisons iodiques dont nous traiterons sont l'acide iodhydrique, les iodures métalliques et les iodates.

I. — Iode.

Ce métalloïde, qui a été découvert par Courtois en 1811, présente un aspect assez semblable à celui de la plombagine. Il se volatilise même à la température ordinaire, et cristallise, par sublimation, en lames rhomboïdales ou en octaèdres allongés. Chauffé en vase clos, il entre en fusion à 107°, et en ébullition à 180° ; mais, lorsqu'il se trouve soumis à l'influence de la chaleur sous la pression ordinaire, il passe directement de l'état solide à l'état gazeux. Les vapeurs en sont d'un beau violet, d'où son nom du mot ἰώδης (violet). Il est très peu soluble dans l'eau qui n'en prend qu'un sept-millième de son poids ; il se dissout au contraire très facilement dans le sulfure de carbone et dans le chloroforme, qui prennent alors une coloration d'un violet magnifique. Chacun sait qu'il colore l'amidon en bleu plus ou moins foncé, et même noir lorsqu'il se trouve en excès.

EFFETS TOXIQUES.

L'iode peut être ingéré à faible dose, sans produire d'accidents, pourvu qu'il soit dissous dans un véhicule suffisant et approprié. C'est ainsi que la teinture d'iode ajoutée en petite quantité à un vin alcoolique, et prise au moment des repas, est tolérée; mais il n'en est pas de même si elle est ajoutée à un véhicule aqueux; il y a alors une précipitation d'iode qui se trouve mis en contact avec les parois de l'estomac. Dans ce cas, il survient des nausées, des vomissements de matières bilieuses, de la diarrhée, de la céphalalgie et une prostration parfois considérables, de la pâleur de la face et des vertiges. Le pouls est petit et concentré.

Orfila, ayant pris à jeun 30 centigrammes d'iode, éprouva aussitôt une sensation de chaleur et de constriction à la gorge, des nausées, des éructations, de la salivation et des douleurs à l'épigastre; au bout de dix minutes, des vomissements bilieux assez abondants, des coliques légères qui durèrent pendant une heure et cédèrent à deux lavements émollients. Le lendemain, il n'éprouvait plus qu'une légère fatigue. — Une femme prend, pour se suicider, 6 grammes de teinture d'iode (environ 45 centigrammes d'iode). Elle éprouve, aussitôt après, de l'ardeur, de la sécheresse à la gorge, des douleurs à l'épigastre, des efforts de vomissements; la face est animée, les yeux larmoyants, le pouls petit; les douleurs d'estomac s'exaspèrent à la moindre pression; il y a de la tendance à des mouvements convulsifs des membres supérieurs. L'ingestion d'eau tiède provoque immédiatement des vomissements et diminue les douleurs à l'épigastre. Des boissons calmantes, des cataplasmes laudanisés font cesser ces mêmes douleurs, et le lendemain il ne reste plus qu'une fatigue extrême et un désir de boissons froides et acides. En traitant de la teinture d'iode, Orfila fait remarquer de même qu'elle produit une violente douleur de ventre, des vomissements, un refroidissement général, de la pâleur, de la diarrhée. — D'après Gardner, un enfant serait mort en peu d'heures, après avoir pris environ 1^{gr},30 de cette teinture.

Ayant eu l'occasion d'être appelé auprès d'une femme qui avait pris volontairement un verre de teinture d'iode, je la trouvai en proie à de vives douleurs épigastriques, je lui administrai une grande quantité d'eau glacée, additionnée de carbonate de soude. Il y eut d'abondants vomissements noirâtres pendant deux heures environ. La malade se rétablit complètement en quelques jours (BOURGOIN).

RECHERCHE DE L'IODE.

Dans un cas d'empoisonnement par l'iode libre en solution, tel que celui qui serait produit par la teinture d'iode, on recueillerait les matières des vomissements, ainsi que le contenu de l'estomac et des intestins; puis on les agiterait, soit avec le chloroforme, soit avec le sulfure de carbone. Ces deux liquides enlèveraient l'iode en se colorant en violet. On les séparerait rapidement, puis on les additionnerait d'une solution de potasse qui transformerait l'iode en iodure et en iodate de potasse, et l'on soumettrait à l'évaporation. Le résidu serait chauffé au rouge pour transformer l'iodate en iodure, puis il serait traité par l'eau distillée. On obtiendrait ainsi une liqueur claire et limpide, contenant à l'état d'iodure de potassium tout l'iode enlevé par le chloroforme ou par le chlorure de carbone.

On doserait l'iode à l'état d'iodure d'argent obtenu en traitant la solution de l'iodure alcalin par le nitrate d'argent, ou à l'état d'iodure de palladium obtenu en traitant cette même solution par le chlorure ou l'azotate de palladium. L'iodure d'argent serait desséché, fondu et pesé; l'iodure de palladium serait desséché à une température inférieure à 80 degrés et pesé ensuite. Il serait préférable de calciner cet iodure que laisserait un résidu de palladium pur. A 100 parties d'iodure d'argent, d'iodure de palladium, de palladium réduit, correspondent respectivement 54,04, 70,43, 238,10 d'iode.

On présenterait, comme pièce de conviction, soit l'iodur d'argent, soit l'iode obtenu en traitant une portion de la solution d'iodure de potassium par l'acide sulfurique et le peroxyde de manganèse.

Les taches brunes produites par l'iode sur la peau, ou sur la muqueuse buccale ou sur les vêtements, disparaissent assez rapidement; toutefois, celles que produit la teinture d'iode sont plus persistantes. On les reconnaîtrait à la propriété qu'elles possèdent de disparaître facilement par les lotions avec une eau alcaline et à la propriété que posséderait l'eau de lavage alcaline de donner les réactions de l'iode, par exemple de se colorer en bleu après l'addition de l'eau d'amidon et d'acide azotique renfermant des vapeurs nitreuses, de précipiter en blanc jaunâtre par l'azotate d'argent, en jaune par l'azotate de thallium, en vert par les sels mercureux, en rouge vif par les sels mercuriques.

L'iode contenu en nature dans les matières des vomissements, et celui qui se trouve dans le tube digestif, se transforment, de même assez rapidement, en acide iodhydrique ou plutôt en iodure. Dans le cas où il serait impossible de retrouver le métalloïde en nature, on procéderait à la recherche de l'acide iodhydrique et des iodures, ainsi qu'il sera dit plus loin (page 751).

II. — Acide iodhydrique.

L'acide iodhydrique présente la plus grande analogie avec les acides chlorhydrique et fluorhydrique. Il est incolore, répand des vapeurs blanches à l'air, est très soluble dans l'eau, et la solution aqueuse, qui constitue l'acide iodhydrique vulgaire, correspond à la formule $HI + 4H^2O$.

Mais l'acide iodhydrique est plus faible au point de vue chimique, et moins corrosif au point de vue toxicologique que les acides précédents. Ainsi il est peu stable, car il se décompose spontanément au contact de l'oxygène en donnant de l'iode et de l'eau, de sorte que, dans un flacon mal bouché, cet acide, qui était primitivement incolore, brunit par l'iode mis en liberté. Toutefois la décomposition s'en opère assez lentement. Les vapeurs qui se dégagent de la solution aqueuse d'acide iodhydrique irritent les voies respiratoires moins fortement que les vapeurs des acides chlorhydrique et fluorhydrique.

On ne connaît aucun exemple d'empoisonnement par l'acide iodhydrique, qui d'ailleurs n'est connu que des chimistes. Il est très probable que les symptômes et les lésions anatomiques que produirait cet acide seraient analogues à ceux que détermine l'acide chlorhydrique, mais qu'ils seraient mitigés.

Recherche de l'acide iodhydrique. — Nous étudierons cette question en même temps que celle de la recherche des iodures.

III. — Iodures divers.

Parmi ces composés, de même que parmi ceux du chlore et du brome, il en est que l'on peut administrer à haute dose et dans lesquels il y a lieu de considérer les effets de l'iode. Ce sont les iodures alcalins. Ceux, au contraire, qui renferment un métal très toxique, ne peuvent être administrés sans danger qu'à faibles doses, et n'agissent pour ainsi dire que par le métal qu'ils contiennent, de sorte que celui-ci est tout et que l'iode n'est rien. Tels sont les iodures de plomb, les iodures de mercure, surtout le biiodure dissous dans un iodure alcalin, dans l'iodure de potassium, par exemple.

Nous n'avons pas à nous en occuper ici, l'étude de ces composés rentrant dans celles des métaux qu'ils renferment. Ainsi l'iodure de mercure est un poison mercuriel, non un poison iodique.

Iodure de potassium. — Si l'on en croyait Orfila et Devergie, l'*iodure de potassium* serait une substance assez toxique chez les chiens. A la dose de 4 à 8 grammes, introduite dans l'estomac de ces animaux, ce sel déterminerait quelques vomissements suivis bientôt d'une partie ou de la totalité du poison ; les vomissements s'arrêteraient ensuite, mais les chiens tomberaient dans un état d'affaiblissement qui irait croissant de jour en jour jusqu'au moment de la mort. Ces animaux succomberaient dans le collapsus le plus complet. Or, j'ai fait avaler à des chiens 10 et même 15 grammes d'iodure de potassium *parfaitement pur*, dissous dans 40 à 60 grammes d'eau, et je les ai surveillés attentivement. Ils n'ont éprouvé aucun vomissement ; ils n'ont eu qu'un peu de diarrhée, leur santé générale n'a été troublée en aucune façon. Le lendemain, ils avaient leurs allures et leur appétit habituels. La diarrhée avait été produite par l'iodure agissant comme sel de potassium ; car, tous les sels de ce métal, par exemple, le chlorure, le sulfate, sont des purgatifs aux doses de 15 grammes. Il est inutile de rappeler que ces purgatifs doivent être rejetés.

Dans une autre expérience citée par Orfila, 20 centigrammes d'iodure de potassium dissous dans l'eau et injectés dans la veine jugulaire externe chez un chien produisirent une mort rapide. Or, ayant injecté 50 centigrammes d'iodure de potassium pur, dissous dans 40 grammes d'eau, dans une veine d'une patte postérieure chez un chien de taille ordinaire, je n'ai observé aucun trouble dans la santé de cet animal ; d'où il résulte que ce sel n'est, en aucune façon, aussi dangereux que le pensait Orfila, et que les expériences de ce dernier et celles de Devergie doivent être interprétées autrement. J'ai lieu de croire que le sel employé n'était pas pur, qu'il renfermait de l'iodate de potasse ; car, nous verrons plus loin, dans l'étude des iodates, que l'ingestion d'un iodure, qui serait inoffensif s'il était pur, produit des accidents très marqués lorsqu'il renferme de faibles quantités d'un iodate. D'un autre côté, s'il est certain que l'iodure de potassium peut être injecté sans danger chez les chiens, dans une veine d'une patte postérieure aux doses de 50 centigrammes et même de 1 gramme, comme je m'en suis assuré, après avoir été dissous dans 40 grammes d'eau, il est très possible et très rationnel d'admettre qu'une dose plus faible d'iodure de potassium, mais supérieure à 20 centigrammes, amènerait rapidement la mort par arrêt du cœur, après avoir été injectée, à l'exemple d'Orfila, dans une veine jugulaire. En somme, l'iodure de potassium est un agent relativement peu dangereux ; il n'irrite le tube digestif, lorsqu'il est pur, que s'il est pris en solution concentrée. D'ailleurs il a été administré à l'homme à des doses extrêmement considérables, par exemple à celle de 20 grammes par jour sans produire des accidents sérieux.

A chaque instant, dans la pratique, on voit des malades syphilitiques prendre 5 à 6 grammes d'iodure de potassium par jour, pendant plusieurs mois, sans éprouver d'accidents toxiques.

Iodure de sodium. — L'innocuité relative de l'iodure de potassium est donc mise hors de doute. Celle de *l'iodure de sodium* est plus grande encore, parce que, d'abord, les iodures considérés comme tels sont peu toxiques, d'après ce qui vient d'être dit; en second lieu, parce que les sels de sodium sont infiniment moins actifs que les sels de potassium. En effet, tandis que, suivant Arneth, $7^{gr},5$ d'iodure de potassium administrés à un lapin font succomber cet animal, je me suis assuré que la même dose d'iodure de sodium, préalablement fondu afin d'en avoir un poids exact, ne produisait pas cet effet; qu'il en fallait au moins 10 grammes pour amener la mort. D'un autre côté, dans une expérience faite avec l'un de mes élèves, le Dr Warlam, 5 grammes d'iodure de sodium, injectés dans les veines chez un chien, n'ont produit aucun effet.

Iodure d'ammonium. — Ce composé est aussi inoffensif que ses congénères; mais, comme sel d'ammonium, il détermine à haute dose des effets remarquables qui caractérisent ceux des sels ammoniacaux qui sont peu stables et dont j'ai déjà traité. Ainsi 2 grammes d'iodure d'ammonium, dissous dans 40 grammes d'eau, et injectés dans les veines chez un chien de taille ordinaire, et à jeun depuis vingt heures, n'ont rien produit; mais 5 grammes du même sel, dissous de même dans 40 grammes d'eau, ayant été injectés dans une veine d'une patte postérieure chez un autre chien, ont provoqué des effets remarquables, semblables à ceux que détermine le sesquicarbonate d'ammoniaque ainsi que l'ammoniaque libre, après leur injection dans le torrent circulatoire. A peine la moitié de la solution avait-elle pénétré dans les veines, que l'animal poussait des cris et paraissait devoir succomber. On cessa alors un instant de pousser l'injection ; puis, le calme étant revenu en partie, on injecte lentement l'autre moitié de la solution. Les mêmes accidents revinrent ; les battements cardiaques étaient irréguliers et l'animal poussa des cris. On le détacha rapidement, mais il présenta bientôt des phénomènes bizarres.

Le moindre attouchement réveillait chez lui les convulsions, il bondissait sur le sol, aboyait lorsqu'on s'approchait de lui ; il semblait atteint d'hydrophobie. Il suffisait de le toucher légèrement pour qu'il cherchât à mordre les objets qu'on lui présentait et dont la simple vue paraissait produire chez lui de la douleur. En un mot, cet animal présentait une hyperesthésie portée au plus haut degré. Cet état cessa presque entièrement au bout d'un quart d'heure, on put le toucher et constater que les battements cardiaques, d'ailleurs toujours irréguliers chez le chien, l'étaient plus que d'ordinaire.

Le lendemain, sa santé ne parut pas altérée ; toutefois, le deuxième et le troisième jour qui suivirent l'ingestion, il eut de la diarrhée due peut-être à une alimentation défectueuse. Mais, vers le quatrième jour, cet animal devint boiteux ; il était atteint d'hydarthroses siégeant aux articulations tibio-tarsiennes avec gonflement très marqué et très douloureux. Ces hydarthroses commencèrent à diminuer vers le dixième jour après l'injection, et disparurent totalement les jours suivants.

Les urines de ce chien ne continrent jamais ni sucre ni albumine ; seulement, trois jours après l'injection, elles devinrent sanguinolentes. Examinées au microscope, elles ne présentèrent pas de globules sanguins, d'où il faut conclure que la coloration rouge était due à la matière colorante des globules détruits, laquelle avait suinté à travers les capillaires.

L'étude que nous venons de faire des iodures, et l'observation chimique démontrent donc, d'une matière péremptoire, que les iodures alcalins purs et surtout l'iodure de sodium doivent être considérés comme peu actifs, que l'iodure d'ammonium peut être nuisible à haute dose autant comme sel ammoniacal qu'en sa qualité d'iodure. Mais il n'en est pas de même des iodures impurs qui peuvent produire des accidents graves. Ces iodures, tels que l'iodure de potassium ioduré, et ce même sel renfermant de l'iodate de potasse, produisent des effets irritants que nous étudierons plus loin, qui se manifestent par des nausées, des vomissements, par le ptyalisme, l'enchifrènement, la conjonctivite, etc. Ces derniers symptômes sont les seuls que puissent produire les iodures purs; on n'observe, après l'administration de ceux-ci, ni les nausées ni les vomissements.

RECHERCHE DE L'ACIDE IODHYDRIQUE ET DES IODURES.

Les difficultés et l'incertitude que nous avons rencontrées dans la recherche de l'acide chlorhydrique et des chlorures sont loin d'être aussi grandes dans la recherche de l'acide iodhydrique et des iodures. En effet, l'iode n'existe pas à l'état normal dans l'organisme ou s'y trouve en quantité si faible, qu'ayant évaporé 4 litres d'urine pour y rechercher le *brome normal*, je n'ai pu obtenir que difficilement les indices de traces d'iode. La question de l'iode normal peut donc être négligée en toxicologie, d'autant plus qu'il faut, pour causer des accidents graves, des doses d'iodures alcalins tellement fortes qu'on pourrait extraire facilement des organes et des matières soumises à l'examen de l'iode en cristaux. Il n'est pas question, bien entendu, des iodures des métaux qui sont très toxiques par eux-mêmes; toutefois, même dans ce cas, par exemple après l'empoisonnement par les iodures du mercure, de cadmium, on pourrait retrouver dans les matières par les procédés si précis que nous allons indiquer, l'iode en quantité suffisante pour être en droit d'affirmer non seulement qu'il y a eu empoisonnement par un sel de mercure, de cadmium, etc., mais que ce sel était un iodure de ces métaux.

Détermination de l'acide iodhydrique. — La réaction des matières et des organes soumis à l'examen indiquerait déjà qu'il s'agirait d'un poison acide. Pour déterminer et doser ce poison, on procéderait comme il suit.

Les matières et les organes seraient lavés à l'eau distillée et les liqueurs seraient filtrées, puis additionnées d'un peu de potasse caustique. On pourrait neutraliser immédiatement avec la potasse avant d'épuiser par l'eau distillée. Les liqueurs filtrées seraient ensuite évaporées à siccité, puis chauffées au rouge pour détruire les matières organiques solubles dans l'eau qui auraient filtré avec l'iodure de potassium formé. On dissoudrait le résidu dans l'eau distillée et l'on filtrerait si ce résidu n'était pas entièrement soluble. On obtiendrait ainsi une liqueur claire comme de l'eau de roche renfermant à l'état d'iodure alcalin tout l'iode contenu primitivement dans l'acide iodhydrique (Rabuteau).

Détermination des iodures. — Il ne s'agit plus que de reconnaître la présence de l'iodure dans la solution aqueuse. Pour cela, on suit le procédé ordinaire, qui est le suivant : On ajoute un peu d'eau d'amidon à la liqueur mise dans un tube, puis on y verse de l'acide azotique ou quelques gouttes d'eau de chlore : l'iode devenu libre colore aussitôt l'amidon en bleu violet plus ou moins intense. On peut remplacer l'amidon par le sulfure de carbone, puis ajouter l'acide et l'eau de chlore; et lorsqu'on agite le tube, on voit le sulfure de carbone se déposer par le repos en gouttelettes colorées en violet magnifique. On reconnaît facilement de cette manière la présence de 1/1000000 d'iode provenant de l'iodure décomposé.

Toutefois, ce procédé exige diverses précautions, sans lesquelles on serait induit facilement en erreur. Il faut éviter de verser, dans la liqueur à essayer, un excès de chlore qui ferait disparaître instantanément la coloration violette et empêcherait même totalement de l'apercevoir, si l'on se servait du sulfure de carbone. Wöhler, dans ses *Recherches sur l'élimination de l'iode*, publiées en 1824, avait déjà remarqué que le chlore en excès fait disparaître la coloration bleue de l'amidon. L'acide azotique pur donne de mauvais résultats; il faut employer un acide renfermant des vapeurs nitreuses, ou bien ajouter d'abord à la liqueur un cristal d'azotite de potasse, puis verser l'acide azotique ou même de l'acide chlorhydrique ou sulfurique. Les vapeurs nitreuses qui se dégagent, sous l'influence de ces acides, détruisent l'iodure et mettent l'iode en liberté. On doit éviter d'opérer à chaud; plus la température est basse, plus il est facile de déceler des traces d'iode.

Malgré toutes ces précautions, il est impossible de reconnaître la présence d'un iodure dans la salive et surtout dans l'urine, lorsqu'il s'y trouve en trop faible quantité. J'opère alors de la manière suivante. J'évapore une certaine quantité de ces liquides avec un peu de potasse pure, puis je chauffe au rouge le résidu dans une capsule de porcelaine. Ce résidu est ensuite dissous dans une petite quantité d'eau distillée et l'eau de lavage est jetée sur un filtre. J'obtiens ainsi une liqueur claire dans laquelle il est facile de reconnaître moins de 1/100000 d'iode. Si les eaux de lavage du résidu de 100 grammes d'urine n'occupent que 10 centimètres cubes, on peut déceler au moins 1/1000000 de ce métalloïde. C'est ce procédé que j'ai suivi dans mes recherches sur l'élimination des iodures (*Gaz. hebdom.* et *Soc. de biologie,* 1868 et 1869).

IV. — Iodates.

Les iodates sont en général solubles, mais leur solubilité est faible, même celle des iodates alcalins. L'iodate de magnésie échappe à cette règle, car il est déliquescent. Ces sels résistent à l'action de l'acide sulfurique concentré, de l'acide azotique et des oxydates en général. Ainsi j'ai reconnu que l'acide sulfurique et le bioxyde de manganèse, l'acide sulfurique et le bichromate de potasse, le permanganate de potasse, n'exercent pas d'action sur les iodates. L'acide chlorhydrique n'agit pas sensiblement à froid sur la dissolution d'un iodate, mais à chaud, il la colore en jaune. Si l'on fait agir cet acide sur un iodate solide, il se dégage un gaz jaune ayant l'odeur de l'acide chloreux. Tous les iodates sont décomposés par la chaleur et donnent de l'oxygène et un iodure; le plus souvent une certaine quantité d'iode se dégage.

Si les iodates et l'acide iodique résistent à l'action des oxydants, il n'en est pas de même lorsqu'ils sont soumis à l'influence des réducteurs. En effet, l'acide sulfureux, l'hydrogène sulfuré, le protochlorure d'étain les détruisent avec la plus grande facilité en mettant l'iode en liberté. C'est sur cette propriété qu'est fondée la distinction des iodates et des iodures : ceux-ci sont détruits par les oxydants, tels que le chlore, l'acide azotique, et ne sont pas altérés au contact des réducteurs. Les iodures présentent donc des réactions exactement inverses de celles des iodates.

Réduction des iodates dans l'organisme. — Cette question, que j'ai élucidée dans des expériences nombreuses (*Gazette médicale de Paris*, 1868, et *Comptes rendus de la Société de biologie*, 1869), présente de l'intérêt en ce qu'elle nous servira à nous expliquer, d'une part, les effets dangereux de ces agents, bien qu'ils soient inoffensifs lorsqu'ils restent identiques avec eux-mêmes, et, d'autre part, les effets toxiques des iodures impurs qui en renferment.

Les iodates changent de nature dans l'économie. A l'inverse d'un grand nombre de substances qui s'oxydent dans l'organisme, tels que les sels à acides végétaux qui sont brûlés et transformés en carbonates comme dans nos foyers, tels que les sulfites et hyposulfites qui sont transformés en sulfates, les sels de ce genre sont réduits, c'est-à-dire qu'ils perdent leur oxygène et qu'ils se changent en iodures.

Melsens avait déjà vu que l'iodate de potasse s'était métamorphosé en iodure de potassium chez des chiens qu'il avait soumis à l'action de ce sel. Sans connaître les premières données citées accidentellement par ce chimiste dans son travail sur l'élimination du plomb et du mercure sous l'influence des

iodures, j'ai reconnu cette métamorphose non seulement pour
l'iodate de potasse, mais pour les iodates de soude, de rubidium, d'ammoniaque, de magnésie, de strontiane, de cuivre,
d'argent, de mercure, de quinine, et pour l'acide iodique. J'ai
varié les expériences sur les animaux et sur ma propre personne, ainsi que sur celle d'autrui. Tantôt j'ai porté ces sels
dans l'estomac des chiens et des lapins, tantôt je les ai injectés
dans le sang chez les animaux, pour éviter l'objection qu'on eût
pu faire que la métamorphose se fût opérée déjà dans l'estomac,
avant la pénétration des sels dans la profondeur de l'organisme.

Toutefois, cette transformation est plus ou moins complète,
suivant la dose employée et suivant la nature du principe
électro-positif. En effet, tandis que l'iodate de soude se change
complètement en iodure à la dose de $2^{gr},5$, l'iodate de potasse,
à cette même dose, s'élimine partiellement en nature. Ce fait
s'explique facilement, car on sait que l'iodate de potasse est
plus stable que l'iodate de soude. Il s'agit donc d'une simple
affinité chimique. L'organisme, avide d'oxygène, enlève ce
gaz aux corps instables qui en contiennent pour le faire servir à
d'autres combustions, de sorte que c'est même en vertu de ses
propriétés oxydantes qu'il agit comme réducteur.

Les iodates de cuivre et d'argent changent à la fois de genre
et d'espèce. En effet, on retrouve dans l'urine un iodure
(de sodium?), tandis que le métal, cuivre ou argent, se localise
dans l'organisme pour y séjourner pendant un temps plus ou
moins long (cuivre), ou d'une manière pour ainsi dire indéfinie
(argent). Après l'ingestion de l'acide iodique à faible dose, on
ne trouve dans les urines ni cet acide, ni de l'acide iodhydrique,
mais un iodure qui est probablement l'iodure de sodium.

J'ai cherché à me rendre compte de la réduction des iodates,
en traitant ces sels et l'acide iodique par diverses substances.
J'ai constaté la réduction de l'acide iodique sous l'influence de
l'albumine, mais ce fait est connu depuis longtemps, et l'on sait
que d'autres substances produisent la même action. Serullas a
même fondé un procédé de recherche de la morphine sur la

propriété que possède cet alcaloïde de réduire l'acide iodique. La fibrine, la caséine, le gluten, la levûre de bière se comportent de la même manière que l'albumine. On peut donc admettre que les matières albuminoïdes du sang jouent un certain rôle dans la réduction des iodates au sein de l'organisme. Toutefois, s'il est vrai que l'acide iodique soit réduit par ces matières dans un verre à expérience, les iodates ne présentent pas cette propriété. En effet, ayant abandonné à lui-même, pendant des temps variables, un mélange d'iodate de potassium, d'albumine et d'eau d'amidon, ce dernier ne s'est pas coloré.

EFFETS DES IODATES.

Ces données, ainsi que je l'ai dit, vont nous éclairer sur le mode d'action des iodates.

Melsens ayant vu survenir des vomissements fréquents et la mort au bout d'un certain temps chez les animaux auxquels il administrait de l'iodate de potasse, a considéré ce sel comme doué de propriétés éminemment toxiques. J'ajouterai même qu'il m'a fait l'honneur de me contredire à ce sujet (*Comptes rendus des séances de l'Académie des sciences*, 1872). Mais une étude attentive des faits prouve que ni l'iodate de potasse, ni les autres iodates renfermant un métal non dangereux, tels que l'iodate de soude, l'iodate d'ammoniaque, ne sont pas toxiques par eux-mêmes, qu'ils ne produisent des accidents que d'une manière indirecte, quand ils cessent d'être eux-mêmes, et qu'ils donnent de l'iode libre. Je m'explique.

Une substance réellement toxique produit des effets d'autant plus rapides que l'absorption elle-même en est plus rapide. Or, après avoir effectué d'emblée l'absorption de certains iodates, c'est-à-dire après avoir injecté dans les veines, chez un chien, 80 centigrammes d'iodate de soude, et chez un autre 50 centigrammes d'iodate de potasse dissous dans 40 grammes d'eau (1),

---

(1) Si la dose était forte, les animaux périraient par arrêt du cœur, comme après l'injection veineuse de tout sel de potassium aux doses de 1 à 2 grammes.

je n'ai observé aucun symtpôme morbide, d'où la conclusion nécessaire que le genre iodate était peu dangereux par lui-même. Cependant certains iodates, tels que ceux d'ammoniaque et de magnésie, injectés dans le sang à la dose de 1 gramme dans 40 grammes d'eau, ont rendu les urines rouges ; l'iodate de magnésie les a rendues albumineuses. Il n'y avait pas de globules, mais seulement de l'hémoglobine dissoute dans l'urine de l'animal qui avait reçu l'iodate d'ammoniaque ; mais il y avait de l'hémoglobine dissoute et quelques rares globules rouges, ainsi que de l'albumine, dans l'urine de l'animal qui avait reçu de l'iodate de magnésie.

D'un autre côté, lorsque l'on a ingéré un iodate, on ressent un malaise qu'on n'éprouve pas après l'ingestion d'un iodure pur. S'il est vrai qu'après avoir ingéré 25 centigrammes d'iodate de rubidium, je n'ai rien ressenti de particulier, j'ai éprouvé du malaise, de l'inappétence, un certain embarras dans l'estomac, après avoir pris une fois 1 gramme d'iodate de potasse, et, une autre fois, $2^{gr},5$ d'iodate de soude. J'ai éprouvé même quelques effets laxatifs après l'ingestion de $2^{gr},5$ d'iodate de potasse. Enfin, ayant essayé l'iodate de mercure, à la place du protoiodure dans le service de Simonet, à l'hôpital du Midi, et ayant administré également cette même substance à d'autres personnes, j'ai remarqué qu'elle était beaucoup moins bien tolérée que le protoiodure de mercure. Ces résultats semblent donner raison à Melsens, puisque l'ingestion des iodates produit des accidents. Mais l'intolérance de ces sels peut s'expliquer. Or, l'interprétation que je vais en donner découle clairement de l'étude des effets produits par les iodures et les iodates ingérés simultanément, et de l'action du suc gastrique sur un mélange de ces deux genres de sels.

Effets dangereux des iodures renfermant des iodates. — Nous avons vu précédemment combien les iodures alcalins parfaitement purs sont inoffensifs, lors même qu'ils sont employés à de fortes doses (1). Mais il n'en est pas de même

(1) Wallace administrait l'iodure de potassium aux doses de 50 centigrammes

de ces sels lorsqu'ils renferment des principes étrangers.

L'impureté d'un iodure alcalin tient en général à la présence d'un carbonate alcalin ou, ce qui est plus grave, à la présence d'un iodate. Elle peut tenir également à de l'iode libre qu'on reconnaît en ce que l'eau d'amidon, ajoutée à une solution aqueuse du sel en question, se colore immédiatement en bleu violet, sans addition préalable d'aucun réactif. Le carbonate est introduit par fraude ou bien il provient d'un défaut de soin dans la préparation de l'iodure au moyen d'un carbonate alcalin et de l'iodure de fer. Si on trouve ordinairement une petite quantité de carbonate alcalin dans l'iodure de potassium, cela tient à ce que ce dernier sel ne cristallise bien que dans un milieu légèrement alcalin. Quant à l'iodate, il provient de ce qu'on n'a pas chauffé suffisamment le mélange d'iodure et d'iodate formés lorsqu'on traite l'iode par la potasse ou la soude.

Si l'iodure de potassium renferme du carbonate de potasse en faible quantité, il peut être introduit impunément dans les voies digestives, mais il peut causer une mort rapide lorsqu'il est introduit dans les veines. En effet, le carbonate de potasse, injecté dans le sang, même à des doses faibles, tue rapidement les animaux, parce qu'il contient, à poids égal, plus de potassium qu'un iodure de ce métal. Si un iodure de sodium renferme du carbonate de soude, il peut être introduit impunément dans les veines et dans les voies digestives. Toutefois, pour les injections veineuses, il faudra choisir de préférence une veine d'une patte postérieure au lieu d'une veine jugulaire.

Mais, quand un iodure renferme même une très faible quantité d'iodate, il ne peut être porté impunément dans l'estomac. Il détermine des accidents qui consistent en nausées, en vomissements bilieux si l'estomac est vide, colorés en bleu violet si l'estomac renferme des matières amylacées, enfin en coli-

---

a 1^{gr},50 ; Ricord a élevé les doses jusqu'à 10 grammes, et Puche a prescrit parfois 20 et même 40 grammes de ce médicament par jour (*Gaz. des hôpitaux*, 1841). Cette dernière dose, prise en une fois, pourrait devenir mortelle à la manière du nitre.

ques et en évacuations alvines. Tous ces phénomènes se produisent rapidement, moins d'un quart d'heure après l'ingestion du médicament. Ces accidents avaient été observés depuis longtemps ; mais, ne sachant à quoi les attribuer, on admettait une idiosyncrasie relative aux effets du médicament, ce qui n'apprenait rien. Il est vrai que déjà Leroy, pharmacien de Bruxelles, avait reconnu la présence d'une notable quantité d'iodate de potasse dans un iodure qui avait produit des douleurs stomacales assez vives, et Miahle avait observé la même chose. Néanmoins la cause de ces accidents n'était pas encore connue. Avant d'en donner l'explication, je rapporterai une observation clinique que j'ai recueillie.

J'administre assez souvent l'iodure de sodium à la place de l'iodure de potassium, et je reconnais à ce médicament les mêmes propriétés que celles que possède l'iodure de potassium. Une fois, après l'ingestion d'un iodure de sodium non cristallisé, il se produisit des vomissements bilieux opiniâtres et des évacuations alvines. Le lendemain et le surlendemain, mêmes accidents. J'examinai l'iodure employé, et je reconnus qu'il renfermait une quantité notable d'iodate de soude. Je prescrivis alors de l'iodure de sodium pur qui fut parfaitement toléré.

Voici comment on peut se rendre compte des accidents. On sait que les iodates résistent à l'action de l'acide sulfurique et de l'acide azotique même concentrés, et à l'action de l'acide chlorhydrique faible. On sait également que les iodures résistent à l'action de l'acide acétique concentré : en d'autres termes, les iodures seuls et les iodates seuls présentent en général une assez grande fixité devant les acides oxygénés au maximum. Toutefois, il est parfois nécessaire que ces acides soient dilués. Mais il n'en est pas de même du mélange d'un iodure et d'un iodate : il suffit d'une très faible quantité d'un acide quelconque, même très étendu, pour que ce mélange laisse dégager de l'iode. J'ai fait, à ce sujet, l'expérience suivante : j'ai versé quelques gouttes d'acide chlorhydrique dans deux solutions très étendues renfermant, l'une, un iodate, et l'autre, un iodure. L'acide ajouté n'a produit aucun changement dans l'aspect de chacune des deux solutions; mais, les ayant ensuite mélangées, il s'est produit aussitôt un abondant dépôt d'iode. Je répétai l'expérience en me servant de suc gastrique de chien. On sait que l'acidité de ce liquide est due à la présence d'une certaine quantité d'acide chlorhydrique libre. Du suc gastrique frais ayant été mis dans deux tubes contenant de l'eau d'amidon, et dont l'un renfermait quelques centigrammes d'iodate de potasse, et l'autre quelques centigrammes d'iodure de potassium, il ne se produisit rien ; mais, ayant mélangé le contenu de ces deux tubes, l'iode fut aussitôt mis en liberté, car l'amidon se colora instantanément en bleu violet intense. Enfin, j'ai expérimenté sur l'animal vivant. J'ai fait prendre à un chien 1 gramme d'iodure de potassium additionné de 10 centigrammes d'iodate de potasse, le tout dissous dans 40 grammes d'eau. Cet animal avait mangé un petit morceau de pain quelques minutes auparavant. Dix minutes après l'ingestion de la solution à l'aide d'une sonde, il vomit, mais les matières rendues ne présentaient pas cette fois la coloration jaunâtre des vomissements produits, chez les sujets à jeun par l'iodure de sodium ou de potassium renfermant des iodates ; elles étaient colorées uniformément en bleu violet par l'iode qui avait été mis en liberté dans l'estomac, et avait agi sur l'amidon du pain ingéré.

Ces expériences prouvent, d'une manière évidente, que les accidents consécutifs à l'ingestion d'un iodure renfermant un iodate sont dus à l'iode qui est devenu libre et irrite les parois stomacales, et donne la raison de ce fait remarquable qu'un mélange d'un iodate et d'un iodure, si mal toléré par l'estomac qui est acide, peut être introduit impunément dans le sang qui est alcalin. En effet, ayant injecté dans les veines, chez un chien, 40 grammes d'eau contenant 50 centigrammes d'iodate de potasse et 50 centigrammes d'iodure de potassium, je n'ai observé aucun accident. Enfin, ces mêmes expériences nous donnent l'explication que j'ai annoncée antérieurement de l'intolérance des iodates lorsqu'ils sont introduits dans l'estomac. En effet, une partie de l'iodate se transforme en iodure, de sorte qu'il se trouve bientôt dans ce viscère un mélange d'iodate et d'iodure qu'on y avait pas introduit. Ce mélange donne de l'iode libre au contact de l'acide chlorhydrique du suc gastrique, et c'est cet iode libre qui devient la cause de l'intolérance.

De l'iodisme constitutionnel. — A l'aide de ces mêmes données, nous pouvons nous rendre compte de cet état morbide au sujet duquel les hypothèses les plus bizarres et les plus insoutenables ont été émises. Pour n'en citer qu'une seule, je rappellerai qu'on a prétendu que l'iodisme constitutionnel était dû à l'administration de l'iodure de potassium à très faible dose, sans penser qu'on tombait alors dans l'homœopathie.

Remarquons d'abord que cet état morbide est très rare, qu'on ne l'observe presque jamais. Pour ma part, ni dans les hôpitaux de Paris que j'ai fréquentés, ni dans ma pratique, je n'en ai observé un seul cas, et la littérature médicale courante n'en fait plus mention. Mais on l'a observé jadis lorsqu'on administrait un iodure impur, renfermant de l'iode ou un iodate, ou lorsqu'on administrait de l'iode, *même à faible dose*. Ce que l'on sait bien aujourd'hui, ce que Wallace qui, le premier, a administré l'iodure de potassium dans la syphilis, avait constaté que l'iodure de potassium pur produit l'embonpoint au lieu de l'amaigrissement. Mais Wallace avait constaté également que l'iode administré en nature amenait l'amaigrissement et d'autres accidents (*Journal des connaissances médico-chirurgicales*, t. IV, p. 157), et déjà Wöhler, en 1824, avait vu maigrir un chien à qui il avait fait avaler ce corps simple. En somme, ce n'est pas l'iodure de potassium pur qui fait maigrir, puisque je connais telle personne qui a pris au moins trois kilogrammes d'iodure de potassium pur en six années, qui a conservé son embonpoint et n'a présenté aucun des symptômes de l'iodisme constitutionnel tels que l'émaciation, la faiblesse, l'essoufflement, les palpitations. Ces effets de l'iode ne doivent pas nous étonner, puisque nous savons que le chlore produit de même l'amaigrissement et que le brome est également une substance dangereuse, tandis que les chlorures et bromures alcalins sont inoffensifs lors même qu'ils sont administrés à des doses relativement très élevées.

RECHERCHE DES IODATES.

Pour reconnaître la présence d'un iodate dans un liquide aqueux, dans l'urine par exemple, on ajoute à ce liquide de l'eau d'amidon, puis on y verse goutte à goutte une solution d'acide sulfureux. Aussitôt l'amidon est coloré en bleu violet d'autant plus intense que l'iodate est en plus grande quantité. Mais il faut éviter d'ajouter un excès d'acide sulfureux, car la coloration bleue disparaît alors instantanément. Ce procédé est celui que j'ai suivi dans mes recherches sur les iodates. Avant de l'employer, j'ai étudié le degré de précision qu'il comporte et les précautions qu'en exige l'emploi. Voici ce à quoi m'ont conduit ces recherches préliminaires :

1° Lorsqu'on verse trois à quatre gouttes d'une solution concentrée d'acide sulfureux dans 10 à 15 grammes d'une solution d'iodate de potasse à un centième, additionnée d'eau d'amidon, on obtient une coloration bleue très intense. Cette coloration disparaît sous l'influence d'un assez grand excès d'acide sulfureux, probablement par suite du passage de l'iode libre à l'état d'acide iodhydrique.

2° Dans une solution d'iodate de potasse à un millième, la coloration est intense sous l'influence de trois ou quatre gouttes d'acide sulfureux, mais elle disparaît si l'on ajoute une fois autant de réactif. Si l'on veut qu'elle persiste, même lorsqu'on agite la liqueur, il ne faut employer qu'une solution très faible d'acide sulfureux ;

3° Lorsqu'on opère sur une solution à un trois-millième ou à

un quatre-millième, il faut verser seulement une goutte d'acide
sulfureux très dilué, et l'on observe un nuage bleu qui disparaît par le moindre excès de réactif;

4° Enfin, j'ai réussi à obtenir des stries bleues en portant
avec une baguette de verre une goutte d'acide sulfureux très
dilué dans une solution à un cinq-millième.

Au lieu d'ajouter préalablement à la liqueur de l'eau d'amidon, on peut y verser quelques gouttes de sulfure de carbone
qui s'empare de l'iode et se colore en violet magnifique.

En opérant de cette manière sur l'urine de l'homme, quelques minutes, un quart d'heure par exemple, après l'ingestion
de 2 à 3 grammes d'iodate de potasse, on obtient une coloration qui indique qu'une partie de l'iodate s'est éliminée en
nature, avant d'avoir eu le temps de se transformer en iodure.
On arrive au même résultat en soumettant la salive à un essai
identique. Mais, après l'ingestion de 1 à 2 grammes d'iodate
de potasse ou de soude, on ne trouve pas d'iodate d'une urine
qui contient au contraire un iodure dont on peut déceler la présence à l'aide des moyens ordinaires (Rabuteau).

VIII. — BROME

ET COMPOSÉS DIVERS DE CE MÉTALLOÏDE.

Les combinaisons du brome qui nous intéressent en toxicologie sont : l'*acide bromhydrique*, les *bromures métalliques*, et
les *bromates*.

I. — Brome.

Ce métalloïde a été découvert en 1826, par Balard. Il se présente sous l'aspect d'un liquide rouge brun, répandant des
vapeurs qui ont la même couleur et qui sont très irritantes.
L'odeur de ces vapeurs est assez analogue à celle du chlore ;
elles ne sont pas aussi repoussantes que semble indiquer leur
dénomination (de βρῶμος, fétidité).

Le brome bout à 63 degrés. Il est peu soluble dans l'eau au

fond de laquelle il tombe rapidement quand on le verse dans ce liquide, car ce métalloïde est très lourd, sa densité étant 2,96. Il se dissout assez bien dans l'alcool (teinture de brome) et, en toute proportion, dans l'éther, dans le chloroforme et dans le sulfure de carbone qu'il colore en jaune orangé ou en rouge intense, suivant qu'il se trouve en petite ou en grande quantité.

EFFETS TOXIQUES.

Ces effets sont complètement analogues à ceux de l'iode.

Appliqué sur la peau, le brome liquide la jaunit, désorganise l'épiderme qui tombe ensuite. Appliqué sur les muqueuses, il exerce une action qui est de même ordre, mais qui est plus marquée. Les vapeurs de ce métalloïde, lorsqu'elles se trouvent en contact avec la peau et les muqueuses, déterminent, comme celles du chlore, une sensation de chaleur, de picotement, une congestion plus ou moins prononcée qu'on peut observer facilement sur la muqueuse oculaire exposée à ces mêmes vapeurs.

Introduit dans le tube digestif, le brome, de même que l'iode, ne produit rien de particulier lorsqu'il est ingéré dans un véhicule abondant capable de le dissoudre (teinture de brome additionnée de vin), et surtout lorsqu'il est pris au moment des repas. Mais ingéré, même en faible quantité, de telle manière qu'il se trouve à l'état libre en contact avec les parois stomacales, il irrite l'estomac, produit une sensation de chaleur et de cuisson à l'intérieur, des hoquets, des nausées avec ou sans vomissements, des coliques, des selles qui sont le plus souvent colorées en vert et présentent un aspect porracé. Puis, consécutivement à sa pénétration dans le torrent circulatoire, il détermine de la céphalalgie, la dilatation de la pupille, des fourmillements dans les doigts, des soubresauts, des crampes et même de légères convulsions, la petitesse et l'accélération du pouls suivie de ralentissement (on a vu descendre le pouls à 40), une prostration extrême.

Enfin la mort arrive dans le collapsus. Lorsqu'elle n'a pas lieu, les accidents sont suivis de faiblesse et de langueur pendant quelques jours.

On ne connaît qu'un seul cas d'intoxication mortelle produite par le brome chez l'homme. Ce cas a été rapporté par Snell (*New-York Journ.*, 1851). Le patient, qui avait avalé une once de brome, mourut en sept heures et demie.

Ayant eu l'occasion de manier de grandes quantités de brome et ayant été exposé aux vapeurs de ce métalloïde dans quelques cas d'explosion, j'ai éprouvé une violente dyspnée, suivie de suffocation. Le remède consiste à absorber une grande quantité d'eau, à ouvrir les fenêtres et à faire de profondes inspirations (Bourgoin).

Les doses de brome capables d'amener la mort sont peu déterminées. Il paraît néanmoins évident qu'elles doivent être assez faibles, d'après les expériences faites sur les animaux. Elles peuvent varier d'ailleurs suivant le mode d'administration. 30 à 50 gouttes de brome, portées dans l'estomac chez un chien, produisent des nausées, des vomissements (les chiens vomissent avec une facilité extrême), l'accélération de la circulation et de la respiration et une prostration qui s'accroît jusqu'à la mort (Barthez). — 25 centigrammes de brome dans 60 grammes d'eau tuent un chien en un jour. Une goutte et demie de brome dans 30 grammes de mucilage pris par l'homme produisent une sensation de chaleur dans la bouche, l'œsophage et l'estomac, des coliques, des nausées, du hoquet (Butzke). Cependant Andral et Fournet ont pu prescrire jusqu'à 45 gouttes de brome dans les vingt-quatre heures. Mais, bien que ce médicament fût dilué dans une potion, les accidents furent graves ; il y eut même, pendant quelques instants, un état convulsif de la face et des membres. — Une seule inspiration de vapeurs de brome est suivie de soif et de catarrhe très prononcé (Christison). — Dix à quinze gouttes de ce métalloïde injectées dans la veine jugulaire, chez les chiens, amènent aussitôt des convulsions et la mort.

Lésions anatomiques. — On trouve dans l'estomac et dans l'intestin les signes d'une irritation violente, tels que le ramollissement, l'injection, les ecchymoses. Barthez a même remarqué chez les animaux des ulcérations petites, nombreuses, parfois recouvertes d'une pseudo-membrane noirâtre, qui se détachait par le frottement. Butzke a trouvé un mucus sanguinolent dans l'estomac, et la muqueuse duodénale fortement injectée.

Dans l'empoisonnement suicide rapporte par Snell, la surface interne de l'estomac était recouverte d'une couche noirâtre et comme tannée ; le sang était coloré en brun ; le foie hypérémié ; la muqueuse des voies respiratoires enflammée. On sentit, à l'ouverture de l'abdomen, l'odeur caractéristique du brome. Les parties touchées par ce poison étaient colorées en jaune rougeâtre, ainsi que le diaphragme et l'épiploon où il n'avait pu arriver que par endosmose.

Traitement. — Le traitement de l'intoxication par le brome est le même que celui de l'intoxication par le chlore et par les hypochlorites, ainsi que par l'iode.

RECHERCHE DU BROME.

Cette recherche s'effectuerait de la même manière que celle de l'iode (page 745). Toutefois l'éther, le chloroforme et le sulfure de carbone se colorent en rouge brun ou en jaune orangé, suivant la quantité du brome que ces liquides ont enlevé. On en effectuerait le dosage à l'état de bromure d'argent. A 100 parties de ce bromure correspondent 42,54 parties de brome. On présenterait, comme pièce de conviction, soit une partie de ce bromure, soit une portion du brome libre ou dissous dans le sulfure de carbone.

II. — **Acide bromhydrique et bromures.**

L'*acide bromhydrique* présente une composition analogue à celle des autres hydracides et des propriétés intermédiaires à

celle de l'acide chlorhydrique et de l'acide iodhydrique. Ainsi
la composition en correspond à la formule $HBr + 4H^2O$; il est
moins instable que l'acide iodhydrique ; néanmoins, au contact
de l'oxygène de l'air, il met en liberté du brome, qui lui donne
une coloration rouge brun.

On ne connaît pas d'exemple d'empoisonnement par ce composé, qui, de même que l'acide iodhydrique, n'est connu que
des chimistes. A cause de ses propriétés irritantes, qui sont, il
est vrai, un peu moins fortes que celles de l'acide chlorhydrique,
il est présumable que les symptômes et les lésions qu'il déterminerait seraient très analogues à celles que produit ce dernier
liquide.

La *recherche* de l'acide bromhydrique s'opère comme celle de
l'acide iodhydrique (page 751).

On ne connaît également aucun exemple d'empoisonnement
aigu produit par les bromures chez l'homme. Cependant Namias
(de Venise) a cité un cas de mort due à l'usage prolongé du
bromure de potassium à haute dose, telle que celle de 14 grammes par jour (*Gazette hebdom.*, 1863). On a remarqué d'ailleurs
d'autres accidents consécutifs à l'administration de ce même
sel. Ainsi Vulpian a observé une paralysie manifeste surtout
par le relâchement des sphincters chez des sujets affectés de
maladies nerveuses à qui il prescrivait chaque jour 12 grammes
de bromure de potassium. Ces accidents doivent être attribués
autant au médicament considéré comme sel de potassium, c'est-
à-dire comme agent paralyso-musculaire, qu'à ce même médicament considéré comme bromure, c'est-à-dire comme modérateur du système réflexe. Ce qui prouve qu'il en est ainsi, c'est
que le bromure de potassium injecté dans les veines chez les
chiens, aux doses de 1 à 2 grammes dissous dans les 40 grammes d'eau, tue ces animaux immédiatement, tandis que le *bromure de sodium* peut être injecté impunément à des doses cinq
et dix fois plus fortes. Il est donc évident que si le brome libre
est toxique, le brome combiné avec un métal peu actif peut
être ingéré impunément à des doses considérables.

Chez les sujets soumis à un traitement par le bromure de potassium *pur*, on n'observe pas, du côté des muqueuses ni de le peau, les accidents si fréquents chez ceux qui prennent des iodures. Ainsi on ne remarque ni coryza, ni larmoiement, ni sécheresse de la gorge, ni salivation. On a prétendu le contraire ; mais on ne s'est pas enquis alors, ainsi qu'il arrive trop souvent, de la pureté du médicament, de sorte que l'on a attribué au bromure de potassium ce qui était dû à l'iodure de potassium. En effet, tous les bromures commerciaux que j'ai examinés contenaient de l'iodure de potassium, et réciproquement. Aussi faut-il exiger des sels chimiquement purs lorsqu'on veut en étudier les effets, et surtout lorsqu'on veut les publier.

Le *bromure d'ammonium* est plus actif que les deux sels précédents. Ce résultat dépend de ce que ce composé est moins stable que les bromures de potassium et de sodium. Injecté dans les veines, il se comporte presque exactement comme l'iodure d'ammonium et, d'une manière générale, comme les sels ammoniacaux peu stables.

En somme, les bromures alcalins sont très peu toxiques et ne possèdent qu'à un faible degré les propriétés irritantes que révèlent les iodures. Ces propriétés ne se manifesteraient d'ailleurs que s'ils avaient été ingérés dans le tube digestif en solutions concentrées. Mais si les bromures purs sont peu actifs, il n'en est pas de même de ceux qui renferment des bromates, sels dont nous étudierons plus loin les métamorphoses et le mode d'action.

Effets des bromures impurs. — Ce que j'ai dit précédemment des iodures impurs (page 757) s'applique exactement aux bromures impurs.

Tandis que les bromures de potassium et de sodium peuvent être ingérés à hautes doses, sans rien produire de fâcheux du côté du tube digestif (1), l'ingestion de l'un de ces sels renfermant du bromure de potasse ou de soude est bientôt suivie de

______

(1) Ces bromures peuvent déterminer des effets purgatifs à l'instar des autres sels de potassium et de sodium, tels que les sulfates de ces métaux.

nausées, de vomissements et d'un malaise considérable. Ces accidents résultent de ce que, au contact de l'acide chlorhydrique du suc gastrique, le mélange d'un bromure et d'un bromate donne immédiatement du brome libre, dont nous connaissons les effets irritants. La démonstration de ce fait est aussi facile que celle que j'ai donnée de la décomposition d'un mélange d'iodure et d'iodate dans le suc gastrique.

RECHERCHE DE L'ACIDE BROMHYDRIQUE ET DES BROMURES.

La recherche de ces composés peut s'effectuer de la même manière que celle de l'acide iodhydrique et des iodures. Pour reconnaître la présence d'un bromure dans un liquide, dans l'urine par exemple, j'ai opéré et proposé ensuite d'opérer de la manière suivante :

On évapore cette urine avec un peu de potasse pure et l'on chauffe au rouge le résidu, qui est ensuite traité par l'eau distillée. On obtient ainsi une liqueur claire comme de l'eau de roche dans laquelle on verse un peu de sulfure de carbone, puis de l'acide azotique renfermant des vapeurs nitreuses. Le brome est mis en liberté. Si l'on agite alors la liqueur, le sulfure de carbone s'empare du brome et se précipite ensuite coloré en jaune orangé ou en rouge intense, suivant la quantité du métalloïde devenu libre. C'est en suivant ce procédé que j'ai étudié l'élimination des bromures, laquelle n'avait pas encore été traitée à l'époque de mes recherches (*Gaz. hebd.*, 1868), et que j'ai démontré l'existence du brome normal. D'après mes expériences, les bromures alcalins commencent à apparaître dans l'urine et dans la salive moins de cinq minutes après qu'ils ont été portés dans l'estomac. L'élimination en est très active ensuite, attendu qu'elle s'effectue en majeure partie dans les vingt-quatre heures qui en suivent l'ingestion; puis elle se ralentit. Mais elle persiste plus longtemps que celle des iodures. Ainsi, en analysant 50 à 100 grammes des urines d'un sujet qui a pris 1 gramme seulement de bromure de potassium, on en retrouve encore des traces pendant plusieurs jours. Enfin, lorsqu'on opère sur 300 grammes des urines provenant d'une personne quelconque et recueillies dans les circonstances ordinaires, on trouve constamment du brome, qui existe normalement dans l'organisme, où il est apporté par les aliments solides et liquides.

Il résulte de cette donnée que si l'expert ne trouvait que des traces infinitésimales de brome dans les matières soumises à son examen, il ne serait pas en droit de conclure qu'il y eût eu ingestion d'un bromure ou de brome libre.

III. — Bromates.

Les *bromates* correspondent aux iodates et aux chlorates. Ils sont assez solubles dans l'eau, à l'exception du bromate de plomb, qui est peu soluble, et du bromate d'argent, qui est presque insoluble dans ce liquide. Ils sont décomposés par la chaleur, en donnant lieu à un dégagement d'oxygène et en se transformant en bromures.

Réduction des bromates dans l'organisme. — Nous avons vu précédemment que les iodates se réduisent facilement dans l'organisme, c'est-à-dire qu'ils s'y transforment en iodures. J'ai démontré ailleurs que les chlorates ne se réduisent en aucune façon dans l'économie (voyez mes *Éléments de thérapeutique*). Or, les bromates sont intermédiaires sous ce rapport aux iodates et aux chlorates. Les bromates se réduisent difficilement dans l'organisme, c'est-à-dire qu'on peut en retrouver dans l'urine, dans la salive et dans d'autres humeurs, après leur ingestion à des doses relativement faibles, tandis que si ces mêmes doses ne dépassent pas quelques centigrammes, on ne retrouve à leur place qu'un bromure. Les expériences nombreuses que j'ai faites à ce sujet ont été entreprises à la suite de mes recherches sur les iodates. Elles ont porté sur les bromates de soude, de potasse, d'argent, de magnésie, de plomb, de quinine, et sur l'acide bromique (*Comptes rendus de la Société de biologie*, 1869).

J'ai reconnu, soit en faisant prendre ces sels à des chiens et à des lapins, ou en les injectant parfois dans leur sang, soit en expérimentant parfois sur moi-même, qu'à doses faibles, par exemple à celles de 5 à 15 centigrammes, il était impossible de retrouver un bromate ni dans l'urine, ni dans la salive, tandis qu'il était facile d'y déceler la présence d'un bromure. Mais, lorsque les doses étaient supérieures aux précédentes, je pouvais reconnaître, de la manière la plus précise, la présence des bromates dans l'urine et dans la salive. L'acide bromique s'est transformé totalement en bromure (de sodium?) lorsqu'il avait été pris à faible dose, par exemple à celle de 10 centigrammes ; il s'est éliminé partiellement à l'état de bromate (de soude?) lorsqu'il avait été porté dans l'estomac, chez les chiens, à la dose de 20 centigrammes. Le bromate d'argent s'est transformé en un bromate et en un bromure (de sodium?) dont il était facile de déceler la présence dans l'urine, tandis que l'argent, de même que dans les expériences avec l'iodate de ce métal, s'est localisé dans l'organisme. Le bromate de plomb a subi la même métamorphose ; seulement, il a été possible de reconnaître la présence du métal dans l'urine, ce qui ne doit pas nous étonner, puisque les bromures favorisent l'élimination du plomb.

EFFETS DES BROMATES.

Nous retrouvons ici le fait remarquable et même paradoxal que j'ai signalé dans l'étude des effets des iodates, ce qui prouve de nouveau combien il importe d'étudier les modifications que peut subir une substance dans l'organisme, lorsqu'on veut en pénétrer le mode d'action.

Ainsi les bromates de potasse et de soude peuvent être portés impunément dans le sang chez les chiens, le premier à la dose de 1 gramme (à des doses plus fortes, ce composé déterminerait la mort comme sel du potassium) ; le second, aux doses de

4 à 5 grammes et même davantage. Or ces mêmes sels ne peuvent être ingérés sans danger, ou, du moins, sans qu'il en résulte des accidents assez graves, lors même qu'ils ne sont pris qu'à la dose de 1 gramme. Je me rappelierai toujours l'état dans lequel je me suis trouvé après avoir pris 1 gramme de bromate de potasse dissous dans 50 grammes d'eau (*Société de biologie*, 1869). C'était la première expérience que je faisais avec les bromates, et cela sur ma propre personne, car je m'imaginais alors que le bromate de potasse ne devait pas être plus actif que le chlorate de potasse. Mais bientôt j'éprouvai de la céphalalgie et une certaine anxiété épigastrique, puis des nausées, des vomissements excessivement fréquents et douloureux, des selles vertes, comme celles que produisent le calomel et la rhubarbe. Cet état très pénible, dans lequel la faiblesse fut considérable, mais l'intelligence resta intacte, persista pendant six heures environ. Les choses s'étaient passées de la manière suivante : le bromate s'était réduit partiellement à l'état de bromure, et ces deux sels, se trouvant décomposés par l'acide chlorhydrique du suc gastrique, avaient donné naissance à du brome libre dans le tube digestif.

RECHERCHE DES BROMATES.

On ne possédait naguère aucun procédé simple et précis pour reconnaître les bromates dans une solution très étendue. En effet, les ouvrages spéciaux, tels que les Chimies analytiques de Rose, de Fresenius, n'apprenaient rien à ce sujet. J'ai imaginé alors un moyen fondé sur la propriété que possède l'acide sulfureux d'isoler le brome des bromates, et sur la propriété que possède le brome de décolorer instantanément la dissolution sulfurique d'indigo.

On colore faiblement, avec cette dissolution, de l'eau contenant un bromate ou de l'acide bromique, puis on y verse une quantité suffisante d'une solution d'acide sulfureux. Ce dernier acide, agissant comme un réducteur puissant, met en liberté le brome, qui décolore aussitôt la liqueur soumise à l'essai. Ce procédé est d'une délicatesse extrême et peut être rangé parmi les plus sensibles que possède la chimie. *Il permet de découvrir 1/600000 de bromate de soude dans l'eau ordinaire, et, par conséquent, 1/100000 de brome.* Toutefois, on sera moins étonné de ce fait, si l'on se rappelle qu'il suffit d'une quantité infiniment petite d'indigo pour communiquer à l'eau une coloration appréciable, et que, par suite, il faut une quantité infiniment petite de brome pour produire la décoloration. On ne peut compter sur une aussi grande précision lorsque le bromate est dissous dans l'urine, mais on peut en déceler certainement 1/300000 (RABUTEAU).

C'est en me fondant sur ces réactions que j'ai pu reconnaître la présence des bromates dans l'urine et dans la salive, suivant les doses ingérées, et poursuivre l'étude de leurs métamorphoses dans l'organisme.

La recherche des bromures dans lesquels ils se transforment s'effectuerait comme il a été dit précédemment.

IV. — ACIDE PHÉNIQUE

En distillant le goudron de houille, et ne recueillant que ce qui passe de 150 à 220° on trouve dans le récipient un mélange formé en majeure partie de deux substances dont l'une est l'*acide phénique* et l'autre le *crésol, paracrésol* ou *paracrésylol.* Le mélange, agité avec de la potasse ou de la soude, donne une masse cristalline qu'on décompose ensuite par l'acide sulfurique ou par l'acide chlorhydrique. En soumettant à la distillation fractionnée les produits mis en liberté par ces acides, on isole l'acide phénique, qui passe vers 188° et le paracrésol ou z-crésol, qui passe vers 202°.

L'acide phénique C^6H^6O, appelé encore *phénol, alcool phénylique, hydrate d'oxyde de phényle, acide carbolique,* se présente, lorsqu'il est pur, sous la forme de cristaux allongés, blancs, fusibles à 35° et donnant un liquide incolore qui bout à la température de 188° déjà indiquée. Ce composé est peu soluble dans l'eau, mais il se dissout en toute proportion dans l'alcool et dans l'éther. Quand on le traite par les bases, il donne des phénates qui sont moins des sels que des combinaisons analogues aux éthylates de potassium et de sodium, obtenus en traitant par ces métaux l'alcool éthylique anhydre.

L'alcool crésylique, C^7H^8O, appelé encore *crésylol*, possède des propriétés physico-chimiques semblables à celles de l'alcool phénylique dont il ne diffère notamment que par son point d'ébullition.

L'acide phénique du commerce est formé en grande partie, et parfois presque exclusivement, de phénol. Toutefois, le phénol cristallisé, qu'on trouve actuellement dans le commerce, est beaucoup plus pur qu'autrefois.

EFFETS TOXIQUES.

L'empoisonnement par l'acide phénique a été fréquent dans ces dernières années, notamment en Angleterre. Il a été presque toujours accidentel. Il n'est fait mention que d'un seul cas criminel, cité par Scherer, dans lequel on aurait fait avaler de force cette substance à un enfant.

Les doses d'acide phénique, capables de déterminer la mort, n'ont pas été rigoureusement déterminées. Les observations n'apprennent rien de précis à ce sujet. Ces doses paraissent néanmoins être assez faibles, puisque 2 à 3 grammes du poison porté dans l'estomac chez un chien suffisent pour tuer cet animal.

Symptômes. — Aussitôt après l'ingestion de l'acide phénique, les patients éprouvent une sensation de brûlure dans les premières voies digestives et dans l'estomac. Il survient des nausées qui sont loin d'être toujours suivies de vomissements. Quand ceux-ci ont lieu, ils ne sont pas abondants. En effet, consécutivement à l'absorption du phénol, qui est assez diffusible dans le sang, on observe bientôt des symptômes graves. Les malades sont dans la résolution musculaire et l'insensibilité; ils tombent dans un état comateux d'où les excitants violents tels que l'électricité ne peuvent les tirer. Le pouls devient rapide, irrégulier, petit, à peine perceptible; les battements cardiaques s'entendent même parfois difficilement au stéthoscope. Les extrémités et le corps tout entier se refroidissent; la peau se couvre d'une sueur visqueuse. Les pupilles sont contractées, les conjonctives sont insensibles. La respiration devient haletante, trachéale; parfois une écume laiteuse sort de la bouche; enfin la mort arrive dans l'espace de quelques heures, en général dans l'intervalle de 1 à 10 heures.

Les symptômes de l'empoisonnement par le phénol ou acide phénique présentent, comme on le voit, un certain nombre de rapports avec l'empoisonnement par les substances corrosives acides que nous avons étudiées. Ainsi on remarque, indépendamment de l'action corrosive, la petitesse, la rapidité et l'irrégularité du pouls, la réfrigération, qui est considérable. Mais on observe également des différences non moins remarquables. Tandis que l'intelligence demeure intacte dans l'empoisonnement par les acides minéraux, ou que, du moins, elle se conserve dans l'empoisonnement par l'acide phénique des troubles du système nerveux qui sont marqués par la perte de l'intelligence et de la sensibilité, par le coma, qui arrive très rapidement. Ces différences dans les symptômes s'expliquent par la nature particulière de l'acide phénique. En effet l'acide phénique se rapproche des alcools; c'est un phénol qui, de même que les substances alcooliques, est facilement diffusible dans l'organisme et ne forme pas, comme les acides minéraux, des sels au contact des alcalins contenus dans le sang; il agit sur le système nerveux et sans doute sur le sang, d'où il résulte que le phénol serait un poison à la fois corrosif, neurotique et hématique.

L'action de l'acide phénique sur le système nerveux a été mise en évidence par les expériences de Paul Bert (*Comptes rendus de la Société de biologie*, 1870).

Ce physiologiste a observé des convulsions chez les chiens dans l'estomac desquels il avait porté des doses assez fortes d'acide phénique (2 à 3 grammes dissous, dit-il, dans 60 à 90 grammes d'eau). Les convulsions n'étaient pas idio-musculaires, mais elles étaient sous la dépendance du système nerveux central; car, si en pleine phase convulsive on venait à sectionner les nerfs moteurs d'un membre, on voyait les muscles du membre entrer en résolution complète. Si, de plus, on liait chez une grenouille tout un membre postérieur, moins le nerf sciatique, on voyait que ce membre, dans lequel ne pénétrait pas le poison, était pris de convulsions aussi bien que celui du côté opposé, qui n'était pas préservé par la ligature. Il était donc évident que les convulsions dépendaient d'une excitation des centres nerveux.

Prenant en considération ces symptômes, le physiologiste que je viens de citer a cru devoir assimiler complètement l'empoisonnement par l'acide phénique à l'empoisonnement par la strychnine. Pour lui, la mort par l'acide phénique serait la conséquence de l'épuisement de la puissance excito-motrice de la moelle épinière. Mais une grave objection se présente à ce sujet. Dans tous les cas de l'empoisonnement de l'homme par l'acide phénique qui ont pu arriver à ma connaissance, et qui sont à peu près au nombre de quinze, *on n'a jamais signalé de convulsions*. Remarquons d'ailleurs que Paul Bert fait observer lui-même que les convulsions de l'acide phénique diffèrent considérablement de celles de la strychnine. Celles-ci sont, en effet, comme chacun sait, toniques, régulières, c'est-à-dire survenant d'ensemble dans le corps tout entier; celles de l'acide phénique sont au contraire essentiellement cloniques et irrégulières; ce sont des trépidations qui affectent successivement les différentes parties des muscles. C'est pourquoi j'incline à voir dans le phénol un poison qui produirait des mouvements convulsifs plutôt par suite d'une action directe sur le liquide sanguin. D'ailleurs l'empoisonnement par cette substance ne laisse pas de présenter quelque analogie avec l'intoxication par divers poisons hématiques, tels que l'oxyde de carbone. On constate, après la mort par l'acide phénique, que les nerfs et les muscles ont conservé leur excitabilité.

Lésions anatomiques. — Les viscères, les organes, le sang, l'urine elle-même, répandent l'odeur de l'acide phénique. Les muqueuses des voies digestives présentent des eschares noires ou simplement des taches blanches ; il est même arrivé parfois que ces muqueuses n'ont pas offert d'altération appréciable, lorsque le poison avait été ingéré en solution étendue. Le sang est fluide et brunâtre. Lorsque la mort a eu lieu rapidement, comme dans les expériences de Paul Bert, ce liquide, qui est noir, comme d'ordinaire dans le cœur droit, est rouge dans le cœur gauche. Toutefois, lorsqu'on a injecté l'agent toxique dans le torrent circulatoire, le sang est noir partout, ainsi que l'a vu Paul Bert, après avoir porté dans les veines, chez un chien, 63 centigrammes d'acide phénique dissous dans 21 centimètres cubes d'eau. De plus, ce liquide n'est pas coagulé même dans cette circonstance. Mais, lorsqu'on le retire des vaisseaux, il rougit à l'air et se coagule.

Les poumons, les bronches et la trachée ne présentent pas en général d'altération, lorsque la mort a lieu rapidement ; mais nous devons nous rappeler à ce sujet que Paul Bert a observé la pneumonie avec ses lésions chez des animaux qu'il avait soumis à une intoxication chronique par l'acide phénique administré à l'intérieur. Il a remarqué en outre une altération remarquable des yeux, qui étaient tantôt congestionnés, tantôt ictériques, et devenaient même le siège d'une ophthalmie purulente. Ces symptômes et ces lésions doivent, suivant toute probabilité, être sous la dépendance de l'élimination prolongée de l'acide phénique par les voies respiratoires et par les glandes lacrymales.

On n'a pas observé d'épanchement dans l'encéphale ; le système nerveux central a même été trouvé pâle et en apparence anémié. On a rencontré, dans le foie et dans les reins, une dégénérescence granulo-graisseuse.

Traitement. — Le traitement de l'intoxication par l'acide phénique ne laisse pas d'être difficile. L'albumine, qui se coagule, il est vrai, au contact de cet agent, mais ne se combine pas avec ce composé, ne présente qu'un faible avantage. De même les alcalins sont peu utiles, car le phénol ne se comporte pas comme un acide ordinaire; il dissout simplement les carbonates alcalins, sans donner lieu à un dégagement d'acide carbonique. La meilleure méthode de traitement consiste, après avoir provoqué *les vomissements*, ou après avoir employé *la pompe gastrique*, à administrer, suivant le conseil de Calvert, *l'huile d'olive ou d'amandes douces additionnée d'huile de ricin.*

RECHERCHE DE L'ACIDE PHÉNIQUE.

L'acide phénique passe assez facilement dans l'urine, où l'on a pu le retrouver dans divers cas d'empoisonnement. On cherchera donc à l'isoler non seulement des matières des vomissements et du contenu du tube digestif, mais du liquide urinaire, si l'on a pu en recueillir, et même de divers organes, notamment du cerveau, dont il imprègne la masse à l'instar de l'alcool, de l'éther et du chloroforme. D'ailleurs, indépendamment de l'analyse chimique, l'odeur seule de cette substance en décèle déjà la présence dans les matières suspectes. Cette odeur s'exalte lorsqu'on chauffe légèrement ces matières après les avoir additionnées d'acide sulfurique ou d'acide phosphorique.

La séparation de l'acide phénique s'effectue facilement par la distillation avec de l'eau acidulée par l'acide sulfurique. Si les matières sont suffisamment fluides, on ajoute simplement une petite quantité de ce dernier acide. Le phénol est entraîné avec la vapeur d'eau dans le récipient de l'appareil distillatoire. Le liquide qui s'est condensé dans le récipient est ensuite agité avec de l'éther, qui enlève l'acide phénique. Le liquide éthéré étant décanté, abandonne cet acide par l'évaporation spontanée.

Observations.

I. — *Empoisonnement par 30 grammes environ d'acide phénique. — Mort.*

Le 11 janvier 1872, à 8 heures du matin, le Dr Harley fut mandé en consultation par le Dr Browring près d'un homme dont l'état était des plus alarmants. Cet homme, âgé de 65 ans environ, était atteint d'une bronchite et avait bu par erreur de l'acide phénique, au lieu du remède qui lui était destiné. La chambre était remplie des vapeurs de cet acide, et l'haleine du patient en était fortement imprégnée. Il y avait à peu près un quart d'heure que l'ingestion du poison avait eu lieu, quand le Dr Browring arriva chez le malade. Il le trouva insensible et en proie au délire, assis sur une chaise, la tête inclinée sur le côté ; les lèvres, la langue, la muqueuse nasale et pharyngienne, aussi loin qu'on pouvait les apercevoir, étaient entièrement blanches. Le cœur était agité de mouvements tumultueux, et le pouls ne pouvait être compté. On ne remarquait, du reste, aucun effort pour vomir. On essaya de faire avaler de l'huile, mais on n'y put réussir. Un courant électrique, appliqué sur le thorax et sur la région du cœur, fut impuissant à réveiller le malade. Quand le Dr Harley arriva près de lui, son pouls était à peine perceptible, et le cœur s'entendait faiblement sous le stéthoscope. Une écume d'un blanc laiteux s'écoulait de la bouche ; les extrémités étaient froides, la respiration pénible et stertoreuse ; les pupilles étaient contractées, et les yeux immobiles dirigés en haut. On s'empressa de débarrasser le malade de ses vêtements, et l'on essaya de le réchauffer à l'aide de cruchons d'eau chaude placés aux pieds et derrière le dos, en même temps que les régions du cœur et de l'estomac étaient couvertes de larges sinapismes. On essaya sans succès de faire avaler un mélange d'eau-de-vie et d'eau, et l'on ne crut pas devoir insister, de crainte de provoquer l'asphyxie. D'un autre côté, les muqueuses de la bouche et du pharynx paraissaient si profondément cautérisées, qu'on n'osa introduire la pompe stomacale. On se contenta d'administrer un lavement d'essence de térébenthine, qui fut conservé sans produire aucun résultat. En un mot, le malade n'éprouva aucune amélioration et succomba vers une heure de l'après-midi, c'est-à-dire cinq heures et demie environ après avoir avalé le poison. Il avait pris une once à peu près d'acide phénique rouge impur, et, s'il n'était pas mort des effets immédiats du poison, il aurait succombé sans doute par suite de la cautérisation profonde de l'œsophage et de l'estomac. Une enquête fut ordonnée, mais il n'y eut pas d'autopsie. (*The Med. Press and Circular*, et *Union méd.*, 1872.)

II. — *Empoisonnement par l'ingestion d'une solution d'acide phénique.*
Mort.

A 10 heures du matin, un homme adulte avale, croyant boire du vin, une quantité indéterminée d'une solution d'acide phénique destinée à la désinfection des urinoirs publics. Nausées, sueurs froides, stupeur, perte de connaissance. On donne peu après de la magnésie. A 11 heures, coma, respiration haletante et trachéale, mort imminente : réchauffement artificiel, sinapismes. A 5 heures du soir, température au-dessous de la normale, coma, résolution musculaire, anesthésie, pupilles contractées, râle trachéal ; 48 inspirations, 120 pulsations. Mort à 7 heures du soir.

Autopsie. — Le cadavre exhale une odeur de phénol ; il n'existe aucun signe de putréfaction ; eschares superficielles noirâtres de l'œsophage et de l'estomac ; le rein et le foie ont subi une dégénérescence granulo-graisseuse. On a trouvé de l'acide phénique dans l'urine et dans les matières contenues dans l'estomac. (*Journ. de pharm. et de chimie*, 1871, et *Union méd.*, 1872.)

III. — *Empoisonnement par l'acide phénique. — Mort.*

Russel parle d'une petite fille de 7 ans qui mourut dans l'insensibilité et le coma le plus absolu, une heure un quart après l'ingestion du poison. Le pouls était devenu imperceptible, et les conjonctives insensibles ; les pupilles étaient contractées, et la température s'était très abaissée.

Autopsie. — Sang brunâtre et très fluide dans les vaisseaux ; le ventricule gauche très contracté contenait fort peu de sang. Les poumons étaient sains. Il se dégageait de la cavité abdominale une forte odeur d'acide phénique ; l'urine avait la même odeur. La langue, la bouche, le pharynx, le larynx, l'œsophage, l'estomac et les deux premiers pouces de l'intestin n'offraient pas d'altérations ; mais la muqueuse de l'intestin grêle était escharifiée sur une longueur d'un mètre environ. Les vaisseaux du cerveau contenaient du sang noir et fluide ; il n'y avait pas d'épanchement ni dans la masse cérébrale, ni dans les ventricules. Le cerveau exhalait une forte odeur d'acide phénique. (*The Lancet*, et *Revue des sc. méd.*, 1873.)

IV. — *Empoisonnement par la créosote. — Mort.*

La créosote est un produit que l'on retire par distillation du goudron de bois. Sa composition est variable, suivant son mode de préparation. Elle renferme de petites quantités de phénol et du *crésylol*, du *gaïacol* et surtout du *créosol*, l'homologue supérieur du gaïacol.

La créosote est donc une substance corrosive, à la manière du phénol, comme en témoigne, du reste, l'observation ci-dessous.

En octobre 1877, près de Valenciennes, un enfant, âgé de 11 jours, est trouvé par sa nourrice dans l'état suivant : la face est pâle, la bouche entr'ouverte ; on remarque autour des lèvres des taches blanches, analogues à des brûlures. L'enfant se raidit, fait de violents efforts pour respirer, pousse des cris voilés et rauques. La portion des vêtements avoisinant la tête est imprégnée d'un liquide à odeur forte, rappelant la créosote. L'enfant mourut après onze heures de souffrances, n'ayant pu prendre qu'une gorgée de tisane.

L'autopsie, faite par le Dr Manouvrier a donné les résultats suivants :

On remarquait sur la commissure droite des lèvres, la joue, le menton, la partie droite du cou, de larges eschares brun jaunâtre, parcheminées, indiquant l'action d'un caustique liquide, versé dans la bouche, mais s'étant écoulé en partie au dehors ; ces eschares possédaient l'odeur caractéristique de la créosote.

Les ongles étaient d'un noir violacé, comme dans la mort par asphyxie. La langue, sèche, tuméfiée, d'un gris brunâtre à la pointe, obturait l'isthme du gosier. Les muqueuses de la bouche, du pharynx, de l'œsophage, du larynx et de la bouche étaient grisâtres ; les poumons engoués, emphysémateux. Un sang noir, à demi coagulé, remplissait les cavités du cœur ; les plèvres et le péritoine contenaient une sérosité sanguinolente.

L'enfant avait succombé à une intoxication par la créosote, qui lui avait été administrée par sa propre mère. L'affaire, portée en cour d'assises, se termina néanmoins par un acquittement. (*Soc. méd. légale*, t. VII, 111 ; 1881-1882.)

X. — ACIDE OXALIQUE ET OXALATES

I. — **Acide oxalique.**

L'acide oxalique, $C^2H^2O^4 + 2H^2O$ (1), se présente sous l'aspect de cristaux prismatiques obliques à base carrée et terminés par une surface unie ou par des facettes multiples. Cet acide a une saveur désagréable, qui est à la fois amère et métallique. Il est soluble dans 15 parties d'eau à 10 degrés, et dans une quantité d'eau bouillante beaucoup plus faible. L'alcool le dissout également. Il entre en fusion vers 100 degrés et perd alors ses deux molécules d'eau de cristallisation, puis il se décompose à une température plus élevée, en donnant de l'eau, de l'acide carbonique, de l'oxyde de carbone et un peu d'acide formique.

Cet acide est usité dans l'industrie et dans l'économie domestique. On s'en sert pour dissoudre le bleu de Prusse et obtenir ainsi une encre bleue. Il est employé par les fabricants de chapeaux de paille, par les teinturiers et les imprimeurs sur étoffes. On l'emploie parfois, à la place du sel d'oseille (bioxalate de potasse), pour nettoyer les vases de cuivre et de fer.

L'empoisonnement par l'acide oxalique est peu commun, du

____

(1) La formule dualistique en équivalents est $C^2O^3,3HO$; mais cette formule doit être doublée et l'acide oxalique a pour formule, en équivalents, $C^4H^2O^8$.

moins dans notre pays. On l'a observé plus fréquemment en Angleterre, où il a été presque toujours suicide ou accidentel. Dans ce dernier cas, le poison avait été ingéré par erreur, par exemple à la place du sulfate de magnésie, du sulfate de soude, de la crème de tartre, ou de l'acide tartrique.

La dose nécessaire pour produire la mort est difficile à préciser. Celle de 10 à 15 grammes est suffisante. Barker a vu la guérison survenir après l'ingestion d'une once de ce poison, tandis qu'on aurait vu, ainsi que le rapporte Tardieu, un jeune homme de seize ans succomber après en avoir pris seulement 2 grammes. L'acide oxalique est donc extrêmement dangereux : ce serait *the most powerfull of the common poisons*, suivant le dire des toxicologues anglais.

EFFETS TOXIQUES.

Nous distinguerons deux formes dans l'empoisonnement par l'acide oxalique : la *forme aiguë* et la *forme chronique*.

1° **Intoxication aiguë. Symptômes.** — L'acide oxalique, ingéré à l'état solide ou en solution concentrée, produit des effets de deux ordres : en premier lieu, il corrode les tissus qu'il touche ; en second lieu, il exerce une action éloignée ou générale lorsqu'il a été porté par l'absorption dans le sang. Ingéré en solution étendue, l'action générale est celle qui est la plus manifeste.

Lorsque l'acide a été pris en solution concentrée, le patient ressent aussitôt une saveur acide mordicante et nauséeuse, une douleur brûlante dans la bouche, dans la gorge, douleur qui se propage à l'estomac. Puis surviennent des vomissements et souvent une oppression considérable, une sensation d'étouffement. Les vomissements apparaissent presque aussitôt, quelquefois en moins de dix minutes ; d'autres fois ils n'arrivent qu'au bout de quelques heures ; enfin ils peuvent faire défaut. Mais, en général, ils sont si fréquents et si persistants, même jusqu'au moment de la mort, qu'on peut les considérer comme un des symptômes les plus importants de l'empoisonnement par l'acide oxalique. Les matières vomies présentent une réaction acide. Elles sont rarement incolores ; le plus souvent elles sont noires ou d'un brun obscur, par suite de la présence du sang. On a même observé de l'hématémèse. L'épigastre est douloureux et l'abdomen est d'une sensibilité extrême.

Bientôt apparaissent les effets généraux consécutifs à l'absorption du poison. Les patients tombent rapidement dans le collapsus ; la faiblesse est si considérable, qu'ils ne peuvent se soutenir. Les pupilles sont dilatées ; la vue est obscurcie. Les battements cardiaques deviennent très lents ; le pouls est petit, presque imperceptible ; la peau est froide et visqueuse ; les extrémités des doigts et les ongles prennent une coloration d'un gris de plomb. Puis la mort arrive, précédée tantôt de convulsions, de trismus, de tétanos, tantôt de stupeur et de sensation de fourmillement dans les extrémités. Dans quelques cas, la terminaison fatale est si rapide qu'on peut à peine observer les symptômes. On a vu des sujets succomber au bout d'une demi-heure, de vingt, de quinze, de huit minutes (Christison, Taylor, Chevallier, Tripier) et même de trois minutes (Ogilvy). Mais on a vu aussi la mort n'arriver qu'au bout de treize heures (Arrow Smith), et au bout de vingt-cinq jours (Fraser). Elle était due, dans ce dernier cas, à des accidents consécutifs.

Lorsque l'empoisonnement ne doit pas être mortel, les malades souffrent pendant plusieurs jours d'accidents locaux, tels que de douleur et d'inflammation de la bouche et de la gorge, d'un gonflement de la langue très pénible, d'une gastrite chronique. Ils ont des superpurgations et même des selles sanguinolentes. Les vomissements, qui avaient cédé, reviennent et accompagnent la diarrhée. La soif est extrême. Ils éprouvent quelquefois, pendant plusieurs jours, et même pendant plusieurs mois, des élancements douloureux dans les muscles, un engourdissement et une paralysie des extrémités inférieures.

Christison a signalé une forme particulière de l'empoisonnement par l'acide oxalique. Elle consisterait spécialement en une affection des reins, caractérisée par des douleurs violentes dans les lombes et dans les extrémités inférieures, par de la cuisson en urinant.

Lésions anatomiques. — Les muqueuses de la bouche, de la langue, du pharynx, de l'œsophage, sont blanches, ramollies et dépouillées de leur épithélium en certains points. L'estomac contient un liquide ordinairement brunâtre, couleur de café. La muqueuse en est simplement blanchâtre et légèrement ramollie dans les cas de mort excessivement rapide; mais, dans les cas ordinaires, elle est détruite. Chez un lapin dans l'estomac duquel j'avais porté, à l'aide d'une sonde, $2^{gr},50$ d'acide oxalique dissous dans 40 grammes d'eau, et qui avait succombé en moins d'une heure, la muqueuse stomacale était d'un blanc grisâtre; elle s'enlevait comme une membrane gélatiniforme; elle était excessivement friable; l'épithélium et les glandes avaient disparu. La couche sous-jacente était d'un gris cendré comme elle l'est souvent dans ce cas.

Fréquemment aussi, cette couche est hypérémiée; quelques-uns de ses vaisseaux sont rompus et contiennent un sang coagulé. On peut observer les mêmes lésions dans la première portion ou dans la première moitié de l'intestin grêle; mais elles manquent souvent.

On a signalé, dans quelques cas, une forte hypérémie du cerveau. D'autres fois, cet organe était plus pâle que d'ordinaire. On a trouvé les ventricules remplis de sérosité. Les poumons sont souvent le siège d'une congestion partielle.

Le sang et les tissus présentent une *coloration rouge*, parfois aussi vermeille que dans l'empoisonnement par l'oxyde de carbone. Ce caractère est très important. Thompson aurait vu le sang présenter une réaction acide.

Enfin rappelons ce que nous avons déjà dit, que les reins peuvent renfermer des cristaux d'oxalate de chaux, un infarctus uratique plus ou moins semblable à celui qu'on observe et qui a été bien décrit par Parrot chez les nouveau-nés (voyez mes *Éléments de thérapeutique*), avec cette différence que l'urate de soude est remplacé par l'oxalate de chaux.

Mécanisme de l'intoxication par l'acide oxalique. Action sur le sang. — La rapidité extrême de la mort, les convulsions qu'on observe souvent dans l'intoxication par l'acide oxalique, différencient complètement l'empoisonnement par cette substance vénéneuse de l'empoisonnement par les acides ordinaires (à l'exception de l'acide phénique). Aussi est-il impossible de ne voir dans l'acide oxalique qu'un poison corrosif. J'irai même plus loin, en disant que les effets corrosifs locaux ne sont rien, que l'action générale est tout, et que c'est cette action seule qui est la cause directe de la mort lorsque la vie cesse peu de temps après l'ingestion du poison. On a vu, d'ailleurs, la mort arriver rapidement sans qu'il y eût aucune corrosion ni aucune lésion dans le tube digestif, lorsque les solutions de l'acide oxalique étaient étendues. D'un autre côté on verra plus loin (page 793), que l'oxalate de soude, qui n'est pas corrosif, est un poison énergique, puisqu'il fait succomber presque instantanément un chien après avoir été injecté dans les veines à la dose de 2 grammes dans 40 grammes d'eau, et qu'il peut le faire succomber également lorsqu'il est injecté à la dose d'un seul gramme, à moins qu'on ne prenne de grandes précautions.

Dans le but d'élucider le mode d'action de l'acide oxalique et de l'oxalate de soude, j'ai fait quelques expériences sur les grenouilles. Or, après avoir injecté sous la peau du dos ou des flancs 1 à 2 centigrammes et demi d'acide oxalique dissous dans 50 centigrammes d'eau, j'ai vu, chez ces animaux, le cœur s'arrêter rapidement, en cinq minutes par exemple, les mouvements volontaires devenir impossibles, et la respiration cesser en même temps. Or, à ce moment, lorsque la mort pouvait être considérée comme définitive, l'électricité appliquée sur les muscles ou sur les nerfs moteurs, sur les nerfs sciatiques par exemple, provoquait des mouvements énergiques, et cela pendant plusieurs heures. Ni le système musculaire, ni le système nerveux moteur n'étaient donc paralysés.

Ayant injecté sous la peau du dos ou des flancs chez des grenouilles 2 à 3 centigrammes d'oxalate de soude dissous dans 50 centigrammes d'eau, j'ai observé des symptômes identiques avec ceux qu'avait produits l'acide oxalique, avec cette différence que la marche de l'intoxication a été beaucoup plus lente. Sous l'influence de 2 centigrammes et demi de ce sel, le cœur ne s'est arrêté qu'au bout de 15 à 20 minutes; les mouvements volontaires, au bout d'une demi-heure à une heure. Vingt-quatre heures après la mort, l'électricité appliquée sur les muscles les faisait contracter, mais elle ne produisait aucun effet lorsqu'elle était appliquée sur les nerfs sciatiques, dont les propriétés avaient été néanmoins conservées pendant plusieurs heures.

D'après ce qui précède, on voit que les choses se sont passées comme dans l'empoisonnement par l'oxyde de carbone. L'acide oxalique, dont l'anhydride C^2O^3 est intermédiaire à l'oxyde de carbone CO et à l'anhydride carbonique CO^2, se rapproche donc de l'oxyde de carbone par les symptômes qu'il détermine. Il s'en rapproche également par l'action qu'il exerce sur le sang, puisqu'il rend ce liquide tout à fait rutilant. Toutefois, cette dernière action n'est pas encore élucidée. Je dirai toutefois qu'ayant examiné au spectroscope du sang additionné d'acide oxalique, j'ai vu les deux bandes d'absorption de l'hémoglobine n'être pas modifiées d'abord, puis pâlir peu à peu et disparaître complètement.

2° Intoxication chronique. — Du mode d'élimination de l'acide oxalique et des oxalates. — Il est un premier point que nous devons noter avec soin, si nous voulons comprendre les effets de l'acide oxalique. A l'inverse des acides organiques ordinaires, tels que les acides acétique, formique, lactique, malique, tartrique, aconitique, méconique, etc., qui sont brûlés dans l'organisme (1), l'acide oxalique se retrouve dans

---

(1) Toutefois, lorsqu'ils sont administrés à haute dose, ces acides, dont l'élimination est rapide, se retrouvent partiellement indécomposés dans les urines.

les urines soit en nature, soit, ce qui est plus grave, à l'état d'oxalate de chaux. Tandis que les sels de potasse et de soude des acides précédents se transforment dans l'organisme en carbonates alcalins, tandis que, par exemple, après avoir pris de l'acétate, du citrate ou du tartrate de soude, ou des végétaux qui contiennent ces sels, l'urine devient alcaline, ce liquide renferme de l'oxalate de potasse ou de soude lorsqu'on a ingéré l'un de ces sels.

Quant aux oxalates de métaux proprement dits tels que les oxalates de zinc, de cuivre, de fer, etc., ils subissent dans l'organisme non une décomposition, mais un dédoublement, d'où il résulte qu'on retrouve dans les urines un oxalate (de soude ou de chaux), tandis que le zinc, le cuivre, le fer, etc., passant difficilement et toujours en faible quantité dans les urines, se retrouvent en majeure partie dans les fèces. En effet, les métaux qui ont pu être absorbés à l'état de sel s'éliminent surtout avec la bile, ainsi que je l'ai fait remarquer dans diverses circonstances, soit d'après les travaux de divers expérimentateurs, soit d'après des recherches personnelles touchant le mode d'élimination de plusieurs sels métalliques (chlorates, bromates, iodates, iodures, bromures divers, azotate d'uranium, etc.).

En résumé, l'acide oxalique ingéré en nature, ou à l'état d'oxalates, peut toujours être retiré des urines après avoir été absorbé. Il n'est pas brûlé dans l'organisme. C'est ce qui résulte des recherches de Buchheim faites avec l'acide oxalique [*Ueber den Uebergang einiger organischer Saüren in den Harn* (*Wunderlich's Archiv*, 1857)] et de celles que j'ai faites avec divers oxalates (*Comptes rendus de la Société de biologie*, 1873 et 1874).

De la présence accidentelle de l'acide oxalique dans l'organisme animal. — Cet acide se rencontre dans divers végétaux, notamment dans les Oxalidées, dans les Polygonées telles que l'*oseille*, la *rhubarbe*, soit à l'état de bioxalate de potasse, soit à l'état d'oxalate de chaux. Mais il n'existe que fortuitement dans l'organisme de l'homme. L'origine en est alors double : ou bien l'acide oxalique provient des végétaux précités (1), ou bien il s'est formé de toute pièce dans l'économie. Or, les circonstances dans lesquelles il se crée ainsi dans l'organisme sont des états pathologiques. Ainsi Lehmann a noté, parmi ces états morbides, ceux dans lesquels il y a un trouble de la respiration avec diminution dans l'absorption de l'oxygène. On a signalé différentes maladies aiguës, telles que la fièvre typhoïde, la convalescence de ces maladies. Donné a cité la goutte (au moment des paroxysmes), les maladies du cœur, la leucorrhée. Enfin on a remarqué que les urines pouvaient renfermer de l'acide oxalique après l'ingestion des boissons gazeuzes et du sucre en quantité immodérée. On a dit que l'acide oxalique pouvait provenir d'une oxydation de l'acide urique. S'il est vrai que l'acide urique puisse se dédoubler sous l'influence des oxydants, tels que l'acide plombique, en urée, allantoïne et acide oxalique, il faut reconnaître qu'on n'a pas donné la démonstration d'un processus chimique semblable dans l'organisme. Tout ce que l'on sait de précis, c'est que, dans certaines circonstances, on retrouve dans l'urine de l'acide oxalique et de l'oxalate de chaux.

Il s'agit maintenant de nous enquérir des accidents qui sont liés à la présence de l'acide oxalique et des oxalates dans l'économie.

Accidents de l'oxalurie ou de la diathèse oxalique. — La présence de l'acide oxalique et des oxalates dans l'urine constitue à elle seule une circonstance qui peut devenir grave. L'oxalate de chaux qu'on rencontre alors dans ce liquide peut former des calculs qui deviennent parfois volumineux et qui sont d'autant plus dangereux qu'ils ne se dissolvent que sous l'influence des acides ou sels acides minéraux (2). Aussi faut-il

----

(1) L'oxalate de chaux, qui est insoluble dans les acides faibles tels que l'acide acétique, se dissout dans les acides minéraux, lors même qu'ils sont dilués; par conséquent ce sel peut être absorbé dans l'estomac sous l'influence de l'acide chlorhydrique du suc gastrique.

(2) Il est probable que l'oxalate de chaux, qui apparaît souvent en cristaux dans l'urine à mesure que l'acidité de ce liquide diminue, avait été éliminé par

recourir toujours à la lithotritie ou à la taille pour en débarrasser les patients. On sait que ces calculs se rencontrent surtout chez les enfants qui mangent très sucré, chez les sujets
dans l'alimentation desquels l'oseille entre pour une large part,
et chez les personnes qui ont abusé de la rhubarbe.

Mais là ne se bornent pas les résultats funestes de l'oxalurie.
L'acide oxalique exerce sur l'ensemble de l'organisme une action nuisible qui, si elle n'est pas rapidement grave et mortelle
comme lorsque cette substance a été ingérée à haute dose,
c'est-à-dire aux doses dites toxiques, est lente et produit les
conséquences fâcheuses qui ont été étudiées par divers médecins, notamment par Begbie [*On stomach and nervous discor-
der as connected with the oxalic diathesis (Edinb. month.
Journal of med. sc.*, 1849)], par Beneke [*Zur Physiologie und
Pathologie des phospharsaün und oxalsaüren Kalkes*, et *Zur
Entwickelungsgeschichte der Oxalurie*, Gottingue, 1850]. Je
citerai, d'après Neubauer et Vogel, un extrait de la description
très claire qu'a donnée Begbie de l'état dans lequel se trouve
un sujet atteint de diathèse oxalique (1). On remarque, parmi

les reins à l'état soluble sous l'influence de l'acide (phosphate acide de chaux)
de l'urine.

(1) L'oxalurie a pour cause une accumulation d'acide oxalique dans le sang.
Cette affection se rencontre chez une classe nombreuse de malades qui, la plupart, sont du sexe masculin et à la fleur de l'âge. Ce sont ordinairement des
individus d'un tempérament sanguin ou mélancolique. Ils ne sont pas accou-
tumés à des exercices énergiques, ils appartiennent généralement aux classes
élevées de la société, et ils ont l'habitude de s'adonner aux jouissances de la vie,
et surtout aux plaisirs de la table. Ils souffrent de dyspepsie, depuis les formes
les plus bénignes jusqu'aux formes les plus graves. Souvent aussi ils ne présentent aucun trouble apparent dans la santé ; ils éprouvent seulement des malaises
qu'entraînent une digestion imparfaite et une assimilation défectueuse ; un sentiment de pesanteur et de pression dans la région épigastrique, avec flatulence
et palpitations. Quelques heures après le repas cependant, il n'est pas rare de
voir apparaître des phénomènes plus sérieux qui ne se bornent pas aux organes
digestifs, mais qui exercent une influence considérable sur le système nerveux
et menacent de porter atteinte au moral des malades. Ceux-ci sont ordinairement capricieux, sensibles, irritables, ou au contraire énervés, soucieux et mé-
lancoliques; ils sont continuellement tourmentés par la crainte que quelque
maladie grave, comme la consomption ou une affection du cœur, ne vienne à
se déclarer chez eux, et, dans ce cas, leur moral est profondément affecté. Dans
les cas bénins, on observe chez ces malades l'anxiété et l'habitus d'une personne

les symptômes de cette affection : l'amaigrissement, une pâleur particulière, de la dyspepsie, de la flatulence, une sensation de pression dans la région épigastrique, des douleurs dans le dos et dans les lombes ; des troubles nerveux marqués par l'irritabilité du caractère, par la mélancolie, par les craintes exagérées ; enfin un état subfébrile indiqué par une certaine vivacité du pouls et par un certain degré de sécheresse de la peau.

Traitement. — J'indiquerai d'abord le traitement de l'intoxication aiguë par l'acide oxalique, puis celui de l'intoxication chronique ou de l'oxalurie.

Lorsque l'acide oxalique a été ingéré en solution très concentrée, l'emploi de *la pompe gastrique* et des *émétiques énergiques* est contre-indiqué à cause de l'état de ramollissement de l'estomac (Husèmann). D'ailleurs les vomissements se manifestent presque toujours spontanément. On les aide alors par les potions huileuses et par la titillation de la luette et de la base de la langue. On rejettera l'emploi des liquides aqueux, qui favoriseraient l'absorption du poison ; on se gardera également d'administrer les alcalins, qui transformeraient l'acide oxalique en oxalates non caustiques, il est vrai, mais presque aussi dangereux que l'acide oxalique lui-même après leur pénétration dans la profondeur de l'organisme. Il faut faire prendre, le plus tôt possible, *de la craie* mise en suspension dans l'eau, ou *de la magnésie*, car l'oxalate de chaux est insoluble, et

dont la santé est dérangée (langue chargée, peau sèche, pouls vif). Mais, dans les cas invétérés, le visage a une couleur sale et sombre ; les malades maigrissent d'une manière continue, leurs cheveux tombent, ils ont une grande tendance aux furoncles, aux anthrax, au psoriasis et autres maladies de la peau ; ils éprouvent des douleurs sourdes et profondes dans les régions dorsale et lombaire ; enfin on observe encore des hémorrhagies de l'intestin et de la vessie, de l'incontinence d'urine et de l'impuissance. L'affection peut être lente dans sa marche, et les conséquences en être extrêmement variables. Sous l'influence d'un régime convenable, d'un traitement approprié et de l'air de la campagne, le mal peut être arrêté et même entièrement détruit. Mais, si l'affection est négligée ou mal traitée, elle expose le malade à tous les dangers et aux souffrances qu'entraîne un calcul rénal et vésical, ou bien aux conséquences encore plus fâcheuses d'une maladie organique de mauvaise nature. (NEUBAUER ET VOGEL, *De l'urine et des sédiments urinaires.*)

l'oxalate de magnésie presque insoluble. Pour combattre la douleur et les accidents nerveux, on administrera *l'opium* en petite quantité; pour diminuer la prostation, on prescrira *les alcooliques*, qui contribueront d'ailleurs à l'élimination du poison. Mais souvent l'empoisonnement est si rapide, que les moyens thérapeutiques deviennent impuissants.

Lorsque l'acide oxalique a été ingéré en solution étendue, on pourra employer tous les moyens propres à expulser le poison; en effet, l'hésitation qu'on éprouve à se servir de la pompe gastrique ou des émétiques dans l'intoxication par l'acide oxalique, n'est pas justifiée ici, attendu que le tube digestif demeure souvent intact. On administrera ensuite *un antidote* approprié, savoir *le chlorure de calcium* étendu d'eau, ou mieux *le chlorure de magnésium*, additionnés d'une très faible quantité d'ammoniaque.

Il ne faut pas craindre d'administrer 20 à 30 grammes de chlorure de magnésium et même davantage; car le sel en excès produira des effets purgatifs qui entraîneront l'oxalate de magnésie.

La diète, les potions émollientes, puis une alimentation douce, seront prescrites après la disparition des accidents aigus.

Le traitement de *l'oxalurie* doit consister, d'après Begbie, dans les moyens suivants : d'une part, se vêtir chaudement, prendre des bains tièdes, faire usage de farineux, de lait et de viandes, s'abstenir de tout aliment sucré; d'autre part, prendre comme médicaments, du nitre, de l'acide chlorhydrique, deux ou trois fois par jour à la dose de 20 gouttes dans de l'eau édulcorée avec du sirop d'écorces d'oranges amères. Begbie conseille également d'ajouter un peu d'acide nitrique à l'acide chlorhydrique. Gallois regarde les alcalins comme avantageux. Il est inutile d'ajouter qu'il faut proscrire les aliments et les *médicaments* contenant de l'acide oxalique ou des oxalates.

RECHERCHE DE L'ACIDE OXALIQUE.

Cette question sera étudiée avec celle de la recherche des oxalates.

II. — Oxalates divers.

Oxalates de potasse. — L'acide oxalique forme avec la potasse trois espèces de sels, savoir : un oxalate neutre, un bioxalate et un quadroxalate.

L'*oxalate neutre*, $C^2K^3O^4 + 2H^2O$, est soluble dans 3 parties d'eau, insoluble dans l'alcool, et n'est guère connu que des chimistes.

Le *bioxalate*, $C^2HKO^4 + 2H^2O$, est soluble seulement dans 40 parties d'eau froide; il est de même insoluble dans l'eau. Ce composé forme la majeure partie du *sel d'oseille* vulgaire, et on le désigne ordinairement par cette expression en donnant au tout le nom de la partie.

Le *quadroxalate* est encore moins soluble que le bioxalate. Il se trouve mélangé avec ce dernier dans le sel d'oseille qu'on retire du suc du *Rumex acetosa*.

Tandis que l'empoisonnement par l'acide oxalique est le plus souvent suicide, l'empoisonnement par le sel d'oseille est en général accidentel. On l'a observé à la suite de l'ingestion de cette substance, qu'on avait prise pour l'acide tartrique ou pour un purgatif salin ordinaire.

Le bioxalate de potasse est plus vénéneux que le nitre ; 12 à 15 grammes de ce sel suffisent pour amener la mort. On a vu cependant la guérison arriver après l'ingestion de 30 grammes de ce sel; mais il y avait eu des vomissements répétés.

Les patients éprouvent une douleur brûlante à l'estomac, de l'anxiété précordiale, des défaillances répétées. Les vomissements sont nombreux et violents ; néanmoins ils peuvent manquer. La douleur se propage de l'épigastre en un point correspondant de la région dorsale. L'abattement est considérable ;

les pupilles sont dilatées, la vue est obscurcie ; le corps se refroidit ; le pouls tombe vide, il est très dépressible ; il survient du délire, parfois des convulsions, et la mort arrive par syncope en quelques heures.

Le sang est vermeil ; les poumons sont engoués ; on trouve des extravasations sanguines dans les différents viscères. L'estomac est quelquefois exempt de traces d'inflammation.

Oxalates de soude. — L'oxalate neutre de soude est anhydre et soluble dans 20 fois environ son poids d'eau à la température ordinaire. Ce sel existe dans la barille et dans diverses plantes marines. Le bioxalate cristallise avec deux molécules d'eau. Le quadroxalate paraît ne pas exister.

On ne connaît aucun exemple d'empoisonnement produit par les oxalates de soude chez l'homme. Mais diverses expériences que j'ai faites avec l'oxalate neutre de cette base prouvent que ce sel est dangereux, ce qui démontre une fois de plus la toxicité des sels du genre oxalate, puisque les composés du sodium sont inoffensifs lorsqu'ils appartiennent à un genre non toxique.

J'ai injecté, dans une veine d'une patte postérieure chez un chien, 1 gramme d'oxalate neutre de soude dissous dans 40 grammes d'eau distillée. A peine le tiers de la solution avait-il pénétré lentement (en dix secondes environ) dans le sang, que l'animal avait une respiration haletante et que son cœur battait avec rapidité, mais d'une manière faible. L'injection fut suspendue un instant, puis continuée à deux reprises différentes. L'animal faillit succomber à la fin de l'injection ; il poussait déjà des cris ; sa respiration était haletante ; les battements cardiaques étaient devenus imperceptibles ; enfin ces battements redevinrent un peu plus forts, et l'animal survécut. Je reconnus, le jour même et le lendemain, la présence de l'oxalate de soude dans les urines de ce chien que je pus recueillir directement à certaines heures.

J'injecte de la même manière chez un autre chien une dose double d'oxalate de soude ; mais l'opération est faite plus rapidement. Aussitôt après l'injection, le cœur se ralentit et cesse ensuite d'être perceptible. L'animal pousse des cris pendant une demi-minute ; puis sa respiration cesse par de profonds soupirs en bâillant. A l'autopsie, qui est faite aussitôt, le cœur est arrêté, les cavités gauches renferment du sang rouge, les cavités droites contiennent du sang noir. Ce liquide est partout fluide et coagulable : mais il se coagule moins vite que d'ordinaire et moins complètement.

Ainsi, dans cette expérience, la mort est arrivée par syncope comme dans l'intoxication aiguë par l'acide oxalique et par le bioxalate de potasse ingérés dans l'estomac.

Oxalates des autres métaux. — Ces composés sont insolubles ou très peu solubles dans l'eau, excepté ceux d'ammoniaque, de lithine, de strontiane, et l'oxalate acide de fer. Le bioxalate de baryte et l'oxalate de bismuth sont décomposés par l'eau et ramenés, le premier à l'état d'oxalate neutre, le second à l'état de sous-oxalate. Parmi ces divers sels, celui qui nous intéresse le plus est l'oxalate de chaux, dont il a été déjà question. Ce sel cristallise en octaèdres qu'on observe dans les urines des sujets atteints d'oxalurie.

L'ingestion des oxalates insolubles ne peut jamais donner lieu à une intoxication aiguë. En effet, l'absorption de ces composés ne peut s'effectuer que sous l'influence de l'acide chlorhydrique qui est contenu dans le suc gastrique et qui les dissout peu à peu, de sorte que, s'ils étaient pris en grande quantité, ils s'élimineraient partiellement en nature sans avoir subi l'absorption gastro-intestinale. Je rappellerai ici qu'après avoir porté dans l'estomac chez les chiens divers oxalates, tels que ceux de cuivre, de fer, j'ai retrouvé dans les urines de ces animaux un oxalate qui était probablement l'oxalate de soude, tandis que le cuivre et le fer se sont éliminés en très faible quantité par les reins.

D'après ces données, et d'après ce que nous savons des effets de l'acide oxalique et des oxalates alcalins, on voit que si l'ingestion des oxalates insolubles ou peu solubles ne peut provoquer en général immédiatement des accidents funestes, elle expose néanmoins à une intoxication chronique dont les symptômes ont été énumérés précédemment et dont l'une des suites les plus graves est la formation de calculs d'oxalate de chaux. Enfin, en généralisant les faits, on voit combien il est irrationnel et même dangereux d'administrer un oxalate quelconque, et qu'il faut proscrire non seulement l'acide oxalique et le sel d'oseille, qu'on a voulu administrer jadis comme médicament tempérant, mais tout oxalate métallique, tel que l'oxalate de fer.

RECHERCHE DE L'ACIDE OXALIQUE ET DES OXALATES.

Recherche de l'acide oxalique. — Les matières des vomissements, ainsi que les liquides trouvés dans le tube digestif, sont recueillis et traités par l'eau bouillante. On opère de même avec le tube digestif préalablement divisé en petits morceaux. On filtre. Les liqueurs aqueuses sont ensuite évaporées à siccité, et le résidu est traité par l'alcool ordinaire, qui dissout l'acide oxalique (je préfère l'alcool amylique). L'acide se sépare bientôt de la solution alcoolique soumise à une évaporation ménagée; mais, comme il est impur, il est préférable d'évaporer à siccité, puis de reprendre le résidu par l'eau distillée, qui dissout l'acide oxalique et l'isole d'un certain nombre de substances insolubles dans l'eau. Enfin, si l'on veut obtenir cet acide dans un état de pureté presque complète, sinon absolue, on le transforme en oxalate de plomb qu'on lave ensuite, et qu'on met en suspension dans l'eau, où l'on fait passer un courant d'hydrogène sulfuré. Il se forme du sulfure de plomb qui se précipite et se sépare des petites quantités de matières étrangères qui auraient pu souiller l'oxalate de plomb. Il ne reste plus qu'à faire cristalliser l'acide oxalique et le soumettre aux réactions que nous indiquerons dans un instant.

Recherche du bioxalate de potasse. — Le premier résidu provenant de l'évaporation des liqueurs aqueuses, et traité par l'alcool, retient le bioxalate de potasse qui a pu être ingéré ; en effet ce sel est complètement insoluble dans l'alcool concentré. On le traite par l'eau, et la solution aqueuse est filtrée, puis additionnée d'ammoniaque et de chlorure de calcium, de sorte que le bioxalate de potasse se trouve transformé en oxalate calcaire insoluble. On recueille cet oxalate et on le traite pendant quelque temps par de l'acide azotique bouillant. Cet acide détruit les matières organiques qui le rendaient impur. On sature ensuite par l'ammoniaque, qui précipite de nouveau l'oxalate de chaux, mais cette fois à l'état pur. On peut soumettre ce sel aux réactions qui le caractérisent, ou bien on le transforme en oxalate de plomb que l'on décompose ensuite par l'hydrogène sulfuré pour mettre l'acide oxalique en liberté.

Recherche des autres oxalates. — Enfin, les antidotes administrés après l'ingestion du poison, tels que la magnésie, la craie, ont pu transformer l'acide oxalique, ou le bioxalate de potasse, en oxalate de chaux ou de magnésie. On traite alors les vomissements et les organes par l'eau distillée aiguisée d'acide chlorhydrique, qui dissout ces derniers oxalates. On filtre ; puis on ajoute aux liqueurs filtrées de l'ammoniaque et du chlorure de calcium, ce qui donne lieu à un précipité d'oxalate de chaux et de phosphate de chaux, ce dernier provenant des phosphates contenus dans les matières soumises à l'analyse. On traite ce précipité mixte par l'acide acétique, qui dissout le phosphate de chaux, mais laisse l'oxalate de chaux, qu'on soumet, comme il a été dit précédemment, aux réactions qui le caractérisent, ou qu'on transforme en oxalate de plomb. Ce dernier est ensuite décomposé par l'hydrogène sulfuré.

Maintenant que l'acide oxalique libre, ou primitivement à l'état d'oxalate, se trouve isolé, on le reconnaît aux propriétés suivantes, dont quelques-unes ont été déjà indiquées et que nous allons rappeler.

Cet acide cristallise en prismes obliques à quatre faces, fusibles à 98 degrés dans leur eau de cristallisation, solubles dans 8 parties d'eau froide, dans leur poids d'eau bouillante, et très solubles dans l'alcool. Il forme des sels qui sont insolubles ou

très peu solubles dans l'eau, à l'exception des oxalates alcalins
et de ceux de glycinium, de chrome, de fer et de magnésie,
mais qui se dissolvent dans les acides azotique et chlorhydrique. Traité par l'acide sulfurique bouillant, il laisse dégager
de l'acide carbonique et de l'oxyde de carbone. Le peroxyde de
manganèse, l'acide plombique, le sesquioxyde de cobalt, le
décomposent facilement en donnant lieu à un dégagement
d'acide carbonique. Si, par exemple, on introduit dans un tube
de l'acide oxalique, de l'eau et du peroxyde de manganèse, et
qu'on chauffe légèrement, on observe un dégagement rapide
d'acide carbonique. L'acide oxalique réduit les sels d'or.

L'oxalate de chaux, qui est remarquable par son insolubilité
dans l'eau, se dissout dans l'acide azotique et l'acide chlorhydrique, mais non dans les acides faibles tels que l'acide acétique
et l'acide formique.

Il cristallise en octaèdres dont les angles sont très aigus. Ces
cristaux apparaissent au microscope sous forme d'enveloppes
de lettres. Traité à chaud par l'acide sulfurique, ce sel donne
lieu, comme l'acide oxalique et les autres oxalates, à un dégagement d'acide carbonique et d'oxyde de carbone. Il se décompose sous l'influence de la chaleur et laisse un résidu de carbonate de chaux, ou seulement de chaux caustique si la température a été très élevée.

Dosage de l'acide oxalique. — C'est sur cette dernière propriété qu'est fondé un moyen facile de doser l'acide oxalique.

L'oxalate de chaux obtenu par l'addition de l'ammoniaque
et du chlorure de calcium aux liqueurs suspectes, et purifié avec
soin, est calciné dans une capsule ou dans un creuset de platine jusqu'à ce que la masse, qui s'était colorée pendant sa
décomposition sous l'influence de la chaleur, ait repris sa blancheur primitive. On laisse refroidir cette masse et l'on ajoute
un peu d'eau. Si la liqueur présente une réaction alcaline, c'est
que la chaleur a été trop forte et qu'il s'est formé de la chaux
caustique par suite de la décomposition du carbonate de chaux
produit en premier lieu. Pour régénérer ce carbonate, on ajoute

quelques gouttes d'une solution de carbonate d'ammoniaque, on évapore à siccité au bain-marie, on chauffe ensuite à une température modérée qui ne doit pas dépasser 200 degrés, on laisse refroidir et l'on pèse. A 100 parties de carbonate de chaux correspondent 128 parties d'oxalate de chaux et 126 parties d'acide oxalique.

On devra se rappeler que l'acide oxalique peut se trouver accidentellement dans l'organisme en faible quantité.

Observations.

Empoisonnement par 15 grammes d'acide oxalique. — Mort.

Miss M. P..., âgée de 40 ans, prend, au lieu de sulfate de magnésie, 15 grammes d'acide oxalique dissous dans l'eau. Immédiatement après, douleurs inexprimables dans le ventre, face grippée, pouls imperceptible, vomissements liquides très foncés, selles liquides très copieuses. Mort en quarante minutes.

Autopsie. — 400 grammes environ d'un liquide très foncé dans l'estomac, dont la muqueuse, rouge et injectée dans toute son étendue et très épaisse, offre çà et là des plaques brunes. Cet organe était fortement contracté et exactement partagé en deux portions, l'une cardiaque et l'autre pylorique. La membrane séreuse était très injectée, et l'iléum enflammé au delà du côlon. Celui-ci était rétréci dans toute son étendue et ne présentait pas de traces d'inflammation. Épanchement considérable d'un liquide limpide entre l'arachnoïde et la pie-mère ; substance médullaire du cerveau plus blanche que de coutume, ainsi que le plexus choroïde.

Empoisonnement par 30 grammes d'acide oxalique. — Mort.

Une jeune fille avale, pour du sel d'Epsom, 30 grammes d'acide oxalique dissous dans un verre d'eau chaude. Cinq minutes après, douleurs vives et violentes d'estomac ; efforts inutiles de vomissements que ne provoquent même pas les boissons aqueuses et huileuses abondantes. Les douleurs deviennent atroces ; la malade s'agite en tous sens, s'écrie que quelque chose lui brûle le foie ; elle tombe en convulsions et cesse bientôt de vivre, malgré l'emploi des stimulants aromatiques, ammoniacaux et alcooliques.

Autopsie. — Estomac rempli d'un liquide foncé semblable à du marc de café ; vaisseaux gorgés d'un sang noir. Le reste du tube alimentaire était sain. (THOMPSON, *Biblioth. méd.*)

Empoisonnement par le bioxalate de potasse. — Mort.

La femme L..., âgée de 28 ans, voulant sevrer son enfant, se procura
du sel d'oseille pour faire passer son lait. On lui dit d'en prendre une
cuillerée à café, délayé dans une tisane appropriée, tous les matins à
jeun. La première prise occasionna des vomissements assez abondants ; à
la seconde, les vomissements furent plus abondants, noirâtres et sanguinolents ; la patiente eut des douleurs vives à la région épigastrique. A la
troisième dose, qui fut prise le troisième jour, à cinq heures du matin,
elle perdit la raison, devint folle, alla chercher de l'eau à la fontaine dans
des vases qui en étaient déjà remplis, et succomba à six heures, avant
qu'aucun secours pût être administré. (MAGOUTY, *Gaz. méd.*, 1839.)

XI. — ACIDE TARTRIQUE

ET BITARTRATE DE POTASSE.

On connaît trois variété d'*acide tartrique* qui ont même formule $C^4H^6O^6$,
qui cristallisent toutes en prismes rhomboïdaux obliques (1) mais qui
présentent des différences remarquables au point de vue de leur action sur
la lumière polarisée. Ainsi l'on distingue :

1° L'acide tartrique *droit*, dont les cristaux sont hémiédriques et dont
la solution aqueuse dévie à droite le plan de polarisation des rayons lumineux ;

2° L'acide tartrique *gauche*, dont les cristaux sont également hémiédriques, mais dont la solution aqueuse dévie à gauche le plan de polarisation des rayons lumineux ;

3° L'acide *paratartrique*, qui a éé découvert par Kestner, de Thann
(Alsace), dont les cristaux ne sont pas hémiédriques et dont les solutions
n'agissent pas sur la lumière polarisée.

Le premier de ces acides est l'acide tartrique vulgaire, celui qui existe
dans la crème de tartre ou bitartrate de potasse contenu dans les raisins
des divers vignobles et dans divers fruits purgatifs tels que le tamarin. Le
second se retire facilement du paratartrate de cinchonine qui se dédouble
en tartrate droit et en tartrate gauche. Enfin l'acide paratartrique qui

(1) L'acide tartrique appartient à la série succinique, l'acide malique. D'après
les formules suivantes :

$$C^4H^6O^4, \text{ acide succinique,}$$
$$C^4H^6O^5, \text{ acide malique,}$$
$$C^4H^6O^6, \text{ acide tartrique,}$$

on peut considérer l'acide malique comme étant de l'acide oxysuccinique, et
l'acide tartrique comme étant de l'acide dioxysuccinique. Ces trois acides sont
brûlés dans l'organisme, c'est-à-dire transformés en eau et en acide carbonique.
Leurs sels de potasse se retrouvent dans les urines à l'état de carbonate de
potasse.

résulte de l'union de l'acide tartrique droit et de l'acide tartrique gauche, existe en petite quantité à l'état de paratartrate de potasse dans les raisins des Vosges.

Nous n'avons à nous occuper que de l'acide tartrique ordinaire, c'est-à-dire de l'acide tartrique droit.

Cet acide est très soluble dans l'eau, qui en dissout 70 pour 100 de son poids à la température ordinaire. Il l'est beaucoup plus à une température plus élevée.

Effets de l'acide tartrique. — Il est un premier point que nous devons noter. Tandis que l'acide oxalique et les oxalates de potasse et de soude se retrouvent en nature dans les urines, où ils peuvent donner naissance à de l'oxalate de chaux, l'acide tartrique et les tartrates de potasse et de soude éprouvent dans l'économie un phénomène de combustion, d'où il résulte qu'ils se retrouvent à l'état de carbonate de potasse ou de soude dans les urines, qu'ils rendent alcalines lorsqu'ils ont été ingérés à des doses suffisantes, c'est-à-dire à celles de 5 à 10 grammes, et qu'ils ont été absorbés sans produire d'effets purgatifs. A ces données, il faut ajouter que l'acide tartrique est infiniment moins toxique que l'acide oxalique. Aussi est-ce à tort que certains auteurs ont cru pouvoir assimiler ces deux acides au point de vue de leurs effets. L'acide tartrique et les tartrates peuvent être rangés à côté de la plupart des acides organiques tels que les acides malique, citrique, quinique, etc., ainsi que les sels de ces acides; ils doivent être séparés des oxalates. Il n'y a même aucune comparaison à établir entre les effets, d'une part, de l'oxalate neutre de soude et, d'autre part, du tartrate neutre de soude, ni du tartrate de potasse et de soude (sel de Seignette).

L'empoisonnement par l'acide tartrique est très rare. On en trouve deux, cités, l'un par Taylor et le second par Devergie. Dans le cas de Taylor, le patient succomba neuf jours après avoir pris une once d'acide tartrique à la place d'un purgatif. Le cas cité par Devergie est douteux. Il s'agit d'un nommé Weber et d'une fille Kappler qui, le 14 novembre 1847, après avoir bu à Courbevoie trois bouteilles de vin en compagnie du sieur Kappler, puis chacun deux petits verres d'eau-de-vie, rentrèrent à leur domicile, où ils éprouvèrent dans la nuit des vomissements abondants, un état grave auquel la femme succomba dans la même nuit. L'analyse, suivant Devergie et Bayard, indiqua la présence de l'acide tartrique dans l'estomac, les intestins et le foie, le sang de cette femme, d'où la conclusion que la mort de la fille Kappler avait été la conséquence de l'ingestion dans l'estomac de cette substance vénéneuse. Mais les détails de l'analyse n'apportent pas une conviction entière. D'ailleurs on ne peut admettre que le vin saisi chez le débitant contint 70 centigrammes de bitartrate de potasse pour 125 grammes, soit 1 gramme pour 170 grammes, puisque la crème de tartre n'est soluble que dans 184 parties d'eau froide, et qu'elle est beaucoup moins soluble dans un liquide alcoolique, d'où elle se précipite en majeure partie.

D'ailleurs l'ac de tartrique ne peut être toxique qu'à très haute dose ou dans un état très concentré. Suivant Christison, les chats n'éprouveraient aucun symptôme de l'ingestion de 4 grammes d'acide tartrique en solution aqueuse. D'après Mitscherlich, les lapins éprouveraient, il est vrai, des accidents sérieux après avoir reçu 5 drachmes d'acide tartrique, mais ils ne succomberaient qu'après en avoir avalé 3 à 4 drachmes (12 à 16 grammes). Que si Devergie et Bayard ont vu les chiens succomber après l'ingestion de 8 à 10 grammes d'acide tartrique, il faut remarquer que cet acide avait été porté dans leur estomac en solutions très concentrées, telle que celle de 10 grammes pour 18 grammes d'eau.

On a trouvé, chez les animaux empoisonnés par l'acide tartrique, la muqueuse de la bouche et de l'œsophage blanchâtre, celle de l'estomac offrant quelques ecchymoses superficielles et des érosions en certains points. La muqueuse intestinale présentait également un aspect blanchâtre. Le sang était d'un rouge groseille vif, fluide, très peu coagulable.

Effets du bitartrate de potasse. — Ce sel étant très peu soluble dans l'eau, qui n'en prend que la 184ᵉ partie de son poids à la température ordinaire, ne peut guère produire des effets corrosifs lorsqu'il est ingéré en solution aqueuse. Il purge alors comme lorsqu'on prend en abondance des raisins ou d'autres fruits qui contiennent beaucoup de crème de tartre. Les vins très peu alcooliques doivent leur saveur acerbe au bitartrate de potasse qu'ils renferment dans une proportion plus forte que celle qui est contenue dans les vins moyennement ou très alcooliques. Lorsque la mort a été la conséquence de l'ingestion de la crème de tartre, cette substance avait été ingérée sans doute en partie à l'état solide, comme dans le cas de cet individu qui en prit quatre à cinq cuillerées à bouche comme remède rafraîchissant dans l'ivresse.

Traitement. — Le traitement de l'intoxication par l'acide tartrique est le même que celui de l'intoxication par l'acide oxalique.

Recherche de l'acide tartrique et du bitartrate de potasse. — La recherche de l'oxalique peut s'effectuer facilement en se fondant : 1° sur la solubilité de cet acide dans l'alcool ; 2° sur la très faible solubilité du bitartrate de potasse dans l'alcool fort, et l'insolubilité de ce sel dans l'absolu.

On évapore presque à siccité les matières suspectes, puis on traite le résidu par l'alcool concentré. L'acide se dissout. On sépare la liqueur alcoolique, qu'on soumet à l'évaporation, puis qu'on reprend par l'eau distillée. On a ainsi une solution aqueuse d'acide tartrique impur qu'on divise en deux parties égales, dont l'une est saturée par le carbonate de potasse, puis ajoutée à la seconde, de sorte qu'il se forme, par leur mélange, du bitartrate de potasse qu'on précipite par l'alcool, qu'on recueille et qu'on purifie ensuite par des lavages avec l'alcool à 60 degrés.

On peut, s'il est nécessaire, retirer l'acide tartrique du bitartrate de potasse en transformant ce sel en tartrate neutre de chaux qui est ensuite décomposé par l'acide sulfurique étendu.

L'un des meilleurs moyens propres à isoler le bitartrate de potasse, dans un cas d'empoisonnement par cette substance, consisterait à traiter les matières suspectes par l'eau additionnée de potasse, à faire bouillir, filtrer et concentrer légèrement les liqueurs, qui contiendraient ainsi le bitartrate à l'état de tartrate neutre, beaucoup plus soluble que le sel acide. En ajoutant une petite quantité d'acide sulfurique, on transformerait le tartrate neutre en bitartrate, qu'on recueillerait et qu'on purifierait de même par des lavages à l'alcool.

XII. — POISONS CORROSIFS ALCALINS

Ces agents toxiques sont : la *potasse*, la *soude* et l'*ammoniaque*.

I. — **Potasse et soude et carbonates de ces bases.**

La *potasse* et la *soude caustiques* sont les oxydes hydratés de potassium et de sodium, KHO et NaHO (1).

On désigne dans le commerce, et dans le langage vulgaire, par l'expression de *potasses* les carbonates de potasse plus ou moins purs qu'on obtient en lessivant les cendres des végétaux terrestres, et on leur donne différents noms rappelant leur provenance (potasses des Vosges, de Russie, d'Amérique, etc.). Enfin, on désigne par l'expression de *soudes* les carbonates de soude qu'on obtient soit en lessivant les cendres des végétaux marins, notamment celles du *Fucus vesiculosus*, soit en décomposant le sulfate de soude par le charbon et la craie, d'après le procédé Leblanc, soit en fabriquant *la soude à l'ammoniaque*, par le procédé Rolland et Schlœsing.

Il faut donc se garder de confondre la potasse et la soude des chimistes avec les potasses et les soudes commerciales. La valeur de celles-ci dépend de la quantité de carbonates alcalins qu'elles peuvent contenir, plus ou moins mélangés avec diverses substances étrangères.

Mais ce qu'il importe surtout de bien distinguer au point de vue toxicologique, ce sont les divers carbonates alcalins. En effet, s'il est vrai que le carbonate neutre de potasse soit excessivement caustique et doive être mis, sous ce rapport, presque au même rang que la potasse et la soude ; s'il est vrai également que le carbonate neutre de soude possède des propriétés corrosives assez prononcées, il n'en est pas de même des bi-

____

(1) Les formules dualistiques en équivalents sont KO, HO et NaO,HO.

carbonates de ces deux bases (1). Le bicarbonate de potasse peut être administré en thérapeutique à la place du bicarbonate de soude dont l'usage interne est si commun, et, s'il était administré à haute dose, il amènerait la mort, non par ses effets corrosifs, mais par l'action qu'il exercerait, après son absorption, sur le système musculaire. En d'autres termes, *la potasse et la soude et les carbonates neutres de ces bases sont des poisons corrosifs*, tandis que le bicarbonate de potasse est surtout un poison musculaire, et que le bicarbonate de soude n'est toxique que lorsqu'il est administré à des doses extrêmement fortes (2).

EFFETS TOXIQUES.

L'empoisonnement par les substances précitées est le plus souvent accidentel, parfois suicide, très rarement criminel. Il est produit presque exclusivement par le carbonate de potasse dont se servent les ébénistes et dont la solution constitue l'eau seconde employée par les peintres et les graveurs. Toutefois, les lessives de potasse et de soude employées dans la fabrication des savons ont causé également des empoisonnements, notamment dans un cas suicide rapporté par Casper, où la mort fut la conséquence de l'ingestion d'une solution de soude. Cette solution et celle de la potasse caustique, si fréquemment employées par les chimistes dans les analyses, ont été quelquefois introduites accidentellement dans la bouche, lorsqu'on les aspirait à l'aide d'une pipette, ou qu'on voulait en remplir de ces tubes à boules destinés à recueillir l'acide carbonique dans l'analyse élémentaire.

Les doses capables de produire la mort dépendent nécessaire-

---

(1) Les carbonates neutres de potasse et de soude possèdent une réaction alcaline. On les appelle neutres, parce qu'ils satisfont à la composition des carbonates neutres. Les bicarbonates alcalins possèdent également une réaction alcaline.

(2) Les sesquicarbonates de potasse et de soude, qui sont chimiquement intermédiaires aux carbonates neutres et aux bicarbonates, sont, de même, intermédiaires à ces composés au point de vue de leur activité..

ment de la nature et du degré de concentration de la substance caustique ingérée. D'ailleurs, dans la plupart des observations qui ont été recueillies, les doses ont été indiquées d'une manière tout à fait vague et parfois complètement indéterminée. Tardieu dit que 10 à 20 grammes de potasse ou de soude suffiraient pour produire chez un adulte des accidents mortels; mais on comprend qu'il soit nécessaire, dans tous les cas, de tenir compte de la quantité d'eau dans laquelle ces substances sont dissoutes, à moins qu'on ne suppose qu'elles soient ingérées en morceaux. Dans un cas mortel cité par Deutsch, il y avait eu ingestion de 12 grammes d'un liquide contenant 8 grammes de potasse caustique.

Symptômes. — Aussitôt après l'ingestion du liquide corrosif, les patients éprouvent une sensation de brûlure avec constriction dans la bouche, à la gorge et à l'œsophage. La douleur s'explique par la desquamation de l'épithélium, de sorte que les papilles sont mises à nu. Elle se fait sentir presque immédiatement dans l'estomac. Il survient bientôt, dans la plupart des cas, des vomissements, et, un peu plus tard, des déjections alvines abondantes dans lesquelles on peut remarquer souvent des stries de sang et des lambeaux des muqueuses, soit de l'estomac, soit du canal intestinal. Les selles font défaut lorsque le poison a été rejeté en majeure partie ou presque en totalité, mais les malades souffrent néanmoins de coliques violentes. En même temps que ces symptômes se manifestent ou se continuent, il survient de l'anxiété, un affaiblissement considérable de la circulation, un abaissement de la température, des sueurs froides et visqueuses. Le pouls peut être fréquent, mais il est petit, à peine perceptible. Les patients sont dans la prostration. Ces derniers symptômes ont été très bien notés dans l'intoxication par la potasse et par le carbonate de cette base; ils seraient sans doute moins marqués dans l'intoxication par la soude, attendu que les composés du sodium n'exercent pas une action dépressive semblable à celle que produisent les sels potassiques. Ajoutons à ces symptômes le hoquet, ainsi que les mouvements convulsifs qui paraissent être plus fréquents dans le jeune âge. Enfin, les patients succombent au milieu de l'affaiblissement général et de la réfrigération, au bout de quelques heures. Un enfant, dont l'observation est citée plus loin, mourut en vingt-quatre heures. Dans un cas cité par Dewar, la mort arriva trois heures après l'ingestion de trois onces (90 grammes environ) d'une forte lessive de potasse.

Lorsque la mort n'arrive pas, soit dans le premier, soit dans le deuxième jour, tout danger est loin d'être passé. Au contraire le patient est voué presque infailliblement à une existence misérable qui se terminera par la mort dans un délai de deux à quatre mois. Tandis que dans les autres empoisonnements, excepté dans l'intoxication par le phosphore, le retour à la santé se trouve assuré de plus en plus à mesure que la date de l'ingestion du poison s'éloigne, on voit, dans l'empoisonnement par les alcalis fixes, chaque jour rapprocher le terme fatal. Les malades succombent par suite de lésions de l'estomac et de rétrécissements simples ou multiples de l'œsophage qui empêchent la déglutition. Ils tombent dans un état de maigreur extrême ; ils meurent par inanition, offrant ainsi la reproduction saisissante des expériences de Chossat. On a observé souvent un hoquet remarquable par sa persistance.

Lésions anatomiques. — Les lèvres, la langue, sont tuméfiées ; les muqueuses des premières voies digestives qui ont été mises en contact avec la substance corrosive ont perdu leur épithélium, ainsi que nous l'avons déjà dit ; elles sont rouges et ramollies. Le larynx présente souvent un état congestif plus ou moins intense. L'œsophage est également congestionné ; la muqueuse en est ramollie, surtout vers la partie inférieure. L'estomac, dans lequel le poison a séjourné, présente des altérations qui peuvent aller jusqu'au ramollissement de tout l'organe. La muqueuse duodénale et la muqueuse jéjunale sont desquamées, rouges et parfois noires en certains points ; il peut en être de même de la muqueuse du reste du canal intestinal. Néanmoins les lésions peuvent faire défaut dans les dernières portions de ce canal. Il est nécessaire, pour qu'elles se produisent, que la substance toxique ait cheminé le long de l'intestin en provoquant les selles teintées de sang dont nous avons parlé.

Telles sont les lésions qu'on a pu observer lorsque la vie avait cessé peu de temps après l'empoisonnement. Dans les cas où les patients ont succombé au bout de plusieurs semaines ou de quelques mois, on a trouvé un ou plusieurs rétrécissements de l'œsophage. Ainsi, dans une observation citée par Boudet (*Société anatomique*, 1841), on voit que, chez le patient qui avait avalé une solution de potasse, et qui avait succombé à l'inanition, l'œsophage présentait d'abord une dilatation et, au-dessous, un rétrécissement, puis une autre dilatation suivie d'un second rétrécissement. Chez un enfant de deux ans, qui était mort trois mois après avoir avalé de la potasse du commerce liquéfiée par l'humidité atmosphérique, Béhier a trouvé un rétrécissement au tiers inférieur de l'œsophage dont la membrane interne, dure, réticulée, était doublée d'un tissu cellulaire hypertrophié, demi-transparent, tout à fait analogue au tissu lardacé. Il existait en outre quelques ulcérations dans l'estomac et quelques plaques rouges à la fin du gros intestin. J'ajouterai, au sujet des rétrécissements œsophagiens, que leur siège habituel, quand il en existe un seul, ou le dernier siège, lorsqu'il existe plusieurs rétrécissements, se trouve dans le voisinage du cardia, en général à 4 ou 5 centimètres de cet orifice.

Traitement. — Il faut administrer immédiatement des *boissons acides*, par exemple le *vinaigre étendu d'eau*, du jus de citron également additionné d'eau, ou bien des solutions tièdes et faibles d'acide citrique. On provoque les *vomissements* en titillant la luette avec une barbe de plume huilée. On fait prendre ensuite de l'*eau tiède avec de l'huile*, mélange qui, d'une part, facilite les vomissements et amène des selles, et, d'autre part, rend moins dangereux le contact du poison avec les parois du tube digestif. Il se produit même un commencement de saponification de ces huiles par les alcalis ingérés. Des boissons et des lavements émollients sont administrés plus tard. On comprend que l'alimentation doive être légère. Enfin, dans les cas où il y a un ou plusieurs rétrécissements de l'œsophage, il faut vaincre les rétrécissements par les moyens ordinaires, c'est-à-dire par l'introduction de sondes munies d'olives ou de boules de plus en plus grosses. On recourt à l'alimentation par le rectum, lorsque l'alimentation par les premières voies est insuffisante ou impossible.

RECHERCHE DU POISON.

L'alcalinité des matières vomies, constatée à l'aide du papier de tournesol, indique la présence d'un alcali dans ces matières. Cette même réaction et l'effervescence produite par l'addition d'un acide indiquent la présence d'un carbonate alcalin. Il est vrai que les sulfures, les sulfites, les hyposulfites et les hypochlorites alcalins possèdent de même une réaction alcaline ; mais les premiers donnent lieu, sous l'influence des acides, à un dégagement d'hydrogène sulfuré facilement reconnaissable, même sans addition préalable des acides ; les sulfites et les hyposulfites produisent alors un dégagement d'acide sulfureux également facile à reconnaître ; de plus, les hyposulfites donnent, dans cette même circonstance, un dépôt de soufre. Enfin, les vomissements laissent dégager une odeur de chlore lorsqu'il s'agit des hypochlorites.

La détermination des quantités de potasse et de soude qui se trouvent, soit à l'état de liberté, soit à l'état de carbonates, dans les vomissements et dans le contenu du tube digestif, se fait par le procédé vulgaire de l'alcalimétrie, c'est-à-dire qu'on verse une solution titrée d'acide sulfurique étendu dans ces matières préalablement filtrées et lavées à l'eau distillée, puis colorées à l'aide de quelques gouttes de teinture de tournesol. L'addition de la liqueur titrée est continuée jusqu'à ce que la coloration bleue du tournesol soit ramenée au rouge. A chaque division de la liqueur ajoutée correspond un poids donné d'alcali.

La détermination de la quantité des carbonates qui se trouvent dans les matières examinées, lorsque l'empoisonnement a eu lieu non par les alcalis, mais par les carbonates alcalins, se fait, soit en précipitant par une solution de baryum, puis recueillant et pesant le carbonate de baryte formé, soit en dosant en volume l'acide carbonique qui se dégage lorsqu'on traite par un acide fixe les liqueurs filtrées. On peut aussi faire passer un courant d'acide carbonique dans de l'eau de baryte où ce gaz donne lieu à un précipité de carbonate de baryte.

Enfin, lorsque, par suite de l'administration d'un antidote, le poison a été neutralisé, il importe de déterminer la quantité de potassium ou de sodium qui a été ingérée à l'état de potasse ou de soude ou de carbonates de ces bases. Pour cela, on dessèche les matières suspectes, on les détruit par la carbonisation directe (page 470), puis on traite ensuite les cendres par l'acide azotique étendu et l'on filtre. Le potassium est ensuite dosé à l'état de chloroplatinate (page 557). Le sodium est dosé à l'état de biméta-antimoniate de soude. Comme l'organisme contient normalement des sels de potassium et de sodium, on tiendra compte de cette circonstance.

Observations (1).

I. — *Empoisonnement accidentel par le carbonate de potasse.*

Une jeune blanchisseuse avale, par mégarde, environ une cuillerée de potasse d'Amérique tombée en déliquium. Immédiatement après, sensation de brûlure depuis la bouche jusqu'à l'estomac, avec sensation de constriction. L'épiderme des lèvres, de la langue, des joues, du palais se détache et tombe par lambeaux. Bientôt succèdent des nausées, des vomissements accompagnés de douleurs dans l'estomac, puis d'une anxiété continuelle. L'abdomen est très sensible au toucher. Des sueurs froides, visqueuses inondent tout le corps ; les membres sont agités de mouvements convulsifs, de tremblements. Le hoquet et la faiblesse se succèdent rapidement.

(1) L'observation II rapportée à la page 7 doit être rapprochée de celle-ci à cause des lésions du tube digestif.

Quelques minutes après l'accident, on avait donné une grande quantité de lait et d'huile qui procurèrent un peu de soulagement. Cependant le hoquet et les vomissements persistèrent toute la journée et furent ensuite remplacés par de violentes coliques, par des déjections alvines très abondantes dans lesquelles flottaient des lambeaux membraneux noirâtres et des stries de sang. La malade eut de trente-six à quarante selles dans les vingt-quatre heures. Le surlendemain, les accidents persistèrent, mais avec moins d'intensité. La fièvre se déclara (?), il y eut des frissons généraux, un froid des plus vifs aux extrémités inférieures. Le hoquet et les vomissements reparurent.

La malade, qui fut amenée à Paris six semaines après l'accident, offrait les symptômes consécutifs suivants : Elle était pâle et dans le marasme le plus complet; ses yeux étaient pâles, cernés; les aliments, même liquides, ne passaient que très difficilement, occasionnaient des douleurs fort vives, et sortaient souvent par régurgitation. Les vomissements n'avaient lieu qu'après l'ingestion des aliments ou des boissons. La malade dormait peu, éprouvait continuellement dans tout le ventre, et surtout à l'épigastre, des douleurs brûlantes qui augmentaient par la pression. Les selles étaient liquides, purulentes, parfois sanguinolentes; les urines rares et très colorées, les membres habituellement froids. Elle ne se réchauffait qu'avec la plus grande peine. L'épiderme de la langue et des autres parties de la bouche s'était régénéré, et la sensation de saveur, qui avait été abolie pendant assez longtemps, s'était rétablie. On introduisit une sonde de gomme élastique dans le pharynx et jusque dans l'estomac; le contact de cette sonde excita de si violentes douleurs qu'on fut obligé de la retirer; elle était couverte de pus, ce qui fit connaître l'état d'ulcération de l'œsophage. On prescrivit de l'eau d'orge sucrée, des lavements, du bouillon et du lait. (Observation due à Cloquet et apportée par Galtier dans son *Traité de toxicologie.* Il n'est pas dit ce que devint la malade.

II. — *Empoisonnement accidentel par le carbonate de potasse.* — Mort.

Un enfant âgé de 3 ans, croyant boire de la bière, avala du carbonate de potasse tombé en déliquium (la quantité n'est pas indiquée) : une heure après, les lèvres, la langue et la gorge étaient tuméfiées, la respiration laborieuse, le râle très fort, le pouls petit, fréquent, la peau froide. On prescrivit de l'émétique, du suc de citron étendu d'eau pour boisson, et un vésicatoire sur l'épigastre. Il n'y eut pas de vomissements. Le malade s'affaiblit progressivement, eut des convulsions et succomba vingt-quatre heures après.

Autopsie quatorze heures après la mort. — Muqueuses des lèvres, de la langue et de la gorge gangreneuses; tissu cellulaire de ces parties très ramolli; larynx et oùverture de la glotte rétrécis par une congestion vasculaire et une forte inflammation du tissu cellulaire sous-muqueux; trachée-artère et poumons sains. L'œsophage et l'estomac sont de couleur chocolat dans toute leur étendue; on dirait que les muqueuses en sont détruites. (Cox, *Gaz. méd.*, 1835.)

II. — Ammoniaque.

On distingue : 1° l'*ammoniaque gazeuse* ; 2° l'*ammoniaque liquéfiée* ; 3° l'*ammoniaque liquide* des officines, ou ammoniaque vulgaire.

L'*ammoniaque gazeuse*, AzH³, est un gaz incolore, d'une odeur caractéristique, excessivement vive et pénétrante, d'une densité égale à 0,596, par conséquent presque moitié moins lourd que l'air, non combustible dans l'air qui est trop peu riche en oxygène pour qu'elle puisse y brûler, mais combustible dans l'oxygène pur où elle brûle, après avoir été enflammée avec une allumette, en produisant une flamme jaune et donnant de l'eau et de l'azote. L'ammoniaque gazeuse est souvent appelée *alcali volatil*.

L'*ammoniaque liquéfiée* est le gaz ammoniac ou l'ammoniaque gazeuse rendue liquide par la compression seule ou combinée avec le refroidissement. La densité de l'ammoniaque liquéfiée est de 0,76. En soumettant ce liquide au froid produit par le mélange d'acide carbonique solide et d'éther, on peut l'obtenir solide sous l'aspect d'une masse blanche et cristalline.

Enfin, l'*ammoniaque liquide* du commerce est la solution aqueuse de l'ammoniaque gazeuse. On sait que ce gaz est très soluble dans l'eau qui peut en prendre jusqu'à 670 fois son volume. L'ammoniaque liquide a une densité de 0,85 à la température de 10 degrés et se congèle à 43 degrés. Elle perd lentement son gaz lorsqu'elle est exposée à l'air libre, et rapidement lorsqu'on la fait bouillir ou qu'on la porte seulement à la température de 60 degrés. Elle est excessivement caustique.

L'ammoniaque se reconnaît à son odeur, à la propriété qu'elle possède de donner des vapeurs blanches de chlorhydrate d'ammoniaque ou chlorure d'ammonium au contact des vapeurs d'acide chlorhydrique, de dissoudre le chlorure d'argent et les oxydes de cuivre, de zinc, de cadmium. On pourrait confondre l'ammoniaque simple avec la méthyliaque ou méthylamine qui est une ammoniaque composée primaire. En effet, celle-ci a une odeur presque identique avec celle de l'ammoniaque ordinaire, elle est très soluble dans l'eau qui en prend jusqu'à 1040 fois son volume (c'est le plus soluble des gaz), la solution aqueuse a de même l'odeur de l'ammoniaque liquide. Mais on distingue facilement la solution de la méthyliaque ou méthylamine de l'ammoniaque liquide vulgaire, en ce qu'elle possède la propriété de dissoudre l'alumine hydratée et de ne pas dissoudre l'oxyde de cadmium. Quant à la triméthylamine, dont on s'est beaucoup occupé dans ces derniers temps, elle est liquide à la température ordinaire.

A l'empoisonnement par l'ammoniaque se rattache l'empoisonnement par l'eau sédative. En effet, ce dernier liquide (1) n'est toxique que par l'ammoniaque qu'il contient. Deux cas d'intoxication par l'eau sédative, dont l'un fut suicide et l'autre accidentel, ont été rapportés, le premier par Rullié, et le second par Fonssagrives (*Union médicale*, 1858). En réunissant ces 2 cas à 15 observations qui ont été citées par Geneuil (*Thèse de Paris*, 1873), on trouve un total de 17 cas authentiques dans lesquels il y a eu 8 fois empoisonnement suicide par ingestion d'ammoniaque liquide. Dans un cas accidentel grave, mais non mortel, rapporté par Souchard (*Ann. d'hyg. pub. et de méd. lég.*, t. XXV, 1re série), il y eut inspiration de gaz ammoniac dégagé de l'ammoniaque liquide. Enfin, à ces divers empoisonnements, il faut en ajouter 2 autres où l'ammoniaque liquide fut introduite dans les veines et dont l'un fut mortel.

L'ingestion de 2 à 4 grammes de cette substance corrosive est suivie d'accidents déjà graves ; 30 grammes amènent presque fatalement la mort, à moins qu'il n'y ait eu rejet immédiat de la majeure partie du poison.

(1) L'eau sédative de Raspail présente la composition suivante : Ammoniaque liquide à 22 degrés, 60, 80 ou 100 ; alcool camphré, 10 ; sel marin, 60 ; eau 1000.

EFFETS TOXIQUES.

Aussitôt après son introduction dans les voies digestives, l'ammoniaque liquide détermine des sensations multiples et affreuses de brûlure, de constriction à la gorge, de suffocation. L'estomac devient le siège d'atroces déchirements. Les patients perdent connaissance, ou bien, en proie à la souffrance, ils poussent des cris en réclamant des secours. La douleur se propage à l'abdomen ; elle se fait sentir parfois en arrière, en un point opposé à l'estomac. Il survient des vomissements abondants et répétés, glaireux, souvent striés de sang, puis, un peu plus tard, des selles qui sont de même souvent sanguinolentes. La face est pâle, les yeux injectés, les lèvres et la cavité buccale sont rouges, douloureuses par suite de la desquamation de l'épithélium, comme après l'ingestion des alcalis fixes, c'est-à-dire de la potasse et de la soude. La voix s'éteint ; cependant on a remarqué, même dans les cas suivis de mort, qu'elle restait forte et sonore. Le pouls devient irrégulier, petit, à peine perceptible, *les extrémités se refroidissent*, la réfrigération se généralise et s'accompagne de cyanose. Le patient peut succomber dans l'espace de quelques heures, de six heures par exemple ; il peut mourir rapidement asphyxié par suite d'un gonflement du larynx lorsque le liquide caustique a pénétré dans les voies respiratoires.

Mais en général la mort n'a pas lieu aussi vite ; elle n'arrive qu'au bout de deux ou trois jours, parfois au bout d'une à trois semaines. Pendant les premiers jours, la douleur à la gorge et à l'estomac persiste, la déglutition est difficile ou impossible ; il existe une salivation abondante ; les vomissements et la diarrhée continuent souvent, et les matières rejetées sont sanguinolentes ; la soif est intense ; des douleurs aiguës se font sentir dans les membres ; en même temps le pouls devient rapide, mais il reste affaibli ; le sommeil est perdu. Puis apparaissent d'autres symptômes qui indiquent une altération de l'hématose. La peau devient ictérique ; elle se couvre d'érythème, de purpura, elle devient parfois le siège d'un érysipèle. Enfin le patient s'affaiblit de plus en plus. Il a quelquefois du subdelirium, mais en général il conserve son intelligence, et il s'éteint sans agonie, surtout lorsque la mort a lieu au bout de quelques jours ; ou bien il meurt en éprouvant des roideurs tétaniques, surtout lorsque la mort arrive dans les premiers jours qui suivent l'empoisonnement.

Dans un cas d'empoisonnement par la respiration de vapeurs ammoniacales, lequel a été rapporté par Souchard (*Ann. d'hyg. publ. et de méd. lég.*, t. XXV, p. 219), le patient éprouva une gêne extrême de la respiration, une menace continuelle de suffocation ; sa voix était faible et mal articulée. Il s'écoulait de la bouche et du nez une grande quantité d'écume sanguinolente. La soif était vive, la déglutition presque impossible, et les efforts que faisait le malade pour avaler les liquides provoquaient une toux pénible qui amenait une expectoration de matières muqueuses. Le pouls était irrégulier et affaibli.

Enfin, dans le cas mortel où l'ammoniaque liquide fut directement introduite dans la circulation (1), il y eut des convulsions et mort en une minute. Ce résultat malheureux est conforme aux résultats des expériences faites par Orfila chez les chiens et aux faits que j'ai observés après les injections veineuses de sels ammoniacaux peu stables, lesquels donnent naissance à de l'ammoniaque dans le liquide sanguin.

Lésions anatomiques. — Ces lésions se trouvant très bien décrites dans les deux premières observations citées plus loin, je les résumerai seulement ici. Lorsque la mort est arrivée rapidement, on trouve une rougeur presque générale du tube digestif ; l'estomac présente fréquemment des ulcérations ; cet organe ainsi que l'intestin renferment un liquide sanguinolent. Lorsque la mort arrive tardivement, par exemple au bout

---

(1) Le fait est cité par Paget qui a tenté de faire disparaître un nævus chez un enfant de deux ans à l'aide d'injections ammoniacales.

d'un ou deux septénaires, on observe en outre, pendant la vie, des plaques érythémateuses, notamment aux membres supérieurs, un boursouflement de la conjonctive et des paupières. A ces lésions, qui ont été observées par Potain, il faut ajouter la stéatose du foie et des reins qui a été également signalée par cet observateur consciencieux. Ces dernières dépendaient, à n'en pas douter, d'une altération profonde de la nutrition liée à l'altération de l'hémoglobine et d'autres parties du liquide sanguin, lequel était d'ailleurs noirâtre et plus fluide que d'ordinaire.

Traitement. — Le traitement de l'empoisonnement par l'ammoniaque est le même que celui de l'empoisonnement par la potasse ou par la soude. On recourra surtout à l'*eau vinaigrée* ou au *jus de citron*, puis aux gargarismes et aux ingurgitations de *lait froid*, de *tisanes gommées ou albumineuses*. On s'efforcera de réchauffer le patient. Enfin, dans un cas d'asphyxie imminente, surtout au début de l'empoisonnement, lorsqu'il existe un œdème considérable de la glotte, on est obligé de pratiquer la trachéotomie. Le *chlorate de potasse* est utile contre la salivation et contre les mucosités abondantes sécrétées par les voies respiratoires.

RECHERCHE DE L'AMMONIAQUE.

Le poison qui a été ingéré peut se retrouver à l'état libre dans les vomissements ou dans le tube digestif, ou bien il a été neutralisé par les acides administrés comme antidotes, ou bien enfin il a disparu à cause de sa volatilité. Dans tous les cas, la recherche de cet agent toxique ne peut fournir des résultats positifs et précis que lorsque la mort a été rapide ou que les vomissements ont été conservés avec soin, de manière à empêcher le dégagement du poison volatil.

Pour isoler l'ammoniaque libre et la doser, on soumet à la distillation les matières suspectes préalablement additionnées d'alcool fort, et l'on recueille le gaz dans une solution d'acide chlorhydrique. On précipite ensuite l'ammoniaque à l'état de chlorure double de platine et d'ammoniaque que l'on recueille et que l'on calcine. après l'avoir desséché. Du poids du platine qui reste, on déduit le poids de l'ammoniaque que ce chlorure double renfermait.

Pour doser l'ammoniaque combinée, on ajoute de la soude aux matières suspectes étendues d'eau s'il est nécessaire, et l'on distille. L'ammoniaque qui se dégage est dosée comme précédemment. Il est à craindre que la soude ne décompose partiellement les matières albuminoïdes, d'où résulterait un dégagement d'ammoniaque provenant de ces matières. On évite cette cause d'erreur en ayant soin d'ajouter aux matières suspectes leur volume d'alcool à 92 degrés, si elles sont naturellement fluides, ou de leur volume d'alcool moins fort, si elles sont très peu fluides. L'alcool a pour effet d'entraver l'action de la soude sur les matières albuminoïdes qu'il coagule et qu'on peut d'ailleurs enlever avant la distillation.

Au lieu d'opérer ainsi, on pourra mélanger les matières suspectes avec un lait de chaux et les placer sous une cloche au-dessus d'un vase contenant une solution titrée d'acide sulfurique. L'ammoniaque dégagée sous l'influence de la chaux se rendra dans l'acide sulfurique qu'elle neutralisera en partie. On laissera les choses ainsi disposées pendant deux ou trois jours, au bout desquels on déterminera le titre nouveau de la solution sulfurique.

Dans les cas d'empoisonnement par inhalation, si la mort était survenue rapidement, on rechercherait la présence du gaz toxique dans l'appareil respiratoire, en introduisant une sonde dans la trachée-artère, et aspirant les gaz qu'on ferait passer dans une solution d'acide chlorhydrique ou d'acide sulfurique. Enfin, il est utile et même nécessaire de déterminer la présence et d'effectuer le dosage approximatif de l'ammoniaque dans l'atmosphère de la pièce où l'empoisonnement a eu lieu. L'odeur ammoniacale, le papier de curcuma qui se colore en brun, le papier d'azotate mercureux qui se colore en noir donneront des indications qui seront précisées par le dosage du gaz recueilli en faisant passer de même, à l'aide d'un aspirateur, un volume donné d'air de la pièce dans une solution titrée d'acide sulfurique.

Enfin, on ne devra attribuer de l'importance aux résultats de l'analyse que lorsqu'on sera certain que l'ammoniaque trouvée ne provenait ni de la putréfaction, ni de la décomposition des matières albuminoïdes sous l'influence de la soude pendant la distillation.

Observations.

I. — *Empoisonnement suicide par l'ammoniaque liquide.
Mort au bout de six heures.*

M..., âgé de 39 ans, boit, à neuf heures du matin, un flacon d'ammoniaque. On le transporte à l'Hôtel-Dieu, à onze heures, dans l'état suivant : décubitus dorsal; la tête est pendante et subit les mouvements qu'on lui imprime; la face est pâle, la couleur peut en être comparée à celle de la cire; les yeux sont à demi fermés, le regard sans direction, les pupilles contractiles. Les lèvres sont également pâles, elles ne sont pas cautérisées; la langue un peu rouge et sèche n'a pas perdu son épithélium. Le patient a eu des vomissements, mais nous n'avons pas vu les matières vomies; la soif est très vive. Le ventre rétracté est le siège d'une douleur brûlante que la pression augmente; les selles sont involontaires; la chemise est mouillée par un liquide jaunâtre qui indique que les selles ont été purement séreuses. La respiration est fréquente sans être embarrassée; le pouls est fréquent et à peine sensible. Les membres sont dans la résolution, le malade les trouve lourds et engourdis. L'intelligence est intacte, les réponses sont claires et précises; la voix est encore forte. Le malade se plaint d'un froid très vif et cherche à se couvrir. La peau est en effet glacée (limonade sulfurique, cruchons d'eau chaude à la plante des pieds, sinapismes aux mollets, frictions sèches sur les cuisses, les bras).

Quelques moments après son entrée à l'hôpital, le patient vomit une matière sanguinolente en petite quantité, ayant l'odeur ammoniacale. En même temps les selles sont devenues pareillement rouges, sanguinolentes, elles sont toujours involontaires et presque continuelles; il se plaint alternativement de douleurs atroces dans le ventre, et du froid qu'il éprouve dans tous les membres. Le pouls devient de plus en plus petit, et, malgré les soins les plus assidus, le malade succombe à trois heures, c'est-à-dire six heures après l'ingestion de la substance toxique.

Autopsie, vingt-cinq heures après la mort : rigidité cadavérique, le dos et les épaules ont une couleur rose provenant de l'infiltration sanguine déterminée par le décubitus dorsal; le reste du corps est uniformément pâle, il n'y a point de putréfaction.

L'abdomen ouvert, on trouve un peu de sérosité sanguinolente. Les intestins, vers la région gastrique et dans l'hypocondre gauche, ont une coloration rouge noirâtre qui devient rosée dans la région cæcale ; le côlon a conservé sa couleur blanche ordinaire, si ce n'est la portion qui avoisine l'estomac, laquelle est pareillement un peu rosée.

L'œsophage présente sa couleur normale à la partie supérieure. Après 6 centimètres de trajet, la coloration rouge se montre, mais non d'une manière uniforme. On dirait que cet organe s'est plissé, que le sommet des plis, ayant supporté l'action continue de l'ammoniaque, est rouge noirâtre, couleur qui va en diminuant jusqu'aux points qui, par la plicature, auraient été soustraits à l'action toxique. Le boursouflement de la muqueuse suit la même progression ; il est très marqué dans les points rouges noirâtres, à peine appréciable dans les points qui ont conservé leur coloration normale. Cette sorte de cautérisation longitudinale existe jusqu'à 6 centimètres du cardia ; toutefois la coloration rouge noirâtre devient de plus en plus uniforme jusqu'à ce qu'elle prenne les caractères qui lui sont communs avec ceux de la muqueuse gastrique.

L'estomac et l'intestin contiennent un liquide que je ne saurais mieux comparer, pour la consistance et la coloration, qu'à la rate diffluente, à ce que l'on a appelé la boue splénique ; ce liquide a une odeur nauséeuse qui n'est point celle de l'ammoniaque.

La muqueuse de l'estomac forme des circonvolutions semblables à celles du cerveau ; quelques-unes ont une saillie de 6 millimètres. Ici, comme dans l'œsophage, ce sont les parties les plus saillantes qui sont aussi les plus enflammées ; d'un rouge noir au sommet, les circonvolutions deviennent rouges seulement dans les points où la muqueuse est adossée à elle-même. La muqueuse est considérablement augmentée d'épaisseur ; elle est très ramollie, on la déchire avec la plus grande facilité. Les altérations sont d'autant plus marquées que l'on se rapproche davantage de la grande courbure en bas. Dans le grand cul-de-sac existe une petite ulcération comme formée par un emporte-pièce ayant mis la musculeuse à nu. Vers la région pylorique, la muqueuse ressemble à une peau de chagrin, ce qui tient à ce que cette membrane dans ce coin a été racornie et a formé de petites eschares noires.

L'intestin grêle est, comme l'estomac, d'un rouge noirâtre, la coloration étant toujours plus marquée au sommet des valvules conniventes. La coloration et les autres caractères inflammatoires de la muqueuse intestinale diminuent vers la moitié de l'intestin grêle, où la muqueuse a une coloration uniformément rosée sans arborisations vasculaires. La muqueuse redevient rouge noirâtre, ramollie, hypertrophiée dans le cæcum. Cet état pathologique disparaît à mesure que l'on se rapproche du rectum. Le foie contient beaucoup de sang.

Les voies aériennes sont saines, les poumons sont crépitants. Le ventricule gauche du cœur ne contient point de sang ; celui que l'on trouve dans le ventricule droit est liquide et ne renferme aucun caillot. (CHAPPELAIN, *Archives du Midi*, 1845, p. 84.)

II. — *Empoisonnement par l'ammoniaque liquide.* — *Mort.*

Un ouvrier typographe, âgé de 45 ans, avale d'un seul coup, dans la matinée du 8 septembre 1861, plus de 100 grammes d'ammoniaque liquide du commerce. Saisi immédiatement d'une affreuse angoisse avec suffocation, constriction à la gorge, et sensation d'atroce déchirement dans l'estomac, il devient comme fou de douleur et perd à peu près connaissance pendant quelques instants. Presque aussitôt, il vomit une partie de ce qu'il avait avalé. Puis on le porte à l'hôpital Necker, où il est reçu dans un état de prostration extrême avec refroidissement général. Dès son arrivée, on lui fait prendre, aussi abondamment que possible, de la limonade acétique, et l'on s'efforce de réchauffer les extrémités. Le lendemain matin, à la visite, je le trouve assez calme, mais se plaignant encore vivement de la bouche, de la gorge et de l'estomac. On aperçoit, sur les bords et à la face inférieure de la langue, plusieurs petites taches blanches, traces de cautérisation. Toute la gorge est d'un rouge assez vif. Le voile du palais, la luette et les piliers sont un peu tuméfiés. Le malade indique le siège de la plus vive douleur au niveau de la partie supérieure du larynx. La déglutition est excessivement douloureuse et difficile, la voix faible, mais non altérée; la peau chaude, le pouls faible, petit et fréquent (au delà de 100). L'épigastre est extrèmement douloureux à la pression; le reste du ventre sensible, mais non douloureux; le foie dans ses limites normales. Presque tout ce que le malade a essayé de boire a été rejeté par le vomissement, avec du sang liquide en notable quantité. Il n'y a eu ni convulsions ni délire.

On prescrit : tisane gommée et albumineuse, glace, cataplasmes, eau albumineuse; lait pour toute nourriture. Bains.

Dans la journée, les vomissements persistent, et il survient *des selles abondantes, absolument liquides, d'un rouge foncé et d'une extrême fétidité,* évidemment constituées en très grande partie par du sang altéré. Le bain est difficilement supporté, à cause de la faiblesse. Pas de sommeil.

Le 10, un peu plus de calme; déglutition encore fort douloureuse; sensibilité plus vive à l'épigastre.

Les trois jours suivants, l'état du malade reste à peu près le même : les douleurs à la gorge et à l'épigastre persistent; la déglutition est difficile; les selles sont plus ou moins copieuses, liquides et rouges. Pouls toujours très fréquent et petit; chaleur fébrile, peau sèche.

Le 14, on remarque un peu d'injection des conjonctives et une *coloration jaune assez intense* qui envahit la conjonctive de l'œil gauche dans toute sa moitié externe. La déglutition devient un peu moins difficile.

Le 15, les selles sont encore liquides, mais *ne contiennent plus de sang.*

Le 16, on remarque sur la face interne et antérieure des deux avant-bras deux petites plaques rouges, ou plutôt rosées, mal circonscrites, sans saillie, sans trajet déterminé, un peu sensibles à la pression. Les veines sous-cutanées des avant-bras ont une teinte bleuâtre violacée. Pas de traînée sur le trajet des lymphatiques, pas de sensibilité dans les aisselles, pas de tuméfaction des ganglions. — Poudre d'amidon, ouate.

Le 17, les plaques rouges s'agrandissent beaucoup. Elles couvrent les faces antérieure et postérieure des avant-bras et s'étendent jusque sur la face interne des bras. Elles paraissent suivre à peu près le trajet général des lymphatiques, mais sans les dessiner avec exactitude. Les veines sont encore plus marquées, et la teinte livide en est plus prononcée que la veille. La conjonctive de l'œil gauche commence à se boursoufler, formant un léger chémosis jaunâtre et demi-transparent. Il n'y a cependant ni rougeur ni sensibilité de la paupière. Les vomissements ont cessé, mais la gêne de la déglutition est toujours très grande. L'état fébrile persiste sans augmenter notablement, mais la prostration fait de rapides progrès.

Le 18. — L'état des membres supérieurs s'est beaucoup aggravé. Les plaques érythémateuses sont très étendues, diffuses et excessivement douloureuses. Ces plaques, d'un rouge pâle, sont bordées d'une zone jaunâtre. Les veines des membres supérieurs sont de plus en plus apparentes et livides; les ganglions axillaires toujours indolents et non tuméfiés. Aux membres inférieurs, point de rougeur, peu d'œdème, peau flasque et ridée. Le chémosis jaunâtre et infiltré de l'œil gauche a tellement augmenté, qu'il ne permet plus à la paupière de se clore entièrement. Les paupières sont ellés-mêmes un peu boursouflées et la peau teintée d'un rouge livide.

Peau toujours sèche et assez chaude. Pouls à 120, très petit. Respiration fréquente et courte, pas de toux. Langue toujours pâle et sans enduit. Persistance de la diarrhée. Amaigrissement excessif. Prostration considérable des forces. Un peu d'excitation et tendance au subdelirium. Voix affaiblie et enrouée, mais non éteinte.

Le malade meurt sans agonie dans la soirée, après avoir présenté toute la journée un peu d'excitation, sans délire complet.

Autopsie le 21, à dix heures du matin, trente-six heures après la mort, par un temps tiède et humide.

Coloration un peu verdâtre de quelques points des parois abdominales; pas de rigidité cadavérique. Les avant-bras et les bras ne présentent plus de rougeur; mais, dans les points qui ont été le siège des plaques érythémateuses, on trouve l'épiderme décollé et le tissu cellulaire sous-cutané infiltré de sérosité. Les ganglions axillaires paraissent légèrement tuméfiés. Leur tissu est d'un rouge vif, très humide, un peu mou. Au microscope, on n'y trouve pas de pus, ni de globules d'inflammation, mais les éléments cellulaires et nucléaires normaux sont multipliés.

Cavité crânienne. — Consistance du cerveau sensiblement normale; peu de sérosité dans les ventricules; pas d'adhérences de la pie-mère.

Cavité thoracique. — Les deux plèvres contiennent une assez grande quantité de sérosité fortement rougie. Les deux poumons offrent sur toute leur étendue une teinte d'un rouge livide, marbrée de petites taches noires; ils crépitent dans toute leur étendue. La surface des coupes est d'un rouge uniformément sombre. La moindre pression en fait sourdre une grande abondance de sérosité spumeuse et très rouge.

Les bronches sont partout un peu teintées de rouge à leur face interne, mais sans nulle apparence d'injection vasculaire, et sans ramollissement ni ulcérations de la muqueuse. Il en est de même dans les grosses branches de la trachée, où l'on retrouve à peine la coloration rosée. La cavité du larynx ne présente aucune altération qu'une teinte un peu livide par place, et qui semble purement cadavérique. Il n'en est plus de même des replis aryténo-épiglottiques, lesquels sont notablement tuméfiés, rougeâtres, boursouflés. L'épiglotte, sans altération à sa face inférieure, est très rouge à sa face supérieure, et son bord libre présente deux érosions, en forme d'échancrures, résultat évident d'ulcérations récentes.

Le cœur ne présente aucune altération. Son tissu est flasque et mou, d'une coloration un peu pâle. Il contient peu de sang dans les cavités gauches. Celles du côté droit sont remplies, mais non distendues, par des caillots noirâtres extrêmement mous. Dans l'aorte, on trouve un caillot fibrineux très peu volumineux, aplati, se prolongeant comme une sorte de ruban dans le tronc brachio-céphalique et dans la carotide gauche.

Cavité abdominale. — Le pharynx présente une rougeur vive et un peu de boursouflement. Tout l'œsophage paraît dépouillé d'épithélium ; sa muqueuse a une coloration grisâtre sale ; elle est parsemée d'ulcérations profondes et paraît en grande partie détruite dans une bonne portion de son étendue.

L'estomac offre, dans le grand cul-de-sac, une ulcération arrondie d'environ 3 centimètres de diamètre, dont le centre est occupé par une eschare noirâtre au milieu, grisâtre au pourtour, décollée par les bords et laissant voir un sillon d'élimination assez profond. Dans le reste de son étendue, la muqueuse stomacale ne paraît pas notablement altérée.

Tout le duodénum et la première partie du jéjunum présentent à l'extérieur une teinte d'un brun grisâtre assez foncé. Leur paroi est plus épaisse et moins souple qu'à l'état normal. La muqueuse ne présente pas d'ulcérations, mais une coloration ardoisée assez foncée. Plus loin, la paroi intestinale reprend son aspect normal qu'elle conserve jusqu'à la fin, avec une minceur et une translucidité remarquables. L'intestin contient, dans toute sa longueur, un liquide coloré en jaune clair par la bile. Les ganglions lymphatiques du mésentère, qui correspondent à la première partie de l'intestin grêle, sont très notablement tuméfiés.

Le foie, de volume normal, a une teinte jaunâtre générale ; il est absolument exsangue. Les cellules hépatiques sont intactes, mais elles contiennent une assez notable quantité de graisse sous forme de granulations très fines. Le tissu graisse un peu le scalpel et les doigts.

La rate est d'un rouge sombre et très ramollie.

Le rein droit est notablement plus volumineux qu'à l'état normal. Sa capsule est assez épaisse. Son tissu est, surtout à la périphérie, dans un état d'extrême ramollissement, de telle sorte qu'il s'écrase sous le doigt, presque comme celui de la rate. Tout le tissu ramolli est d'un jaune clair. Les pyramides, dont la consistance est un peu mieux conservée, ont une teinte plus rosée. En examinant ce tissu au microscope, on trouve tous les tubuli ou vides, ou contenant des cellules tellement altérées, qu'elles sont méconnaissables et remplacées presque partout par une matière finement granuleuse d'une teinte jaunâtre assez foncée, mélangée de fines goutelettes graisseuses. L'acide acétique décolore immédiatement cette matière jaune et lui donne un aspect très pâle, en la laissant granuleuse. La substance des pyramides présente beaucoup de tubuli vides, et d'autres dans lesquels les cellules, encore reconnaissables, sont cependant déjà remplies de fines granulations qui, en général, masquent le noyau ; d'autres enfin, mais en petit nombre, où les cellules ont complètement disparu par suite de l'accumulation de la substance granulo-graisseuse. Dans la substance corticale, il y a fort peu de tubuli vides, presque point où l'on trouve des cellules encore reconnaissables ; presque tous sont remplis par la matière granulo-graisseuse, qui a une teinte jaune très foncée. Dans l'une et l'autre on ne trouve presque point de globules sanguins, et à peine quelques vaisseaux distincts. Les glomérules de Malpighi sont eux-mêmes difficilement reconnaissables.

Le rein gauche est aussi assez volumineux, un peu décoloré, ramolli surtout à la surface, mais à un degré infiniment moindre que celui du côté opposé. (POTAIN, *Union médicale*, 1862.)

III. *Tentative d'empoisonnement suicide par ingestion de 30 grammes d'ammoniaque caustique. — Guérison.*

C..., âgé de 56 ans, matelot à la division des équipages de la flotte, à Cherbourg, avale 30 grammes environ d'ammoniaque caustique. Il était trois heures du matin. La sensation d'atroce brûlure et de suffocation déterminée par le passage du liquide dans l'arrière-bouche fut tellement insupportable que le malade, après avoir pris une large gorgée, rejeta la fiole loin de lui et appela du secours; presque aussitôt survint un vomissement composé exclusivement de mucosités sanguinolentes.

De l'émétique, administré un peu intempestivement et sur le lieu même où l'accident s'était produit, provoqua encore le rejet de mucosités teintées de sang. A son entrée à l'hôpital, des neutralisants acides, et notamment de l'eau vinaigrée, avaient été donnés en assez grande abondance. Quand je vis le malade à huit heures du matin (c'est-à-dire cinq heures après l'ingestion du poison), la face était très pâle, le pouls lent et remarquablement irrégulier, la peau froide, principalement aux extrémités; il existait une oppression assez vive, avec toux sonore, humide, ressemblant assez à celle des vieillards atteints de catarrhe suffocant, du râle, qui paraissait tra chéal, mais qui tenait en réalité à l'agitation des mucosités épaissies du pharynx par le va-et-vient du courant respiratoire. Les lèvres étaient rouges, la muqueuse buccale et la langue participaient à cette coloration scarlatiniforme. Il semblait que l'épithélium eût disparu ; la voûte palatine était surtout fortement injectée et cette rougeur s'étendait aussi loin que l'œil pouvait la suivre. Il n'y avait eu ni urines ni selles depuis l'ingestion de l'ammoniaque, l'épigastre était le siège d'une douleur vive que la pression augmentait notablement. Du reste, l'expression du visage était bonne, et le malade, corrigé de ses idées de suicide, aspirait ardemment à la guérison.

Le danger résidait évidemment (l'accélération et la gène de la respiration l'indiquaient assez) dans l'entrave que le gonflement inflammatoire de l'orifice supérieur du larynx pouvait opposer au passage de l'air. Aussi, prenant en double considération la vigueur du sujet et la pressante imminence d'un gonflement œdémateux ou inflammatoire de la glotte, je prescrivis immédiatement de larges émissions sanguines par les sangsues et par les saignées, décidé, si la suffocation faisait des progrès alarmants, à recourir à la trachéotomie. Les accidents, grâce à l'emploi des antiphlogistiques, furent à peu près stationnaires le reste de la journée. Le malade commença seulement vers le soir à expectorer des crachats filants très copieux, et mélangés d'un peu de sang, la respiration à être très accélérée. mais la coloration des lèvres n'indiquait pas que l'hématose fût sérieusement compromise.

La voix était éteinte depuis l'accident et la nuit se passa dans cet état.

L'extinction de la voix persista toute la journée du lendemain; seulement la douleur du pharynx et celle que déterminait la mobilisation du cartilage thyroïde, devinrent plus vives encore. La sensibilité de l'épigastre prit également une certaine intensité, et dut être combattue par une application de sangsues. Le soir, la fièvre s'alluma, mais peu intense, la déglutition continua à être impossible, l'oppression persista au même degré, et les gros râles humides de l'arrière-gorge imitant le bruit de ceux du catarrhe phlegmorrhagique devinrent encore plus abondants. En même temps, le malade commença à rendre une énorme quantité de mucosités limpides, et fut obligé, toute la nuit, de se tenir penché sur un bassin pour ne pas être suffoqué par le flux abondant que fournissaient les glandes salivaires et les cryptes mucipares du pharynx. Du troisième au septième jour, l'état du malade ne se modifia pas; il n'existait plus de fièvre, mais l'oppression était toujours très vive et la sialorrhée ne fournissait pas moins de 3 litres de liquide par vingt-quatre heures. Sous l'influence de cette déperdition humorale que la dysphagie ne permettait pas de compenser par les boissons, l'amaigrissement fit des progrès sensibles d'un jour à l'autre. C'est alors que j'eus la pensée d'essayer l'action du chlorate de potasse à la dose de 2 grammes par jour en potion. Le résultat tint du merveilleux. Dès le lendemain, le flux des mucosités était diminué de moitié; les jours suivants, il devint de moins en moins abondant, et le cinquième jour, il était réduit à une quantité insignifiante.

Le vingtième jour de l'empoisonnement, le malade se trouvait dans un état très satisfaisant. Le sommeil était revenu, l'oppression était réduite à rien, et, n'était un certain degré de dysphagie, il aurait perdu complètement le souvenir de sa tentative de suicide. (FONSSAGRIVES, *Union médicale*, 1857.)

XII. — SULFURES ALCALINS

Les *sulfures alcalins* dont nous étudierons les effets sont ceux de potassium et de sodium. A ce même groupe appartiennent, il est vrai, les divers sulfures ammoniacaux; mais le plus important de ces composés, le sulfhydrate d'ammoniaque, a été étudié déjà précédemment parmi les poisons hématiques (page 96).

Les sulfures de potassium et de sodium présentent des propriétés chimiques semblables et se préparent de la même manière. On en distingue plusieurs variétés d'après leur richesse en soufre, savoir :

1° Les *monosulfures*, K^2S et Na^2S, qui, lorsqu'ils sont cristallisés, se présentent sous l'aspect de prismes incolores d'une saveur caustique et sulfureuse, solubles dans l'eau et dans l'al-

cool. On les obtient en prenant une solution de potasse ou de
soude, la divisant en deux portions égales, faisant passer dans
l'une de ces portions, jusqu'à refus, un courant d'acide sulfhydrique, puis mélangeant cette portion à la première. — Le
monosulfure de sodium existe dans plusieurs eaux minérales
sulfureuses, notamment dans les *eaux de Barèges*, et sert parfois à préparer des eaux minérales artificielles de même nom.

2° Les *bisulfures*, KHS et NaHS, qui se forment lorsqu'on
sature par l'acide sulfhydrique, comme il vient d'être dit, des
solutions de potasse ou de soude caustique.

3° Les *tri-* et *tétrasulfures* qui sont peu connus.

4° Les *pentasulfures*, K^2S^5 et Na^2S^5. On les obtient facilement
à l'état liquide en faisant bouillir des solutions de potasse ou
de soude avec un excès de fleur de soufre. La première solution, celle du pentasulfure de potassium, constitue le *foie de
soufre liquide* des pharmacies. Elles ont, toutes les deux, une
couleur jaune verdâtre ou rougeâtre. Elles contiennent, indépendamment d'un pentasulfure, une certaine quantité d'hyposulfite de potasse ou de soude, ainsi que de trisulfure et de
tétrasulfure. On les obtient à l'état solide, sous forme de masse
offrant la couleur brun rouge du foie, en faisant fondre ensemble du carbonate de potasse ou du carbonate de soude
anhydre avec du soufre. Ils contiennent également de l'hyposulfite de potasse ou de soude ; mais, si la fusion s'est effectuée à
une température très élevée, les hyposulfites sont remplacés
par des sulfates. — Le *pentasulfure de potassium* obtenu par ce
procédé constitue le *foie de soufre* solide des officines. Il est
employé chaque jour pour préparer des bains sulfureux appelés
improprement *bains de Barèges artificiels*.

Les divers sulfures de potassium et de sodium possèdent
une propriété chimique qui est pour nous d'une importance
capitale, attendu que la connaissance en est indispensable pour
l'étude des effets toxiques de ces substances. Sous l'influence
des acides même les plus faibles, par exemple sous l'influence
de l'acide carbonique de l'air, ils laissent dégager de l'hydro-

gène sulfuré, en même temps qu'il se forme un nouveau sel avec l'acide qui intervient. S'il s'agit d'un monosulfure, on ne constate que le dégagement d'hydrogène sulfuré, sans dépôt de soufre ; mais, s'il s'agit d'un sulfure plus sulfuré, il y a *dépôt de soufre*. C'est ce qu'expriment les équations ou plutôt les égalités suivantes :

$$K^2S + 2HCl = 2KCl + H^2S$$
$$K^2S^5 + 2HCl = 2KCl + H^2S + S^4$$

ou, d'une manière générale,

$$K^2S^n + 2HCl = 2KCl + H^2S + S^{n-1}.$$

Ces relations sont également vraies dans le cas des sulfures de sodium et des acides autres que l'acide chlorhydrique. Elles nous rendent compte du dégagement de l'acide sulfhydrique des bains de Barèges artificiels que l'on prépare en versant, dans l'eau de la baignoire, une solution de foie de soufre. Elles nous expliquent également l'aspect laiteux que prennent les eaux de ces bains. En effet, l'acide carbonique de l'air intervenant, il se forme du carbonate de potasse, en même temps qu'il se dégage de l'acide sulfhydrique et qu'il se dépose, pour chaque molécule de polysulfure détruite, une quantité de soufre égale à S^{n-1}.

Or, lorsque le foie de soufre est ingéré, les mêmes réactions se produisent dans l'estomac au contact de l'acide chlorhydrique libre du suc gastrique.

Néanmoins, dans ce cas, une certaine quantité est absorbée, et, arrivée dans la profondeur de l'économie, elle donne lieu sans doute à un dégagement d'acide sulfhydrique sous l'influence de l'acide carbonique contenu dans le plasma, puisque l'haleine et la peau répandent l'odeur de l'hydrogène sulfuré ; mais elle se transforme en même temps en grande partie en sulfate de potasse qu'on retrouve dans les urines, d'après les recherches de Wöhler, qui ont été confirmées depuis. En effet, les urines contiennent alors un excès de sulfates.

L'empoisonnement par les sulfures alcalins a été presque toujours accidentel. On l'a observé après l'ingestion de ces substances à la place d'un purgatif salin ; il se serait produit dans des cas ignorés après l'ingestion de ces mêmes composés comme antidotes des poisons métalliques ordinaires.

EFFETS TOXIQUES.

D'après les données qui précèdent, ces effets sont de différents ordres. Nous remarquerons d'abord que ces composés, étant tous caustiques, peuvent produire dans le tube digestif des corrosions analogues à celles que produisent la potasse et la soude. En second lieu, l'acide sulfhydrique qui s'est dégagé dans l'estomac, et qui a été absorbé, devient l'une des causes prochaines de la mort. Enfin une certaine quantité du sulfure non décomposée dans le suc gastrique, pénètre dans le torrent circulatoire où elle se décompose partiellement en donnant de l'acide sulfhydrique qui s'ajoute à celui dont il vient d'être question, et où elle s'oxyde partiellement en donnant des sulfates qui se retrouvent dans les urines.

Mais, deux cas sont à distinguer. S'agit-il d'un sulfure de sodium ? les sels de sodium étant inactifs comme composés sodiques, il n'y a pas à en tenir compte davantage. S'agit-il au contraire d'un sulfure de potassium ? comme les sels de ces métaux sont des poisons musculaires, il y a lieu de tenir compte de leurs effets.

Ainsi pouvons-nous expliquer la triple action des sulfures de potassium, notamment du foie de soufre, et comprendre pourquoi ces sulfures sont plus toxiques, à doses égales, que les sulfures de sodium, ce qui était inexplicable jadis.

Symptômes. — Aussitôt après l'ingestion des sulfures alcalins, en solutions plus ou moins concentrées, le patient éprouve dans la bouche une saveur âcre et brûlante, une sensation de brûlure dans l'œsophage et dans l'estomac, ainsi que des renvois sulfureux. Il survient des vomissements avec efforts convulsifs, des déjections alvines accompagnées de coliques. Consécutivement à la pénétration dans le torrent circulatoire d'une partie de l'acide sulfhydrique mis en liberté dans l'estomac, il se produit les effets signalés dans l'étude des symptômes déterminés par ce gaz (page 94). Il survient de la prostration ; mais il est remarquable que ce symptôme est beaucoup plus accentué après l'ingestion des sulfures de potassium qu'après l'ingestion des sulfures de sodium. Le pouls est, dans le premier cas, beaucoup plus misérable, la faiblesse musculaire plus grande, l'arrêt du cœur plus rapide.

Les doses suffisantes pour amener la mort sont celles de 10 à 15 grammes chez l'homme adulte. Celles de 5 à 10 grammes peuvent produire des accidents graves, sinon funestes. D'après Magendie, 4 à 6 grammes de sulfure de potassium, portés dans l'estomac d'un chien chez qui on a lié ensuite l'œsophage pour empêcher les vomissements, amènent la mort en sept à huit minutes ; 8 grammes déposés sur le tissu cellulaire d'une cuisse le font périr en huit heures, et 1 gramme injecté dans les veines le tue en deux minutes. Ce dernier résultat n'est pas étonnant, car tous les sels de potassium, même le chlorure et le sulfate de ce métal, étant injectés rapidement dans les veines des chiens, les tuent instantanément. Il est probable que 1 gramme de sulfure de sodium porté dans le sang, chez un chien, serait insuffisant pour tuer cet animal.

Lésions anatomiques. — Elles sont les mêmes que celles que nous avons signalées dans l'empoisonnement par l'acide sulfhydrique. Le sang est noir; les organes parenchymateux sont remplis de ce liquide ; ils sont noirs ainsi que les muscles. Mais les organes et les humeurs répandent une odeur plus forte d'acide sulfhydrique, parce que les sulfures qu'ils renferment se décomposent au contact de l'acide carbonique de l'air. L'estomac renferme souvent du soufre en nature, provenant de la décomposition des sulfures ingérés. Il n'en contient pas s'il s'agit d'un monosulfure tel que le monosulfure de sodium ; il peut en contenir s'il s'agit d'un polysulfure tel que le foie de soufre. —

Le sang présente au spectroscope les bandes de l'hémoglobine
— H²S (pl. II, fig. 6).

Traitement. — La première indication est de provoquer
l'*expulsion des substances toxiques* qui peuvent se trouver dans
le tube digestif, puis de faire ingérer une substance capable de
neutraliser ce qui a pu rester dans l'estomac. Pour cela, on
administrera du *sesquioxyde de fer hydraté*. On pourra prescrire, au lieu de cet oxyde, soit l'*acétate de plomb*, conseillé par
Caventou dans ses leçons de toxicologie, soit l'*acétate de zinc*,
conseillé par Laroque (*Bull. de l'Acad. de méd.*, 1846). Ce dernier a vu que l'acétate de zinc, qui est moins toxique que l'acétate de plomb et produit d'ailleurs des vomissements, réussit
aussi bien que ce dernier. Douze chiens reçurent 8, 70, 15 et
20 grammes de foie de soufre dissous dans 60 à 10 grammes
d'eau, puis on leur fit avaler de 40 à 60 grammes d'acétate de
zinc dissous dans 120 grammes d'eau : ils furent sauvés. Au
contraire, tous ceux à qui on fit avaler la même dose de foie de
soufre sans acétate de zinc succombèrent presque instantanément, excepté deux qui moururent plus tard, savoir : l'un au
bout de deux heures, et l'autre au bout de dix heures de souffrances.

En même temps qu'on prescrira les antidotes, on recourra au
traitement de l'intoxication par l'hydrogène sulfuré ; c'est-à-dire
qu'on fera *respirer de l'oxygène.* Plus tard on fera prendre *des
purgatifs huileux*, des boissons émollientes. On réussira beaucoup moins sûrement à ramener le patient à la vie après l'empoisonnement par les sulfures de potassium qu'après celui qui
déterminent les sulfures de sodium. Ce dernier est moins
grave.

RECHERCHE DES SULFURES ALCALINS.

L'odeur sulfureuse dégagée des vomissements ou du contenu
du tube digestif indiquera déjà le genre du sel toxique ingéré.
Cette odeur sera exaltée par l'addition de quelques gouttes
d'un acide. Le dépôt de soufre, qu'on pourra observer en géné

ral dans ces matières indiquera qu'il s'agit de sulfures de degrés supérieurs aux monosulfures qui, sous les influences des acides, ne donnent lieu qu'à un dégagement d'acide sulfhydrique sans dépôt de soude.

Le procédé qui me paraît le meilleur dans les analyses toxicologiques pour déterminer l'acide sulfhydrique libre, ou pouvant être dégagé des sulfures, est celui dans lequel ce gaz est dosé à l'état de sufure d'arsenic. Ce procédé a été proposé

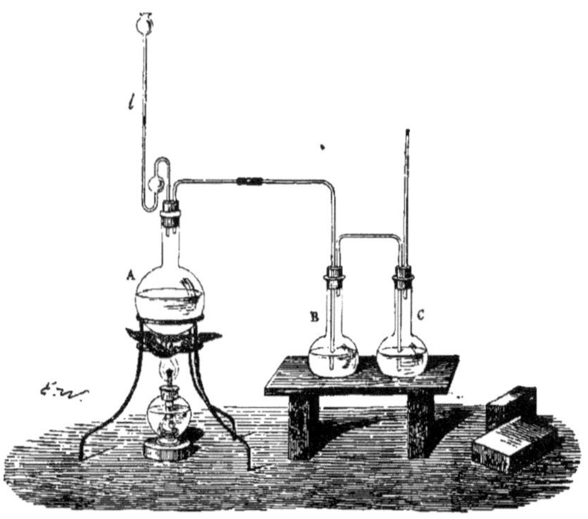

Fig. 48.

d'ailleurs par Fresenius pour les recherches de chimie générale. On introduit les matières suspectes dans un ballon A qui communique avec deux matras B et C (fig. 48), contenant une dissolution d'acide arsénieux dans la potasse caustique en excès. On verse peu à peu de l'acide chlorhydrique par le tube *t*, et l'on chauffe. Le gaz acide sulfhydrique se rend dans le matras B où il est retenu en totalité, à moins que le dégagement du gaz ne soit rapide; dans ce cas, une certaine quantité passe dans le matras C. Quand le dégagement a cessé, on démonte l'appareil; on mélange le contenu des deux matras et on le sature par l'acide chlorhydrique *en excès*. Il se dépose du sulfure d'arsenic qui est recueilli, lavé sur un filtre avec de l'eau froide, puis desséché à 100° et pesé. Le poids de l'acide sulfhydrique cherché s'obtient en multipliant par 0,4146 le poids du sulfure d'arsenic.

Si les matières soumises à l'analyse contiennent un polysulfure, du foie de soufre par exemple, il reste dans le ballon A une certaine quantité de soufre qu'on a soin de recueillir. Ce soufre peut être séparé à l'aide de la lévigation ou à l'aide du sulfure de carbone dans lequel il est soluble. On le dose en nature. Au lieu d'opérer ainsi, on peut en effectuer le dosage à l'état de sulfate de baryte. Pour cela, on traite par l'acide azotique bouillant les matières préalablement desséchées. L'acide azotique transforme le soufre en acide sulfurique qu'on précipite ensuite par l'azotate de baryte.

Enfin, il ne reste plus qu'à déterminer la nature de la base pour savoir si le poison ingéré était un sulfure de potassium ou de sodium, ou bien du sulfure de calcium, sel qui est employé parfois pour préparer des bains sulfureux.

Observations.

I. — *Empoisonnement par 15 grammes environ de sulfure de potassium.*
Mort en quelques minutes.

La dame D..., âgée de 41 ans, souffrant de pyrosis, faisait un usage habituel d'eau de Barèges, tantôt naturelle, tantôt artificielle, qu'elle préparait elle-même avec quelques gouttes d'une solution concentrée de sulfure de potassium. Un matin, on lui donna par méprise un verre de cette dernière solution, renfermant environ 12 à 15 grammes de sulfure de potassium, qu'elle avala tout d'un trait. Aussitôt, saveur âcre, vomissements d'une petite portion du poison, perte de connaissance. La malade était penchée sur son lit, la tête au-dessus du vase de nuit, dans lequel se trouvaient les matières des vomissements, et d'où se dégageait beaucoup de gaz hydrogène sulfuré. Le Dr Chantourelle, qui arriva sept à huit minutes après l'accident, fut presque suffoqué par la grande quantité de ce gaz répandu dans l'appartement, et crut d'abord à une asphyxie, comme il en avait déjà observé, par le dégagement trop abondant de gaz hydrogène sulfuré des eaux sulfureuses; mais il se convainquit bientôt que la malade était déjà sans vie.

Toute la peau et surtout la face, les lèvres, les paupières, les extrémités des doigts et le côté gauche du corps étaient d'une teinte violacée; la langue était proéminente entre les lèvres; la bouche entr'ouverte laissait échapper des vapeurs méphitiques et une salive visqueuse, brunâtre. Il n'y avait plus de respiration. Les yeux étaient immobiles et ternes. La tonicité musculaire était abolie; les membres et le tronc obéissaient à toute impulsion. De légers hoquets et un frémissement presque inappréciable du cœur étaient les seuls indices d'un restant de vitalité. On essaya d'introduire de l'air dans les poumons, de rappeler la contractilité du cœur par des frictions irritantes sur le thorax. Tout fut inutile.

Autopsie faite le lendemain. — Stase générale du sang dans le système capillaire veineux, plus marquée, de même que la veille, aux extrémités des doigts, aux lèvres, au côté gauche du corps qui était de couleur violette. Pas d'inflammation dans les bronches ni dans l'œsophage. Estomac renfermant beaucoup de liquide; la muqueuse de cet organe était saine, excepté en quelques endroits où elle était sèche et offrait une couche abondante de soufre. Une certaine quantité de la liqueur toxique avait passé dans le duodénum et dans le commencement du jéjunum. Ces organes offraient, du reste, une rougeur plus marquée. (GALTIER, *Traité de toxicologie.*)

II — *Empoisonnement par* 25 *grammes environ de sulfure de sodium.
Guérison.*

Mademoiselle B..., âgée de 21 ans, prit, pour se purger, 45 grammes de sulfure de sodium délayé dans deux tasses de chicorée, au lieu de sulfate de soude. La saveur repoussante de ce liquide fit qu'elle n'avala que 15 grammes environ de la substance toxique.

Aussitôt, saveur horrible, sensation d'un liquide brûlant, depuis la bouche jusqu'à l'estomac; violents efforts de vomissements, rejet d'une portion d'un liquide. Le Dr Chantourelle arriva un quart d'heure après. On sentait une forte odeur d'hydrogène sulfuré dans l'appartement, bien que les croisées eussent été ouvertes. Les matières des vomissements offraient des plaques blanches, formées probablement de soufre. La malade, abattue, pâle, ressentait une grande chaleur dans la bouche, l'arrière-gorge, le long de l'œsophage et dans l'estomac. Une forte odeur d'hydrogène sulfuré s'échappait de sa bouche et de ses narines. Elle suffoquait, ne pouvait dilater sa poitrine. Pouls irrégulier, très petit, plus lent qu'à l'état normal; refroidissement général. Les douleurs à l'épigastre continuent ainsi que les envies de vomir, mais celles-ci sans résultat. En attendant qu'on ait préparé des boissons convenables, on donne de l'eau en abondance : à chaque trois ou quatre verres, vomissements d'un liquide d'abord jaune verdâtre, répandant une forte odeur d'hydrogène sulfuré ; plus tard, clair, écumeux, blanchâtre, contenant du soufre en quantité successivement décroissante, et mêlé à des stries sanguinolentes, puis à des caillots de sang noirâtre, dont l'un d'eux adhérait au centre d'une pellicule d'environ 7 centimètres d'étendue, assez mince, semi-transparente, et paraissant avoir été détachée de la surface de l'estomac. On administra abondamment des boissons gommeuses et mucilagineuses, par verres, à chacun desquels on ajouta une cuillerée à bouche d'une solution de chlorure de soude, dans le but de détruire l'hydrogène sulfuré. En effet, la malade n'exhala plus l'odeur de ce gaz, et les liquides des vomissements cessèrent de répandre cette même odeur. La sensation de brûlure à l'épigastre fut remplacée par une sensation de chaleur incommode ; des coliques assez violentes marquèrent le passage du poison dans l'intestin, et, une ou deux heures après, un lavement provoqua plusieurs selles dans lesquelles on observa un liquide blanchâtre, laiteux, semblable à celui des vomissements. Enfin la respiration devint peu à peu naturelle. (GALTIER, *loc. cit.*)

Tous les agents toxiques que nous avons étudiés ont été, à l'exception des champignons, répartis dans des classes où leur place était assignée d'après des données scientifiques. Il me reste à traiter de deux autres sortes de poisons, savoir : du *colchique* et des *sels d'uranium* dont la place est incertaine.

J'avais d'abord rangé la colchicine à côté de la vératrine, suivant en cela l'exemple général. Mais des expériences que j'ai faites récemment m'ont démontré que la colchicine et la vératrine, déjà si différentes au point de vue chimique, s'éloignaient complètement l'une de l'autre au point de vue toxicologique. En effet, tandis que la vératrine est un poison musculaire, la colchicine, autant qu'il m'est permis d'en juger aujourd'hui, est un poison qui affecte le système nerveux, de sorte qu'elle devrait être placée, dès ce moment, parmi les poisons neurotiques. Du reste, contrairement à ce que l'on admettait jadis, le colchique ne renferme pas de vératrine ; réciproquement, les vératres ni le *Sabadilla officinalis* ne renferment pas de colchicine.

Quant aux sels d'uranium, ce sont des poisons dont l'étude est à peine ébauchée, et qui m'ont paru agir autant et même plus sur le système nerveux que sur le système musculaire.

I. — COLCHIQUE ET COLCHICINE

Le principal représentant du genre *colchique*, de la famille des *Colchicacées*, est le *colchique d'automne (Colchicum autumnale)*, plante herbacée, vivace, très commune dans les prairies.

Cette plante (fig. 49) présente une souche bulbeuse surmontée d'une tige très courte, d'où naissent des fleurs roses, qui apparaissent en septembre et octobre et ne fructifient que l'année suivante, en mai et juin.

Le bulbe du colchique (fig. 50) présente les dimensions d'un marron, est conique, strié longitudinalement, convexe d'un côté, aplati du côté opposé, et creusé d'un sillon profond oc-

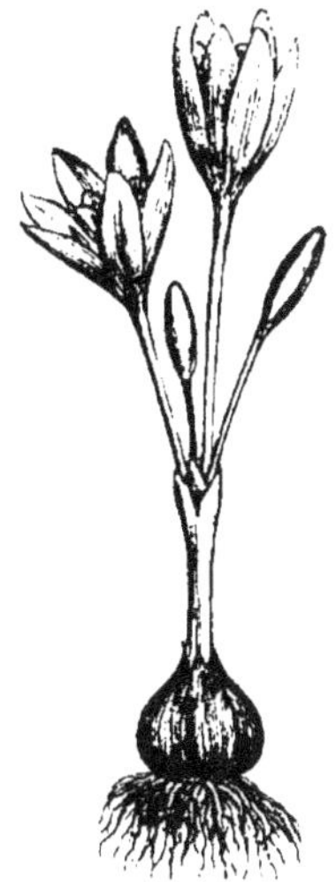

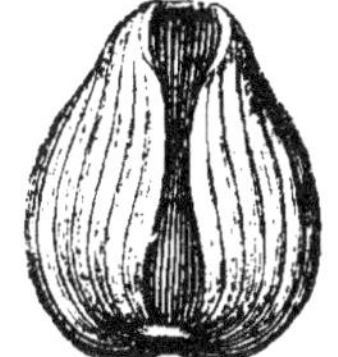

Fig. 49. — Colchique d'automne
(*Colchicum autumnale*).

Fig. 50. — Bulbe du colchique
d'automne.

cupé primitivement par le périanthe tubuleux des fleurs. Chaque année, il naît un bulbe nouveau remplaçant celui de l'année précédente, qui se détruit. Ce bulbe frais est gris jaunâtre à l'extérieur, mais il brunit par la dessiccation. Il est blanc et amylacé à l'intérieur ; aussi la coupe en bleuit-elle fortement au contact de la teinture d'iode. Lorsqu'on le mâche, on sent une saveur féculente à laquelle succède bientôt une saveur âcre et amère.

Colchicine. — On appelle ainsi la substance active du colchique. Cette substance est azotée, quaternaire, amère et nauséeuse, ayant pour formule atomique $C^{17}H^{19}AzO^5$. Elle présente un aspect résineux, jaunâtre; on peut la faire cristalliser dans l'alcool aqueux en petits prismes ou en aiguilles très déliées. Ce qui la distingue tout d'abord, c'est sa grande solubilité dans l'eau. La colchicine est soluble dans l'alcool ordinaire, dans l'alcool amylique, le chloroforme, l'éther et la benzine. Le chloroforme l'enlève facilement à ses solutions acides. Elle fond à 140°. L'acide sulfurique la colore en jaune; l'acide azotique concentré produit le même effet, mais après avoir développé d'abord une coloration violette, puis vert olive. L'acide azotique, d'une densité de 1,4, développe une teinte violette qui passe au rouge orangé par la potasse. Le réactif d'Erdmann donne une coloration bleue passagère; celui de Fröhde, une coloration jaune, passant au vert jaunâtre, puis redevenant jaune après vingt-quatre heures (Houdès). Après une ébullition prolongée avec l'acide sulfurique dilué, elle réduit la liqueur cupro-potassique, ce qui semble indiquer qu'elle constitue un glucoside, à la manière de la solanine.

Avec le *sulfovanadate d'ammoniaque* (1 gr. de vanadate dissous dans 200 gr. d'acide sulfurique), la colchicine pure donne une coloration violette, qui vire rapidement au brun violacé (Mandelin).

Toutes les parties du colchique renferment de la colchicine; mais cette substance réside surtout dans le bulbe et dans les semences, seules parties qui servent aux préparations officinales. Contrairement à l'opinion admise jadis, d'après laquelle les semences seraient les parties les plus actives, Schroff a conclu de ses recherches que le bulbe recueilli à l'époque même de la floraison l'emporte sous ce rapport, surtout lorsqu'il est desséché. Le bulbe frais est proportionnellement moins actif, à cause de l'eau qu'il contient.

L'empoisonnement par le colchique est, en général, accidentel ou suicide; il a été rarement criminel. L'intoxication accidentelle a été observée fréquemment, soit à la suite de l'ingestion de teinture et de vin de colchique qu'on avait pris pour de l'eau-de-vie ou du vin de quinquina, soit à la suite de l'ingestion de ces préparations à trop haute dose dans un but thérapeutique. C'est également au vin et à la teinture de colchique qu'ont eu recours, le plus souvent, ceux qui ont mis fin à leurs jours à l'aide de ce poison végétal.

Les doses mortelles du colchique et de ses préparations pharmaceutiques n'ont pas été déterminées d'une manière précise, ce qui tient à la variabilité de la teneur de la plante en colchicine et à la variabilité plus grande encore des préparations officinales. Dans notre pays, la teinture de bulbes de colchique se fait avec une partie de bulbes et 5 d'alcool à 60° ; la teinture des semences, avec une partie de semences et 8 ou 10 parties d'alcool, tandis qu'en Allemagne les préparations de la plante sont en général plus fortes. Ainsi le vin de colchique se prépare en Prusse en laissant digérer une partie de colchique dans 2 parties de madère. Les doses de ces diverses préparations qui ont amené la mort sont donc peu comparables.

Nous dirons toutefois que le colchique frais, récolté en octobre, peut déterminer des accidents notables dès la dose de 1^{gr},50 ; que, dans la plupart des cas de mort survenue après l'ingestion de la teinture ou de vin de colchique, la quantité ingérée pouvait correspondre à 5 à 10 grammes de bulbe de colchique ; qu'enfin la colchicine, qu'on n'administre qu'aux doses de 2 à 5 milligrammes, a produit des accidents très graves chez l'homme, après avoir été *ingérée* à la dose d'un tiers de grain (Schroff), et qu'un cinquième à un demi-grain (1) suffiraient, suivant Casper, pour faire succomber les adultes. Un centigramme de cette même substance, introduite dans le tissu cellulaire sous-cutané chez un chien de taille ordinaire, tue infailliblement cet animal.

Au sujet des doses même très faibles, telles que celles qu'on

____

(1) Le grain, en Autriche, correspond à 0^{gr},73 ; en Prusse et en Saxe, à 0^{gr},061.

prescrit en thérapeutique, je rappellerai un fait d'une haute importance pratique. Le colchique exerce, comme la digitale, une action cumulative, de sorte qu'une quantité donnée de cette substance qui, administrée pendant deux ou trois jours, ne causerait pas d'accidents graves, peut amener la mort les jours suivants si l'on en continue l'administration. Mann a vu un malade succomber au bout de quatre jours, après avoir pris du colchique à petites doses, en tout 15 grammes pendant ce temps.

Notons enfin que, d'après les recherches de Dannenberg, confirmées par celles d'Ogier, la colchicine paraît susceptible de résister énergiquement à la putréfaction, ou du moins de ne se modifier que très lentement ; aussi peut-on encore caractériser ce principe dans des cadavres enfouis dans le sol depuis plusieurs mois.

EFFETS TOXIQUES.

La colchicine semblerait d'abord se révéler comme une substance infiniment moins dangereuse que la vératrine, et même comme une substance bénigne. Mais il n'en est rien. Bien qu'elle possède des propriétcs organoleptiques infiniment moins accentuées que la vératrine et qu'elle ne produise pas, comme celle-ci, un violent éternument, ni une salivation aussi abondante lorsqu'elle a été introduite dans les fosses nasales ou déposée sur la muqueuse buccale ; bien qu'elle ne détermine pas non plus les sensations de chaleur, de picotement qu'éveille le principe de l'ellébore blanc appliqué sur la peau, la colchicine est une substance redoutable qui amène la mort d'une manière insidieuse et presque toujours fatale, après l'ingestion de doses supérieures à celles que j'ai indiquées.

Il est même remarquable que presque tous les cas d'empoisonnement par cette substance et par le colchique ont été mortels. C'est pourquoi ces agents toxiques doivent être rangés parmi ceux dont il faut le plus se défier, tels que le phosphore et les vapeurs nitreuses (pages 133 et 209).

Symptômes. — Le bulbe de colchique détermine dans la bouche une saveur féculente bientôt suivie d'âcreté, de chaleur, d'une augmentation de la sécrétion salivaire et de constriction à l'arrière-gorge. L'ingestion de la teinture et du vin de colchique produisent peu de chose dans les premières voies, à cause de leur déglutition rapide.

Puis, après un temps variable dont la durée peut être de trois heures, qui est, en général, d'une heure après l'ingestion soit de la teinture, soit du bulbe de colchique, plus long après l'ingestion de ce même bulbe mélangé à des aliments, on voit apparaître des nausées et des vomissements. Les premières matières rejetées de l'estomac sont d'abord les aliments, et, si l'organe est vide, un liquide spumeux et bilieux; plus tard, les vomissements ont une couleur brune et peuvent même devenir sanguinolents. Ils sont persistants. Pendant ce temps, les patients éprouvent de violentes douleurs non seulement à l'épigastre, mais dans l'abdomen. En effet, il survient des évacuations alvines, lesquelles sont d'abord muqueuses, puis teintées de sang, et sont même parfois formées de sang presque pur. En même temps apparaissent des symptômes généraux résultant de l'absorption du poison. Ces symptômes présentent une certaine analogie avec ceux qui nous ont frappé dans l'étude de l'inée, du tanghin, de l'upas antiar et surtout de la vératrine, ce qui fait qu'on a confondu jusqu'ici l'empoisonnement par le colchique avec celui que produit le verâtre et la cévadille. Mais on observe déjà cette différence que le cœur se trouve ici moins rapidement atteint que dans l'empoisonnement par ces dernières substances. D'un autre côté, si la mort arrive toujours par syncope dans l'intoxication par l'inée, elle arrive le plus souvent par asphyxie dans l'intoxication par la colchicine.

Les mouvements respiratoires deviennent difficiles. Tantôt ils sont lents, tantôt ils sont rapides, mais *faibles*. Il en est de même des battements cardiaques qui sont lents ou fréquents, mais toujours *affaiblis*, à tel point qu'ils finissent par devenir presque imperceptibles à la main. Consécutivement à ce ralentissement de la circulation et de la respiration et à la stagnation du sang, les muqueuses et les paupières se cyanosent, la face se grippe, la température animale s'abaisse considérablement, même de trois à quatre degrés; la peau se couvre d'une sueur froide et visqueuse; les urines sont supprimées : tous symptômes qui, joints à la sensibilité du pouls, aux crampes douloureuses dans les membres, en même temps qu'à la prostration et l'anéantissement, rappellent ceux du choléra. La confusion serait facile si la nature des vomissements et surtout la nature des selles ne venait l'empêcher. Enfin, la mort arrive en général entre vingt et trente heures, quelquefois un peu plus tôt, d'autres fois au bout de deux ou trois jours. Elle est souvent précédée de mouvements convulsifs. Dans certains cas, après la rémission des symptômes, on a observé une dysenterie chronique, à laquelle les patients ont succombé au bout d'un temps plus ou moins long. — Un homme ayant pris deux cuillerées de teinture de bulbe de colchique dans le but de calmer des douleurs rhumatismales, eut des nausées, des vomissements et succomba dans la nuit. Un autre, ayant ingéré un potage dans lequel on avait fait cuire du bulbe de colchique, expira au bout de trois jours.

Mécanisme de l'intoxication par la colchicine. — Action sur le système nerveux. — Tels sont les symptômes de l'empoisonnement par le colchique, d'après l'observation chez l'homme et quelques expériences faites sur les animaux. Mais l'action de la colchicine sur un élément anatomique déterminé n'avait pas été étudiée, de sorte que le mécanisme de l'intoxication par cette substance restait tout entier à élucider. Afin de m'éclairer sur cette question, j'ai fait sur les chiens d'abord, puis sur les grenouilles, quelques expériences dont je crois devoir citer les principales.

J'injecte sous la peau du dos, chez une chienne de taille médiocre, 2 centigrammes de colchicine dissoute dans 2 centimètres cubes d'eau. Pendant les deux premières heures qui suivent l'injection, l'animal ne paraît rien éprouver; toutefois les battements cardiaques et les mouvements respiratoires semblent avoir diminué un peu de fréquence, et l'animal éprouve un peu de salivation. Quelque temps après, la scène change : les effets du poison commencent à se manifester, et l'on peut déjà juger que la terminaison sera funeste. Il survient des nausées, des vomissements qui sont spumeux d'abord et qui deviennent ensuite bruns, puis des déjections sanguinolentes. Les mouvements respiratoires et les battements cardiaques sont peu ralentis, mais ces derniers sont très faibles. L'animal est fatigué ; il a la peau froide ; sa température est en effet très abaissée ; car, de 39°,4 qu'elle était au début, elle n'est plus que de 36°,4 quatre heures et demie après l'injection du poison. Le thermomètre qui ne pénétrait dans le rectum qu'avec une certaine difficulté, y entre maintenant comme dans le vide, tant le sphincter est relâché. L'état s'aggrave de plus en plus. L'animal ne peut plus se tenir debout. Les battements cardiaques deviennent d'une faiblesse extrême. La respiration est tantôt lente, tantôt accélérée ; elle est pénible. Il n'y a plus de vomissements ; il s'écoule encore un peu de sang par l'anus ; la température rectale continue de baisser ; elle tombe à 35°,5. Enfin l'animal éprouve quelques mouvements convulsifs ; il se plaint et pousse des aboiements répétés. Les battements cardiaques deviennent à peine perceptibles alors que la respiration s'effectue encore. Les mouvements convulsifs reparaissent ; l'animal a même de l'opisthotonos, mais plus souvent de l'emprosthonos ; sa face est horriblement grippée. La température rectale s'abaisse de plus en plus ; elle descend à 34°,8. A ce moment, la respiration s'arrête, tandis que le cœur bat encore, ou plutôt s'agite, impuissant à lancer le sang, car les mouvements sont à peine perceptibles. Ces mouvements deviennent de plus en plus rares pendant quelques secondes, puis ils cessent tout à fait, six heures et demie après l'injection de la colchicine. Le thermomètre laissé à demeure dans le rectum s'élève presque aussitôt après la mort à 35°,4, c'est-à-dire de 6 dixièmes de degré. Il s'agit de l'élévation bien connue de la température centrale *post mortem*. Pendant plusieurs minutes, l'instrument laissé à demeure dans le rectum exécute des mouvements lents de va-et-vient dus aux contractions intestinales qui continuent.

L'autopsie fut faite le lendemain matin, douze heures après la mort. L'animal était rigide. La température rectale était de 22 degrés, bien que la température ambiante fût à ce moment de 15°,5, et que cette chienne eût été laissée dans le laboratoire, exposée au froid de la nuit. Les poumons étaient très rouges; on observait à leur surface quelques points apoplectiques petits et disséminés. La trachée était un peu rouge en certains points et renfermait une écume sanguinolente. Le péricarde présentait des arborisations et quelques points apoplectiques dont les dimensions variaient de celles d'une tête d'épingle à celles d'une lentille. Les quatre cavités cardiaques contenaient du sang à demi coagulé, moins sombre à gauche qu'à droite. Le foie était d'un brun noir, la rate bleuâtre; il ne s'écoulait pas de sang de ces organes lorsqu'on les incisait. Les reins étaient légèrement congestionnés, notamment dans leur substance médullaire, dont les tubuli étaient partiellement desquamés. Les méninges cérébro-spinales offraient également un certain degré de congestion qui n'existait ni dans le cerveau, ni dans le cervelet, ni dans la moelle épinière. Mais les lésions les plus remarquables furent celles que présentèrent l'estomac et les intestins. La muqueuse stomacale était rouge, elle offrait un pointillé remarquable; elle avait laissé suinter du sang qui colorait le contenu de cet organe. La muqueuse intestinale, surtout celle du rectum, offrait également un pointillé et des arborisations extrêmement remarquables. Ces lésions constituent, au point de vue anatomique. la caractéristique de l'empoisonnement par la colchicine, qui est l'un des types des purgatifs dit drastiques.

Chez un autre chien qui reçut sous la peau 3 centigrammes de colchicine, j'observai la même marche de l'empoisonnement et les mêmes symptômes. Ainsi, pendant plus de deux heures, ce chien parut se trouver à l'état normal, et il ne mourut que sept heures après l'injection du poison. Les lésions furent les mêmes que celles que j'avais observées chez le premier chien. Ayant pu recueillir des urines de cet animal, j'y trouvai de l'albumine dont la présence s'expliquait par la lésion des reins, dont les tubuli étaient de même partiellement desquamés.

Enfin, ayant injecté chez un autre chien 5 centigrammes de colchicine, je remarquai, une heure et quart après l'opération, un accroissement de la température qui, de 39°,7 qu'elle était au début, s'éleva à 40°,6. Plus tard, elle descendit à 40 degrés, puis, au bout de quatre heures, à 38°,2, et descendit finalement à 35°,6, au moment de la mort. Les symptômes furent d'ailleurs les mêmes que ceux qu'avait présentés le premier chien ayant reçu 2 centigrammes de la substance toxique.

Plusieurs de ces symptômes, notamment les vomissements, la prostration, la paralysie du sphincter anal, la réfrigération, la petitesse du pouls, semblaient indiquer que la colchicine fût un poison musculaire au même titre que la vératrine. Les convulsions que divers observateurs avaient déjà notées, et qui d'ailleurs ne sont pas constantes, ne constituaient pas une objection à cette manière de voir, puisque divers poisons musculaires, la vératrine en première ligne, peuvent produire ces symptômes. Mais, ayant appliqué l'électricité sur les muscles de l'animal qui venait de succomber en dernier lieu, et ayant vu ces muscles se contracter parfaitement; ayant vu d'un autre côté les intestins se contracter vivement au contact de l'air après l'ouverture de l'abdomen et sous l'influence de l'électricité, il était difficile d'admettre que la colchicine fût un poison ayant la propriété de paralyser les muscles. Afin de mieux juger la question, j'ai expérimenté sur les grenouilles.

Le premier fait qui m'a frappé, c'est que les grenouilles résistent infiniment mieux que les chiens et que l'homme à l'action de la colchicine. Ainsi, 1 centigramme de cette substance si dangereuse pour l'homme ne fait rien sur une grenouille qui a reçu le poison sous la peau. Ce même animal met plus de vingt-quatre heures à mourir après avoir reçu, de même sous la peau, 5 centigrammes de colchicine. Les mouvements des membres deviennent difficiles et impossibles bien avant l'arrêt du cœur, lors même que la substance toxique a été injectée sous la peau du dos et des flancs à une faible distance du cœur, tandis que c'est le contraire qui a lieu lorsqu'il s'agit des poisons musculaires, ainsi que nous l'avons vu maintes fois, notamment dans l'étude des effets des sels de baryum.

Ce qui m'a frappé ensuite, c'est, d'une part, l'exaltation du pouvoir réflexe au début de l'intoxication, et, d'autre part, ce fait qu'au moment où les mouvements volontaires étaient abolis et que l'électricité, appliquée sur les nerfs moteurs, ne faisait plus contracter les membres auxquels ces nerfs se rendaient, ce même agent, appliqué *directement* sur les muscles, les faisait vivement contracter. Ainsi, tandis que l'excitation d'un nerf sciatique ne provoquait aucun mouvement dans le membre correspondant, l'excitation directe des muscles de ce membre le faisait rapidement entrer en contraction. Il résultait nécessairement de ces données : 1° que *la colchicine n'était pas un poison musculaire;* 2° que *cette substance paralysait les nerfs moteurs.* D'autres expériences m'ont appris : 3° que *cette même substance* paralyse les nerfs sensitifs, après en avoir exalté les propriétés.

Ces résultats, dont le dernier mérite néanmoins d'être vérifié par de nouvelles recherches, nous rendent compte des symptômes les plus remarquables de l'empoisonnement par le colchique et par la colchicine. Mais il reste à expliquer les hémorrhagies intestinales. Or, on sait que les vaisseaux superficiels de la muqueuse intestinale sont directement recouverts par l'épithélium; j'ai vu, d'un autre côté, que cet épithélium était enlevé surtout dans les dernières portions de l'intestin et dans l'estomac, et que le contenu de ces portions du tube digestif, lesquelles étaient tout à fait congestionnées, renfermait une grande quantité de cellules épithéliales et de globules sanguins. Les capillaires avaient donc laissé passer du sang en ces points. Quant à l'action prépondérante, mais élective, sur l'estomac et sur l'intestin, elle trouvera sans doute son explication dans l'élimination de la colchicine qui est une substance irritante, élimination que l'analyse chimique pourra mettre en évidence. L'altération des reins, observée surtout dans la substance médullaire, reconnaît la même cause.

Traitement. — L'empoisonnement par le colchique et la colchicine est l'un de ceux dont le traitement est le plus difficile. On conseille, en général, l'emploi des moyens usités dans l'intoxication par la vératrine. Mais il faut se rappeler que, dans la plupart des cas, la thérapeutique a été impuissante. *Les alcooliques* me sembleraient être très utiles comme agents capables de relever l'organisme et de favoriser l'élimination du poison. On agirait topiquement sur l'intestin à l'aide de *lavements émollients*, qui auraient au moins pour effet de diluer et d'entraîner ensuite le poison qui paraît s'éliminer par la muqueuse du tube digestif.

Ce n'est pas au début de l'intoxication que les alcooliques seraient utiles, alors qu'ils favorisaient plutôt l'absorption du poison dans le tube digestif. A ce moment, il faut surtout recourir aux *éméto-cathartiques*, les alcooliques devant être employés lorsque le poison s'est diffusé dans l'organisme. Enfin *la respiration artificielle* et l'*inspiration d'oxygène pur* seraient sans doute utiles pour combattre les effets de l'asphyxie, qui est due ici, non à la paralysie des muscles, mais à celle du système nerveux.

RECHERCHE DE LA COLCHICINE.

La méthode de Stas, si on la suivait exactement, serait peu avantageuse. Mais cette même méthode donnerait des résultats très satisfaisants, si l'on remplaçait les acides tartrique ou oxalique par l'acide chlorhydrique, et les alcalins par la magnésie.

Dans un cas d'empoisonnement multiple, produit par la teinture de semences de colchique, Wittstock opéra de la manière suivante : le contenu stomacal des cadavres fut additionné d'une grande quantité d'alcool et de quelques gouttes d'acide chlorhydrique. Ce mélange fut ensuite agité fortement, puis filtré et évaporé à la température de 36° jusqu'à consistance sirupeuse. Le résidu fut traité par l'eau qui sépara une grande quantité de graisse ; la solution aqueuse fut concentrée et additionnée d'alcool qui sépara d'autres corps étrangers. Le nouveau liquide alcoolique, filtré, fut évaporé à consistance sirupeuse, puis additionné d'une quantité d'eau suffisante pour donner 30 centimètres cubes ; enfin, il fut agité avec 2 grammes de magnésie et 90 grammes d'éther. Ce dernier liquide, ayant été décanté après une digestion prolongée et abandonné à l'évaporation spontanée, laissa un résidu dans lequel se trouvait la colchicine. Ce résidu fut traité par l'eau qui enleva la colchicine en la séparant d'un restant de matières grasses.

L'alcaloïde obtenu fut reconnu aux réactions de la colchicine. Parmi ces réactions, nous avons déjà cité celles des acides sulfurique et azotique (page 834). Nous ajouterons que le tanin donne avec la colchicine un précipité blanc qui se rassemble par la chaleur et prend un aspect résineux ; avec la teinture d'iode et l'iodure de potassium ioduré, un précipité brun kermès ; avec le chlorure d'or, un précipité jaune d'or ; avec l'eau de chlore, également un précipité jaune. Il est bon de remarquer que le chlorure de platine ne produit pas de précipité, même dans les solutions peu étendues.

Dans une accusation d'intoxication par la colchicine, Schutzemberger, Ogier et Pouchet ont suivi la marche suivante :

Les viscères, réduits en pulpe au moyen d'un hachoir, ont été délayés dans de l'alcool à 90°, et le tout, acidulé avec de l'acide tartrique, a été maintenu pendant dix heures à une température de 60°. Après filtration, le liquide alcoolique a été évaporé dans le vide. Le résidu sec a été épuisé par de l'alcool dilué, et, après filtration, la solution a été agitée à plusieurs reprises avec du pétrole léger, afin d'éviter les matières grasses, puis, le liquide a été épuisé par le chloroforme. Les solutions chloroformiques, soigneusement décantées, sont réunies et évaporées. C'est dans ce chloroforme que se montre toute la colchicine, s'il en existe dans les organes. Le résidu est soumis à l'action de l'acide nitrique d'une densité de 1,4 et aussi à l'action du sulfovanadate d'ammoniaque.

Toutefois, il faut se rappeler que si la colchicine pure donne par l'acide nitrique une coloration *franchement violette*, cette coloration n'est plus que *rose violacée* ou *rose* lorsque l'alcaloïde est dissout depuis longtemps dans le chloroforme ; que cette coloration rose violacée peut être observée avec certaines ptomaïnes ; enfin, que le sulfovanadate donne une coloration verte ou verdâtre avec l'arbutine, la rhéine, l'aloïne et quelques ptomaïnes.

Rappelons enfin que, dans l'état actuel de la science, les symptômes physiologiques de la colchicine ne sont pas assez tranchés pour caractériser, au moyen d'expériences faites sur des animaux, un empoisonnement par la colchicine (1).

Observations.

I. — *Empoisonnement par la teinture vineuse de colchique. — Mort.*

Un homme de 56 ans prend, par mégarde, 48 grammes de teinture vineuse de colchique. Une demi-heure après, douleurs aiguës d'estomac ; nausées suivies de vomissements, de déjections alvines souvent involontaires, pendant toute la nuit et une grande partie du jour suivant. Les déjections cessent ensuite, mais les nausées continuent. Le lendemain, soif ardente qui persiste jusqu'à la mort ; douleurs gastro-intestinales excessivement aiguës. Le malade est épuisé ; il a du délire ; les pulsations artérielles sont à peine sensibles, enfin la mort a lieu dans la matinée du troisième jour. — Estomac rouge, pas d'inflammation dans les intestins. (GALTIER, *Traité de toxicologie.*)

II. — *Empoisonnement par le vin de colchique. — Guérison.*

Un médecin de Berlin avait prescrit à un homme de 40 ans du vin de semences de colchique d'automne, à prendre à la dose de 20 gouttes toutes

(1) Voyez *Soc. de médecine légale*, t. IX, p. 218, 1886 et p. 309.

les deux heures. On donna au malade un flacon qui contenait 16 grammes de ce vin. Celui-ci, après s'être conformé à l'ordonnance pendant un jour, n'en ressentant pas d'effet, avala le restant d'un seul coup, se coucha et s'endormit. Vers 2 heures du matin, il se réveilla en sursaut, eut une évacuation alvine abondante sans douleur, et une seconde évacuation vers le matin. Il éprouva ensuite de l'oppression, de l'anxiété précordiale, des vomissements liquides jaunes verdâtres et si continus, qu'il ne pouvait avaler la moindre quantité de boisson sans la rejeter immédiatement. Abdomen et épigastre mous, non douloureux au toucher ; soif très vive. Les vomissements persistèrent pendant vingt-quatre heures ; l'abattement devint considérable, la face se grippa, le pouls devint petit, tendu ; l'excrétion urinaire diminua. Néanmoins le patient resta calme et conserva ses facultés intellectuelles. Le lendemain, vers minuit, il s'endormit paisiblement et se réveilla n'ayant d'autres symptômes morbides qu'une faiblesse excessive et des hoquets dans le courant de la journée. Le rhumatisme ne fut nullement modifié. (GALTIER, *loc. cit.*)

III. — *Empoisonnement de cinq personnes par la teinture de colchique ingérée à la dose de 60 grammes. — Mort.*

Le dimanche 7 décembre 1851, j'avais prescrit, à ma visite du matin, de 7 heures à 8 heures, 60 grammes de vin de quinquina à cinq malades appartenant au service des blessés de l'hôpital du bagne de Toulon. Ces malades étaient, en général, d'un tempérament lymphatique, d'une assez forte constitution, mais affaiblis par leur séjour dans les prisons, par les opérations graves qu'ils avaient subies (trépanation du sternum, du calcanéum, du tibia, — voyez *Union méd.*, 1851, p. 484-508), et dont ils étaient guéris ou en voie de guérison. Cependant, sur l'un d'eux, atteint de testicule tuberculeux, il n'avait pas été fait d'opération. Ils étaient tous les cinq, depuis longtemps, à l'usage du vin de quinquina, qui leur était donné par le pharmacien de mon service, aussitôt après ma prescription et en ma présence.

Par suite d'une déplorable méprise, 60 grammes de teinture de colchique furent administrés à 8 heures à chacun des cinq malades, à la place de 60 grammes de vin de quinquina prescrits à chacun d'eux.

En buvant ces 60 grammes de la liqueur précitée, aucun malade n'en fut immédiatement incommodé ; quelques-uns même déclarèrent tout bas qu'elle était préférable à celle des autres jours. Pendant ma visite et quelques instants après, jusqu'à mon départ de la salle, rien ne pouvait faire pressentir les terribles accidents qui devaient se montrer quelques heures après. En effet, vers 10 heures seulement, deux malades qui éprouvaient déjà de l'ardeur à l'épigastre et des coliques, commencèrent à vomir. Le chirurgien de garde accourut et trouva les cinq blessés pâles, froids, le pouls petit, en proie à des coliques intenses, à des nausées, à des vomissements incessants, à des évacuations alvines abondantes et répétées. L'empoisonnement était évident ; mais, bien qu'il restât du liquide administré, on ne put sur le moment en constater la nature. On prescrivit successivement de l'eau tiède, du tanin, du café ; on appliqua des sinapismes aux membres, on réchauffa les patients.

Averti de l'accident survenu dans mon service, j'accourus auprès de mes malades que je trouvai, à 2 heures 1/2, dans l'état suivant : pâleur de la peau, froid général, ralentissement considérable de la circulation ; le pouls très petit et même imperceptible chez deux ; ardeur au pharynx et le long de l'œsophage, soif inextinguible, douleur intolérable à l'épigastre et dans tout l'abdomen, vomissements répétés et selles nombreuses de matières séreuses, jaunâtres, sans mucosités ni stries sanglantes. Intégrité complète de l'intelligence, de la parole, des sensations, des mouvements. Chez un malade seulement, il existait, depuis le matin, un bourdonnement incommode dans l'oreille gauche. Les pupilles n'offraient rien à noter.

Malgré l'examen attentif du liquide administré et tous les renseignements demandés, je ne pus savoir quelle était la nature de la substance toxique qui avait été administrée. Je prescrivis des boissons et des lavements mucilagineux et albumineux, des cataplasmes émollients sur l'abdomen.

Bientôt une consultation eut lieu ; on pensa que l'empoisonnement était produit par la teinture de colchique, et l'on prescrivit la potion suivante, à prendre par cuillerées chaque quart d'heure :

Infusion de mélisse.........	130	grammes.
Éther sulfurique...........	2	—
Laudanum de Sydenham....	1	—
Sirop de sucre..............	30	—

On dut la faire suivre de l'administration d'un gramme de laudanum donné à distance à la dose de cinq gouttes dans une cuillerée d'eau sucrée. Les cataplasmes émollients, les boissons mucilagineuses, les moyens de calorification durent être continués.

A 5 heures du soir, les symptômes étaient les mêmes chez quatre malades ; chez l'autre, les vomissements et les selles avaient cessé, la peau était chaude, couverte d'une sueur tiède et le pouls relevé ; il était dans une période de réaction susceptible de faire bien augurer de son état. Mais, malgré les soins assidus, ce malade et un autre succombèrent à 3 heures 1/4 du matin, un troisième à 4 heures 1/4.

A 6 heures du matin, les deux malades qui vivaient encore étaient dans un déplorable état ; on observait : ardeur gutturale, soif vive, coliques, ténesme rectal et vésical, douleurs dans les lombes et les membres, pesanteur de tête, oppression, froid de la peau, lividité des lèvres et des ongles. Les vomissements avaient diminué. Des crampes aux jambes avaient été notées chez l'un d'eux qu'on avait dû cathétériser à cause de la rétention d'urine.

Des stimulants à l'extérieur et à l'intérieur ne purent améliorer l'état de ces deux malheureux qui, de même que leurs camarades, succombèrent avec calme et résignation, en conservant jusqu'au dernier moment l'intégrité de leurs facultés intellectuelles, à peine troublée chez l'un d'eux, qui expira à 10 heures. Le dernier expira à 7 heures 1/2 de l'aprèsmidi, vingt-neuf heures après l'ingestion du liquide toxique.

Autopsie. — Trente-six heures environ après la mort du dernier malade, j'ai fait l'autopsie des cinq cadavres. Les caractères anatomiques ayant été chez tous les mêmes, à de très faibles nuances près, je vais les indiquer dans leur ensemble. Pupilles normales, cyanose des ongles, des mains et de quelques parties de la peau, qui est décolorée sur la plus grande étendue, et nullement plissée comme dans le choléra ; raideur cadavérique très modérée. Pas d'ulcérations ni de traces d'inflammation dans le pharynx ni dans l'œsophage. L'estomac et l'intestin contiennent peu de gaz, mais beaucoup de liquides troubles. La muqueuse gastro-intestinale est en général très ramollie, mais sans ulcération ; elle est rouge sur divers points. Foie très congestionné ; vésicule contenant une médiocre quantité de bile. Rate gorgée de sang. Reins congestionnés ; peu d'urine dans la vessie, dont la muqueuse présente des plaques rouges peu étendues. Cœur flasque, contenant peu de sang noir et de caillots de la même couleur. Distension de la veine porte et de la veine cave inférieure. Le sang offre partout l'aspect et la consistance de la gelée de groseilles. Poumons sains, crépitants, sans hypostase ; pas de sérosité dans les plèvres, ni dans le péricarde, ni dans le péritoine. Injection très prononcée de l'encéphale et de la moelle ; rougeur très vive des membranes cérébro-spinales ; les liquides céphalo-rachidien et sous-arachnoïdien sont peu abondants, ainsi que celui des ventricules du cerveau. La coupe de ce dernier organe laisse suinter des gouttelettes de sang. L'axe cérébro-rachidien offre un ramollissement général très prononcé.

Les muscles des cavités splanchniques présentent partout une couleur vermeille qui frappe les assistants, ainsi que le bon état de conservation des cadavres dont les chairs étaient dures et n'offraient encore que d'insignifiantes traces de décomposition trois jours après la mort. (JULES ROUX, *Union médicale*, 1855, n° 36, page 145.)

II. — URANIUM

On ne connaît jusqu'ici aucun empoisonnement par les composés de l'uranium, bien que quelques-uns d'entre eux servent dans l'industrie et dans les arts. Ainsi, le peroxyde, ou oxyde jaune d'uranium, est employé pour obtenir les verres jaune serin (1) ; le mélange des oxydes d'uranium et de nickel sert à obtenir les verreries de couleur vert émeraude. Les verres d'uranium ou d'urane absorbent les rayons fluorescents, et sont en outre dichroïques. L'azotate et l'acétate d'uranium sont employés par les photographes.

L'*uranium*, découvert en 1789 par Klaproth, dans la *pechblende* (2), a été obtenu pour la première fois à l'état pur par Péligot.

(1) Les verres jaunes se préparent avec le chlorure d'argent.
(2) La pechblende est un minerai contenant, outre l'oxyde d'uranium, de la

Ce métal possède une couleur semblable à celle du nickel et du fer ; il devient jaunâtre à l'air, et, s'il est en poudre, il s'enflamme sous l'influence d'une légère élévation de température. L'eau ne l'oxyde pas ; les acides étendus le dissolvent avec dégagement d'hydrogène.

Les sels uraneux, ou sels de protoxyde, sont verts ; les sels uraniques, ou sels de sesquioxyde, sont jaunes ou rouge brique, suivant qu'ils sont hydratés ou anhydres.

EFFETS TOXIQUES.

Action de l'azotate d'uranium. — D'après des expériences faites par Leconte (*Société de biologie*, 1863), l'azotate d'uranium en dissolution est un poison énergique. La dose de 1 gramme, même celle de 50 centigrammes, suffisent pour tuer de petits animaux. Introduit dans l'estomac d'un chien de forte taille, il peut déterminer la mort malgré les vomissements survenus quelques heures après l'ingestion. Dans les deux ou trois premiers jours qui suivent l'absorption de la substance toxique, on trouve du sucre dans l'urine. La défécation et l'excrétion urinaire sont suspendues dès le second ou le troisième jour. La respiration est profondément altérée ; elle est lente et pénible. La mort arrive vers le sixième jour au plus tard. Leconte admet que l'absence de défécation est due probablement à la paralysie des fibres musculaires de l'intestin, que la disparition de l'excrétion urinaire est due sans doute au peu de sang qui traverse les reins, puisque le sang noir s'y accumule ainsi que dans tout le système veineux. Il explique les vomissements par l'irritation que le sel exerce sur l'estomac. Enfin la présence du sucre dans l'urine proviendrait, suivant cet expérimentateur, de la cessation du rapport constant qui, à l'état normal, existe entre sa production dans le foie et sa destruction dans les poumons, la respiration étant chimiquement active.

Action de l'acétate d'uranium. — L'azotate d'uranium étant un sel très acide et, par conséquent, irritant lorsqu'il est en solution étendue, et corrosif lorsqu'il est en solution concentrée, j'ai expérimenté avec l'acétate d'uranium. Ce sel, qui cristallise en prismes rhomboïdaux d'un beau jaune, a une saveur très astringente, mais nullement irritante, bien que la réaction en soit généralement acide. Il est très soluble dans l'eau. J'ai fait avec cette substance l'expérience suivante :

Le 21 mars 1866 (1), je porte, à l'aide d'une sonde œsophagienne, dans l'estomac d'un chien à jeun, 25 centigrammes d'acétate d'uranium dissous dans 20 grammes d'eau. Je n'observe aucun symptôme, si ce n'est un vomissement aqueux qui a eu lieu cinq quarts d'heure après l'ingestion du sel. Le chien dîne, une heure plus tard, avec son appétit ordinaire.

Le lendemain, je lui administre de la même manière 50 centigrammes d'acétate d'uranium. Un vomissement semblable à celui de la veille arrive au bout du même temps. L'état général est satisfaisant, cependant le chien éprouve une soif considérable ; il boit 500 à 600 grammes d'eau. Son appétit est conservé ; il n'a pas de constipation.

silice, des oxydes de plomb, de fer et de calcium, un peu d'arsenic, de magnésie, de bismuth et de cuivre.

(1) Cette expérience est rapportée dans ma thèse inaugurale, Paris, 1867.

Le 25, troisième jour de l'expérience, il reçoit 1 gramme d'acétate dissous dans 40 grammes d'eau. Il a encore un vomissement aqueux cinq quarts d'heure après l'ingestion du sel. *Il urine deux fois dans l'espace de deux heures;* son urine, que je peux recueillir en partie directement à l'aide d'un verre lors de l'émission, ne renferme ni *sucre* ni albumine. Ses pupilles ne me paraissent ni dilatées ni contractées.

Le quatrième jour, je lui fais avaler 2 grammes d'acétate dissous dans 40 grammes d'eau. Trois quarts d'heure après l'absorption du sel, il a un vomissement aqueux renfermant un peu de mucus; puis, vingt minutes plus tard, deux vomissements successifs de matières spumeuses et blanches. Les pupilles ne sont pas dilatées. L'animal semble abattu, il n'a pas de fièvre; la respiration me paraît peu ample et un peu moins fréquente. A quatre heures un quart, je recueille un peu de son urine; je ne puis y trouver du sucre, la chaleur et l'acide nitrique y produisent un louche imperceptible. Enfin, loin de présenter de la constipation, le chien a une selle renfermant des glaires et des matières ramollies. Il refuse de manger.

Le cinquième jour, je l'ai trouvé un peu moins abattu, mais il avait peu d'appétit. Je l'ai laissé sans traitement ainsi que les jours suivants jusqu'à sa mort, qui est arrivée dans la nuit du 31 mars au 1er avril. Pendant tout ce temps, je n'ai jamais observé de fièvre; son urine, examinée chaque jour le matin, n'a jamais renfermé ni sucre ni albumine. Son appétit est allé toujours en diminuant; dès le 27 mars il a refusé tout aliment. Sa respiration était moins ample et moins fréquente qu'à l'état normal; enfin, la veille de sa mort, en l'auscultant, je n'ai rien entendu de particulier; les battements cardiaques étaient considérablement ralentis.

A l'autopsie, les veines caves, les veines mésaraïques, les veines jugulaires et crurales, celles du rachis, en un mot, tout l'ensemble des gros vaisseaux veineux est distendu par le sang. Le grand épiploon, le mésentère offrent un état congestif remarquable, tel que je n'en ai jamais rencontré de semblable, tant les ecchymoses sont étendues et nombreuses. L'estomac présente une vaste ecchymose siégeant sur une face antérieure et le long de sa grande courbure, plus près du cardia que du pylore. Les reins sont peu congestionnés; la vessie est vide. Le cœur est volumineux, les cavités droites sont remplies complètement de sang non coagulé. La rate, le pancréas, les poumons, l'encéphale, la moelle épinière ne présentent rien d'anormal.

Élimination de l'uranium. — J'ai cherché ce métal dans l'urine recueillie pendant la vie, mais je n'ai pu le trouver dans ce liquide. La bile que j'ai recueillie à l'autopsie a été de même soumise à l'examen chimique; elle contenait des traces d'uranium. Il faut conclure de ces faits que ce métal, comme bien d'autres, lorsqu'il a été absorbé, est éliminé par la bile.

Traitement. — On devrait *provoquer les vomissements,* et, si l'on ne réussissait pas, recourir à *la pompe gastrique.* On neutraliserait par le tanin ou par l'albumine le sel qui aurait pu rester dans l'estomac; en effet, j'ai reconnu que l'albumine précipite les sels d'uranium, et que le précipité n'est soluble ni dans un excès de ces sels ni dans un excès d'albumine. On administrerait ensuite *des purgatifs* et *des lavements.* On choisirait soit les purgatifs huileux, soit, parmi les purgatifs salins, le *phosphate de soude,* parce que le phosphate uraneux est insoluble, et que le phosphate uranique est peu soluble dans l'eau; toutefois ce dernier peut se dissoudre en majeure partie dans un excès de phosphate alcalin, ce qui constitue un inconvénient. Aussi les purgatifs huileux et les lavements albumineux seraient-ils préférables.

RECHERCHE DE L'URANIUM.

On peut employer avec avantage le moyen suivant :

Les matières organiques que l'on suppose contenir de l'uranium sont détruites par la carbonisation directe. Les cendres sont ensuite traitées soit par l'acide chlorhydrique, soit par l'acide azotique. On filtre, et la liqueur obtenue est additionnée d'ammoniaque qui précipite l'uranium à l'état d'oxyde. On laisse reposer. Le précipité contient également des traces de sesquioxyde de fer ainsi que du phosphate ammoniaco-magnésien, à cause de la présence normale du fer, du phosphore et de la magnésie dans les matières organiques. Pour séparer ces substances, on dissout le précipité mixte dans l'acide chlorhydrique, puis on ajoute du carbonate d'ammoniaque en excès qui précipite le fer à l'état de sesquioxyde ainsi que la magnésie, tandis que l'oxyde d'uranium reste en dissolution sous l'influence de l'excès du carbonate d'ammoniaque. On filtre de nouveau, et la liqueur nouvelle ainsi obtenue est évaporée à siccité, puis le résidu calciné. Il reste de l'oxyde d'uranium, pur ou presque pur (RABUTEAU).

En dissolvant cet oxyde dans l'acide azotique ou dans l'acide chlorhydrique, on obtient des solutions jaunes d'azotate ou de chlorure, suivant l'acide employé. Ces solutions doivent présenter les réactions suivantes qui caractérisent les sels uraniques.

Avec les alcalis : précipité jaune de sesquioxyde d'uranium insoluble dans un excès de ces réactifs.

Avec les carbonates alcalins : précipité jaune soluble dans un excès de ces réactifs.

Avec le sulfhydrate d'ammoniaque : précipité jaune brun, ou couleur chocolat, qui passe ensuite au noir (l'acide sulfhydrique ne donne pas de précipité dans les sels uraniques ni dans les sels uraneux).

Avec l'acide oxalique, le phosphate de soude : précipités jaunes solubles dans l'acide azotique et dans l'acide chlorhydrique.

Avec le ferrocyanure de potassium, précipité jaune insoluble dans l'acide azotique et dans l'acide chlorhydrique.

Avec le tanin : précipité brun foncé.

PTOMAINES OU ALCALOÏDES CADAVÉRIQUES

On donne le nom de *ptomaïnes* à des composés azotés, amidés ou alcaloïdiques, provenant de la putréfaction des matières organiques.

Quelques ptomaïnes étant vénéneuses, on conçoit toute

l'importance de leur étude au point de vue toxicologique. C'est ce qui nous engage à en dire ici quelques mots.

Malgré de nombreux travaux, les ptomaïnes sont encore imparfaitement connues. Elles ont été étudiées par plusieurs savants, notamment par Selmi, Gautier, Brieger, Nencki, Brouardel et Boutmy, Græber, A. Pouchet, Étard, Marino-Zuco, etc.

La plupart d'entre elles, obtenues par la méthode Stas-Otto, plus ou moins modifiée, n'ayant pas été obtenues à l'état de pureté, il est difficile d'indiquer les caractères précis qui permettent de les différencier des alcalis organiques.

Suivant Græber, l'iode est un excellent réactif et l'acide iodhydrique est plus sensible que l'iodure de potassium ; toutefois ces réactifs, agissant sur de nombreuses matières organiques, n'ont qu'une valeur relative : s'il n'y a pas de précipités, il est inutile de pousser plus loin les expériences.

L'acide iodique, dont l'iode est réduit, comme avec la morphine ; le mélange de ferricyanure et de perchlorure de fer, qui donne naissance à un précipité de bleu de Prusse ; l'acide phospho-molybdique et l'ammoniaque, qui déterminent une coloration bleue, etc., dénotent bien la présence des ptomaïnes, mais il ne faut pas oublier que d'autres corps possèdent des propriétés réductrices analogues. Avec l'iodure double de mercure et de potassium, le tanin, le chlorure platinique, Græber n'a obtenu des précipités évidents que dans les solutions éthérées et amyliques.

Briéger a fait la remarque importante qu'il ne se produit des corps à réaction alcaline que dans les premiers temps de la putréfaction des matières organiques ; après huit à dix jours, surtout si la décomposition est activée par une température élevée, ces produits alcalins disparaissent pour faire place à de l'ammoniaque.

Nencki a le premier retiré un produit basique défini de la gélatine putréfiée. C'est une collidine, $C^8H^{11}Az$, qui paraît identique avec l'une des bases retirées du maquereau putréfié par Gautier et Étard.

Dans une série de recherches fort bien conduites, Brieger a signalé les corps suivants :

1° *La peptoxine* ou *ptomaïne de la peptone.*

Substance difficilement cristallisable, soluble dans l'eau et dans l'alcool, insoluble dans l'éther, la benzine et le chloroforme. Elle est toxique aussi à doses assez élevées ; c'est ainsi qu'en injection elle détermine graduellement, chez les grenouilles et les lapins, la paralysie des extrémités postérieures; l'animal devient somnolent, se renverse et meurt.

2° *La neuridine* ou *ptomaïne de la viande putréfiée*, $C^5H^{14}Az^2$.

C'est la première diamine isolée des tissus animaux.

Son chlorhydrate, $C^5H^{14}Az^22HCl$, est cristallin, très soluble dans l'eau, insoluble à l'état pur dans l'alcool, l'éther de pétrole et la benzine. Il donne les réactions suivantes :

Avec l'acide phospho-tungstique : précipité blanc, amorphe.

Avec l'acide phospho-molybdique : précipité blanc, cristallin.

Avec l'acide phospho-antimonique : précipité blanc, flocon neux.

Avec l'acide picrique : précipité se changeant lentement en aiguilles jaunes.

Avec le chlorure d'or : précipité cristallin.

Avec l'iodure bismutho-potassique : précipité rouge, amorphe.

La neuridine pure est absolument inoffensive. Mais les eaux-mères qui l'abandonnent sont toxiques, par suite de la présence de la peptoxine et de la névrine.

3° *Ptomaïnes du poisson putréfié.*

Liquides huileux, incolores, facilement résinifiables, paraissant appartenir aux bases de la série pyridique (Gautier, Étard).

De nombreuses observations ont démontré que la viande de poisson putréfiée est toxique. C'est à cette cause qu'on a attribué la fameuse épidémie qui a décimé les populations du Volga, dont la viande de poisson constitue la nourriture habituelle.

En suivant la méthode Otto-Stas et en appliquant les procédés analytiques de Dragendorff, Brieger a retiré de la petite morue en putréfaction de la neuridine, de l'éthylène-diamine, qui est toxique ; de la *muscarine animale*, également toxique ; enfin, de la *gadinine* et de la *triéthylamine*.

4° *Ptomaïnes du fromage.*

Les phénomènes pathologiques que l'on observe à la suite de l'ingestion de fromages altérés, tels que coliques, vomissements, diarrhée, etc., ont été considérés comme de véritables empoisonnements dus à l'absorption d'un poison ; toutefois ce dernier n'a pas encore été isolé. En étudiant la composition du fromage putréfié, Brieger a pu en extraire de la neuridine et de la triméthylamine.

5° *Ptomaïnes de la gélatine putréfiée.*

Nencki a retiré de ce produit une base, $C^8H^{12}Az^2$, isomérique avec l'aldéhyde-collidine, l'*isophényléthylamine*. Brieger y a constaté la présence de la neuridine.

6° *Ptomaïne de la levure putréfiée.*

Brieger a constaté dans ce produit la présence de la *diméthylamine*.

7° *Ptomaïnes des cadavres humains.*

Indépendamment de la neuridine, Brieger a trouvé dans les cadavres :

1° Une ptomaïne nouvelle, la *cadavérine*, $C^5H^{16}Az^2$, qui se montre à partir du troisième jour après la mort.

Liquide épais, transparent, absorbant avec avidité l'acide carbonique de l'air en formant des cristaux, donnant avec les acides sulfurique et chlorhydrique des cristaux bien développés, solubles dans l'eau, l'alcool et l'éther alcoolique, mais insolubles dans l'éther et l'alcool absolu.

2° *La putrescine*, $C^4H^{12}Az^2$, que l'on rencontre surtout vers le onzième jour de la putréfaction et dont la composition est celle d'une butylène-diamine, probablement une éthylène-diamine diméthylique.

Liquide clair, incolore, assez mobile, d'une odeur spermatique qui rappelle un peu celle des bases pyridiques. Elle bout vers 135° et peut être distillée sans altération. Elle forme avec les acides des sels cristallisables.

3° *La saprine*, nouvelle diamine isomérique avec la cadavérine.

Tous ces composés : neuridine, cadavérine, putrescine, saprine, ne sont pas vénéneux.

Pour Brieger, les *ptomaïnes toxiques* des cadavres se réduisent à deux :

1° Une base, dont la formule est encore indéterminée et qui se rencontre seulement quinze jours après la mort. Injectée à des cobayes et à des lapins, elle détermine des mouvements péristaltiques de l'intestin ;

2° Une autre base, *la mydaléine*, qui apparaît après sept jours de putréfaction. En injection, elle détermine la salivation, la dilatation de la pupille, un abaissement de température et enfin la mort de l'animal.

La genèse des ptomaïnes est encore peu connue. On sait seulement qu'elles dérivent des matières albuminoïdes si répandues dans l'organisme vivant, et qu'elles se détruisent à leur tour pour faire place à des composés ammoniacaux moins complexes. C'est ainsi que la neuridine se montre seulement du cinquième au sixième jour pour disparaître après la première semaine, fait important qu'il ne faut pas perdre de vue en toxicologie.

La nature des ptomaïnes paraît dépendre de la matière première. Par exemple, la neurine ne paraît jamais se former que dans la putréfaction de la chair musculaire, tandis que la *muscarine*, l'*éthylène-diamine*, la *gadinine*, la triméthylamine, sont des produits spéciaux de la putréfaction, alors que la *diméthylamine* n'a été retirée que de la gélatine et de la levure putréfiées. Quant à la *neuridine*, on observe sa formation dans les circonstances les plus variées : Brieger l'a rencontrée dans la chair humaine, les viandes de cheval, de bœuf et de poisson, la gélatine et le fromage putréfiés ; enfin, dans les tissus n'ayant pas encore été atteints par les agents de la putréfaction, tels que les œufs et le cerveau humain.

En résumé, l'expert doit se rappeler que les ptomaïnes sont

les unes inoffensives, les autres toxiques; qu'il n'est plus permis aujourd'hui de considérer la *sepsine* comme la cause unique de l'infection putride. En effet, on sait actuellement que trois substances chimiquement distinctes : la neurine, la muscarine et l'éthylène-diamine, exercent une action toxique sur l'organisme. Tout au plus, pourrait-on conserver le nom de *sepsine* pour désigner les ptomaïnes toxiques.

Enfin, il est établi maintenant que des poisons chimiques peuvent résulter de l'action des ferments, figurés ou non, sur les matières organiques azotées; que les agents putréfactifs désagrègent les combinaisons à molécules complexes, d'où résultent des dérivés quaternaires présentant nettement les caractères des bases organiques. (BOURGOIN.)

ADDENDA

D'une altération que présente parfois le chloroforme, et des moyens d'y remédier. — J'ai insisté (page 338) sur ce fait que le chloroforme, lorsqu'il est administré en inhalation avec les précautions requises, ne produit jamais la mort par lui seul, c'est-à-dire lorsqu'il est pur. Mais cet agent peut présenter parfois une altération qui le rend dangereux, et qui est caractérisée de la manière suivante :

Lorsqu'on débouche un flacon renfermant le chloroforme altéré, il se dégage des vapeurs dont l'odeur est piquante et dont la réaction est excessivement acide. Un papier bleu de tournesol humide, étant exposé à ces vapeurs, rougit fortement. On constate de même que ce chloroforme présente une réaction acide. Enfin on observe, le plus souvent, soit à la surface du chloroforme, soit contre les parois du verre qui le contient, un liquide huileux, jaune-rougeâtre ; on remarque quelquefois des cristaux prismatiques qui sont de même couleur et qui adhèrent au verre.

Lorsqu'on essaye d'anesthésier un animal avec du chloroforme ainsi altéré, on ne réussit guère ; l'animal reste souffrant ensuite et succombe si la respiration des vapeurs du liquide toxique, même à faible dose, a été prolongée.

Il s'agit maintenant de savoir quelle est la nature de l'acide et de la substance huileuse qui est parfois cristallisée.

Lorsqu'on approche de l'orifice du flacon qui renferme le chloroforme altéré, ou mieux, lorsqu'on plonge dans le flacon une baguette de verre humectée d'ammoniaque, on voit apparaître des vapeurs blanches, épaisses, tout à fait semblables à celles qu'on observe lorsqu'on plonge cette baguette dans un flacon renfermant de l'acide chlorhydrique. Il était donc probable que les vapeurs en question, dégagées du chloroforme altéré, étaient formées d'acide chlorhydrique. J'ai reconnu qu'il en était réellement ainsi. En effet, ayant fait passer ces vapeurs acides dans une solution de nitrate d'argent, j'ai obtenu un précipité blanc, caillebotté, devenant violet à la lumière et soluble instantanément dans l'ammoniaque. Il s'était formé du chlorure d'argent.

Ayant lavé avec l'eau pure le chloroforme altéré, l'acide s'est dissous dans cette eau qui rougissait ensuite fortement le papier de tournesol ; mais le chloroforme répandait toujours une odeur piquante. Cette odeur était due à la substance huileuse et aux cristaux qui s'étaient dissous dans l'eau. Ayant d'ailleurs recueilli quelques-uns de ces cristaux et les ayant mis dans de l'eau pure, ils se sont dissous immédiatement et l'eau acquit la propriété de donner, avec l'azotate d'argent, un précipité abondant de chlorure de ce métal. Quant à la nature de cette substance huileuse ou cristallisée, je n'ai pu la déterminer exactement faute de matière en quantité suffisante. Toutefois, cette matière n'est pas formée par un simple chlorure de carbone, car on sait que ces chlorures ne donnent pas de précipité avec le nitrate d'argent, et qu'ils sont insolubles dans l'eau, à l'exception du sesquichlorure qui est d'ailleurs très peu soluble dans ce liquide.

L'eau qui dissout cette substance ne la décompose pas, ou du moins, c'est ce que je crois pouvoir avancer. En effet, l'eau de lavage du chloroforme, laquelle ne dégage plus de vapeurs acides, continue de répandre une odeur piquante qui est celle de la substance huileuse ou cristallisée. Mais l'eau, contenant une solution de potasse ou de soude, la décompose totalement, et il se forme du chlorure de potassium ou du chlorure de sodium, de sorte que le chloroforme altéré, étant lavé avec une eau contenant l'un de ces alcalins, perd à la fois son acidité et son

odeur piquante, pour ne présenter que son odeur caractéristique. Le liquide anesthésique, étant ainsi lavé avec l'eau alcaline, puis avec l'eau distillée, est devenu complètement inoffensif et peut être employé comme le chloroforme d'une pureté
absolue dont il ne diffère que par une faible quantité d'eau qu'il
retient. (*Société de biologie*, 1873.)

Du traitement de l'intoxication par le phosphore. — J'ai
cité (page 127) l'essence de térébenthine parmi les antidotes
qu'on a essayé d'opposer au phosphore. Il résulte de faits pu-
bliés par le docteur E. Andant (de Dax) qui, le premier (1), a
administré à l'intérieur cette essence dans l'intoxication par le
phosphore, que ce médicament possède une efficacité réelle,
ainsi que le prouvent quatre observations suivies de guérison.
Je crois donc nécessaire de signaler ces faits, d'autant plus que
presque tous, sinon tous les empoisonnements par le phosphore
étaient naguère suivis de mort.

Lorsque les vomissements ont eu lieu, soit d'une manière
spontanée, soit sous l'influence d'un vomitif, Andant prescrit
la potion suivante :

Julep gommeux............	100 grammes.
Sirop de fleurs d'oranger...	20 —
Essence de térébenthine....	4 —
Gomme adragant..........	0,25

à prendre de quart d'heure en quart d'heure, en ayant soin de
bien agiter préalablement. Afin de calmer la soif, il conseille
l'eau albumineuse : il purge un peu plus tard avec de la magnésie et revient à l'administration de la potion indiquée. (*Ann.
d'hyg. publ. et de méd. lég.*, 1873, t. XL, p. 397.)

(1) Letheby et Bellini n'ont eu en vue que la respiration de vapeurs d'essence
de térébenthine.

MÉDECINE LÉGALE

APPLIQUÉE A L'EMPOISONNEMENT

Nous avons fait l'étude des poisons aux divers points de vue de leurs effets, du traitement à opposer à ces mêmes effets, et de leur recherche dans le cadavre de la victime ou dans les matières qui en proviennent. Cette étude, qui a été puisée à quatre sources principales, c'est-à-dire à l'observation chez l'homme ou à la clinique, à l'expérimentation chez les animaux, aux sciences anatomiques et aux sciences physico-chimiques, constitue la *toxicologie*.

Mais il arrive souvent que le toxicologue soit appelé pour éclairer la justice, qu'il soit obligé de descendre des régions de la science pure dans le domaine d'une pratique pénible et des responsabilités. A l'aide des connaissances qu'il a puisées dans l'étude de chacun des poisons, il est certainement apte à remplir sa mission, comme le géomètre est capable de mesurer l'espace lorsqu'il possède de claires notions de sa science. Par conséquent il ne me reste plus qu'à faire connaître quelques données complémentaires essentiellement pratiques ayant pour objet de prévenir l'expert qui serait à ses débuts, et de le guider dans l'accomplissement de sa tâche. Je traiterai successivement :

1° *Des questions relatives à l'empoisonnement;*

2° *Des expertises ;*

3° *Des rapports.*

I. — QUESTIONS RELATIVES A L'EMPOISONNEMENT

Ces questions sont nombreuses. Mais il n'est nécessaire que de citer les principales, celles qui font le plus souvent partie du texte même de l'ordonnance qui est·remise à l'expert par le juge d'instruction, ou qui peuvent lui être adressées pendant le cours des débats.

1° La mort ou la maladie a-t-elle été occasionnée par des matières vénéneuses ? — C'est dans ces termes, ou dans d'autres à peu près semblables, que sont presque toujours rédigées les premières lignes de la mission confiée à l'homme de l'art.

La réponse à cette question capitale implique en général trois conditions : 1° l'étude des symptômes ; 2° l'examen attentif des lésions ; 3° l'analyse chimique des matières liquides ou solides rejetées par la victime ou recueillies à l'autopsie.

Or cette triple étude des symptômes, des lésions et de l'analyse chimique constituant, ainsi que je l'ai dit, la toxicologie proprement dite, il n'y a lieu que d'énumérer les principaux états morbides pouvant simuler un empoisonnement.

Maladies spontanées qui pourraient être confondues avec l'empoisonnement. — Nous avons vu, dans l'étude de l'intoxication par l'acide cyanhydrique (page 64), que l'hémorrhagie cérébrale, l'épilepsie, l'intoxication par l'opium, avaient été citées comme pouvant être confondues avec la première de ces intoxications et nous avons indiqué les caractères qui permettent de ne pas s'exposer à cette confusion. Il est bon de rappeler, à ce sujet, que les convulsions sont très rares dans l'empoisonnement par l'opium chez l'adulte, tandis qu'elles sont assez fréquentes chez les enfants. Nous avons signalé de même, d'après Taylor, les caractères différentiels de l'empoisonnement par l'opium et de l'apoplexie cérébrale (page 376).

Tardieu répartit en deux catégories les états morbides qui pourraient être confondus avec l'empoisonnement.

1° *Ceux dans lesquels la cause matérielle de la mort est évidente et la suspicion d'empoisonnement non admissible*, savoir :

L'iléus, l'étranglement intestinal ;

La fièvre typhoïde ;

Les ruptures viscérales, ulcères simples du tube digestif, les perforations intestinales ;

La péritonite ;

Les tumeurs sanguines du petit bassin ;

La congestion et l'hémorrhagie cérébrale ;

La méningite, l'hydrocéphale ;

Les maladies du cœur et des poumons.

2° *Ceux dans lesquels la cause de la mort restant douteuse, la suspicion d'empoisonnement ne peut être jugée que par l'analyse chimique*, savoir :

Le choléra ;

L'entérite, la gastro-entérite ;

L'hémorrhagie intestinale ;

L'indigestion.

A cette dernière catégorie je crois devoir ajouter le *tétanos*, les altérations de nutrition amenant la *stéatose viscérale*.

Dans les faits de la première série, il est évident que l'examen cadavérique suffit pour lever tous les doutes. L'expertise chimique ne donnerait d'ailleurs aucun résultat, si ce n'est dans des cas extrêmement rares, où le criminel aurait, par exemple, hâté le trépas en faisant prendre à haute dose une substance employée déjà comme substance médicamenteuse, tels que l'opium dans la méningite, les préparations mercurielles dans la péritonite, la digitale dans une affection cardiaque.

Dans les faits de la seconde catégorie, l'expertise chimique est d'autant plus nécessaire que plusieurs empoisonnements ont pu être confondus avec les états morbides précités. Ainsi les symptômes du choléra présentent une grande analogie avec ceux qu'on remarque dans l'empoisonnement par l'arsenic, par le nitre, etc. De même, les hémorrhagies intestinales s'observent dans l'empoisonnement par le colchique et fréquemment dans l'intoxication par les alcalis et par le phosphore.

Les convulsions tétaniques pourraient faire présumer un empoisonnement par la strychnine. Toutefois, entre le tétanos et l'intoxication par les strychniques, il y a des différences considérables. Ainsi le tétanos a des prodromes ; dans cet état morbide la mâchoire inférieure et le cou sont d'abord rigides ; ce n'est qu'au bout de quelques heures, et même de plus d'un jour et de deux jours, que les convulsions générales s'établissent ; la rémission n'est presque jamais complète ; la maladie dure plusieurs jours, parfois même plusieurs semaines. Dans l'empoisonnement par la strychnine, le début est brusque ; il y a des intervalles de rémission complète ; la mort arrive rapidement ; enfin, lorsque la guérison doit avoir lieu, elle s'établit assez vite, tout en tenant compte de l'impressionnabilité, de l'excitabilité extrême du système nerveux réflexe pendant quelques jours. Mais, dans certains cas, il peut surgir des difficultés dans le diagnostic différentiel. Tel serait, par exemple, le cas où de faibles doses de strychnine auraient été administrées d'abord, et auraient été suivies de doses plus fortes et mortelles. L'analyse chimique deviendrait alors indispensable.

Enfin nous avons appris que la *stéatose* du foie, des reins, des muscles, s'observe dans l'empoisonnement par diverses substances telles que le phosphore, l'arsenic, l'antimoine. Je reviendrai sur cette question au sujet du rapport que j'ai rédigé à la suite d'une expertise dont j'ai été chargé.

2° Quelle est la substance vénéneuse qui a pu occasionner la maladie ou la mort? — Cette question est si importante que, de nos jours aussi bien qu'à l'époque de Plenck, la solution en est considérée comme nécessaire pour entraîner la conviction. Certes, ce n'est point à dire qu'il soit nécessaire d'isoler la substance vénéneuse et de la présenter devant le jury telle qu'elle avait été administrée. Ainsi, pour affirmer qu'une victime a été empoisonnée par l'arsenic, lorsque les lésions anatomiques, les symptômes ont d'ailleurs été ceux que déterminent les arsenicaux, il n'est pas indispensable de présenter l'acide arsénieux qui, dans la plupart des cas, a été l'instrument du crime, ni l'arsénite de potasse ou l'arséniate de soude qui a pu être ingéré. Sans doute les grains ou les petits amas d'acide arsénieux trouvés dans les vomissements et les déjections ou dans les intestins lèvent tous les doutes, mais les taches d'arsenic obtenues à l'aide de l'appareil de Marsh, présentées comme corps de délit, constituent des preuves suffisantes. De même, dans un empoisonnement par la strychnine ou l'un des sels de cette base, il suffit de retirer la strychnine par la méthode de Stas ; la question de savoir si cette base avait été administrée en nature ou à l'état de chlorhydrate ou de sulfate étant secondaire.

Il arrive parfois que la découverte simultanée de plusieurs substances dans les matières suspectes ou dans les entrailles de la victime permet de spécifier davantage la nature réelle du poison. Ainsi, que l'expert n'ait trouvé que de la morphine, il pourra dire qu'il y a eu empoisonnement par cette substance ou par l'un de ses sels, mais qu'il ait trouvé en même temps de la narcotine, et d'autres alcaloïdes de l'opium, et qu'il ait obtenu les réactions de l'acide méconique ou isolé cet acide en nature, il pourra affirmer qu'il y a eu administration de l'opium. Enfin, qu'il ait constaté en même temps dans le tube digestif la coloration que produit le laudanum à cause du safran qui entre dans la préparation de ce liquide, il pourra affirmer qu'il y a eu ingestion de cette dernière substance.

Quand il s'agit d'un poison minéral, le rôle de l'expert est facile. Il suffit en effet d'isoler le principe essentiellement toxique, c'est-à-dire, quand il s'agit par exemple d'un poison métallique, de montrer le métal, ou l'une de ses combinaisons caractéristiques dans laquelle on l'aura engagé, ou de produire devant le jury les réactions caractéristiques des solutions du métal en question.

Lorsque l'agent toxique fait partie du groupe des poisons organiques, le rôle devient plus difficile. Toutefois lorsqu'il s'agit d'un alcaloïde, tel que la strychnine, la morphine, il est

possible en général d'isoler le poison, car les alcaloïdes peuvent
rester longtemps intacts dans l'organisme d'où ils s'éliminent
d'ailleurs presque tous en nature. Mais il en est quelques-
uns qu'il est très difficile d'isoler, de sorte que l'expert ne
pourra les extraire en nature, surtout si les matières soumises
à l'analyse n'en contenaient que de faibles quantités. Tel est
le cas de l'atropine, de la digitaline, etc. Il poussera ses
investigations jusqu'à la dernière limite, et c'est avec la minime quantité qu'il aura obtenue comme résultat de ses recherches, par exemple à l'aide de la méthode de Stas modifiée
suivant les cas d'après la nature des symptômes qui auront pu
lui faire présumer que le poison cherché appartenait à un
groupe déterminé, c'est avec ce résidu, dis-je, qu'il pourra recourir à l'expérimentation physiologique. Ainsi un trentième
de milligramme d'atropine, quantité impondérable pour un
chimiste, suffit pour dilater la pupille lorsqu'elle a été introduite dans un œil chez un chien ou chez un autre carnassier
ou chez l'homme. Mais l'expert ne pourra affirmer dans ce
cas que la substance active était bien de l'atropine, car l'hyoscyamine produit le même effet, et d'ailleurs plusieurs autres
substances (page 402) peuvent dilater la pupille.

3° **La substance employée pouvait-elle donner la mort?** —
D'après la définition de l'empoisonnement par le Code pénal, pour qu'il y ait empoisonnement, il faut que la substance
administrée puisse donner la mort plus ou moins promptement.
« La volonté, l'intention criminelle, ne suffiraient pas ; il faut
que l'arme choisie par le meurtrier soit telle qu'elle ne puisse
tromper ses desseins; et si, à son insu, elle est ou devient
inoffensive, toute criminalité a disparu. » (Tardieu.) Tel fut le
cas de ce mari, cité par Devergie, qui fit boire à sa femme de
l'acide sulfurique mis dans du vin, et qui fut acquitté parce
que l'acide sulfurique, ayant donné naissance à du sulfate de
potasse au contact du bitartrate de potasse contenu dans le vin,
avait perdu sa qualité de poison. Des cas opposés à celui-ci se
sont présentés. Par exemple, un métal inerte, ou presque inac-

tif, laissé en contact avec un liquide acide, devient un poison. Le fait, ainsi que le rapporte Tardieu, a été observé pour l'antimoine métallique mis dans du vin; le mélange n'ayant pu être donné que tardivement avait acquis des propriétés vénéneuses, et l'empoisonnement fut consommé, ce qui n'eût pas eu lieu si la maladresse du coupable n'avait été corrigée, à son insu, par une circonstance toute fortuite.

Quels que soient les cas qui puissent se présenter, l'expert saura presque toujours répondre à la question dont il puisera la solution dans les connaissances qu'il doit posséder sur les diverses substances toxiques et médicamenteuses.

4° La substance vénéneuse a-t-elle été ingérée en quantité suffisante pour donner la mort? A quelle dose est-elle capable de la donner? — Orfila, se fondant sur ce que, dans la définition de l'empoisonnement par le Code pénal, il n'est pas question de la quantité de la substance vénéneuse, repoussait comme inutile, insoluble et dangereuse la première question dont il contestait d'ailleurs la légitimité. Mais ce toxicologue a réfuté lui-même sa propre doctrine. Ainsi que le fait remarquer Tardieu, Orfila reconnaît en réalité trois cas dans lesquels la question de la dose du poison présente une importance réelle : en premier lieu, lorsque la quantité est considérable et dénonce en quelque sorte par elle-même l'intention homicide; en second lieu, lorsqu'il y a lieu de distinguer si une substance, employée d'ailleurs comme agent thérapeutique, a été administrée comme médicament ou comme poison; en troisième lieu, lorsqu'on pourra recueillir une quantité notable et facilement pondérable d'une substance qui peut exister accidentellement dans le corps de l'homme, tel que le cuivre. C'est pourquoi l'expert, ainsi qu'il le fait constamment d'ailleurs, sans s'occuper d'une doctrine quelconque, doit-il s'attacher à doser exactement le poison qu'il aura pu découvrir dans les matières et dans les pièces qui lui ont été remises. **La** quantité obtenue ne représente presque jamais la quantité ingérée, mais elle peut fournir des indications précieuses.

Quant à la seconde partie de la question, *à quelle dose la substance vénéneuse est-elle capable de donner la mort?* elle ne peut être résolue que par l'étude des poisons en particulier. J'ai eu soin de noter, dans cette étude, les doses toxiques ordinaires, dans la supposition que le poison agissait tout entier sans être rejeté par les vomissements. S'il s'agissait d'un poison peu connu, l'expérimentation sur les animaux ne donnerait pas des indications scientifiquement rigoureuses quant à la dose mortelle, car nous savons par exemple que la morphine, qui est si peu active chez le chien, et que l'atropine, qui est si peu active chez les lapins, les cabiais et d'autres rongeurs, sont très dangereuses pour l'homme. On tiendra compte de l'âge de la victime. L'adulte tolère l'opium incomparablement mieux que l'enfant. Deux gouttes de laudanum peuvent faire succomber un enfant âgé d'une semaine.

5° **A quel moment a eu lieu l'ingestion du poison?** — La réponse à cette question peut être puisée à trois sources : 1° au début de la manifestation des symptômes ; 2° à la succession des symptômes et des lésions ; 3° à l'élimination des agents toxiques.

1° Certains poisons agissent avec une rapidité remarquable : tels sont les poisons gazeux, dont l'absorption est instantanée. Les agents toxiques qui ont été ingérés en solution sont également absorbés avec rapidité, puisqu'on peut les retrouver pour la plupart dans les urines quatre ou cinq minutes après leur ingestion ; aussi les effets s'en font-ils bientôt sentir. Toutefois, il faut que le poison ait eu le temps de pénétrer en quantité suffisante dans la profondeur de l'organisme. Ce temps ne dépasse guère en général un quart d'heure ou une demi-heure. Il existe néanmoins des exceptions. Ainsi les préparations solubles de colchique et la colchicine n'agissent qu'une ou deux heures après que l'absorption en est effectuée, et cela lors même que cette dernière substance a été injectée dans le tissu cellulaire sous-cutané. Enfin il est des poisons, tels que les champignons vénéneux, dont l'action funeste n'apparaît ordinairement qu'au bout de plusieurs heures. L'état de vacuité ou de plénitude de l'estomac, ainsi que la nature des substances que ce viscère contient ou avec lesquelles le poison a été ingéré, exercent une influence considérable sur le moment de l'éclosion des accidents. Je rappellerai à ce sujet ce que j'ai dit des cyanures (page 6) et de la strychnine (page 279).

2° Relativement à la succession des symptômes et des lésions, on sait, par exemple, que dans l'empoisonnement par le phosphore, les taches hémorrhagiques, l'ictère, la stéatose du foie, des reins et des muscles, n'apparaissent pas avant le premier ou le second jour qui suit l'ingestion de la substance toxique. Si l'on a constaté la stéatose sur le cadavre, on peut affirmer que la victime a succombé au moins vingt-quatre heures après le début de l'empoisonnement. Il en est de même dans l'empoisonnement par les arsenicaux. La stéatose est plus tardive dans l'intoxication par le mercure, et plus tardive encore dans l'intoxication par les composés de l'antimoine.

3° Il est des poisons qui s'éliminent vite ou, du moins, dont la majeure partie quitte rapidement l'organisme. Tels sont les iodures, les bromures, le nitre. Néanmoins, on peut retrouver encore au bout de trois jours, et même de huit jours, des quantités faibles d'iode et de brome dans les urines. Il n'est pas question assurément du brome normal qu'on peut toujours mettre en évidence en agissant sur le produit de l'évaporation de 300 à 400 grammes d'urine, mais des résultats obtenus en opérant sur de plus faibles quantités de ce liquide. L'élimination de l'arsenic et des poisons métalliques est lente en général et dure au moins trois semaines. Ces données sont importantes, notamment dans les cas d'empoisonnement par ceux des agents toxiques qui sont fréquemment employés comme agents médicamenteux. Ainsi, dans un cas d'intoxication par le tartre stibié, la défense pourrait arguer de l'administration de ce médicament qui aurait été pris par la victime à une époque plus ou moins éloignée.

6° L'empoisonnement peut-il avoir lieu et le poison a-t-il

pu disparaître sans qu'on en retrouve de traces? Après combien de temps ? — La solution de ces diverses propositions est liée intimement à la question des métamorphoses, du mode et de la durée de l'élimination des diverses substances toxiques et médicamenteuses. Je renvoie donc à ce que j'ai dit à ce sujet dans le cours de cet ouvrage.

7° **La substance vénéneuse extraite du cadavre peut-elle provenir d'une source autre que l'empoisonnement? —** J'ai donné (page 17) le tableau des corps simples qui font partie intégrante de l'organisme et dont quelques-uns ne s'y trouvent qu'en minime quantité.

Il fut un temps où l'on admettait l'existence normale dans l'économie de divers métaux tels que le plomb. Mais nous avons appris, dans l'étude spéciale de l'empoisonnement par ces métaux, qu'ils ne peuvent se trouver dans l'économie que d'une manière accidentelle. Quant à l'arsenic, la question est jugée aujourd'hui d'une manière irrévocable: ce corps simple ne constitue en aucune façon un élément normal de l'organisme.

On a objecté enfin que divers poisons pouvaient se former de toutes pièces dans l'être vivant et dans le cadavre ; on a spécifié l'acide cyanhydrique comme pouvant résulter de la putréfaction. Or, on sait aujourd'hui que ce dernier poison ne se forme pas dans la décomposition du cadavre, que l'hydrogène phosphoré, l'acide sulfhydrique et le sulfhydrate d'ammoniaque, ainsi que certaines ptomaïnes, en sont les seuls produits ordinaires réputés comme agents toxiques. Toutefois la question est loin d'être résolue d'une manière complète ni même approximative. Ainsi, contrairement aux assertions de Tardieu et de Roussin, les extraits alcooliques, et, à plus forte raison, les extraits aqueux des substances organiques en voie de décomposition sont extrêmement toxiques, d'après les expériences de Fagge et Stevenson et de Homolle.

Enfin la question de l'infiltration, dans le cadavre, de substances toxiques existant dans le terrain où il a été inhumé a été traitée dans l'étude de l'empoisonnement par l'arsenic. C'est surtout au sujet de l'intoxication par les arsenicaux que cette même question a été agitée.

8° **L'empoisonnement est-il homicide, suicide ou accidentel?** — Les motifs sur lesquels l'homme de l'art peut baser son jugement dans cette question ressortent de trois indications principales : 1° les conditions dans lesquelles se trouvait la victime; 2° de certaines lésions extérieures qu'elle peut présenter; 3° de la nature de la substance toxique.

Si la victime était en bas âge, il y aurait toute probabilité que l'empoisonnement serait criminel, à moins qu'il ne fût démontré, d'une manière péremptoire, que le poison ne se fût trouvé accidentellement à la disposition de l'enfant. Cette circonstance peut se présenter dans les cas d'intoxication par le phosphore. Il peut en être de même dans les cas d'intoxication par l'arsenic. On sait d'ailleurs qu'un certain nombre d'empoisonnements accidentels ont été occasionnés chez les enfants par des bonbons et par des jouets colorés avec des substances arsenicales, telles que le vert de Scheele.

Des traces de violences, des cautérisations ou des brûlures observées autour de la bouche, sur le cou et sur la poitrine, dans les cas d'intoxication par des substances corrosives qui auraient coulé sur ces régions, tendraient à faire admettre un empoisonnement homicide.

Enfin le choix du poison, la facilité ou la difficulté plus ou moins grandes de se le procurer fourniraient des indications dont l'expert saurait apprécier la valeur. Il en serait de même de l'analogie d'aspect de la substance toxique avec diverses substances toxiques médicamenteuses, analogie qui a été souvent la cause d'intoxications accidentelles.

A l'aide de ces diverses circonstances et de toutes celles qui peuvent se présenter dans un cas donné, il sera possible en général de déterminer, sinon avec certitude, du moins avec probabilité, si l'empoisonnement a été criminel, suicide ou accidentel.

9° L'empoisonnement peut-il être simulé ? — Il n'est pas douteux, ainsi que le fait remarquer Tardieu, que l'empoisonnement, comme un grand nombre de maladies, puisse être l'objet d'une simulation plus ou moins parfaite.

Tantôt l'auteur de la supercherie prétend éprouver des symptômes plus ou moins analogues à ceux d'un empoisonnement déterminé; tantôt il provoque, sur sa propre personne, un trouble de la santé, en ingérant certains médicaments, notamment des vomitifs et des purgatifs; tantôt, enfin, il ajoute des substances toxiques à des aliments dont il sollicite l'analyse.

Un médecin instruit ne se laissera point abuser dans le premier cas; il devra user non seulement de science, mais d'habileté dans le second cas; enfin, dans le troisième cas, l'homme de l'art ne devra pas avoir une complaisance assez irréfléchie pour analyser des substances dont l'origine ne serait pas authentique, ni surtout pour en attester par écrit les résultats.

D'autres fois la simulation de l'empoisonnement est le résultat d'une affection mentale. On voit, par exemple, des malades atteints de folie mélancolique refuser presque tout aliment, parce qu'ils ont la conviction qu'on veut les empoisonner. Ces malheureux dont la santé se délabre de plus en plus, ce qui contribue à fortifier chez eux les soupçons d'empoisonnement, vont même jusqu'à formuler des accusations contre les personnes avec qui elles vivent.

Tardieu rappelle, à ce sujet, que le mari d'une folle, sur la dénonciation d'un faux empoisonnement dont elle se disait victime, et qu'elle appuyait en produisant de prétendus breuvages empoisonnés, resta en prison jusqu'à ce que lui et Roussin eussent démontré, par l'analyse de ces substances et par l'examen attentif de la femme, que l'empoisonnement n'avait jamais existé que dans son imagination malade.

Les faits de cette nature ne paraissent pas être très rares, car j'ai déjà eu pour ma part l'occasion d'en rencontrer. Une femme jeune encore éprouvait, disait-elle, des nausées et des vomissements chaque fois qu'elle prenait quelque aliment dans

une maison où elle avait servi, et où elle se rendait à de rares
intervalles. Elle se croyait une fois si bien empoisonnée, et son
entourage était si inquiet à cause des vomissements qu'elle
éprouvait quelques heures après être sortie de cette maison où
elle avait pris un léger repas, que je fus appelé et même sollicité de faire l'analyse du vin qui devait m'être présenté. Cette
malheureuse femme était profondément anémique. Je calmai
d'abord son système nerveux à l'aide du bromure de potassium,
puis je la traitai par le protochlorure de fer. Elle guérit ainsi
de ses prétendus empoisonnements et de ses terreurs.

II. — DES EXPERTISES

Les *expertises* sont des opérations faites dans le but d'éclairer
la justice par un homme de l'art (*expertus*), c'est-à-dire con-
naissant de la chose dont il est question.

Une expertise ne peut avoir lieu : 1° que lorsqu'il y a délégation d'un magistrat, tels que procureurs, juges d'instruction
et, à leur défaut, juges de paix, commissaires de police, maires
ou adjoints; 2° que lorsque l'expert requis a prêté serment
*de remplir en honneur et conscience la mission qui lui est
confiée.*

Ordonnance. — La délégation se fait de la manière suivante : l'expert est appelé par une simple lettre d'avis auprès
du magistrat, qui lui expose le motif de sa convocation, et lui
remet l'*ordonnance* par laquelle il est commis à l'effet de faire
les opérations qui lui sont demandées et de rédiger un rapport
en conséquence. Après avoir déclaré accepter la mission pour
laquelle il est requis, il prête serment et signe avec le magistrat
et avec le greffier, s'il y a lieu, par exemple lorsqu'il reçoit du
greffe du tribunal un dépôt à examiner (1).

(1) L'expert doit refuser la mission s'il ne se sent pas tout à fait capable, ou
demander expressément qu'il lui soit adjoint, dans ce cas, une personne plus
versée dans la matière. *Il ne peut néanmoins se récuser lorsqu'il y a urgence ou
flagrant délit*, attendu que tout médecin est réputé comme possédant des notions
déjà suffisantes en toxicologie.

L'ordonnance est rédigée, par exemple, ainsi qu'il suit :

Nous N....., juge d'instruction d....., vu la procédure en instruction suivie contre le nommé....., demeurant a....., inculpé d'empoisonnement sur la personne de X....., âgé de....., attendu qu'il importe de constater judiciairement l'état du cadavre....., des matières recueillies....., des matières saisies au domicile de l'inculpé ou de la victime....., etc.;

Commettons le docteur N....., demeurant a....., lequel, serment préalablement prêté entre nos mains, procédera à l'autopsie....., à l'examen des viscères de X....., fera connaître s'ils portent des lésions occasionnées par des matières vénéneuses; ou dira si ces lésions ont été occasionnées par des maladies ayant pu déterminer la mort....., examinera et analysera les matières recueillies; fera connaître si ces matières renferment des substances vénéneuses et quelles sont ces substances, en quelle quantité elles s'y trouvent, etc....., examinera les substances saisies au domicile de l'inculpé..... ou de la victime.....

De quoi sera dressé un rapport qui nous sera remis par ledit expert, après en avoir affirmé en nos mains le contenu sincère et véritable.

Le juge d'instruction.

D'après la nature des opérations, les expertises sont dites *médicales* ou *chimiques*.

I. — Expertises médicales.

Celles-ci comprennent la constatation des lésions externes et internes et des altérations intimes que peuvent avoir subies les éléments anatomiques et les humeurs. En d'autres termes, dans les circonstances que je suppose exister, c'est-à-dire dans le cas de mort de la victime, les expertises en question comprennent la *levée de corps*, les *exhumations*, les *autopsies*, l'*examen histologique et physique* des organes et des humeurs recueillies à l'autopsie.

Levée de corps. — On entend, par cette expression, dans le sens médico-légal, l'examen du cadavre de la victime au lieu même où elle a succombé.

L'expert constate et note exactement la position du cadavre sur le lit ou sur le sol de la pièce par rapport aux objets ou aux différentes parties de cette pièce, tels que les meubles, cheminées, fenêtres, etc. Il note également s'il y a des taches de sang ou des vomissements sur les vêtements, sur les linges ou sur le plancher ; s'il existe des fioles sur la cheminée, sur la table de nuit ou sur d'autres meubles. Dans ce dernier cas, les fioles sont saisies et étiquetées. Puis il examine le cadavre, en constatant l'âge apparent, l'expression de la figure, la position, l'état de rigidité ou de flaccidité des membres. Il recherche s'il n'existe pas de traces de lésions extérieures, d'ecchymoses, ni de taches hémorrhagiques, de pointillé rouge, comme on en observe dans divers empoisonnements. Il cherche à déterminer l'heure approximative de la mort. Enfin, après s'être livré aux diverses investigations que les circonstances peuvent nécessiter, il indique s'il y a lieu ou non de procéder à l'autopsie pour connaître plus exactement la cause de la mort. De quoi il dresse immédiatement son rapport.

Exhumations. — Les médecins et chimistes experts se rendent au lieu de l'inhumation après avoir eu soin de se munir des objets nécessaires, tels que instruments, bocaux, etc. Il est bon qu'ils aient également à leur disposition une certaine quantité de chlorure de chaux. Ils sont accompagnés, en général, dans ces circonstances graves, d'un magistrat. Si les experts n'ont pas été convoqués préalablement auprès du juge d'instruction, qui n'a pu recevoir ainsi leur serment, ils le prêtent devant le magistrat présent, sur le lieu même de leurs opérations, avant de les commencer.

L'enlèvement de la terre doit être effectué sur une aire plus grande que celle d'une fosse ordinaire, large au moins d'un mètre et longue de $2^m,5$, s'il s'agit d'exhumer le cadavre d'un adulte. On doit prendre diverses portions de la terre située au-dessus, à côté et au-dessous du cercueil, et les renfermer dans des bocaux séparés qui sont ensuite bouchés et étiquetés. Si le cercueil est détruit, on recueille les débris minéraux et organiques, les ossements, le gras de cadavre, le terreau provenant de la destruction de ces mêmes débris. D'après ce que nous avons vu (page 17), ce qu'on doit surtout recueillir, ce sont les matières qui sont situées de chaque côté de la colonne vertébrale. Les poisons minéraux, notamment l'arsenic, ont pu être retrouvés avec la plus grande facilité dans ces matières après plusieurs années d'inhumation.

Lorsque le cercueil est encore relativement intact, on l'enlève et on le dépose sur une surface unie, par exemple sur un plancher ou sur une large table. Les médecins experts l'ouvrent en ayant soin de se placer, s'ils sont en plein air, du côté d'où vient le vent par rapport au cercueil qu'il est bon d'entourer de chlorure de chaux. Ces dernières précautions sont d'autant plus nécessaires que l'inhumation date d'un temps déjà éloigné, le cadavre se trouvant encore en voie de putréfaction.

L'expert note avec soin la position générale du cadavre, l'état des linges et des vêtements qui le recouvrent, la présence ou l'absence de taches en divers points de ces linges et vêtements, l'étendue et l'aspect de ces taches lorsqu'elles existent. En un mot, rien ne doit être négligé, car telle constatation qui paraîtrait futile d'abord peut acquérir parfois de l'importance. Les signes extérieurs que présente le cadavre sont notés comme il a été dit précédemment.

Autopsies. — Les règles à suivre dans ces opérations sont bien connues de tout médecin, ou du moins je suppose qu'il en soit ainsi. Je n'en dirai donc rien. Mais je rappellerai que ces mêmes opérations doivent être pratiquées avec un soin particulier dont on ne voit guère d'exemple dans les hôpitaux. Ce soin consiste à faire en sorte que les organes ne soient pas souillés par les humeurs, notamment par le sang. Il importe toujours de recueillir ce liquide dont l'analyse peut fournir des résultats précieux. Pour cela, il faut opérer à la manière des physiologistes.

On place le cadavre sur un plan incliné, de façon qu'il soit dirigé suivant la ligne de plus grande pente de ce plan ; puis, après avoir ouvert l'abdomen et écarté les viscères contenus dans cette cavité, on introduit un trocart dans la veine cave inférieure. Il est possible, en général, de recueillir de cette manière une assez grande quantité de sang. Cela fait, le cadavre est ramené sur un plan horizontal, et l'on poursuit successivement l'examen des viscères abdominaux et thoraciques, puis de l'encéphale.

Les viscères pleins, après avoir été examinés sur place, sont enlevés et mis séparément dans des vases neufs et tout à fait propres. Les viscères creux, tels que l'estomac et l'intestin, sont enlevés également après examen extérieur préalable, puis vidés afin de pouvoir examiner leur surface interne. Ces viscères et les liquides qu'ils contiennent sont mis de même dans des vases tout à fait propres et n'ayant jamais servi. On se rappellera quels sont les organes qui méritent le plus d'être soumis à l'analyse dans un cas d'empoisonnement par une substance présumée. Ainsi l'arsenic, les métaux, se localisent surtout dans le foie. L'alcool, le chloroforme, l'éther, se retrouvent principalement dans le cerveau. Les alcaloïdes toxiques se retrouvent partout, mais principalement dans l'urine. On aura donc soin de recueillir également ce dernier liquide, s'il est possible.

Examen histologique. — Les matières des vomissements et des déjections alvines, ainsi que le contenu du tube digestif recueilli à l'autopsie, doivent être examinés au microscope. Dans l'empoisonnement par la poudre de cantharides, on reconnaîtra, de cette manière, les débris des élytres de ces insectes ; dans les cas d'empoisonnement par des substances végétales, on trouvera des débris parfois caractéristiques, tels que des spores de champignons vénéneux. Cet examen ne doit d'ailleurs être négligé dans aucune circonstance ; il peut fournir souvent des renseignements précieux, capables d'éclairer non seulement l'expert, mais le jury, ainsi que le prouve un fait rapporté par Tardieu. Une jeune fille de douze ans, mise en pension, avait succombé rapidement à un empoisonnement par l'acide arsénieux, qu'on avait retrouvé en grande quantité dans le tube digestif, mêlé avec des fragments de pain sur lesquels l'examen microscopique avait fait découvrir des champignons nombreux et bien caractérisés. Le pain était manifestement moisi avant son introduction dans l'estomac. Or, il fut reconnu, dans le cours des débats, que la belle-mère de la jeune fille lui apportait ordinairement à sa pension des tranches de pain avec des confitures, et que le jour de la mort, d'après la déposition d'un domestique de cette femme, le pain était moisi à la maison depuis un ou deux jours. Cette révélation inattendue, qui semblait désigner la coupable, fit sans doute une certaine impression sur le jury, car cette femme fut condamnée.

Mais les données les plus importantes que puisse fournir le microscope sont relatives aux altérations intimes des organes. Nous avons cité la stéatose du foie, des reins, des muscles, qu'on observe dans les empoisonnements par diverses substances, telles que le phosphore, l'arsenic, le mercure. Nous avons cité également la desquamation épithéliale de l'intestin et celle des tubuli, qui deviennent même rapidement graisseux dans l'intoxication par la colchicine.

Examen physique. — L'analyse spectrale appliquée à l'étude du sang, ou plutôt de l'hémoglobine, qui est le principe essentiel des globules rouges, constitue l'une des plus belles conquêtes de la science moderne que l'expert doit savoir apprécier. Ce qui a trait à cette question intéressante a été exposé avec les détails suffisants. J'ai insisté sur les bandes d'absorption que présente l'hémoglobine sur laquelle se sont fixés divers poisons, tels que l'oxyde de carbone, l'hydrogène sulfuré, le sulfhydrate d'ammoniaque et d'autres substances toxiques. J'ai cru devoir citer à ce sujet les recherches que j'ai entreprises touchant l'action qu'exercent sur le sang l'hydrogène arsénié,

les acides sélénhydrique et tellurhydrique, ainsi que les séléniates et les tellurates qui se réduisent dans l'organisme en
donnant naissance à ces derniers corps gazeux. Enfin, j'ai
appelé également l'attention sur la présence remarquable des
cristaux qu'on observe dans le sang des animaux intoxiqués
par les sélénites et les tellurites. La voie nouvelle dans laquelle
est entrée l'hématologie est assurément l'une de celles qui
seront un jour les plus fécondes en résultats, autant qu'il est
possible d'en juger d'après ceux qui sont déjà acquis à la
science.

II. — **Expertises chimiques.**

**De l'état dans lequel les matières doivent être remises au
chimiste expert.** — On a conseillé parfois de faire une ligature
dans le voisinage du cardia, une autre dans le voisinage du
pylore, enfin une dernière vers la terminaison inférieure du
tube digestif, puis de mettre dans un bocal et de remettre les
choses en cet état au chimiste qui doit rechercher le poison.
Cette pratique n'est pas à recommander. Il faut vider le contenu
de l'estomac et des intestins dans des bocaux préparés, examiner séance tenante la surface interne de ces organes et noter
ce qu'on a observé. En effet, on peut d'autant mieux juger des
altérations que le moment de la mort est plus rapproché. S'il y
avait eu perforation stomacale ou intestinale par des substances
corrosives, il serait bon de mettre séparément, dans des bocaux,
les matières épanchées dans la cavité abdominale, ainsi que
celles qui se trouvaient dans le tube digestif.

Le sang est recueilli comme il a été dit précédemment
(page 876). Les viscères autres que le tube digestif, tels que le
foie, les reins, la rate, les poumons et le cœur, sont mis autant
que possible dans des bocaux distincts. Le cerveau doit être
enlevé également, surtout lorsqu'il y a présomption d'un empoisonnement par les alcooliques ou par les agents anesthésiques.
Cette dernière opération doit être faite rapidement à cause de
la volatilité de ces substances.

Enfin, je crois devoir combler une lacune que l'on rencontre dans la plupart des traités de toxicologie, en appelant l'attention sur la nécessité de recueillir le réservoir urinaire et le liquide qu'il peut contenir, n'y en eût-il que quelques gouttes. D'après ce que nous savons de l'élimination des divers agents toxiques et médicamenteux, il est souvent possible de déceler dans ces quelques gouttes, mieux que dans un liquide ou dans un organe quelconque de l'organisme, des traces d'un poison. Je renvoie, au sujet de cette question, à ce que j'ai dit dans ce Traité et surtout dans mes *Eléments de thérapeutique*, sur l'élimination des divers agents introduits dans l'organisme. Cette même question est traitée avec plus de détails et d'ensemble dans mon *Manuel d'urologie*.

A ces données, j'ajouterai quelques remarques essentiellement pratiques.

Les bocaux destinés à contenir les liquides et les viscères doivent être de verre et se boucher à l'émeri. Le bouchon en verre doit être fixé à l'aide de parchemin qu'on a trempé préalablement dans l'eau pour le ramollir. Une ficelle ou un mince ruban de toile retient ensuite ce parchemin autour du goulot du bocal. *Il ne faut verser dans les bocaux aucune substance étrangère*, dans le but de conserver les viscères, tels que alcool, solution d'acide chromique, etc. En agissant autrement, on s'expose à mettre l'expert chimiste dans un embarras extrême. Un exemple suffira pour faire comprendre l'importance de cette recommandation.

Les chimistes chargés d'une expertise avaient trouvé du plomb dans toutes les matières qu'ils avaient analysées. Il s'élevait néanmoins des doutes très graves sur la réalité d'un empoisonnement par un composé de ce métal toxique. Orfila fut appelé et reconnut immédiatement la cause de l'erreur qui jetait une confusion regrettable dans la suite des recherches. Les bocaux avaient été scellés avec de la cire qui contenait un oxyde de plomb, et dont une partie était tombée dans ces mêmes bocaux lorsqu'on les avait ouverts. Une occurrence semblable s'est présentée dans une analyse dont j'ai été chargé. Les bocaux avaient été fermés avec un liège et scellés avec de la cire rouge. Je dus prendre des précautions extrêmes en les ouvrant et, de plus, je dus faire l'analyse de cette cire qui, heureusement d'ailleurs, ne renfermait pas de matière colorante minérale.

Enfin on comprend également que l'addition d'un liquide conservateur doive être évitée. Ce liquide, l'alcool par exemple, peut contenir des impuretés. Si l'addition en avait été effectuée, il faudrait en joindre un échantillon aux pièces destinées à être analysées.

Il est cependant utile de conserver une portion des organes lorsque l'examen histologique ne peut en être fait immédiatement. Pour cela, on en prélève quelques fragments que l'on met dans des vases avec de l'alcool ou bien avec un autre liquide, tels qu'une solution aqueuse d'acide chromique aux 2 ou 3 millièmes.

Enfin, lorsque les bocaux sont fermés ainsi qu'il a été dit, l'expert retient, à l'aide de la cire à cacheter, les extrémités de la ficelle ou du ruban fixé au col de ces bocaux et appose son sceau. Une étiquette revêtue de sa signature et de celle du magistrat ou de l'officier de police judiciaire, qui l'aura assisté et aura reçu son serment, est fixée à chacun des scellés.

Examen des scellés. — L'expert chimiste constate d'abord si les scellés sont intacts, et prend note des caractères extérieurs qu'ils présentent, tels que forme, dimensions, etc., afin que l'identité puisse en être vérifiée. Il relève par écrit les empreintes des cachets, la signature et les indications que portent les étiquettes.

Il ouvre ensuite avec précaution les scellés et verse le contenu de chacun d'eux dans des cuvettes de verre toutes neuves et fort propres. Il en constate la réaction, l'odeur, l'état de conservation. S'il trouve quelques fragments, quelques parcelles étrangères, il les met de côté. Ainsi, dans un cas d'empoisonnement par l'acide arsénieux, il est souvent possible de découvrir des parcelles blanches de cette substance dans les vomissements ou dans le contenu du tube digestif.

Lorsqu'on veut procéder à l'examen extérieur des organes, il est préférable de les étaler sur une large plaque de verre. On peut ainsi déplisser facilement l'intestin et en examiner les parois à la loupe pour y rechercher des fragments des substances toxiques (acide arsénieux déjà cité; chlorures d'argent, de plomb; sulfate de baryum, etc., qui se forment dans le tube digestif après l'ingestion de sels solubles de ces métaux; débris végétaux; poudre de cantharides, etc.).

DE LA MANIÈRE DE PROCÉDER AUX ANALYSES.

Je supposerai que l'expert ne possède aucune donnée sur la nature de l'empoisonnement, ce qui est néanmoins peu probable, attendu qu'il saura presque toujours s'il s'agit ou non d'un empoisonnement par une substance corrosive acide ou basique.

Les premières recherches qu'il doive effectuer sont celles des substances volatiles ou altérables, telles que l'acide cyanhydrique, l'éther, le chloroforme, l'alcool, le phosphore. La recherche des deux premières substances et celle du phosphore peuvent s'effectuer à l'aide du même appareil représenté aux pages 129 et 343; seulement il faut avoir soin, dans le cas de l'acide cyanhydrique, de recueillir dans une solution de nitrate d'argent les produits dégagés pendant la distillation. La recherche du phosphore, indiquée déjà (page 128), est exposée avec plus de détails. Je n'ai rien à ajouter à ce que j'ai dit de la recherche du chloroforme, de l'alcool et de l'amylène. J'en dirai autant de la recherche de l'arsenic, à laquelle on procède en détruisant d'abord les matières par le chlorate de potasse et l'acide chlorhydrique. (Dans le rapport que je cite plus loin, j'ai employé également le procédé de carbonisation par l'acide sulfurique; c'était dans le but d'éviter un reproche que certains partisans de ce procédé auraient pu me faire à cette occasion.) Mais je ferai remarquer qu'au lieu d'introduire directement dans l'appareil de Marsh la liqueur acide provenant de la destruction des matières par le procédé de Fresenius et Babo, il faut y faire passer longtemps un courant d'acide sulfhydrique, recueillir le précipité, le dessécher et le traiter dans un creuset avec un mélange de nitre et de carbonate de potasse, pour transformer en arséniate ou en antimoniate de potasse l'arsenic ou l'antimoine qui pourrait s'y trouver.

RECHERCHE DES ACIDES LIBRES.

L'acide cyanhydrique vient d'être cité, à cause du procédé spécial qu'en nécessite la recherche. L'odeur que dégage l'acide sulfhydrique trahit la présence de ce gaz dont le dosage peut s'effectuer facilement par le procédé indiqué (page 828). Il reste à faire connaître une méthode générale pour la recherche des acides les plus importants au point de vue toxicologique, tels que les acides sulfurique, azotique, chlorhydrique, oxalique, etc.

La méthode que je propose est la suivante : Les matières liquides additionnées d'eau distillée, s'il est besoin, pour leur donner plus de fluidité, sont mises à digérer avec de la quinine précipitée employée en excès. Il est bon de filtrer avant d'ajouter l'acide. Après une digestion de quelques heures à une température de 60 à 70°, on est certain que tout l'acide est saturé par la quinine. On fait bouillir pour coaguler l'albumine, s'il en existe dans la liqueur, et l'on filtre de nouveau. On évapore ensuite à siccité, puis on traite le résidu par l'alcool amylique qui dissout le sel de quinine.

Si l'on veut rechercher les acides dans les organes (où ils ne se trouvent guère d'ailleurs à l'état libre, ce qui rend cette recherche pour ainsi dire inutile), on divise ces organes, on les fait digérer dans de l'eau distillée additionnée de quinine, et l'on opère comme précédemment.

Une fois le sel quinique enlevé par l'alcool amylique, il ne reste plus qu'à le séparer de cet alcool en le soumettant à une température suffisamment élevée (l'alcool amylique bout à 132°). On obtient ainsi un sel dont il est facile de reconnaître le genre, c'est-à-dire l'acide, d'après les procédés de la chimie élémentaire (*Comptes rendus de la Société de biologie*, janvier 1874).

S'il s'agissait de l'acide oxalique, il ne serait pas nécessaire de recourir à l'emploi de la quinine. Il suffirait d'évaporer à siccité et de traiter le résidu par l'alcool amylique qui dissout bien l'acide oxalique et ne dissout pas de chlorure de sodium, ce qui le rend préférable à l'emploi de l'alcool ordinaire. Enfin, s'il s'agissait de l'acide acétique ou d'un autre acide de la même série, tel que l'acide formique, on pourrait saturer par le carbonate de soude; on obtiendrait de l'acétate ou du formiate de soude, sels très solubles dans l'alcool ordinaire et dans l'alcool amylique.

Il pourrait se faire que tout l'acide eût été transformé en sel, soit sous l'influence d'antidotes administrés en temps opportun, soit sous l'influence des sels alcalins contenus dans les humeurs de l'économie, surtout lorsque l'autopsie a été faite tardivement. Mais il sera presque toujours possible d'isoler une certaine quantité d'acide libre ou, du moins, d'en reconnaître la présence. Après avoir déterminé la nature de cet acide, on évaluerait la quantité des sels correspondants par les procédés indiqués aux pages 688, n° 2; 696; 795.

RECHERCHE DES MÉTAUX.

A. — On fait passer, pendant deux ou trois heures, un courant d'acide sulfhydrique dans la solution acide (1) obtenue par le procédé de Fresenius et Babo, c'est-à-dire en détrui-

(1) Il faut faire en sorte que cette liqueur ne soit pas trop acide. Pour arriver à ce résultat, on chasse une partie de l'acide chlorhydrique en portant à l'ébullition la solution préalablement filtrée sur de l'amiante. On adapte un récipient pour recueillir les chlorures volatils qui pourraient se dégager (le chlorure d'étain, par exemple).

sant les matières organiques par le chlorate de potasse et l'acide chlorhydrique. Enfin on laisse au repos, pendant douze à vingt-quatre heures, cette même solution saturée d'hydrogène sulfuré.

Il se présente alors l'un des deux cas suivants : ou bien il s'est formé un précipité, ou bien il ne s'en est pas formé (1).

Premier cas. — *Il s'est formé un précipité.*

 a. — Le précipité est *jaune.*
  Il est soluble dans l'ammoniaque et dans le sulfhydrate d'ammoniaque............................ *Arsenic.*
  Il est insoluble dans l'ammoniaque, mais soluble dans le sulfhydrate d'ammoniaque...... *Étain* ou *Antimoine.*
  Il est insoluble dans l'ammoniaque et dans le sulfhydrate d'ammoniaque............................ *Cadmium.*
 b. — Le précipité est *brun* et insoluble dans l'ammoniaque, mais soluble dans le sulfhydrate d'ammoniaque... *Or.*
 c. — Le précipité est *noir.* On le dissout dans l'acide nitrique bouillant (2), on chasse l'excès d'acide, puis on traite par l'eau distillée le sel obtenu.
  Il se forme un précipité *blanc*.................... *Bismuth.*
  Il ne se forme pas de précipité, et la solution aqueuse donne, avec le sulfate de soude, un précipité *blanc* soluble dans l'acétate d'ammoniaque, et, avec l'acide chlorhydrique, un précipité blanc insoluble dans l'ammoniaque............................ *Plomb.*
  Avec l'acide chlorhydrique, un précipité *blanc* caillebotté soluble dans l'ammoniaque (3)............ *Argent.*
  Avec l'iodure de potassium, un précipité *rouge vif* soluble dans un excès d'iodure alcalin.......... *Mercure.*
  La solution aqueuse traitée par l'ammoniaque donne un précipité bleuâtre qui se dissout dans un excès d'ammoniaque, en donnant une liqueur *bleue* (bleu céleste)... *Cuivre.*

(1) Il faut se rappeler que la solution chlorhydrique donne toujours un très faible précipité, ou plutôt un trouble floconneux, lors même qu'elle ne contient aucun toxique métallique. Ce trouble provient sans doute de l'action de l'acide sulfhydrique sur des produits de substitution du chlore dans une portion des matières grasses.

(2) Le sulfure de mercure est insoluble dans l'acide nitrique; mais il se dissout bien à chaud dans l'eau régale. Si le précipité ne se dissolvait pas dans l'acide nitrique, on devrait donc ajouter de l'acide chlorhydrique.

(3) Ce précipité ne peut être que très faible, car le chlorure d'argent, qui est très peu soluble dans l'acide chlorhydrique et dans les chlorures alcalins, a été isolé presque en totalité par la filtration de la liqueur acide.

Second cas. — *Il ne s'est pas formé de précipité par l'acide sulfhydrique dans la liqueur acide.*

On traite cette liqueur par l'acétate de soude qui transforme l'acide chlorhydrique en chlorure de sodium, de sorte qu'elle renferme de l'acide acétique libre à la place de l'acide chlorhydrique libre. On fait passer ensuite un courant d'acide sulfhydrique dans la liqueur ainsi modifiée.

Il se forme un précipité *blanc*.................... *Zinc.*
Il se forme un précipité *noir* .... *Nickel* ou *Cobalt.*

B. — Si l'acide sulfhydrique n'a donné de précipité dans aucun des cas précédents, on traite la liqueur par le *sulfhydrate d'ammoniaque.* On obtient alors des précipités de couleur variable si la liqueur renferme l'un des métaux suivants :

Le précipité est *noir*............................ *Fer.*
Il est *couleur de chair*.......................... *Manganèse.*
Il est *vert bleuâtre*.............................. *Chrome.*
Il est *incolore* (1)................... *Aluminium* ou *Glucynium.*
Il est *jaune brun*, ou *couleur chocolat*, et passe en-
   suite au *noir*. .... *Uranium.*

C. — Enfin, lorsqu'on n'a obtenu aucun précipité, ni avec l'acide sulfhydrique ni avec le sulfhydrate d'ammoniaque, la liqueur peut contenir du *baryum*, du *strontium*, du *calcium*, du *magnésium*, du *sodium*. Les deux premiers métaux ne peuvent s'y trouver qu'accidentellement, comme dans le cas d'empoisonnement, les autres s'y trouvent en général normalement (surtout le sodium) en plus ou moins grande quantité. Quant au potassium, il y existe en forte proportion, puisqu'on s'est servi du chlorate de potasse pour détruire les matières organiques.

On sature la liqueur par l'ammoniaque.

S'il se forme un précipité, la liqueur renferme du *magnésium*

S'il ne s'en forme pas, on ajoute de l'acide chlorhydrique pour neutraliser l'ammoniaque, puis on verse une solution de

---

(1) Le précipité incolore peut être formé de phosphate de chaux qu'il est facile de distinguer du précipité d'alumine en ce que celui-ci est soluble dans la potasse et dans la soude.

potasse qui donne un *précipité blanc* de baryte, de strontiane, ou de chaux, suivant que la liqueur renferme du *baryum*, du *strontium* ou du *calcium*. On distinguera et l'on séparera ces métaux en se fondant sur les données indiquées aux pages 580 et suivantes. La recherche et le dosage du *potassium* et du *sodium* s'effectueront d'après les indications de la page 807.

RECHERCHE DES BASES ORGANIQUES.

On suivra la méthode de Stas en y introduisant la modification apportée par Otto (page 234), ou, suivant les cas particuliers, les modifications signalées aux pages 299, 399, 522.

Si l'alcaloïde obtenu est *liquide* ou *solide*, il sera représenté très probablement par la *cicutine* ou par la *nicotine* (page 262). S'il est solide, on recourra d'abord à l'expérimentation physiologique pratiquée avec une petite quantité de la substance obtenue, afin de restreindre autant que possible les recherches qu'il faut effectuer dans le but de l'identifier, c'est-à-dire de la caractériser. ... .

III. — DES RAPPORTS

Un rapport est *un acte dressé à la requête des autorités judiciaires ou administratives, par un ou plusieurs hommes de l'art, dans lequel on expose les résultats d'une mission et les conclusions qui en découlent.*

Les rapports sont de trois sortes : ils sont *judiciaires, administratifs* ou d'*estimation*.

Ceux dont nous avons à traiter appartiennent à la première catégorie. Ils sont rédigés d'après l'ordonnance remise à l'expert (page 873).

Tout rapport se compose de trois parties essentielles : 1° du *préambule*, 2° de l'*exposé des faits*, 3° des *conclusions*.

Le *préambule*, appelé encore *protocole, formule d'usage*, contient les nom, prénom, qualité et domicile des experts, les nom et qualité du magistrat requérant ; le jour (et parfois l'heure) à laquelle on s'est rendu au lieu de la convocation ; la nature de la mission ; enfin la prestation du serment.

L'exposé des faits, appelé encore *narration, description*, découle de la nature même de la mission. Cet exposé doit être complet sans être prolixe, et être rédigé d'après les notes qu'on a eu soin de prendre *par écrit* pendant toute la durée de l'expertise. On ne saurait trop se rappeler qu'il ne faut jamais se lier uniquement à sa mémoire dans les choses même les plus simples et les plus faciles à retenir. On s'exposerait ainsi à des oublis excessivement regrettables dans le cours des débats. D'après l'exemple cité (page 871), on voit qu'il faut signaler tout ce qui frappe les sens, puisqu'une donnée qui paraîtrait d'abord sans importance peut acquérir dans la suite une valeur extrême.

Les *conclusions* forment le plus souvent les réponses directes, positives ou négatives, aux questions posées dans l'ordonnance. Elles doivent être aussi nettes et aussi précises que ces dernières. La justice demande une solution à l'homme de l'art qui a reçu mission de l'éclairer et qui a pu se croire à la hauteur de sa tâche. Que si le tribunal ne se trouve pas satisfait, il peut ordonner une contre-expertise qui sera faite avec les matières que l'expert a dû mettre en réserve, autant qu'il lui a été possible, et déposer ensuite au greffe en même temps qu'il a remis son rapport au juge d'instruction.

Lorsque les conclusions découlent d'un exposé suffisamment court et suffisamment précis pour qu'il ne soit pas nécessaire de rappeler les faits, on les ajoute immédiatement après l'exposé. Dans les autres cas, il est bon de les faire précéder d'une *discussion* des faits les plus importants.

Exemple de rapport médico-légal.

Comme exemple de rapport ayant trait à l'empoisonnement, je citerai le suivant que j'ai rédigé naguère. Ce rapport me semble d'autant mieux approprié à la question qui nous occupe, que je n'ai trouvé aucune trace de substance vénéneuse en effectuant des recherches complètes sur les matières qui m'avaient été confiées. Il pourra être utile à l'expert qui serait à ses débuts, ou qui n'aurait pas acquis une expérience suffisante en se livrant à des recherches semblables sur les organes des animaux ayant reçu des substances toxiques.

Une enfant, âgée de vingt mois, avait succombé après avoir éprouvé des vomissements répétés.

Ces accidents et d'autres symptômes qui se trouvaient opposés en certains points aux allégations de la belle-mère de cette enfant, le peu de soin qu'elle en avait eu et la négligence qu'elle avait mise à appeler le médecin, qui ne fut consulté que trois jours avant le décès de la petite fille, bien qu'elle fût malade depuis deux mois, toutes ces circonstances firent provoquer, de la part du médecin, une exhumation judiciaire. L'autopsie ne révéla rien de caractéristique. Les viscères, le contenu du tube digestif et divers objets saisis au domicile où l'enfant avait succombé, ayant été adressés par le parquet de Fontainebleau au Tribunal de 1re instance à Paris, me furent confiés avec la mission de les examiner.

A la suite de recherches d'autant plus nombreuses et d'autant plus difficiles que je ne possédais pour ainsi dire aucune donnée sur le genre de mort, je rédigeai le rapport suivant.

SUSPICION D'EMPOISONNEMENT

RAPPORT MÉDICO-LÉGAL PAR LE DOCTEUR A. RABUTEAU

Nous soussigné, Antoine RABUTEAU, docteur en médecine de la Faculté de Paris, demeurant à Paris....., commis par M. le juge d'instruction près le Tribunal de première instance du département de la Seine, en date du vingt-trois août mil huit cent soixante-treize, à l'effet de :

1° Procéder à l'examen des viscères de Léontine B..., contenus dans un grand bocal ; faire connaître s'ils portent des lésions occasionnées par des matières vénéneuses, ou dire si ces organes portent trace de lésions occasionnées par des maladies qui auraient pu déterminer la mort ;

2° Examiner et analyser les matières contenues dans le petit bocal, matières liquides recueillies dans l'estomac et les intestins de la jeune

Léontine B...; faire connaître si ces matières renferment une substance vénéneuse ayant pu déterminer la mort; dire quelle est cette substance, en quelle quantité elle se trouve, quels accidents son absorption a pu déterminer;

3° Examiner et analyser les liquides contenus dans les fioles saisies au domicile de l'inculpée en faisant connaître la nature du liquide;

Serment prêté de remplir en honneur et conscience la mission qui nous était confiée,

Avons reçu au greffe du Tribunal et transporté au laboratoire de la Faculté de médecine de Paris le dépôt ci-dessus désigné, renfermant les matières dont l'examen et l'analyse font l'objet de ce rapport.

EXAMEN DU DÉPOT.

Il nous a été remis une caisse en bois blanc, de forme carrée, ayant 31 centimètres de côté, munie d'un couvercle à charnières. Un ruban de toile blanche, large de 22 millimètres, est fixé, d'une part, sur le couvercle, et, d'autre part, sur une face verticale à gauche par deux scellés intacts, en cire rouge, portant des empreintes illisibles. On lit sur le couvercle, au crayon bleu : *C^on rog. 2745 du parquet*; et, à l'encre noire : *Affaire femme B... Empoisonnement. Commission rogatoire de Fontainebleau... Monsieur le Procureur de la République, Paris. Le Juge d'instruction, signé X.*

Caisse à remettre en l'état au Dr R..., dont la commission est demandée : enfin, en caractères d'imprimerie : *Dépôt greffe, 23 août 73.*

En ouvrant cette caisse, nous avons trouvé :

1° Un bocal enveloppé de papier, portant un grand cachet en cire rouge, sans empreinte, et un ruban de toile blanche, large de 22 millimètres, et fixé à l'aide de cire rouge sans empreinte. On lit sur une étiquette : *Viscères de Léontine B...*, avec la signature V... Ce bocal, débarrassé du papier qui l'enveloppe, mesure 26 centimètres de hauteur, 44^c,5 de circonférence. Il présente une large ouverture fermée par un liège cacheté sur les bords avec de la cire rouge. Nous désignerons ce bocal par la lettre A.

2° Un bocal ayant 13 centimètres de hauteur, 17 centimètres de circonférence, à large ouverture fermée par un liège cacheté sur les bords avec de la cire rouge, et portant deux scellés en cire rouge, sans cachet, fixant un ruban de toile blanche de 2 centimètres de large. Sur une étiquette, non collée sur le verre, mais adhérant au ruban avec de la cire rouge, on lit : *Liquide recueilli dans les intestins de Léontine B...* Nous désignerons ce bocal par la lettre B.

3° Une petite bouteille en verre bouchée avec un liège dont le cachet en cire rouge est détruit. Cette bouteille porte une empreinte sur verre et une large étiquette en papier. Sur l'empreinte, qui est large comme une pièce de un franc, on lit : *Pharmacie X..., sirop pectoral. Paris.* Sur l'étiquette, on lit : *Sirop pectoral X..., pharmacien*, etc. Cette bouteille est entamée; il manque environ une cuillerée et demie à bouche pour qu'elle soit pleine, soit à peu près 30 à 40 grammes du liquide sirupeux qu'elle contient. Nous la désignerons par la lettre C.

4° Un flacon plein d'un liquide blanc, au fond duquel on remarque un dépôt également blanc. Ce flacon est bouché avec un liège sans cachet. Il ne porte pas d'étiquette. Nous le désignerons par la lettre D.

5° Un flacon, mal bouché, contenant un liquide sirupeux légèrement coloré en vert jaunâtre, dont une partie s'est écoulée et concrétée autour du liège et sur le papier jaune qui l'enveloppe. Ce flacon ne porte pas d'étiquette. Nous le désignerons par la lettre E.

6° Un flacon renfermant un liquide incolore, très mobile ; il est bouché par un liège et ne porte pas d'étiquette. Nous le désignerons par la lettre F.

7° Un flacon renfermant un liquide assez fluide, légèrement coloré en jaune verdâtre. Nous le désignerons par la lettre G.

8° Un paquet de papier écolier, couvert d'écriture, contenant 6 grammes d'une substance blanchâtre, solide, mais friable. Nous le désignerons par la lettre H.

9° Un petit bonnet sur lequel on observe une large tache jaunâtre qui en occupe presque toute la moitié gauche.

Examen des viscères renfermés dans le bocal A. — Ce bocal contient, au milieu d'un liquide hydro-alcoolique, possédant une réaction légèrement acide, les viscères ci-dessous : le foie, l'estomac, les intestins, les deux reins, la rate, le cœur et les poumons. Au fond du vase se trouve un dépôt. Après avoir transvasé le tout dans une large cuvette en verre, n'ayant jamais servi et très propre, nous trouvons deux petits nodules blancs ayant, l'un les dimensions d'une tête d'épingle, l'autre celles d'une petite lentille. Ces deux fragments sont recueillis et mis à part pour être examinés ultérieurement.

Le foie, dont les dimensions sont à peu près normales, mais qui paraissent cependant un peu moindres que celles du foie d'un enfant de vingt mois, âge de Léontine B..., présente un aspect et une consistance qui frappent tout d'abord. L'aspect en est décoloré, jaunâtre, la consistance friable et pâteuse. La coupe de cet organe a la même coloration et la même consistance ; la surface de section graisse le scalpel. A l'examen fait au microscope, on voit les cellules hépatiques renfermant des gouttelettes graisseuses. Cet organe est donc atteint de stéatose. Ce n'est pas le foie gras proprement dit, dans lequel les cellules hépatiques sont comblées par de grosses gouttelettes de graisse très visibles au microscope ; mais la dégénérescence graisseuse est néanmoins très avancée. Ce point est important à noter.

Les reins sont moins altérés. Néanmoins ils sont plus mous et la coupe en est un peu plus lisse que d'ordinaire. Les tubuli sont peu desquamés, mais plusieurs de leurs cellules épithéliales renferment des granulations graisseuses. Ils sont donc atteints d'une dégénérescence qui est de même nature que celle du foie, mais qui est beaucoup moins prononcée.

Nous ferons remarquer que ces altérations n'ont pu être produites par le liquide hydro-alcoolique dans lequel ces viscères étaient plongés ; qu'elles n'ont pu se produire pendant le temps qui s'est écoulé depuis la mort jusqu'à l'exhumation ; qu'elles existaient par conséquent lorsque la vie a cessé.

L'estomac et les intestins n'offrent aucune trace d'ecchymoses ni d'ulcérations. La muqueuse de ces organes présente une adhérence normale, telle que celle que l'on constate en général sur le cadavre. Toutefois, tandis que la muqueuse de l'estomac est décolorée dans les portions voisines du cardia, celle du grand cul-de-sac et des portions voisines du pylore présente une coloration jaune verdâtre qu'on observe au pylore, dans l'intestin grêle et le gros intestin. Mais, tandis qu'elle est presque continue dans le duodénum, cette coloration devient de moins en moins prononcée et existe seulement par place le long de l'intestin grêle ; elle disparaît même à peu près complètement dans le dernier tiers de l'iléon, pour reparaître dans le cæcum et dans le côlon ascendant. Elle paraît être due, suivant toute probabilité, à la bile, attendu que la vésicule biliaire était très peu distendue et que nous avons pu constater, ainsi que nous le dirons plus loin, la présence de ce liquide dans les matières du bocal B.

Les fibres musculaires de l'estomac et de l'intestin ne présentent pas de dégénérescence graisseuse.

Le cœur n'offre pas d'altération. Les fibres musculaires de cet organe sont, il est vrai, granuleuses pour la plupart, ce que l'on observe plus ou moins longtemps après la mort, mais il est remarquable que plusieurs d'entre elles ont conservé leur striation.

- Les autres viscères, c'est-à-dire la rate et les poumons, ne présentent pas non plus de lésions anatomiques.

Examen du contenu du bocal B. — A l'ouverture de ce scellé, il se dégage une odeur repoussante qui n'est pas cependant celle des matières fécales. Le bocal renferme 92 grammes d'une matière fluide, de couleur café au lait, possédant une réaction légèrement acide, qui, examinée au microscope, se présente sous l'aspect d'un liquide incolore dans lequel nagent des cellules épithéliales de l'intestin colorées en jaune verdâtre, comme elles le sont lorsqu'elles se trouvent en contact avec la bile. On y voit aussi des vibrions, des bactéries, quelques leucocytes, des granulations et des matières amorphes. Ce liquide ne bleuit pas au contact de l'iode ; par conséquent, il ne contient pas de matières amylacées.

RECHERCHE DES SUBSTANCES MINÉRALES TOXIQUES.

Phosphore. — Nous devions rechercher, en premier lieu, si les matières ne contiendraient pas ce poison. Comme le phosphore s'oxyde rapidement, de sorte qu'il devient bientôt difficile de le trouver dans des organes ayant été exposés à l'air et qui en contenaient primitivement, nous avons procédé immédiatement à cette opération le jour même de la réception des scellés.

Nous avons examiné d'abord le contenu du bocal B, puis les viscères et le liquide hydro-alcoolique contenu dans le bocal A.

30 grammes des matières du bocal B sont additionnés d'un peu d'eau acidulée par l'acide sulfurique, dans le but de rendre la masse plus fluide et de fixer les vapeurs ammoniacales qui ont la propriété d'empêcher la phosphorescence, lesquelles vapeurs auraient pu se dégager bien que les matières à examiner fussent primitivement acides. Le tout est introduit ensuite dans l'appareil de Mitscherlich placé dans l'obscurité. Or, il nous est impossible d'observer la moindre lueur phosphorescente, ni

immédiatement, ni après vingt minutes d'ébullition. Le liquide recueilli dans le récipient de l'appareil ne contenait pas non plus d'acide phosphoreux.

Pour rechercher le phosphore dans les matières du bocal A, nous avons dû modifier le procédé. En effet l'alcool empêchant la phosphorescence

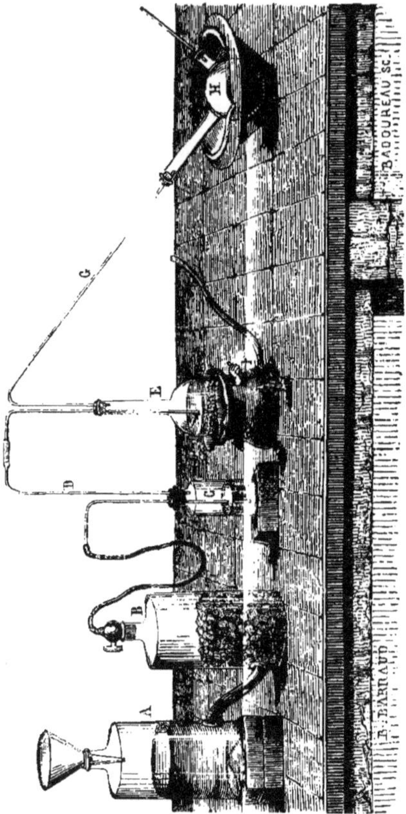

Fig. 51.

A, flacon renfermant de l'acide chlorhydrique ; B, flacon renfermant du carbonate de chaux ; C, flacon laveur ; D, tube conduisant l'acide carbonique au fond du ballon E qui est placé sur le fourneau F, et d'où part le tube de dégagement G ; H, récipient.

tant qu'il en reste dans le vase distillatoire de l'appareil de Mitscherlich, nous étions privé d'un critérium très rigoureux qui permet de nier ou d'affirmer la présence d'une quantité infinitésimale de phosphore, de la deux-millionième partie de ce poison dans des matières suffisamment fluides pour pouvoir être portées à l'ébullition.

Nous prélevons, sur chacun des viscères, diverses portions, de manière à obtenir un poids de 200 grammes de matières qui sont rapidement divisées à l'aide de ciseaux fort propres, et introduites, avec 115 grammes du liquide hydro-alcoolique, dans un ballon placé sur un fourneau, et fermé par un bouchon de liège percé de deux trous livrant passage à deux tubes de verre (fig. 49). L'un de ces tubes plonge jusqu'au fond du ballon, qu'il met en communication avec un appareil à dégagement d'acide carbonique; l'autre tube ne fait que traverser le bouchon et va se rendre dans un récipient refroidi. Les choses étant ainsi disposées, on porte à l'ébullition la masse contenue dans le ballon en même temps qu'elle est traversée par un courant d'acide carbonique. La distillation est continuée jusqu'à ce que les matières contenues dans le ballon soient presque desséchées. Or nous ne pouvons trouver, à la fin de l'opération, dans le liquide du récipient, aucun globule de phosphore qui aurait été entraîné pendant la distillation, si ce corps simple avait existé à l'état libre dans les matières soumises à l'examen, attendu qu'il n'aurait pu s'oxyder dans une atmosphère d'acide carbonique. Il nous est de même impossible de constater la présence de l'acide phosphoreux dans le liquide provenant de la distillation, soit en le traitant par l'azotate d'argent, soit en le traitant d'abord par l'acide nitrique, puis par le molybdate d'ammoniaque. Les matières renfermées dans les bocaux A et B ne contenaient donc pas de phosphore à l'état libre.

Cause de l'acidité du liquide du bocal A. — Nous n'avons pas ajouté d'acide sulfurique aux matières retirées du grand bocal, avant d'y chercher le phosphore, attendu que le liquide hydro-alcoolique présentait déjà une acidité assez prononcée. Pour déterminer la nature de la substance qui lui communiquait cette acidité, nous avons opéré de la manière suivante.

Nous avons neutralisé à l'aide du carbonate de soude 40 grammes de liquide hydro-alcoolique, puis porté à l'ébullition pour chasser l'alcool. Le liquide a été ensuite additionné d'un peu d'eau distillée, filtré, puis traité par une solution de nitrate de baryte jusqu'à ce qu'il y eût cessation de précipité. Or, le précipité obtenu put se dissoudre presque en totalité, avec effervescence, dans l'acide acétique; il était composé presque uniquement de phosphate et de carbonate de baryte, ce dernier sel s'était formé sous l'influence de l'excès de carbonate de soude employé pour neutraliser la liqueur primitive. Le résidu insoluble, très faible, fut traité ensuite par l'acide nitrique qui ne lui enleva rien; ce résidu ne contenait donc pas d'oxalate de baryte; il était formé de sulfate provenant, sans nul doute, à cause de sa faible quantité, des sulfates naturels de l'économie. Nous avions donc déjà la preuve qu'il n'existait, dans le liquide hydro-alcoolique, ni acide sulfurique libre, ni sulfates métalliques ou autres en quantité bien appréciable, sans quoi le précipité eût été plus abondant. Nous avions également la certitude que ce même liquide ne contenait ni acide oxalique ni bioxalate de potasse ou sel d'oseille.

Il était infiniment probable que l'acidité était due à l'acide acétique qui existe souvent dans l'alcool, où il se forme peu à peu, lorsqu'il est exposé à l'air. Pour soumettre à l'épreuve cette conjecture, nous avons pris 40 grammes du même liquide hydro-alcoolique, avons neutralisé avec le carbonate de soude, évaporé cette fois à siccité, à l'étuve, et traité le résidu complètement sec par l'alcool absolu et bouillant, puis nous avons filtré. La liqueur filtrée a été évaporée de même et traitée par l'acide sulfurique dans un petit appareil distillatoire. Nous avons recueilli ainsi un liquide ayant l'odeur et les caractères de l'acide acétique, et surnagé par quelques gouttelettes. L'alcool avait donc enlevé au résidu sec une certaine quantité d'acétate de soude, sel qu'il dissout parfaitement; par conséquent le liquide du bocal A renfermait de l'acide acétique, lequel provenait sans nul doute de l'acétification de l'alcool. Quant aux gouttelettes qui surnageaient le liquide obtenu à la distillation, elles étaient formées presque exclusivement d'acide margarique qui s'est solidifié ensuite par le refroidissement. Cet acide gras provenait du dédoublement par l'acide sulfurique de la margarine qui existe dans la graisse humaine et qui avait été dissoute par l'alcool.

Recherche des poisons minéraux autres que le phosphore. — Nous avons employé, dans cette opération, 1° le résidu des matières où nous avions recherché le phosphore ; 2° une nouvelle quantité prélevée sur les matières des bocaux A et B.

1° Les résidus laissés dans les appareils distillatoires employés pour la recherche du phosphore furent desséchés à peu près complètement au bain-marie et à l'étuve, puis introduits, avec de l'acide sulfurique concentré, dans une cornue tubulée dont le col s'engageait dans un récipient de verre. La cornue, qui était également en verre, fut chauffée au bain de sable jusqu'à ce qu'il ne restât plus dans son intérieur qu'un charbon tout à fait sec. Ce charbon fut ensuite extrait, broyé avec soin, mis en digestion pendant quelque temps avec l'acide nitrique pur et chauffé jusqu'à disparition presque complète de cet acide. La masse fut, après refroidissement, broyée de nouveau, épuisée par l'eau bouillante et jetée sur un filtre. La liqueur filtrée fut divisée en deux parts, dont l'une fut réservée pour la recherche de l'arsenic, l'autre pour la recherche des poisons métalliques.

La première portion fut évaporée à siccité seule d'abord, puis à la fin avec un peu d'acide sulfurique pour la débarrasser complètement de l'acide azotique qu'elle contenait. Le résidu fut dissous dans l'eau filtrée et introduit dans l'appareil de Marsh. Il nous fut impossible d'observer aucun anneau arsenical au delà de la partie du tube entourée de clinquant et chauffée au rouge, ni de recueillir des taches en recevant sur une soucoupe de porcelaine la flamme de l'hydrogène dégagé de cet appareil qui fonctionna pendant une heure, depuis le moment où nous y avions introduit la liqueur suspecte. Pour effectuer la contre-épreuve, nous ajoutons alors aux matières contenues dans le flacon de l'appareil une goutte d'une solution d'acide arsénieux, c'est-à-dire un demi-milligramme environ de cet acide, et nous obtenons presque immédiatement des taches arsenicales très belles en recevant de même la flamme sur une soucoupe de porcelaine.

La seconde portion du liquide provenant du lavage du charbon traité par l'acide nitrique fut traversée par un courant d'acide sulfhydrique. Nous n'obtînmes qu'un très léger précipité de soufre. Nous avions donc la preuve que cette liqueur ne contenait aucun des métaux qui précipitent par l'hydrogène sulfuré dans une liqueur acide, tels que le cuivre, le mercure, l'argent, le bismuth. Cette même liqueur fut ensuite traitée par le sulfhydrate d'ammoniaque qui donna un précipité assez abondant, lequel fut recueilli et mis à part pour être examiné ultérieurement.

Le liquide qui avait passé dans le récipient était surnagé par une assez

grande quantité d'un acide gras (acide margarique) provenant en majeure
partie du foie atteint de stéatose. Bien qu'un premier essai avec l'appareil
de Marsh eût donné un résultat négatif, il nous parut utile de vérifier une
seconde fois si ce liquide ne contiendrait pas de l'arsenic qui se serait
dégagé à l'état de chlorure formé sous l'influence de l'acide sulfurique et
du chlorure de sodium qui existe toujours dans l'organisme. Pour cela, le
liquide fut séparé de l'acide margarique; il fut ensuite additionné d'une
petite quantité d'eau et porté à l'ébullition pour chasser l'acide sulfureux
qu'il contenait, lequel s'était formé pendant la destruction des matières
par l'acide sulfurique; enfin il fut essayé avec l'appareil de Marsh. Il nous
fut impossible d'obtenir ni anneaux ni taches d'arsenic.

2° Une autre portion des matières contenues dans les bocaux, et n'ayant
servi encore à aucune recherche, fut analysée de même pour y rechercher
les poisons minéraux, avec cette différence que la destruction des substances organiques fut effectuée par le chlorate de potasse et l'acide chlorhydrique. Ce procédé de destruction est d'ailleurs préférable au procédé
de carbonisation par l'acide sulfurique.

Un mélange de 150 grammes de chair préalablement divisée, dans lequel
la substance du foie dominait, et de 40 grammes du contenu liquide du
bocal B, fut desséché au bain-marie, puis introduit dans un ballon à fond
plat avec le double de son poids d'acide chlorhydrique concentré. En même
temps que le mélange était chauffé légèrement, nous avons ajouté par
pincées du chlorate de potasse pur. L'opération fut continuée jusqu'à ce
que les matières organiques fussent complètement détruites, à l'exception
toutefois d'une partie de la graisse que nous avons séparée par filtration
sur de l'amiante. La liqueur suspecte fut ensuite chauffée pour la débarrasser du chlore libre qu'elle contenait, puis traversée encore chaude par
un courant d'acide sulfhydrique pendant près d'une heure. Le liquide saturé d'acide sulfhydrique fut abandonné à lui-même pendant dix-huit
heures, puis débarrassé par filtration du précipité qui s'était formé. Ce
précipité n'avait pas l'aspect de celui que détermine l'acide sulfhydrique
dans les liqueurs arsenicales acides, ni de celui que ce réactif produit dans
les solutions d'antimoine.

Pour déterminer la nature de ce précipité (il s'en forme toujours lors
même qu'il n'y a pas d'arsenic ni d'antimoine ni d'autres métaux précipitables par l'hydrogène sulfuré), nous l'avons desséché, puis oxydé en le
chauffant fortement dans un petit creuset avec du nitre et du carbonate
de potasse. Le résidu fut traité par l'eau distillée bouillante, et la liqueur
obtenue fut filtrée, puis essayée dans l'appareil de Marsh où elle ne donna
ni anneaux ni taches d'arsenic, ni d'antimoine. Ces taches se seraient
produites si la liqueur eût contenu de l'arséniate ou de l'antimoniate de
potasse provenant d'un sulfure d'arsenic ou d'antimoine qui se serait
trouvé dans le précipité. Enfin la même solution, traitée par le nitrate de
baryte, donna du sulfate de baryte. Le précipité auquel l'acide sulfhydrique
avait donné naissance était donc représenté par du soufre. Le plomb aurait été précipité en noir s'il avait existé dans les matières soumises à
l'examen. Nous pouvions donc ranger l'absence de ce métal à côté de celle
des métaux déjà sus-mentionnés que l'acide sulfhydrique n'avait pas précipités des eaux de lavage du charbon sulfurique. Enfin la liqueur séparée
du premier précipité donné par l'acide sulfhydrique fut traitée par le

sulfhydrate d'ammoniaque. Nous obtînmes alors un précipité abondant, d'un brun foncé, qui fut jeté sur un filtre et lavé avec de l'eau contenant du sulfhydrate d'ammoniaque. Il fut réuni à celui que nous avions obtenu en traitant de même par le sulfhydrate d'ammoniaque une portion du liquide de lavage du charbon sulfurique. Les deux réunis pesaient 6 centigrammes 5 après dessiccation à l'étuve. Ce mélange fut traité par l'acide chlorhydrique où il put se dissoudre en grande partie ; la partie indissoute pesait 3 centigrammes 5 après dessiccation. Nous reconnûmes qu'elle était représentée par du soufre, à la propriété qu'elle possédait de se dissoudre dans l'acide azotique bouillant avec dégagement de vapeurs nitreuses, de donner ainsi une liqueur d'où le nitrate de baryte précipita du sulfate de baryte. La solution chlorhydrique donna avec l'ammoniaque ajoutée en excès un précipité qui fut reconnu être formé de phosphate ammoniaco-magnésien mêlé à du sesquioxyde de fer. En effet, examiné au microscope, ce précipité, qui était devenu pulvérulent par la dessiccation, se montra presque uniquement constitué par des prismes semblables à ceux du phosphate ammoniaco-magnésien à côté desquels se trouvait une matière rouge amorphe. Après en avoir dissous de nouveau une partie dans l'acide chlorhydrique, nous obtînmes une liqueur qui se colora en bleu après l'addition du ferrocyanure de potassium. Une autre partie ayant été dissoute dans l'acide nitrique, le molybdate d'ammoniaque produisit dans la solution un précipité jaune. Le précipité mixte auquel le sulfhydrate d'ammoniaque avait donné lieu était donc formé des trois substances suivantes : soufre, sesquioxyde de fer, phosphate ammoniaco-magnésien.

L'absence du phosphore libre, de l'arsenic et des métaux ordinaires possédant des propriétés toxiques se trouvait donc établie. Les matières ne contenaient pas non plus de sel barytique, ainsi que nous nous en sommes assuré en traitant finalement les liqueurs par le carbonate de soude qui aurait donné un précipité de carbonate de baryte si elles avaient renfermé de l'azotate ou du chlorure de baryum. Il nous a été impossible de reconnaître, dans les solutions du précipité mixte obtenu à l'aide du carbonate de soude, aucun des caractères des composés barytiques.

Examen des fragments trouvés dans le bocal A. — Ces deux fragments sont blancs, friables, de forme irrégulière. Nous avons dit que l'un d'eux était un peu moins gros qu'une tête d'épingle et l'autre à peine gros comme une lentille. Ils sont insolubles dans l'eau, mais ils se dissolvent dans l'acide acétique avec effervescence et en totalité. Le gaz qui se dégage n'a ni l'odeur de l'acide sulfureux, ni celle de l'acide sulfhydrique. La solution acétique ne précipite point par l'ammoniaque, ni par l'acide sulfhydrique, ni par le sulfhydrate d'ammoniaque ; elle précipite au contraire par la potasse : le précipité obtenu est donc représenté par une base alcalino-terreuse. Nous avons reconnu, à l'aide des réactions qui servent à distinguer ces bases, que ce précipité était formé de chaux. A cause de leur solubilité complète dans l'acide acétique, sans dépôt d'aucune sorte, ces fragments ne pouvaient contenir ni oxalate ni urate de chaux. D'un autre côté, l'absence de précipité avec l'ammoniaque indiquait l'absence de phosphate de chaux, ce dont nous nous sommes convaincu d'ailleurs en traitant le liquide par l'acide nitrique, puis par le molybdate d'ammoniaque. Les deux fragments en question étaient formés de carbonate de chaux.

RECHERCHE DES ALCALOÏDES.

Nous avons employé dans cette recherche la méthode de Stas, en lui apportant, à l'exemple de divers toxicologues, une modification que la pratique a sanctionnée. Cette modification consiste à traiter les liqueurs acides par l'éther qui peut isoler, dès le début, quelques substances toxiques et enlever diverses matières étrangères dont la séparation rend plus faciles les recherches ultérieures.

Nous avons divisé en menus fragments, à l'aide de ciseaux fort propres, une portion du foie, des intestins, des reins, de la rate et du cœur. Le mélange de ces diverses matières, dans lesquelles le foie dominait, pesait 200 grammes. Nous y avons ajouté 20 grammes du contenu du bocal B, puis 400 grammes du liquide hydro-alcoolique dans lequel baignaient les viscères. Comme ce liquide alcoolique renfermait au moins un tiers d'eau, nous lui avons ajouté, pour lui donner plus de force, 400 grammes d'alcool absolu. Le tout fut placé dans un ballon, puis additionné de 2 grammes d'acide tartrique ; enfin la masse fut maintenue pendant quatre heures à une température comprise entre 70 et 75 degrés. Après refroidissement, la liqueur fut séparée, par filtration, des matières insolubles et d'une partie des matières grasses. Elle fut ensuite agitée, à trois reprises différentes, avec l'éther pour enlever le restant des matières grasses ainsi que divers principes ne formant pas de sels, ou donnant des sels peu stables, telles que la méconine, la digitaline, la picrotoxine, la colchicine, qui auraient pu exister dans les matières soumises à l'expertise.

Le liquide éthéré fut abandonné à l'évaporation spontanée et le résidu fut agité avec le pétrole pour le débarrasser de diverses substances étrangères. Puis nous traitâmes, d'une manière méthodique, par la benzine, par l'alcool amylique, par le chloroforme, pour nous assurer si nous pourrions isoler quelques-uns des principes que nous avons énumérés, notamment la digitaline d'une part, et, d'autre part, l'acide méconique et la méconine qui auraient indiqué la présence de l'opium et nous auraient donné des indications précieuses pour la conduite ultérieure de nos recherches par la méthode de Stas. Nous ne sommes arrivé à aucun résultat positif.

Le liquide alcoolique acide séparé de l'éther fut soumis à une évaporation lente à la température de 35 à 40 degrés ; puis, lorsque la majeure partie de l'alcool eut disparu, l'évaporation fut continuée et achevée dans le vide de la machine pneumatique au-dessus d'un vase contenant de l'acide sulfurique (fig. 52). Le résidu fut divisé et broyé en contact avec l'alcool absolu, et abandonné avec ce même alcool pendant vingt-quatre heures. La liqueur alcoolique fut filtrée au bout de ce temps et soumise à l'évaporation d'abord à une douce température, puis sous le récipient de la machine pneumatique. Le résidu acide fut dissous dans 10 centimètres cubes d'eau distillée, et la solution aqueuse fut ensuite introduite dans une éprouvette, puis additionnée d'une solution concentrée de bicarbonate de potasse pur, jusqu'à ce qu'il ne se produisît plus d'effervescence. A ce moment, les alcaloïdes, s'il en existait dans les matières suspectes, devaient être mis en liberté. Sans perdre de temps, le liquide neutre fut agité avec l'éther qui vint surnager et qui fut décanté après une minute de repos, lorsqu'il était parfaitement clair. Nous répétâmes, à quatre reprises différentes, ce traitement par l'éther; puis les liqueurs éthérées furent réunies et abandonnées à l'évaporation spontanée dans une capsule

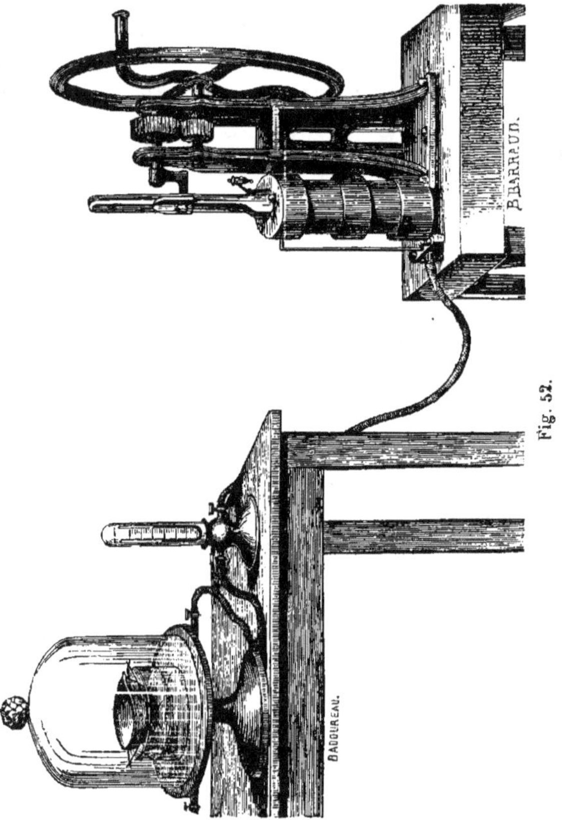

Fig. 52.

de porcelaine. Elles donnèrent un résidu excessivement faible possédant une réaction alcaline. Ce résidu, qui pesait moins d'un centigramme, était formé uniquement de carbonate de potasse. En effet, après l'addition d'une goutte d'acide chlorhydrique, nous observâmes une effervescence, et il se forma de petits cristaux cubiques de chlorure de potassium, visibles seulement au microscope. D'un autre côté, il nous fut impossible d'obtenir, dans la solution chlorhydrique, en nous servant des réactifs des alcaloïdes, aucun précipité indiquant la présence de ceux-ci. Les matières que nous avions analysées ne contenaient donc pas d'alcaloïdes toxiques ni autres.

Examen du contenu de la bouteille C. — Cette bouteille, qui est presque pleine (il s'en manque environ une cuillerée et demie à bouche), renferme un liquide sirupeux de la couleur du sirop de groseilles. Le sirop pectoral en question devant contenir de l'opium, d'après la formule donnée par son auteur, et l'opium étant très difficilement toléré par les enfants, puisqu'il a suffi parfois de deux gouttes de laudanum pour faire succomber des enfants en bas âge, nous devions nous éclairer sur la composition de ce sirop spécialement au point de vue de sa teneur en opium.

Nous reconnaissons d'abord que ce médicament, qui devrait contenir du sucre de canne, contient de la glycose; ce qui doit faire modifier la suite de nos recherches que la présence de la glycose rend plus difficiles. Nous adoptons la méthode suivante, qui est fondée sur l'insolubilité de la glycose dans la benzine et dans l'alcool amylique, et sur la solubilité ou l'insolubilité des divers principes de l'opium dans ces liquides.

Nous prélevons 160 grammes de sirop, que nous additionnons d'alcool absolu et nous y ajoutons $1^{gr},5$ d'acide tartrique. Après avoir maintenu le mélange pendant quatre heures dans un ballon à une température comprise entre 70 et 75 degrés, nous transvasons le liquide dans une capsule et nous activons l'évaporation de l'alcool par un courant d'air en même temps que par une chaleur modérée. Nous ajoutons ensuite de l'eau pour donner au mélange plus de fluidité, et nous opérons comme il suit :

1° La liqueur sirupeuse est agitée dans une fiole avec de la benzine qui a la propriété de dissoudre la méconine. Nous n'obtenons pas de méconine, ni même aucun résidu sensible.

2° La liqueur acide est traitée par l'alcool amylique qui possède la propriété de dissoudre l'acide méconique. Même résultat négatif.

3° Après avoir enlevé, en agitant de nouveau avec la benzine, l'alcool amylique qui reste dans la liqueur acide, nous neutralisons avec un excès d'ammoniaque, puis nous agitons une troisième fois avec la benzine qui a la propriété de dissoudre la narcotine, la codéine et la thébaïne (1). Nous obtenons un résidu très faible dans lequel nous ne pouvons reconnaître ces bases ni même nous assurer de la présence certaine d'un alcaloïde quelconque.

4° Enfin, après avoir enlevé la benzine, nous agitons avec l'alcool amylique, puis avec le chloroforme. On sait que ces deux liquides ont la propriété de dissoudre la morphine et la narcéine. Nous n'obtenons ni l'une ni l'autre de ces bases.

Le sirop en question ne renfermait donc pas d'opium, ou bien il n'en contenait que des traces que l'analyse n'avait pu mettre en évidence. Nous doutons même qu'il en contint. D'ailleurs nous étant procuré, dans le cours de notre expertise, du sirop pectoral de X... et en ayant avalé 80 grammes en une fois, nous n'avons ressenti en aucune façon les effets de l'opium.

(1) Voyez plus haut à la page 384.

Flacon D. — Ce flacon est entièrement plein d'un liquide blanc que nous reconnaissons être un looch. Ce looch tient en suspension du sous-nitrate de bismuth dont la majeure partie s'est précipitée au fond du flacon, où elle forme un dépôt d'une faible épaisseur.

Flacon E. — Ce vase étant mal bouché, une certaine quantité de son contenu s'est écoulée et s'est concrétée sur le bouchon, sur le col du flacon et sur le papier qui l'entourait. Il n'est plus rempli qu'au tiers à peu près. Nous prélevons la moitié de ce qui reste et la soumettons à l'analyse. Nous n'y trouvons aucune substance toxique minérale ni organique. Le liquide examiné est un sirop de sucre irréprochable, légèrement aromatisé.

Flacon F. — Le liquide contenu dans ce flacon est du sirop d'écorces d'oranges amères. Il ne contient pas de substance toxique.

Flacon G. — Ce flacon renferme de l'eau de fleurs d'oranger qui le remplit à moitié. Nous n'y trouvons aucune substance toxique.

Examen du contenu du paquet P. — Ce paquet renferme 6 grammes de manne de qualité inférieure, dans laquelle nous ne pouvons déceler aucune substance toxique.

Examen du petit bonnet de Léontine C... — Ce bonnet présente une large tache jaune-verdâtre qui en occupe presque toute la moitié gauche. Nous en découpons une portion correspondante aux deux tiers environ de la partie souillée et la traitons par le chlorate de potasse et l'acide chlorhydrique comme pour la recherche de l'arsenic et des toxiques métalliques. Nous n'obtenons ni anneaux ni taches en introduisant dans l'appareil de Marsh les liqueurs préparées. Nous ne pouvons reconnaître la présence d'aucun poison de la classe des métaux. Nous ferons remarquer que la couleur des taches de ce bonnet est à peu près la même que celle des matières recueillies dans l'estomac et dans les intestins de Léontine B...

DISCUSSION DES FAITS.

Ce qui nous a frappé dans l'examen des viscères de Léontine B..., c'est la stéatose du foie et le commencement de dégénérescence graisseuse des reins. Cette stéatose se remarque dans divers empoisonnements, notamment dans ceux qui sont produits par le phosphore, par l'arsenic et par divers poisons métalliques. Mais nulle part elle n'arrive si rapidement et n'est aussi prononcée que dans l'intoxication par le phosphore. Elle est plus tardive dans l'intoxication par l'arsenic, et plus tardive encore dans l'intoxication par les autres poisons minéraux tels que le tartre stibié, le mercure, et souvent elle fait défaut, à moins que la mort ne soit arrivée après un temps suffisant.

D'ailleurs l'absence du phosphore ne nous étonne en aucune façon. En général, lorsque la dégénérescence graisseuse est produite dans le foie par ce poison, on l'observe également dans les muscles; or les fibres musculaires du cœur et celles des intestins de Léontine B... n'ont offert aucune altération de ce genre. D'un autre côté, dans l'empoisonnement par le phosphore, lorsque la mort n'arrive pas en quelques heures, et que la stéatose a le temps de se produire, apparaissent divers symptômes et diverses lésions telles que l'ictère, des taches ecchymotiques et même des hémorrhagies multiples; or ces symptômes et ces lésions n'ont été ni observés sur le vivant ni constatés sur le cadavre. Il est vrai que les médecins experts qui ont fait l'autopsie ont signalé des ecchymoses à la partie médiane du bord inférieur de la mâchoire du côté droit et au gros orteil du pied gauche, mais ils les ont attribuées à une contusion. De même les sugillations rougeâtres à la partie postérieure des membres ont été considérées par eux comme résultant du décubitus *post mortem*.

L'idée d'un empoisonnement par l'arsenic doit être rejetée, car l'arsenic n'aurait pas échappé à nos investigations. Il en est de même de la pensée d'un empoisonnement par une substance métallique. En effet les recherches que nous avons faites n'ont donné que des résultats négatifs.

Les enfants tolérant très difficilement l'opium, et l'empoisonnement par cette substance étant assez commun, nous avons dirigé une attention spéciale vers la recherche de ce poison; ou, du moins, ce sont les réactions des alcaloïdes de l'opium que nous aurions cherché à produire en premier lieu, si nous étions arrivé à un résultat positif par la méthode de Stas. Nos recherches ont encore été infructueuses.

En somme, nous pensons, que la mort de Léontine B... a été consécutive à un trouble profond de la nutrition que nous ne pouvons rattacher à l'action d'une substance toxique.

CONCLUSIONS.

En réponse aux diverses questions qui nous ont été posées dans l'ordonnance, nous dirons :

1° Que les viscères de Léontine B... ne portent pas de lésions occasionnées par des matières vénéneuses, mais que le foie et les reins sont atteints d'une dégénérescence graisseuse, que la stéatose du foie constitue un état morbide grave auquel la mort devait succéder;

2° Que les matières recueillies dans l'estomac et les intestins de la jeune Léontine B... ne renferment pas de substances vénéneuses ayant pu déterminer la mort; que les viscères n'en contiennent pas non plus;

3° Que les liquides contenus dans les fioles saisies au domicile de l'inculpée ne renferment pas de substances toxiques.

Dr A. RABUTEAU.

Rapports d'estimation concernant les honoraires dus aux experts.

Les expertises, dans les cas présumés d'empoisonnement, exigent un temps qui est presque toujours considérable, quelquefois de plusieurs semaines. En d'autres termes, elles nécessitent plusieurs *vacations*.

Les vacations sont considérées comme étant de trois heures. Le maximum de ces vacations est de trois dans la journée, sa-

Mémoire des vacations dues à M.
Expert près le Tribunal de 1ʳᵉ instance du département de
pendant le mois de

DANS UNE INSTRUCTION contre :			NATURE DU CRIME.			AUTORITÉ QUI A REQUIS LA VÉRIFICATION.			NATURE DES OPÉRATIONS.
DATES des VACATIONS.	VACATIONS. jour.	nuit.	DATES des VACATIONS.	VACATIONS. jour.	nuit.	DATES des VACATIONS.	VACATIONS. jour.	nuit.	

	FR.	C.
RÉCAPITULATION : { Vacations de jour à......................		
Vacations de nuit à......................		
TOTAL......................		

Je soussigné, expert, certifie le présent Mémoire, montant à la somme de

le   187 .

SIGNATURE

voir, deux dites *de jour*, et une dite *de nuit*. L'expert ne peut compter dans son mémoire une vacation de nuit, à moins qu'il ne compte deux vacations de jour, celle de nuit étant censée nécessitée par un travail dont l'achèvement, qui n'avait pu avoir lieu pendant le jour, ne pouvait être différé.

Les honoraires exigibles sont de 5 francs pour chaque vacation de jour et de 7 francs 50 pour chaque vacation de nuit. L'expert ne peut donc réclamer plus de 17 fr. 50 par jour.

Telles sont les dispositions d'après lesquelles le mémoire d'estimation doit être rédigé. Mais c'est plutôt suivant le sens de ces dispositions que suivant la lettre même, que l'expert doit se guider. En effet, il est certaines opérations qui sont mieux faites la nuit que le jour, par exemple celles qui sont relatives à la recherche du phosphore. D'ailleurs, ces dernières doivent être exécutées immédiatement, à un moment quelconque de la journée, lequel est le moment où les matières suspectes ont été remises entre les mains de celui qui a reçu mission de les analyser. D'un autre côté, le tribunal ne tient pas compte des dépenses nécessitées pour l'achat des réactifs absolument purs et des ustensiles neufs de chimie, attendu qu'il considère ces objets comme étant et demeurant la possession de l'expert. Mais il est également de toute justice que celui-ci n'éprouve aucun dommage, d'autant plus que son temps est déjà peu rétribué. Il peut donc compter en plus, et il en reçoit d'ailleurs l'autorisation, un certain nombre de vacations, de sorte qu'il ne perde rien en tenant compte toutefois de la valeur des objets qui lui restent.

Après avoir tenu compte des considérations sus-énoncées, l'expert rédige son mémoire d'après un modèle tel que celui qui précède.

L'expert doit rédiger trois mémoires semblables dont un est déposé au greffe du tribunal et les autres, paraît-il, sont nécessaires pour la comptabilité.

Dispositions relatives au commerce des substances vénéneuses et à la vente de ces substances par les pharmaciens.

L'achat et le débit des substances à la fois toxiques et médicamenteuses sont soumis à une réglementation qu'il importe au médecin de connaître. Sans remonter aux édits anciens, ni même à celui de 1682 *pour la punition des empoisonneurs, devins et autres*, lequel n'a qu'un intérêt historique, il suffit de se rappeler les dispositions qui nous régissent aujourd'hui.

ORDONNANCE DU ROI DU 29 OCTOBRE 1846.

Vu la loi du 19 juillet 1845, portant :

« Article 1er. Les contraventions aux ordonnances royales portant
» règlement d'administration publique sur la vente, l'achat et l'emploi
» des substances vénéneuses, seront punies d'une amende de 100 francs à
» 3,000 francs, et d'un emprisonnement de six jours à deux mois, sauf
» l'application, s'il y a lieu, de l'article 463 du Code pénal. Dans tous les
» cas, les tribunaux pourront prononcer la confiscation des substances
» saisies en contravention.

» Art. 2. Les articles 34 et 35 de la loi du 21 germinal an XI seront
» abrogés, à partir de la promulgation de l'ordonnance qui aura statué
» sur la vente des substances vénéneuses (1). »

Sur le rapport de notre ministre secrétaire d'État, de l'agriculture et du

(1) Les articles visés dans la loi du 21 germinal an XI sont les suivants :

Art. 34. Les substances vénéneuses et notamment l'arsenic, le réalgar, le sublimé corrosif, seront tenues dans les officines des pharmaciens et les boutiques des épiciers, dans des lieux sûrs et séparés, dont les pharmaciens et épiciers seuls auront la clef, sans qu'aucun autre individu qu'eux puisse en disposer. Ces substances ne pourront être vendues qu'à des personnes connues et domiciliées qui pourraient en avoir besoin pour leur profession ou pour cause connue, sous peine de trois mille francs d'amende de la part des vendeurs contrevenants.

Art. 35. Les pharmaciens et épiciers tiendront un registre coté et paraphé par le maire ou le commissaire de police, sur lequel registre ceux qui seront dans le cas d'acheter des substances vénéneuses inscriront de suite et sans aucun blanc, leurs noms, qualités et demeures, la nature et la quantité des drogues qui leur ont été délivrées. l'emploi qu'ils se proposent d'en faire, et la date exacte du jour de leur achat ; le tout à peine de trois francs d'amende contre les contrevenants. Les pharmaciens et épiciers seront tenus de faire eux-mêmes l'inscription lorsqu'ils vendront ces substances à des individus qui ne sauront point écrire, et qu'ils connaîtront comme ayant besoin de ces mêmes substances.

commerce; notre conseil d'État entendu, nous avons ordonné et ordonnons ce qui suit :

Titre Iᵉʳ. — *Du commerce des substances vénéneuses.*

Article Iᵉʳ. Quiconque voudra faire le commerce d'une ou de plusieurs des substances comprises dans le tableau annexé à la présente ordonnance sera tenu d'en faire préalablement la déclaration devant le maire de la commune, en indiquant le lieu où est situé son établissement.

Les chimistes, fabricants ou manufacturiers employant une ou plusieurs desdites substances seront également tenus d'en faire la déclaration dans la même forme.

Ladite déclaration sera inscrite sur un registre à ce destiné, et dont un extrait sera remis au déclarant; elle devra être renouvelée, dans le cas de déplacement de l'établissement.

Art. 2. Les substances auxquelles s'applique la présente ordonnance ne pourront être vendues ou livrées qu'aux commerçants, chimistes, fabricants ou manufacturiers qui auront fait la déclaration prescrite par l'article précédent ou aux pharmaciens.

Lesdites substances ne devront être livrées que sur la demande écrite et signée de l'acheteur.

Art. 3. Tous achats ou ventes de substances vénéneuses seront inscrits sur un registre spécial, coté et paraphé par le maire ou par le commissaire de police.

Les inscriptions seront faites de suite et sans aucun blanc, au moment même de l'achat ou de la vente; elles indiqueront l'espèce et la quantité des substances achetées ou vendues, ainsi que les noms, professions et domiciles des vendeurs ou des acheteurs.

Art. 4. Les fabricants et manufacturiers employant les substances vénéneuses en surveilleront l'emploi dans leur établissement, et constateront cet emploi sur un registre établi conformément au premier paragraphe de l'article 3.

Titre II. — *De la vente des substances vénéneuses par les pharmaciens.*

Art. 5. La vente des substances vénéneuses ne peut être faite, pour l'usage de la médecine, que par les pharmaciens et sur la prescription d'un médecin, chirurgien, officier de santé ou d'un vétérinaire breveté.

Cette prescription doit être signée, datée, et énoncer en toutes lettres la dose desdites substances, ainsi que le mode d'administration du médicament.

Art. 6. Les pharmaciens transcriront lesdites prescriptions, avec les indications qui précèdent, sur un registre établi dans la forme déterminée par le paragraphe 1ᵉʳ de l'article 3.

Ces transcriptions devront être faites de suite et sans aucun blanc.

Les pharmaciens ne rendront les prescriptions que revêtues de leur cachet et après y avoir indiqué le jour où les substances auront été livrées, ainsi que le numéro d'ordre de la transcription sur le registre.

Ledit registre sera conservé pendant vingt ans au moins, et devra être représenté à toute réquisition de l'autorité.

Art. 7. Avant de délivrer la préparation médicale, le pharmacien y apposera une étiquette indiquant son nom et son domicile, et rappelant la destination interne ou externe du médicament.

Art. 8. L'arsenic et ses composés ne pourront être vendus pour d'autres usages que la médecine, que combinés avec d'autres substances.

Les formules de ces préparations seront arrêtées sous l'approbation de notre ministre secrétaire d'État de l'agriculture et du commerce, savoir :

Pour le traitement des animaux domestiques, par le conseil des professeurs de l'École vétérinaire d'Alfort ;

Pour la destruction des animaux nuisibles et pour la conservation des peaux et objets d'histoire naturelle, par l'École de pharmacie.

Art. 9. Les préparations mentionnées dans l'article précédent ne pourront être vendues ou délivrées que par des pharmaciens, et seulement à des personnes connues et domiciliées.

Les quantités livrées, ainsi que le nom et le domicile des acheteurs, seront inscrits sur le registre spécial dont la tenue est prescrite par l'article 6.

Art. 10. La vente et l'emploi de l'arsenic et de ses composés sont interdits pour le chaulage des grains, l'embaumement des corps et la destruction des insectes.

Titre III. — Dispositions générales.

Art. 11. Les substances vénéneuses doivent toujours être tenues, par les commerçants, fabricants, manufacturiers et pharmaciens, dans un endroit sûr et fermé à clef.

Art. 12. L'expédition, l'emballage, le transport, l'emmagasinage et l'emploi doivent être effectués par les expéditeurs, voituriers, commerçants et manufacturiers, avec les précautions nécessaires pour prévenir tout accident.

Les fûts, récipients ou enveloppes ayant servi directement à contenir les substances vénéneuses ne pourront recevoir aucune autre destination.

Art. 13. A Paris et dans l'étendue du ressort de la préfecture de police, les déclarations prescrites par l'article 1er seront faites devant le préfet de police.

Art. 14. Indépendamment des visites qui doivent être faites en vertu de la loi du 21 germinal an XI, les maires ou commissaires de police, assistés, s'il y a lieu, d'un docteur en médecine désigné par le préfet, s'assureront de l'exécution des dispositions de la présente ordonnance.

Ils visiteront, à cet effet, les officines des pharmaciens, les boutiques et magasins des commerçants et manufacturiers vendant ou employant lesdites substances. Ils se feront représenter les registres mentionnés dans les articles 1er, 3, 4 et 6, et constateront les contraventions.

Leurs procès-verbaux seront transmis au procureur du roi, pour l'application des peines prononcées par l'article 1er de la loi du 19 juillet 1845.

Louis-Philippe.

*Tableau des substances vénéneuses (annexé à l'ordonnance
du 29 octobre 1846).*

Acétate de mercure.
Acétate de morphine.
Acétate de zinc.
Acide arsénieux; composés et préparations qui en dérivent.
Acide cyanhydrique.
Aconit et ses composés.
Alcool sulfurique (eau de Rabel).
Anémone pulsatile et ses préparations.
Angusture fausse et ses préparations.
Atropine.
Belladone et ses préparations.
Brucine et ses préparations.
Bryone et ses préparations.
Cantharides et leurs préparations.
Carbonate de cuivre et d'ammoniaque.
Cévadille et ses préparations.
Chlorure d'antimoine.
Chlorure de morphine.
Chlorure ammoniaco-mercuriel.
Chlorure de mercure.
Ciguës et leurs préparations.
Codéine et ses préparations.
Coloquinte et ses préparations.
Conicine et ses préparations.
Coque du Levant et ses préparations.
Colchique et ses préparations.
Cyanure de mercure.
Daturine.
Digitale et ses préparations.
Elaterium et ses préparations.
Ellébore blanc et noir et leurs préparations.
Émétine.
Émétique (tartrate de potasse et d'antimoine).
Épurge et ses préparations.

Euphorbe et ses préparations.
Fèves de Saint-Ignace; préparations qui en dérivent.
Huile de cantharides.
Huile de ciguë.
Huile de croton tiglium.
Huile d'épurge.
Iodure d'ammoniaque.
Iodure d'arsenic.
Iodure de potassium.
Iodure de mercure.
Kermès minéral.
Laurier-cerise et ses préparations.
Laudanum; composés et mélanges.
Liqueur arsenicale de Pearson.
Liqueur arsenicale de Fowler.
Morphine et ses composés.
Narcéine.
Narcisse des prés.
Narcotine.
Nicotianine.
Nicotine.
Nitrate ammoniaco-mercuriel.
Nitrate de mercure.
Opium.
Oxyde de mercure.
Picrotoxine.
Pignons d'Inde.
Rhus radicans.
Sabine.
Solanine.
Soufre doré d'antimoine.
Seigle ergoté; préparations qui en dérivent.
Staphysaigre.
Sulfate de mercure.
Strychnine et ses composés.
Tartrate de mercure.
Turbith minéral.
Vératrine.

Plusieurs substances éminemment dangereuses ne figurent pas dans ce tableau. On n'y voit point le phosphore, ce qui ne doit pas nous étonner, car on ne connaissait, il y a trente ans, aucun exemple d'empoisonnement consécutif à l'ingestion de cette substance. On n'y voit cités que quelques alcaloïdes toxiques et leurs sels, tandis qu'il aurait fallu réunir tous ces alcaloïdes sous un même chef. L'iodure de potassium, qui est moins dangereux que le chlorure de potassium, à doses égales, ne méritait pas d'être inséré dans ce tableau. Il était donc nécessaire de modifier l'annexe à l'ordonnance de 1846.

D'un autre côté, d'après l'article 14 de cette ordonnance, les médecins étaient seuls appelés à assister les officiers de police judiciaires dans les visites prescrites par cet article. Cette disposition était acceptée avec peine par les pharmaciens. Il était juste de donner satisfaction à leurs plaintes; ce qui est visé dans l'article 2 du décret suivant:

DÉCRET DU 8 JUILLET 1850.

Le président de la République,
Sur le rapport du ministre de l'agriculture et du commerce, vu la loi du 19 juillet 1845; vu l'ordonnance du 29 octobre 1846; vu les avis du l'École de pharmacie, du comité consultatif des arts et manufactures, du conseil de salubrité du département de la Seine et de l'Académie de médecine, le conseil d'État entendu,
Décrète:
Article 1er. Le tableau des substances vénéneuses annexé à l'ordonnance du 29 octobre 1846 est remplacé par le tableau joint au présent décret.
Art. 2. Dans les visites spéciales prescrites par l'article 14 de l'ordonnance du 29 octobre 1846, les maires ou commissaires de police seront assistés, s'il y a lieu, soit d'un docteur en médecine, soit de deux professeurs d'une école de pharmacie, soit d'un membre du jury médical et d'un des pharmaciens adjoints à ce jury, désignés par le préfet.
Art. 3. Le ministre de l'agriculture et du commerce est chargé de l'exécution du présent décret.

L.-N. Bonaparte.

Tableau des substances vénéneuses, à annexer au décret du 8 juillet 1850.

Acide cyanhydrique.
Alcaloïdes végétaux vénéneux et leurs sels.
Arsenic et ses préparations.
Belladone, extrait et teinture.
Cantharides entières, poudre et extrait.
Chloroforme.
Ciguë, extrait et teinture.
Cyanure de mercure.
Cyanure de potassium.

Digitale, extrait et teinture.
Émétique.
Jusquiame, extrait et teinture.
Nicotine.
Nitrate de mercure.
Opium et son extrait.
Phosphore.
Seigle ergoté.
Stramonium, extrait et teinture.
Sublimé corrosif.

FIN

TABLE ANALYTIQUE

PREMIER ORDRE.

Poisons agissant spécialement sur les globules ou poisons globulaires.

DEUXIÈME ORDRE.

Poisons agissant sur les globules et spécialement sur le plasma, ou poisons plasmiques.

DEUXIÈME CLASSE
POISONS NEUROTIQUES

PREMIER ORDRE.
Paralyso-moteurs

DEUXIÈME ORDRE.
Excitateurs réflexes ou spinaux

TROISIÈME ORDRE.
Cérébro-spinaux

TROISIÈME CLASSE
POISONS NÉVRO-MUSCULAIRES

QUATRIÈME CLASSE

POISONS MUSCULAIRES

PREMIER ORDRE.

Paralyso-musculaires

DEUXIÈME ORDRE.

Excito-musculaires

CINQUIÈME CLASSE

POISONS IRRITANTS ET CORROSIFS

POISONS NON CLASSÉS

MÉDECINE LÉGALE

APPLIQUÉE A L'EMPOISONNEMENT

FIN DE LA TABLE ANALYTIQUE.

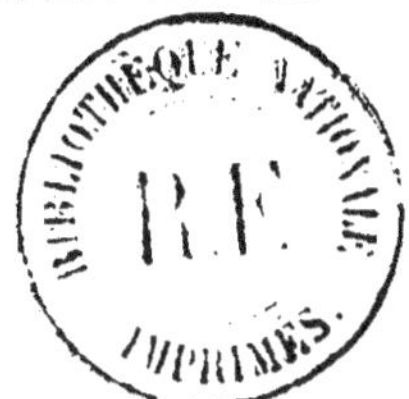

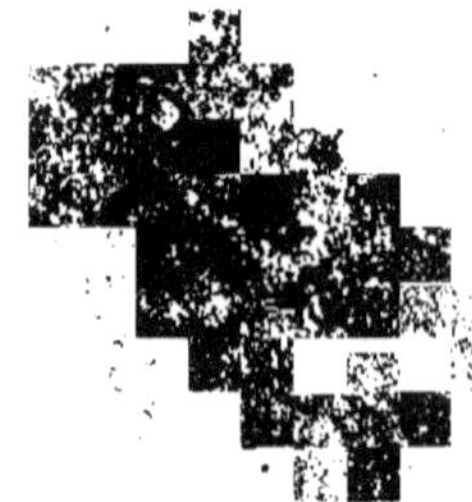

9 782329 442709